Jahrbuch

der

Hafenbautechnischen Gesellschaft

Siebenunddreißigster Band

1979/80

Mit 334 Abbildungen im Text und 2 Faltpläne mit 64 Abbildungen in Einstecktasche

Springer-Verlag Berlin Heidelberg New York 1980

Schriftleitung

Erster Baudirektor a. D. Prof. Dr.-Ing. Arved Bolle, Elmshorn
Ltd. Baudirektor Dipl.-Ing. Rudolf Schwab, Hamburg

ISBN-13:978-3-642-81463-1 e-ISBN-13:978-3-642-81462-4
DOI: 10.1007/978-3-642-81462-4

Softcover reprint of the hardcover 1st edition 1980
Library of Congress Catalog Card Number: 67-37

Inhaltsverzeichnis

Register

* Zu diesem Beitrag gehören zwei Faltpläne, die sich in einer Einstecktasche am Schluß des Buches befinden.

Prof. em. Dr.-Ing. Dr.-Ing. E. h. Arnold Agatz †

Am 27. März 1980 starb in Bremen im 89. Lebensjahr der weltweit bekannte und anerkannte Fachmann für Grundbau, Wasser- und Hafenbau o. Prof. em. Dr.-Ing. Dr.-Ing. E. h. Arnold Agatz. Mit ihm verlor die Fachwelt einen ihrer angesehensten Repräsentanten und die Hafenbautechnische Gesellschaft eine Persönlichkeit, die mehr als jede andere sich um die HTG verdient gemacht hat.

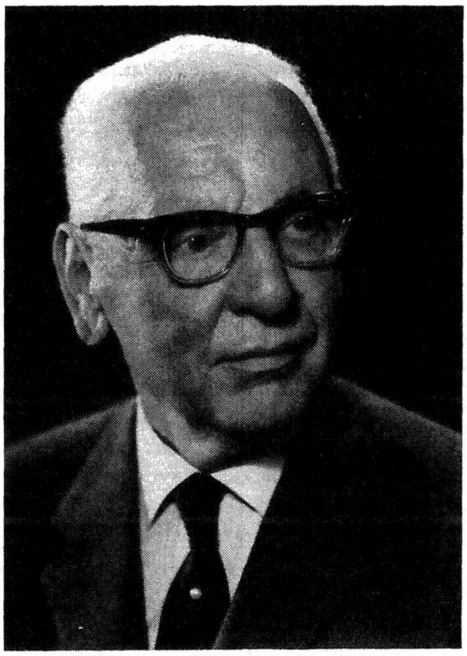

Professor Agatz trat im Jahre 1926 in die HTG ein, wurde 1934 ihr Vorsitzender und 1956 Ehrenmitglied. Er leitete die Gesellschaft mit außerordentlichem persönlichen Einsatz 30 Jahre lang mit besonderem Erfolg, wobei er sie in den Jahren vor dem 2. Weltkrieg und während des Krieges auch vor der Gleichschaltung bewahrte. Dieses erleichterte nach Kriegsende die Wiederaufnahme der Tätigkeit der Gesellschaft, so daß bereits 1949 die erste Nachkriegstagung möglich wurde. Diese Hamburger Tagung, aber auch alle folgenden waren für die Mitglieder der HTG ein besonderes Erlebnis und stellten neben beachtlichen fachlichen Inhalten auch den besonderen Charakter der HTG, vergleichbar dem einer Großfamilie, unter Beweis. Zu diesem Erfolg trug auch Frau Agatz wesentlich bei, die ihren Gatten stets in vorbildlicher Weise unterstützte.

Im Jahre 1964 trat Prof. Agatz vom Vorsitz zurück und wurde gleichzeitig zum Ehrenvorsitzenden der Gesellschaft ernannt. Damit war sein wertvoller Rat und seine Mitarbeit im Vorstand auch noch weiterhin gewährleistet. Bis vor wenigen Jahren nahm er regelmäßig aktiv an den Vorstandssitzungen teil, denn die Belange der HTG und ihrer Fachausschüsse waren sein besonderes Anliegen. Selbst als seine einsetzende schwere Sehbehinderung ihn an der persönlichen Teilnahme hinderte, zeigten seine schriftlichen Stellungnahmen sein unvermindert großes Interesse und gaben wertvolle Hinweise und Anregungen.

Hier sei vor allem sein unermüdlicher Einsatz für den Arbeitsausschuß Ufereinfassungen erwähnt. In der fünften erweiterten Auflage der Sammelveröffentlichung der Empfehlungen, der EAU 1975, würdigte der Ausschuß seine Tätigkeit mit folgender Widmung:

Dem Altmeister der deutschen Hafenbauer,
Herrn o. Professor em. Dr.-Ing. Dr.-Ing. E.h.

ARNOLD AGATZ

Ehrenvorsitzender der Hafenbautechnischen Gesellschaft e.V.,

dem Initiator und langjährigen Förderer des Ausschusses
anläßlich der bevorstehenden Vollendung seines 85. Lebensjahres
in Verehrung und Dankbarkeit gewidmet.

Geboren am 23. August 1891 in Hannover maturierte Agatz dort 1911, studierte anschließend an der TH Hannover das Fachgebiet Bauingenieurwesen, rückte 1913 als Wehrpflichtiger zum Militär ein und kam 1914 mit der Aktiven Truppe unmittelbar in den Fronteinsatz im Westen. Dort avancierte er zum Offizier und nahm am Kriegsgeschehen praktisch bis zum Kriegsende teil. Er benutzte aber bereits in dieser Zeit jede freie Minute zur beruflichen Weiterbildung, insbesondere auch den Rekonvaleszenzurlaub, den er erhielt, nachdem er an der Front verschüttet worden war. Nach dem Krieg bestand er Ende 1918 an der TH Hannover die Diplomhauptprüfung mit Auszeichnung. Bereits 1919 wurde er ebenfalls an der TH Hannover zum Doktor-Ingenieur promoviert.

Nach einer kurzen Tätigkeit als Assistent von o. Prof. Dr.-Ing. Franzius war er von 1919 – 1922 in der Bauindustrie bei wichtigen Tiefbauwerken in Berlin und Bremerhaven tätig. 1922 trat er in die Dienste der Freien Hansestadt Bremen und genoß dort als Mensch und Fachmann bald ein so großes Ansehen, daß ihm 1928 die Sanierung der im Ausweichen begriffenen Columbus-Kaimauer Bremerhaven übertragen wurde. Dort zum Hafenbaudirektor ernannt, plante er gleichzeitig die Nordschleuse Bremerhaven und leitete deren Bau. Die erfolgreiche Lösung dieser schwierigen Ingenieuraufgaben und auch die zeitweise Vertretung von Herrn Prof. Franzius in Hannover bewiesen seine Ordinariatsreife, so daß er im Herbst 1931 als Ordinarius für Grundbau, Wasser- und Hafenbau an die TH Berlin berufen wurde.

Seine Tätigkeit als Ordinarius war richtungweisend für die Entwicklung des Grundbaus, Wasser- und Hafenbaus weit über die Grenzen des Deutschen Reichs hinaus. Viele seiner ehemaligen Schüler haben ihre spätere leitende Position an Technischen Hochschulen bzw. Universitäten, in Großbehörden, Wirtschaft und Industrie nicht zuletzt den Impulsen zu verdanken, die von ihrem verehrten Lehrer Agatz ausgegangen waren.

1935 wurde ihm die Planung der vierten Einfahrt Wilhelmshaven (Reederschleuse), der damals größten Doppel-Seeschleuse der Welt, übertragen. Hierzu gründete er gemeinsam mit dem Beratenden Ingenieur Oberbaurat Bock die Arbeitsgemeinschaft Agatz & Bock, Berlin – Köln, ein Ingenieurbüro, das bis Kriegsende fast alle großen und schwierigen Ingenieurbauten für das Oberkommando der Deutschen Kriegsmarine im Inland und im besetzten Ausland entwurfsmäßig bearbeitete. Unabhängig davon plante Prof. Agatz mit seinem persönlichen Ingenieurbüro wichtige Häfen im In- und Ausland, wie den Hafen Bangkok, die Häfen Nürnberg, Watenstedt usw.

Da Prof. Agatz in Berlin ausgebombt war, kehrte er nach Kriegsende in die ihm besonders vertraute Freie Hansestadt Bremen zurück.

Im Juli 1945 beauftragte ihn dort der Amerikanische Port Command mit der Bildung und Leitung der Civilian Engineering Section, einer Ingenieurorganisation mit deutscher Besetzung, die in den ersten Jahren nach dem Krieg nicht zuletzt auch für die deutsche Seite eine außerordentlich positive Wiederaufbauarbeit auf verschiedenen Gebieten des Bau- und Versorgungswesens leistete. Gleichzeitig führte er mit einem Teil seiner früheren Mitarbeiter sein privates Ingenieurbüro weiter.

Im Sommer 1947 trat Prof. Agatz als Präsident der Hafenbauverwaltung des Landes Bremen wieder in die Dienste der Freien Hansestadt. Als Beamter gab er im Oktober 1949 nun sein Ingenieurbüro an seine bisherigen Juniorpartner ab, die es viele Jahre unter der Firmierung „Ingenieurbüro Prof. Dr. Agatz Nachf." weiterführten.

1954 wurde Prof. Agatz von Bremen vertragsmäßig mit den Rechten und Pflichten eines Ordinarius emeritiert und stand dann noch 10 weitere Jahre dem Senator für Häfen, Schiffahrt und Verkehr als Berater voll zur Verfügung.

In der besonders schwierigen Situation, die sich im strengen Winter 1969/70 beim Bau der Container-Kaimauer in Bremerhaven ergab, wurde Prof. Agatz im Frühjahr 1970 mit beinahe 79 Jahren zum Sonderbeauftragten des Senats der Freien Hansestadt Bremen für die Planung und Ausführung der Container-Kaimauer berufen. Unterstützt von einem von ihm ausgewählten Planungsstab löste er diese schwierige Aufgabe in hervorragender Weise, so daß die eingegangenen Verträge des Landes Bremen voll erfüllt werden konnten. Dieser überaus harte Einsatz, den er in voller geistiger Frische vorbildlich leistete, ist leider gesundheitlich nicht spurlos an ihm vorübergegangen. Sein aufopferungsvolles Wirken kann auch in dieser Hinsicht nicht hoch genug anerkannt werden.

In den vielen Jahren seines erfüllten Ingenieurlebens brachte Prof. Agatz, teilweise in Zusammenarbeit mit anderen Fachkollegen, zahlreiche hervorragende Veröffentlichungen heraus, wobei vor allem seine Beiträge für die Jahrbücher der Hafenbautechnischen Gesellschaft, für internationale Schiffahrtskongresse, für Bauingenieur-Taschenbücher und seine Werke „Der Kampf des Ingenieurs gegen Erde und Wasser im Grundbau" (Springer-Verlag Berlin, 1936) und „Erfahrungen mit Grundbauwerken" (Springer-Verlag Berlin, 1976) besonders erwähnt seien.

Seine hohen wissenschaftlichen Leistungen fanden im Jahre 1951 durch die Verleihung der Würde des „Doktor-Ingenieurs Ehren halber" durch die TH Hannover ihre besondere Anerkennung. Erwähnt sei auch die Ernennung zum Ehrensenator der Technischen Universität Berlin im Jahre 1958. Seine großen Verdienste um die Bundesrepublik Deutschland im In- und Ausland wurden im Jahre 1961 durch die Verleihung des Großen Verdienstkreuzes des Verdienstordens der Bundesrepublik Deutschland und 1964 auch mit Stern gewürdigt. Außerdem erhielt er den Goldenen Ehrenring des Deutschen Museums München und den Orden Knight Commander of the Crown of Thailand.

Hingewiesen wird auch auf seine leitende Mitarbeit in zahlreichen weiteren wissenschaftlichen Gesellschaften, wie beispielsweise der Deutschen Gesellschaft für Erd- und Grundbau e. V., der Schiffbautechnischen Gesellschaft e. V., dem Internationalen Ständigen Verband der Schiffahrtskongresse, Abteilung Deutschland, dem Küstenausschuß Nord- und Ostsee usw.

Viele ehemalige Schüler, Mitarbeiter und weitere Fachkollegen, darunter insbesondere auch die Mitglieder der Hafenbautechnischen Gesellschaft, betrauern den Tod dieses großen Mannes, der uns allen ein leuchtendes Vorbild war und bleiben wird.

o. Prof. Dr.-Ing. Erich Lackner

Die Hafenbautechnische Gesellschaft 1979/1980

Im folgenden wird über die Tätigkeit der HTG seit Anfang 1979 bis Frühjahr 1980 berichtet. In diesen Zeitraum fiel die 39. Hauptversammlung, die im Mai 1979 in Köln stattfand.

Das vorliegende Jahrbuch ist wiederum von unserem Ehrenmitglied Erster Baudirektor a. D. Professor Dr.-Ing. Arved Bolle (Schriftleiter) und Leitender Baudirektor Dipl.-Ing. Rudolf Schwab (stellvertretender Schriftleiter) zusammengestellt und vorbereitet worden. Die Schriftleitung hat auch den Schiffahrtsverlag „Hansa" bei der Zusammenstellung von Aufsätzen über Bau und Betrieb von Häfen und Wasserstraßen und über Küstenschutz für die Zeitschrift „Hansa", dem Organ der HTG, beraten. Eine Auswahl der Aufsätze ist im Band XXIV des „Handbuch für Hafenbau und Umschlagtechnik" erschienen, das den Mitgliedern ebenso wie dieses Jahrbuch wieder unentgeltlich überlassen wurde.

Fachausschüsse

Der Ausschuß für Ufereinfassungen hat weitere Empfehlungen erarbeitet, bereits vorliegende Empfehlungen überarbeitet und die Ergebnisse im Technischen Jahresbericht 1979 veröffentlicht.

Der Ausschuß für Hafenumschlaggeräte (Hebezeuge) hat Hinweise zu Messungen von vertikalen Eck- und Radkräften an schienengebundenen Hafenumschlaggeräten ausgearbeitet. Sie wurden dem Ringhefter der Empfehlungen für den Bau von Hafenkranen für See- und Binnenhäfen beigefügt. Darüber hinaus hat der Ausschuß Aktivitäten entfaltet, um auf den unbefriedigenden Wissensstand bei Kunststoffrollen in Seiltrieben von Kranen hinzuweisen.

Der Ausschuß für Hafenhochbauten ist aufgelöst worden, da zur Zeit keine Möglichkeiten gesehen werden, weitere Fragen und Probleme mit Aussicht auf Erfolg zu behandeln.

Die übrigen Fachausschüsse haben ihre Arbeiten fortgesetzt, dabei neue Ergebnisse erzielen und ihre Empfehlungen überarbeiten und erweitern können. Ihre Arbeitsberichte sind in der Zeitschrift „Hansa" Nr. 8/1979 veröffentlicht worden.

39. Hauptversammlung

Auf Beschluß der Mitgliederversammlung am 25. Mai 1977 fand vom 3. bis 5. Mai 1979 die 39. Hauptversammlung in Köln statt und war verbunden mit einer Studienfahrt zu den Duisburg-Ruhrorter Häfen und auf dem Rhein-Herne-Kanal.

Nach einer Pressekonferenz und einer Vorstandssitzung am Vorabend wurde die Tagung vor rund 320 Teilnehmern im großen Saal des Gürzenich vom Vorsitzenden der Gesellschaft, Hafenbaudirektor a. D. Dr.-Ing. K.-E. Naumann, eröffnet. Bürgermeister Dr. Jacobs wies bei der Begrüßung der Teilnehmer darauf hin, daß Köln nach dem Stand heutiger Kenntnisse als ältester Hafen auf deutschem Gebiet zu gelten habe und daß die Kölner Häfen heute mit rd. 13,3 Millionen t Jahresumschlag an zweiter Stelle der Rangfolge der deutschen Binnenhäfen stünden. Ministerialdirektor Dr. Nau überbrachte die Grüße des Bundesverkehrsministers und erinnerte daran, daß die Arbeit der HTG mit besonderem Interesse verfolgt werde. Professor Dr.-Ing. Dettmering als Vorstandsmitglied des Verbandes technisch-wissenschaftlicher Vereine betonte die wichtige Rolle technisch-wissenschaftlicher Vereine in der modernen Gesellschaft und appellierte an die staatlichen Gremien, sich zur eigenen Entlastung der durch die technisch-wissenschaftlichen Vereine gegebenen Möglichkeiten mehr zu bedienen und sie entsprechend zu fördern.

Der Eröffnungsvortrag „Das römische Köln, sein Hafen und die Seeverbindungen" wurde von Herrn Biegel, M. A., gehalten. Er erläuterte mit vielen interessanten Bildern den heutigen Stand der Kenntnisse über die Entwicklung von Ansiedlung und Hafen in der Römerzeit und die verschiedenen Ausgrabungen hierzu. Der Vortrag ist in diesem Jahrbuch wiedergegeben.

Im Mittelpunkt der Fachvorträge standen Referate aus den Binnenwasserstraßen, den Binnen- und Seehäfen sowie über Sicherheitsfragen: „Der Rhein-Herne-Kanal im Wandel von Schiffahrt und Wirtschaft" von Baudirektor Dipl.-Ing. G.-W. Keil, Duisburg. „Der Ausbau der Saar" von Erster Baudirektor Dipl.-Ing. S. Hoffmann, Mainz. „Krane in Binnenhäfen" von Oberbaurat Dipl.-Ing. F. Hecht, Köln. „Umschlag wassergefährdender Flüssigkeiten in Binnenhäfen" von Hafendirektor Dipl.-Ing. H. Einwächter, Frankfurt. „Der sichere Landgang in Binnenhäfen" von Bauassessor Dipl.-Ing. E. Koch, Krefeld. „Lärmschutz an Geräten für den

Hafenumschlag" von Dipl.-Ing. P. Schiller, Bremen. „Autoregale für den Hafenumschlag in mobiler Bauweise" von Dr.-Ing. D. Naumann, Bremen. „Möglichkeiten und Probleme der Umstrukturierung älterer Seehafenanlagen" von Erster Baudirektor Dr.-Ing. H. Göhren, Hamburg. „Folgerungen aus der Sturmflut vom Januar 1976 im Hamburger Hafen" von Hafenbaudirektor Professor Dr.-Ing. H. Laucht, Hamburg. „Erfahrungen bei Planung und Bau von zwei schlüsselfertigen Hafenanlagen in Nigeria" von Direktor Dipl.-Ing. H. Wittmann, Wiesbaden.

Trotz schlechten Wetters fanden die Besichtigungen der Häfen der Stadt Köln und eines Braunkohlentagebaues der Rheinischen Braunkohlenwerke AG großen Anklang. Die die Tagung abschließende ganztägige Studienfahrt vermittelte den etwa 120 Teilnehmern einen umfassenden Überblick über die vielfältigen technischen Einrichtungen und Anlagen der Duisburg-Ruhrorter Häfen. Während der anschließenden Fahrt auf dem Rhein-Herne-Kanal konnten die im Neubau befindlichen Schleusen Duisburg-Meiderich und Oberhausen besichtigt und das interessante Wechselspiel zwischen Landschaft, Industrie und Verkehr beobachtet werden.

Gesellschaftliche Höhepunkte der Tagung stellten der Begrüßungsabend im Gürzenich-Weinkeller und der Gesellschaftsabend im Hotel Intercontinental dar.

Vorstands- und Mitgliederbewegung

Da die laufende Vorstandsperiode am 26. September 1979 endete, wählte die Mitgliederversammlung am 3. Mai 1979 einen neuen Vorstand. Die bisherigen Vorstandsmitglieder

Ltd. Baudirektor Dipl.-Ing. A. W. Adler, Regensburg,
Konsul Präsident Dr. jur. H. Apetz, Emden,
Reg.-Baumeister a. D. Dipl.-Ing. M.-E. Eggers, Hamburg,
Hafendirektor i. R. Dr.-Ing. G. Finke, Duisburg,
Direktor H. Kessel, Wilhelmshaven, † 19.11.1979,
Hafenbaudirektor Prof. Dr.-Ing. H. Laucht, Hamburg,
Dr. K.-H. Necker, Hamburg,
Hafendirektor i. R. Dipl.-Volkswirt W. Neumann, Travemünde, † 4.7.1979,
Professor Dr.-Ing. E. h. Dr.-Ing. W. Schenck, Hamburg, † 14.8.1979,

haben für eine weitere Vorstandstätigkeit nicht mehr kandidiert. Die Mitgliederversammlung stimmte dem einzig vorliegenden Wahlvorschlag des Vorstandes zu. Dem Vorstand gehören nunmehr an:

Konsul G. Beier, Vorstandsvorsitzender der Bremer Lagerhaus-Gesellschaft, Bremen,
Dipl.-Ing. H. Bobzin, Mitglied des Vorstandes der Bilfinger + Berger Bau-AG, Mannheim,
Hafendirektor i. R. A. Causemann, vormals Leiter der Häfen der Stadt Köln, Köln,
Ltd. Hafenbaudirektor Dipl.-Ing. H. Flügel, Referent beim Senator für Häfen, Schiffahrt und Verkehr der Freien Hansestadt Bremen, Bremen,
Direktor A. Geerds, Vorstandsmitglied der Rhenus-WTAG AG, Dortmund,
Erster Baudirektor Dr.-Ing. H. Göhren, Stellv. Leiter des Amtes Strom- und Hafenbau, Hamburg,
Min.-Rat. Dr.-Ing. M. Hager, Referent für technische Entwicklung in der Abt. Wasserstraßen des Bundesverkehrsministeriums, Bonn,
Direktor Dipl.-Ing. P. Hansen-Wester, Vorstandsmitglied der AG Weser, Bremen,
o. Prof. Dr.-Ing. E. Lackner, Lehrstuhlinhaber TU Hannover, Beratender Ingenieur VBI, Bremen,
Direktor Dipl.-Ing. H.-J. Matern, Leiter der Hauptniederlassung Hamburg der Philipp Holzmann AG, Hamburg,
Kapitän O. von Maydell, Direktor der Hapag-Loyd AG, Hamburg,
Hafendirektor Dr.-Ing. J. Müller, Vorstandsmitglied der Duisburg-Ruhrorter Häfen AG, Duisburg,
Hafenbaudirektor i. R. Dr.-Ing. K.-E. Naumann, vorm. Leiter des Amtes Strom- und Hafenbau, Hamburg,
Dipl.-Ing. W. Noller, Generalbevollmächtigter Direktor der Maschinenfabrik Augsburg-Nürnberg AG, Nürnberg,
o. Prof. Dr.-Ing. Dr. phys. H. W. Partenscky, Lehrstuhlinhaber TU Hannover, Direktor des Franzius-Instituts für Wasserbau und Küsteningenieurwesen, Hannover,
Direktor Dr. H. Schmitz, Geschäftsführer der Lübecker Hafengesellschaft mbH, Lübeck,
Hafendirektor Dr.-Ing. H. Schwaderer, Leiter der Hafenverwaltung Aschaffenburg, Aschaffenburg.

Der Vorstand hat folgende Geschäftsverteilung beschlossen:

Vorsitzender: Hafenbaudirektor i. R. Dr.-Ing. Naumann,
Stellvertreter: o. Prof. Dr.-Ing. Lackner (zugleich i. S. § 26 BGB),
Min.-Rat. Dr.-Ing. Hager,
Hafendirektor Dr.-Ing. Schwaderer,

Schatzmeister: Hafendirektor i. R. Causemann.

Seit Anfang 1979 verstarben folgende, zum Teil langjährige Mitglieder der HTG:

Agatz, Arnold, Prof. Dr.-Ing. E. h. Dr.-Ing., Bremen,
Breitschwert, Heinrich, Dipl.-Ing., Kronshagen,
Dahrenmöller, Helmut, Dr.-Ing., Hildesheim,
Eilers, Louis, Dipl.-Kaufmann, Hannover,
Helmedach, Ernst, Dipl.-Ing., Bremen,
Kessel, Heinrich, Ing., Wilhelmshaven,
Korsmeier, Rudolf, Dipl.-Ing., Hannover,
Naß, Ernst, Dipl.-Ing., Bremen,
Neumann, Winfred, Dipl.-Volkswirt, Travemünde,
Peters, Johannes, Dipl.-Ing. Wedel,
Proschwitzky, Walter, Dipl.-Ing., Lütjensee,
Reifenrath, Friedrich, Dipl.-Ing., Hamburg,
Reineke, Hermann, Prof. Dr.-Ing., Wutha bei Eisenach,
Schenck, Wolfram, Prof. Dr.-Ing. E. h. Dr.-Ing., Hamburg,
Weidt, Helmuth, Hamburg,
Weiland, Wilhelm, Dipl.-Ing., Bonn.

Die Mitgliederzahl blieb in der Berichtszeit etwa gleich. Sie setzte sich am 1. März 1980 wie folgt zusammen:

8	Ehrenmitglieder,
164	Förderer,
710	ordentliche Mitglieder,
41	Jungmitglieder,
13	gegenseitige Mitgliedschaften,
17	Schriftenaustausch.
953	

Hierin sind 69 ausländische Mitglieder enthalten.

Förderung jüngerer Mitglieder

Aus den beiden Spenden Goedhart konnten wiederum jüngere Mitglieder Zuschüsse sowohl zu den von der HTG durchgeführten Veranstaltungen als auch zu eigenen Studien im Ausland erhalten. Die Grenze für Zuschüsse wurde von 10 auf 15 Jahre nach Abschluß eines Hochschul- bzw. Fachhochschulabschlusses angehoben.

Kontakte zu anderen Verbänden und Organisationen

Der Deutsche Verband technisch-wissenschaftlicher Vereine, dem die HTG angehört, unterrichtete Vorstand und Geschäftsführung ständig über seine Tätigkeit und Mitwirkung in deutschen und internationalen Organisationen der Wissenschaft und Forschung. Weiterhin bestehen enge, zum Teil über die Fachausschüsse geführte Kontakte zu vielen anderen technisch-wissenschaftlichen Vereinigungen und Institutionen mit den Zielen des Gedanken- und Informationsaustausches und der gegenseitigen Zusammenarbeit. Auch die technisch-wissenschaftlichen Vereinigungen Hamburgs haben unter Federführung des VDI die gemeinsamen Vortragsveranstaltungen über allgemein interessierende Themen aus Wissenschaft und Technik fortgesetzt.

Dipl.-Ing. Hans Haacke

Das römische Köln, sein Hafen und seine Seeverbindungen*

Museumsdirektor **Gerd Biegel**, M. A., Freiburg i. Br.

Die Geschichte des römischen Köln ist ohne Zweifel eng verbunden mit der günstigen Lage unmittelbar am Rhein. Der Fluß war nicht nur die Grenze zwischen dem römischen und dem germanischen Gebiet, er war auch wichtigster Handelsweg des römischen Rheinlandes. Nicht zuletzt diese Tatsache begründete die Bedeutung Kölns als einem der wichtigsten römischen Wirtschafts- und Handelszentren nördlich der Alpen. Diese Bedeutung hat Köln fast 400 Jahre lang bewahren können, dank seiner strategisch günstigen Lage und dank seiner starken Wirtschaftskraft. Einige wichtige Stationen dieser Stadtgeschichte sollen hier aufgezeigt werden, verbunden mit Fragen nach Wirtschaft und Handel Kölns in römischer Zeit.

Die Anfänge des römischen Köln

Am Anfang der Geschichte Kölns stand die allgemeine Auseinandersetzung der römischen mit der germanisch-keltischen Welt im nördlichsten Teil des Imperium Romanum. Das Gebiet zwischen Rhein und Maas war zur Zeit von Caesars Krieg in Gallien in der Mitte des 1. Jh. v. Chr. von dem einheimischen Stamm der Eburonen besiedelt. Dieser Volksstamm leistete dem römischen Eroberungsheer am längsten Widerstand, und es gelang den Eburonen unter ihrem Führer Ambiorix 54 v. Chr. eineinhalb Legionen zu vernichten. Die Antwort Caesars ein Jahr später führte zur völligen Auslöschung der Eburonen, ihre Ansiedlungen wurden zerstört und niedergebrannt. Das nun menschenarme Gebiet, das als Grenzgebiet zum freien Germanien eine wichtige Funktion für die Sicherheit des römischen Rheinlandes einnahm, war auf Dauer eine Gefahr für Roms Sicherheitspolitik. Dies erkannte natürlich auch der militärische Berater und Freund des späteren Kaisers Augustus, M. Vipsanius Agrippa (Abb. 1 und 2), als er in den Jahren 39 und 38 v. Chr. als Statthalter in Gallien weilte. Anlaß zu seinem Aufenthalt waren Unruhen, in deren Verlauf Agrippa sicherlich erkannt hatte, welche Gefährdung das wüste Land der Eburonen darstellte. Hinzu kamen ständige Einfälle von germanischen Stämmen aus dem rechten Rheingebiet. Noch während seiner Statthalterschaft hat Agrippa daher den Ubiern, die auf der rechten Rheinseite im Gebiet des Neuwieder Beckens lebten, das ehemalige Eburonenland endgültig als neues Stammesgebiet zugewiesen und damit einen Prozeß sanktioniert, der schon zu Caesars Zeiten eingesetzt hatte. Das neue Siedlungsgebiet der Ubier, die civitas Ubiorum, reichte etwa von Gelduba (Krefeld-Gellep) bis zur Südgrenze der Provinz Niedergermanien am

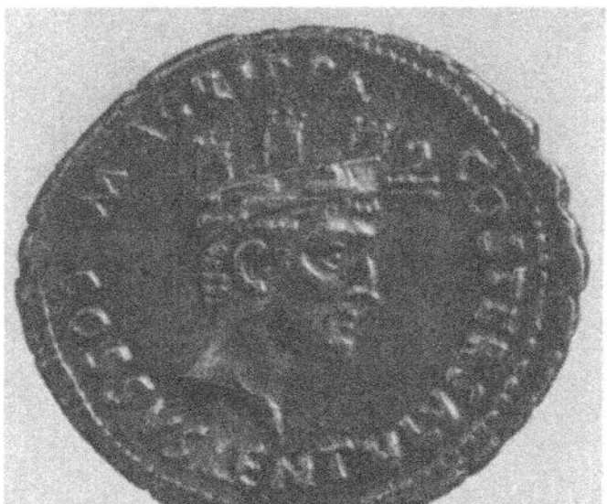

Abb. 1. Denar des Münzmeisters Cossus Lentulus, 12 v. Chr. Vs.: Porträt des M. Vipsanius Agrippa

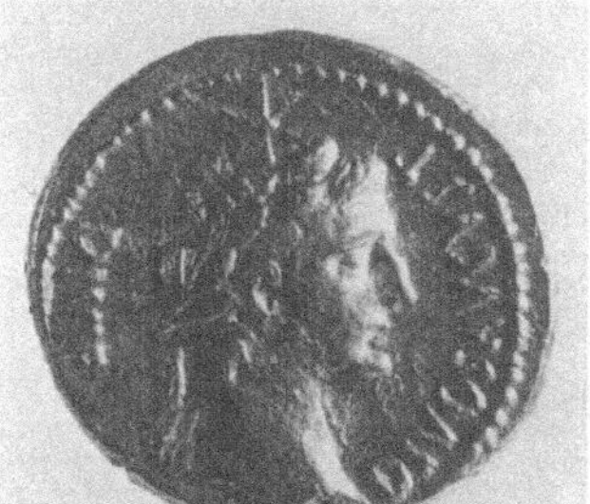

Abb. 2. Aureus des Tiberius, 14 n. Chr. Vs.: Porträt des Kaisers Augustus

* Dieser Beitrag ist die geringfügig gekürzte Fassung eines Vortrages, den der Verfasser am 3. Mai 1979 zur Eröffnung der 39. Hauptversammlung der Hafenbautechnischen Gesellschaft e. V. in Köln gehalten hat. Der Verfasser übernahm diesen Vortrag kurzfristig in Vertretung von Prof. Dr. Otto Doppelfeld †, der damals bereits schwer erkrankt war. Der Hafenbautechnischen Gesellschaft dankt der Verfasser für das Vertrauen und widmet diesen Beitrag dem Andenken an Prof. Dr. Otto Doppelfeld.

Vinxtbach. Dies war eine entscheidende Maßnahme nicht nur für die Sicherheit des römischen Gebietes, sondern vor allem auch für die Geschichte der Stadt Köln.

Als zentraler Ort für das neue Stammesgebiet der Ubier wurde nun auf dem freien Feld jene Siedlung begründet, die man gemeinhin als Oppidum Ubiorum bezeichnet und aus der später die Stadt Köln hervorging. Das Oppidum Ubiorum war der Verwaltungs- und Kultmittelpunkt der ubischen Civitas, angelegt an einem sowohl strategisch als auch verkehrsmäßig günstigen zentralen Punkt. Bekannt war uns diese Maßnahme des Agrippa schon lange durch eine Nachricht bei dem römischen Historiker Tacitus, umstritten jedoch ihr Zeitpunkt. Vielfach war die Meinung vertreten worden, daß Agrippa erst während seiner zweiten gallischen Statthalterschaft in den Jahren 20 und 19 v.Chr. im Namen des Augustus die ubische Landnahme sanktioniert habe. Diese Überlegung hätte ohne Zweifel zu diesem späteren Zeitpunkt sehr gut in die gesamtpolitischen Erwägungen des Augustus gepaßt. Die frühe Datierung jedoch ist inzwischen durch Ausgrabungen in der Südostecke des römischen Köln gesichert, die 1965 einen bedeutenden Fund ergaben: das sog. Ubiermonument (Abb. 3).

Das Ubiermonument

Bei diesem Bauwerk handelt es sich um einen dreigeschossigen Turm mit einer Grundfläche von 9 x 9 m und mehr als 12 m Höhe. Gegründet war dieser Turm auf einem Pfahlrostfundament, dessen mehr als 2 m lange Eichenpfähle in den Kies des Rheins getrieben worden waren. Auf dieser Fundamentplatte erhob sich dann der quadratische Bau, dessen massives Untergeschoß aus polsterartig behauenen Quadern bestand, während man bei dem obersten Geschoß annimmt, daß es eine nach allen Seiten offene Säulenstellung besaß. Zwei Ergebnisse der bisherigen Untersuchungen (leider liegt eine abschließende Grabungspublikation bis heute nicht vor) sind in unserem Zusammenhang von besonderem Interesse:

Einmal die Tatsache, daß man anhand der aufgefundenen Eichenpfähle dendrochronologische Untersuchungen durchführen konnte, zum anderen die Erklärung der Funktion dieses Turmes. Das Ubiermonument und die es mit der Geländekante verbindende Mauer sind nach allgemein anerkannter Deutung Mole und Turm an der Einfahrt zum Hafen des Oppidum Ubiorum gewesen. Otto Doppelfeld hat in seinem letzten Buch „Vom unterirdischen Köln" beschrieben, warum dieser Hafenturm als Ubiermonument bezeichnet wurde: „Dieses für Köln bedeutende Denkmal mußte erhalten und für jedermann sichtbar und zugänglich bleiben. Um nicht wieder, wie einige Jahre zuvor bei der Erörterung, ob das Praetorium zugeschüttet oder als unterirdischer Bezirk erhalten werden sollte, im zuständigen Ausschuß zu hören ‚wir können ja nicht alle römischen Mauern in Köln erhalten', wurde der neue Befund, um seine Bedeutung von vornherein herauszustellen, das ‚Ubiermonument' genannt –

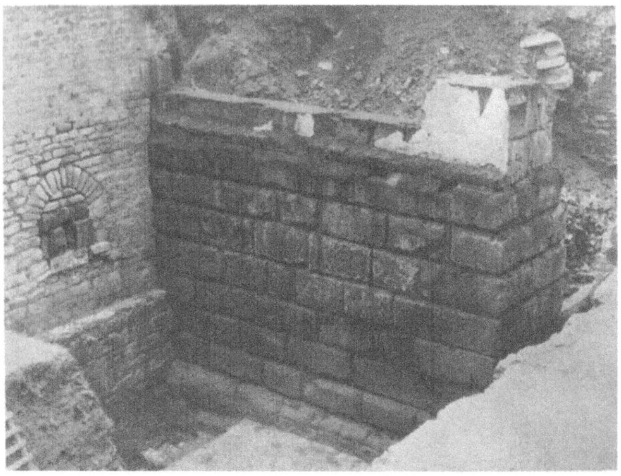

Abb. 3. Das Ubiermonument mit der angesetzten koloniezeitlichen Stadtmauer, bei der Ausgrabung 1965

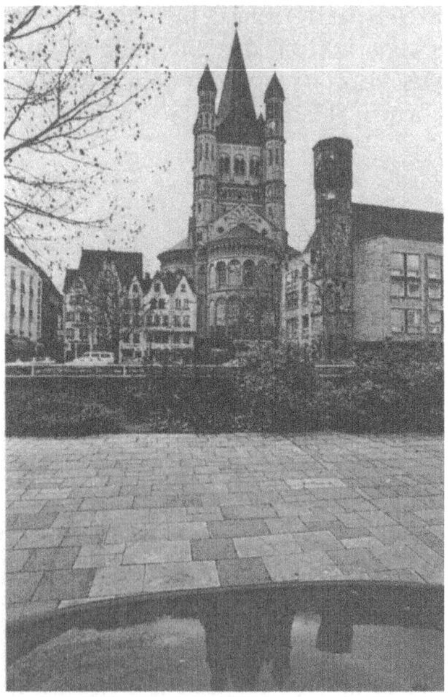

Abb. 4. Deutlich erkennt man noch die erhöhte Lage von Groß St. Martin, das auf dem Gelände der ehemals römischen Rheininsel steht

obwohl klar war, daß es ein Turm oder dergleichen zum Hafen gewesen ist" (S. 44). Da die dendrochronologischen Untersuchungen ein Fälldatum und wahrscheinliches Verbaudatum der Eichenpfähle von 24 v. Chr. ergaben, haben wir damit nicht nur das älteste Quaderbauwerk nördlich der Alpen vor uns, sondern auch einen wichtigen zusätzlichen Hinweis auf das Gründungsdatum des Oppidum Ubiorum. Hafenbau und Ansiedlung der Ubier standen ohne Zweifel in unmittelbarer Verbindung zueinander und können demnach nicht erst während der zweiten Statthalterschaft des Agrippa (20/19 v. Chr.) erfolgt sein.

Erwähnt werden sollte, daß bereits im letzten Jahrhundert an der Nordostecke der Siedlung eine ähnlich befestigte Bodenplatte wie die des Ubiermonumentes gefunden wurde. Vermutlich war also auch an dieser Stelle ein solcher Hafenturm gestanden. Beide Anlagen stellen somit die Hafeneinfahrt und die Befestigung an der Wasserseite dar, die auf der Landseite durch einen Holz-Erde-Wall fortgesetzt wurde. Zwischen diesen beiden Molenköpfen und einer im Rhein vorgelagerten Insel (heute das Gebiet um Groß St. Martin, Abb. 4) haben wir uns also die Anlagen des Kölner Rheinhafens zur Zeit der Ubier zu denken.

Köln – Ballungszentrum im Rheinland

Es ist wahrscheinlich, daß sich im Hafen des Oppidum Ubiorum ein reger Warenumschlag entwickelt hatte, im wesentlichen auch dadurch bedingt, daß römisches Militär in der Nähe war. So waren einmal beim oder auf dem Gebiet des Oppidum Ubiorum zeitweise zwei Legionen stationiert und zum anderen lag auch die römische Rheinflotte in Köln. Lager und Hafen der römischen Rheinflotte (Classis Germanica Pia Fidelis) waren seit tiberischer Zeit (20 n. Chr.) etwa 3 km südlich des Oppidum Ubiorum gelegen. Dieses Lager befand sich auf der Alteburg (Abb. 5), einem hohen Plateau, von dem aus man eine hervorragende Übersicht stromauf- und stromabwärts hatte. Das römische Flottenlager auf der Alteburg hatte polygonalen Umriß, bestand ursprünglich als Holz-Erde-Kastell und wurde wohl nach 69 n. Chr. durch ein Steinkastell ersetzt, wie die entsprechenden Grabungen ergaben. Zahlreiche Funde mit Hinweis auf die militärische Nutzung dieses Platzes befinden sich heute im Römisch-Germanischen Museum in Köln (Abb. 6). Die Aufgabe der Flotte war neben der Sicherung der Grenze der Schutz der Handelsschiffe auf dem Rhein. Es ist klar, daß solch starke Militäreinheiten sehr schnell bestimmte Gruppen der Zivilbevölkerung nach sich zogen, besonders Händler (Abb. 7) und Handwerker. Auf diese Weise entwickelte sich das Oppidum Ubiorum zu einem Ballungszentrum der Wirtschaft im Rheinland und schuf so die Grundlage zu seiner späteren Blütezeit.

Köln war in seinen Anfängen nicht nur Verwaltungs- und Wirtschaftszentrum der ubischen Gemeinde, es spielte auch in der Reichskonzeption des Kaisers Augustus eine nicht unbedeutende Rolle. Ziel des Augustus war

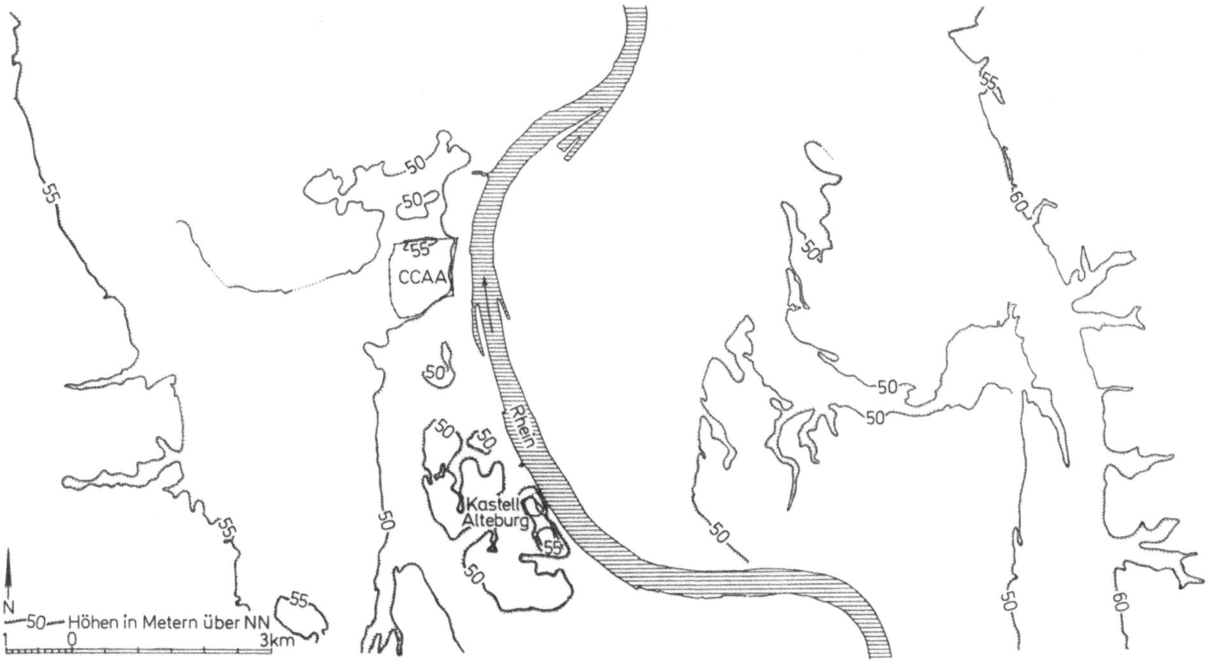

Abb. 5. Das römische Köln, das Flottenkastell auf der Alteburg und die Höhenverhältnisse in der Kölner Bucht

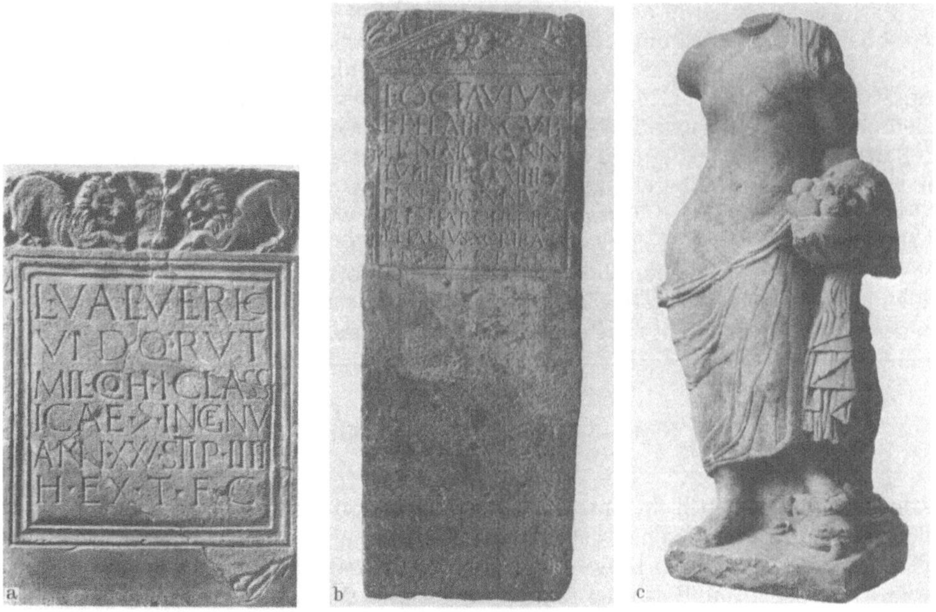

Abb. 6. a) Grabstein für den römischen Flottensoldaten L. Valerius Verecundus Rutenus um 70 n. Chr.; gefunden auf der Alteburg. b) Grabstein für den Steuermann L. Octavius, 1. H. 1. Jh. n. Chr.; gefunden auf der Alteburg. c) Standbild der Heilgöttin Hygieia, 1. Jh. n. Chr.; gefunden auf der Alteburg

nämlich eine möglichst dauerhafte Sicherung der römischen Reichsgrenze, um damit Garantie für die ungestörte Entwicklung der reichen Provinzen an Rhein und Donau zu schaffen. Dabei galt als für den Kölner Raum entscheidendes Ziel die Eroberung des germanischen Gebietes zwischen Rhein, Main und Elbe. Zentrum dieser neuen großgermanischen Provinz sollte Köln werden, wo zur Zeit der Germanenoffensive Truppen stationiert waren. Zeigte die große Offensive zwischen 12 v. Chr. und 6 v. Chr. unter Führung der kaiserlichen Prinzen Drusus und Tiberius auch die geplanten Erfolge, so wurde dann im Jahre 9 n. Chr. mit der Schlacht im Teutoburger Wald, bei der die römische Armee unter dem Feldherrn Varus eine ihrer größten Niederlagen erlitt, der gesamte Erfolg zunichte gemacht. Die Rheinfront blieb praktisch auf Dauer die Grenze, die Truppen aus Köln wurden verlegt nach Bonn und Neuß, und lediglich der Sitz des Oberkommandierenden des niedergermanischen Heeres verblieb in Köln. Erfolgreich war in den folgenden Jahren dann nur noch der kaiserliche Prinz Germanicus, mit dessen Abberufung im Jahre 17 n. Chr. durch den Nachfolger des Augustus, Tiberius (Abb. 8), schließlich auch die letzten Versuche zur Wiederherstellung der großgermanischen Provinz nach der Varusschlacht endeten. Köln blieb fortan Grenzstadt.

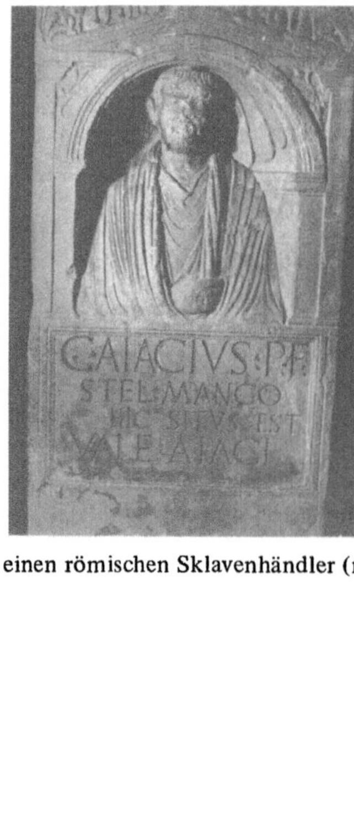

Abb. 7. Grabstein für einen römischen Sklavenhändler (mango), 20/30 n. Chr.

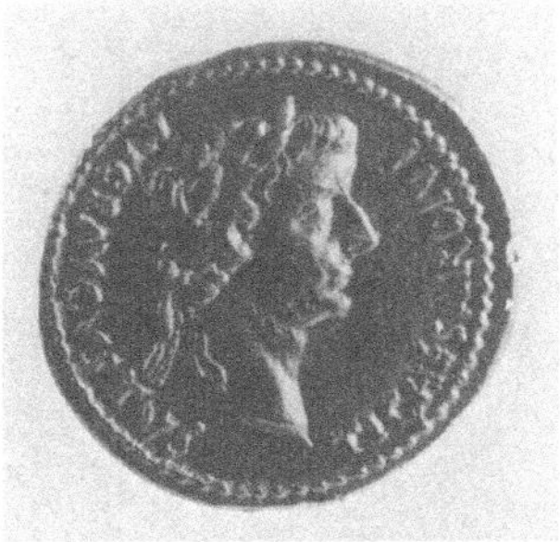

Abb. 8. Aureus des Tiberius, 14 n. Chr. Vs.: Porträt des Tiberius

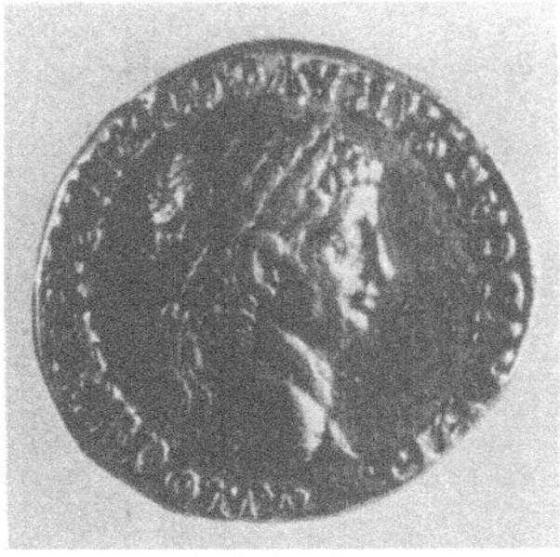

Abb. 9. Aureus des Clausius, 50 n. Chr. Vs.: Porträt des Claudius

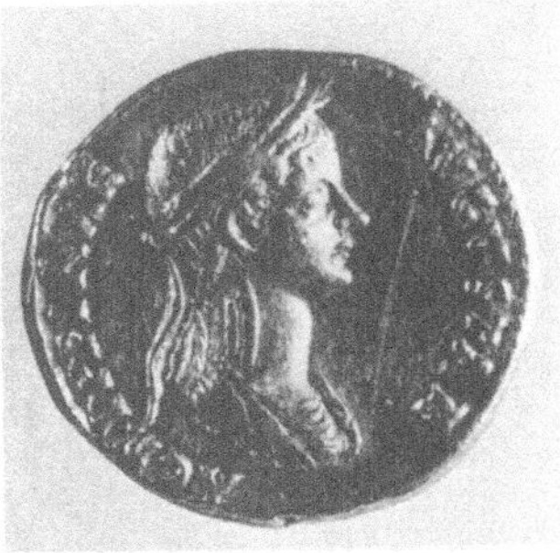

Abb. 10. Aureus des Claudius, 50 n. Chr. Rs.: Porträt der Agrippina

Die Gründung der Colonia Claudia Ara Agrippinensium

Sollte man nun auch annehmen, daß der politische Rückschlag der Germanienoffensive seine negativen Folgen nicht zuletzt für die Entwicklung des Oppidum Ubiorum gehabt hätte, so sieht man sich in dieser Annahme getäuscht. Nach Ausweis der Funde hat die veränderte politische Lage an dem Aufschwung Kölns nichts geändert. Einer der historisch bedeutsamsten Momente der Stadtgeschichte war im Jahre 50 n. Chr., als Kaiser Claudius (Abb. 9) dem Hauptort der Ubier die Rechte einer Colonia verlieh und Köln damit die erste römische Stadt am Rhein wurde. Daß bei dieser Auszeichnung die Kaisergattin Agrippina (Abb. 10), die in Köln 15 n. Chr. geboren worden war, eine Rolle spielte, ist sicherlich nicht ganz von der Hand zu weisen, aber Claudius wurde eher noch von realpolitischen Erwägungen zu diesem Schritt veranlaßt. Mit der Eingliederung Britanniens im Jahre 43 n. Chr. als Provinz in den römischen Reichsverband gewann das Handels- und Wirtschaftszentrum am Rhein zunehmend an Bedeutung für die Verbindung zu der neuen Provinz. Auffälligstes äußeres Zeichen für die neue Entwicklung Kölns war der Bau der Stadtmauer, fast 4 km lang, mit 21 Türmen und 9 Toren, ein imposantes Denkmal römischer Baukunst (Abb. 11). Im Mitteltorbogen des größten Tores, des Nordtores, befand sich auch jene Inschrift, die den Namen dieser jungen Stadt enthält und die so im Römisch-Germanischen Museum der Stadt Köln heute eines der wichtigsten Dokumente zur Stadtgeschichte darstellt: CCAA = Colonia Claudia Ara Agrippinensium (Abb. 12 a und b).

Noch mehrfach in den nachfolgenden Jahrzehnten stand Köln im Mittelpunkt politischer Ereignisse im römischen Rheinland und bewies gleichzeitig, wie gefestigt diese junge Stadt bereits war. So etwa bei den Auseinandersetzungen nach dem Tode Neros im Jahre 68/69 n. Chr., als der in Köln residierende Statthalter Aulus Vitellius (Abb. 13) zum neuen Kaiser ausgerufen wurde – ohne Erfolg am Ende. Ebenso noch im gleichen Jahr, während des Bataveraufstandes, der auch ohne allzu großen Schaden für die Colonia vorüberging. Bis zur Mitte des 3. Jh. n. Chr., als Köln plötzlich unter dem Usurpator Postumus (Abb. 14) Residenzstadt wurde und damit wieder in den Bann politischer Ereignisse rückte, scheint die Entwicklung der Colonia weitgehend gleichmäßig und friedlich verlaufen zu sein. Die Stadt konnte sich entfalten, wie der nachweisbare Bauboom (Abb. 15) deutlich macht und auch Handel und Gewerbe kamen zu ungeahnter Blüte. Grundlage dazu waren drei Faktoren: Rohstoffe – Handwerksbetriebe – Handelswege.

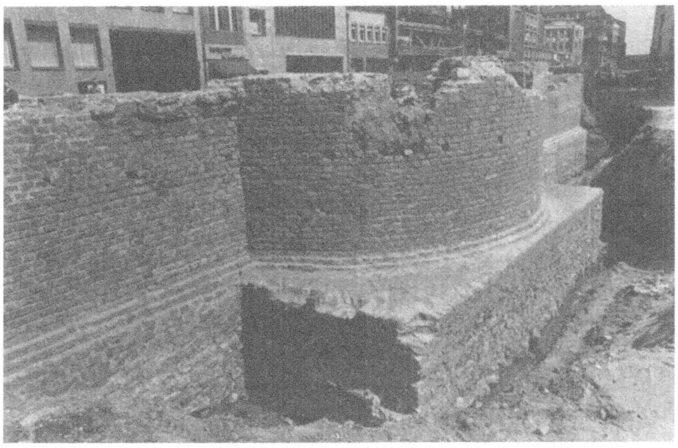

Abb. 11. Teil der römischen Stadtmauer von Köln mit Turm an der Tunisstraße

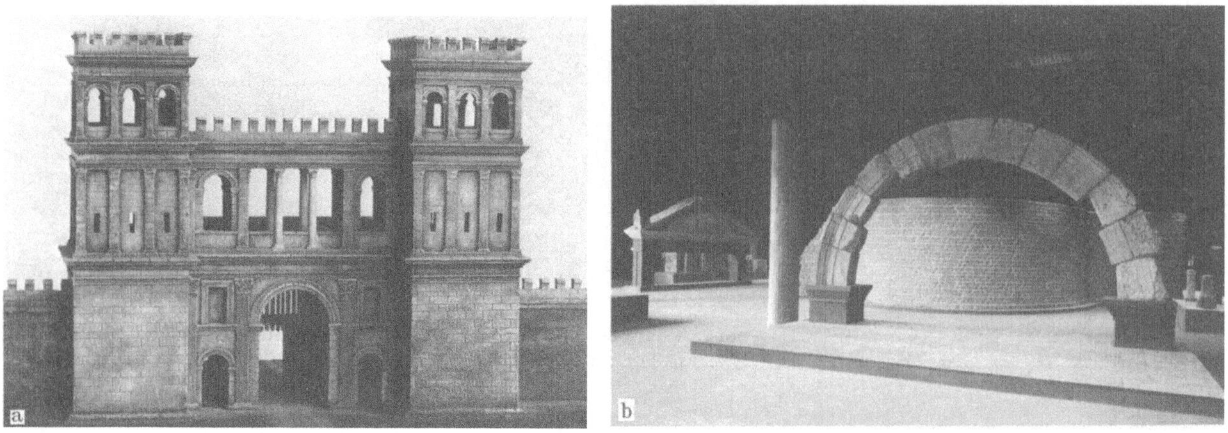

Abb. 12. a) Modell des römischen Nordtores (nach H. Mylius). b) Der Mitteltorbogen des römischen Nordtores mit dem Stadtnamen CCAA = Colonia Claudia Ara Agrippinensium, im Römisch-Germanischen Museum in Köln

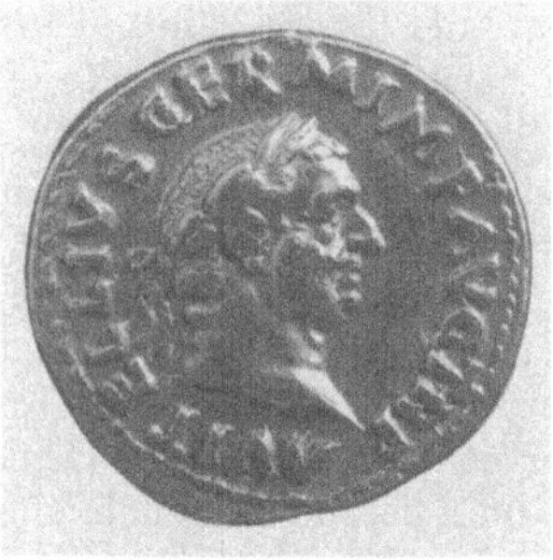

Abb. 13. Aureus des Vitellius, 69 n. Chr.
Vs.: Porträt des Vitellius

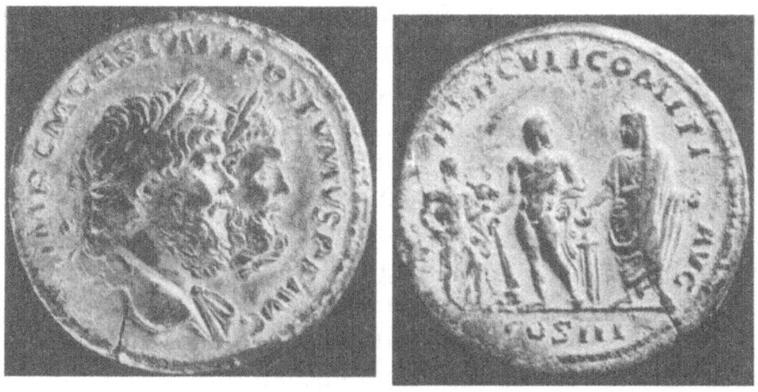

Abb. 14. Bronzemedaillon des Postumus, 265 n. Chr.
Vs.: Doppelporträt Postumus und sein Schutzgott Hercules.
Rs.: Postumus opfert dem links von ihm stehenden Hercules

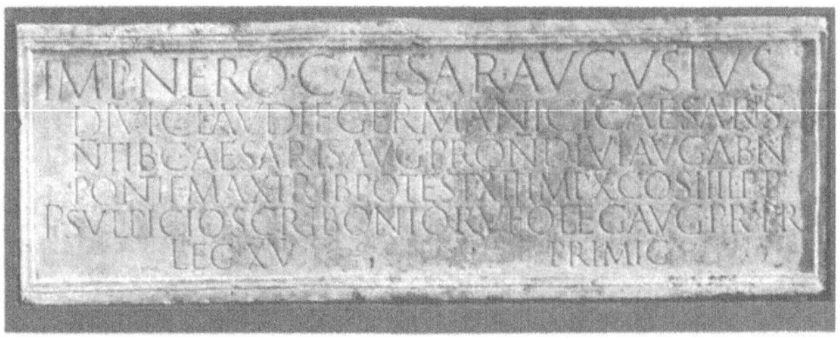

Abb. 15. Nach dem Jahr 50 n. Chr. entwickelte sich in Köln eine rege Bautätigkeit, wie auch eine Bauinschrift aus der Zeit des Kaisers Nero (67 n. Chr.) deutlich macht.

Rohstoffvorkommen im Umland von Köln

Die Grundlage für den Wohlstand einer Stadt wie dem römischen Köln war in erster Linie die Wirtschaft. Die Entwicklung der Wirtschaft wiederum war maßgeblich abhängig von dem Vorkommen von Rohstoffen in nicht allzu weiter Entfernung. Daran jedoch war in Köln und im römischen Rheinland kein Mangel, die Provinz Niedergermanien war ohnehin für ihren Reichtum an Bodenschätzen bekannt (Abb. 16). So fanden sich am Nordrand der Eifel zahlreiche Eisenerzvorkommen, ebenso Bleierz und Kupfererze in der Südeifel. Bei Aachen gab es Steinkohlenabbau, der jedoch von geringerem Umfang gegenüber dem Braunkohlenabbau war. In der Nähe von Gressenich und Breinig gewann man Galmei, eine Art Zinkerz, das bei der Herstellung von Messing gebraucht wurde und somit ein wichtiger Grundstoff für die metallverarbeitenden Werkstätten in Köln war.

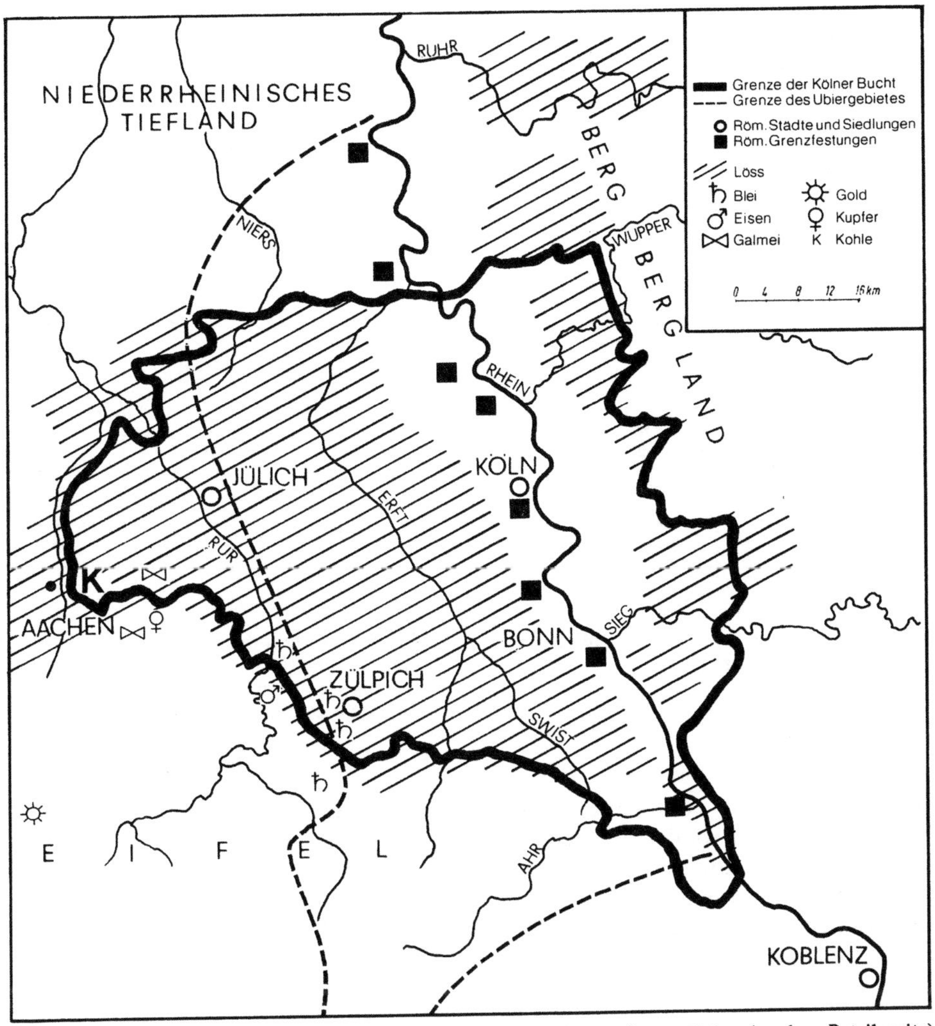

Abb. 16. Karte der Kölner Bucht mit Angabe der Verbreitung der wichtigsten Lagerstätten (nach v. Petrikovits), der Kante der Mittelterrasse und der vermutlichen Grenze des ubisch-agrippinensischen Gebietes (nach Rüger)

Nach der Gründung der Colonia im Jahre 50 n. Chr. wurde Köln eine großangelegte Baustelle und die Gesteine des rheinischen und benachbarten Berglandes wurden zu einem wichtigen Rohmaterial. Zahlreiche Steinbrüche entstanden, von denen lediglich einige als Beispiele herausgegriffen werden sollen: rheinnahe Steinbrüche gab es für Grauwacke, Trachyt wurde am Drachenfels gebrochen, aus dem Brohltal und der Pellenz stammte der Tuff, der in der ganzen Kaiserzeit als Quader- und Handstein verwendet wurde. Zwar gab es in der Eifel auch Buntsandsteinvorkommen, die für den lokalen Gebrauch vollständig ausgereicht hätten, jedoch bevorzugten die Römer den helleren Sandstein. So mußten die Kölner Steinmetzwerkstätten das Material für repräsentative Bauten oder für Grabdenkmäler (Abb. 17) und sonstige Bildhauerarbeiten von den lothringischen Steinbrüchen beziehen. Da dieser Lothringer Kalk südlich von Metz und in unmittelbarer Nähe der Mosel anstand, war sein Transport nach Köln relativ problemlos. Über Mosel und Rhein wurde er per Schiff nach Köln gebracht und, wie die zahlreichen Funde von Grab- und Weihesteinen aus diesem Material zeigen, in den Kölner Steinmetzwerkstätten auch in großem Stil verarbeitet (Abb. 18). Offenbar durch den langen Transport bedingt, ersetzte man im Laufe des 3. Jh. n. Chr. den lothringischen Kalk durch weißen Sandstein aus dem Trierer Gebiet, der teilweise sogar auf der gut ausgebauten Landverbindung nach Köln und bis an den Niederrhein gelangte. Über weite Strecken importiert werden mußten dagegen Marmore, die sowohl für Wandverkleidungen als auch für Bildhauerarbeiten benötigt wurden, jedoch im Rheinland nicht zur Verfügung standen. Neben dem Kuriosum, daß aus dem Rhein gewaschenes Gold ebenfalls zu den Bodenschätzen des römischen Rheinlandes gezählt werden kann, darf das Vorkommen von Ton nicht unerwähnt bleiben, da in Köln ohne Zweifel größere Töpfereibetriebe ihren Sitz hatten. An den Schluß aber der Fragen nach den Rohstoffen im Kölner Umland soll das Material gestellt werden, dessen Vorkommen maßgeblich die Kölner „Industrie" beeinflußt und den Ruf Kölns als Produktionszentrum weit über römische Grenzen hinweg begründet hat, der Quarzsand. Dieser Quarzsand ist einer der Hauptbestand-

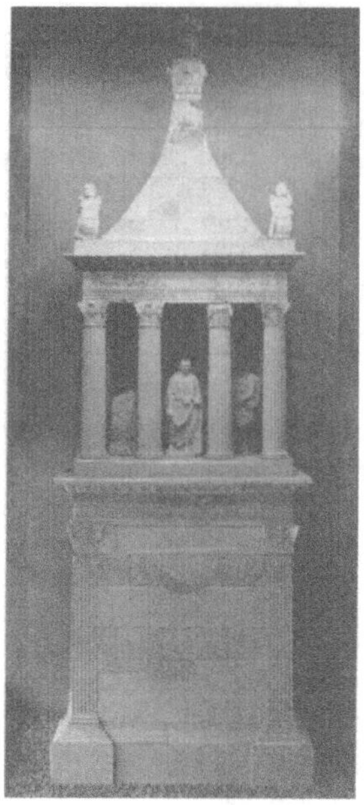

Abb. 17. Grabmal des Lucius Poblicius aus der Mitte des 1. Jh. n. Chr.

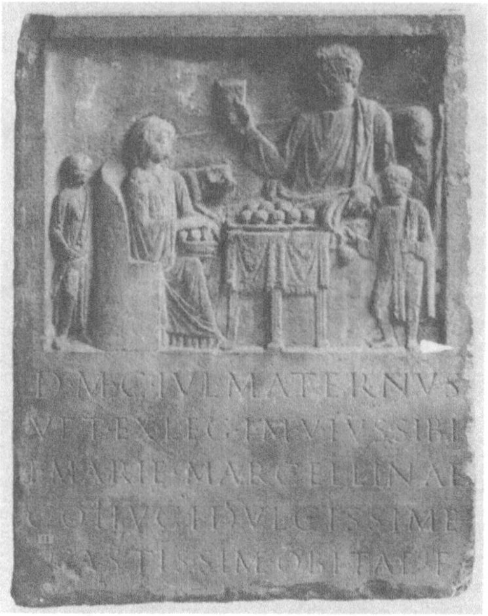

Abb. 18. Grabstein des C. Iulius Maternus, 2. Jh. n. Chr. Die Steinmetzwerkstätten in Köln besorgten ihr Rohmaterial meist aus der Gegend von Metz. Der Transport der rohen Steinblöcke erfolgte dann per Schiff über Mosel und Rhein nach Köln

teile der Glasherstellung. Reiche Vorkommen im Kölner Umland haben dazu geführt, daß sich Glasmacherwerkstätten in Köln ansiedelten, um somit den kürzesten Weg zum Rohstoff zu haben. Da die Quarzsandvorkommen nahezu unerschöpflich waren, konnte sich dieser Produktionszweig nicht nur über die ganze römische Zeit und sogar noch unter den Franken halten, sondern Köln wurde mehr oder weniger zu einem der bedeutendsten Zentren der Glasherstellung in römischer Zeit. Die günstige Rohstofflage begünstigte also die wirtschaftliche Entwicklung des römischen Köln außerordentlich.

Handwerk und Handel im römischen Köln

Es kann im Rahmen einer kurzen allgemeinen Darstellung der Entwicklung des römischen Köln natürlich nicht Aufgabe sein, alle Aspekte der politischen und wirtschaftlichen Situation darzulegen. Wir müssen uns daher auf einige aufzählende Erwähnungen der verschiedenen Handwerks- und Handelsbetriebe beschränken, jedoch wird dadurch sicherlich bereits die ganze Breite der wirtschaftlichen Entwicklung Kölns deutlich. Unsere Kenntnis der unterschiedlichen Handwerksbetriebe im römischen Köln verdanken wir weitgehend inschriftlichen Nachrichten von Handwerkern oder Händlern selbst oder aber den Funden ihrer Werkstätten und Produkte.

Notwendig waren für die Versorgung einer Stadt wie Köln die Nahrungsmittel-erzeugenden Handwerker, zu denen etwa die Müller gehörten (collegium pisstricorum), ebenso die Metzger (negotiator lanio, Abb. 19). Direkt am Herstellungsort seiner wichtigen Aufbewahrungsgefäße hatte sich ein Salben- und Parfümhändler niedergelassen (negotiator seplasiarius, Abb. 20). Leder- und Textilhandwerk ist nicht nur durch zahlreiche Funde von Lederresten nachgewiesen, auch die Inschrift eines Tuchbearbeiters (fulloniae artis magister) kennen wir. Diese Textilbetriebe saßen im Süden der Stadt am Duffesbach, um diesen Wasserlauf für ihren Betrieb ausnützen zu können. Metallverarbeitende Betriebe hatten ebenfalls ihren Sitz in Köln, jedoch dürfen wir uns darunter keine Großbetriebe im heutigen Sinne vorstellen, sondern vielmehr kleine und archäologisch nur schwer erschließbare Anlagen. Immerhin sind in Hafennähe beim Praetorium Bronzeschmelzen zutage getreten, die offensichtlich in der Frühzeit Kölns in Betrieb waren. Es gab ebenso Betriebe, die sich auf die Herstellung von Messingeimern spezialisiert hatten. Nach einem Fundort in Niedersachsen bezeichnet man diese Eimer als Hemmoorer Eimer. Auch ein wichtiges inschriftliches Zeugnis für Metallwerkstätten in Köln besitzen wir, nämlich einen 1904 in Straßburg gefundenen Gladius mit zugehöriger Scheide. Diese Schwertscheide besteht aus einem Bronzeblech, das über einen Model getrieben wurde und dem in Durchbrucharbeit getriebenen Unterteil. Das Bronzeblech zeigt in scharfem Relief das in der Faust des Jupiter gehaltene, geflügelte Blitzbündel. Oberhalb dieser Darstellung

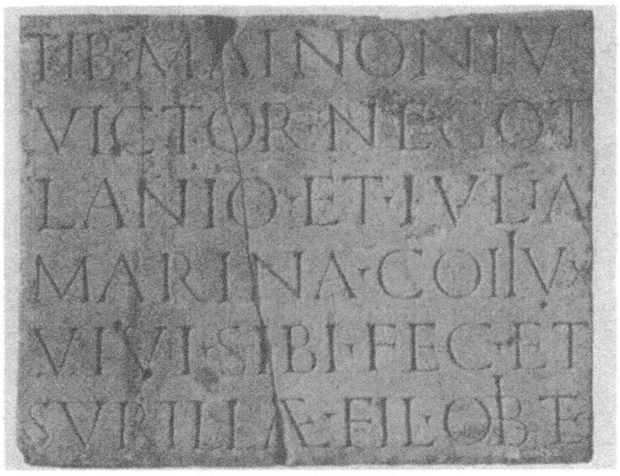

Abb. 19. Grabstein eines Kölner Fleischhändlers (negotiator lanio), 2./3. Jh. n. Chr.

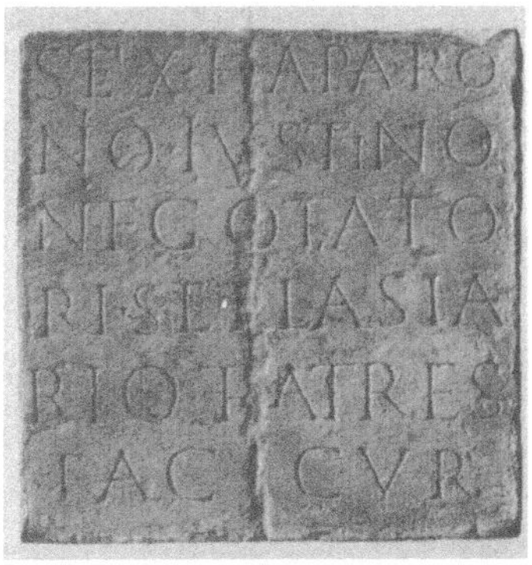

Abb. 20. Grabstein eines Kölner Salben- und Parfumhändlers (negotiator seplasiarius), 2. Jh. n. Chr.

befindet sich ein schmales Band mit der Inschrift Q(uintus) NONIENVS PVDE(n)S AD ARA(m) F(ecit). AD ARAM bezeichnet den Altar der Ubier für Roma und Augustus (den Kultmittelpunkt der Civitas Ubiorum) in Köln und steht gleichbedeutend für Köln, und so ist es als sicher anzunehmen, daß im 1. Jh. n. Chr. in Köln eine Werkstatt war, die auch prunkvolle Waffen herzustellen wußte. Vermutlich hat diese Manufaktur als Privatunternehmen im Auftrag des Militärs gearbeitet.

Die unbestreitbar wichtigste Metallwerkstatt war im 3. Jh. n. Chr. die staatliche Münzwerkstatt für den gallischen Sonderkaiser Postumus, der Köln für mehr als 10 Jahre zur Residenzstadt eines eigenständigen Westreiches auserwählt hatte. Diese Münzwerkstatt soll deshalb erwähnt werden, weil hier Stempelschneider gearbeitet hatten, die zu den besten der römischen überhaupt gehörten. Spitzenstücke dieser Werkstatt waren besonders Goldmünzen, die durch die hervorragende Gestaltung der Kaiserporträts aus der sonstigen Münzproduktion deutlich herausragten (Abb. 21).

Wenn Q. Nonienus seinen Namen und den Werkstattort auf die Schwertscheide gesetzt hat, so war dies keineswegs unüblich. Besonders Erzeugnisse der Töpfereien in Köln trugen solche Firmenhinweise öfter und sind daher wichtige Dokumente für den tatsächlichen Herstellungsort. So finden wir derartige Hinweise vor allem bei Terrakotten und Lampen, die offensichtlich in großer Zahl gefertigt wurden. Bekanntestes Beispiel ist eine kleine Terrakottagruppe von drei Matronen, die auf der Rückseite die Signatur trägt CCAA FABRICIVS IPSE F(ecit) (Abb. 22). Weitere Töpfer, die wir kennen, waren etwa Servandus (Abb. 23), Vindex, Priscus, Alfius, Lucius und Acceptus. Wie in Trier oder Xanten hat sich übrigens der Kölner Töpfereibezirk außerhalb der römischen Stadt befunden, und zwar wegen der Feuergefahr und der Rauchentwicklung der großen Töpferöfen. Das Kölner Zentrum lag etwa 500 m vor dem mittleren Westtor, wie die Ausgrabungen von Töpferöfen an dieser Stelle nachgewiesen haben.

Andere Werkstätten, wie die von Steinmetzen und ihren Verkäufern (negotiator artis lapidariae), Wandmalern (collegium tectorum) oder Zimmerleuten (collegium fabrum tignariorum) waren innerhalb der Stadtmauern, und wie die Ausgrabungen in Xanten zeigen, gab es regelrechte Handwerkerquartiere in römischen Städten. Die Bauhandwerker und Zimmerleute, von denen wir ja durch zahlreiche Inschriften erfahren, waren wohl eine der zahlenmäßig stärksten Handwerkergruppen. Mindestens dreihundert Zimmerleute sind für Köln durch die Grabinschrift des Quintus Vetinius Verus nachgewiesen, der der 3. Hundertschaft des Collegiums der Zimmerleute angehörte. Die Handwerker schlossen sich damals zu solchen Collegien oder Zünften zusammen, um damit ein gewisses Maß an Berufssicherheit zu erlangen. Bei der Zunft der Zimmerleute kam noch hinzu, daß sie gleichzeitig für den Brandschutz in der Stadt zuständig waren, daher auch ihre quasi-militärische Gliederung nach Hundertschaften.

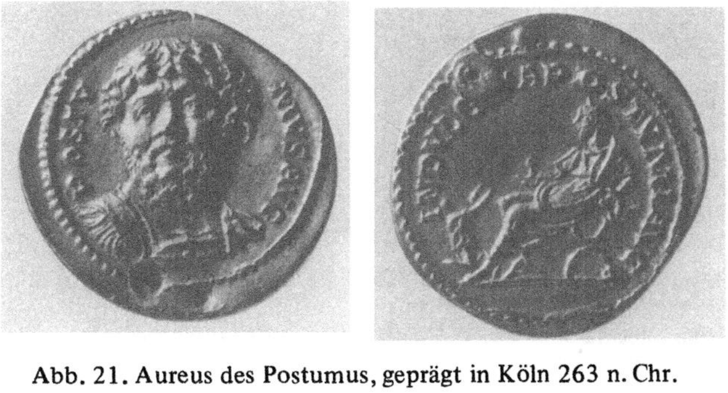

Abb. 21. Aureus des Postumus, geprägt in Köln 263 n. Chr.

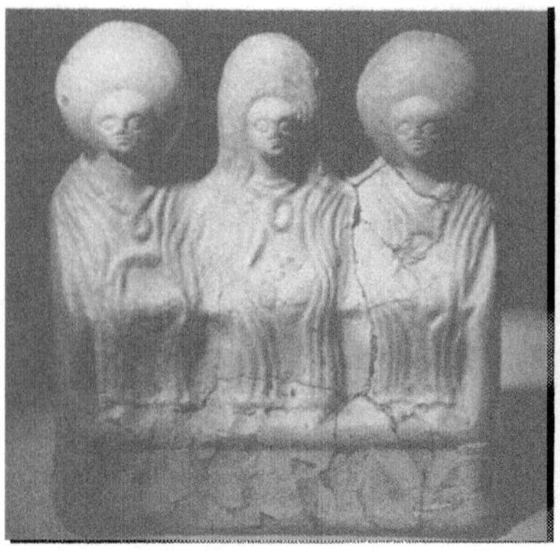

Abb. 22a

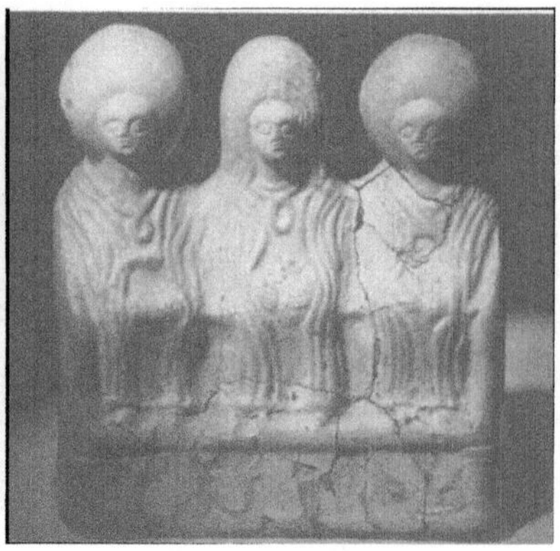

Abb. 22 b

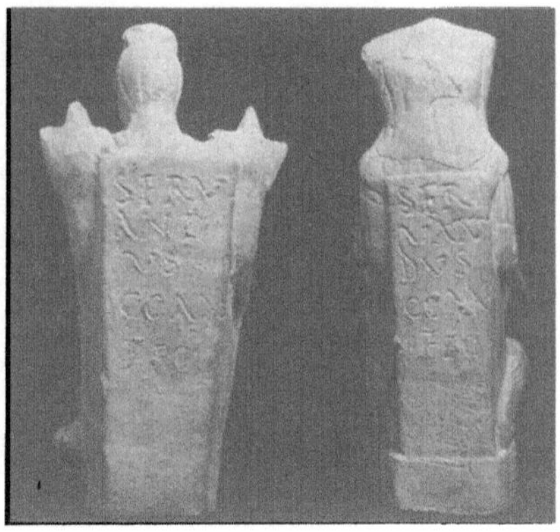

Abb. 23

Abb. 22a u. b. Terrakottengruppe des Kölner Töpfers Fabricius
Abb. 23. Terrakottenstatuetten des Kölner Töpfers Servandus

Ebenfalls in Verbänden zusammengeschlossen waren die Händler, besonders die Fernhändler. Dabei bezeichneten sich derartige Verbände nach dem Exportgebiet. In Köln hatte ein Händlerverband seinen Sitz, dessen Ausfuhrgebiet Britannien war (Britannicianus, Abb. 24). Die Waren, die für Britannien bestimmt waren, wurden vom Kölner Hafen aus mit Binnenschiffen rheinabwärts zur Rheinmündung transportiert und dann auf seetüchtigen Schiffen über den Kanal gebracht. Daß sich Kölner Kaufleute an diesem Britannienhandel beteiligt haben, bezeugen nicht nur der Nachweis eines speziellen Handelskontors in Köln, sondern auch Inschriften, die an der holländischen Küste gefunden worden sind. Es handelt sich dabei um Weihinschriften für Nehalennia, die Göttin der Überfahrt. Die Händler erbaten sich mit derartigen Weihedenkmälern den Schutz der Göttin. Auch zahlreiche Kölner haben Weihedenkmäler für Nehalennia gestiftet. Die Herkunftsangabe CCAA = Köln weist die Händler als Kölner Einwohner aus. Auch in Köln ist ein Denkmal für Nehalennia gefunden worden, jedoch ohne Inschrift (Abb. 25). Seit der Mitte des 1. Jh. n. Chr., nachdem Britannien römische Provinz geworden war, dürfte dieser Handelsweg besonderes Gewicht gewonnen haben. Darüber hinaus gab es aber auch noch weitere Händlerverbände, etwa von Donauhändlern oder Italienhändlern, denen Kölner Kaufleute angehörten.

Da das Geld zu jeder Zeit eine wichtige Voraussetzung für den Handel war, durften Banken oder bankähnliche Einrichtungen natürlich nicht fehlen. Manches Geschäft der Kölner Händler wird dabei mit Hilfe eines Geldwechslers (nummularius, Abb. 26) getätigt worden sein. Da sich einer dieser Geldwechsler sogar als negotiator nummularii bezeichnete, kann man erahnen, daß diese Geldgeschäfte auch in großem Stil betrieben wurden. Die Bankiers in Köln werden manches Exportgeschäft überhaupt erst ermöglicht haben.

Abb. 24. Weihinschrift aus schwarzem Marmor für Apoll, gesetzt von dem Kölner Britannienhändler (negotiator britannicianus) C. Aurelius Verus, 2./3. Jh. n. Chr.

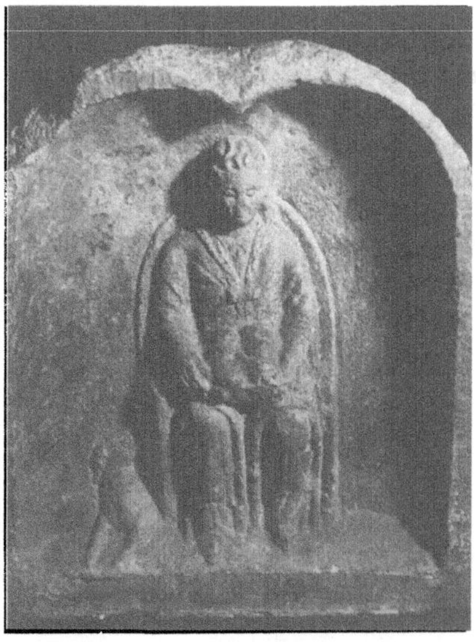

Abb. 25. Kölner Darstellung der Göttin Nehalennia, die als Schutzgöttin für die Überfahrt nach Britannien gilt

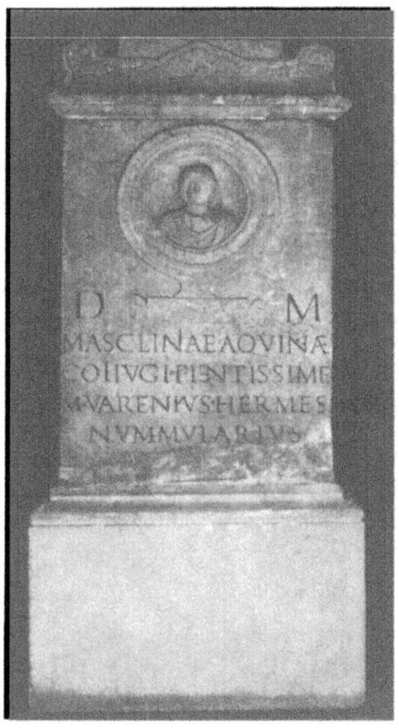

Abb. 26. Grabstein des Kölner Geldwechlers (nummularius) M. Varenius Hermes für seine Gattin, 2./3. Jh. n. Chr.

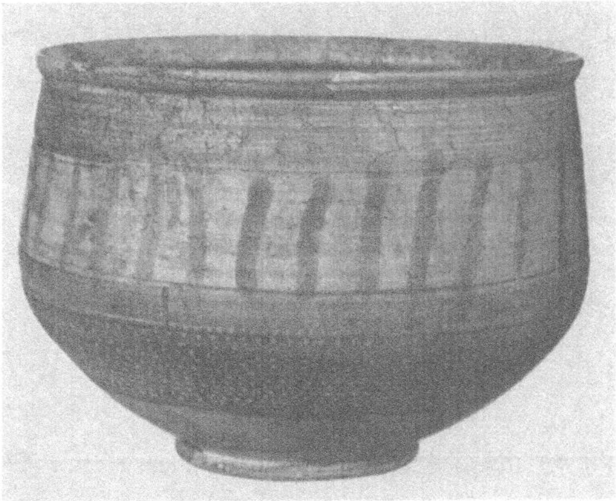

Abb. 27. Frühes (ubisches) Gefäß aus einer Kölner Töpferei

Kölner Export

Ob und in welchem Maße Kölner Erzeugnisse speziell für den Export in andere Teile des römischen Reiches oder in nichtrömische Gebiete hergestellt wurden, läßt sich nicht ohne weiteres sagen. Es war durchaus auch üblich, daß Kölner Töpfererzeugnisse (Abb. 27) zunächst exportiert und später in den jeweiligen Empfangsgebieten nachgeahmt wurden. Es wäre sicherlich verfehlt, wollte man aus jedem Kölner Produkt, das weit von Köln entfernt gefunden wurde, gleich eine rege Kölner Exportindustrie ableiten. Sicherlich für den Export dienten die in Köln hergestellten Hemmoorer Eimer aus Messing. Ebenso braucht man keine Bedenken zu haben bei dem größten Produktionszweig des Kölner Handwerks, der Glasherstellung. Begünstigt durch die Rohstofflage hatte sich die Kölner Glasindustrie, wie bereits erwähnt, zu einer der bedeutendsten in römischer Zeit entwickelt. Das Zentrum der Glasherstellung war im Norden Kölns, vor den Toren der Stadt, wie die aufgefundenen Glasöfen am Eigelstein belegen (Abb. 28). Damit scheint sich rings um die römische Stadt ein dichter Industrie- und Handwerksgürtel befunden zu haben.

Glas war zweifellos Kölns größter Exportartikel, wobei aufgrund der Lage der Stadt unmittelbar an der Grenze, der Export in das freie Germanien nahelag. Die Handelswege führten bis weit in dieses Gebiet hinein. Fundorte an der Ostsee, in Ostpreußen, Pommern, auf den dänischen Inseln und Südschweden sind unzweifelhaft nachgewiesen. Zwar war in der frühen Kaiserzeit, also im 1. Jh. n. Chr., das Kölner Glas kaum zu unterscheiden von dem in anderen Glashütten des römischen Reiches hergestellten, dennoch darf man annehmen, daß das Handelszentrum am Rhein überwiegend Ausgangspunkt des Fernhandels war. Die Funde im freien Germanien weisen für diese Anfänge meist bunte und blaugrüne Rippenschalen (Abb. 29) nach, wie sie ebenso in oberitalienischen Werkstätten als auch in Köln hergestellt wurden. Es würde an dieser Stelle zu weit führen, wollte man einen ausreichenden Überblick über die Entwicklung des Kölner Glases geben, einige Schwerpunkte sollen jedoch kurz erwähnt werden:

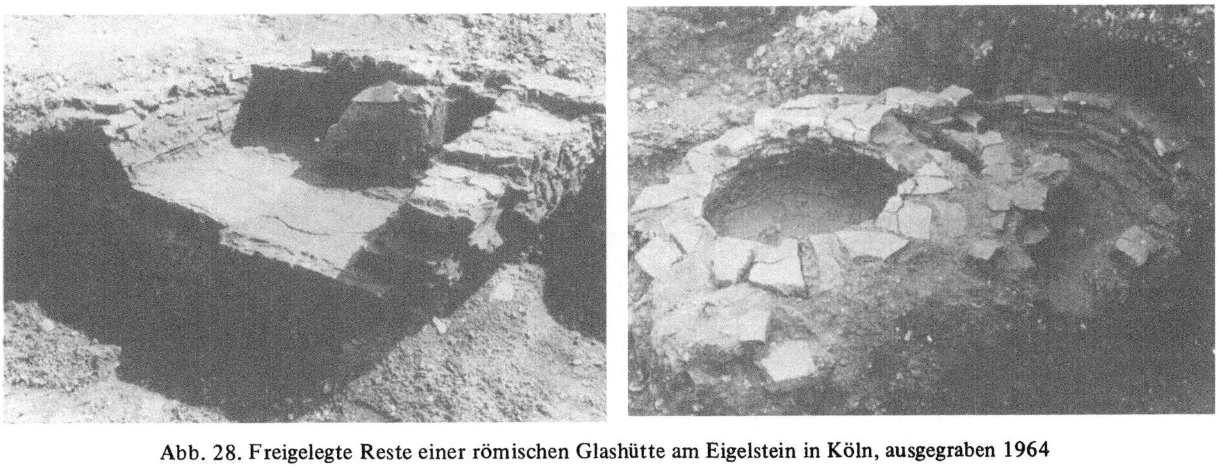

Abb. 28. Freigelegte Reste einer römischen Glashütte am Eigelstein in Köln, ausgegraben 1964

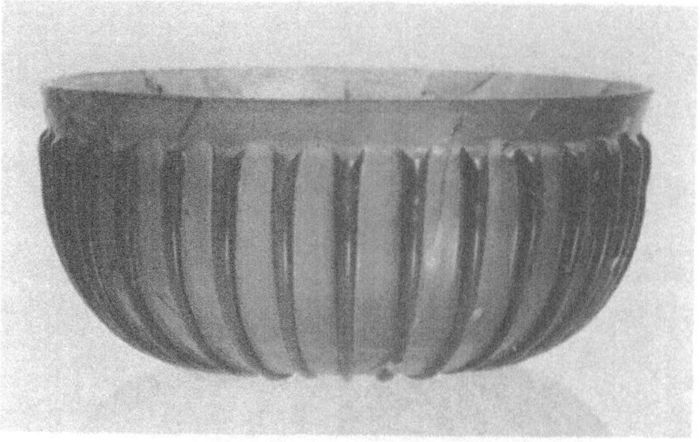

Abb. 29. Rippenschale aus braunem Glas, 1. Jh. n. Chr.

Die Anfänge des Kölner Glases im 1. Jh. n. Chr. waren ohne spezifische Stileigenschaften. In der Regel dürfte es sich um Gebrauchsgläser gehandelt haben, wie sie überall im römischen Reich gehandelt wurden. In Form, Technik und Aussehen unterschied sich diese frühe Kölner Glasproduktion in nichts von der anderer Glashütten und so können wir auch keinen Rückschluß auf einen möglichen Exporthandel in dieser Zeit ziehen. Erst mit dem 2. Jh. n. Chr., jener Zeit, aus der wir nur wenige schriftliche Berichte über Köln besitzen, entwickelten die Kölner Glashütten einen eigenen Stil. Formgeblasene Gläser in jeder nur erdenklichen Richtung kennen wir aus dieser Zeit, von Trauben- und Muschelformen bis hin zu gelungenen Kopfgefäßen (Abb. 30). Daneben wurden für den Handel mit dem freien Germanien noch überwiegend einfache Formen erzeugt, wie etwa konische Trinkbecher mit Fuß. Zu den Spitzenprodukten der eigenständigen Kölner Glasentwicklung muß man dann die sog. Schlangenfadengläser rechnen. Ihre Bezeichnung stammt von der besonderen Art der Verzierung, nämlich den aufgelegten bunten Glasfäden. Diese Glasfäden wurden aus freier Hand direkt auf die Gefäßwand aufgebracht, wobei das geläufigste Ornament von Otto Doppelfeld als „Kölner Schnörkel" charakterisiert wurde. Meisterstück dieser sog. Schlangenfadenwerkstatt war eine plattbauchige Flasche aus entfärbtem Glas mit aufgelegten mehrfarbigen Girlanden und einem Blattmuster (Abb. 31). Vielfältige Formen, wie gläserne Pantoffel (Abb. 32), elegante Vasen, Pokale, Kännchen und Schälchen sind in dieser Epoche entstanden (Abb. 33 a–c). Im Laufe des 3. Jahrhunderts ließ die Produktion der Schlangenfadengläser jedoch merklich nach. Am Ende der Entwicklung standen zwar noch Sonderformen wie die Kölner Konchylienbecher mit den aufgesetzten Meerestieren (Abb. 34), die Masse der Gläser waren aber Becher und Schalen mit bunten Klecksen, sog. Nuppengläser (Abb. 35). Ein Wandel in der Verzierungstechnik trat ein. Im Laufe des 4. Jh. n. Chr. bevorzugten die Glasmacher in Köln mehr und mehr Gläser, die durch Schleifen verziert wurden. Darstellungen aus dem Leben der Menschen und Götter überwiegen bei den Motiven (Abb. 36). Gerade die Funde von Kölner Gläsern, die durch Schleif- oder Ritztechnik graviert wurden, machen deutlich, daß die Kölner Glasindustrie seit dem 3. Jh. n. Chr. auch den westlichen

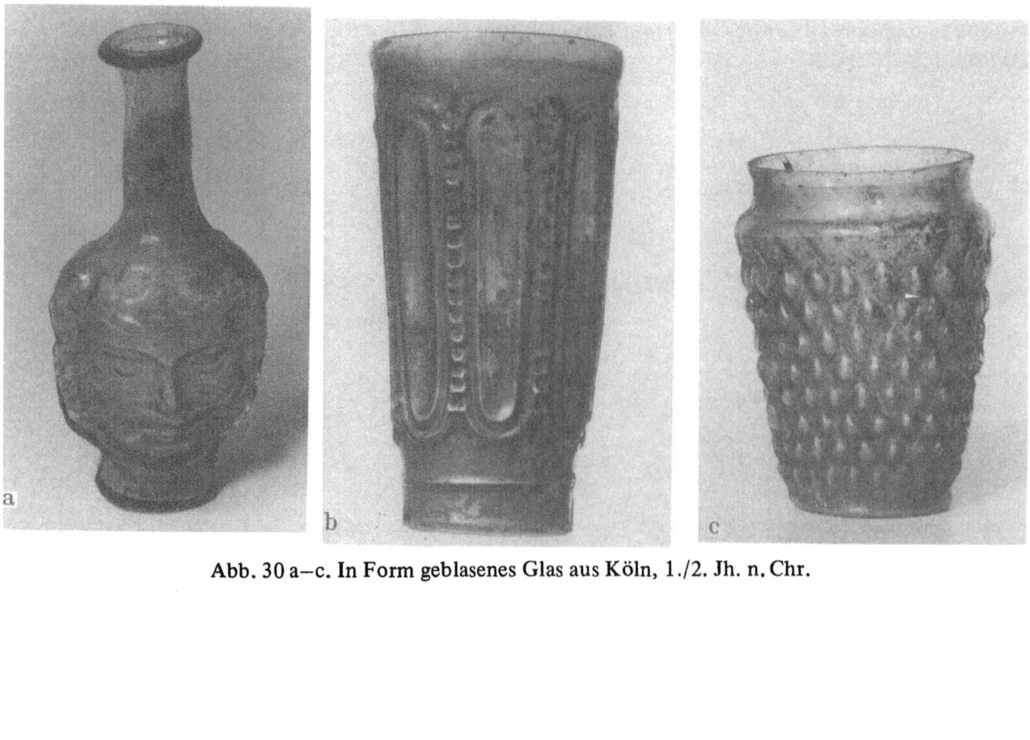

Abb. 30 a–c. In Form geblasenes Glas aus Köln, 1./2. Jh. n. Chr.

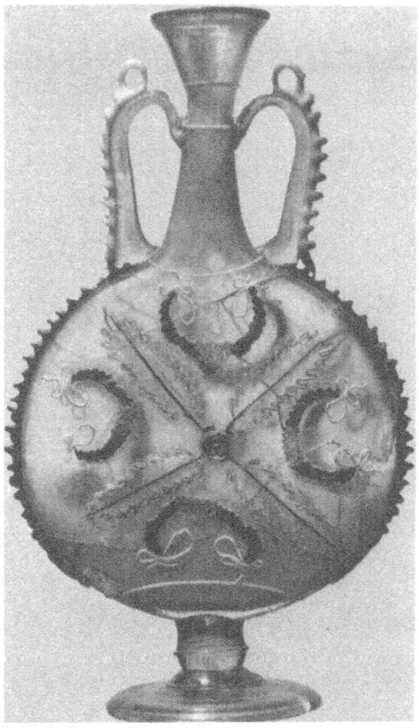

Abb. 31. „Meisterstück" der Kölner Schlangenfadenwerkstatt, 3. Jh. n. Chr.

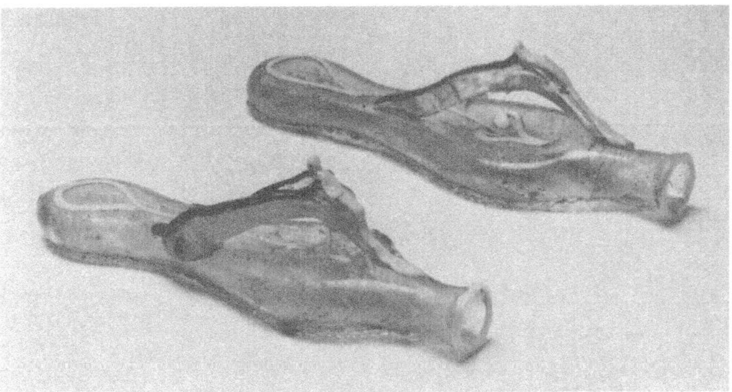

Abb. 32. Gläserne Pantoffel mit Schlangenfadenverzierung, 3. Jh. n. Chr.

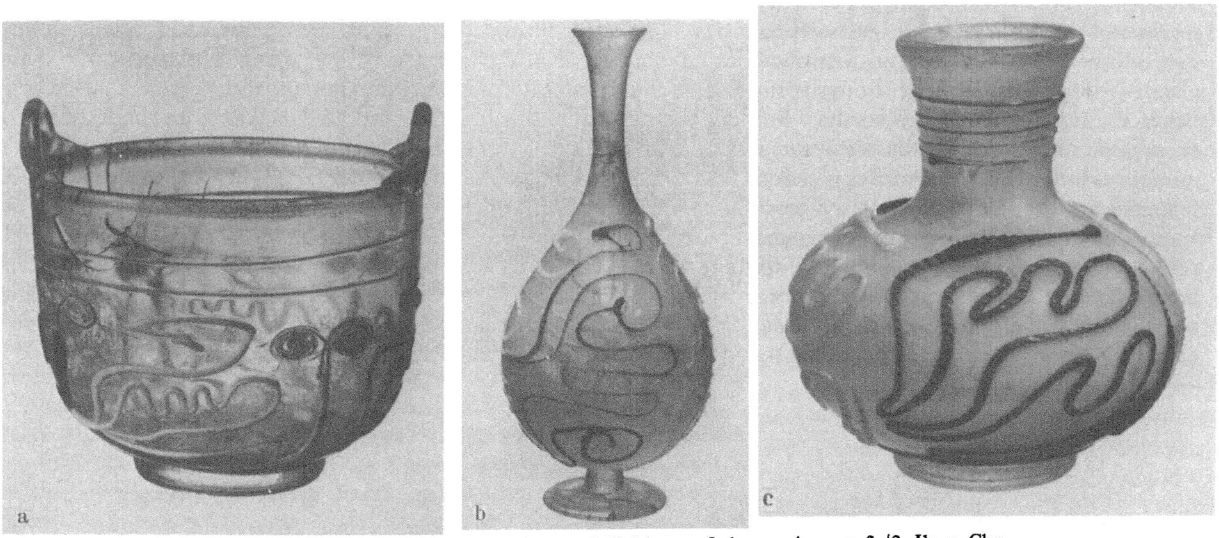

Abb. 33 a–c. Beispiele Kölner Gläser mit Schlangenfadenverzierung, 2./3. Jh. n. Chr.

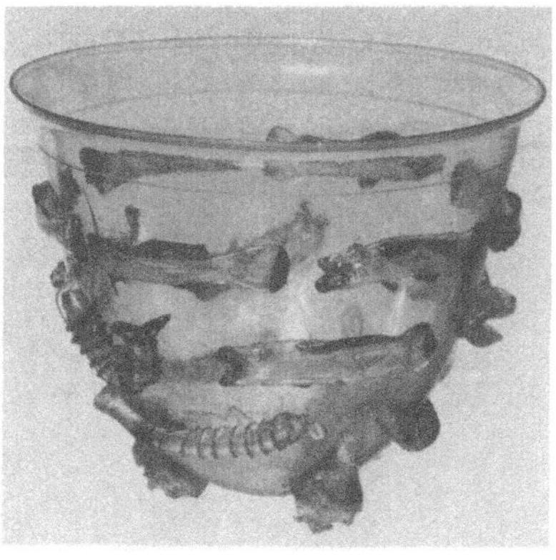

Abb. 34. Konchylienbecher aus grünlichem Glas mit bunten Seetieren, 1. H. 4. Jh. n. Chr.

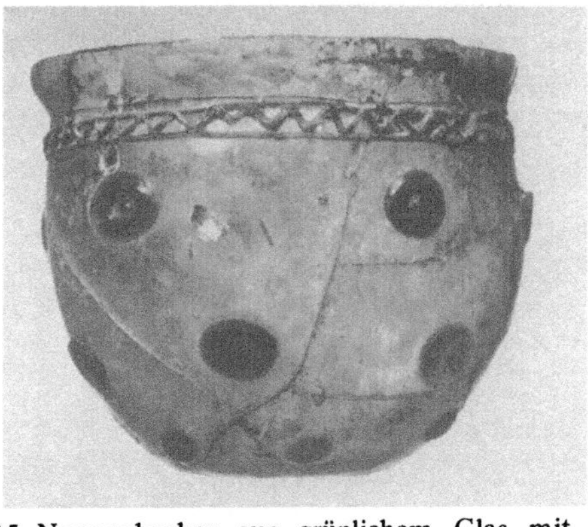

Abb. 35. Nuppenbecher aus grünlichem Glas mit blauem Zickzackband und braunen Nuppen, 4. Jh. n. Chr.

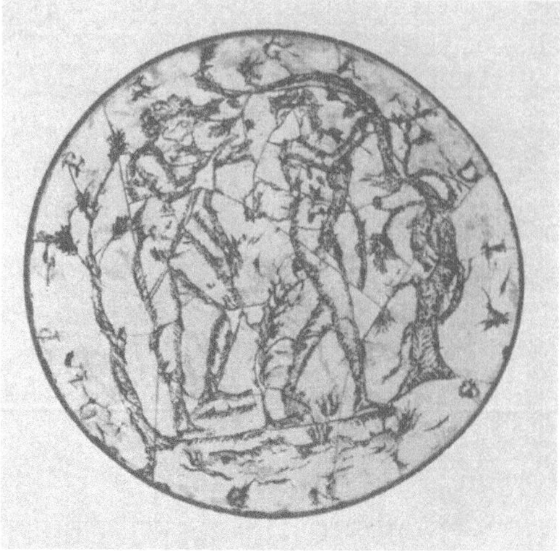

Abb. 36. Adam- und Eva-Schale aus entfärbtem Glas mit geschliffenen Motiven, 1. H. 4. Jh. n. Chr.

Exportmarkt beherrscht haben muß. Nach dem freien Germanien wurden weniger die figürlich verzierten Gläser, sondern jene mit ornamentalem Schliff exportiert (Abb. 37). Handliche kleine Trinkschalen waren es, wie Funde im westlichen und südlichen Ostseegebiet bestätigen. Höhepunkt der geschliffenen Gläser und sicherlich auch der Kölner Glasherstellung überhaupt waren jedoch die Diatretgläser (Abb. 38). Kunstvoll wurden bei diesen Gläsern Netzwerk und Schrift durch Hinterschleifen aus der dicken Glaswand herausgearbeitet, so daß sie lediglich noch durch dünne Stege gehalten wurden. Nichts könnte den hohen Stand der Glaskunst im römischen Köln besser dokumentieren als diese Diatretgläser, die im 4. Jh. n. Chr. entstanden sind und deren Qualität nie wieder erreicht wurde. Die wenigen Beispiele der überragenden Fähigkeiten der Kölner Glasindustrie stehen aber lediglich stellvertretend für die fast unüberschaubare Produktion von Massengläsern, die zum Teil speziell für den Export geschaffen wurden. Kennzeichen solcher Exportgläser war ihre Robustheit, der Verzicht auf jede spielerische Verzierung und ihre einfachen Formen. Ausnahme waren lediglich die Trinkhörner, eine leicht zerbrechliche Glasform, die jedoch bei den Germanen sehr beliebt war (Abb. 39 a und b). Mit ihrer Produktion haben die Kölner Glashütten praktisch nach den Wünschen der Empfänger gearbeitet und damit alle Voraussetzungen erfüllt für eine florierende Exportindustrie, deren Handelswege in alle Richtungen führte.

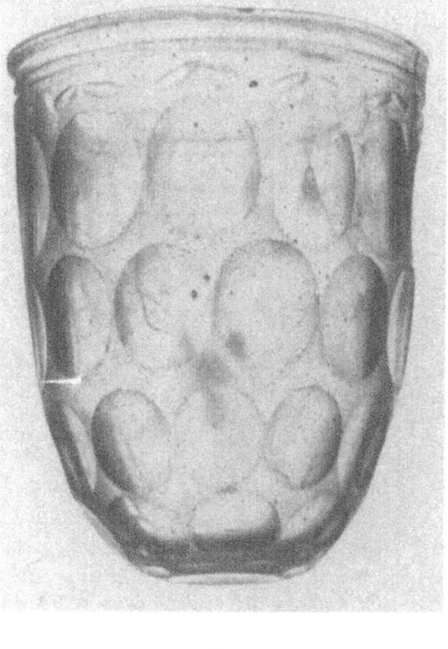

Abb. 37. Dickwandiger großer Becher aus grünlichem Glas mit Kugelschliff, 4. Jh. n. Chr.

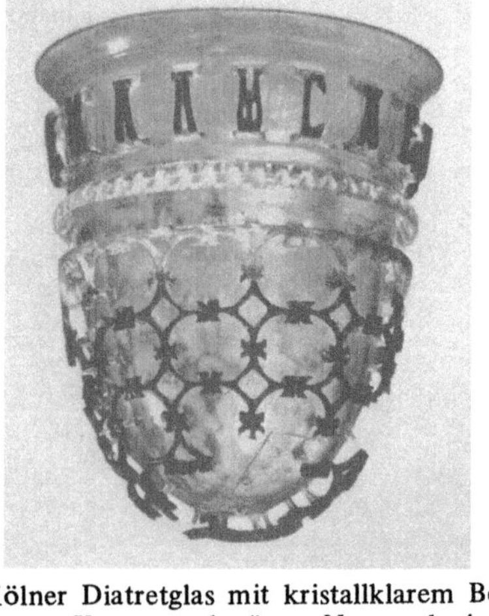

Abb. 38. Kölner Diatretglas mit kristallklarem Becher, roter Schrift, gelbem Kragen und grünem Netzwerk, 4. Jh. n. Chr.

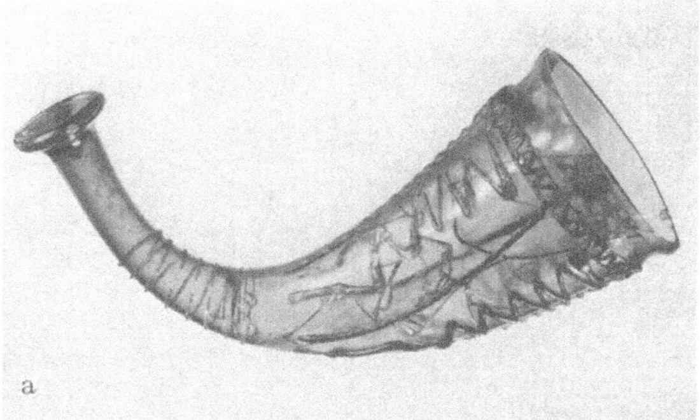
a

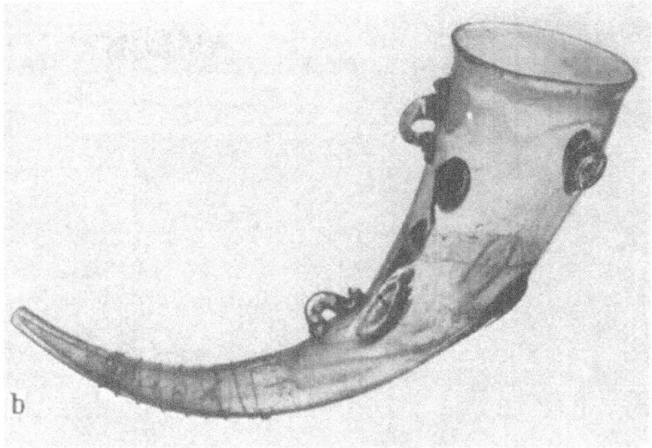
b

Abb. 39a u. b. Trinkhörner aus Glas, wie sie für den Kölner Export ins freie Germanien besonders beliebt waren, 4. Jh. n. Chr.

Schiffahrtswege für den römischen Handel

Mit dem kurzen Einblick in die Entwicklung des Kölner Handwerks und Handels dürfte klar geworden sein, daß die Grenzstadt am Rhein ein wichtiger Umschlagplatz für Güter aller Art gewesen ist. Dabei handelte es sich nicht allein um Kölner Erzeugnisse. Die CCAA war zentrale Handelsstation am Rhein, denn von hier aus waren über den Rhein und seine Nebenflüsse entfernte Provinzen und nichtrömische Länder schnell und sicher zu erreichen.

Bereits früh setzte der Seehandel durch die Verbindung mit Britannien ein. Der direkte Schiffsweg führte über die Colonia Ulpia Traiana (Xanten), Noviomagus (Nijmegen), Dubris (Dover) nach Londinium (London). Für den Fernhandel (Abb. 40) waren neben den Landverbindungen (die wir hier nicht berücksichtigen) über Xanten oder Mainz in die west- und ostelbischen Gebiete besonders die Schiffswege in die nordischen Länder von Bedeutung. Von Köln führte ein solcher Seeweg rheinabwärts über Xanten und Nijmegen, dann Traiectum (Utrecht), Praetorium Agrippinae (Katwijk) an der Küste entlang zu den wichtigsten Flüssen wie Ems, Weser, Elbe, Oder und Weichsel. Seine Nutzung scheint nach der Gründung der CCAA im Jahre 50 n. Chr. verstärkt in Gang gekommen zu sein, wie Funde von frühen Rippenschalen im westlichen und südlichen Ostseegebiet nahelegen. Auch im Elbgebiet treten solche Funde auf, was darauf schließen läßt, daß diese frühen Handelsverbindungen eng an die Schiffbarkeit der in die See mündenden Flüsse gebunden waren. Im Laufe des 2. und 3. Jh. n. Chr. wurde dieser Seeweg zunehmend genutzt, und zwar für den Transport von Trinkgläsern mit Fadenauflagen und anderem Dekor. Es ist selbstverständlich, daß mit dem Aufblühen der Glasproduktion und dem Export der Gläser der Seehandel einen verstärkten Aufschwung erlebte. Der Schiffstransport war nicht nur schnell, sondern vor allen Dingen gefährdete er die zerbrechlichen Glaswaren wesentlich weniger als der harte Landtransport. Auch Keramik und Bronzegefäße gehörten zu den bevorzugten Gütern im Schiffstransport. In der mittleren und späten Kaiserzeit erweiterte sich das Seewegenetz noch durch eine Route, die von der CCAA aus über Praetorium Agrippinae (Katwijk) nach Ålborg und durch das Kattegat in die Ostsee führte oder aber direkt an der Nordseeküste entlang nach Norwegen und Schweden. Transportiert wurden ebenfalls wieder Glaserzeugnisse, wobei es sich bei den Exporten nach Norwegen und Schweden vor allem um dickwandige geschliffene Glasbecher handelte (s. Abb. 37).

Funde Kölner Gläser des 4. Jh. n. Chr. an der Süd- und Westküste der iberischen Halbinsel lassen ferner vermuten, daß auch ein direkter Seeweg von der Rheinmündung durch den Kanal und an der Atlantikküste entlang genutzt worden war. Wir haben der Einfachheit halber jeweils auf das Hauptexportgut Glas hingewiesen. Es versteht sich natürlich von selbst, daß nicht allein Glas exportiert wurde, sondern ebenso Keramik und Bronzeerzeugnisse. Auch haben die römischen Kaufleute Waren eingekauft, so Felle, Pelze, Vieh im freien Germanien, oder Gagat in Britannien für die Kölner Schmuckwerkstätten. Von den Küsten brachten die Binnenschiffer Fische, Muscheln und Salz mit in die Händlerbuden im Hafen Kölns und auf die Märkte des Rheinlandes. Aus dem Süden dürften Seidenstoffe und Marmor hauptsächlich eingeführt worden sein.

Auf der Grundlage einer blühenden Wirtschaft, die nicht nur für lokalen und regionalen Bedarf, sondern auch für den Export produzierte, hatte sich also von der CCAA aus ein reger Überseehandel nach Norden und Osten entwickelt. Bedenken wir ferner, daß das dichte Netz der Binnenschiffahrt die Verbindungen in den Süden und Westen ermöglichte, so wird die zentrale Funktion der CCAA und ihres Hafens nicht unterschätzt werden dürfen. Zwei Fragen ergeben sich abschließend in diesem Zusammenhang: Einmal, was wissen wir eigentlich von dem Hafen des römischen Köln und zum anderen, war er überhaupt in der Lage, einer solch zentralen Funktion gerecht zu werden?

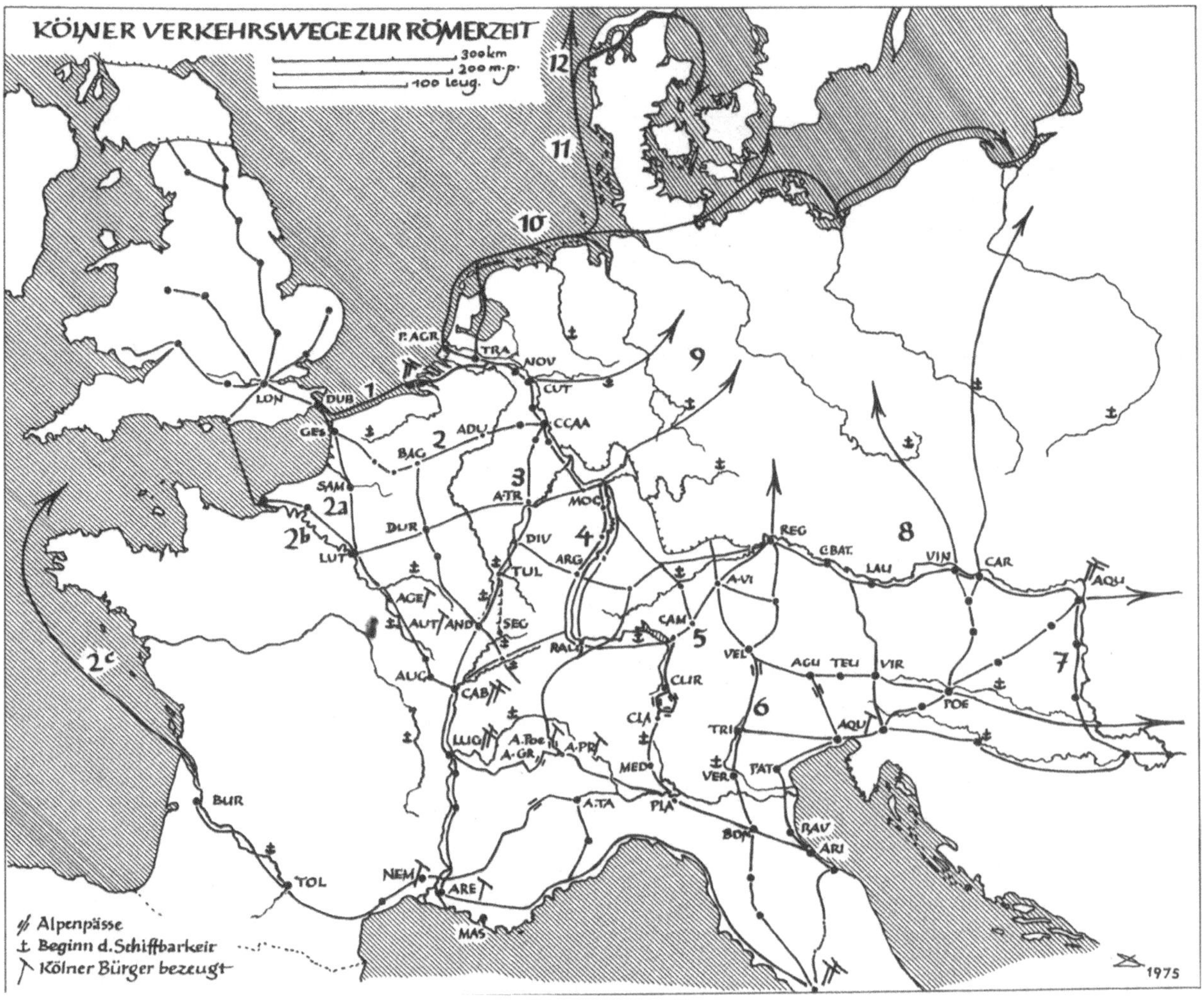

Abb. 40. Verkehrswege der römischen Zeit (nach O. Doppelfeld)

a) Innerhalb der Reichsgrenze

1 Colonia Claudia Ara Agrippinensium – Colonia Ulpia Traiana (Xanten) – NOViomagus (Nijmegen) – (Domburg) – DUBris (Dover) – LONdinium (London)

2 CCAA – ADUatuca Tungrorum (Tongern) – BAGacum (Bavay) – GESoriacum (Boulogne) – DUBris (Dover) – LONdinium (London)

2a CABilonum (Chalon) – AUGustodunum (Autun) – AUTessiodurum (Auxerre) – AGEdincum (Sens) – LUTetia Parisiorum (Paris) – SAMarobriva (Amiens) – GESoriacum (Boulogne) – . . .

2b LUT – Rotomagus (Rouen) – Portus Magnus (Portsmouth) – LONdinium (London)

2c NEMausus (Nîmes) – TOLosa (Toulouse) – BURdigala (Bordeaux) – . . .

3 CCAA – Augusta TReverorum (Trier) – DURocortorum (Reims) – DIVodurum (Metz) – TULlum (Toul) – SEGobodium (Seveux) vermutlicher Verlauf des Kanalprojektes des L. Vetus, des Befehlshabers des obergermanischen Heeres, 52 n. Chr. – ANDemantunnum (Langres) – CABilonum (Chalon) – LUGdunum (Lyon) – ARElate (Arles) – MASsilia (Marseille) – oder – Generverpass – Augusta TAurinorum (Turin) – oder – Rom – Alpis GRaia (Kl. St. Bernhard) – Augusta PRaetoria (Aosta) – PLAcentia (Piacenza) – BONonia (Bologna) – ARIminum (Rimini), RAVennna

4 CCAA – MOGontiacum (Mainz) – ARGentorate (Straßburg) – RAU, Augusta Rauricorum (Basel) – Alpis Poenina (Gr. St. Bernhard) – Augusta PRaetoria (Aosta) . . .

5 Augusta RAUricorum (Basel) – CURia (Chur) – Cunus aureus (Splügen-, Septimer-, Maloja-Pass?) – CLAvenna (Chiavenna) – MEDiolanum (Mailand) – PLAcentia (Piacenza) . . .

6 CCAA – MOGontiacum – Augusta VIndelicum (Augsburg) – CAMbodunum (Kempten) – VELdidena (Wilten) – (Brennerpass) – TRIdentum (Trient) – VERona, PATavium (Padua) – AQUileia – (Plöckenpass) – AGUontum (Lienz) – TEUrnia (St. Peter) – VIRunum (Klagenfurt) – POEtovio (Pettau) – AQUincum (Budapest-Altofen)

7 CCAA – MOGontiacum (Mainz) – REGina Castra (Regensburg) – Castra BATava (Passau) – LAUriacum (Lorch) – VINdobona (Wien) – CARnuntum (Deutsch-Altenburg) – AQUincum (Budapest)

b) Verkehrswege ins Ausland

8 AQUincum (Budapest) – Theiss und Maros und Provinz Dacia; VINdobona und CARnuntum – ostelbische Gebiete

9 CCAA – Colonia Ulpia Traiana bez. MOGontiacum – westelbische Gebiete

10 CCAA – Colonia Ulpia Traiana – (Xanten) – NOViomagus (Nijmegen) TRAiectum (Utrecht) – Flevosee (Zuidersee) – Praetorium AGRippinae (Katwijk) – Ems, Weser-, Elbe-, Oder-, Weichselmündung

11 Praetorium AGRippinae – Ålborg – Kattegat

12 nach Norwegen und Schweden

Der Hafen im römischen Köln

Wie wir bereits gesehen haben, kennt man aufgrund der Grabungsergebnisse von 1965 einige wichtige Anhaltspunkte zur Deutung der Hafensituation im römischen Köln. Zunächst wissen wir, daß ein Hauptteil des Hafens auf natürliche Weise gebildet war: Köln liegt auf einer Anhöhe, der sog. Niederterrasse, die sich etwa zwischen Dom und St. Maria im Capitol erstreckt. Davor fiel das Gelände steil ab zur Flußaue eines Rheinarmes, der durch eine im Rhein vorgelagerte Insel begrenzt wurde (Abb. 41). Die Frage der Insel im Rhein und damit die Frage nach einem möglichen Hafen spielten in der Erforschung des römischen Köln schon immer eine zentrale Rolle. Die erste und bereits richtige Deutung gab im 16. Jahrhundert der Kölner Ratsherr Hermann von Weinsberg, ohne daß diese Nachricht jedoch ernsthaft von der frühen Forschung übernommen worden wäre. Damals notierte er: „Man fand auch gleich gegenüber dem Ratsturm ein kleines Pförtchen in der Erde aus großen harten Steinen; es heißt, es sei vormals ein Rheinpförtchen gewesen, denn dort und Bovenmauern hat die Stadtmauer gestanden, der Rhein ist mit einem Strang über den alten Markt, Heumarkt, St. Mariengraben-Kloster gelaufen, und St.-Martins-Kloster stand auf einer Insel“. Durch diese Insel war ein natürlicher Hafen entstanden, dessen Einfahrt das Ubiermonument kennzeichnete. Eine durch Eichenpfähle befestigte Uferzone haben die Grabungen

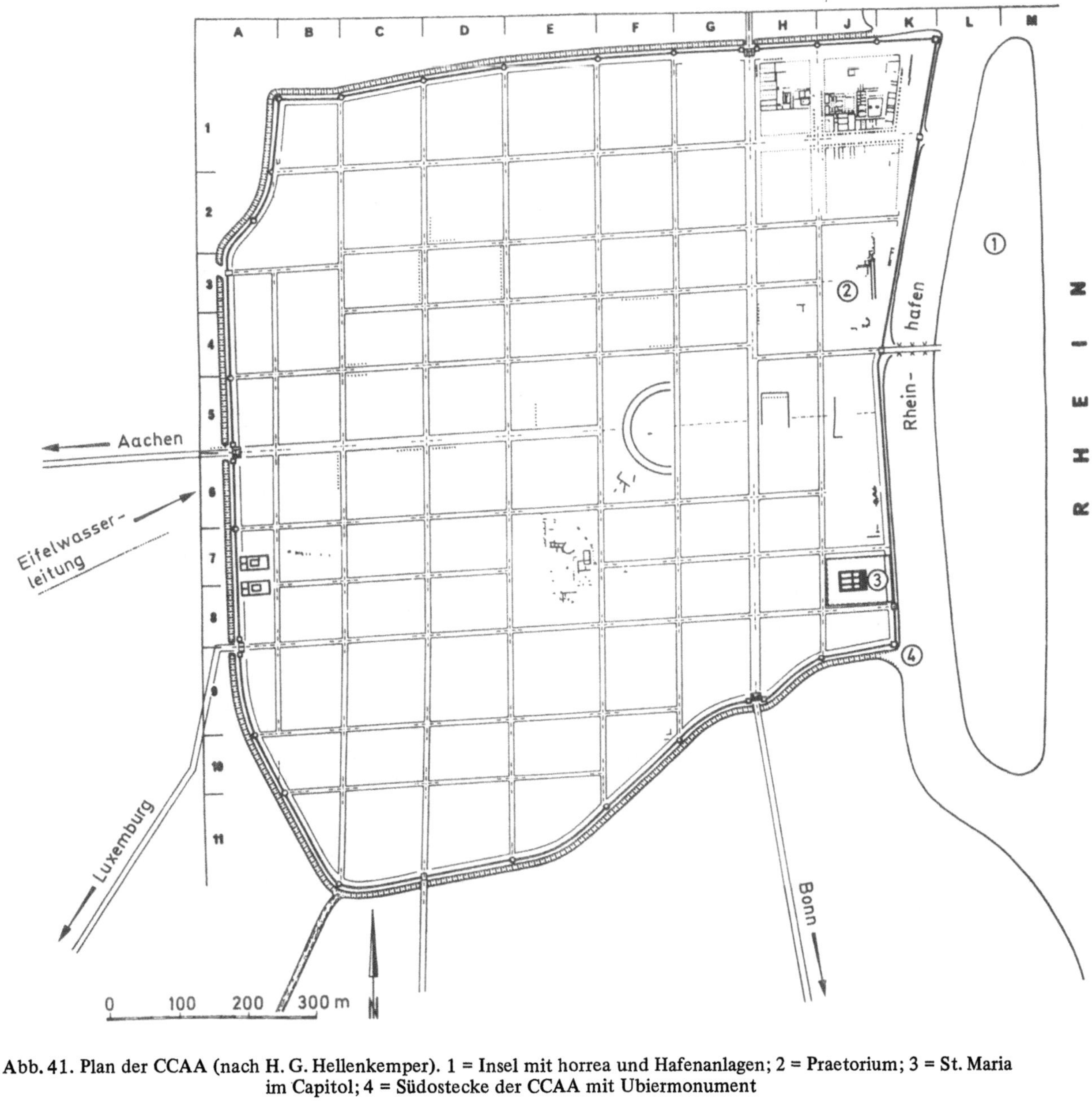

Abb. 41. Plan der CCAA (nach H. G. Hellenkemper). 1 = Insel mit horrea und Hafenanlagen; 2 = Praetorium; 3 = St. Maria im Capitol; 4 = Südostecke der CCAA mit Ubiermonument

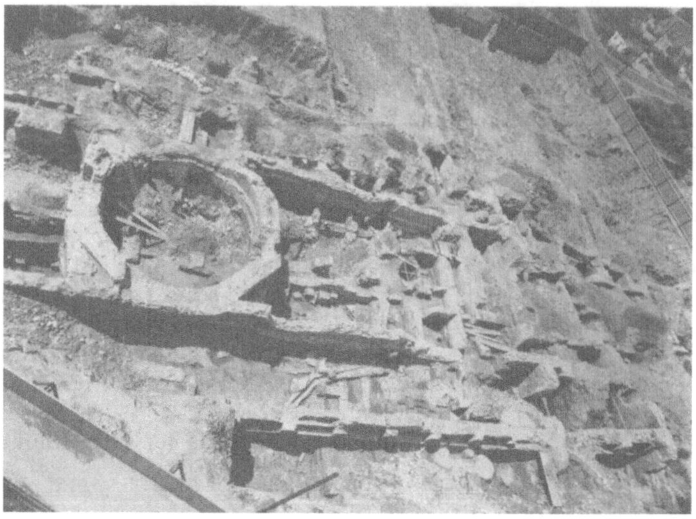

Abb. 42. Blick auf die Ausgrabungen des Statthaltersitzes (Praetorium) in Köln im Jahre 1953. Das Praetorium war das größte Gebäude, das sich an der Hafenfront des römischen Köln befand

ebenso erwiesen wie eine vorkoloniezeitliche Hafenmauer, die offensichtlich als Schutzmauer gegen Hochwasser gedacht war und den Mauerring um das Oppidum Ubiorum an der Ostseite ergänzte. Diese Hafenanlage war die früheste im römischen Rheinland und sie diente sicherlich nicht nur einer Flotte der neu angesiedelten Ubier, sondern war auch frühester Stützpunkt der römischen Rheinflotte. Mit dem fortschreitenden Wachstum der Siedlung verlor der Hafen seine militärische Nutzung, zumal seit tiberischer Zeit (ca. 20 n. Chr.) das Flottenkastell auf der Alteburg bestand. Der Hafen wurde nun ausschließlich Handelshafen, in dem die Waren umgeschlagen, gestapelt und verhandelt wurden. Bei den jüngsten Ausgrabungen auf der ehemaligen Rheininsel (Gelände um Groß St. Martin) fanden sich große Bauanlagen, die der Ausgräber H. G. Hellenkemper als horrea, Speicherbauten, deutete. Es wäre durchaus denkbar, daß auf dieser Insel sowohl große Speicherhallen für den Warenumschlag und die Lagerung der Waren standen als auch, daß sich ein Großteil des Hafenbetriebes hier abspielte.

Mit der Bebauung der Insel erfährt der Hafenbezirk seinen optischen Abschluß zum Rhein hin. Von der anderen Rheinseite her muß diese Schaufront der CCAA recht beeindruckend gewesen sein: im Vordergrund die großen Lagerhallen und der Hafenbetrieb auf der Insel, dahinter konnte man die Stadtmauer erkennen und darüber die beiden Eckbastionen, im Süden den Capitolstempel und im Norden einen kleinen Merkurtempel, der unter dem heutigen Dom gefunden wurde. In der Mitte überragte dann die Residenz des Statthalters, das Praetorium (Abb. 42), als größter Gebäudekomplex dieser Hafenfront alle anderen Hafenbauwerke.

Bedenken müßte man jedoch, inwieweit nur der Rheinarm, abgegrenzt durch die beiden Molenköpfe, als Hafen genutzt wurde, oder ob nicht an der Rheinseite der Insel ebenfalls Anlegestellen und Verladestationen für die Schiffe bestanden hatten. Vielleicht waren die horrea, die H. G. Hellenkemper bei Groß St. Martin ausgrub, auch nur Teil einer wesentlich größeren Bebauung der Insel, so daß hier neben Händlern auch Hafen- und Zollverwaltung ihren Sitz hatten. Dies wären Möglichkeiten, deren Ausführung jedoch zur Zeit reine Spekulation bleiben müßten. Eine weitere Klärung dieser Fragen können erst Ausgrabungen im nördlichen Teil des Hafens herbeiführen, da dann die tatsächliche Gesamtanlage des Hafengebietes aufgedeckt würde.

Gleichgültig, wie diese Ergebnisse zukünftiger Grabungen aber auch aussehen mögen, eines kann man schon jetzt mit Sicherheit sagen: der Rheinhafen des römischen Köln war jederzeit in der Lage, seiner Funktion als zentraler Wirtschaftsplatz für Niedergermanien gerecht zu werden.

Nur durch das Vorhandensein aller notwendigen Einrichtungen einer funktionierenden Infrastruktur, und dazu gehörte in der Grenzstadt im Norden des römischen Reiches auch der große Hafen, war die Grundlage geschaffen für die Entwicklung der ubischen Ansiedlung zu einer blühenden und wohlhabenden Provinzstadt, wie es Köln über mehrere Jahrhunderte hinweg war.

Schrifttum

Borger, H.: Das Römisch-Germanische Museum in Köln. München 1977.

Bracker, J.: Neue Entdeckungen zur Topographie und frühen Geschichte des römischen Köln. Jahrbuch des Kölnischen Geschichtsvereins 45 (1974), S. 111–174 (besonders wichtig wegen des Vorberichtes zur Ausgrabung des Ubiermonumentes).

Doppelfeld, O.: Das Kölner Diatretglas und die anderen Netzdiatrete. Gymnasium 68 (1961), S. 410–424.
Doppelfeld, O.: Kölner Wirtschaft von den Anfängen bis zur Karolingerzeit. Zwei Jahrtausende Kölner Wirtschaft. Band I. Köln 1975, S. 15–82 (grundlegende Darstellung der Wirtschaftsgeschichte des römischen Köln mit reichen Literaturhinweisen).
Doppelfeld, O.: Römisches und fränkisches Glas in Köln. Köln 1966.
Doppelfeld, O.: Vom unterirdischen Köln. Hrsg. v. Biegel, G., Köln 1979.
Galsterer, B. u. H.: Die römischen Steininschriften aus Köln. Wissenschaftliche Kataloge des Römisch-Germanischen Museums Köln Band II. Köln 1975.
Hellenkemper, H. G.: Ausgrabungen im Kölner Martinsviertel – Die römischen Bauten. Archäologisches Korrespondenzblatt 4 (1974) S. 245–249.
La Baume, P.: Das römische Köln. Bonner Jahrbücher 172 (1972), S. 271–292.
Lückger, H. J.: Agrippa's Rheinhafen. Bonn 1936.
v. Petrikovits, H.: Altertum. Hrsg. v. Petri, F. und Droege, G., Band I, 1. Düsseldorf 1978 (neueste und umfassendste Darstellung der Ur- und Frühgeschichte des Rheinlandes, die in verständlicher Form alle Probleme aufgreift. Umfangreiches Literaturverzeichnis).
Schlippschuh, O.: Die Händler im römischen Kaiserreich in Gallien, Germanien und den Donauprovinzen Rätien, Noricum und Pannonien. Amsterdam 1974.
Schmitz, H.: Colonia Claudia Ara Agrippinensium, Köln 1956.

Abbildungsnachweis:
Domausgrabung Köln (28, 29), O. Doppelfeld (4), E. Herwagen (5, 16), G. Dangel (Repro 41), alle übrigen Aufnahmen Rheinisches Bildarchiv Köln.

Verkehrssicherung im Küstenvorfeld und auf Seeschiffahrtsstraßen

Ministerialrat Dipl.-Ing. **Wolfgang Hartung**, Bonn

1 Entwicklung der Schiffe, des Schiffsverkehrs und der Fahrwasserverhältnisse

In den vergangenen zwei Jahrzehnten mußten die Häfen und deren seewärtige Zufahrten dem sprunghaften Anstieg der Schiffsgrößen, der Schiffszahlen und der Schiffsgeschwindigkeiten sowie den geänderten Strukturen der Seeschiffahrt angepaßt werden (Abb. 1, 2), Großtanker der 250 000 tdw-Klasse, Trocken-Massengutfrachter bis zu 150 000 tdw und Containerschiffe mit 50 000 tdw Ladefähigkeit und neuerdings Gastanker mit 125 000 m^3 Ladung bestimmen heute das Bild der Hafenregionen eines modernen Industriestaates. Auch die Bundesrepublik Deutschland mußte sich diesem Prozeß unterwerfen. In Erkenntnis der mit dem Strukturwandel der Schiffahrt auf die Seehäfen und ihre seewärtigen Zufahrten zukommenden Probleme hat im Jahre 1972 eine Tiefwasserhäfenkommission versucht, die Entwicklung der Häfen und damit auch ihrer Zufahrten in gesamtwirtschaftlich vertretbare Bahnen zu lenken [1]. Es hat auch Ansätze für eine bessere Abstimmung zwischen Schiffbau und Hafenbau gegeben [2]. Ein nicht unerheblicher Teil der Ausbaumaßnahmen dient der Sicherung und Erleichterung des Verkehrs. Die bestimmenden Faktoren sind hierbei die Art und Größe der Schiffe, die Verkehrsdichte, die Zusammensetzung des Verkehrs sowie die morphologische Gestalt des Fahrwassers.

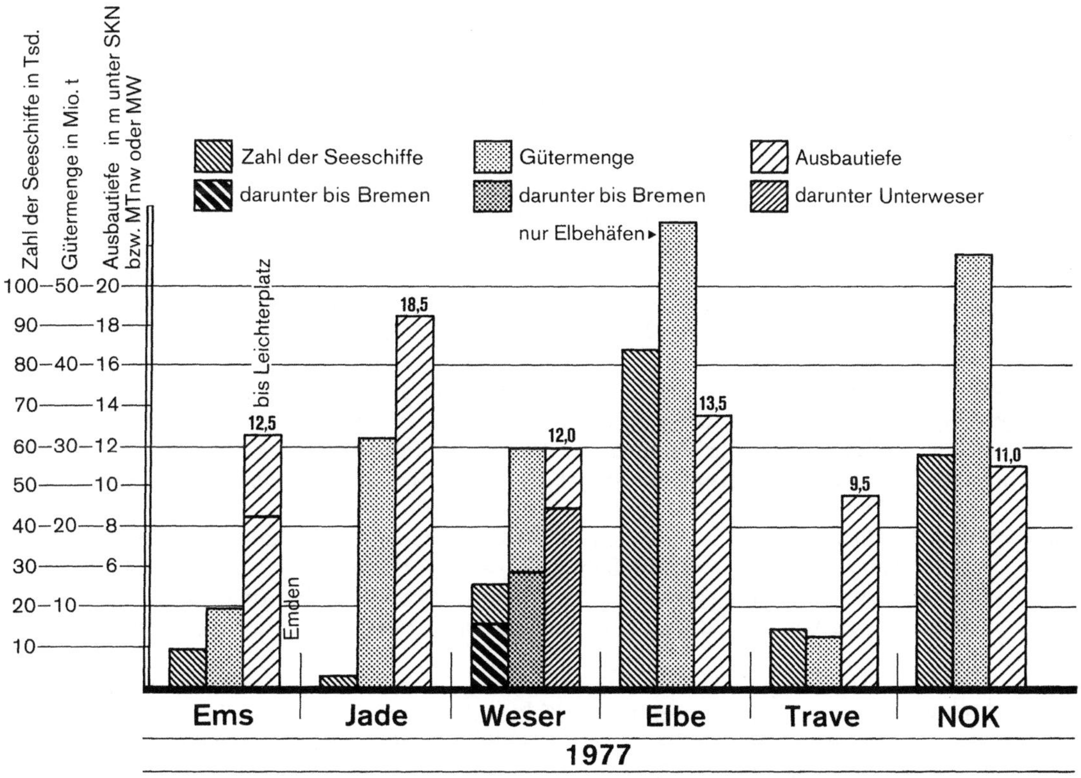

Abb. 1. Ausbauzustand und Verkehr der Küstenwasserstraßen

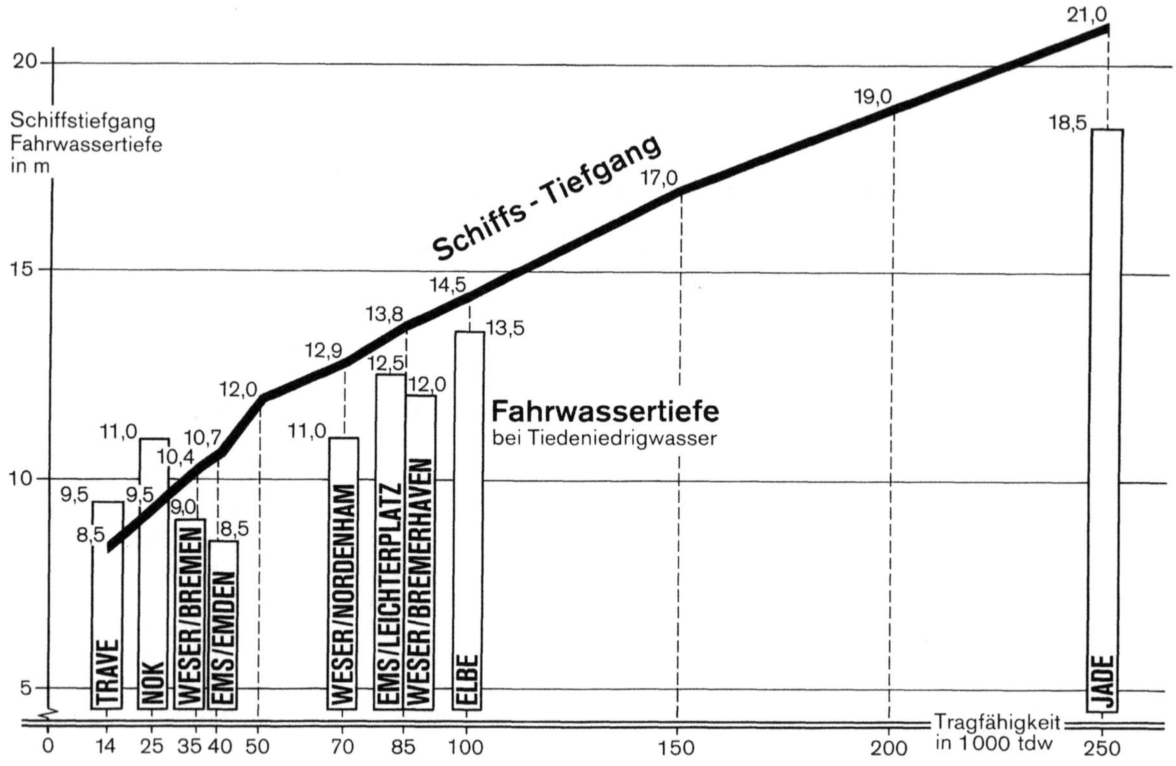

Abb. 2. Beziehung zwischen Fahrwassertiefe und Schiffstiefgang

2 Verkehrssicherung im Küstenvorfeld

2.1 Generelle Anforderungen

Zunehmende Verkehrsdichte, Schiffsgröße und Schiffsgeschwindigkeit veranlaßten schon zu Beginn der 60er Jahre die Inter-Governmental Maritime Consultative Organisation (IMCO) Empfehlungen für eine Kanalisierung des Verkehrs in internationalen Gebieten mit hoher Verkehrsdichte aufzustellen. Seitdem sind in nahezu sämtlichen Gebieten dieser Art Verkehrstrennungsgebiete eingerichtet, in denen nach den Empfehlungen der IMCO (Regel 10 der „International Regulations for the Prevention of Collisions at Sea", 1972) manövriert wird. Der Erfolg dieser Maßnahmen zeigt sich in der Abnahme der Schiffsverluste und Schiffskollisionen [3]. Allein im Englischen Kanal haben die Kollisionen nach Einführung der Verkehrstrennungsgebiete von 1965 bis 1977 von 14 auf 3, d. h. um 78 % abgenommen.

Die Sicherheit des Verkehrs im Küstenvorfeld kann jedoch allein durch das Ordnen der Verkehrsströme nicht hinreichend gewährleistet werden. Vielmehr muß eine Standortbestimmung mit hoher Genauigkeit möglich sein, und in Gebieten mit großer Verkehrsdichte muß der Verkehr durch landfeste Stationen überwacht und mit Informationen versorgt werden. Ein Beispiel hierfür ist das im Englischen Kanal eingeführte Informationssystem [4, 5, 6].

Mit zunehmender Gefährdung der Küsten durch die Auswirkungen von Tankerkollisionen werden derartige Maßnahmen auch bei Transitwegen in anderen Gebieten erwogen. Hierdurch entstehen neue Forderungen sowohl an die Technik der Landeinrichtung als auch an die Ausrüstung der Schiffe. Angestrebt wird die Einführung kooperativer Systeme, wie sie von der Luftfahrt her bekannt sind. Entsprechende Vorschläge liegen der IMCO vor [7].

Im Küstenvorfeld der Bundesrepublik Deutschland verläuft der Verkehr in Verkehrstrennungsgebieten, auf festgelegten Schiffswegen und zum geringeren Teil – Kleinschiffahrt und Sportschiffahrt – im freien Seeraum. In allen Bereichen stehen visuelle und funktechnische Schiffahrtszeichen zur Verfügung, die eine Ortsbestimmung mit hoher Genauigkeit ermöglichen. Sie entsprechen den jüngst von der IMCO in einer Empfehlung über die Genauigkeitsanforderungen an die Ortsbestimmung angegebenen Werten (Tabelle 1) [8].

Tabelle 1. Genauigkeitsanforderungen für die Navigation bei Positionsbestimmungen

Bereich	Nautische Anforderungen		
	Genauigkeitsanforderung	Zur Verfügung stehende Zeit zur Positionsbestimmung	Zeitfolge für Wiederholung
Hohe See	1 % der Entfernung von gefährlichen Punkten oder 4 sm	15 min	2 Stunden
Verkehrstrennungsgebiet	20 % der Breite des Verkehrsweges oder die generellen Anforderungen in dem Seegebiet	wie in dem betr. Seegebiet üblich	3 min
Küste	0,2 sm im inneren Bereich 0,5 sm im äußeren Bereich	1 min	10 min
Hafenansteuerungen und enge Fahrwasser	0,1 sm im inneren Bereich 0,2 sm im äußeren Bereich	0,5 min	ununterbrochen

2.2 Visuelle Schiffahrtszeichen

Die Grenzen der Verkehrszonen innerhalb der Verkehrstrennungsgebiete und die Achsen der Schiffswege sind durch Leuchttonnen bezeichnet, die an markanten Punkten zum besseren Erkennen und Identifizieren auf dem Radarschirm mit aktiven Radarbaken (Racon) ausgerüstet sind (Abb. 4). Häufig werden an Verzweigungs- und Ansteuerungspunkten bemannte oder unbemannte Feuerschiffe, zum Teil auch Großtonnen (Abb. 3) ausgelegt, die mittels visueller, auditiver und funktechnischer Zeichen bei jeder Witterung ein sicheres Orten ermöglichen. Im Zuge der Rationalisierung im Schiffahrtszeichenwesen sind in der Bundesrepublik seit 1962 bereits 5 bemannte Feuerschiffe durch Leuchttürme ersetzt worden. Die noch verbliebenen, im Küstenvorfeld stationierten 4 Feuerschiffe sollen durch Großtonnen oder unbemannte Feuerschiffe abgelöst werden (Abb. 3 und Abb. 6 s. Seite 31).

Eingehende Erprobungen sind mit einem für einen unbemannten Betrieb umgebauten alten Feuerschiff und einer Großtonne gemacht worden. Das Bewegungsverhalten beider Systeme in Abhängigkeit vom Seegang und anderen Einflüssen wurde über längere Zeit gemessen, um daraus Werte für die Konstruktion eines schiffsförmigen Körpers herzuleiten [9]. Die Großtonnen haben in England und Frankreich erhebliche Probleme bei der Wartung auf See gezeigt; daher wird in der Bundesrepublik das unbemannte Feuerschiff untersucht.

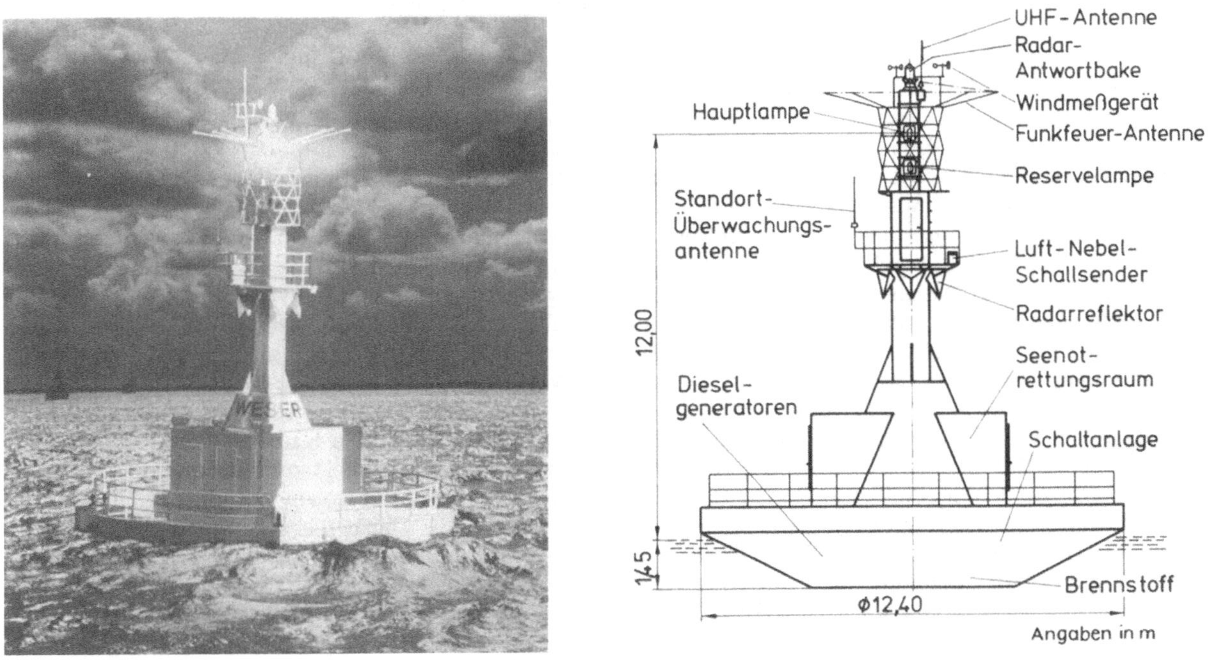

Abb. 3. Großtonne

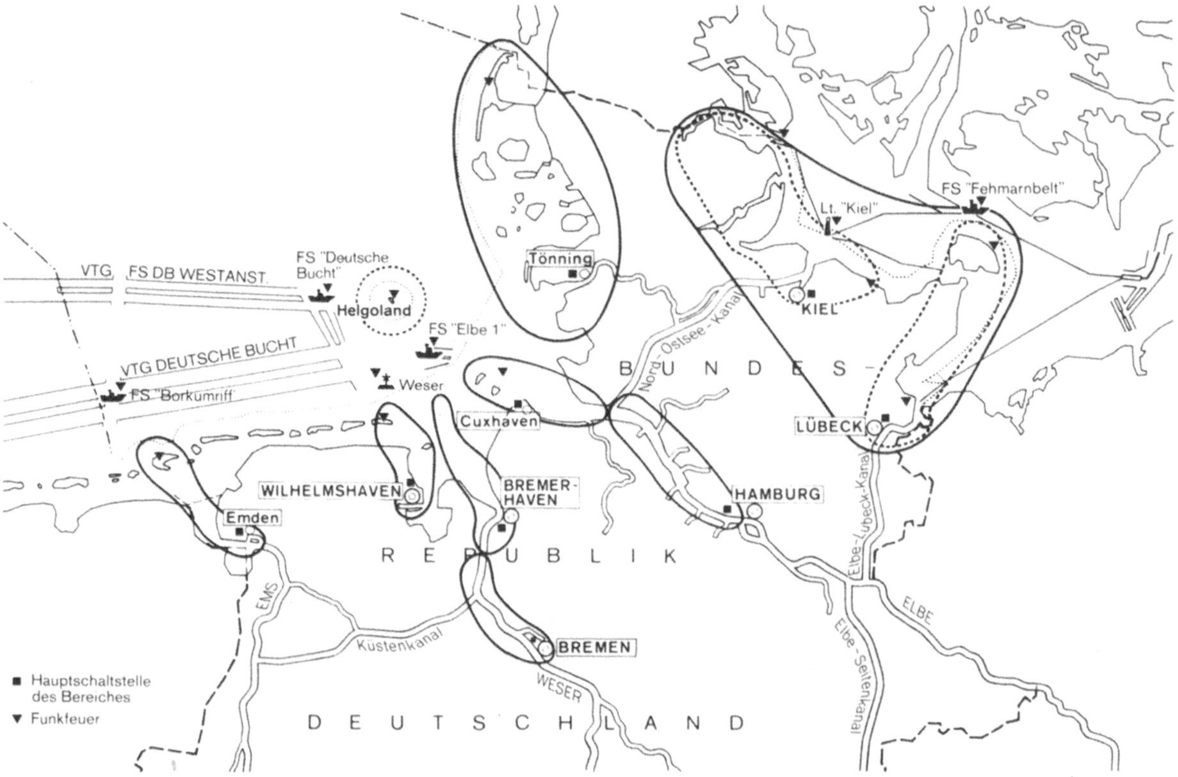

Abb. 4. Fernsteuerbereiche und Funkfeuer an den Küsten der Bundesrepublik Deutschland

Die weitreichenden Seefeuer, wie z. B. Helgoland und Wangerooge, haben im Küstenvorfeld nach wie vor besondere Bedeutung, auch für die Klein- und Sportschiffahrt. Die Großschiffahrt nutzt außerhalb der Verkehrstrennungsgebiete in stärkerem Maße auch die funktechnischen Schiffahrtszeichen.

2.3 Funktechnische Schiffahrtszeichen

Die Funkfeuer bilden die auf Grund internationaler Vereinbarungen festgelegte Stütze der Funknavigation im Küstenvorfeld, da alle Schiffe ab 1 600 BRT Größe mit Funkpeilern ausgerüstet sein müssen. Die Peiler sind auch für die nicht mit Radar ausgerüsteten Kleinschiffe und Sportboote eine wertvolle und preiswerte Navigationshilfe. Die weitgehend automatisierten Sender und Empfänger ermöglichen eine automatische Richtungsanzeige an Bord, so daß durch Kreuzpeilung zu den Funkfeuersendern die Position bestimmt oder eine Zielfahrt auf das Funkfeuer vorgenommen werden kann. Eine neue Funkfeuersendergeneration mit den erforderlichen Einrichtungen für den automatisierten, fernüberwachten Betrieb wird zur Zeit erprobt. Für ihre Anwendung in der Deutschen Bucht ist eine neue Konzeption entwickelt worden, die in besonderem Maße die Forderung nach einer zuverlässigen Standortbestimmung in den Verkehrstrennungsgebieten berücksichtigt.

Funkortungsverfahren mit hoher Genauigkeit und weitgehender Automatisierungsmöglichkeit an Bord sind Loran C und Decca Navigator. An dem Omega-Differential-Verfahren, das zusammen mit dem weltweit anwendbaren und auf der Hohen See hinreichend genauen Omega-Verfahren den Vorteil einer weltweiten Nutzbarkeit hätte, wird z. Z. noch gearbeitet. Das Loran C-Verfahren wird vor allem im nordamerikanischen Raum, im Nordatlantik und im Pazifik eingesetzt, während sich in Europa weitgehend das Decca-Navigator-Verfahren durchgesetzt hat (Tabelle 2). Der deutsche Festlandsockel in der Nordsee und somit auch die beiden Verkehrstrennungsgebiete sind vollständig mit Decca-Navigator-Ketten überdeckt, so daß eine hinreichend genaue Ortung möglich ist.

Im küstenfernen Gebiet der Hohen See, für das von der IMCO ebenfalls Angaben über die gewünschte Ortungsgenauigkeit gemacht werden (Tabelle 1), findet die Weitbereichs-Funknavigation zunehmend Eingang. Wenn auch die Schiffahrt aus Kosten- und Sicherheitsgründen die Bemühungen der IMCO und des Internationalen Verbandes der Seezeichenverwaltungen (IALA/AISM) nach einer weltweiten Harmonisierung der Funknavigationssysteme unterstützt [8], so stehen diesem Ziel doch zum Teil geographische, physikalische, strategische und nationale Gründe entgegen. In Tabelle 2 sind u. a. die zur Zeit gebräuchlichen und im Aufbau befindlichen Weit-

Tabelle 2. Funknavigationssysteme

System	Frequenz	Reichweite	Genauigkeit	Bemerkungen
Hohe See				
– Weltweit Omega	10,2 kHz; 11,05 kHz; 11,33 kHz; 13,6 kHz;	5000 sm–10 000 sm	Tags: 1 sm–2 sm Nachts: 2 sm–4 sm	8 Stationen ab 1981 voll in Betrieb
Transit (NNSS) Satellitennav. System	150 MHz und 400 MHz	Weltweite Bedeckung durch Satelliten	90 m ± 360 m/Kn Unsicherh. d. Geschwindigkeit	6 Satelliten
NAVSTAR / GPS Satellitennav. System	1575,42 MHz	Weltweite Bedeckung durch Satelliten	30 m	24 Satelliten ab Mitte der 80er Jahre, Zivile Nutzung nicht entschieden
– Weitbereich Loran C	100 kHz	Tags: 800 sm–1000 sm Nachts: 1500 sm	460 m (95 %) [250 m (300 sm)–1500 m (800 sm)]	
Küste Differential Omega	10,2 kHz–13,6 kHz wie Omega 285 kHz–325 kHz Korrekturinf. über Funkfeuer	300 sm	0,12 sm–0,36 sm	
Decca Navigator	70 kHz–130 kHz	250 sm–300 sm	Tags: 25 m–300 m Nachts: 0,1 sm–3,0 sm	
Funkfeuer	285 kHz–325 kHz	50 sm–100 sm	0,2 sm–2 sm abhängig vom Standort	
Revier, Hafen Decca-Hi-Fix (Hi-Fix 6)	1,7 MHz–2,0 MHz	70 sm (max. 100 sm) Arbeitsbereich 5 sm –35 sm	2 m–40 m	
Mini-Ranger	5400 MHz–5600 MHz	20 sm optische Sicht	3 m	
Hydrodist	2,8 GHz–3,2 GHz	20 sm–25 sm	1,5 m	
UKW-Präzisionspeiler	156 MHz–162 MHz	30 sm–40 sm	Revier (4–8 km): 10–30 m	An der Jade ab 1981 in Betrieb

bereichs-Funknavigationssysteme zusammengestellt. Am interessantesten ist zweifellos das NAVSTAR-Global Positioning System, das jedoch bei der angegebenen weltweiten hohen Genauigkeit von 30 m den Betrieb von 24 Satelliten voraussetzt und wahrscheinlich erst Mitte der 80er Jahre für den militärischen Bereich verfügbar sein wird. Ob die zivile Nutzung freigegeben wird, ist zur Zeit nicht absehbar.

3 Verkehrssicherung auf den Seeschiffahrtsstraßen

3.1 Generelle Anforderungen und Systeme

Der in Abschnitt 1 angedeutete Ausbau aller Küstenwasserstraßen im Rahmen der Anpassung an den neuen Verkehr führte nicht nur in der Bundesrepublik Deutschland zur generellen Überprüfung der Verkehrssicherungssysteme. Der Internationale ständige Verband für Schiffahrtskongresse (PIANC) hat seine Auffassung über die erforderlichen Maßnahmen für den sicheren Verkehr von großen Schiffen in einer Empfehlung niedergelegt [10]. Danach wird zum Beispiel für die Fahrrinnenbreite die 5fache Breite des größten verkehrenden Schiffes empfohlen; für eine sichere Navigation wird die Kennzeichnung der Achse der tiefen Fahrrinne gefordert. Darüber hinaus wird eine stärkere Überwachung des Verkehrs in zentralen Stellen an Land vorgeschlagen [6]. Inwieweit sich diese Auffassung bereits weltweit durchgesetzt hat, zeigt eine Zusammenstellung von Fujii [11], nach der bereits heute 68 Landradarsysteme mit über 145 Antennenstationen bestehen, von denen 3 Milliarden Tonnen Ladung im Jahr, das sind etwa 90 % des Gesamtladungsaufkommens in der Welt, erfaßt werden.

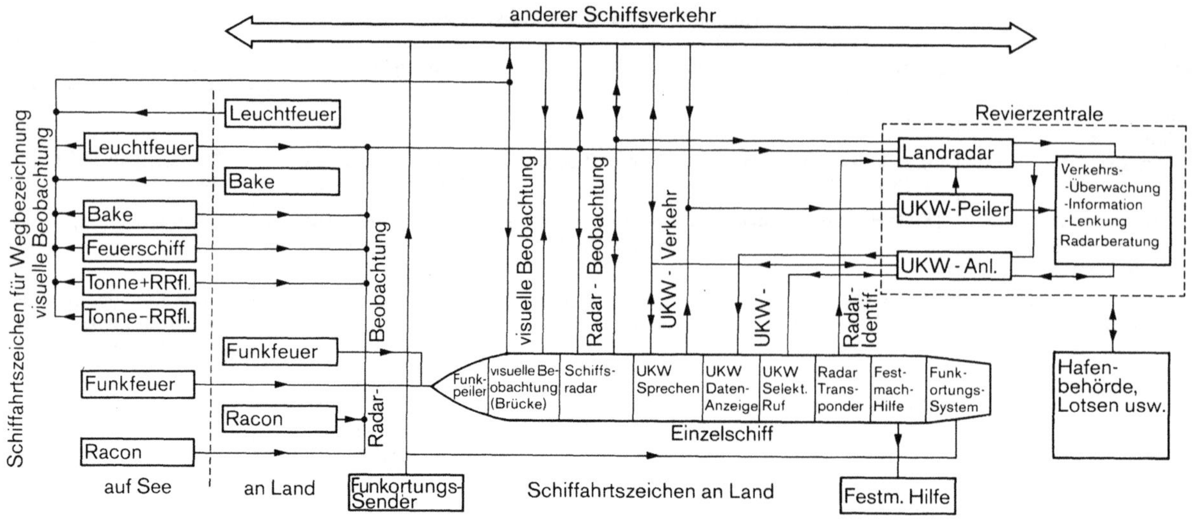

Abb. 5. Zusammenwirken der Schiffahrtszeichen mit Schiffen

Die in der vorgenannten PIANC-Empfehlung niedergelegten Grundgedanken decken sich im wesentlichen mit den in der Bundesrepublik Deutschland bereits ausgeführten oder geplanten Maßnahmen.

Folgende Konzeption wird heute bei der Verkehrssicherung für Seeschiffahrtsstraßen auch international verfolgt:

- Visuelle Schiffahrtszeichen sind die Grundlage der Navigation.
- Radarreflektoren, erforderlichenfalls auch aktive Radarbaken (Racon), müssen ein sicheres Erkennen visueller Schiffahrtszeichen bei der Radarfahrt ermöglichen.
- Für große, tiefgehende Schiffe sind wichtig
  - die Darstellung der Fahrrinnenachse, besonders auch in Krümmungen;
  - die Angabe über die Ablage von dieser Achse mit der Tendenz der Ablage.
- In Zentralen Schaltstellen werden die Schiffahrtszeichen gebietsweise zusammengefaßt, um alle für die Schiffahrt wichtigen Informationen an einer Stelle zu konzentrieren.
- Landradarketten entlang der Flußreviere ermöglichen
  - einen ständigen Überblick über die Verkehrssituation
  - Verkehrslenkung
  - Verkehrsinformation
  - Radarberatung.

Der Schiffahrt kann dadurch ein Höchstmaß an Informationen über Standorte und Verkehrssituationen, insbesondere bei unsichtigem Wetter, vermittelt werden.

Wie sich bei dieser Konzeption der Informationsfluß zwischen dem Schiff auf der einen Seite und den Schiffahrtszeichen/Landstellen und den anderen Schiffen auf der anderen Seite darstellt, zeigt Abb. 5. Hierbei wird deutlich, daß die neuen Techniken den Schiffsführungen eine Vielfalt von Möglichkeiten zur Unterstützung bei der Navigation zur Verfügung stellen können. Dabei ist jedoch auch daran zu denken, daß diese Daten an Bord der Schiffe aufgenommen und verarbeitet werden müssen. Hierfür bestehen bereits automatische Datenverarbeitungsmethoden, z. B. solche, die vor kritischen Begegungen warnen, die Steuerung der Schiffe übernehmen oder auch über die Bewegung des Schiffes in bezug auf die Achse des Fahrwassers informieren. Die Verwendung solcher automatischer Verfahren befindet sich aber noch in der Erprobung, wobei zur Zeit die Auffassung vertreten wird, daß diese allenfalls die Entscheidungen und Tätigkeiten der Schiffsführung erleichtern können.

3.2 Visuelle Schiffahrtszeichen

Die visuellen schwimmenden und festen Schiffahrtszeichen bilden als Tonnen und Leuchtfeuer die Grundlage der Navigation in den Seeschiffahrtsstraßen.

3.2.1 Leuchttürme

In den Eingangsbereichen der Seeschiffahrtsstraßen mit den relativ breiten Fahrwassern sind die Feuerschiffe zum großen Teil durch Leuchttürme ersetzt worden, die mit Sektorenfeuern eine hinreichend genaue Information ermöglichen.

In Gebieten mit beschränkten Fahrrinnenbreiten und -tiefen wird von der Schiffahrt, wie bereits in Abschnitt 3.1 erwähnt, die visuelle Darstellung der Achse der Fahrrinne erwartet. Dies kann am klarsten durch sogenannte Richtfeuer erreicht werden, bei denen zwei in unterschiedlicher Höhe und entsprechendem Abstand angeordnete Feuer zur Deckung zu bringen sind. Diese Methode ist wegen der hohen Baukosten für die Feuerträger nur im inneren Bereich der Reviere wirtschaftlich vertretbar. Im Außenbereich werden Sektorenfeuer verwendet, unter denen ein neu entwickeltes Präzisions-Sektorenfeuer nunmehr auch die Darstellung der Fahrrinnenachse mit vertretbarem Aufwand ermöglicht. Diese relativ einfachen und kostengünstigen Anlagen werden infolgedessen bereits in vielen Leitfeuern verwendet.

Bei den neuen in See stehenden Türmen werden je nach Standort, Untergrund, Wassertiefe und Art des Überwasserteiles vielfältige Gründungsmethoden, meistens mit Teilvorfertigung, angewendet, wie z. B. die Brunnengründung (Abb. 6), die Großrohrgründung (Abb. 7) oder auch die Schwimmkastengründung (Abb. 8). Hierzu wird auf die Einzelveröffentlichungen verwiesen [12, 13]. Auch der Überwasserteil dieser Leuchttürme wird im allgemeinen aus an Land vorgefertigten Bauteilen hergestellt, um die mit hohen Risiken behaftete Bauzeit auf See abzukürzen. Bei dem Leuchtturm Großer Vogelsand wurde die gesamte Maschinen- und Elektroausrüstung bereits an Land eingebaut. Bei dem Leuchtturm Kiel wurde das Fundament mit Betonschwimmkörpern in Winkelform ausgebildet, so daß durch den damit erzielten Schutz gegen Wellenangriffe für die Lotsenboote eine Liegemöglichkeit geschaffen und damit die Unterbringung einer Lotsenstation ermöglicht wurde.

Die als Ersatz für die Feuerschiffe errichteten Turmbauwerke wurden für den unbemannten Betrieb entworfen und übernehmen sämtliche bisher von den Feuerschiffen wahrgenommenen Aufgaben einschließlich der meteorologischen und hydrologischen Beobachtungen. In allen Fällen bilden diese Türme eine erhebliche Verbesserung für die Schiffahrt, zumal sie ihre Funktion auch bei Eisgang erfüllen und feste Leitfeuersektoren gezeigt werden können. Wegen ihrer Position außerhalb der Fahrwasser sind sie nicht in gleichem Maße wie die Feuerschiffe Kollisionsgefahren ausgesetzt.

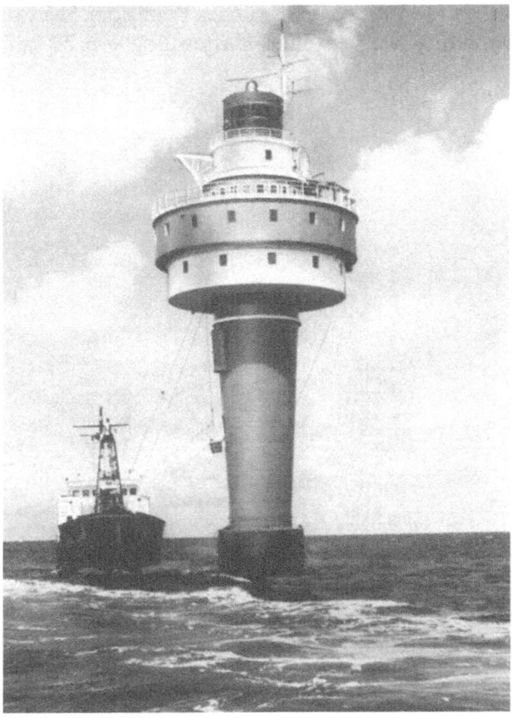

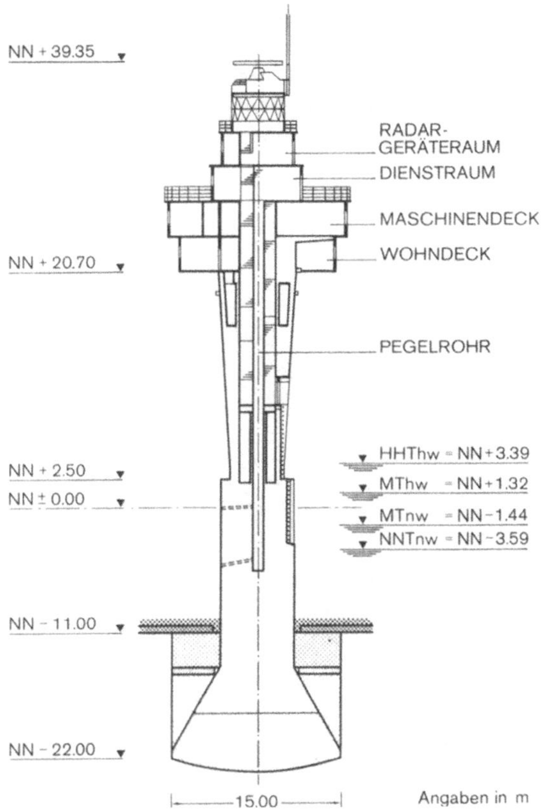

Abb. 6. Leuchtturm Alte Weser

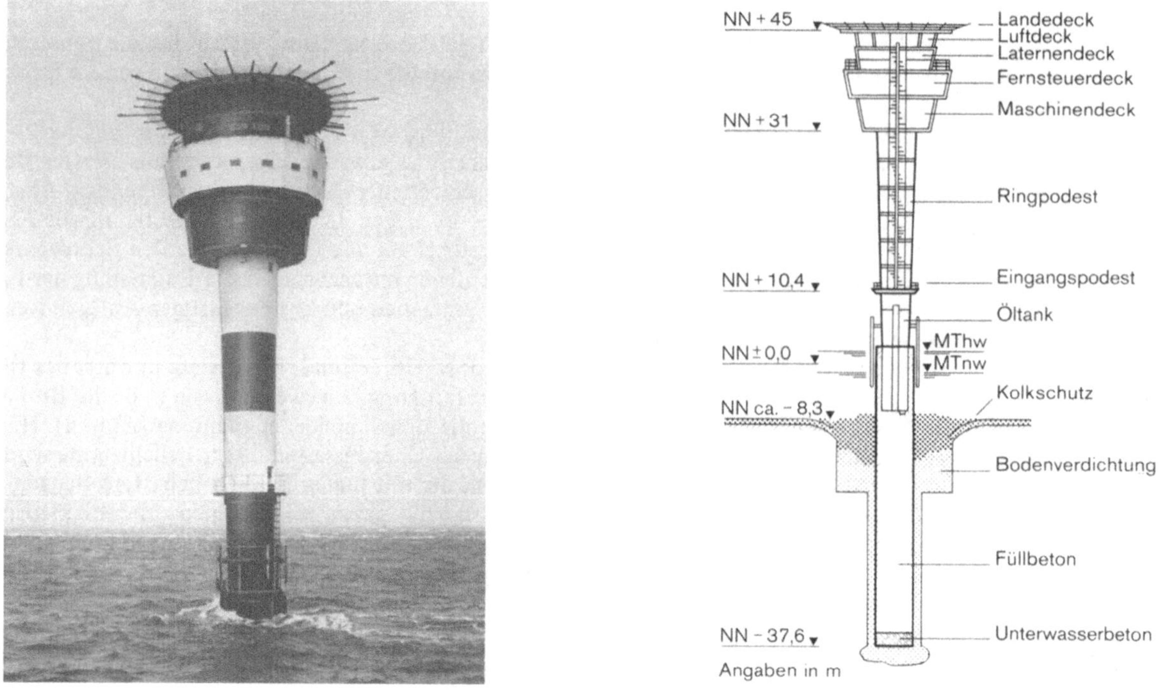

Abb. 7. Leuchtturm Großer Vogelsand

Besonders bei diesen neuen in See errichteten Türmen, aber auch bei anderen Leuchttürmen mit großen Lichtstärken wie Helgoland oder Wangerooge, können die modernen Entwicklungen der Lichttechnik genutzt werden. Anstelle der Kohlebogenlampen werden heute Xenon- oder Halogenlampen verwendet. Dadurch wird die Automation und die Fernsteuerung und -überwachung von Feuern auch mit sehr großen Lichtstärken erst möglich. Durch die Kombination dieser Lampen mit einer Projektionseinrichtung, wie sie aus der Kinotechnik bekannt ist, können heute Leitsektoren mit sehr geringer Breite und außerordentlicher „Schärfe" im Übergang von einem Sektor zu einem danebenliegenden Sektor dargestellt werden (Abb. 9) [14]. Durch ein solches Präzisions-Sektorenfeuer kann z. B. in der Jadezufahrt im Wangerooger Fahrwasser selbst noch in einer Entfernung von 22 km

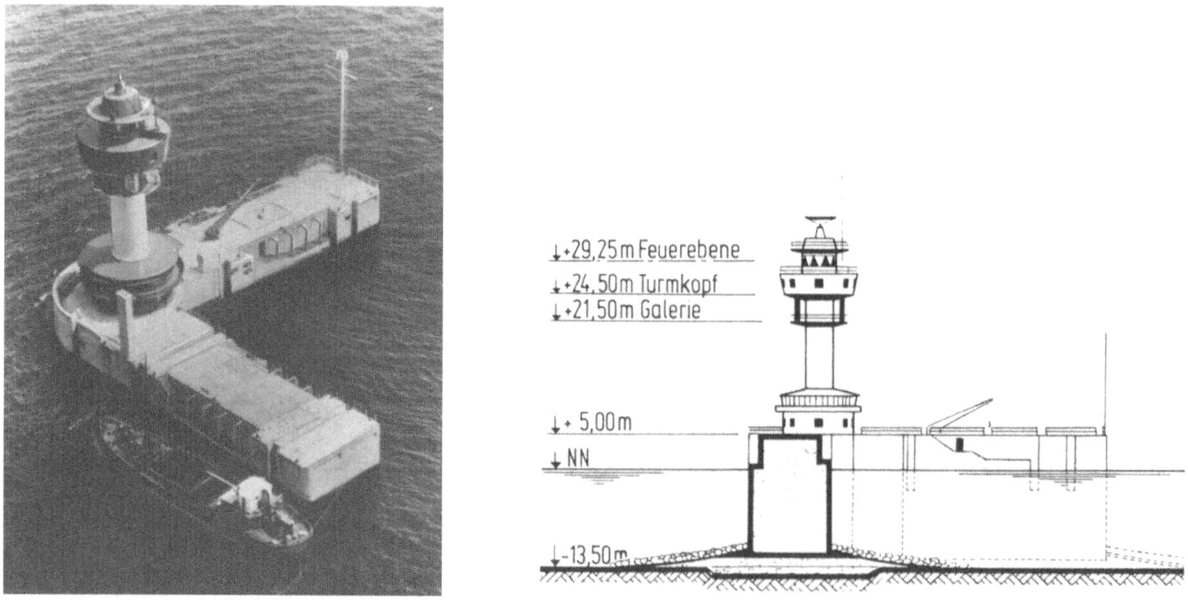

Abb. 8. Leuchtturm Kiel

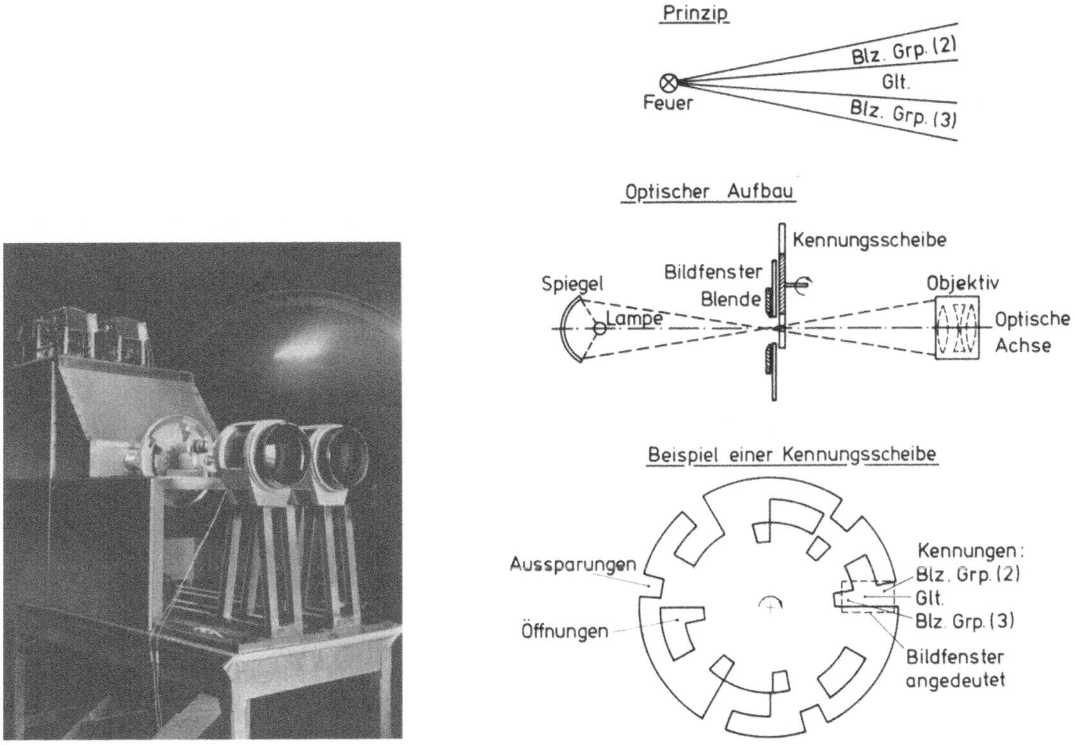

Abb. 9. Präzisions-Sektorenfeuer

vom Leuchtturm Mellumplate in der 300 m breiten Fahrrinne ein Fahrsektor von nur 115 m Breite (bei 3 km von 18 m Breite) zur Bezeichnung der Achse gezeigt werden. Der Unschärfenbereich beim Übergang von einem Sektor zu den jeweils anschließenden ist hierbei nur 20 m breit (bei 3 km nur 3 m).

Große Lichtstärken zur Erzielung großer Tragweiten bedeuten im Nahbereich Blendungsgefahr, andererseits geben sie jedoch den Leuchtfeuern auch bei geringer Sicht und am Tage eine gute Wirkung. Durch eine Verringerung der Lichtstärke bei klarer Nacht kann eine beiden Absichten gerecht werdende Lösung gefunden werden.

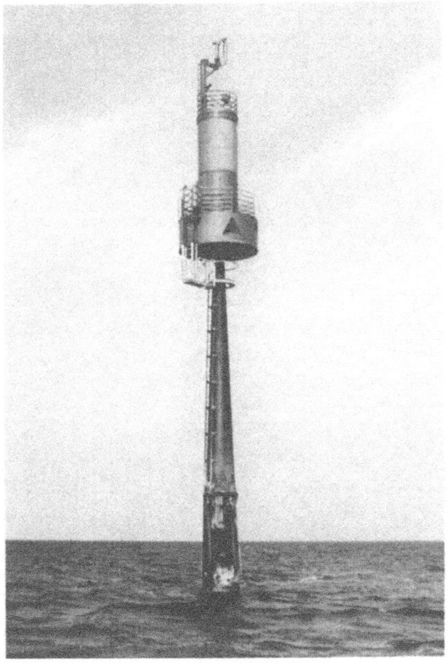

Abb. 10. Navigationsbake an der Außenelbe

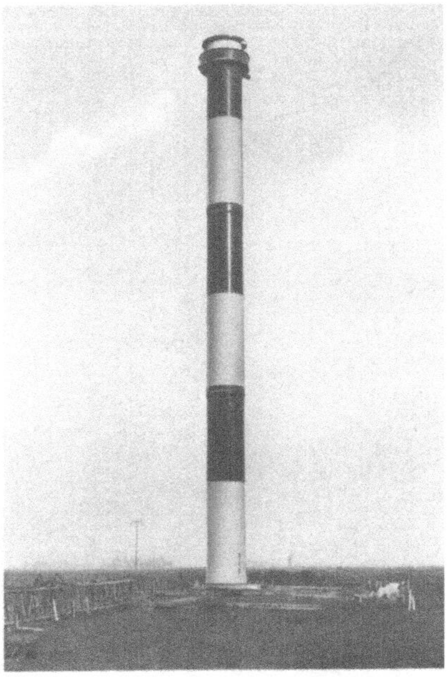

Abb. 11. Leuchtturm Scheelenkuhlen

In manchen Fällen kann auch die Anordnung mehrerer kleiner Feuer von größerem Nutzen besonders dann sein, wenn die Feuerträger gleichzeitig als Radarziele genutzt werden sollen. Einen Versuch in dieser Richtung stellen die in der Außenelbe an navigatorisch wichtigen Stellen errichteten Navigationsbaken dar (Abb. 10). Sie bestehen im Oberteil aus durchscheinenden Kunststoffrohren, die von innen beleuchtet werden. Der Strom wird durch einen Windkraftgenerator erzeugt. Besonders effektive Radarreflektoren ermöglichen eine gute Radarortung [15].

Die Leuchttürme in den Flußrevieren sind vor allem Träger von Oberfeuern oder Unterfeuern der Richtlinien. Die im allgemeinen als innen begehbares Rohr ausgebildeten Turmschäfte von 2 bis 3 m Durchmesser und die Kopfformen dieser Leuchttürme werden einheitlich gestaltet. Um eine Anpassung der Standorte von Leuchtfeuern an morphologische Änderungen der Fahrwasser oder an Hafen- und Industriebauten vorzubehalten, werden die Leuchttürme oft aus Stahl oder Kunststoff gebaut, damit sie später versetzt werden können. In Scheelenkuhlen wurde ein Turm von 46 m Höhe aus Kunststoff errichtet (Abb. 11). Ein für dieses Bauwerk aufgestelltes Meßprogramm soll wissenschaftliche Unterlagen über die Beanspruchungen und das Verhalten des Kunststoffes schaffen [16]. In engen Fahrwassern, die zudem oft noch krümmungsreich sind, haben sich seit langer Zeit Uferfeuer bewährt, die den Verlauf der Uferlinie kenntlich machen und bei symmetrischer Anordnung durch ihre Torfeuerwirkung ein gutes Einhalten der Fahrwassermitte ermöglichen. An der Weser, der Trave und am Nord-Ostsee-Kanal werden diese Uferfeuer mit Natriumdampflampen ausgerüstet, die auch bei unsichtigem Wetter gut erkennbar sind (Abb. 12).

Über die Leuchtfeuerneubauten in der Bundesrepublik Deutschland in der Zeit von 1963 bis 1978 ist in [12] ausführlich berichtet worden.

3.2.2 Schwimmende Schiffahrtszeichen

Die schwimmenden Schiffahrtszeichen nehmen einen bedeutenden Raum unter den visuellen Schiffahrtszeichen ein. Über Feuerschiffe und deren Ersatz durch feste Bauwerke und schwimmende Systeme wurde bereits berichtet.

Tonnen werden von der Schiffahrt nach wie vor als Navigationshilfe international benötigt. In den engen Revieren hat sich eine gewisse Systematik bei der Auslegung der der Randbezeichnung eines Fahrwassers dienenden sogenannten lateralen Tonnen herausgebildet, die nicht zuletzt auch der besseren Orientierung bei der Radarfahrt dient. Dabei wird angestrebt, die Tonnen paarweise, zur Achse des Fahrwassers symmetrisch auszulegen, wobei die Tonnenpaare untereinander möglichst auch einen gleichen Abstand haben sollen. Bei den Leuchttonnen bewährt sich nach wie vor das Propan als Energieträger. Zur Verbesserung der Betriebssicherheit werden die Kennungen elektronisch gesteuert. Das automatische Wiederzünden von verlöschten Gasglühkörpern wird zur Zeit erprobt. Auch laufen Untersuchungen über die Verwendung eines Strömungsgenerators, der sich in Gebieten mit Tideströmung die Strömungsenergie zunutze machen soll. Großer Wert wird auf die gute Sichtbarkeit der Tonnen im Radarbild gelegt. Ein besonders für Tonnen geeigneter Radarreflektor wurde entwickelt, der über

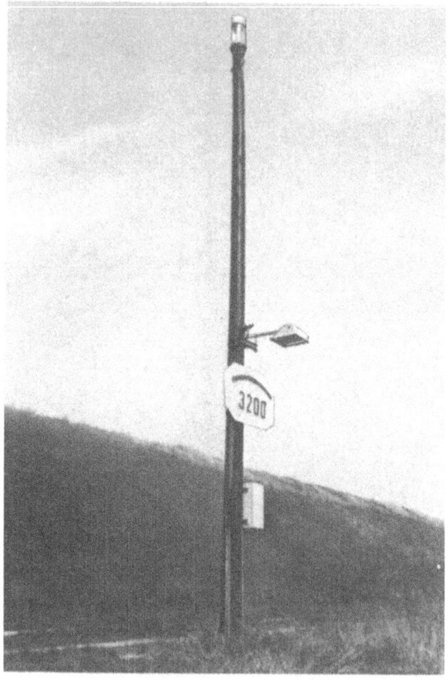

Abb. 12. Uferfeuer am Nord-Ostsee-Kanal

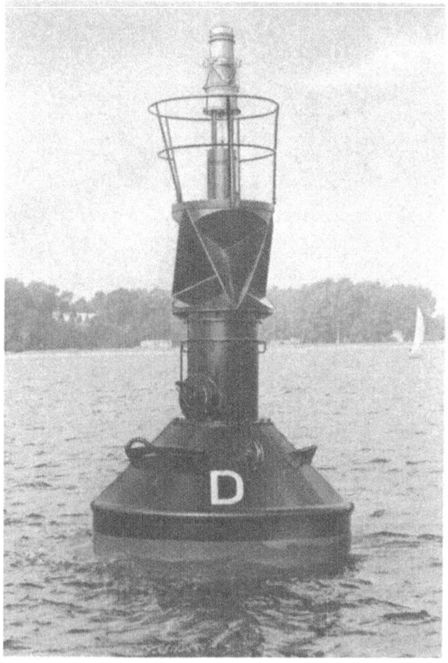

Abb. 13. Leuchttonne mit neuem Radarreflektor

360 Grad in der Horizontalen und bei Neigungen von ± 15 Grad gegen die Vertikale gleichbleibende Reflektionseigenschaften aufweist (Abb. 13). Zur Verbesserung der Erkennbarkeit bei Tag und bei Dämmerung werden die Tonnen mit Tagesleuchtfarbe gestrichen. An unbeleuchteten Tonnen und Pricken wird häufig Reflexmaterial angebracht, das bei Scheinwerfergebrauch sehr hilfreich ist. Nebelschallanlagen auf Tonnen haben nach wie vor ihren besonderen Wert, jedoch nur noch für Fahrzeuge ohne Radarausrüstung, d. h. also für Klein- und Sportfahrzeuge. Versuche laufen zur Zeit mit elektrisch betriebenen Schallanlagen.

Der internationale Charakter der Schiffahrt erfordert eine möglichst weltweite Einheitlichkeit bei den Navigationshilfen. Da die Tonnen ein wesentliches Hilfsmittel darstellen, sind schon vor etwa 100 Jahren erste Bemühungen um eine weltweite Vereinheitlichung unternommen worden. Erst im Jahre 1977 ist es gelungen, zunächst für einen großen Teil der Welt ein einheitliches System zu entwickeln, das sog. Betonnungssystem A. Seit 1977 läuft die Umstellung auf dieses neue Betonnungssystem; ein zweites, dem System „A" in großen Teilen ähnliches System „B" ist in Arbeit. Die Bundesrepublik Deutschland, wie alle europäischen Länder, hat sich dem System „A" angeschlossen und hat die Umstellung vollzogen [17, 18]. Das System „B" wird vor allem in Nordamerika angewendet werden.

3.3 Funktechnische Schiffahrtszeichen

Auch in den Seeschiffahrtsstraßen erlangen die funktechnischen Schiffahrtszeichen eine zunehmende Bedeutung. Die in diesem Bereich benutzten Verfahren erfordern z. T. besondere Geräte, die an Bord gebracht werden, da wegen ihrer lokal begrenzten Anwendung ein ständiges Mitführen an Bord zu unwirtschaftlich wäre. Als Beispiel hierfür seien Decca Brown Box in Rotterdam und Syledis in Antifer (Le Havre) genannt.

Weitere Funknavigationsverfahren mit sehr hoher Genauigkeit, wie Decca-Hi-Fix, Mini-Ranger oder Hydrodist, werden nur von Vermessungsschiffen, Baggern und ähnlichen Fahrzeugen benutzt (Tabelle 2).

Ein erster Versuch mit an Bord vorhandenen, fest eingebauten Anlagen in Kombination mit Landanlagen eine präzise Ortsbestimmung mit einer Genauigkeit von zirka ± 10 m durchzuführen, ist in der Bundesrepublik Deutschland gelungen. Die erste Anlage wird an der Jade aufgebaut. Hierbei wird unter Benutzung der an Bord nahezu aller gewerblichen Schiffe vorhandenen UKW-Geräte und von Peilstationen an Land, die in der Regel auf Leuchttürmen oder Radarstationen angebracht werden, eine genaue Positionsbestimmung durch Kreuzpeilung ermöglicht. Die Anlage erfordert zur Zeit noch die manuelle Aktivierung des UKW-Senders an Bord. Eine Automatisierung der Abgabe eines Sendeimpulses läßt sich entweder in zukünftige UKW-Geräte einbauen, oder sie

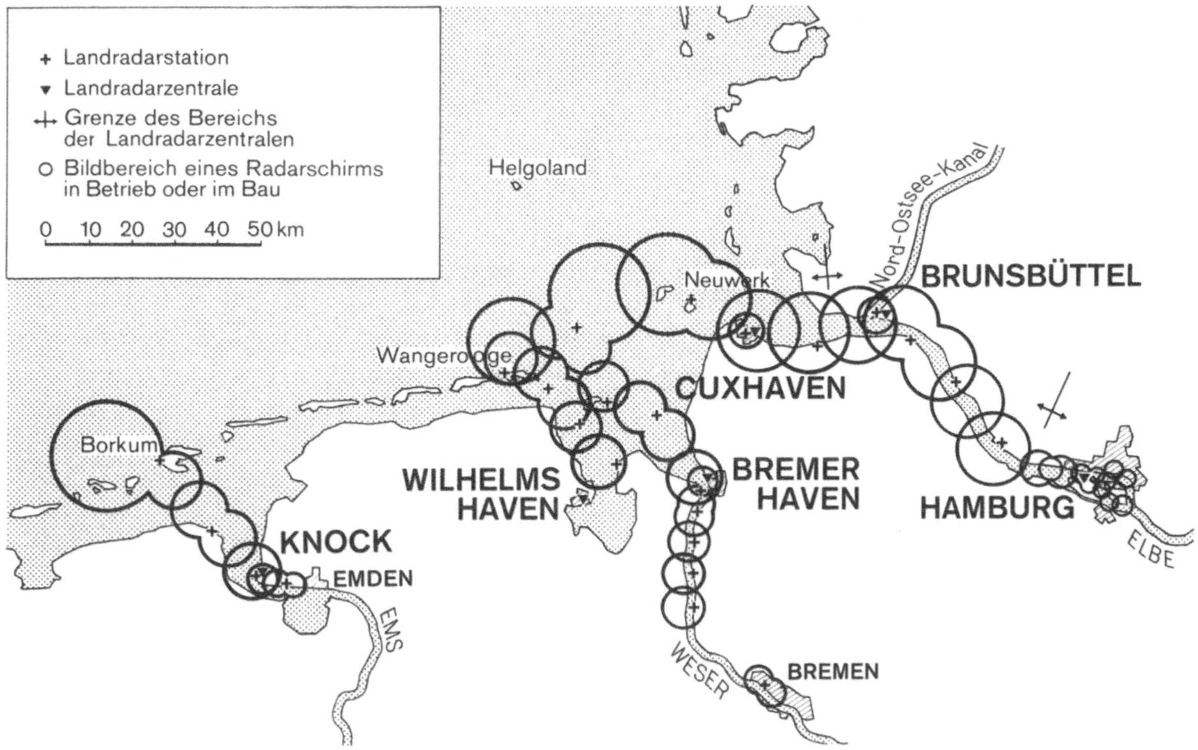

Abb. 14. Landradarketten an Elbe, Weser, Jade, Ems

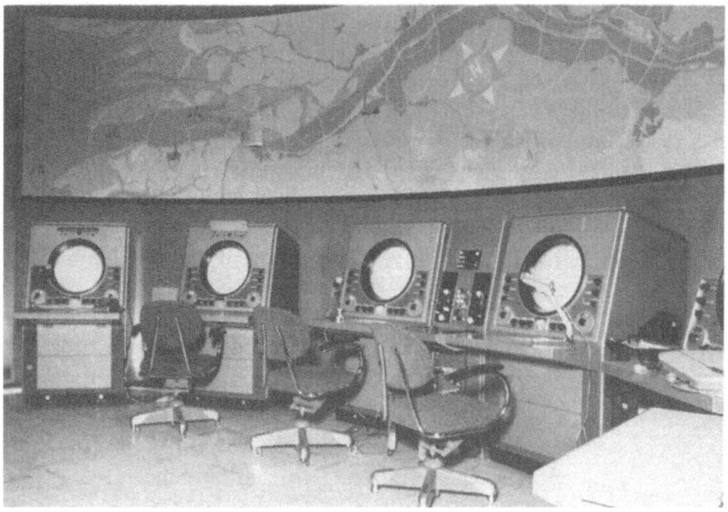

Abb. 15. Radarberatungsraum in Cuxhaven

erfolgt durch ein Zusatzgerät, das beim Einlaufen ins Revier, z. B. von den Lotsen, mit an Bord gebracht wird. Die Informationen über den Standort und andere die Schiffsführung interessierende Werte, wie Abstand zur Fahrrinnenachse, Abstand zur nächsten Tonne, Bewegungstendenz des Schiffes u. ä., können in einem besonderen Gerät an Bord automatisch angezeigt werden [19, 20]. Diese Methode ist daneben auch von großem Wert für die Identifizierung von Objekten bei der Erfassung durch Landradaranlagen.

Die auch unter funktechnische Schiffahrtszeichen einzuordnenden Landradaranlagen haben in den vergangenen Jahren eine bedeutende Verbreitung gefunden [11]. Nahezu sämtliche größeren Häfen mit ihren Zufahrten sind damit ausgerüstet [21, 22]. In der Bundesrepublik Deutschland bestehen derartige Landradarketten an Ems, Jade, Weser und Elbe teilweise bereits seit 1953 (Abb. 14). Bei den Landradarketten werden die von den unbe-

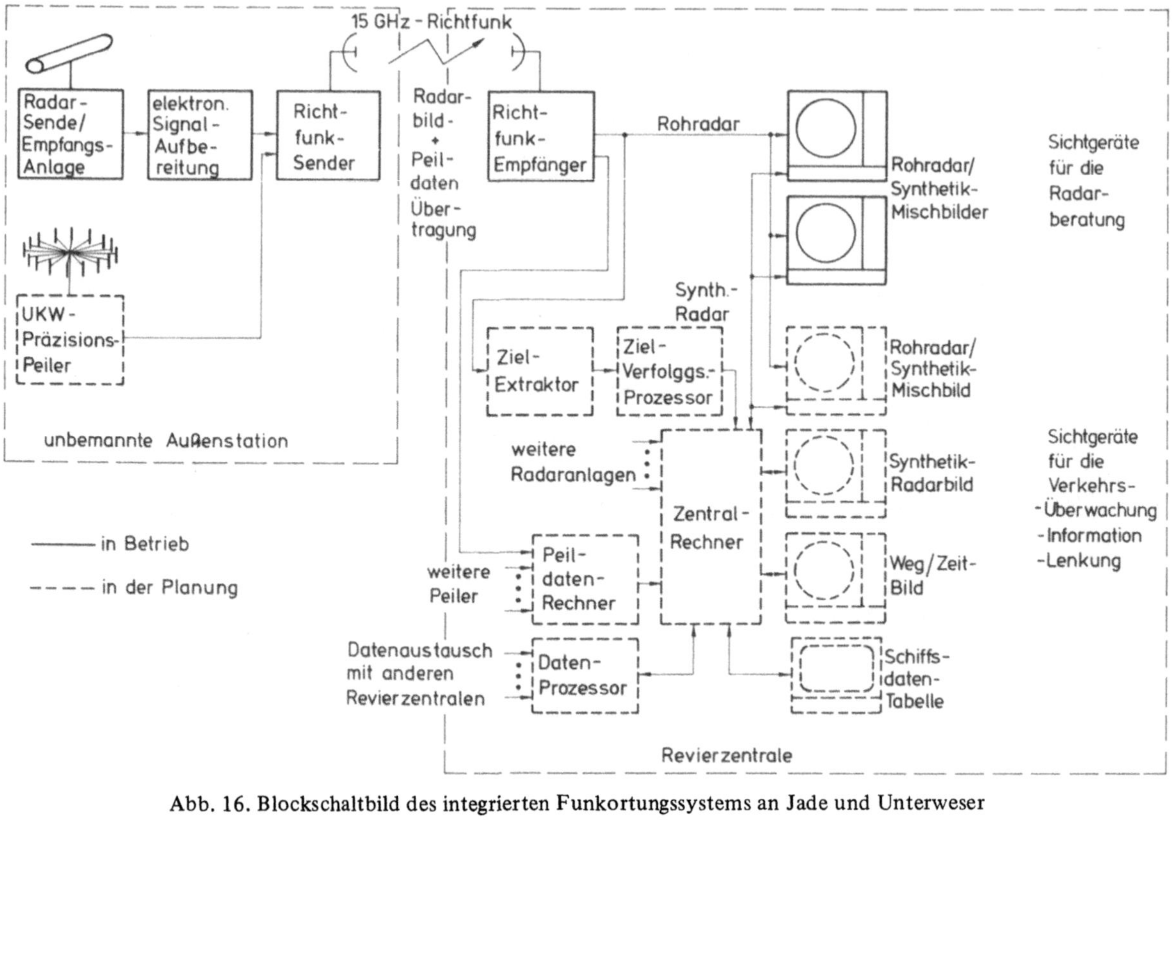

Abb. 16. Blockschaltbild des integrierten Funkortungssystems an Jade und Unterweser

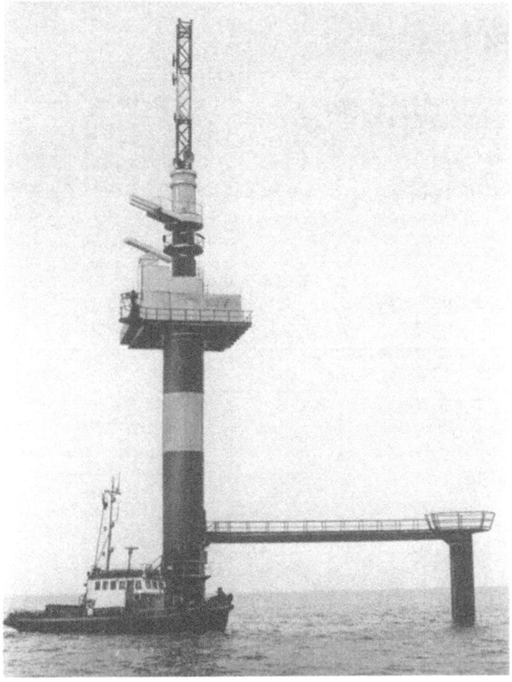

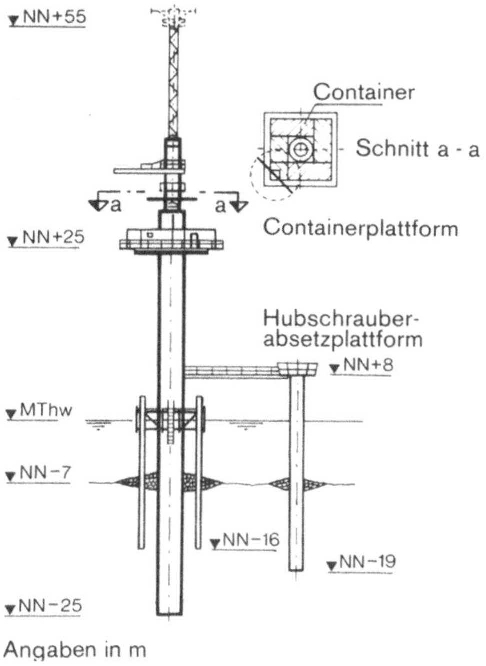

Abb. 17. Radarstation Hooksielplate

setzten Antennenstationen aufgenommenen Radarbilder zu den Zentralen übertragen, wo sie für mehrere Zwecke nutzbar gemacht werden. So können den Schiffen über UKW Standort und Umgebungsinformationen übermittelt werden, der Verkehr im Revier kann überwacht, Verkehrsregelung und Verkehrslenkung können effektiver gestaltet werden. Wesentliche Erkenntnisse bei dem Betrieb der Radaranlagen der ersten Generation (Abb. 15) wurden bei den an der Jade kürzlich in Betrieb genommenen Anlagen der zweiten Generation berücksichtigt. Diese betreffen vor allem folgende Probleme:

- Identifizierung rufender Schiffe im Radarbild,
- Verwechselungsgefahr von Echos im Beratungszyklus,
- Seegangs- und Regenstörungen,
- Bildauflösung und Bildstabilität.

Forderungen aus diesen Problembereichen wurden bzw. werden noch in den neuen Geräten erfüllt bzw. berücksichtigt, und zwar durch die Koppelung der Radarauswertung mit der UKW-Präzisionspeilanlage (Identifizierung), durch Mitlaufzeichen (Verwechselungsgefahr), durch die Kombination von Vertikal-, Horizontal- und Zirkularpolarisation und durch die Frequenzdiversity bei der Antennenabstrahlung. Diese Verbesserungen lassen sich durch die Einschaltung eines Rechners ermöglichen (Abb. 16).

Für die Radar-Antennenstationen wurde eine neue Bauweise entwickelt. Veranlaßt durch die hohen Montagekosten der elektrischen Anlagen und die nicht auszuschließenden Forderungen nach einem Versetzen der Stationen wurde eine Fertigteil-Montagebauweise gewählt, bei der die Plattform eines Stahlrohrmastes vier Container aufnimmt. Die Container werden im Werk fertig ausgerüstet (Radarsende- und Empfangsanlage, Bildübertragung, Notstromversorgung usw.) und von Auto- oder Schwimmkränen aufgesetzt (Abb. 17) [23].

4 Zentralanlagen für die Sicherung des Verkehrs

4.1 Revierzentralen

Im Zuge der Rationalisierung werden die Schiffahrtszeichen revierweise in Hauptschaltstellen zusammengeschaltet (Abb. 18). Nachdem zunächst jedes Seezeichen manuell von dieser Zentrale aus geschaltet wurde, wird heute dem autarken Betrieb der Anlagen der Vorzug gegeben, so daß die Hauptschaltstellen nur noch der Über-

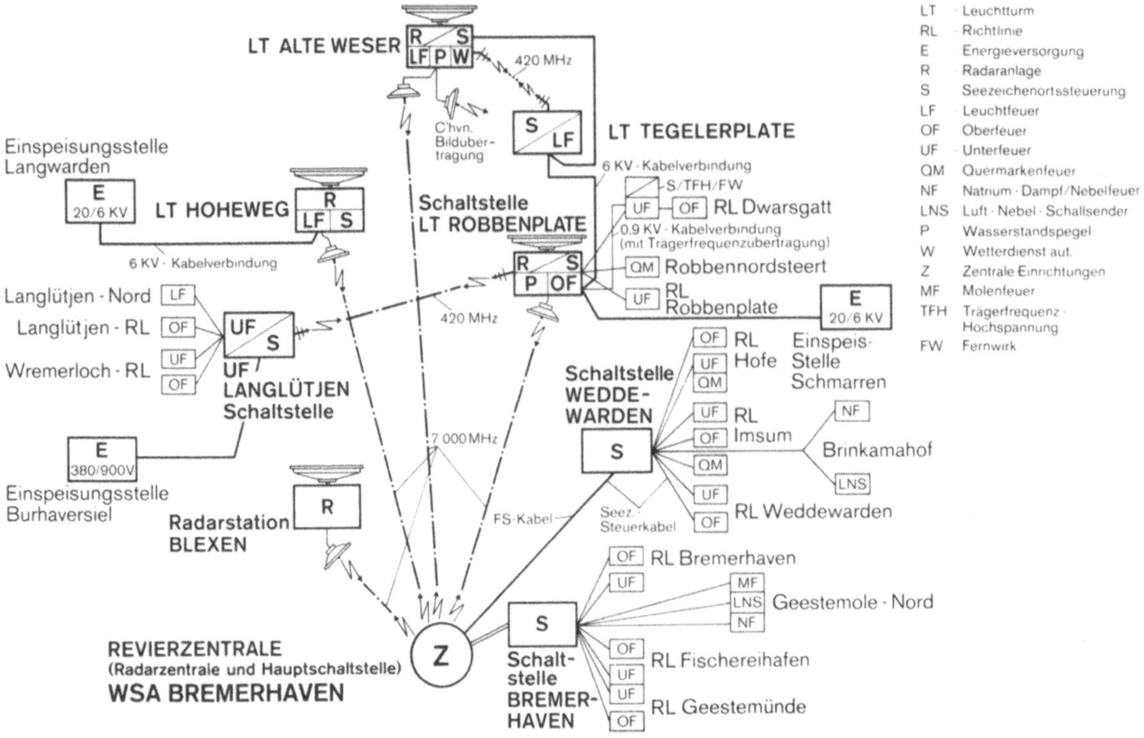

Abb. 18. System der Fernsteuerung und -überwachung von Schiffahrtszeichen an der Außenweser

wachung dienen. Dies schließt jedoch die Möglichkeit zum Fernschalten nicht aus. Die Verbindung zwischen den Objekten und der jeweiligen Hauptschaltstelle wird durch Funk, durch eigene oder angemietete Kabel oder durch Selbstwählautomatikverbindungen hergestellt. In den Hauptschaltstellen, die im allgemeinen mit Werkstattanlagen verbunden sind, werden zur Erleichterung sowohl des Reparaturbetriebes als auch der Überwachung, die von der Fernüberwachung aufgenommenen Informationen ausgedruckt und können auch auf Bildschirmen sichtbar gemacht werden. Die für die Schiffahrt wichtigen Informationen werden herausgefiltert und dem hierfür zuständigen Bediensteten übersichtlich zur Verfügung gestellt (Abb. 4, 19, 20) [24, 25].

Die Hauptschaltstelle für die Schiffahrtszeichen wird im allgemeinen in den Revierzentralen untergebracht, in denen für ein bestimmtes Wasserstraßenrevier alle für die Schiffahrt wichtigen Aufgaben 24stündig wahrgenommen werden. Zu diesen Aufgaben zählen:

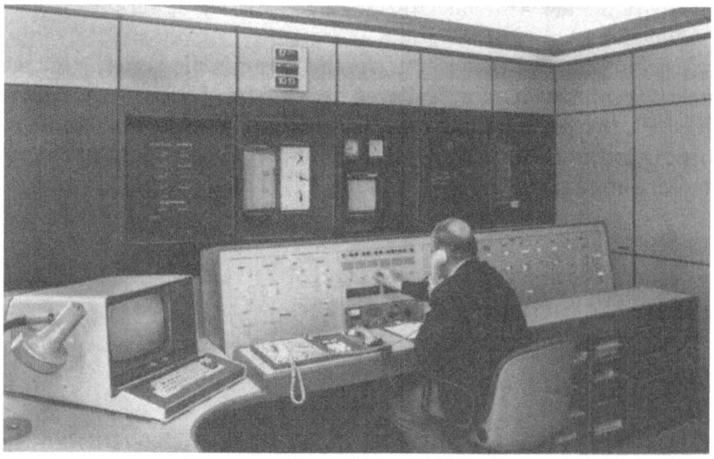

Abb. 19. Revierzentrale Knock an der Ems

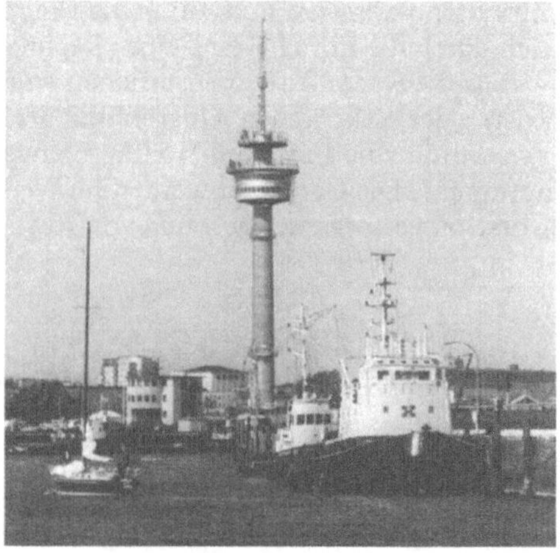

Abb. 20. Revierzentrale Bremerhaven

- das Überwachen ggf. Schalten der Schiffahrtszeichen,
- Verkehrsbeobachtung,
- Verkehrsinformation,
- Verkehrslenkung,
- Radarberatung,
- Meteorologische und hydrologische Beobachtungen,
- Meldezentrale für Vorkommnisse jeder Art in einem Revier.

4.2 Verkehrslenkungsstellen am Nord-Ostsee-Kanal

Der Nord-Ostsee-Kanal ist von vornherein für einen von Landstellen aus zu lenkenden Verkehr konzipiert worden. Der Verkehrslenkung nach einem von den Verkehrslenkungsstellen in Kiel-Holtenau und Brunsbüttel erarbeiteten Verkehrsablaufplan dienen Signalanlagen an 12 Ausweichstellen, sogenannten Weichen. Untersuchungen über eine rechnergesteuerte Verkehrslenkung mit automatischer Signalsteuerung lassen bisher keine Vorteile gegenüber dem gegenwärtigen Betrieb erwarten. Voraussetzung für derartige Maßnahmen ist eine automatische Schiffsortung, die meistens eine Gegenanlage an Bord der Fahrzeuge erfordert [26].

5 Ausblick

Der Schwerpunkt der Untersuchungen und Maßnahmen bei der Verkehrssicherung auf Seeschiffahrtsstraßen und im Küstenvorfeld wird in den nächsten Jahren sicherlich auf dem Gebiet einer verbesserten Verkehrsüberwachung zur Erhöhung der Verkehrssicherheit auch auf der Hohen See im Küstenvorfeld liegen. Inwieweit auch eine Verkehrslenkung erforderlich werden wird, hängt von der Entwicklung des Verkehrs sowohl nach seiner Gefährlichkeit als auch nach seiner Dichte und Art ab. Dabei ist anzustreben, die Schiffe weltweit mit einheitlichen Anlagen auszurüsten, um eine schnelle Identifikation und Ortung zu ermöglichen.

Weitere Überlegungen gelten der ständigen Verbesserung der wirtschaftlichen Durchführung des Betriebes der der Sicherung des Verkehrs dienenden technischen Einrichtungen, für den hohe Aufwendungen nötig sind.

Schrifttum

1 Bericht der Tiefwasserhäfen-Kommission, Januar 1972
2 Agatz, A.: Schiff- und Hafenbau – Handel und Schiffahrt ein unteilbares Ganzes. Hansa 107 (1970) Heft 23
3 Cashman, J. P.: Analysis of World Merchant Ship Losses 1967 – 1975 Paper No 2, Second West European Conference on Marine Technology, 1977
4 Wiedemann, G.: Entwicklungen zur Sicherung des Verkehrs auf Wasserstraßen, Jahrb. d. HTG, 34. Bd. (1974/75), S. 115
5 David, Y.; Perrin, J.: Etat actuel de la surveillance dans le Pas-de-Calais, AISM/IALA Bulletin No 73 (1978) S. 19.
6 PIANC: International Commission for the Reception of Large Ships, Report of Working Group II. Desirable co-ordination and international agreement on compatibility of ship and shore-based navigational aid equipment. Annex to Bulletin No 31 Vol. III/1978)
7 IMCO: Subcommittee on Safety of Navigation NAV XXII/WP9, 11. Jan. 1979. Preliminary Draft Resolution for Recommendation on Radar Beacons and Transponders
8 IMCO: Subcommittee on Safety of Navigation NAV XXII/WP4,5 10. Jan. 1979. Accuracy Requirements and Harmonization of Radionavigation Systems
9 Speckter, H. E.; Haverkamp, H.: Untersuchungen über das Bewegungsverhalten von Großtonnen und verankerten Schiffskörpern. Bericht zur 10. Intern. Seezeichenkonferenz, Tokio 1980
10 PIANC: International Commission for the Reception of Large Ships, Report of Working Group IV. Optimal lay-out and dimensions for the adjustment to large ships of maritime fairways in shallow seas, sea straits and maritime waterways
11 Fujii, Y.; Yamanouchi, H.: A Semiquantative Analysis on Marine Traffic Management Systems, Tokyo, Electronic Navigation Research Institute 1978
12 Hartung, W.: Die Leuchtfeuerbauten im Küstengebiet der Bundesrepublik Deutschland in den Jahren 1963 bis 1978, Hansa 116 (1979) S. 1223 – 1230
13 Dahme, H.: Der Bau von Leuchttürmen in der See vor der deutschen Küste, Hansa 110 (1973) S. 1197 – 1202
14 Völkel, L.; Mürdel, D.: Neue leuchtfeuertechnische Einrichtung für große Tragweiten bei schmalen Sektoren. Bericht zur 9. Intern. Seezeichenkonferenz, Ottawa 1975
15 Gursch, P.; Seifert, L.: Navigationsbaken in der Außenelbe, Bericht zur 10. Intern. Seezeichenkonferenz, Tokio 1980
16 Taprogge, R.; Landgrebe, J.; Zimmermann, M.: Leuchttürme aus glasfaserverstärktem Kunststoff (GFK) – Erfahrungen, statische und konstruktive Besonderheiten. Beitrag zur 10. Intern. Seezeichenkonferenz, Tokio 1980
17 Hartung, W.: Die internationale Harmonisierung der Betonnungssysteme, Hansa 113 (1976) S. 2007 – 2010

18 Hartung, W.: Ein neues Betonnungssystem ab Frühjahr 1978 in der Nordsee, Zeitschrift für Binnenschiffahrt und Wasserstraßen, Nr. 3/78 S. 75
19 Speckter, H. E.; Hamer, K. H.; Henkel, B.: Entwicklung und Aufbau eines UKW-Präzisionspeilsystems. Bericht zur 10. Intern. Seezeichenkonferenz, Tokio 1980
20 Ebert, H.: Automatische Signalverarbeitung bei Küstenradargeräten, DGON, Ortung und Navigation Heft 3/78 S. 529
21 Wiedemann, G.: Entwicklungen zur Sicherung des Verkehrs auf Wasserstraßen, Jahrb. der HTG, 34. Band, Berlin, Springer Verlag 1975
22 Wiedemann, G.: Verkehrssicherung und Vessel Traffic Services Hansa 116 (1979) S. 876 – 879
23 Mürdel, D.: Bau von Landradar-Antennenstationen. Bericht zur 10. Intern. Seezeichenkonferenz, Tokio 1980
24 Schlag, H.; Kohlus, A.: Weiterentwicklung bei der Automation von Seezeichen. Bericht zur 10. Intern. Seezeichenkonferenz, Tokio 1980
25 Klinge, U.: Aufgaben und Betrieb von Revierzentralen an Seeschiffahrtsstraßen, DGON, Bericht über nationale Tagung 1978, Fortschrittliche Verkehrssicherung in Schiffahrt, Luftfahrt und zu Lande
26 Dahme, H.: Ein Verkehrsregelungssystem auf Wasserstraßen, dargestellt am Beispiel des Nord-Ostsee-Kanals, Internationales Verkehrswesen (1973) S. 176 – 184

Zur Bemessung von Fahrwassern und Hafeneinfahrten für sehr große Seeschiffe

Ein Bericht über das IAHR / PIANC Symposium „Aspects of Navigability of Constraint Waterways, Including Harbour Entrances"

Prof. Dr.-Ing. **Ole Burkhardt**, Garbsen, und Dr.-Ing. **Georg Heerten**, Seelze

1 Einleitung

Vom 24. bis 27. April 1978 fand in Delft unter der Schirmherrschaft der „International Association for Hydraulic Research" (IAHR) und der „Permanent International Association of Navigation Congress" (PIANC) ein internationales Symposium über „Aspects of Navigability of Constraint Waterways, Including Harbour Entrances" statt, ausgerichtet und vorbildlich organisiert durch das Delft Hydraulics Laboratory und das Netherlands Ship Model Basin.

2 Thema des Symposiums

Der Ausbau der Zufahrten und Einfahrten von Häfen entsprechend den Anforderungen neuer Schiffstypen (große Massengutschiffe in der Seeschiffahrt, Schubverbände in der Binnenschiffahrt) erfordert die Festlegung von Entwurfskriterien im Hinblick auf eine Minimierung der Abmessungen der Wasserstraßen bei ausreichender Verkehrssicherheit. In der Praxis können hierzu drei Fragestellungen unterschieden werden (Abraham):

1) Wie sind Zufahrt und Einfahrt zu einem Hafen für die sichere Fahrt eines in den Abmessungen vorgegebenen Bemessungsschiffes auszulegen?
2) Mit welchem Schiff kann eine Wasserstraße mit vorgegebenen Abmessungen noch sicher befahren werden?
3) Kann ein bestimmtes Schiff einen bestimmten Wasserweg sicher befahren?

Zur Beantwortung dieser Fragestellungen stehen mehrere Untersuchungsmethoden zur Verfügung, die auf Erfahrungswerten, experimentellen Untersuchungen oder numerischen Modellen basieren. Mit der stürmischen Entwicklung auf dem Schiffbausektor in der zweiten Hälfte der 60er und Anfang der 70er Jahre mit dem Bau immer größerer Massengutschiffe bis hin zu Tankern mit 500 000 tdw Tragfähigkeit hat die Erforschung der vielschichtigen Probleme bei der Fahrt dieser Schiffsgiganten in engen Fahrwassern und Hafeneinfahrten nicht Schritt gehalten. Die Bemessung und navigatorische Auslegung der Fahrtreviere stellen den planenden Ingenieur oftmals vor erhebliche Schwierigkeiten, die eine schnelle und den Anforderungen gerecht werdende Lösung behindern oder gar unmöglich machen.

Weiterhin hat das Anwachsen der Schiffsbewegungen (in Zahl und Größe) dazu geführt, daß an vielen Orten die Grenzen der Schiffbarkeit erreicht sind und die Lenkung des Verkehrs, ähnlich wie an Land, eine bedeutende Sparte für Forschung und Technik neben den rein wasserbaulichen Fragen geworden ist. Im Vergleich mit dem Verkehr an Land kommt für die Schiffahrt erschwerend hinzu, daß die gegenseitigen Abhängigkeiten zwischen Schiff-Wasserweg-Schiffahrt viel komplexer und zahlreicher sind als an Land (Wiedemann).

Diese Gegebenheiten berücksichtigend, wurde das Symposium „Aspects of Navigability of Constraint Waterways, Including Harbour Entrances" ausgerichtet mit dem Ziel, einen Überblick über den Stand der Forschungen auf diesem Gebiet zu geben, die Möglichkeiten und Grenzen der angewendeten Untersuchungsmethoden zu zeigen und durch internationalen Erfahrungsaustausch die weitere Entwicklung zu fördern.

Zur Vermittlung einiger Grundlagen, zur Darstellung des Erkenntnisstandes und zur praktischen Anwendung bei der Planung und Ausführung einiger Hafenzufahrten wurden auf dem Symposium nach einer Einführung durch G. Abraham, IAHR, Delft Hydraulics Laboratory, vier Grundsatzreferate gehalten:

1. Kolkman, P. A. (Delft Hydraulics Laboratory)	Ships meeting and generating currents

2. Hermans, A. J. (Delft University of Technology)	Ship manoeuvring and hydrodynamic forces acting on ships in confined water
3. Crane, C. L. (Exxon International Company)	State of the art on how to include human control into the method of investigation
4. Wiedemann, G. (Technical University of Hannover)	Design procedures for recently constructed canals, channels and harbour entrances

Diese Grundsatzreferate wurden ergänzt durch 26 eingereichte Berichte über verschiedene experimentelle oder numerische Untersuchungsverfahren und über aktuelle Planungen an ausgeführten oder auszuführenden Bauvorhaben an Seewasserstraßen, Hafeneinfahrten und Binnenwasserstraßen. Eine Zusammenstellung der eingereichten Beiträge ist diesem Bericht beigefügt.

In diesem Bericht werden nur die Beiträge berücksichtigt und zitiert, die unmittelbar in Verbindung zum Thema „Zur Bemessung von Fahrwassern und Hafeneinfahrten für sehr große Seeschiffe“ stehen.

3 Problembeschreibung

Zur Bemessung und navigatorischen Ausrüstung einer Hafenzufahrt oder Hafeneinfahrt ist die Kenntnis über den Schiffsweg in Abhängigkeit der verschiedenen, den Schiffsweg beeinflussenden Parameter erforderlich. Die Bestimmung des Schiffsweges in einem begrenzten Fahrwasser ist ein gekoppeltes Problem, das sowohl Schiffssteuerungsprozesse der Schiffsführung als auch hydrodynamische Einflüsse einschließt. Haupteinflußgrößen für das System Schiff/Wasserweg sind (nach Crane):

Wasserweg	mit gegebener Geometrie (Böschungen, Sohle, Mittellinie) und Strömungen;
Umgebungseinflüsse	wie Wind, Wellen, besondere witterungsabhängige Strömungen, Sichtigkeit (für das menschliche Auge, aber auch Radarsicht) und Lichtverhältnisse;
Fahrwasserkennzeichnung	wie Leuchtfeuer, Betonnung, Landmarken und Navigationssysteme (Decca, Sarea);
Verkehrseinflüsse	mit Überholungen und Begegnungen anderer Schiffe, mit oder ohne gegenseitigen Funkkontakt;
Verkehrsregeln	wie Geschwindigkeitsbegrenzungen, Verkehrslenkung und -überwachung durch Küstenstellen;
Schiff	mit eigenem Manövrierverhalten, beeinflußt durch Schiffsabmessungen, Schiffsform, Ladezustand, Kursstetigkeit, Wendemöglichkeiten, Kontrollinstrumente, Beschleunigungs- und Verzögerungseigenschaften;
Schiffseigene Navigationsgeräte	wie Radar, Echolot, Log, Kompaß, Wendeanzeiger einschließlich Ruder- und Drehzahlkontrolle;
Schiffsführung	wird von allen vorgenannten Parametern beeinflußt. Die eigene Manövrierbarkeit ist nur einer von vielen Faktoren für die Beherrschbarkeit eines Schiffes.

Der Einfluß der Schiffsführung auf den Schiffsweg läßt sich etwa wie folgt beschreiben (nach Abraham):

Die Schiffsführung erhält Informationen über den Schiffsweg, vergleicht die Daten mit dem gewünschten Kurs und setzt die Informationen um in Anweisungen für die Manövriereinrichtungen (Ruderlage, Propellerdrehzahl), um den gewünschten Kurs so genau wie möglich einzuhalten.

Dem Einfluß der Schiffsführung auf den Schiffsweg überlagert sich im begrenzten Fahrwasser der Einfluß der Fahrwassergeometrie:

Die ursprünglich ungestörten Strömungsverhältnisse im Fahrwasserbereich (Tide-, Trift- und Dichteströmungen) werden durch das fahrende Schiff verändert. Die Änderung der Strömungsverhältnisse hängt ab von den momentanen ungestörten Strömungsverhältnissen sowie Position und Geschwindigkeit des Schiffes. Durch die gestörten Strömungsverhältnisse wirken Strömungskräfte auf das fahrende Schiff, die wiederum von der Schiffsführung erfaßt und berücksichtigt werden müssen, da die hydrodynamischen Randbedingungen die Steuerkräfte in Abhängigkeit von der Stellung der Manövriereinrichtungen bestimmen und die Manövriereigenschaften von der Position im Fahrwasser und der Relativbewegung des Schiffes beeinflußt werden.

Bei den geschilderten, komplexen Zusammenhängen wird deutlich, daß jede Schiffsbewegung von der gewünschten abweicht und auch bei gleichen Randbedingungen, nicht zuletzt durch den Einfluß des Menschen als Schiffsführung, kein Manöver dem anderen genau gleicht.

Ebenso deutlich wird aber auch die Schwierigkeit, für die Bemessung von Hafenzufahrten und -einfahrten eine befriedigende Lösung zu finden. Für die Bewältigung dieser Aufgabe stehen z. Z. sieben Untersuchungsmethoden zur Verfügung, auf die im folgenden näher eingegangen wird.

4 Grundsätzliche Lösungsmöglichkeiten

Nach Crane stehen z. Z. sieben Untersuchungsmethoden, die in drei Hauptgruppen gegliedert werden können, für die Bemessung und navigatorische Auslegung von Hafenzufahrten und -einfahrten zur Verfügung:

4.1 Erfahrungswerte

4.1.1 Dokumentations-Verfahren

Es beinhaltet die Generalisierung und Übertragung der Richtwerte bestehender, erfolgreich betriebener Wasserwege.

4.1.2 Auswertung beliebiger Revierfahrten

Es werden beliebige Revierfahrten mit Auswertungen über Kurs und Geschwindigkeit eines Schiffes in ausgewählten Wasserstraßen (mit oder ohne Manöverüberwachung und Erfassung von Umgebungsbedingungen) zur Bemessung herangezogen.

4.2 Natur- und Modelluntersuchungen

4.2.1 Auswertung spezieller Versuchsfahrten

Es werden Testfahrten zur Bestimmung der Möglichkeiten, bestimmte Reviere sicher zu befahren, ausgeführt und ausgewertet.

4.2.2 Hydraulische Modellversuche

Naturähnliche Nachbildung der morphologischen und hydraulischen Gegebenheiten, unter Verwendung selbstfahrender Schiffsmodelle und ggf. der Berücksichtigung von Wind, Schlepperhilfe usw.

4.2.3 Schiffssimulator (real-time)

Numerische Beschreibung von Schiff, Wasserweg, Navigationshilfen und Umgebung, mit künstlichem Revierbild und aktiver Tätigkeit der Schiffsführung auf nachgebildeter Brücke.

4.3 Numerische Verfahren

4.3.1 Maximum-Variation-Methode

Sie beinhaltet die Analyse der Wechselbeziehung Schiffsführung-Navigationshilfen zur Ermittlung der maximalen Abweichung vom Sollkurs unter Berücksichtigung von Strömungen.

4.3.2 Geschlossenes numerisches Modell

Vollständige mathematische Beschreibung von Schiff, Wasserweg, Schiffskurs und -geschwindigkeit und Schiffsführung.

Einen Überblick über die Möglichkeiten und Grenzen der verschiedenen Verfahren gibt Tabelle 1. Wird in Tabelle 1 eine Einflußgröße mit „enthalten" angegeben, so ist sie in der Untersuchungsmethode enthalten, aber nicht getrennt zu analysieren und zu variieren. Die Bezeichnung „berücksichtigt" bedeutet, daß die Einflußgröße und ihre Auswirkungen erkennbar sind, aber sich nur schwer variieren lassen. Ein „ – " kennzeichnet Einflußgrößen, die in den genannten Untersuchungsverfahren überhaupt nicht berücksichtigt werden können.

Aus Tabelle 1 geht deutlich hervor, daß bei den auf Erfahrungswerten beruhenden Untersuchungsmethoden (Dokumentations-Verfahren, Auswertung beliebiger Revierfahrten) viele Parameter zwar enthalten sind, aber nicht getrennt analysiert oder variiert werden können. Untersuchungen im Maßstab 1 : 1 – und dies gilt auch für die Auswertung spezieller Versuchsfahrten – sind besonders zur Ermittlung von Manövrierdaten unentbehrlich, und ihre Vorteile liegen klar auf der Hand, nachteilig wirkt sich aber aus, daß die Versuche im Naturmaßstab wegen des hohen Risikos nicht in Grenzbereichen durchgeführt werden können, Untersuchungen nur in bestehenden Wasserstraßen ausführbar sind und damit keine unmittelbare Objektplanung möglich ist.

Das hydraulische Modell liefert, wie Tabelle 1 zeigt, die besten Ergebnisse hinsichtlich der physikalischen Abhängigkeiten im System Wasserweg-Schiff-Strömungen, da die morphologischen und hydraulischen Randbedingungen naturähnlich nachgebildet werden können. Bei den anderen experimentellen und numerischen

Tabelle 1. Möglichkeiten und Grenzen der verschiedenen Untersuchungsmethoden (nach Crane)

Einflußgröße / Untersuchungsmethode	Wasserweg-Daten							Schiffsdaten		
	Breite	Topographie	Strömungen	Umgebungseinflüsse	Verkehr	Kennzeichnung	Verkehrsregeln	Abmessungen u. Antrieb	Navigations- u. Kontrollinstrum.	Schiffsführung
Dokumentations-Verfahren	berücksichtigt	enthalten	begrenzt	enthalten	enthalten	enthalten	enthalten	berücksichtigt	enthalten	enthalten
Auswertung beliebiger Revierfahrten	berücksichtigt	berücksichtigt	berücksichtigt	enthalten	enthalten	berücksichtigt	enthalten	berücksichtigt	enthalten	enthalten
Auswertung spezieller Versuchsfahrten	berücksichtigt	enthalten	begrenzt	berücksichtigt	berücksichtigt	berücksichtigt	begrenzt	berücksichtigt	berücksichtigt	berücksichtigt
Hydraulische Modellversuche	variabel	variabel	variabel	variabel (ohne Sichtigkeit)	begrenzt	begrenzt	begrenzt	variabel	–	begrenzt
Real-time Schiffssimulator	variabel	begrenzt	begrenzt	variabel	variabel	variabel	variabel	variabel	variabel	variabel
Maximum-Variation-Methode	–	–	begrenzt	nur Sichtigkeit	–	variabel	–	begrenzt	begrenzt	vereinfacht
Geschlossenes numerisches Modell	variabel	begrenzt	begrenzt	variabel	möglich	variabel (möglich)	möglich	variabel	begrenzt	vereinfacht

Untersuchungsmethoden können diese Randbedingungen, wenn überhaupt, nur sehr schematisiert wiedergegeben werden, da zur exakten mathematischen Beschreibung Steuer- und Strömungskräfte als Funktion von Position und Geschwindigkeit des Schiffes in Abhängigkeit von der Morphologie der Wasserstraße bekannt sein müßten.

Umgebungseinflüsse werden mit Ausnahme der Wellen am besten im real-time Schiffssimulator berücksichtigt. Eine Nachbildung im hydraulischen Modell ist problematisch und im Hinblick auf die natürlichen Sichtverhältnisse unmöglich. Prinzipiell kann das geschlossene numerische Modell alle Umwelteinflüsse nachbilden. Die Nachbildung ist aber nur so gut, wie es gelingt, die Reaktionen der Schiffsführung auf eine Änderung dieser Parameter mathematisch zu beschreiben.

Die Fahrwasserkennzeichnung ist einer der wichtigsten Parameter bei der Auslegung eines sicher befahrbaren Fahrwassers. Die Bedeutung einer optimalen Fahrwasserkennzeichnung für die Sicherheit und Leichtigkeit des Schiffsverkehrs wird oftmals noch unterschätzt. Ganz auf diesen wichtigen Parameter abgestimmt ist die Maximum-Variation-Methode. Im hydraulischen Modell sind Richtfeuer und Betonnung bei der Verwendung bemannter, selbstfahrender Schiffsmodelle bedingt einsetzbar. Die größten Möglichkeiten, die Fahrwasserkennzeichnung einschließlich der bekannten Funkortungsverfahren in die Untersuchungen einzubeziehen, bietet z. Z. der real-time Schiffssimulator. Entsprechende Entwicklungen für geschlossene numerische Modelle sind denkbar.

Auch bei der Berücksichtigung von Verkehrseinflüssen (Begegnungen/Überholungen) bietet der Schiffssimulator Vorteile, da im hydraulischen Modell nur einfache Verkehrssituationen bedingt mit einbezogen werden können. Im geschlossenen numerischen Modell sind zwar die hydrodynamischen Bedingungen bei Begegnungen und Überholungen beschreibbar, problematisch bleibt aber die mathematische Beschreibung der Reaktion der Schiffsführung (Crane).

Entsprechendes gilt für die Berücksichtigung von Verkehrsregeln, da im Schiffssimulator auch die Kommunikation innerhalb der Schiffsführung und mit einer Verkehrsleitzentrale an Land am besten nachgebildet wird.

Die abmessungs- und schiffstechnischen Daten des Schiffes werden bei allen Verfahren berücksichtigt. Wichtige Unterschiede gibt es jedoch zwischen dem hydraulischen Modell und der numerischen Darstellung.

Großflächige hydraulische Modelle werden nach dem Froudeschen Ähnlichkeitsgesetz gebaut, da der Einfluß der Schwerekräfte dominiert. Da ein nach dem Froudeschen Ähnlichkeitsgesetz gebautes Modell das Ähnlichkeitsgesetz nach Reynolds, das für die naturähnliche Nachbildung von Modellen dient, in denen die Reibungskräfte maßgebend sind, nicht erfüllt, sind hierdurch im hydraulischen Modell Maßstabseffekte zu beachten, die erhöhte Reibungskräfte an der Außenhaut eines Schiffsmodells bewirken. Hierdurch ist im Modell ein größerer Propulsionsstrahl zum Erreichen der gewünschten Geschwindigkeit erforderlich, der wiederum bei maßstabsgerechter Nachbildung des Ruders zu zu hohen Ruderkräften bei den Schiffsmanövern führt. Auch macht sich dieser Maßstabseffekt durch größere Rückstromgeschwindigkeiten im Modell bei der Fahrt eines Schiffes durch ein enges Fahrwasser bemerkbar (Kolkman).

Bei der Modelluntersuchung des Manövrierverhaltens großer Schiffe in beengten Fahrwassern ist deshalb ein Trend zu größeren Maßstäben zur Unterdrückung der Maßstabseffekte zu beobachten. Zur Wahl eines optimalen Maßstabes für solche Untersuchungen sind noch weitere Forschungsarbeiten notwendig.

Modellversuche mit geschleppten Schiffsmodellen in begrenzten Fahrwassern sind unbrauchbar, da die hydrodynamische Wechselbeziehung Schiff-Fahrwasser stark vom Strömungsfeld des Propellers beeinflußt wird (Kolkman).

Entsprechende Probleme treten bei numerischen Modellen nicht auf, da Maßstabsprobleme des Schiffswiderstandes im Prinzip leicht in entsprechenden Reibungsbeiwerten korrigiert werden können.

Die schiffseigenen Navigations- und Kontrollinstrumente werden nur auf der Brückennachbildung des Schiffssimulators umfassend nachgebildet. Der Schiffssimulator kann sogar zur Weiterentwicklung der Brückenausrüstung herangezogen werden (Crane). Die Maximum-Variation-Methode berücksichtigt nur Kompaßkurs und Log. Das geschlossene numerische Modell enthält zwar keine Brückeninstrumente, doch müsen Daten und Anzeigen der verschiedenen Navigationsgeräte verarbeitet werden.

Der Einfluß der Schiffsführung und ihre Reaktionen auf beliebige Veränderungen der vorgenannten Einflußgrößen ist im Dokumentations-Verfahren und in der Auswertung beliebiger Revierfahrten enthalten und wird bei der Auswertung spezieller Versuchsfahrten berücksichtigt. Mit diesen natürlichen Gegebenheiten vergleichbar ist die Brückensituation im real-time Schiffssimulator, dessen Entwicklung der Wunsch nach einer möglichst realistischen Nachbildung der Charakteristiken menschlicher Schiffsführung zugrunde lag. Im Schiffssimulator bedient der Navigator die Steuereinrichtungen wie in der Natur; Steuerimpulse werden vom Rechner umgesetzt und die Schiffsreaktionen werden visuell über eine Änderung des Sichtfeldes und entsprechende Anzeige der Navigationsgeräte übermittelt.

Die mathematische Beschreibung des Manövrierverhaltens eines Schiffes wird in Manövrierversuchen im Modell oder in der Natur geeicht.

Im hydraulischen Modell ist die Nachbildung einer naturähnlichen Schiffsführung begrenzt. Das Hauptproblem stellt hierbei der Zeitmaßstab dar, da aufgrund der Froudeschen Ähnlichkeitsbeziehung in unverzerrten Modellen der Zeitmaßstab größer als der Längenmaßstab ist und somit alle Schiffsbewegungen relativ schneller ablaufen als unter natürlichen Verhältnissen. Ein An- oder Ablegemanöver, das in der Natur 1 bis 2 Stunden dauert, muß im Modell möglicherweise in wenigen Minuten durchgeführt werden, wobei die Schiffsführung jeweils ein unterschiedliches Reaktions- und Konzentrationsverhalten zeigt.

Im hydraulischen Modell kommen normale ferngesteuerte Modelle, über einen auf dem Modell montierten Monitor ferngesteuerte Schiffsmodelle, bemannte Modelle oder rechnergesteuerte Modelle zum Einsatz. Die monitorgesteuerten und die bemannten Modelle mildern den Nachteil der hydraulischen Modelle, daß eine naturähnliche Wiedergabe der visuellen Gegebenheiten nicht möglich ist.

Das Delft Hydraulics Laboratory ging den Weg vom ferngesteuerten Modell über eine Monitorsteuerung zum bemannten Schiffsmodell. Aus Kostengründen und wegen der Reproduzierbarkeit der Versuchsergebnisse werden jetzt rechnergesteuerte Modelle mit einem schematisierten „Steuermannsprogramm" verwendet mit dem Vorteil, das Verhalten des Steuermanns systematisch verändern zu können (Kolkman). Beachtet werden muß aber, daß der Autopilot und jede andere mathematische Beschreibung des Steuermannverhaltens nur eine grobe Wiedergabe menschlichen Verhaltens bietet.

Großmaßstäbliche, bemannte Schiffsmodelle sind kostenmäßig sehr aufwendig, zumal zur Erlangung repräsentativer Versuchsergebnisse eine große Versuchszahl erforderlich ist.

Die Maximum-Variation-Methode berücksichtigt die Kontrollfunktion der Schiffsführung in einfachster Weise.

Tabelle 2. Vergleich einiger Eigenschaften der Untersuchungsmethoden (nach Crane)

Methode / Gesichtspunkt	Dokumentations-verfahren	Auswertung beliebiger Revierfahrten	Auswertung spezieller Revierfahrten	hydraulische Modelle	real-time Schiffs-simulator	Maximum-Variation-Methode	geschl. numerisches Modell
Entwicklungsstand	entwickelt	in Entwicklung	entwickelt	entwickelt	entwickelt	entwickelt	in Entwicklung
Aussagemöglichkeit bei stark geänderten Randbedingungen	nein	nein	nein	ja	ja	ja	ja
Übertragbarkeit der Ergebnisse bei ähnlichen Randbedingungen	ja	möglich	möglich	möglich	möglich	möglich	möglich
Zeit- und Kostenaufwand	sehr niedrig (in der Anwendung)	sehr niedrig (in der Anwendung)	niedrig bis hoch	hoch	mittelmäßig	niedrig	niedrig bis mittelmäßig

Das geschlossene numerische Modell beschreibt das Verhalten des Steuermanns mathematisch, wobei die oben erwähnten Probleme auftreten – es ist eben nicht einfach, menschliche Eigenschaften wie Vorahnung und Gedächtnis mathematisch zu beschreiben. Deshalb sollten geschlossene numerische Modelle im Vergleich mit Testfahrten auf ihre Eignung überprüft werden (Crane).

Einen Überblick über den Entwicklungsstand der verschiedenen Untersuchungsmethoden, die Aussagemöglichkeit und Übertragbarkeit der Ergebnisse und über den Zeit- und Kostenaufwand gibt Tabelle 2.

Grundsätzlich kann gesagt werden, daß jede Untersuchungsmethode auf bestimmte Probleme ausgerichtet ist und daher oftmals bei der Untersuchung einer bestimmten Hafenzufahrt oder Hafeneinfahrt mehrere Verfahren problemorientiert parallel angewendet werden. Hierfür gibt die folgende Zusammenstellung über die Durchführung von Planung und Voruntersuchung einiger Hafenzu- und -einfahrten mehrere Beispiele.

5 Beispiele für die Planung von Hafenzufahrten und Hafeneinfahrten

5.1 Rotterdam – Europoort (van Dixhoorn u. a., Wiedemann)

Die rapide Zunahme des Schiffsverkehrs und des Umschlages im Hafen Rotterdam führte schon im Jahre 1958 zu einem Plan, den Hafen durch die Schaffung neuer Hafenflächen südlich von Hoek van Holland zu erweitern. Eine Durchführbarkeitsstudie, die besonders hydraulische und nautische Gesichtspunkte berücksichtigte, zeigte, daß eine kombinierte Hafeneinfahrt zum neu zu schaffenden „Europoort“ und zum bestehenden Hafen Rotterdam der ursprünglich geplanten Lösung mit zwei getrennten Einfahrten vorzuziehen war. Der Generalplan von 1961, mit dem grundsätzlichen Entwurf einer Hafenerweiterung südlich von Hoek van Holland mit einer kombi-

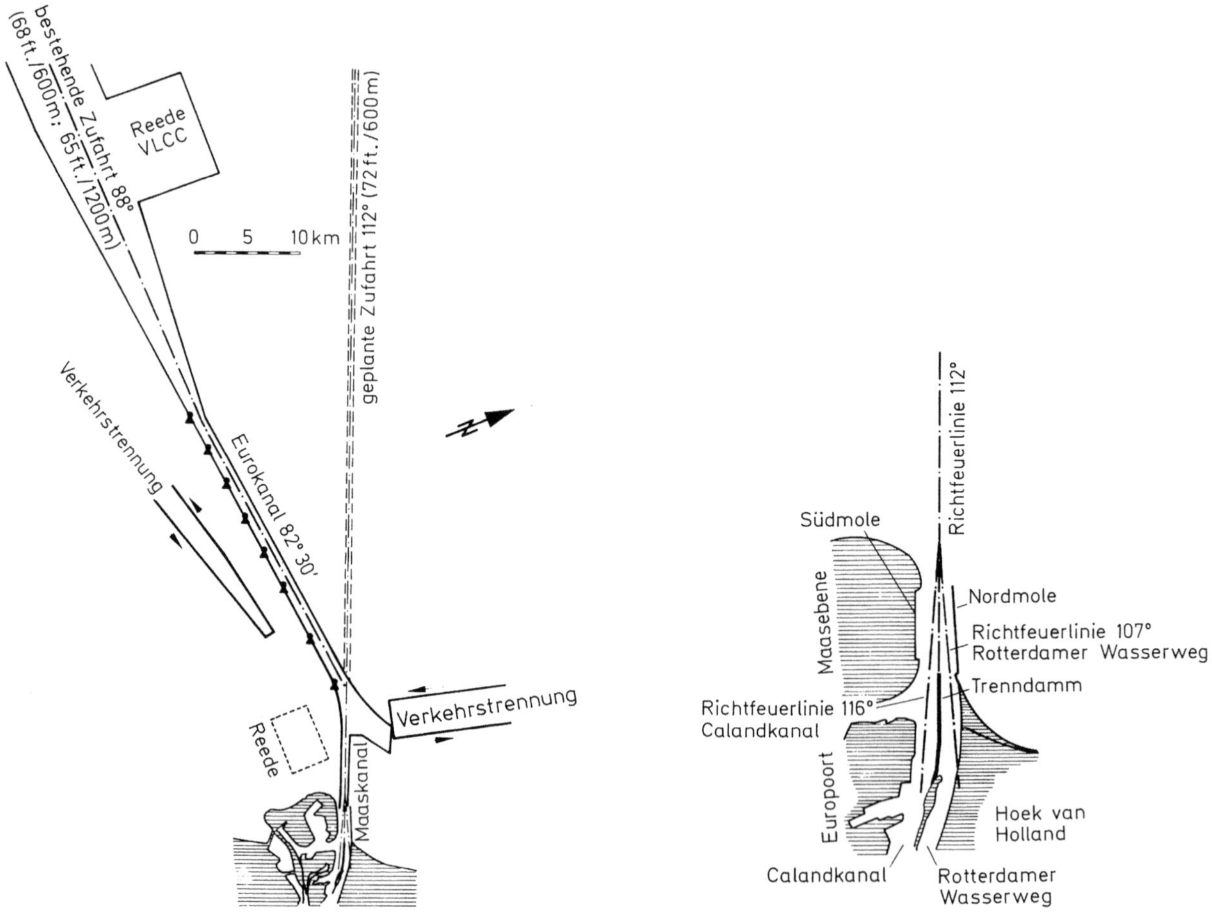

Abb. 1. Seerevier vor Rotterdam und Einfahrten zum Calandkanal und zum Rotterdamer Wasserweg

nierten Einfahrt, war der Beginn einer bis 1976 andauernden Realisationsphase, in der bei voller Aufrechterhaltung des Schiffsverkehrs das Projekt „Europoort" verwirklicht wurde. Ausgehend von einem Fahrwasser- und Hafenausbau für Schiffe von 80 bis 100 000 tdw (Tiefgang 50 ft ≅ rd. 15 m) wurde der Entwurf 1966 auf Schiffe von 150 bis 170 000 tdw (57 ft ≅ rd. 17,5 m), 1969 auf Schiffe von 200 000 tdw (62 ft ≅ rd. 19 m), 1971 auf Schiffe von 250 000 tdw (65 ft ≅ rd. 20 m) und 1975 auf Schiffe von über 300 000 tdw (68 ft ≅ rd. 21 m) erweitert. Die einzelnen Ausbauphasen wurden ständig durch Naturmessungen, Testfahrten, hydraulische Modellversuche und Untersuchungen im Schiffssimulator von Wageningen überwacht und überprüft, so daß sich der Ausbau zu einem Iterationsprozeß zwischen Theorie und Praxis gestaltete. Ausbaupläne für einen weiteren Fahrwasserausbau für ULCCs[1] mit begrenztem Tiefgang (425 000 tdw, 72 ft ≅ rd. 22 m Tiefgang) liegen bereits vor.

Abbildung 1 zeigt den heute bestehenden Zustand des Seereviers vor Rotterdam und der Einfahrten zum Calandkanal (Europoort) und zum Rotterdamer Wasserweg.

Bei etwa 60 000 Schiffsbewegungen im Jahr und erheblichem Verkehr mit sehr großen Massengutschiffen existieren für die Ansteuerung von Norden und Westen Verkehrstrennungszonen für ein- und ausgehenden Verkehr, sowie ein gesonderter Tiefwasserweg für die großen Massengutschiffe unter 82° 30′ (Eurokanal).

Vorgegeben durch die vornehmlich nach hydraulischen Gegebenheiten (hydraulisches Flächenmodell Maßstab 1 : 640 / 1 : 64) konzipierte Lage der neuen Hafeneinfahrt mündet der Eurokanal in den Maaskanal, der unter 112° nach rd. 15 km in die neue Einfahrt führt. Der Kurvenradius für den Kurswechselpunkt beträgt 10 000 m.

Während der Eurokanal durch Leuchttonnen gekennzeichnet ist, wird der Maaskanal durch eine weiße Richtfeuerlinie gekennzeichnet (112°). Vor Erreichen des Außenhafengebietes zwischen den Molen wird der einkommende Verkehr durch eine rote Richtfeuerlinie (107°) in den Rotterdamer Wasserweg und durch eine grüne Richtfeuerlinie (116°) in den Calandkanal geführt. Die Ausrichtung des ausgehenden Verkehrs erfolgt im Außenhafenbereich, wobei die Kurse des einkommenden Verkehrs teilweise gekreuzt werden. Es wurde angestrebt, die Aufteilung dieser Verkehrsströme in dem relativ geschützten Außenhafenbereich ablaufen zu lassen.

Auf der Grundlage begleitender Untersuchungen in der Natur und im Modell wurden Erfahrungen über das Manövrierhalten der großen Massengutschiffe gesammelt und Richtwerte für die notwendigen Fahrwasserbreiten bei der Auslegung für zweischiffigen Verkehr erarbeitet. Von 1965 bis 1976 wurden von nahezu allen einlaufenden Großtankern folgende Daten festgehalten:

- Schiffskurs
- Schiffsposition als Funktion der Zeit
- Schiffsgeschwindigkeit
- Bodenfreiheit
- Ruderlage und Propellerdrehzahl
- Beschreibung der Wetter- und Seegangsbedingungen.

Diese Daten wurden zur Eichung und Überprüfung der Modellversuche mit selbstfahrenden Schiffsmodellen (Maßstab 1 : 82,5) herangezogen. Weiterhin wurden die Reaktionen des Steuermanns im Hinblick auf die Kursabweichungen des Schiffes vom durch den Lotsen angeordneten Kurs und die Reaktionen des fahrenden Schiffes ausgewertet und zur Ausarbeitung eines „Steuermannsprogramms" für die hydraulischen Modellversuche herangezogen. So konnten in enger Zusammenarbeit mit den Lotsen sichere und kritische Schiffahrtsverhältnisse auch während der Bauphasen erkannt und verarbeitet werden. Es konnten bei späteren Überprüfungen der Modellversuchsergebnisse durch Testfahrten nach Fertigstellung des entsprechenden Bauabschnittes gute Übereinstimmungen zwischen Modell und Natur nachgewiesen werden.

Um die Funktion des Lotsen und die reale Brückensituation in die Untersuchungen mit einzubeziehen, wurden zusätzliche Versuche in einem Schiffssimulator gefahren. Diese Untersuchungen hatten das Ziel, geeignete Navigationshilfen und ihre Wiedergabe auf der Brücke zu testen (Radar, Decca usw.) und deren Ortungsgenauigkeit zu prüfen sowie spezielle Schiffsmanöver z. B. bei Begegnungen zu untersuchen.

Diese Untersuchungen zeigten, daß die Festlegung von Linienführung und Breite eines Fahrwassers abhängig ist von den gewählten Navigations- und Ortungssystemen und umgekehrt.

Die aufgrund dieser umfangreichen Untersuchungen von einer gemeinsamen Kommission aller Beteiligten festgelegten Fahrwasserabmessungen sind in Tabelle 3 wiedergegeben.

Diese Abmessungen garantieren im Hinblick auf Wetter- und Seegangsbedingungen eine größtmögliche Verfügbarkeit des Hafens für Supertanker. Diese Schiffe fahren tideabhängig mit möglichst geringer Geschwindigkeit (8 bis 10 kn) und einer Mindestwassertiefe von 1,2 x Schiffstiefgang im Eurokanal und äußeren Maaskanal. Im inneren Maaskanal (nach Passieren der äußeren Hafeneinfahrt) wird die Geschwindigkeit reduziert (6 bis 7 kn), und die Schlepper machen fest. Die verfügbare Wassertiefe verringert sich auf 1,15 x Schiffstiefgang. Mit Schlep-

1 ULCC = Ultra Large Crude Carrier
VLCC = Very Large Crude Carrier

Tabelle 3. Fahrwasserabmessungen für den Hafen Rotterdam

Bemessungstiefgang	53 – 57 ft		62 – 65 ft		68 ft	
	Maaskanal	Eurokanal	Maaskanal	Eurokanal	Maaskanal	Eurokanal
Richtung	108°	–	112°	82° 30′	112°	82° 30′
Länge	5 km	–	15 km	29,5 km	15 km	29,5 km
Breite an der Sohle						
seeseitig	1000 m		1000–600 m	1800 m	600 m	1200 m
hafenseitig	400 m		400–600 m		600 m	
am Außenhafen	350 m		350 m		350 m	
Hafeneinfahrt	175 m		175–350 m		350 m	
effektive Wassertiefe bezogen auf mittleren Meeresspiegel	– 19,5 m		–22 m (62′) –23 m (65′)	–23 m (62′) –24 m (65′)	– 23,5 m	– 24,5 bis – 25,0 m über 600 m Breite – 23,5 m über 1200 m Breite

perassistenz wird der Tanker zu seinem bestimmungsgemäßen Liegeplatz gebracht, bei weiterer Abnahme der Schiffsgeschwindigkeit auf 2 bis 5 kn und Abnahme der Wassertiefe auf 1,1 x Schiffstiefgang. Das Aufstoppen der Supertanker im Außenhafenbereich war maßgebend für die Festlegung der Länge dieses Hafenteils mit rd. 3 km.

Die Revierfahrt der Tanker (Eurokanal und Maaskanal) dauert im Mittel 2 h 30 min, variiert zwischen 4 h und 1 h 50 min und verläuft nach Tidefahrplan.

Neben der beschriebenen seezeichenmäßigen Ausrüstung verfügt Rotterdam über eine Radarleitzentrale, UKW-Sprechfunksystem und einem auf dem normalen Decca-Navigator basierenden Ortungssystem. Das Ortungssystem wurde speziell für die Lotsung der großen Massengutschiffe entwickelt. Die Lotsen (grundsätzlich 2 Lotsen!) führen ein Anzeige- und Empfangsgerät bei der Versetzung auf ein Schiff mit sich. Mit diesem System läßt sich die Schiffsposition auf 15 m genau bestimmen.

Die Supertanker befahren den Tiefwasserweg als Wegerechtschiffe. Bei Mißachtung des Wegerechtes stehen dem Tanker außerhalb der 68 ft tiefen Rinne jeweils 300 m 65 ft tiefes Wasser für Manöver des letzten Augenblicks zur Verfügung. Weiterhin sind die Böschungen der Zufahrten flach gehalten, um Bodenschäden durch Grundberührungen so gering wie möglich zu halten.

Beachtenswert ist noch, daß durch eine verbesserte Fahrwasserkennzeichnung, ein verbessertes Ortungssystem und durch Fortschritte bei der Handhabung großer Schiffe im begrenzten Fahrwasser die Breite des Eurokanals von 1800 m (1969) auf 1200 m bei zunehmender Schiffsgröße reduziert werden konnte (Tabelle 3). Für die geplante 72 ft tiefe Zufahrt für 425 000 tdw Tanker mit begrenztem Tiefgang ist eine Breite von 600 m vorgesehen (Abb. 1).

5.2 **Zufahrt zum Port of Antifer** (Maquet, Ribadeau-Dumas, Wiedemann)

Im Jahre 1968 erkannte man in Le Havre die Notwendigkeit, außerhalb des bestehenden Hafens Fazilitäten für Tanker über 250 000 tdw zu schaffen mit dem Ziel, in Zukunft für den Empfang von 1 000 000 tdw-Schiffen mit 30 bis 33 m Tiefgang gerüstet zu sein. Die erste Ausbaustufe sollte für 500 000 tdw-Tanker ausgelegt werden. Da auch unter Berücksichtigung der großen Tidehübe – in diesem Seegebiet beträgt der Tidehub 6,0 bis 8,3 m – der Empfang dieser tiefgehenden Schiffe natürliche oder künstlich zu schaffende Wassertiefen von rd. 30 m erfordert, kam für den zu planenden Hafen nur eine Insellösung nahe der 30 m-Tiefenlinie in der Bucht der Seinemündung oder ein Hafen am Cap d'Antifer NNO-lich von Le Havre infrage. Durch verstärkte Tideströmungen am Küstenvorsprung des Cap d'Antifer ist hier der Abstand zur 30 m-Tiefenlinie am geringsten.

Die anfänglich bevorzugte Insellösung wurde nach Auswertung erster Strömungsmessungen zugunsten eines Hafens am Cap d'Antifer aufgegeben, zumal am Cap im Bereich einer sandgefüllten Kalksteinkluft guter Baugrund angetroffen wurde.

Es ist bekannt, daß Strömungen und Seegang den großen Tankern mehr zu schaffen machen als der angreifende Wind (Ausnahme: unbeladen an einer Pier vertäute Tanker), u. U. sogar Strömungs- und Seegangskräfte die Kraft eingesetzter Schlepper übersteigen können (Maquet).

Aus diesem Grunde wurden für den Hafenentwurf folgende Randwerte für die Strömungsgeschwindigkeiten vorgegeben:

Querströmungskomponente im Zufahrtskanal $\leqq$ 0,50 m/s
Strömungsgeschwindigkeiten im Tanker-Wendebereich $\leqq$ 0,20 m/s
Strömungsgeschwindigkeiten an den Liegeplätzen $\leqq$ 0,15 m/s.

In mehreren hydraulischen Modellen unterschiedlicher Größe wurde die strömungstechnisch günstigste Anordnung der Hafenschutzwerke ermittelt. Der Lösungsvorschlag erlaubt großen Schiffen das Einlaufen in den Hafen für die Dauer von 1 bis 1,5 Stunden um die Hochwasserzeit bei Springtide und für die Dauer von 8 bis 9 Stunden bei Nipptide. Auch für die anschließenden Anlegemanöver der Schiffe wurden akzeptable Strömungsgeschwindigkeiten im Schutzbereich der Wellenbrecher erreicht. Die Grenzwerte der Strömungsgeschwindigkeiten betragen 0,625 m/s im Zufahrtskanal und 0,30 m/s im Wendebereich (Maquet).

In zusätzlichen Untersuchungen wurde die Wellenunruhe im Schutzbereich der Wellenbrecher für Seegang aus Nord, Nordwest, West und Südwest analysiert. Maßgebende Randbedingungen waren die Arbeitsbedingungen für Schlepper und Festmacherboote, da die Schleppassistenz bei Seegangsverhältnissen mit Wellenhöhen über 2,0 m problematisch wird, und die Arbeit der Festmacherboote bei Wellenhöhen über 1,5 m im Bereich der Anlegepier stark beeinträchtigt wird (Maquet).

Im hydraulischen Modell wurde die günstigste Profilgestaltung und im mathematischen Modell die günstigste Wellenbrecherlänge ermittelt. Einen Überblick über die gewählte Hafenanordnung gibt Abb. 2.

Besondere Aufmerksamkeit verlangten die Auslegung und die Wahl der Abmessungen für den Zufahrtskanal und die Manövrierflächen, da praktische Erfahrungen mit Schiffen der 500 000 tdw-Klasse (Abmessungen L = 414 m, B = 63 m, T = 28,6 m) noch nicht vorlagen. Unabhängig von örtlichen Gegebenheiten ist für die Sicherheit und Leichtigkeit des Verkehrs eine möglichst geradlinige Fahrwasserführung anzustreben. Eventuell erforderliche Fahrwasserkrümmungen sind als Kreisbögen an die geraden Abschnitte anzuschließen. In den Krümmungen sollte die Fahrwasserbreite um 2 Schiffsbreiten vergrößert werden, wenn der Kurswechsel Werte von 30 bis 45° erreicht (Maquet).

Zur Festlegung der erforderlichen Fahrwasserbreite im Zufahrtskanal wurden folgende Empfehlungen und Untersuchungen herangezogen (Maquet, Wiedemann):

- Empfehlungen der 2nd International Oil Tanker Commission
  - erforderliche Fahrwasserbreite = 5 Schiffsbreiten,

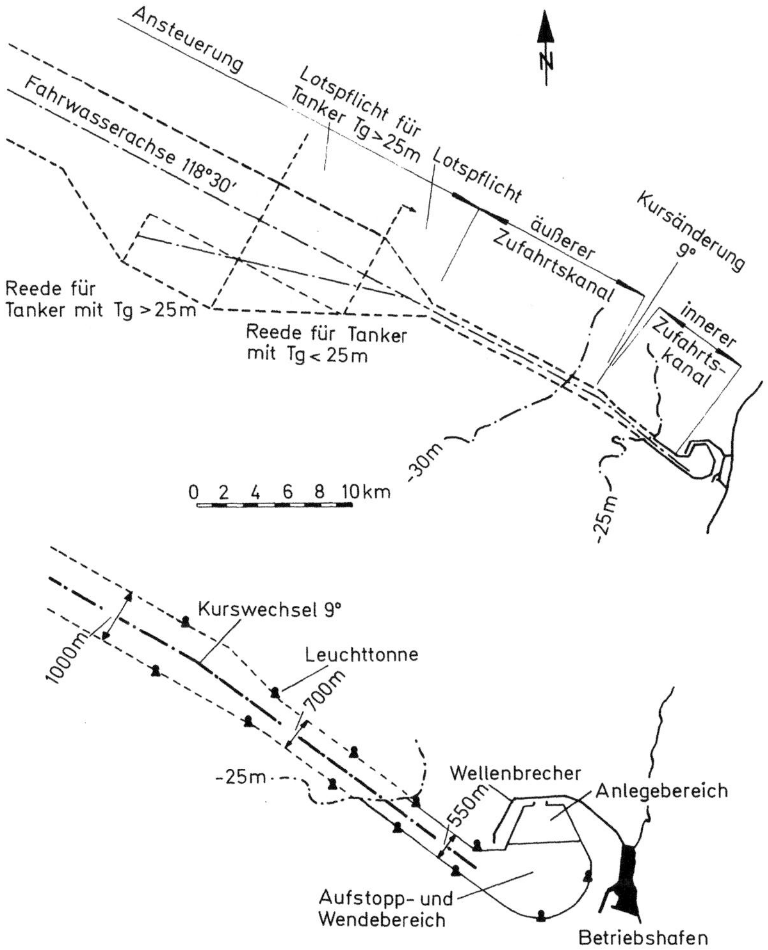

Abb. 2. Seerevier und Hafenanordnung des Port of Le Havre Antifer

- Untersuchungen im Schiffssimulator in Wageningen mit 7 Lotsen und unter verschiedenen Randbedingungen
  - erforderliche Fahrwasserbreite = 8 bis 9 Schiffsbreiten,
- Untersuchungen der französischen Seezeichenverwaltung nach der Maximum-Variation-Methode wiesen eine Abhängigkeit der notwendigen Fahrwasserbreite von der Genauigkeit der Positionsbestimmungen des Schiffes nach
  - erforderliche Fahrwasserbreite = 6 Schiffsbreiten (bei einer Ortungsgenauigkeit von ± 5 m),
  - erforderliche Fahrwasserbreite = 7,5 Schiffsbreiten (bei einer Ortungsgenauigkeit von ± 20 m),
- Untersuchungen mit selbstfahrenden Tankermodellen (M = 1 : 25) bei der Sogreah in Port Revel
  - erforderliche Fahrwasserbreite ≅ 500 m = rd. 8 Schiffsbreiten.

Die gewählte und ausgeführte Breite des Fahrwassers im 6,5 km langen Zufahrtskanal beträgt 700 m seeseitig und 550 m hafenseitig (Abb. 2). Dringend empfohlen wird, sich bei der Planung einer Hafenzufahrt mehrerer Untersuchungsmethoden zu bedienen. Maquet schlägt vor, die Vorteile des Schiffssimulators mit seinen reichhaltigen Variationsmöglichkeiten für einen Vorentwurf zu nutzen. Durch die Entwicklung genauer Ortungsverfahren ist eine Eichung oder Überprüfung mit Naturdaten jederzeit möglich. Der entwickelte Vorentwurf sollte anschließend im hydraulischen Modell mit selbstfahrenden Schiffsmodellen verfeinert werden.

Zur Festlegung der Fahrwassertiefe, die eine Netto-Kielfreiheit von 0,5 m bei sandigem Untergrund und 1,0 m bei felsigem Untergrund unter Berücksichtigung aller Einflußfaktoren garantieren soll, wurden umfangreiche Untersuchungen ausgeführt. Der Einfluß der Schiffsvertrimmung auf den Schiffstiefgang wurde in Abhängigkeit von der Schiffsgeschwindigkeit im hydraulischen Modell (M = 1 : 130) bestimmt. Tiefgangszunahmen durch Seegangseinfluß wurden im hydraulischen und an einem numerischen Modell untersucht. Es wurde festgestellt, daß erst Wellenperioden größer 9 Sekunden zu spürbaren Bewegungen dieser großen Schiffe führen, seitlich anlaufender Seegang die größte Wirkung zeigt und eine geringe Kielfreiheit dämpfend auf die Schiffsbewegungen wirkt.

Die Abmessungen der Manövrierflächen wurden ebenfalls unter Berücksichtigung der Modellversuchsergebnisse im hydraulischen Modell der Sogreah (M = 1 : 30) gewählt. Die Manövrierversuche unter maßgeblicher Beteiligung der Lotsen des Hafens Le Havre führten zu einem Stopp- und Drehmanöver, das von dem ursprünglich vorgesehenen Manöverablauf erheblich abweicht:

Der einkommende Tanker passiert mit einer Geschwindigkeit von 4 bis 6 Knoten den Wellenbrecher, fällt etwas nach Backbord ab, geht auf Höhe der Pier auf Voll-Zurück und dreht hierbei um 45° nach Steuerbord auf. Durch dieses Manöver wird die rückwärts zurückzulegende Strecke unter Schlepperassistenz und möglichen Seegangseinwirkungen möglichst kurz gehalten.

Ausgehend vom Kopf des Wellenbrechers steht eine Entwicklungslänge von 2 200 m zum Aufstoppen eines Tankers zur Verfügung. Dies entspricht einer Länge von rd. 5mal der Länge eines 500 000 tdw-Tankers. Unter normalen Bedingungen wird ein Stoppweg von 3 Schiffslängen nicht überschritten. Bei der Auslegung der Manövrierflächen wurden auch Notmanöver, z. B. bei Ruderschaden, berücksichtigt. Der zur Verfügung stehende Wendekreis weist aufgrund der Gestaltung der Manövrierflächen den Durchmesser von 1450 m ≅ 3,5 Schiffslängen eines 500 000 tdw-Tankers auf. Nach zweijährigem Betrieb kann noch kein abschließendes Urteil über die Auslegung der Manövrierflächen gegeben werden, aber bisher erwiesen sie sich als ausreichend bemessen und gut angeordnet.

Aufgrund der besonderen Randbedingungen am Port of Le Havre Antifer können die hier angewendeten Bemessungsregeln nicht ohne weiteres auf die Bemessung der Manövrierzonen anderer Häfen übertragen werden.

Bedingt durch die zeitweise hohen Querströmungskomponenten im Zufahrtskanal, die ein Schiff vom Typ der „Batillus“ mit 500 000 tdw und 63 m Schiffsbreite innerhalb von einer Minute um 1,5 Schiffsbreiten bei einem Driftwinkel von 15 Grad zur Fahrwasserachse versetzen können, entschloß man sich zum Einsatz eines Hochleistungs-Navigationssystems (Ribadeau-Dumas). Das SAREA[2] genannte System erfaßt über einen Rechner

- Positionskoordinaten in Bezug zur Fahrwasserachse
- wahre Schiffsgeschwindigkeit
- Axial- und Quergeschwindigkeit des Schiffes
- Geschwindigkeitsvektor in Bezug zur Fahrwasserachse
- Lage des Schiffsbugs
- Drehgeschwindigkeit des Schiffes

und übermittelt diese Daten zum Lotsen auf der Brücke des Tankers und in die Leitzentrale des Hafens. Der Lotse nimmt die erforderlichen Sende- und Empfangsgeräte bei der Versetzung auf das einlaufende Schiff mit an Bord.

---

2 SAREA = Système d'Aide Radioelectrique pour l'Entrée à Antifer
Radio Aid System for Entrance to Antifer

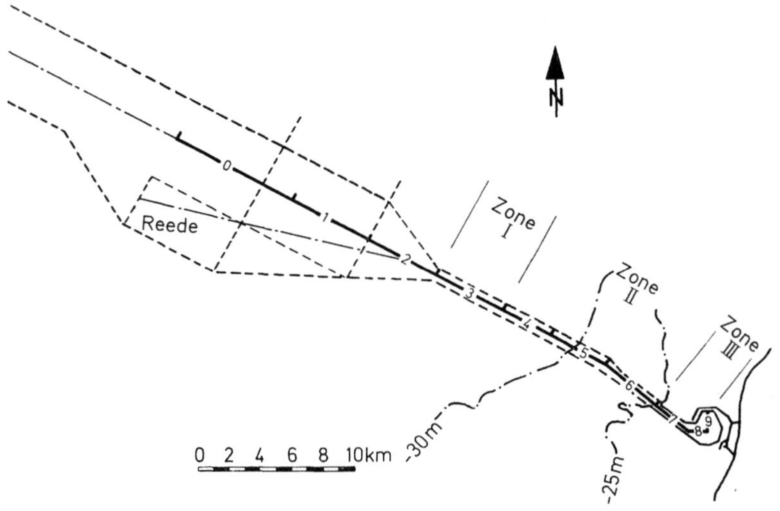

Abb. 3. Zonen gleichen Schiffsverhaltens beim Anlaufen des Port of Le Havre Antifer

Das SAREA-Navigationssystem wurde von den Lotsen gut angenommen, da es ihnen auf der Brücke unmittelbar den Abstand des Tankers von der Fahrwasserachse und Winkel zwischen Geschwindigkeitsvektor und Fahrwasserachse angibt. Somit können Kurskorrekturen eingeleitet und ausgeführt werden, bevor größere optisch wahrnehmbare Kursabweichungen auftreten.

Theoretisch können die Position des Schiffes mit dem Navigationssystem auf 5 m genau bestimmt werden und die Geschwindigkeit auf wenige Zentimeter pro Sekunde genau angegeben werden.

Im Jahre 1976 wurden zur Überprüfung des eingesetzten Navigationssystems und zur Auswertung des Manövrierverhaltens der einlaufenden Tanker 49 Schiffspassagen einlaufender Tanker ausgewertet – noch zu wenig für statistische Aussagen, aber genug für einen ersten Überblick über das Manövrierverhalten der Cap Antifer anlaufenden Supertanker.

Die Auswertungen bestätigten die erwarteten Ortungsgenauigkeiten (Standort ± 5 m, Geschwindigkeit ± 10 cm/s) und eine hohe Betriebssicherheit des Systems.

Zur Auswertung der Tankerfahrten von 1976 wurden die 9 Abschnitte des Ortungssystems in 3 Zonen eingeteilt (Abb. 3). Innerhalb dieser Zonen war das Schiffsverhalten vergleichbar; von Zone zu Zone konnten jedoch deutliche Abweichungen festgestellt werden. Die von der Schiffsführung beanspruchte Fahrwasserbreite in den Zonen I bis III sind in Tabelle 4 angegeben.

Bemerkenswert ist, daß die in Zone II beanspruchte Fahrwasserbreite mit 550 m (rd. 9 Schiffsbreiten) gut mit den in den Voruntersuchungen ermittelten Werten übereinstimmt. Somit ist die beanspruchte (nicht die notwendige!) Fahrwasserbreite mit 9 Schiffsbreiten deutlich größer als die von der 2nd IOTC empfohlene Breite mit 5 Schiffsbreiten, die allerdings für Reviere ohne Querströmungseinfluß gilt.

Die Fahrwasserbreiten in den Zonen I und II sind nach den vorliegenden Ergebnissen als ausreichend anzusehen, u. U. wäre auch eine geringere Breite möglich, wenn man bedenkt, daß engere Fahrwasser in der Regel zu noch präziseren Manövern führen. In der Zone III ist die beanspruchte Fahrwasserbreite deutlich größer als die projektierte, verursacht durch extrem südlichen Kurs der Tanker beim Passieren des Wellenbrecherkopfes. Dieser Kurs wird verursacht durch einen gewissen Respekt der Lotsen vor dem Wellenbrecher und durch die Einleitung des Drehmanövers. Eine Verbreiterung des Fahrwassers direkt an der Hafeneinfahrt könnte erforderlich sein (Ribadeau-Dumas). Zu beachten ist allerdings, daß die Revierfahrten zwar alle mit Hilfe des Sarea-Navigationssystems erfolgten, aber die Lotsen in der Anfangsphase noch Erfahrungen mit dem Revier und dem Navigationssystem sammeln mußten.

Tabelle 4. Projektierte und benutzte Fahrwasserbreite bei der Zufahrt zu Cap Antifer

Zone	projektierte Fahrwasserbreite (m)	benutzte Fahrwasserbreite (m)
I	1000	750
II	1000 bis 800	550
III	800 bis 550	750

5.3 **Hafeneinfahrt Dunkerque** (Barbier u. a., Wiedemann)

Am französischen Nordseehafen Dunkerque wurden in den letzten Jahren zusätzliche Hafen- und Industrieflächen geschaffen. Zum Empfang von Schiffen bis 450 000 tdw war die Anlage eines neuen Außenhafens mit in die See hinausgebauter Einfahrt notwendig. Im Jahre 1977 nahm dieser Hafen seinen Betrieb auf.

Der Entwurf des Hafens, der Hafenzufahrt und der Manövrierflächen beruht auf umfangreichen hydraulischen Modellversuchen.

In einem hydraulischen Modell (1 : 400/1 : 60) wurde die hydraulisch günstigste Form der Hafenanlage ermittelt. Die Strömungsmessungen aus diesem Modell dienten zur Eichung eines größeren Ausschnittsmodells im Maßstab 1 : 150 (unverzerrt), in dem die nautischen Gegebenheiten untersucht wurden. Hydraulische Randbedingungen sind eine küstenparallele Tideströmung mit Strömungsgeschwindigkeiten von rd. 1 m/s bei Springtide mit rd. 6 m Tidehub. Die maximalen Flutstromgeschwindigkeiten treten etwa 1 Stunde vor Tidehochwasser auf; die Kenterpunkte k_e und k_f liegen etwa 3 Stunden vor bzw. nach Thw.

Die nautischen Randbedingungen zeigt Abb. 4. Ein zunächst in ONO-licher Richtung küstenparallel verlaufender Zufahrtskanal wird mit einem Kurvenradius von R = 3 000 m in SO-liche Richtung zur Hafeneinfahrt verschwenkt. Die Fahrrinnenbreite beträgt 450 m. Sie wird in der Fahrwasserkrümmung auf 850 m erhöht (Kurswechsel rd. 45°). Ziel der Untersuchungen im Ausschnittsmodell (1 : 150) war die Bestimmung der Zeitspanne, in der der Hafen sicher von den großen Massengutschiffen angelaufen werden kann. Schwierige Navigationsbedingungen wurden zur Zeit der maximalen Flutströmung kurz vor Eintritt des Tidehochwassers erwartet, da während dieser Tidephase das Schiff in starker achterlicher Strömung (rd. 1 m/s) aufkommt und dann in der Fahrwasserkrümmung in einen Bereich mit achterlich setzender Querströmung eindreht.

Die Modellversuche (1 : 150) mit einem ferngesteuerten Modell des 213 000 tdw-Tankers „Magdala“ bestätigten diese Annahme. Eine statistische Auswertung der mit mehreren Lotsen durchgeführten Versuchsfahrten zeigt, daß von 2 Stunden vor bis 2,5 Stunden nach Spring-Tidehochwasser die Randbedingungen keine ausreichend sichere Ansteuerung des Hafens erlauben.

Der Stoppbereich im Hafen wurde so ausgelegt (Stoppstrecke rd. 1 750 m), das ein ULCC bei 6 kn Anfangsgeschwindigkeit ohne Schlepperhilfe aufgestoppt werden kann.

Über die Möglichkeiten und Grenzen der gewählten Untersuchungsmethode ist folgendes zu bemerken (Barbier u. a.):

– Im hydraulischen Modell müssen bedingt durch den Zeitmaßstab (1 : 14 bei einem Modellmaßstab von 1 : 200) die Manöver schneller ausgeführt werden.

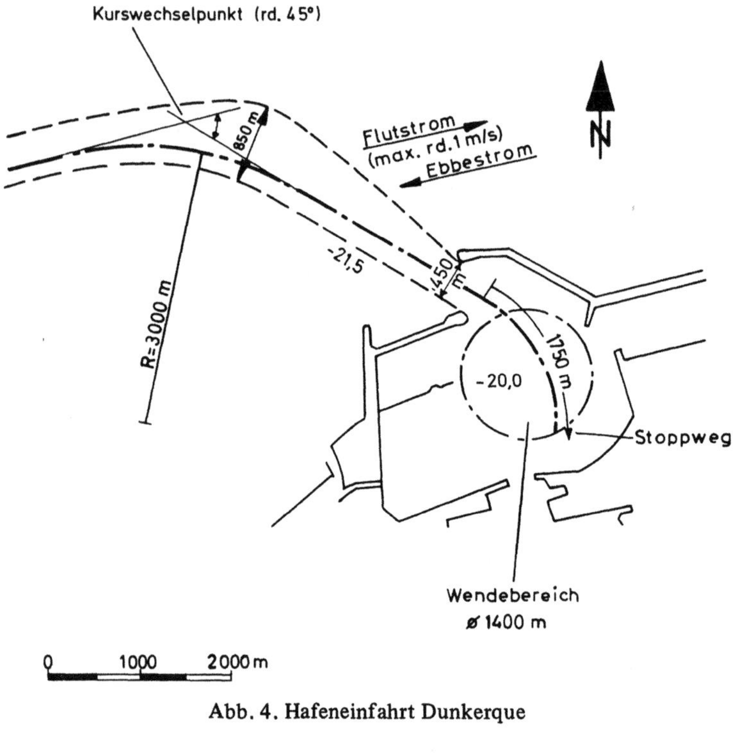

Abb. 4. Hafeneinfahrt Dunkerque

– Wegen der nautischen und navigatorischen Randbedingungen sind bemannte Modelle im Maßstab von rd. 1 : 25 besonders zum Trainieren der Lotsen vorzuziehen. Ferngesteuerte Modelle im Maßstab 1 : 150 haben jedoch den Vorteil, daß ein größeres Seegebiet mit den komplexen Strömungsverhältnissen nachgebildet werden kann und schneller große Versuchsserien für statistische Auswertungen durchgeführt werden können.
– Im Modell (1 : 150) nimmt der Lotse kleine Schiffsbewegungen später wahr als in der Natur mit entsprechend verzögerten Reaktionen.
– Die Versuche sollten mit mehreren Lotsen durchgeführt werden, um den Gewöhnungseffekt beim Umgang mit dem ferngesteuerten Schiffsmodell zu verringern. Versuchsfahrten mit professionellen Revierlotsen sind unbedingt erforderlich, da nur sie in der Lage sind, das Modell mit naturähnlichen Schiffsmanövern (Ruderlage, Propellerdrehzahl, zulässiger Driftwinkel) zu fahren.
– Alle hier beschriebenen Versuchsfahrten wurden bei ungünstigsten Randbedingungen (max. Tideströmung, voll abgeladenes Schiff) gefahren.

Im ersten Jahr nach Inbetriebnahme des Hafens bot sich die Möglichkeit, erste Vergleiche zwischen Modellversuch und Natur anzustellen, sowie die Meinung der beteiligten Lotsen über die Aussagekraft der Modellversuche zu hören.

Die Lotsen bestätigten, daß sie durch das Modell einen sehr guten Überblick über die Strömungsverhältnisse im Hafenbereich erhalten hätten, was besonders für das erste Anlaufen des Hafens wichtig war. Verschiedene aus den Modellversuchen abgeleitete Manöverabläufe wurden in der Natur bestätigt.

Abbildung 5 zeigt den Kurs und die Schiffslage dreier Tanker, die 1977 den Hafen Dunkerque anliefen (aufgenommen mit Hafenradar). Das Einlaufen der auf 20 m abgeladenen Schiffe erfolgte jeweils 2 Stunden nach Tidehochwasser, aber bei unterschiedlichen Tideverhältnissen. Nur die „Jalinga“ lief bei Springtide – also dem Modellversuch entsprechenden Tideverhältnissen – ein. Deutlich ist am Kurs und Driftwinkel der Schiffe zu erkennen, daß das Anlaufen des Hafens bei Nipptide und mittleren Tideverhältnissen unproblematisch ist, während das Einlaufen bei Springtide einige Anforderungen an den Lotsen stellt.

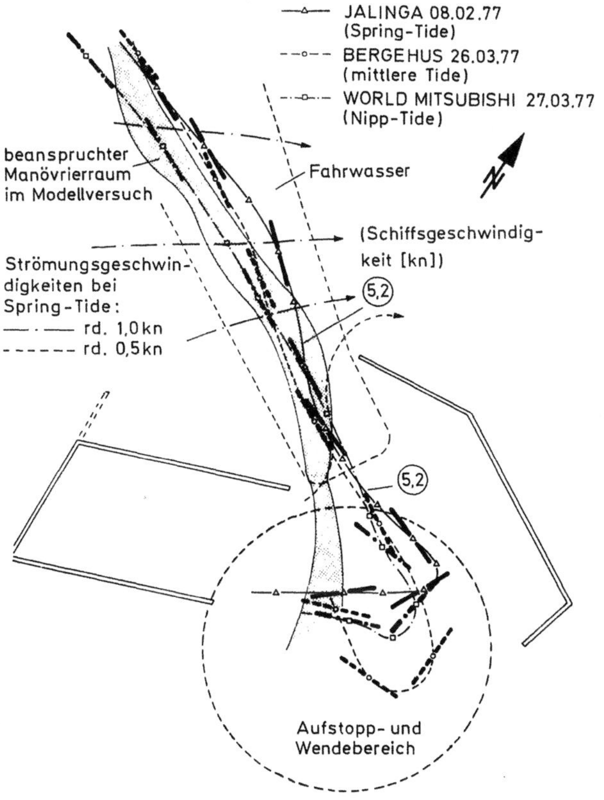

Abb. 5

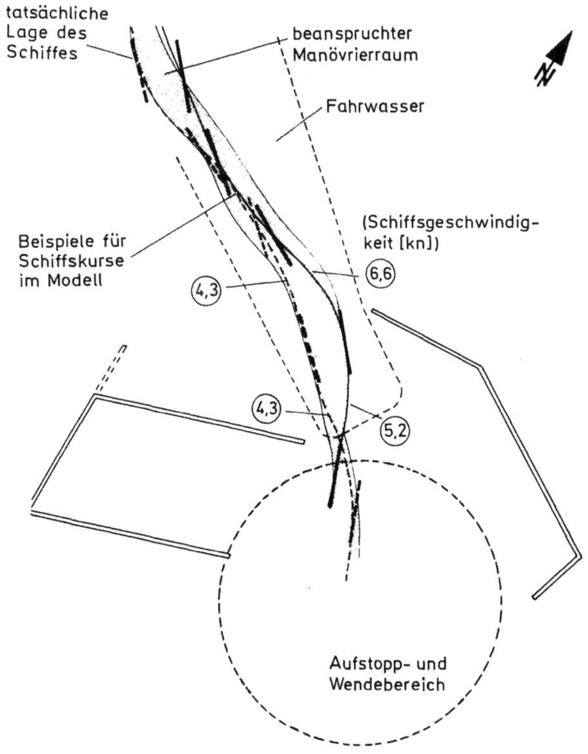

Abb. 6

Abb. 5. Aufgezeichnete Schiffskurse beim Anlaufen von Dunkerque bei unterschiedlichen Tideverhältnissen (Tidephase: 2 Std. nach Thw)

Abb. 6. Schiffskurse und beanspruchter Manövrierraum im hydraulischen Modell des Hafens Dunkerque (Tidephase: 2 Std. nach Thw)

Im Vergleich zu den in Abb. 6 dargestellten Kursen und Driftwinkeln einlaufender Tanker (Modellversuch) zeigt sich eine gute Übereinstimmung der Driftwinkel in Modell und Natur, während die Abweichung von der Fahrwasserachse Unterschiede aufweist. Diese Unterschiede können darauf zurückgeführt werden, daß im Modell die Fahrwasserkrümmung nicht mit nachgebildet war und das Modellschiff dadurch eine nicht den Naturbedingungen entsprechende Startposition hatte und andererseits nur ein Einlaufmanöver zum Vergleich herangezogen werden konnte.

5.4 **Hafeneinfahrt Le Verdon** (Barbier u. a., Wiedemann)

In Le Verdon an der Mündung der Gironde wird in der Nähe der bereits existierenden Löschbrücken die Anlage mehrerer Hafenbecken geplant. Der Hafenstandort wird nach 34 km Revierfahrt erreicht (Abb. 7). Den neuen Hafen sollen Schiffe mit 20 m Tiefgang bei 15 % Kielfreiheit erreichen können (250 000 tdw-Schiffe). Bisher konnten 120 000 tdw-Schiffe mit 15 m Tiefgang die Löschbrücken anlaufen.

Die hydraulisch und nautisch günstigste Form der Hafenanlage wurde ähnlich wie bei der Erweiterung des Hafens Dunkerque ermittelt.

Ein hydraulisches Großmodell (1 : 600/1 : 60) lieferte die hydraulisch günstigste Anordnung und die Strömungsgeschwindigkeiten zur Eichung eines Ausschnittmodells (1 : 200). In dem Ausschnittmodell (1 : 200) wurden die nautischen Randbedingungen untersucht.

Die Modellversuche mit einem 1 : 200-Modell des Tankers „Magdala" führten zu z. T. beträchtlichen Änderungen des Ausführungsentwurfs gegenüber dem im hydraulischen Modell (1 : 600/1 : 60) ermittelten Entwurf (Abb. 8). Maßgebende hydraulische Randbedingungen waren auch in diesem Fall die Strömungsgeschwindigkeiten bei Springtide und der Tidehub von rd. 5 m. Die Tideströmung ist parallel zum Fahrwasser gerichtet und erreicht über die Tiefe gemittelte Werte zwischen 2 und 3 Knoten (1 bis 1,5 m/s). Auch hier sind die schwierigsten Einlaufbedingungen bei maximalem Flutstrom, wenn das Schiff bei achterlicher Strömung in den Querströmungsbereich der Einfahrt einläuft, zu erwarten.

Die statistische Auswertung von 40 Versuchsfahrten mit 4 verschiedenen Lotsen pro Tidephase (Tidephase = 1 Stunde) bestätigte diese Erwartung, zeigte aber auch, daß die nautischen Randbedingungen hauptsächlich von der Strömung im Fahrwasser der Gironde und weniger von der Geometrie der Einfahrt beeinflußt werden.

Für den 1. Teilausbau der neuen Hafenanlage wurden zusätzliche Untersuchungen mit einem mathematischen Modell ausgeführt. Zur Eichung des mathematischen Modells lagen die umfangreichen Manövrierdaten der „Magdala" und die Strömungsgeschwindigkeiten aus dem hydraulischen Modell vor.

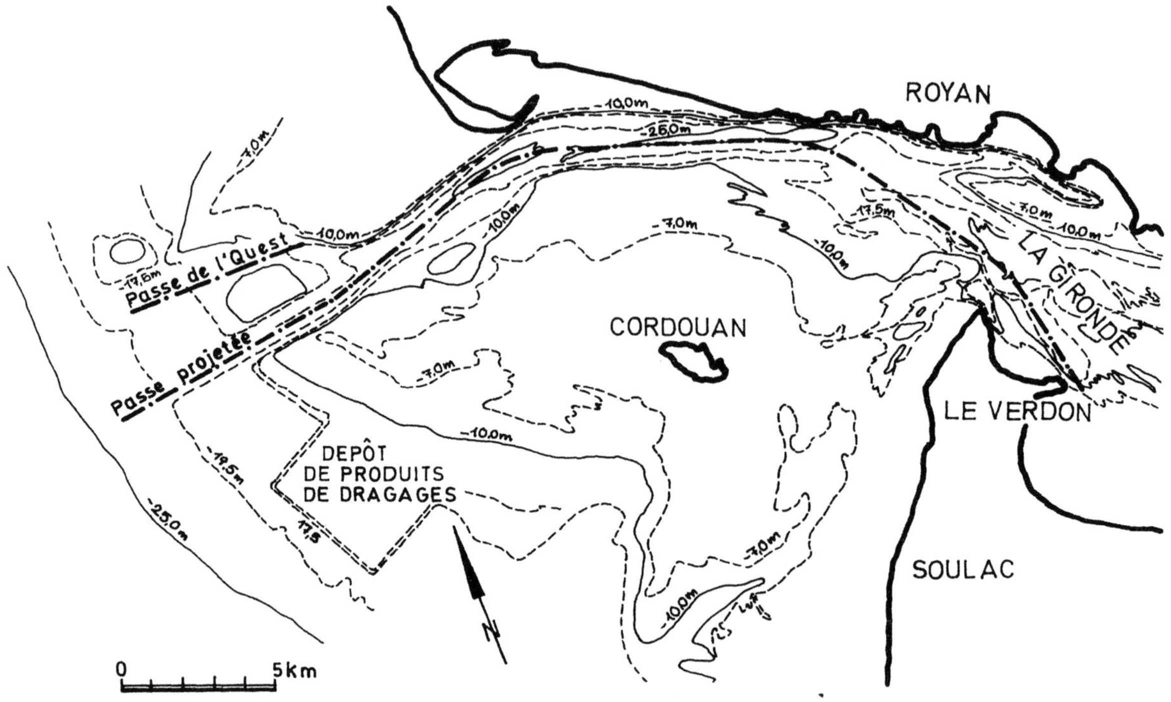

Abb. 7. Einfahrt vor Le Verdon

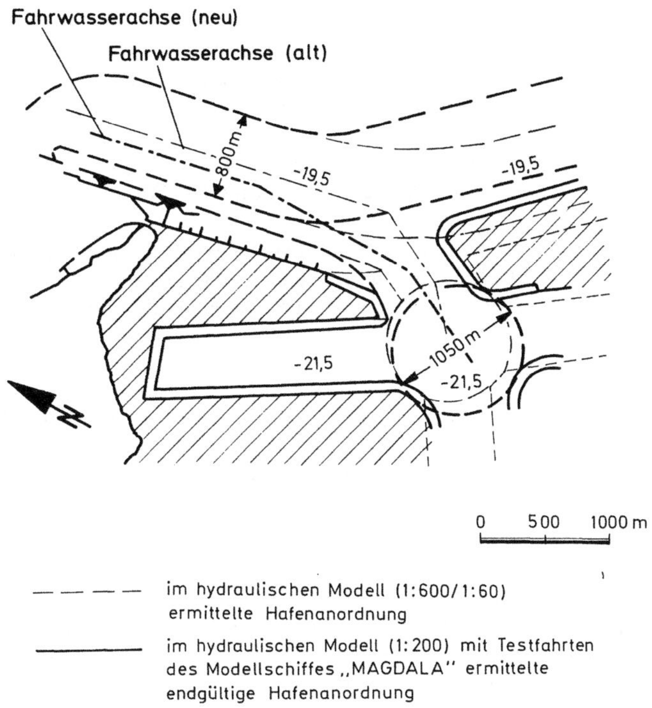

Abb. 8. Einfahrt und Hafen Le Verdon

Die Untersuchungen für die 1. Ausbaustufe wurden dann mit einem 15 600 tdw-Schiff (Länge: 160 m, Breite: 23 m, Tiefgang: 10 m) ausgeführt. Im mathematischen Modell werden die Schiffskoordinaten alle 5 Sekunden ausgeplottet, und Lotsenkommandos (gegeben von einem professionellen Lotsen) können alle 80 Sekunden eingegeben werden (Ruderlage und Propellerdrehzahl).

Bei der statistischen Auswertung der Versuchsfahrten im mathematischen Modell für den auch im hydraulischen Modell untersuchten Endausbau des Hafens ergaben sich die häufigsten kritischen Situationen (Schiff zu dicht am Fahrwasserrand oder an Hafenbauwerken), ebenfalls bei maximalem Flutstrom 2 bis 3 Stunden vor Springtidehochwasser. Allerdings gibt es zu anderen Tidephasen auch deutliche Abweichungen (Ergebnisse des mathematischen Modells sind ungünstiger) von den Ergebnissen aus dem hydraulischen Modell.

Den beteiligten Lotsen war das mathematische Modell gegenüber dem hydraulischen zu abstrakt, so daß für die Zukunft ein Sichtgerät entwickelt werden soll, das dem Lotsen ein realistischeres Bild während der Versuchsfahrt vermitteln soll.

Weitere Verbesserungsvorschläge sind die Verkürzung des Zeitintervalls für Lotsenkommandos (bisher 80 s) – Nachteil: höhere Rechenzeit – und eine Begrenzung der Zeitspanne, in der der Lotse seine nächste Anweisung geben muß (z. Z. unbegrenzt).

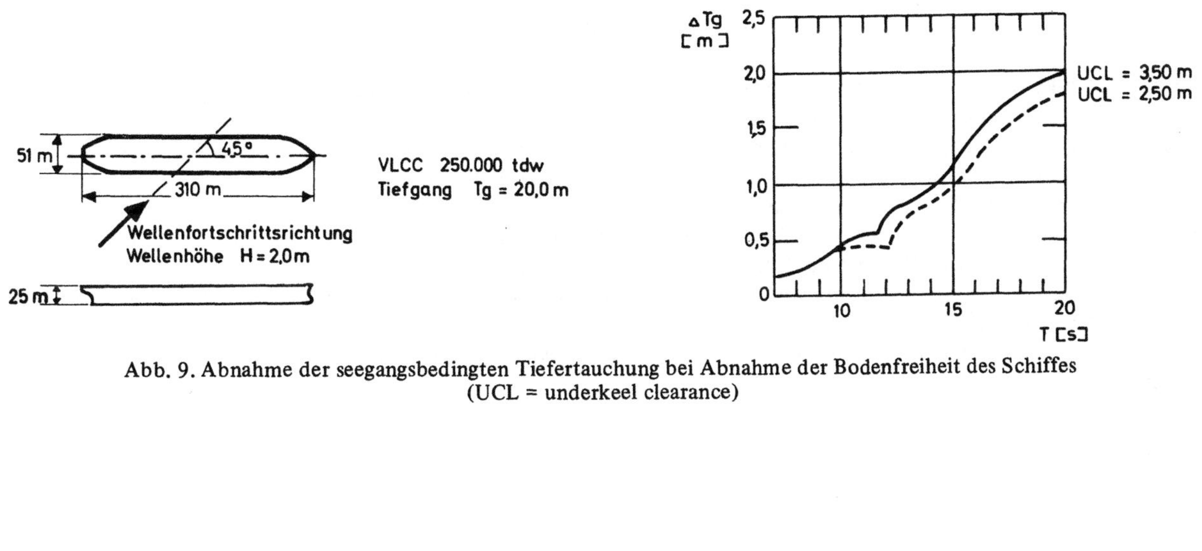

Abb. 9. Abnahme der seegangsbedingten Tiefertauchung bei Abnahme der Bodenfreiheit des Schiffes (UCL = underkeel clearance)

Da in Seegebieten mit zeitweise schweren Seebedingungen eine Festlegung der Fahrwassertiefe mit einem festen Prozentsatz des Schiffstiefgangs (10 bis 15 %) als unbefriedigend angesehen wird, wurde speziell für den Hafen Le Verdon und die Gironde-Mündung ein mathematisches Modell entwickelt, das die Bestimmung der Tiefertauchung des Schiffes infolge Seegang erlaubt. Zu diesem Wert muß der von der Fahrstufe abhängige Squat noch hinzu addiert werden.

Das Modell wurde anhand von hydraulischen Modellversuchen der Sogreah überprüft. Das wesentlichste Ergebnis ist die Abnahme der seegangsbedingten Tiefertauchung bei Abnahme der Bodenfreiheit des Schiffes (Abb. 9).

Basierend auf dem hier kurz beschriebenen mathematischen Modell wird von dem Bureau Veritas z. Z. ein einfaches mathematisches Modell entwickelt, das den Lotsen direkt als Entscheidungshilfe dienen soll, da es das Risiko der Grundberührung auf der Grundlage der während des Einlaufens herrschenden Seegangsbedingungen angibt.

6 Zusammenstellung der zum Symposium eingereichten Beiträge

6.1 Grundlagen

Norrbin, N. H.: „A method for the prediction of the manoeuvring lane of a ship in a channel of varying width"

Gates, E. T., Herbich, J. B.: „A mathematical model for the review or design of deep-draft navigation channels with respect to vessel drift and rudder angles"

Yeung, R. W.: „Application of slender-body theory to ships moving in restricted shallow water"

van de Kaa, E. J.: „Power and speed of push-tows in canals"

Dillingham, J. T., Webster, W. C.: „Some aspects of ship manoeuvrability as applied to the problem of collision avoidance"

Glansdorp, C. C., Veldhuyzen, W.: „Modelling human elements in the navigation process"

6.2 Hafeneinfahrten

Ribadeau-Dumas, L.: „Antifer aids to navigation and channel manoeuvring. Experimental results"

Fletcher, A. D., Smith, R. G.: „The integration of probabilistic models to assist channel design"

Maquet, J. F.: „Application of investigation methods to the layout of port structures and water surfaces – Port approach manoeuvres"

van Dixhoorn, J., Agema, J. F., Koelé, L. A., Roose, W. A.: „Development and criteria for design and construction of the approach and harbour of Rotterdam Europoort"

Keith, V. F., Paymans, P. J.: „Supertankers through Valdez Narrows"

Dey, D., Schmale, U., Schmidt, M.: „Computer-aided simulation of ship behaviour for optimizing harbour layout"

Barbier, J. M., Lepetit, J. P., Devesne, M., Mme Graff, M.: „Mathematical modelling of path and motions of a ship during port approach under current, wind and wave actions"

Barbier, J. M., Quartre, M., Lepetit, J. P., Davesne, M.: „Physical model study of the navigation conditions of harbour approaches and entrances"

Niedźwiecki, A., Nowicki, J. M.: „Studies on model tests of ships manoeuvrability in constraint waterways"

Eda, H.: „Hydrodynamic and computer-simulation studies of ships during transit in harbour channels"

6.3 See- und Binnenreviere

Degré, T., Lefèvre, X.: „A simulation model of marine traffic in the Dover Strait"

Fuehrer, M.: „The results of systematic investigations into lateral forces for determining the effects of hydraulic asymmetry and eccentricity on the navigation of sea-going ships in canals"

Römisch, K.: „Contribution to a determination of the required canal width"

Dand, I. W., White, W. R.: „Design of navigation canals"

de Ruiter, W.: „Studies concerning the behaviour of push-tow units"

Glover, J. E.: „Channel widths for shallow draft push-tows navigating river bends"

Kooman, C.: „The development and application of design rules for canals and locks suitable for push-tow units and traditional craft"

Schuffel, H.: „Prediction of the path of an empty push-tow in a constraint navigation channel by means of simulation"

6.4 Forschung

Koeman, J. W., Strating, J., Witt, F. G. J.: „Ships in cross-currents"
Huval, C. J., Pickering, G. A.: „Physical and mathematical models for improved navigation channel design"
Auf die im Text erwähnten und erläuterten Grundsatzreferate von P. A. Kolkman, A. J. Hermans, C. L. Crane und G. Wiedemann sei hier noch einmal hingewiesen.

7 Zusammenfassung

Die Beiträge des Symposiums „Aspects of Navigability of Constraint Waterways, Including Harbour Entrances" im April 1978 in Delft zeigen, daß für die Bemessung von Fahrwassern und Hafeneinfahrten für sehr große Seeschiffe folgende Verfahren zur Verfügung stehen:

- Erfahrungen an in Betrieb befindlichen Seerevieren
- Auswertung von Versuchen in der Natur, im hydraulischen Modell oder am real-time Schiffssimulator
- numerische Verfahren.

Aus den Untersuchungen zur Auslegung der Hafenzu- und -einfahrten der behandelten Häfen Rotterdam, Port of Antifer, Dunkerque und Le Verdon geht hervor, daß in der praktischen Anwendung hydraulische Modelle und Untersuchungen am real-time Schiffssimulator im Vordergrund stehen und mathematische Verfahren bisher nur für spezielle Teilaufgaben eingesetzt werden. Besonders die mathematische Beschreibung des menschlichen Verhaltens bei der Führung eines Schiffes und der zahlreichen, komplexen Abhängigkeiten Schiff-Wasserweg-Schiffahrt schränken die Anwendbarkeit numerischer Verfahren heute noch ein.

Bewährt hat sich vor allem der kombinierte, einander ergänzende Einsatz hydraulischer Modelle (Auslegung von Fahrwasser und Hafenzufahrt unter Berücksichtigung der Randbedingungen aus Tide, Meteorologie und Meeresströmungen) und des real-time Schiffssimulators (Analyse der nautischen Verhältnisse).

Erinnerungen aus 40 Jahren Arbeit für den Strom- und Hafenbau und den Hamburger Hafen

2. Teil, 1945/46 – 1963

Prof. Dr.-Ing. **Arved Bolle**, Elmshorn

Vorwort des Verfassers

In dem schon veröffentlichten 1. Teil der Erinnerungen[1] habe ich Erlebnisse und Verhältnisse der Vorkriegszeit behandelt; sie sind abgeschlossen und zum Teil schon Geschichte.

Der nun folgende 2. Teil umfaßt den Zeitraum von 1946 bis zum Ende meiner aktiven Dienstzeit im Jahre 1963, d. h. eine Zeitspanne, während welcher der bis zu 80% zerstörte Welthafen Hamburg wiederaufgebaut und darüber hinaus ausgebaut wurde. Angesichts der Fülle der Geschehnisse in dieser Nachkriegszeit und der daraus resultierenden Summe einzelner Meldungen und Berichte mußte sich der Verfasser bei seinen Darlegungen erhebliche Beschränkungen auferlegen, was insbesondere für die Behandlung technischer Details gilt. Er hält das aber für tragbar, da über jedes vom Strom- und Hafenbau bearbeitete Objekt für jedermann zugängliche Berichte in Zeitschriften und Jahrbüchern vorliegen. Umgekehrt hat der Verfasser versucht, nicht so oft behandelte hafenspezifische Probleme (wie etwa Organisation, Verwaltung, Planung von Hafenanlagen) etwas ausführlicher in den Vordergrund zu bringen. In manchen Abschnitten mußte sachlichen Gesichtspunkten gegenüber der zeitlichen Aufeinanderfolge der Vorzug gegeben werden. Schließlich gilt auch für den 2. Teil der Erinnerungen, daß manche der angesprochenen Situationen, sofern man eine historische Sonde anlegt, auch anders gesehen werden können.

Deutschlandpolitik der Alliierten 1945 – 1949

Der 1. Teil der Erinnerungen hatte abgeschlossen mit der Feststellung, daß gegen Ende des Jahres 1945 die britische Besatzungsmacht im Zuge einer neuen Deutschlandkonzeption der Alliierten das strikte Verbot jeglicher Wiederaufbauarbeit im Hamburger Hafen in ein Gebot zur Wiederingangsetzung der dem Handel dienenden Umschlaganlagen gewandelt hatte[2].

Die Ursachen dieses für das Weiterbestehen Hamburgs entscheidenden Sinneswandels, der nach der quälenden Unsicherheit des Jahres 1945 den Bewohnern des Stadtstaates eine schier erdrückende Last abnahm, sind zu suchen in grundlegenden Verschiebungen im Kräftespiel der Alliierten untereinander, die sich im Ansatz bereits während der letzten Kriegsphase, nach der Kapitulation aber unaufhaltsam und sich verstärkend ergeben hatten. Im Mai 1945 hatte Deutschland bedingungslos kapituliert und war zerstückelt worden in Zonen, die von vier Besatzungsmächten verwaltet wurden. Dabei war Ostdeutschland an Rußland und Polen gefallen und Mitteldeutschland war sowjetabhängig geworden, während Großberlin als vom Sowjetbereich gänzlich eingeschlossene Insel Vierzonenstadt unter einer alliierten Großbehörde geworden war. West- und Süddeutschland standen unter amerikanischer – französischer – britischer Verwaltung. Trotz dieser weit getriebenen Aufteilung sollte aber – so hieß es – Deutschland als wirtschaftliche Einheit erhalten werden, wobei aber völlig offen geblieben war, was mit dieser Formulierung gemeint war.

Im Zuge der sich abzeichnenden Auseinandersetzungen zwischen den westlichen Alliierten und den Russen, deren Höhepunkt später (1948) in der Blockade Berlins zu sehen ist, reifte Ende 1945 bei führenden Persönlichkeiten der drei westlichen Alliierten die Erkenntnis, daß zur Erhaltung eines Gleichgewichts zwischen West und Ost ein starkes Westeuropa wiederaufgebaut werden müsse, was aber ohne eine Einbeziehung Westdeutschlands nicht funktionieren würde. Wichtiges Element beim Wiederaufbau einer westdeutschen Wirtschaft war aber Hamburg mit seinem Hafen, und damit ist erklärt, warum die britische Militärregierung gegen Ende 1945 grünes

1 Hafenbautechnische Gesellschaft (HTG), Jahrbuch Bd. 36, S. 45 ff., Berlin, Heidelberg, New York: Springer-Verlag 1979.

2 Für den Strom- und Hafenbau waren britischerseits ein Leiter (Baudirektor Mühlradt) und ein stellvertretender Leiter (Baudirektor Dr. Bolle) eingesetzt worden.

Licht für den Wiederaufbau des Hafens gegeben hat, und zwar mit der Weisung, daß in ca. 4 Jahren Hafenanlagen zur Verfügung stehen sollten, die 70 % des Umschlagvolumens von 1936 (22,1 Mill. t) bewältigen könnten. Im Gegensatz zu den Einsichten und entsprechenden Handlungen der westeuropäischen Staatsmänner dauerte es – dank der voraufgegangenen hemmungslosen Propaganda gegen das deutsche Volk – längere Zeit, bis von den Völkern die Notwendigkeit eines „come back" Deutschlands verstanden wurde. So war beispielsweise im Juni 1946, als der Wiederaufbau des Hamburger Hafens schon vor Monaten angelaufen war, in der bekannten englischen Wirtschaftszeitung „The Economist" der Meinung Ausdruck gegeben worden, daß das Potsdamer Abkommen vom August 1945 für den Hamburger Hafen das Todesurteil ausgesprochen habe, indem Deutschland der Besitz von Seeschiffen verboten worden war.

Auch in Dänemark wurde im Interesse der eigenen Häfen gegen Hamburg agitiert; u. a. war ein Vorschlag zu verzeichnen, den überflüssig gewordenen Nord-Ostsee-Kanal zuzuschütten und die Fläche als Ackerland zu nutzen.

In bezug auf Westdeutschland allgemein ist erwähnenswert, daß ab 1947 die Verselbständigung vorwärts gekommen war, wobei sich die nach dem USA-Außenminister Marshall benannte Hilfsaktion für Europa (1947) sowie die westdeutsche Währungsreform (1948) als förderlich erwiesen hatten. 1949 war aus der britischen, amerikanischen und französischen Besatzungszone die Bundesrepublik mit Hauptstadt Bonn entstanden[3].

Besatzungszeit und Neuaufbau der stadtstaatlichen Verwaltung

Der Stadtstaat Hamburg war nach kampfloser Übergabe (3. Mai 1945) Teil der britischen Zone geworden, und eine Militärregierung hatte die Verwaltung in die Hand genommen. Nachdem im ersten Anlauf die meisten Leiter der hamburgischen Verwaltungszweige ihrer Ämter enthoben worden waren, regierten praktisch britische Offiziere, die aber den auf sie zukommenden Aufgaben verständlicherweise kaum gewachsen waren, und zwar allein schon aufgrund der Tatsache, daß in den ersten Monaten nach der Kapitulation die Bevölkerung Hamburgs durch Heimkehrer und Flüchtlinge von 800 000 auf 1,4 Mill. Menschen angewachsen war. Unterbringungsnot (die besten Quartiere waren militärisch beschlagnahmt) sowie Schwierigkeiten in der Ernährung, die sich auf 1 100 bis 1 400 Kalorien pro Kopf und Tag verschlechterte, waren unabwendbare Folgen. Der Winter 1945/46 brachte schwerste Heizungssorgen. Zur weiteren Kennzeichnung der Situation von 1945 mag erwähnt werden, daß wochenlang keine Nahverkehrsmittel zur Verfügung standen, daß die Benutzung der Elbbrücken der ausdrücklichen Genehmigung der Militärregierung bedurfte, daß keine Post befördert wurde und keine Zeitung erschien. Radio Hamburg war lange die einzige Möglichkeit, die Bevölkerung zu unterrichten. Erschwerend für ein unvermeidbares Zusammenspiel zwischen Bevölkerung und Besatzung war, daß deren Angehörige unter dem Gebot der Non-Fraternisation standen.

Um den Rahmen der Abhandlung nicht zu sprengen, müssen diese wenigen Hinweise genügen, um die großen Schwierigkeiten herauszustellen, denen sich die Bewohner Hamburgs – sei es beruflich, sei es privat – gegenübersahen. Eine gewisse Entspannung, zwar noch nicht in bezug auf Versorgung, aber im zwischenmenschlichen Bereich begann sich anzubahnen, als an die Stelle der militärischen Führung Sir Vaughan Berry als Zivil-Gouverneur getreten war. Dieser förderte die Wahl eines Landesparlaments, das ab 13. Oktober 1946 fungierte[4].

Daß mit Sir Berry eine Wende eingetreten war, wird erhellt u. a. dadurch, daß er sich unmittelbar nach der Bürgerschaftswahl in Zivil und in deutscher Sprache den neuen Abgeordneten vorstellte. In seinen drei Amtsjahren räumte er Senat und Bürgerschaft immer mehr Einfluß auf die Verwaltung, insbesondere in bezug auf die Maßnahmen für den Wiederaufbau ein[5].

Im nach Sachlage bedingten zeitlichen Abstand vollzog sich der Aufbau der hamburgischen Verwaltung. Das Gesetz über Verwaltungsbehörden vom 3. Juni 1947 brachte die Wiedererrichtung der in Hamburg traditionellen Deputationen (Beschlußkörperschaften der Behörden) mit einem Senator als Präses. Auch die für Schiffahrt und Hafenfragen zuständige Deputation für Wirtschaft und Verkehr wurde neu formiert[6].

Die Verantwortung für den Hafen oblag nach der Kapitulation, wie schon anderenorts erwähnt, einer militärischen Dienststelle (Port Controller)[7]. Bei der Zusammensetzung dieses Stabes hatte zweifelsfrei die Organisa

3 Berlin war durch Einsetzung einer nicht gewählten zivilen Verwaltung im Ostsektor seit 1948 gespalten.

4 Die neue Bürgerschaft war der Ersatz für das am 27. Februar 1946 britischerseits berufene Parlament, nachdem bereits am 15. Mai 1945 zwei profilierte Hamburger, Rudolf Petersen und Adolf Schönfelder, als Bürgermeister eingesetzt worden waren, deren Machtbefugnisse aber so beschränkt waren, daß sie im wesentlichen nur ausgleichen konnten. Erster Bürgermeister ab 1946 wurde der frühere Oberbürgermeister von Altona Max Brauer.

5 Bedauerlicherweise konnten aber trotzdem eine Anzahl die Hamburger Wirtschaft schädigende Demontagen, u. a. die Sprengung der Werft Blohm + Voss, nicht verhindert werden.

6 Als Präsides bis zu meinem 1963 erfolgten Ausscheiden amtierten die Senatoren Borgner (bis Oktober 1948), Schiller (1948-1963), Plate (1953–1957), Engelhard (1957–1966).

7 Das Wirken dieser Dienststelle im Jahre 1945 sowie die Situation des Strom- und Hafenbau während dieses Zeitraums sind im 1. Teil der Erinnerungen (HTG Jahrb. 36. Bd., S. 73) angesprochen worden.

tion der „Port of London Authority" Pate gestanden. Angelehnt an dieses Muster hoffte man wohl, am ehesten die keineswegs einfachen Betriebsverhältnisse des Hafens in den Griff zu bekommen.

Der Port Controller, Colonel Haddock, war zwar in bezug auf den Hafen mit großen Vollmachten ausgerüstet, stand jedoch 1945 noch unter dem Handicap, daß über ein Comeback Deutschlands keine Klarheit bestand und damit auch das Schicksal des Hafens noch völlig unsicher war. Folgerichtig ließ seine Dienststelle nur Arbeiten im Hafen zu, die dem britischen Nachschub dienten. Darüber hinausgehende Tätigkeit an staatlichen oder privaten Anlagen wurde mit Gefängnis geahndet. So landete u. a. ein Werftdirektor im Gefängnis, weil er versucht hatte, seinen Trümmerhaufen zu besichtigen.

Während so für den Hamburger Hafen kostbare Monate verstreichen mußten, liefen bei seinen Wettbewerbern die Instandsetzungen auf vollen Touren. Der Wiederaufbau in Antwerpen hatte bereits mit der Wiedereinnahme 1944 begonnen. Der Wiederaufbau der Anlagen in Rotterdam war von der holländischen Exilregierung in London gut vorbereitet worden und begann mit größtem Einsatz von Menschen und Material nach der Übergabe im Mai 1945. Hamburg folgte erst gegen Ende 1945.

Persönlich trat Colonel Haddock deutschen Stellen gegenüber zurückhaltend auf, zeigte sich aber, wenn es sich um menschliche Probleme handelte, fair, was ich selbst erfahren habe, als er mich beim Verbleiben im Amt unterstützte[8].

Mit Übernahme seines Postens war es für den Port Controller wichtig geworden, eine deutsche Persönlichkeit zu finden, die sowohl als Sprecher des Hafens auftreten als auch für die Durchführung von Anordnungen verantwortlich gemacht werden konnte. Die Tätigkeit dieser Persönlichkeit entsprach in etwa der eines „General-managers" in einer den Briten geläufigen „Port Authority", für die es in der Organisation der Hamburger Hafenverwaltung kein Muster gab. Als Generalmanager war von Haddock der Vorsitzende des Vorstandes der Hamburger Hafen- und Lagerhaus AG, Direktor Ernst Plate eingesetzt worden[9]. Für einige beim Stab des Port Controllers geführte Stellen wie z. B. Port Management, Civil Engineer, Mechanical Engineer waren deutsche Oberbeamte als Hilfsreferenten eingeteilt worden. Diese Sachbearbeiter erhielten unmittelbare Anweisungen vom Port Controller (bzw. dessen Stab), und daraus wiederum ergaben sich gewisse Machtbefugnisse, welche die bisher bestehenden Unterstellungsverhältnisse innerhalb der hamburgischen Verwaltungsstellen im Hafen und damit auch innerhalb des Strom- und Hafenbaus aufhoben.

Dieser Zustand dauerte, bis die deutschen Verwaltungsstellen Anfang 1946 für den inzwischen befohlenen Wiederaufbau des Hafens selbst in Aktion treten mußten.

Der Generalmanager Plate stand vor einer schwierigen Aufgabe. Er mußte die vom Port Controller gegebenen Anordnungen durchsetzen, wozu dieser bemerkenswerterweise erklärt hatte, daß die Verwaltungsstellen des Hafens nichts mit dem Rathaus zu tun hätten. Der in diesem Zusammenhang gebrauchte Ausdruck „divorced" konnte auf eine von der Militärregierung oder auch nur von Colonel Haddock persönlich angestrebte Verselbständigung des Hamburger Hafens hindeuten (vgl. unten). Der Senat hatte einen Generalmanager weder ernannt noch dessen Tätigkeit gegenüber deutschen Stellen wie z. B. dem Strom- und Hafenbau legitimiert. So gesehen war der Generalmanager eine Figur im Raum ohne Rechte und Unterbau. Trotzdem erfüllte er für eine Übergangszeit eine wichtige Aufgabe, indem er eine Adresse personifizierte, über die sich der Port Controller und die Hafenwirtschaft (einschließlich der behördlichen Stellen) finden konnten[10]. In Erfüllung dieser Aufgabe hat Plate mit der ihm eigenen Einsatzfreudigkeit und mit großem diplomatischen Geschick außerordentlich nützlich für den Hafen gewirkt. Mit gutem Instinkt hatte Haddock mit Plate eine Persönlichkeit erwählt, die in kurzer Zeit (1953) unter Bürgermeister Sieveking zum Hafensenator aufrücken sollte.

Der Strom- und Hafenbau erfüllt wieder die ihm angestammten Aufgaben

Mit dem Auftrag zum Wiederaufbau des Hafens war um die Jahreswende 1945/46 für den Hafen und insbesondere für seine Planungs- und Baubehörde die große Wende eingetreten. Nunmehr hatten der Port Controller und der Strom- und Hafenbau, der das Jahr 1945 über als Befehlsempfänger vegetiert hatte, ein gemeinsames

8 Nach den damaligen britischen Bestimmungen hätte ich aufgrund meiner Tätigkeit in einem von Deutschland besetzten Gebiet trotz anerkannten korrekten Verhaltens entlassen werden müssen. Ich verdanke es der Intervention Haddocks, daß ich als stellvertretender Leiter des Strom- und Hafenbau eingesetzt worden war.

9 Plate war nach kaufmännischer Tätigkeit in Übersee 1926 zu der damaligen Hamburger Lagerhaus Gesellschaft gestoßen und 1934 in den Vorstand berufen worden. Ich kannte Plate flüchtig aus der Zeit vor und während des Krieges. Nach dem Krieg führte meine Aufgabe als Planer automatisch zu engerer Zusammenarbeit mit ihm und seinen Mitarbeitern bei der HHLA. Sowohl auf menschlicher Ebene als auch in der Art, wie er Hafenprobleme anfaßte, fühlte ich mich ihm verbunden. Als er 1967 ausschied, schickte er mir eine zu seinen Ehren erstellte Schrift „Zur Erinnerung an den gemeinsamen Hafen-Job". Als Partner aus dem Mitarbeiterkreis der HHLA zu verschiedenen Zeiten möchte ich nachstehende Namen (in alphabetischer Reihenfolge) festhalten: Ende, Hencke, Kröger, Loewer, Schröder, Teetzmann.

10 1947 erleichterte der Senat, nachdem er inzwischen mehr Einfluß gewonnen hatte, die rechtlich unhaltbare Situation, indem er Plate für einige Jahre zum „Senatsbeauftragten für den Hafen" bestellte.

Ziel, das zu erreichen, einen vernünftigen Modus vivendi erforderte. Aus dem harten Unterstellungsverhältnis mußte eine Partnerschaft entwickelt werden, die auf Sicht zur Verselbständigung der deutschen Seite führen mußte. Zunächst erwiesen sich der Port Controller und sein Stab – ich erwähne nur die Baustoffbeschaffung – als große Hilfe, und man muß anerkennen, daß sich dank der straffen Führung des Port Controllers die Verhältnisse im Hafen – sehr zu dessen Gunsten – schneller als in der Stadt ordneten, wo sich neu eingesetzte Behörden und politische Gremien erst in ihre Aufgaben einarbeiten mußten. Im Hafen blieb die Zahl der Mitredenden klein. Auch gab es im Vergleich zu späteren Jahren noch keine überspitzte Bürokratie, keine selbsternannten Umweltschützer und auch noch keine Bürgerinitiativen.

Ich kann mich an keine Zeit erinnern, in der man so unbeschwert wirken konnte! Das Verhältnis des Strom- und Hafenbau zur Behörde für Wirtschaft und zum Senat war insofern gut, als der für Hafenfragen zuständige Senator Borgner (entgegen den Tendenzen des Port Controllers) den Strom- und Hafenbau häufig aufsuchte, um sich vor Ort zu orientieren.

Da die Zahl der „gelernten" Strom- und Hafenbauer durch Kriegsfolgen und die anschließende sogenannte politische Säuberung stark geschrumpft war, bestand angesichts der Fülle der Aufgaben vorab die Notwendigkeit, einen ausreichenden Personalapparat aufzubauen. Qualifizierte Mitarbeiter zu finden, stieß aber auf große Schwierigkeiten, die zu einem Teil der Besatzungsmacht anzulasten waren. Während der Port Controller an einem ausreichenden Personalstand des Strom- und Hafenbaus interessiert war, hatte gegen Ende 1945 (also zeitlich ziemlich gleichlaufend mit Wiederaufbaumaßnahmen) eine andere Dienststelle der Militärregierung eine nach strengen Grundsätzen gehandhabte politische Überprüfung aller Mitarbeiter eingeleitet, bei der nach und nach etwa 50 zum großen Teil altgediente Strom- und Hafenbauer zur Entlassung kamen und teilweise unter härtesten Bedingungen für sich und die Familie (u.a. Beschäftigung bei der Räumung von Trümmerschutt) ihr Dasein fristen mußten. Auf der deutschen Seite wirkte sich aus, daß von Millionen zum damaligen Zeitpunkt noch nicht zurückgekehrter Kriegsgefangener abgesehen, fachlich geeignete Bewerber den politischen Bestimmungen der Besatzer nicht genügten. Ein gewisses Reservoir boten die arbeitslos gewordenen Baubeamten der Luftwaffe und Marine.

Aus der größeren Zahl von Neueinstellungen erwähne ich namentlich nur die Diplom-Ingenieure Pohle, Krauss und Wegner, weil diese von vornherein mit führenden Posten betraut worden waren[11].

Als kennzeichnende Zeiterscheinung ist die Verbindungsstelle zum Port Controller herauszustellen, die uns britischerseits nebst Inhaber präsentiert worden war. Bei mehreren hamburgischen Behörden waren zur Erleichterung für die Besatzungsmacht sogenannte Liaison Officials bestellt worden. Für den Bereich des Port Controllers war seit Herbst 1945 der Auslandskaufmann H. Widenmann herangezogen worden. Widenmann bewies in seiner Mittlertätigkeit viel diplomatisches Geschick, durch welches es u. a. möglich war, daß die meisten der aus politischen Gründen entlassenen Strom- und Hafenbauer nach und nach wieder eingestellt werden durften.

Widenmann hatte als Sohn eines der deutschen Botschaft in London zugeteilten Marineoffiziers englische Schulen besucht und war durch anschließende Auslandstätigkeit mit der Mentalität der Engländer gut vertraut. Er verblieb auch nach dem Ende der Besatzungsperiode als wissenschaftlicher Mitarbeiter bis zur Pensionierung beim Strom- und Hafenbau.

Die sich aus den damaligen Zeitläufen erklärbaren raschen Wechsel in der Personalbewegung und Hand in Hand damit auch in der Geschäftsverteilung innerhalb des Strom- und Hafenbau näher zu verfolgen, würde die Zielsetzung der Ausführungen weit überschreiten. Hingewiesen werden soll aber darauf, daß die damals bestehenden Referate Baustoffangelegenheiten, Einsatz und Überwachung der Baufirmen sowie Baulenkung für Privatbetriebe im Hafen Zeiterscheinungen waren und später aufgegeben oder in anderer Form eingegliedert wurden.

Die Ausführungen über den personellen Wiederaufbau möchte ich mit der persönlichen Feststellung abschließen, daß es gelang, der großen Zahl der am Wiederaufbau beteiligten Mitarbeiter (ob altgedient oder neu eingestellt) das Gefühl zu vermitteln, daß ihre Arbeitskraft für das Gelingen einer einmaligen großen Aufgabe, nämlich dem Wiedererstehen eines Welthafens, eingesetzt wurde. Trotz der neuen heterogenen Zusammensetzung strahlte der Strom- und Hafenbau wieder eine besondere, auf bester Tradition fußende Atmosphäre aus.

Grundsätzliches zum Wiederaufbau des Hafens

Nach einer britischen Quelle waren in 42 Luftangriffen auf den Hafen 3 000 Minen und über 30 000 t Sprengstoffe abgeworfen worden. Der Bombenteppich war so dicht gewesen, daß jede Anlage irgendwie in Mitleidenschaft gezogen war. Da außerdem 3 000 gesunkene Fahrzeuge die Wasserwege versperrten, ist es nicht übertrieben, von einer 0-Kapazität am Tage der Kapitulation zu sprechen.

---

11 W. Pohle hatte große Erfahrungen in bezug auf Leitung von Großbaustellen. Er übernahm die Hafenbauabteilung und schied nach Erreichung der Altersgrenze als Baudirektor aus.

G. Krauss wurde zum Leiter der Hafenbahn bestellt. Nach einigen Jahren fruchtbarer Tätigkeit übernahm er innerhalb der Behörde für Wirtschaft das Amt für Verkehr.

H. Wegner war mir vor dem Krieg zeitweilig als Regierungsbauführer zugeteilt gewesen; bei Kriegsausbruch traf ich ihn als Referenten beim Reichsverkehrsministerium wieder (vgl. Teil 1 S. 70). Er wurde eingestellt, um für einige Jahre die Verwaltungsabteilung zu leiten, kehrte aber dann wieder zum Bundesverkehrsministerium als Referent für Seewasserstraßen zurück.

Die angesichts der Trümmerlandschaft im Mai 1945 naheliegende Frage nach Errichtung von Hafenanlagen an anderer Stelle – welcher zünftige Hafenbauer träumte nicht von Neubauten auf grüner Wiese – kam gar nicht erst hoch, da man unter den Trümmern noch so viel Substanz fand, daß ihre Ausnutzung unter dem eisernen Muß zur Sparsamkeit sowie zur schnellstmöglichen Bereitstellung von Umschlagkapazität unabdingbar war. Nachteilige Folgen waren, daß dabei einige schon länger wünschenswerte Veränderungen im Lageplan nicht vorgenommen werden konnten. Es war eben nicht immer optimal zerstört worden. Charakteristisches Beispiel war das Gaswerk am Großen Grasbrook, das dem Augenschein nach völlig zerstört war. Ökonomisch gesehen mußte das für Hafenzwecke wertvolle Grundstück wertbringender genutzt werden; für ein Gaswerk gab es geeignetere Plätze. Demgegenüber behaupteten die Gaswerke, daß unter den Trümmern noch große (für den Nichtfachmann nicht erkennbare) Werte steckten, die nicht aufgegeben werden könnten. Nach einem heißen Ringen meinerseits mit dem für die Gaswerke zuständigen Senator der Finanzbehörde wurde das Werk an der alten Stelle wiederaufgebaut. Erst nach über 30 Jahren ist das Gelände für andere Zwecke zur Verfügung gestellt worden.

Hinsichtlich Art und Umfang als wichtigen Planungsfaktoren der zu erstellenden Umschlaganlagen standen vielen offenen Fragen wenige gesicherte Antworten gegenüber. Mit der Aufbauorder der Militärregierung war das Ziel gesetzt worden, in etwa 4 Jahren den Hafen auf eine Umschlagkapazität von 70% des im Jahre 1936 erreichten Umschlagvolumens von 22,1 Mill. t zu bringen. Nennung einer Zahl (15,5 Mill. t) ermöglicht positive und negative Auslegungen. Positiv konnte man unterstellen, daß nach dem Willen der westlichen Alliierten Hamburg sich als Universalhafen (Stückgut, Massengut- und Industrieumschlag) wieder unter die großen Häfen der Welt einreihen sollte. Auf der anderen Seite konnte ich unter den damaligen Verhältnissen den Verdacht nicht loswerden, daß man britischerseits durch Nennung einer Zahl sich die Möglichkeit offenhielt, die Entwicklung des Hafens unter Kontrolle zu halten.

Die globale Umschlagziffer ließ eine Unterteilung nach Güterarten völlig offen, was durchaus verständlich war, da nach den umfassenden wirtschaftspolitischen Umschichtungen in der ganzen Welt in der zweiten Hälfte der vierziger Jahre noch niemand – auch unsere Mentoren nicht – über zutreffende Prognosen in bezug auf die Entwicklung der Weltwirtschaft, des Weltseeverkehrs sowie des Anteils der westdeutschen Häfen daran verfügten.

Für den Hamburger Hafen speziell mußte aufgrund sich verstärkender Abschnürung (Eiserner Vorhang) mit einem empfindlichen Verlust an traditionellen Hinterlandgebieten gerechnet werden[12]. So blieb für die ersten Wiederaufbaujahre nur übrig, die Entwicklung des Verkehrs in kurzen Abständen zu registrieren und das Baugeschehen so lange flexibel anzupassen, bis man allmählich Tendenzen zu erkennen vermochte[13].

Was die Art der wiederaufzubauenden Anlagen anlangt, mußten auch künftig Umschlag, Lagerung sowie Behandlung von Stück-, Massen- und Industriegütern das Tätigkeitsfeld des Hafens (Universalhafen) bilden, wobei das arbeitsintensive Stückgut besonderer Pflege bedürfen würde. Im Vergleich zur Vorkriegszeit mußte mit stark veränderten Warenströmen sowie mit sich auf die Hafengestaltung auswirkenden technischen Entwicklungen bei allen Zubringern und damit auch bei den Umschlagprozenten gerechnet werden[14]. Im Verfolg der Wandlungen wurden die Hafenbecken tiefer und die Liegeplätze für Seeschiffe länger. Der Bedarf an Landflächen für Eisenbahnzwecke (Gleise und Bahnhofsanlagen) sowie für Straßen und Parkplätze wird größer.

Das Anwachsen des Straßenverkehrs sowie die noch nicht erwähnte Zunahme des direkten Umschlags zwischen Zubringer (Lkw, Waggon) und Seeschiff haben seinerzeit den Strom- und Hafenbau veranlaßt, Hand in Hand mit dem Wiederaufbau die Stückgutkais neu zu gliedern. Der beigefügte Querschnitt läßt das Wesen der schnell international anerkannten neuen Gliederung, nämlich die auf scharfe Trennung von Eisenbahn- und Lkw-

---

12 Soweit man aus der wirtschaftlichen Entwicklung des Hamburger Hafens bis zum Krieg zu allgemeinen Voraussagen kommen konnte, ist dies von Mühlradt in einem Vortrag vor dem Senat bzw. in weiteren Veröffentlichungen dargelegt worden (vgl. unten).

13 Wie gering 1946 die Möglichkeit zutreffender Voraussagen für einen längeren Friedensabschnitt war, zeigen Strukturvergleiche des Hafenumschlags, zwischen denen ein längerer Zeitraum liegt. Die folgenden Angaben (vgl. Hansa H. 17 1964, S. 1657) geben Prozentwerte, die jeweils auf den Hamburger Gesamtgüterumschlag 1936 mit 22,1 Mill. t bzw. 1963 mit 33,4 Mill. t bezogen sind:

Der Anteil seeseitig ein- und ausgehender Güter im Verkehr mit dem Hinterland erreichte 1936 75 Prozent, der Rest entfiel auf Loco-Verkehr. 1963 war der Hinterlandverkehr auf 42 Prozent abgesunken.

Der Anteil von Transitgütern war von 20 Prozent 1936 auf 12 Prozent 1963 zurückgegangen.

1936 entfielen 51 Prozent auf Stückgut- und 49 Prozent auf Massengutumschlag. 1963 hatte sich das Verhältnis auf 32 Prozent Stückgut- und 68 Prozent Massengutumschlag (Steigerung des Mineralöl- und Getreideumschlags) gewandelt.

Diese Hinweise dürften genügen, um die sich beim Aufbau des Hafens ergebenden Probleme aufzuzeigen.

14 Der Verkehrsträger „Seeschiff" zeigt nach dem Krieg ständige, z. T. stürmische sich auf die Gestaltung der Häfen auswirkende Bewegung. In Stichworten führe ich an: das Anwachsen der Welthandelsflotte insgesamt, der Trend zu größeren Schiffseinheiten, das Entstehen je einer Flotte von Tankern (bis zum Supertanker) und großen Trockenfrachtern (bulk carrier) sowie die Zunahme von Spezialschiffen aller Art (bis zu großen Vollcontainerschiffen).

Bei den die Verbindung zum Hinterland vermittelnden Verkehrsträgern (Binnenschiff, Eisenbahn und Lkw) ging zwischen 1936 und 1963 der Anteil der Binnenschiffahrt von 40 Prozent auf 16 Prozent zurück, während der Anteil der Eisenbahn von 40 Prozent auf 51 Prozent und der des Güterverkehrs von 20 Prozent auf 33 Prozent anstiegen.

Den hier skizzierten Wandlungen mußten die Hafenanlagen angepaßt werden.

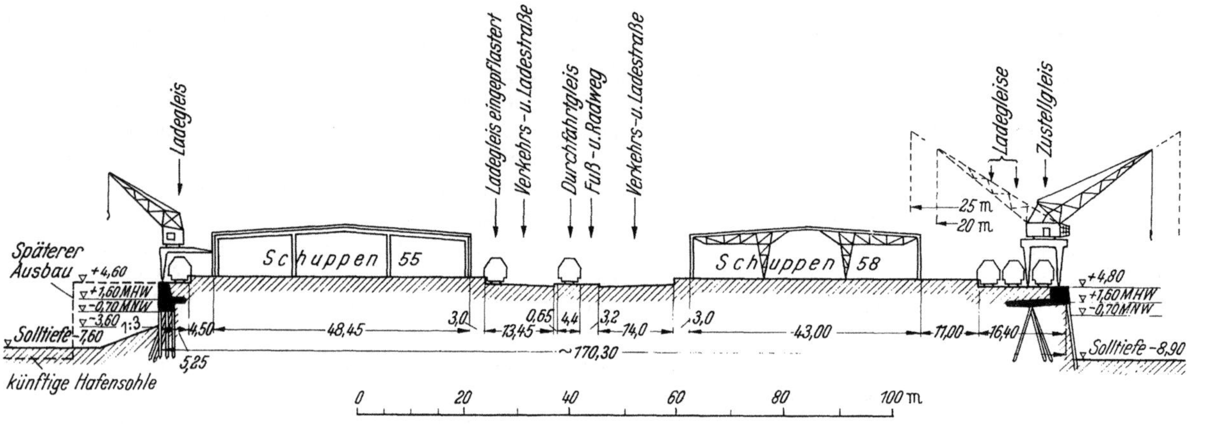

Abb. 1. Aufteilung der Hamburger Stückgutkais nach dem zweiten Weltkrieg

Verkehr abzielende Anordnung der Gleise und Pflasterflächen vor und hinter den Kaischuppen erkennen. Aus der Abbildung nicht ersichtlich ist, daß die den Kaischuppen zugeordneten Gleise durch eine Gleisgruppe (Vorbahnhof) ergänzt werden, die eine Trennung von Rangier- und Ladedienst ermöglicht. Wichtige Objekte des Wiederaufbaus waren Kaimauern und Kaischuppen mit dem zugehörigen mechanischen Umschlaginventar[15].

Bei der Untersuchung der 10,7 km angeschlagenen Kaistrecken, bei der ein Erdbauinstitut (Prof. Dr.-Ing. Loos, Hamburg) hinzugezogen worden war, hatte sich alsbald herausgestellt, daß sich etliche ältere Kaimauern in einem statischen Grenzzustand befanden, der keine weitere Belastung mehr zuließ. Außer diesen Tatbeständen mußten bei Wiederherstellung (bzw. Neubau) neuzeitliche Berechnungs- und Fertigungsmethoden sowie zu erwartendes Wachstum der Schiffe berücksichtigt werden. Den Entwicklungsstand einer Hamburger Kaimauer (Kaiserkai) im Jahre 1962 zeigt Abb. 2. Der Querschnitt läßt eine Dreigliederung im konstruktiven Aufbau – Spundwand, Gründungspfähle, Überbau – zur Zusammenfassung sämtlicher angreifenden lotrechten und waagerechten Kräfte erkennen; Einzelheiten vgl. HTG Jahrb. 27/28 Bd., S. 123.

Von 92 vorhandenen Kaischuppen waren am Tage der Kapitulation im Mai 1945 58 ausgefallen. Die Gestaltung und Ausstattung von Kaischuppen, auf die näher nicht eingegangen wird, ist von allgemeinen örtlichen Erfahrungen, von individuellen Betriebsbedürfnissen und von Fortschritten im Seetransportwesen abhängig[16].

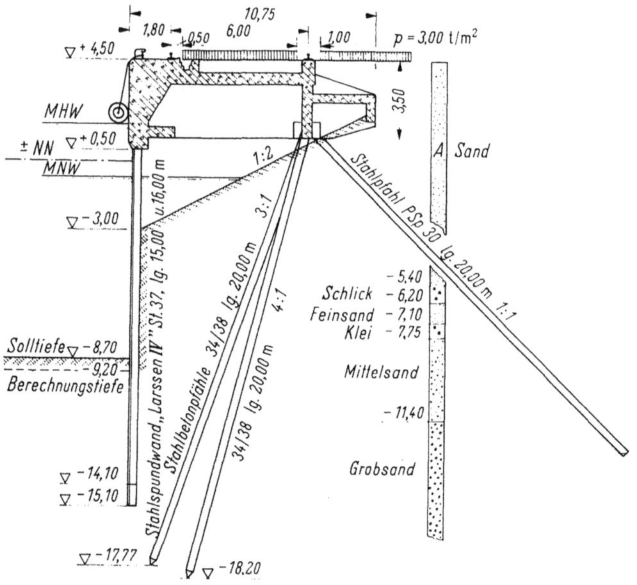

Abb. 2. Entwicklungsstand einer Hamburger Kaimauer (Kaiserkai) im Jahre 1962

15 Aus der Fülle der Literatur stelle ich heraus: Vom Wiederaufbau und weiteren Ausbau des Hafens Hamburg 1953–1963, Jahrb. d. HTG 27/28. Bd., S. 88–140.

16 Über Wandlungen bei der Gestaltung von Stückgutumschlaganlagen (Entwicklungen aus 100 Jahren) habe ich in Hansa 1973, und zwar S. 151, 639 und 863 berichtet.

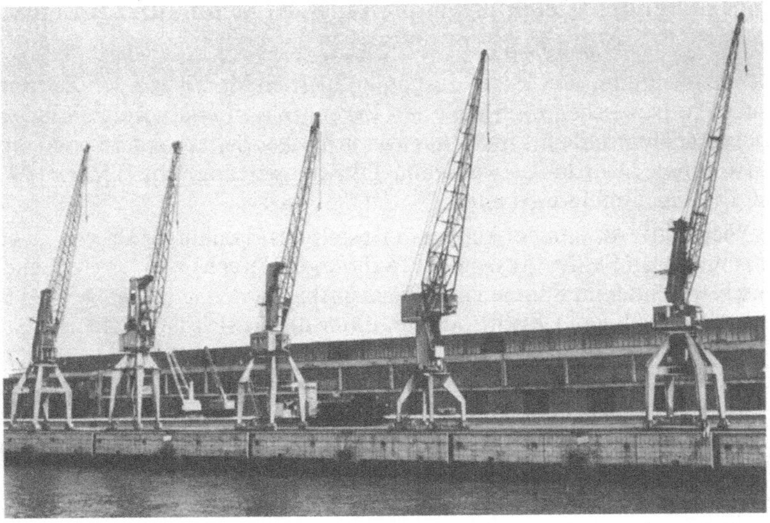

Abb. 3. Neue von den Firmen Kocks, Demag, Ardelt, Kampnagel, MAN entwickelte Vollportalkrane

Angesichts der großen Zahl der zerstörten Schuppen war deren Wiederherstellung bzw. Neubau ein Kostenproblem. Um sich neueste Bauweisen zunutze machen zu können sowie zur Erlangung preisgünstiger Vorschläge für Neubauten wurde ein Wettbewerb ausgeschrieben, der zwar keine Standardlösung, aber weitgehende Erkenntnisse in bezug auf Kosten und Baustoffbedarf, der ja kurz nach dem Kriege die große Rolle spielte, brachte[17].

Im Jahre 1938 waren in Hamburg auf den Kais 850 Kräne gelaufen, von denen nur ein Fünftel brauchbar geblieben war. Die Beschaffung der Kräne, wobei die Halbportalen durch Vollportale ersetzt wurden, bildete daher einen großen Posten im Aufbauetat zu Lasten anderer Arbeiten. Als Planer war ich gehalten, mit geringstem Aufwand schnellstens Kapazität zu schaffen. Da man an der Zahl der Kräne nicht sparen konnte (das erlaubte der „Schnelle Hafen" nicht), versuchte ich dahin zu wirken, das einzelne Objekt zu verbilligen, und zwar durch Reduzierung und Vereinfachung des inzwischen kompliziert gewordenen technischen Beiwerks sowie durch Herabsetzung des Gesamt-Stahlgewichts. In der Tat gelang dies dem vereinten Bemühen unserer Maschinenbauabteilung und der Kranbauindustrie. Die Abb. 3 zeigt (von links nach rechts) als von Hamburg initierte Pionierleistung je eine von den Firmen Demag, Kampnagel, Kocks, Krupp-Ardelt und MAN entwickelte Type.

Unter dem Druck, teure menschliche Arbeitskraft durch Mechanisierung des Gütertransports zu sparen, mußte nach dem Krieg auch der Flurförderung (bisher Sackkarren, Elektrokarren, Stapelgeräte) besondere Aufmerksamkeit geschenkt werden. In meine Amtstätigkeit fällt die sich allmählich durchsetzende Verwendung des gleichzeitig hebenden und fördernden Gabelstaplers auf Kai-, Schuppen- und Lagerflächen sowie auch in den Schiffsräumen. Die umfassende Verwendung des Gabelstaplers war gegeben in Verbindung mit Ladeplatten (pallets), auf denen Einzelkollis zu größeren Lasteinheiten zusammengefaßt und übereinandergestapelt werden können. So wurde es u. a. möglich, daß ganze Schiffsladungen palettisiert wurden; heute stehen im Seetransportwesen Gabelstapler in einer Reihe mit Kaikränen und Bordgeschirr[18, 19].

Als Gradmesser für Bauleistungen und die daraus resultierenden Effekte mögen folgende Daten des Gesamtgüterumschlags im Hafen in den Jahren 1936 – 1952 dienen.

1936	22,1 Mill. t	1949	9,6 Mill. t
1945	1,8 Mill. t	1950	11,0 Mill. t
1946	4,2 Mill. t	1951	14,2 Mill. t
1947	6,0 Mill. t	1952	15,2 Mill. t
1948	7,9 Mill. t		

So beachtlich unter den obwaltenden Schwierigkeiten diese Effekte zu werten sind, der Güterumschlag des Hamburger Hafens hinkte in diesen Jahren beachtlich hinter seinen wichtigsten Wettbewerbern her. Während im Vergleich zu 1936 im Jahre 1952 in Hamburg nur 69% umgeschlagen wurden, erreichten Antwerpen 118%, Rotterdam 126% und die bremischen Häfen sogar 141% (Nachschubhafen der USA).

17 Wichtige heiz- und fördertechnische Aufgaben brachte die Wiederherstellung der zahlreichen Schuppen für Obst und Südfrüchte. Großen technischen Aufwand bedingte auch der Umschlag von Bananen.

18 Nach meinem Ausscheiden drangen die Container in das Seetransportwesen ein. Die Containerisation löste stürmische, tiefgreifende und mit großen Kosten verbundene Entwicklungen für Transportgefäße und Hafengestaltung aus. Die Bewältigung dieser Aera war aber Sache meiner Nachfolger.

19 Für eine überschlägliche Orientierung verweise ich auf Hansa 1973, S. 864–867. Für weitergehende Informationen steht umfangreiches Schrifttum zur Verfügung.

Der Senat billigt die Wiederaufbauplanung des Strom- und Hafenbau (1947)

Senator Borgner (senatsseitig für den Hafen zuständig) hielt im März 1947 den Zeitpunkt für gekommen, die vom Strom- und Hafenbau inzwischen nach neuesten Erkenntnissen erarbeiteten Wiederaufbauplanungen dem Senat vorzulegen und zu erläutern, damit nicht nur von britischer Seite, sondern auch senatsseitig Entscheidungen getroffen werden könnten. Demzufolge wurden in der Senatssitzung vom 7. März 1947 von Mitarbeitern des Strom- und Hafenbau folgende Referate gehalten:

- Grundzüge des Wiederaufbaus und der künftigen Gestalt des Hamburger Hafens (Baudirektor Mühlradt)
- Der Generalbebauungsplan für den Ausbau des Hamburger Hafens (Baudirektor Dr.-Ing. Bolle)
- Fragen der Umschlagtechnik im Rahmen des Wiederaufbaus (Baudirektor Wundram)
- Bautechnische und zeitbedingte Gesichtspunkte, unter denen sich der Wiederaufbau des Hafens vollzieht (Baudirektor Pohle)
- Fragen der Ober- und Unterelbe in Beziehung zum Wiederaufbau und Generalbebauungsplan (Oberbaurat Dr.-Ing. Kressner)

Diese Vortragsreihe, die in einem Sonderdruck (nur für den Dienstgebrauch) zusammengefaßt war, stellte eine fundierte Analyse der damaligen Hafensituation dar, die den meisten, späteren Veröffentlichungen über den Wiederaufbau als Grundlage gedient hat[20].

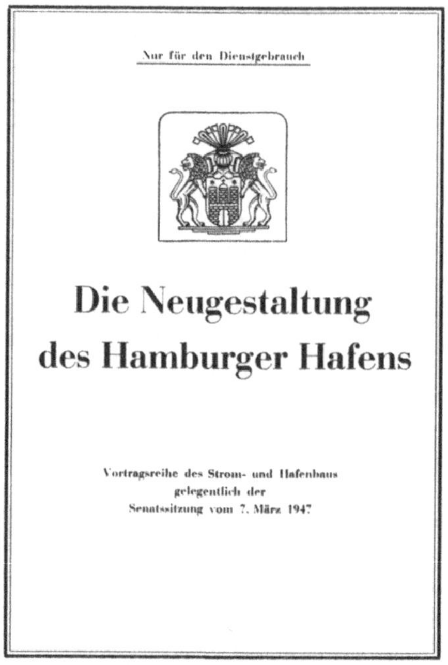
Nur für den Dienstgebrauch

Die Neugestaltung des Hamburger Hafens

Vortragsreihe des Strom- und Hafenbaus gelegentlich der Senatssitzung vom 7. März 1947

Abb. 4

Wiederaufbau des Fischereihafens Hamburg-Altona (1946 – 1952)

Aus der Planungstätigkeit der unmittelbaren Nachkriegsjahre ist mir der Wiederaufbau des Fischereihafens Hamburg-Altona gut im Gedächtnis. Einmal drückte die Besatzungsmacht – Zitat: Ihr werdet noch froh sein, wenn Ihr wenigstens Fisch habt –, zum anderen kam ich damals nicht nur, weil aus Ernährungsvorsorge die Besatzungsmacht drängte, sondern überhaupt mit einer mir bis dahin unbekannten interessanten Materie in Berührung[21].

20 Als leicht zugängliche Quelle, die überdies noch ausführlicher und bis 1952 berichtet, nenne ich noch eine 122 Seiten umfassende Aufsatzreihe, die unter der Bezeichnung „Der Wiederaufbau und Ausbau des Hamburger Hafens seit 1945" im Jahrbuch der HTG 20/21. Bd. 1950/51 zum Abdruck gekommen ist.
Schließlich verweise ich noch auf die Schiffahrtszeitschrift Hansa, die im Mai 1950 einen instruktiven Kurzbericht: Mühlradt: Der technische Wiederaufbau des Hamburger Hafens seit 1945 gebracht hat.

21 Als Mitarbeiter bei dieser Planung nenne ich den damaligen Bauassessor Naumann, der von der Marinebauverwaltung kommend mir von unserem früheren Leiter, Erster Baudirektor Bunnies (bis 1937), empfohlen worden war. Naumann wurde 1963 mein Nachfolger. Seine bei der Planung erworbenen Kenntnisse hat er ausgebaut zu einer Dissertation: Neuere Gesichtspunkte zur Planung deutscher Fischereihäfen (1948).

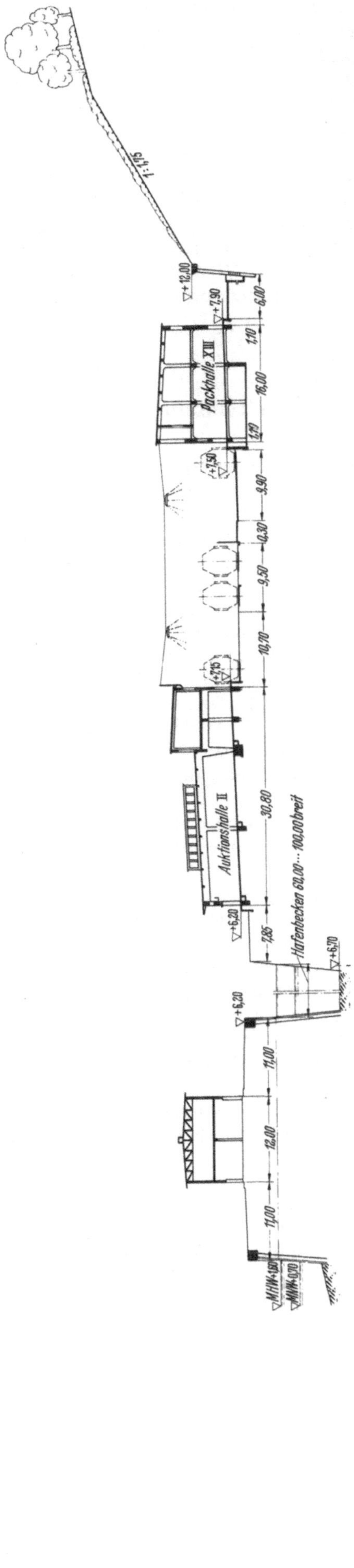

Abb. 5. Wiederherstellung und Ausbau des Fischereihafens Hamburg-Altona

Schon Jahre vor dem Krieg hatte man erkannt, daß der an sich gut frequentierte Fischereihafen in betrieblicher Beziehung nicht ausreichte. Da in den Plänen des Dritten Reiches das nördliche Elbufer anderen Zwecken zugeführt werden sollte, hatten mehrere Standorte zur Wahl gestanden (vgl. meine Ausführungen im Jahrb. HTG 20/21. Bd. S. 48). Nun, da Altona wieder zur Verfügung stand, drängte die Fischindustrie wieder dahin, weil dort die Gesamtsituation sowie der noch vorhandene Grundstock kostenmäßig günstige und im Hinblick auf die Ernährungslage schnelle Bauten ermöglichten. Diese Fragen sowie das besondere Problem, ob die in Altona zu schaffenden Bauplätze angesichts des schmalen Uferstreifens am Geestabhang für einen längeren Zeitraum – man unterstellte eine vervierfachte Kapazität – ausreichen würden, waren vom Strom- und Hafenbau als Planungsbehörde mit Vertretern der Fischereidirektion, des Fischwirtschaftsverbandes, des Fischmarktes, der Fischdampferreedereien sowie der Fischindustrie soweit ausgehandelt worden, daß ein Plan erarbeitet werden konnte. Diese Planung umfaßte eine Kaistrecke, Auktions- und Packhallen sowie die Umwandlung eines Teils des Altonaer Leitdammes in einen Ausrüstungskai (400 m) mit zwei Reedereischuppen (vgl. den Querschnitt der Abb. 5). Hinsichtlich baulicher Einzelheiten steht Literatur zur Verfügung[22]. In späterer Zeit hat der Fischereiverkehr nicht die Entwicklung genommen, die man angesichts der ursprünglichen Ernährungsschwierigkeiten unterstellt hatte.

Lebensbedingungen in Hamburg Ende der vierziger Jahre

Bevor wir uns wieder weiteren Entwicklungen im Hafen zuwenden, soll zunächst der äußeren Bedingungen gedacht werden, unter denen die Mitarbeiter des Strom- und Hafenbau in den Jahren 1945 – 1948 arbeiten mußten. Ich stelle nämlich immer wieder fest, daß die damaligen Leistungen der Menschen zwar noch anerkannt werden, daß aber die Lebensverhältnisse, unter denen sie erbracht werden mußten, mehr und mehr in Vergessenheit geraten sind, und zwar besonders bei der jüngeren Generation, die sich die damalige Situation nicht vorstellen kann oder das Wissen darum verdrängt.

Zwar hatten seit Einsetzung des Zivilgouverneurs Senat und Verwaltungsbehörden vieles wieder im Griff, aber Wohnungsnot und Ernährung besserten sich nur schleppend.

Zahlreiche Mitarbeiter des Strom- und Hafenbau waren über Jahre behelfsmäßig in Kellerräumen und Baracken untergebracht. Auch die Lebensbedingungen in meiner Familie, über die ich stellvertretend für viele etwas berichten will, ließen viel zu wünschen übrig. Wir hatten zwar die Wohnung behalten, waren aber in deren Benutzung äußerst beschränkt, weil uns eine Familie, die an Tuberkulose erkrankt war, zugewiesen worden war, die eine ständige Gefahr für unsere beiden schulpflichtigen Kinder bildete. Trotz behördlicher Bescheinigungen, daß ich für abendliche Arbeiten einen Arbeitsplatz benötigte, konnte ich erst Anfang der fünfziger Jahre mit einem erheblichen Betrag die Einquartierung auskaufen.

Völlig unzureichend war die Heizung. Zwei Jahre bekamen wir keine Kohle und waren auf einen nur von oben zu beschickenden Ofen angewiesen, der für eine Baubude noch zu klein war; Holz sammelten wir auf den Alsterwiesen[23].

Die Ernährung war, wie schon erwähnt, zeitweilig auf 1 100 Kalorien abgesunken. Zuschuß aus dem Schwarzen Markt, z. B. Fischöl war sündhaft teuer. Die entwertete Reichsmark hatte jede Geschäftsmoral untergraben. Viele Familien, wie wir, waren darauf angewiesen, sich meist von weither dünne Suppen vom Roten Kreuz oder sonst einer Hilfsaktion zu besorgen. Zu Stiftungen von Care-Paketen aus USA hatten wir keine Beziehung. Nur einmal hatte ich das Glück, ein Faß mit 100 Heringen zu erwischen.

Auf einen kurzen Nenner gebracht hatten die Bediensteten des Strom- und Hafenbau befriedigende Arbeit und saßen warm; das Ungemach spielte sich in den Wohnungen ab und traf wesentlich Frau und Kinder. Man trug aber vieles leichter, wenn man an die vielen Menschen dachte, die keine Beschäftigung fanden oder gar davon ausgeschlossen waren.

Erst die Währungsreform 1948 ermöglichte eine Ankurbelung der Wirtschaft im Großen und brachte auch Erleichterungen auf dem Ernährungssektor, indem der Lebensmittelhandel und die Bauern gegen nunmehr gutes Geld aus ihren gehorteten Vorräten abgaben[24].

---

22 Bolle, „Der Wiederaufbau des Fischereihafens", Neues Hamburg III, Hammerich + Lesser, 1947.
Bolle, „Der Wiederaufbau des Fischereihafens Hamburg-Altona", Hansa 1950, H. 43, S. 1335 ff.
Naumann, „Der Wiederaufbau des Fischereihafens Hamburg-Altona", Hansa 1952, S. 1114 ff.

23 Der Winter 1946/47 hatte eine abnorm große (– 18 °C am 25. Februar 1947) und bis zum 16. März 1947 anhaltende Kälte gebracht. Wir konnten damals ein einziges Zimmer auf 13 °C bringen, während die Temperatur im Schlafzimmer auf – 6 °C herabsank. Zu alledem gab es dauernde Stromsperren.

24 Die Währungsreform brachte jedem Eingeborenen von Trizonesien (nach einem Karnevalslied der damaligen Zeit) eine Zuteilung von 40 DM; es gab also einen Tag, an dem alle bzw. jeder einzelne über den gleichen Betrag verfügte.

Senator Prof. Dr. Schiller (1948 – 1953)

Im Hafen hatte sich dank des gemeinsamen Wiederaufbauziels zwischen britischen und deutschen Stellen eine gedeihliche Zusammenarbeit eingespielt. In den Jahren 1947 und 1948 wurde die zunächst ausschließliche Weisungsbefugnis des Port Controllers schrittweise zugunsten hamburgischer Stellen abgebaut. Ende 1948 kehrte Colonel Haddock, nachdem er sich mit einer Party verabschiedet hatte, nach England zurück. Ohne Zweifel hat der Hafen Haddock viel zu verdanken. Senator Borgner hat ihn charakterisiert als einen hervorragenden Fachmann, dessen Tätigkeit und Einwirken auf den Hafen beachtlich seien[25].

Nach dem Ausscheiden von Haddock trat die für die Hafenpolitik zuständige Behörde für Wirtschaft und Verkehr wieder voll in ihre Rechte im Hafen ein. Präses der Behörde war als Nachfolger von Senator Borgner[26] Professor Dr. Schiller. Professor Schiller hatte sich 1947 durch eine auf Anregung der Militärregierung gefertigte „Denkschrift zur künftigen wirtschaftlichen Entwicklung Hamburgs" profiliert. Er leitete die Behörde von 1948 bis 1953. Außer auf dienstlicher Routinebasis kam ich zweimal mit ihm in nähere Berührung. Auf einer Barkassenfahrt beklagte er, daß an der Universität keine Vorlesungen über Hafenprobleme angeboten würden, woraufhin ich mich bereit erklärte, einen entsprechenden Lehrauftrag zu übernehmen, ein Entschluß, der mir bis zu meinem achtzigsten Lebensjahr interessante berufliche Anregungen gegeben hat[27]. Bei anderer Gelegenheit wollte er mir die Leitung des Amtes für Verkehr der Behörde übertragen, eine an sich wichtige und interessante Aufgabe. Wiederum ähnlich wie vor dem Kriege gegenüber Dr. Todt mußte ich meine ganze Beredsamkeit aufbieten, um die Arbeit für den Hafen, der ich mich immer mehr verbunden fühlte, nicht aufgeben zu müssen. Schiller hat mir diese Ablehnung persönlich übelgenommen.

Von 1946 bis zum 1. Oktober 1952 hatte sich die Gliederung des Strom- und Hafenbau wie folgt entwickelt:

Leiter: Erster Baudirektor Mühlradt
Stellvertr. Leiter: Baudirektor Dr. Bolle

Verwaltungsabteilung	– Verw. Dir. Kornmacher
Rechtsabteilung	– Ob. Reg. Rat von Wegerer
Planungsabteilung	– Baudirektor Dr. Bolle
Strombauabteilung	– Baudirektor Dr. Kressner
Hafenbauabteilung	– Baudirektor Pohle
Maschinenbauabteilung	– Baudirektor Dr. Neumann
Hafenbahnabteilung	– Ob. Baurat Dr. Krauss.

Eine Neuverteilung der Aufgaben führte 1953 zur Bildung eines „Allgemeinen Dezernats" unter meiner Leitung:

Technisch-wissenschaftliches Referat	– Ob. Baurat Benrath
Planung	– Ob. Baurat Dr. Naumann
Konstruktion	– Ob. Baurat Dr. Förster
Allgemeines Technisches Referat	– Baurat Hammer
Betriebswirtschaftliches Referat	– Wiss. Angest. Dr. Lehmann
Wissenschaftliches Archiv	– Wiss. Angest. Widenmann.

25 Auf Haddocks Bemühungen um eine Hamburg Port Authority wird im Abschnitt „Lenkung der Hafenbelange" eingegangen.

26 Senator Borgner war 1948 seinem Wunsch entsprechend in die Wirtschaft zurückgekehrt. Ich denke gern an einen freundlichen Brief gelegentlich meines fünfzigsten Geburtstages, worin er mir nach meinem Austritt aus der Jugendriege viel Glück für die nächste Stufe gewünscht hatte.

27 Im Wintersemester 1950/51 begann ich meine Vorlesungstätigkeit mit dem Thema „Europäische Hafenprobleme"; 1960 wurde ich Honorarprofessor in der Wirtschafts- und Sozialwissenschaftlichen Fakultät der Universität Hamburg; letzte Vorlesungen im Wintersemester 1977/78. Mein Mentor an der Universität war Prof. von Mühlenfels. Er gab mir Impulse, daß ich mit Hilfe von Übungen und Excursionen meine Vorlesung in einen größeren Rahmen stellte und das ursprüngliche Spezialthema Hafen durch Behandlung von Problemen der See- und Binnenschiffahrt, von Bahn und Straße anreicherte. Ich bin Prof. von Mühlenfels, aber auch anderen Herren der Fakultät für ihre Anleitung Dank schuldig. Gern denke ich an eine Excursion in belgische Häfen, bei der mir der damalige Assistent H. Sanmann (inzwischen zum Präsidenten der Bundeswehrhochschule Hamburg aufgerückt) hilfreich zur Seite stand. Als eines Tages Helmut Schmidt, damals Sachbearbeiter bei der Behörde für Wirtschaft und Verkehr, meine Vorlesung (wohlgemerkt nicht Übung) besuchte, stellte er am Schluß die seine spätere Tätigkeit charakterisierende Frage: „Warum diskutieren Sie nicht, Herr Bolle?"

Fünf Jahre (1958–1963) hatte ich die Freude, einen weiteren Lehrauftrag an meiner alten Hochschule Hannover wahrzunehmen, indem ich Vorlesungen aus den Fachgebieten Verkehrswirtschaft, Seeverkehr, Binnenschiffahrt und Hafenwirtschaft hielt. Diesen Auftrag hatte Prof. Hensen vermittelt, der ebenso wie ich gegen die Ausbildung von Nur-Ingenieuren war. Diese leider weit verbreitete Spezies darf sich nicht wundern, wenn ihnen in vielen leitenden Positionen Juristen und Volkswirte vorbeilaufen.

Ein Produkt meiner Tätigkeit war u.a. die 1955 veröffentlichte Schrift „Betrachtungen zur gegenwärtigen Situation der Hafenreihe Hamburg – Antwerpen im Rahmen europäischer Häfen" (Schriften des Verkehrswissenschaftlichen Seminars der Universität Hamburg).

Die hier skizzierte Gliederung blieb im wesentlichen während meiner Amtszeit erhalten.

Der Kollege Mühlradt wurde 1951 als Erster Baudirektor in die vor dem Kriege von Sieveking besetzte Planstelle eingewiesen und erhielt bald darauf die Bezeichnung Hafenbaudirektor.

Im Spätsommer 1952 standen der Kollege Mühlradt und ich 30 Jahre im Dienst des Strom- und Hafenbau. Daß dieses nicht besonders wichtigen Tatbestandes in den Zeitungen (u. a. Die Welt, Hamburger Abendblatt, Schiffahrtszeitung HANSA) mit freundlichem Kommentar gedacht wurde, mag daran gelegen haben, daß die damalige Öffentlichkeit für alles, was mit der Wiederingangsetzung des Hafens zusammenhing, großes Interesse zeigte. Eine in den Hamburger Hafennachrichten (September 1952) gebrachte Würdigung, die unter der Überschrift „Castor und Pollux" uns als Zweigestirn des Hafenbaus bezeichnete, hatte eine für mich unerwartete Wirkung (vgl. Abb. 6). Der Kollege Mühlradt erklärte mir nämlich, daß ihm diese Art der Gleichstellung nicht passe, wobei er anscheinend vergessen hatte, unter welchen, in Teil 1 der Erinnerungen berichteten Umständen er

Castor und Pollux, das Zwiegestirn der Hafenbauer

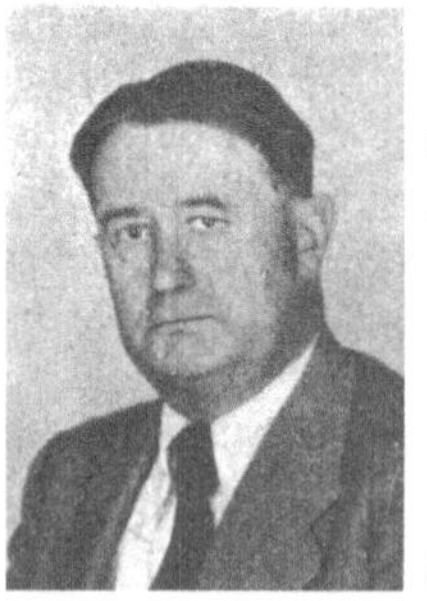

Nur für einen kurzen Augenblick — denn die Zeit beim „Strom- und Hafenbau" ist knapp — bitten wir Sie, uns dorthin zu begleiten. Vor dreißig Jahren, genau am 15. August und am 1. September 1922, erschienen dort zwei frisch diplomierte Ingenieure aus Hannover, der eine, Mühlradt, mit dem besonderen Fachwissen eines Eisenbahningenieurs, der andere, Bolle, als Wasserbauer aus der Schule des bekannten Professors Franzius. Und so begann auch ihre Tätigkeit.

Mühlradt faßte schnell Fuß in der Hafenbahnabteilung seiner Behörde und wurde nach neun Jahren, in allen Satteln des verwickelten Hafenbahnsystems gerecht, zum Leiter dieser Abteilung bestellt. Mit der Leitung dieses Dezernats war die verantwortliche Bearbeitung der allgemeinen Verkehrsfragen des Hafens verbunden, und damit wuchs Mühlradt schon in sehr jungen Jahren in die großen Probleme der Hamburger Hafenplanung ein. Nach vier Soldatenjahren im Ersten Weltkrieg folgten sechs weitere im Zweiten, die den Pionieroffizier Mühlradt als Soldaten und als Ingenieur an allen Fronten sah. Ein guter Stern ersparte ihm ein langes Gefangenenlager, so daß er sich bereits im Juli 1945 bei seiner alten Behörde zurückmelden konnte. Nach einem weiteren halben Jahr, am 21. 1. 1946, übernahm er als erfahrener und gereifter Fachwissenschaftler die Leitung des Strom- und Hafenbaues als Erster Baudirektor, und in dieser Eigenschaft treffen ihn die Glückwünsche nicht nur seiner engeren Mitarbeiter, sondern auch seiner weiteren Freunde im In- und Ausland und nicht zum mindesten die Glückwünsche seiner zahlreichen Klientel unter den Reedereien und Hafenbetrieben Hamburgs. Mit einer gehörigen Dosis Sarkasmus bewaffnet, furchtlos gegenüber der Hydra Staatshaushalt und mit einem sicheren Instinkt für das Programmatische, hat er Trümmer beseitigt, Wracks gehoben und Schuppen gebaut. Erkleckliches wurde von ihm und seinen Mitarbeitern geleistet, aber weitere große Pläne in den Schubladen seiner Verwaltung warten auf die Verwirklichung. Sein Kontakt zur Wissenschaft ist eng geblieben. Im Vorstand der Hafenbautechnischen Gesellschaft und der Deutschen Verkehrswissenschaftlichen Gesellschaft sowie als Mitglied des Forschungsrates ist er ebenso tätig wie als stellvertretender Delegierter für Deutschland im Internationalen Schiffahrtskongreß und in der Akademie für Städtebau und Landesplanung.

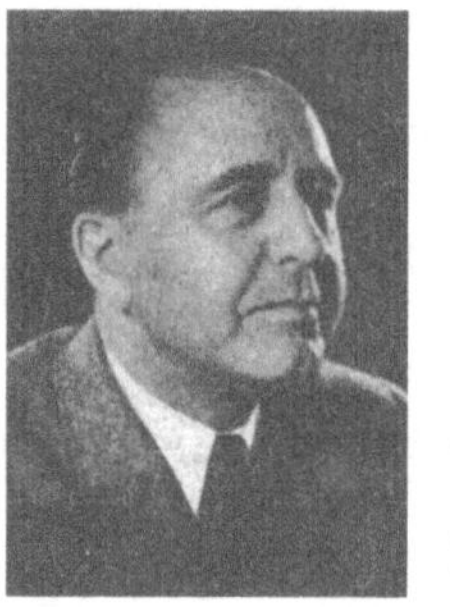

Dr.-Ing. Bolle, heute stellvertretender Leiter des Strom- und Hafenbaues, war bis zum Zweiten Weltkrieg in der Hafenbauabteilung tätig. Auch er begann den Zweiten Weltkrieg als Soldat, wurde aber bereits 1940 zum Reichsverkehrsministerium abgeordnet und mit Sonderaufgaben auf verkehrspolitischem Gebiet betraut. Im Jahre 1941 wurde er Baudirektor und kam nach Kriegsende mit besonderen Erfahrungen in der internationalen Verkehrskoordination nach Hamburg zurück. Seit 1946 ist er in seiner heutigen Stellung tätig und mit den besonderen Aufgaben der Hafenplanung betraut. Großzügig im Denken, gänzlich unbürokratisch, konziliant vom sicheren Standpunkt eines Mannes aus. der seine Auffassung gründlich erarbeitet hat, so kennen ihn seine Gegenspieler, besser, seine Freunde, seien es die Mitwisser aus der eigenen Behörde und der Wirtschaft, oder die Besserwisser aus dem großen Interessentenhaufen derer, die ihre Schiffchen anbinden oder sogar ins Trockene bringen möchten. Auch Bolle ist der Wissenschaft treugeblieben. Im Springer-Verlag erschien sein Buch über Hafenbau. Die hamburgische Universität sieht ihn als Lehrbeauftragten für verkehrspolitische Fragen Er ist im Vorstand der Hafenbautechnischen Gesellschaft und der Gesellschaft zur Förderung des Verkehrs und Mitglied der Akademie für Städtebau und Landesplanung.

„Schier dreißig Jahre! Ja, ja, wie die Zeit doch so dahingeht!" So etwa durften wir das leise Lächeln auf den Gesichtern dieser beiden Dioskuren dès Strom- und Hafenbaues deuten, zum Zeichen dessen, daß sie zu diesem Thema nichts Wesentliches zu bemerken haben. Wir hingegen sagen nachdrücklichst beiden Dank und Anerkennung für eine große Leistung und wünschen Gesundheit und ungebrochene Spannkraft für die Zukunft und deren nicht minder schwere Aufgaben.

Abb. 6

zu Nummer Eins des Strom- und Hafenbau geworden war. Da ich mein damaliges politisch bedingtes Mißgeschick längst verdrängt hatte, glaubte ich bis dahin, in freundschaftlicher Zusammenarbeit mit Mühlradt gelebt und gehandelt zu haben. Wenige Jahre später wurde mir aber jede Illusion genommen. Ein mir verbundener junger Mitarbeiter machte mich nämlich darauf aufmerksam, daß ich sowohl innerhalb des Strom- und Hafenbau als auch bei anderen Behörden im Gespräch sei. Herr Mühlradt, so hörte ich auch bald unmittelbar, ließe verlauten, er mache sich Sorge, daß ich aufgrund unseres beiderseitigen Lebensalters den Strom- und Hafenbau nur 2 Jahre und einige Monate leiten könne, was seiner Ansicht nach für den Strom- und Hafenbau nicht günstig sei. Er propagierte daher, daß eine „Aera Bolle" entfallen könne, wenn zur Überbrückung seine Amtszeit um die entsprechende Zeit verlängert würde. Dieser Vorschlag war für mich ein ziemlicher Schock mit der Wirkung, daß ich ihm gegenüber von nun an auf Distanz ging. In meiner Arbeit ließ ich mich jedoch nicht beirren, nur im Umgang mit jüngeren Kollegen wußte ich nicht, wie sie zu der Affäre standen. Sollte der eine oder andere meine Zurückhaltung empfunden haben, so hat er jetzt eine Erklärung. 1954 wurde ich Erster Baudirektor und 1961 wurden mir die Obliegenheiten des Hafenbaudirektors und damit die Leitung des Strom- und Hafenbau übertragen.

Senator Plate (1953 – 1957)

Mit der Legislaturperiode 1953 – 1957 unter Bürgermeister Sieveking war der Senatsbeauftragte für den Hafen, Plate, in den Senat eingezogen. Er leitete zusammen mit Senator Schultze-Schlutius, später Senator Luigs, die Behörde für Wirtschaft und Verkehr. Aus Unterhaltungen mit Plate weiß ich, daß er seine Zustimmung zur Übernahme eines Senatsamtes davon abhängig gemacht hatte, daß eine selbständige Hafen- und Verkehrsbehörde unter seiner Leitung eingerichtet würde. Diese Forderung war in Hamburg schon häufiger erhoben worden, u. a. mit dem Argument, daß weithin in der Welt Hafen-, Schiffahrts- und entsprechende Verkehrsbelange selbständig verwaltet würden, wobei – das tat auch Plate – auf den Nachbarhafen Bremen verwiesen wurde, wo ein Senator für Häfen, Schiffahrt und Verkehr amtierte. Dieser Vorstoß Plates war darum aus der Sicht des Strom- und Hafenbau sehr erfreulich. Als er aber – unerfahren in staatlicher Verwaltung – nach seinem Amtsantritt auf von ihm nicht vorausgesehenen Widerstand der eingefahrenen Verwaltung gestoßen war, hatte er seine Forderung auf eine Verselbständigung der Hafenbelange innerhalb der Behörde für Wirtschaft und Verkehr reduziert. Nach sich über Monate hinziehenden Reibereien über Zuständigkeiten kam es zu einer improvisierten Lösung in der Behörde, bei der Plate von seinem bisherigen Dienstsitz im Freihafen aus das Amt für Hafen und Schiffahrt, den Strom- und Hafenbau und das Amt für Verkehr lenkte. 1957 unter dem nächsten Präses (Engelhard) war der früher vorhandene Zustand schnell wiederhergestellt worden, womit auch dem Strom- und Hafenbau eine günstige Chance für größere Selbständigkeit entgangen war[28].

Wer näher mit Plate in Berührung kam, kannte ihn als einen schnell denkenden, schnell (oft zu schnell) sprechenden und schnell handelnden Mann. Er brauchte eine gewisse Freiheit, wie sie üblicherweise in der Wirtschaft einflußreichen Managern gewährt wird. Er paßte weder in eine bürokratische noch politische Atmosphäre. Wenn aus dieser Sicht die Frage gestellt wird, warum er überhaupt einen Senatsposten übernommen habe, glaube ich, die Antwort geben zu können. Als er zu mir gelegentlich einer Reise von der Möglichkeit sprach, Senator zu werden, warnte ich ihn dringend, sich mutwillig seine Freiheit, die er bei der Hamburger Hafen- und Lagerhaus AG genoß, einengen zu lassen. Nach einer Weile des Zögerns, antwortete er: „Herr Bolle, Senator a. D. ist auch ganz schön", und dahinter stand, wie sich aus der weiteren Unterhaltung ergab, seine Meinung, daß er als Senator im oder außer Dienst dem Hafen noch mehr nützen könne. Wenn auch sein administrativer Vorschlag einer selbständigen Hafenbehörde ohne Erfolg blieb, so war Plate dennoch aufgrund seiner reichen wirtschaftlichen Erfahrungen ein dynamisches Mitglied innerhalb des Senats gewesen. Darüber zu berichten, sehe ich nicht als meine Aufgabe. Dagegen erscheint es mir in diesem Stadium der Darlegungen angebracht, die Person Plate vorzustellen als Schlüsselfigur für das wirtschaftliche Wiedererstarken des Hafens im Gegensatz zum technischen Wiederaufbau.

Die Ziele, die Plate in seinen verschiedenen Positionen als Generalmanager, als Senatsbeauftragter für den Hafen, als Hafensenator und als Vorsitzender des Vorstandes der Hamburger Hafen- und Lagerhaus AG verfolgte, waren gutes Einvernehmen mit möglichst vielen Häfen unabhängig vom gegenseitigen Wettbewerb sowie intensive Pflege des verlorenen Hinterlandes auf wirtschaftlichen Wegen. Hierbei erwies er sich als Meister persönlicher Kontakte. Seine Bemühungen, den Hamburger Hafen bei den Staaten des Ostblocks wieder ins Spiel zu bringen, sind unter dem Stichwort „Politik der Elbe" bekannt geworden. Dabei verstand er unter Politik der Elbe nicht etwa eigene Außenpolitik (Bundessache), sondern Bestrebungen der Hansestadt mit ihren Mitteln, d. h. Zusammenarbeit auf dem wirtschaftlichen Sektor, den Eisernen Vorhang zu durchlöchern[29]. Auf seinen zahlreichen Reisen betrieb Plate wirkungsvollen Kundendienst und Hafenwerbung. Zwei Reisen, auf denen ich Plate begleitete, stehen mir noch lebhaft vor Augen. Die eine galt dem Kontakt mit Antwerpen. Nachdem dort jeder von uns einen Vortrag über den Wiederaufbau des Hamburger Hafens gehalten hatte, wurden wir innerhalb von 3 Tagen mit allem vertraut gemacht, was in Antwerpen der Hafen, die Stadt und nicht zuletzt die Kultur zu bieten hatten; beispielhaft war, wie in Belgien die Ansiedlung hafennaher Industrie betrieben wurde. Für meine Person konnte ich bei dieser Reise früher angeknüpfte Beziehungen wieder auffrischen, was im weiteren Verfolg dazu führte, daß mir zweimal der Vorsitz einer Fachabteilung (Generalberichterstatter) im Rahmen der Antwerpener Internationalen Hafentagungen 1958 und 1964 angetragen wurde, wodurch sich interessante Kontakte mit vielen Häfen sowie eine hervorragende Gelegenheit zur Orientierung mit Hafenproblemen jeder Art ergaben[30].

---

28 Persönlich habe ich nie verstanden, warum man in Hamburg nicht einsieht, daß die Belange des Hafens mit seinen vielfältigen Betrieben so wichtig und entscheidend sind, daß sie der Betreuung durch eine besondere Behörde mit einer starken Persönlichkeit an der Spitze, die nicht durch andere Aufgaben abgelenkt wird, bedürfen (etwa Behörde für Hafen und Verkehr mit einem Hafensenator). Ich sehe hier ein unausweichliches Problem, das spätestens gelöst sein muß, wenn die Europäische Gemeinschaft sich auch um die Häfen kümmern muß.

29 Daß derartige Bemühungen lohnen, wird bewiesen, daß 1978 von 10,78 Mill. t Hamburger Transit über 50 v. H. auf das Konto der osteuropäischen Länder gingen (Transport Dienst 1979, S. 74).

30 In einem Schlußwort hatte ich 1964 in Antwerpen die Frage angeschnitten, ob sich die m. E. fatale Bereitschaft vieler Häfen, sich auf Supertanker einzurichten, volkswirtschaftlich lohne. Die Mineralölunternehmen waren über diese Frage nicht erfreut; das Hamburger Abendblatt berichtete unter der Schlagzeile „Bolle warnt vor Supertankern!"

Eine weitere Reise führte uns nach Linz und Triest (1952). Während Triest ein Höflichkeitsbesuch war, galt der Aufenthalt in Linz einem wichtigen Kunden des Hamburger Hafens, nämlich den Vereinigten Österreichischen Stahlwerken (VOEST). Hier wurden wir durch Zufall mit einem Problem des Werkes bekannt gemacht, daß nämlich der im Trockenen erstellte Werkshafen nicht mit der Donau verbunden werden könne, weil, so hatte ein Versuch gezeigt, durch Absinken des Grundwasserspiegels die Wasserwerke der Stadt Linz gefährdet wurden. Plate sah hier eine Möglichkeit für Kundendienst und veranlaßte mich, bei der Abhilfe mitzuarbeiten. Das Suchen nach den Ursachen und einer geeigneten Abhilfe sowie nachfolgende Bauten, wobei eine Reihe von Experten herangezogen wurde, nahm mehrere Jahre in Anspruch, in deren Verlauf ich mehrfach in Linz tätig wurde; 1960 kam das Hafenbecken in Linz in Betrieb. Plate veranlaßte mich auch zu für den Hamburger Hafen werbenden Vorträgen vor Presse und Verkehrsfachleuten in Graz (1954) und in Innsbruck, wohin ich aus meinem Urlaubsort Seefeld i. T. zitiert wurde.

Das hier Gesagte sind nur einige Episoden aus der umfassenden Tätigkeit Plates, den Hafen wieder in die nationale und internationale Seewirtschaft einzureihen.

Anläßlich seiner vierzigjährigen Tätigkeit für den Hafen widmete ihm der Zentralverband der deutschen Seehafenbetriebe, dessen langjähriger Vorsitzender (seit 1947) Plate war, ein Buch „Seewirtschaft" (Verlag Okis Hamburg 1966), dessen von Freunden und Mitarbeitern zusammengestellter Inhalt (40 Beiträge) eine würdige Laudatio für den Jubilar darstellt. Ich kann die Lektüre dieser Schrift jedem, der sich umfassend mit dem Wesen der Häfen beschäftigen will, nur empfehlen. 1967 mußte Plate sich krankheitshalber aus dem aktiven Dienst zurückziehen. Man kann seine Person und seine Arbeit nicht besser würdigen, als einige Passagen aus der Abschiedsrede zu zitieren, die ihm Bürgermeister Professor Dr. Weichmann damals gehalten hat:

> „Hamburg hat das Glück gehabt, in Ihnen, lieber Herr Plate, den rechten Mann zur rechten Zeit und am rechten Platz zu besitzen. Wo immer die Rede auf Hamburg kommt, von Leningrad und Budapest bis Basel und Amsterdam wird Ihr Name genannt. Sie haben intuitiv das Wesen und die Funktion eines Seehafens im großen Rahmen der Weltwirtschaft erfaßt und dieses Instrument mit Ihrer Gestaltungskraft zu spielen verstanden. Sie hatten die Chance, für Ihre Vaterstadt Entscheidendes zu tun und Sie haben sie genutzt."

Über raumsichernde Planungen in Hamburg

Die raumsichernde Generalplanung für den Hafen bis zum Ende des zweiten Weltkrieges setze ich als bekannt voraus[31].

Es war selbstverständlich, daß Hand in Hand mit Wiederaufbauarbeiten auch ein den neuen politischen und wirtschaftlichen Verhältnissen angepaßter Generalplan erarbeitet wurde. Unter diesem Aspekt entfielen die den Plänen 1941 und 1944 von hoher Hand gemachten Auflagen, insbesondere die Planung einer das Hafengebiet ungünstig schneidenden und damit die Entwicklung behindernden Hochbrücke, der Verlust von Hafenanlagen am Nordufer der Elbe als Folge der geplanten Uferstraße und schließlich die utopischen wirtschaftlichen Voraussetzungen. Auf der anderen Seite konnte man, wie schon a.a.O. näher ausgeführt, im Jahre 1946 in bezug auf kommenden Verkehr keine irgendwie gearteten Prognosen stellen; man konnte nur hoffen, daß sich auf längere Sicht Hamburg wieder in die nordwesteuropäischen Häfen einreihen würde. Vor diesem Hintergrund konnte der 1947 von Senat und Bürgerschaft gebilligte erste Nachkriegs-Generalplan einfach gehalten werden. Trotz des provisorischen Charakters hatte der Plan 1947 eine brauchbare Tendenz: die Hafenteile, die Hamburg groß gemacht haben, sollten Bedürfnissen entsprechend und dabei neuzeitlichen technischen Entwicklungen angepaßt wiederaufgebaut werden. Darüber hinaus wurde das Gebiet Kattwyk-Hohe Schaar sowie die von Norderelbe Köhlbrand und die Alte Süderelbe gebildete Insel vor anderweitiger Inanspruchnahme gesichert (Abb. 7).

Die räumlichen Aufteilungen des (Hafen)generalplans 1947 wurden in den „Aufbauplan 1950" der Hansestadt aufgenommen und damit vor hafenfremden Inanspruchnahmen geschützt.

Die in den Jahren nach 1950 eingetretene unerwartet günstige Entwicklung von Stadt und Hafen führten zur Erarbeitung eines modifizierten Aufbauplans für das gesamte hamburgische Landesgebiet, der 1960 von der Bürgerschaft verabschiedet wurde. In diesem Aufbauplan wurde auf die Darstellung einer speziellen Hafenplanung verzichtet, da nach inzwischen gemachten Erfahrungen Hafenpläne unter dem Einfluß struktureller und konjunktureller Schwankungen innerhalb der Weltwirtschaft häufiger und rascher wechseln. Im „Aufbauplan 1960" hat man sich daher darauf beschränkt, die für Hafenerweiterungen infrage kommenden Flächen gemeinsam als Außengebiet auszuweisen, wodurch eine spätere Verwendung für Hafenzwecke nicht präjudiziert und insofern den Absichten des seinerzeitigen Staatsvertrages zwischen Hamburg und Preußen über die Gründung einer Hafengemeinschaft Rechnung getragen wird; darüber hinaus sind die betreffenden Räume als „besondere Untersuchungsgebiete für Hafenerweiterungen" ausgewiesen.

31 Vgl. Bolle „Der Generalplan für den Ausbau des Hamburger Hafens im Wandel der Zeiten" – HTG Jahrb. 20/21. Bd. sowie weitere eigene Darstellungen im 1. Teil dieser Erinnerungen (HTG Jahrb. 36. Bd.).

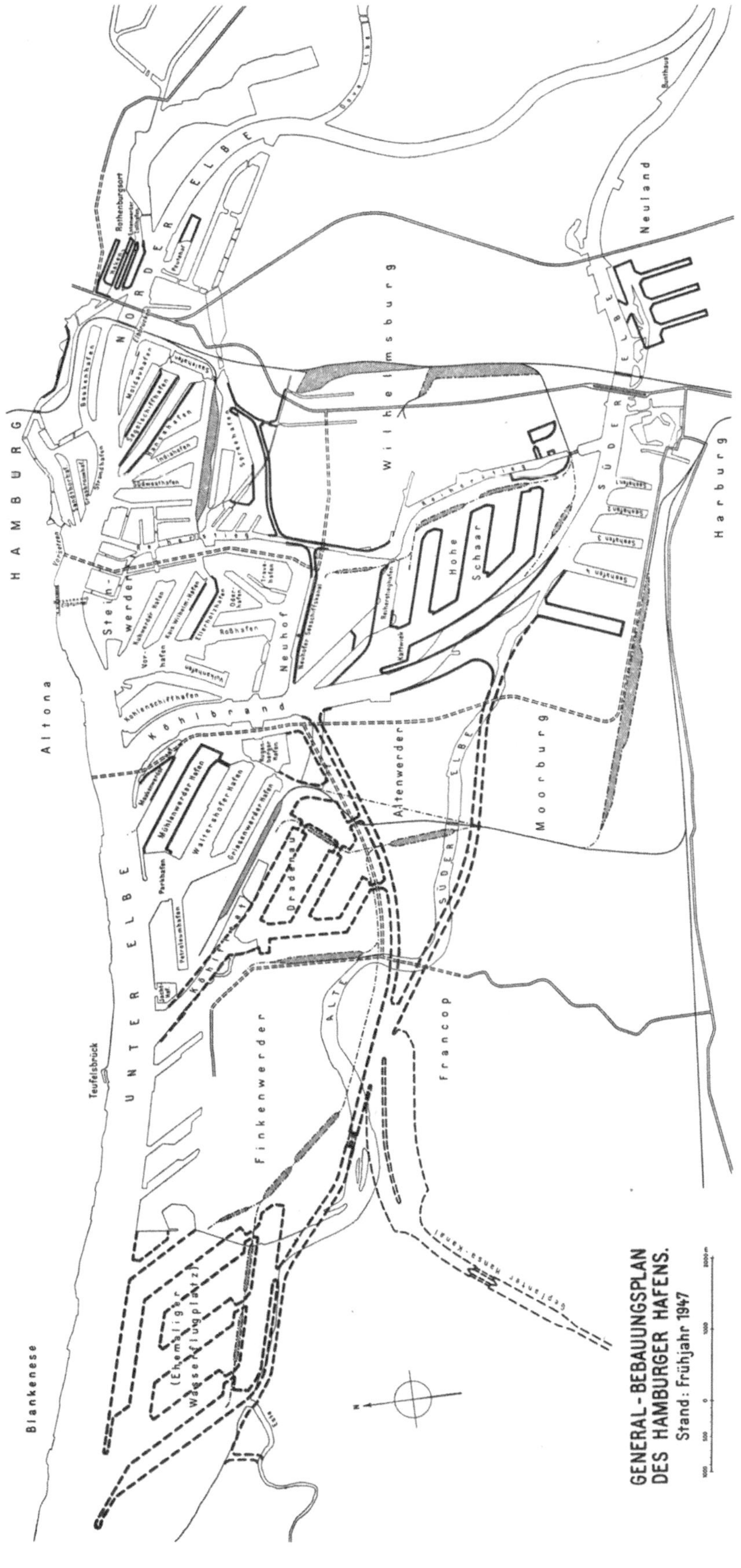

Abb. 7. Generalbebauungsplan des Hamburger Hafens – Stand 1947 –

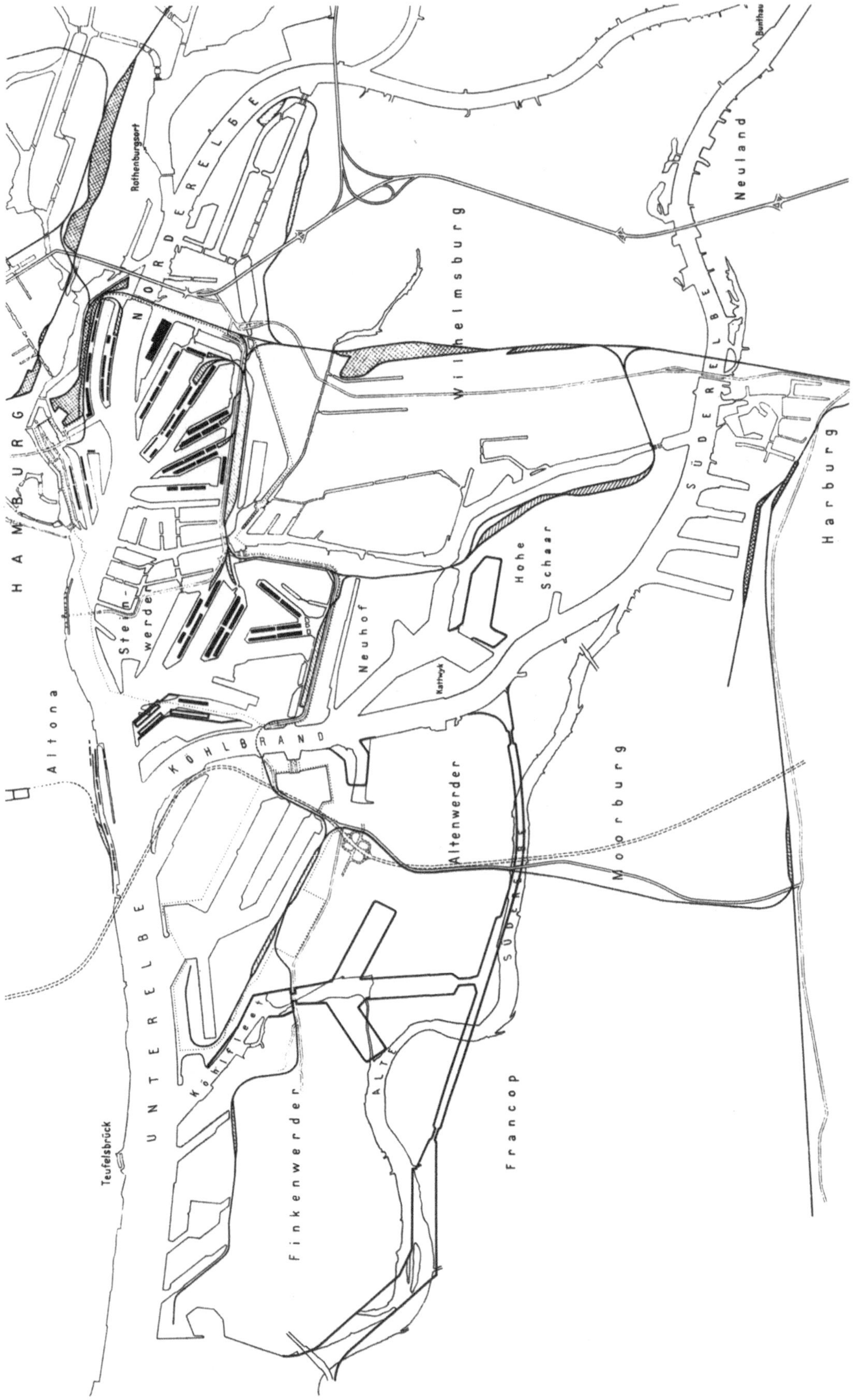

Abb. 8. Der Hafen von Hamburg – Generalplan von 1960 –

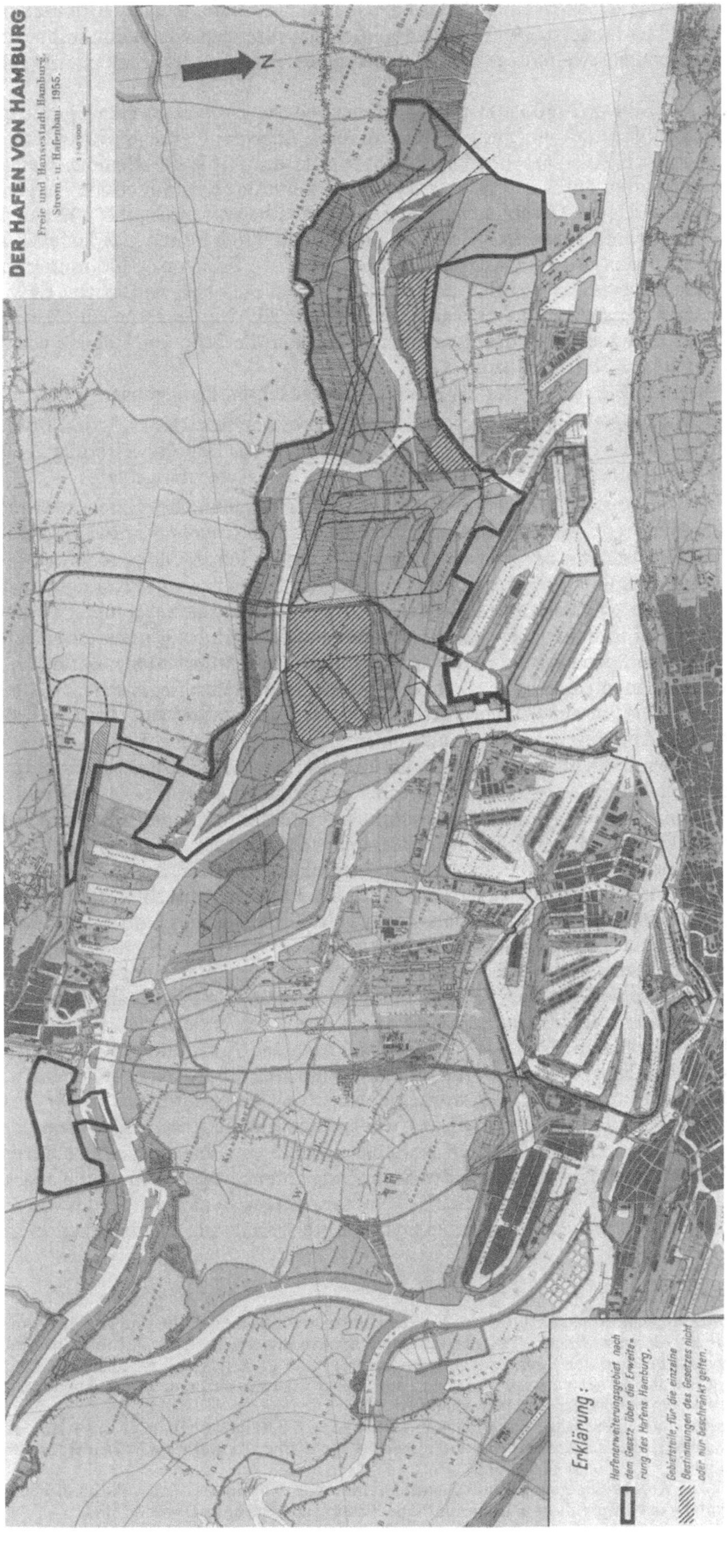

Abb. 9. Das Hafenerweiterungsgebiet von 1960 und die gegenwärtige Generalplanung

Hafenintern wurde selbstverständlich der beim Strom- und Hafenbau geführte Generalplan des Hafens laufend korrigiert (Abb. 8 Generalplan 1960). Aus den gleichen Gründen wie beim Aufbauplan beschränkte man sich auch in diesem Plan im Erweiterungsraum Alte Süderelbe, Altenwerder, Finkenwerder auf die Darstellung einiger Aufbauachsen[32].

Durch den Aufbauplan 1960 ist zwar das Hafenerweiterungsgebiet als Ganzes erkennbar festgelegt und damit anderweitigem Zugriff entzogen. Für die Durchführung einzelner Planungs-, Erschließungs- und Baumaßnahmen bedurfte es aber noch einer besonderen Handhabe, die durch die bestehenden Gesetze nicht geboten wurde. Diese wurden geschaffen durch das „Gesetz über die Erweiterung des Hamburger Hafens" vom 30. Oktober 1961. Der Umfang des durch das Gesetz ausgewiesenen Gebiets beläuft sich auf 2 500 ha (Abb. 9). Das Gebiet wird begrenzt im Westen und Osten durch Gewässer, im Norden durch bestehende Hafenanlagen und das Wohngebiet Finkenwerder, im Süden durch eine Deichlinie Neuenfelde – Francop – Moorburg; die Begrenzung ergab sich weitgehend zwangsläufig. Das Gesetz verhindert den Hafeninteressen abträgliche Entwicklungen durch eine unbefristete Veränderungssperre, und es regelt die Fragen der Enteignung und Entschädigung in Anlehnung an das Hamburgische Aufbaugesetz und das Bundesbaugesetz. Für die bebauten Gebiete von Altenwerder und Finkenwerder sieht das Gesetz Sonderregelungen vor.

Zur Vervollständigung meiner nur als Kurzbericht gedachten Darlegungen gebe ich noch folgende Hinweise:

> Eine im August 1960 vom Strom- und Hafenbau erarbeitete Denkschrift „Grundlagen für den künftigen Ausbau des Hafens Hamburg" gibt u. a. Auskünfte über das Hafenerweiterungsgebiet von 1960, die Generalplanung von 1960 sowie die Aufschließung des Hafenerweiterungsgebietes.

Über die Entwicklung des Hafens sowie die weitere Erschließung des Hafenerweiterungsgebietes unterrichtet der sogenannte Hafenreport oder genau der „Bericht über die Lage und Entwicklungsaussichten des Hamburger Hafens", der als Senatsdrucksache 571 im April 1967 der Hamburger Bürgerschaft vorgelegt worden ist.

Weniger bekannt ist ein 1966 von der Baubehörde bestelltes privates Planungsgutachten „Hamburg – Süderelbraum", das die Entwicklungsmöglichkeiten für Hafenanlagen, hafengebundene Industrie und arbeitsstättennahe Wohngebiete im Raum Finkenwerder, Neugraben, Fischbek, Hausbruch untersucht hat. Verfasser des Gutachtens war die Arbeitsgemeinschaft Prof. W. Wortmann mit 5 Mitarbeitern. Darüber hinaus waren vom Landesplanungsamt je ein hafenbautechnischer, ökonomischer und landespflegerischer Fachbeitrag in Auftrag gegeben worden, die in Zusammenarbeit mit der Arbeitsgemeinschaft ausgewertet wurden. Da die Abfassung des hafenbautechnischen Fachbeitrages mir übertragen worden war, kam ich auf diese Weise nochmals mit den hafenplanerischen Problemen in unmittelbare Berührung. Die Ergebnisse dieses Planungsgutachtens paßten sich in bezug auf hafenbauliche Belange den entsprechenden Vorstellungen des Strom- und Hafenbau nahtlos an. In allen Plänen, die nacheinander in der Wilhelminischen und der Weimarer Zeit, im Dritten Reich und zu Zeiten der Bundesrepublik erarbeitet wurden, sind Gebiete nördlich und südlich der Alten Süderelbe als wichtigste Reserve und Ergänzung der Hamburger Hafenanlagen angesehen worden.

In voller Übereinstimmung mit dieser Tendenz haben dann die Gutachter das im Süderelbraum bereits gesetzlich festgelegte Hafenerweiterungsgebiet als wesentliche Grundlage des Gutachtens übernommen. Sie waren aber darüber hinaus der Auffassung, daß das Areal zu vergrößern ist, da inzwischen aufgrund struktureller Umschichtungen in den Güterströmen des Weltseeverkehrs den Häfen für Abfertigungsanlagen, Lager- und Aufstellflächen sowie für Geländeansprüche hafenbezogener Industrie in weit größerem Maße Raum abgefordert wird, als noch 1960/61 zu übersehen war. Im Gutachten ist daher eine breite Fläche südlich der bisher maßgeblichen Deichbegrenzung hinzugenommen. Dies war möglich, weil nach der Sturmflut 1962 der Hochwasserschutz des gesamten Gebiets nach Norden vorverlegt wurde und damit die Deichlinie „Neuenfelde – Francop – Moorburg" ihre Aufgabe verloren hatte. Im Gutachten wurden daher im Süderelbraum statt bisher 2 500 ha nunmehr 4 700 ha Bruttofläche ausgewiesen. Über Hafenanlagen werden noch keine Aussagen gemacht, da die Erschließung dieser Gebiete sich über einen langen Zeitraum erstrecken würde und Prognosen über Entwicklungen nicht möglich sind; als im Vordergrund stehend wurde die Ansiedlung hafenbezogener Industrie angesehen. Abschließend mag noch gesagt werden, daß der 1967 für künftige Nutzung vorgesehene Bruttoraum von 4 700 ha im Vergleich mit Flächen, die bei den Wettbewerbern Hamburgs im Gespräch sind, nur eine mäßige Reserve darstellen[33,34].

---

32 Als Aufbauachsen sind im Generalplan des Hafens (Fassung 1960) dargestellt eine von der Alten Süderelbe ausgehende Binnenwasserstraße (deren westlicher Teil sich zu einem Becken erweitert) sowie mehrere Seeschiffbecken, die südlich an das Köhlfleet anschließen und den Raum zwischen Altenwerder und Finkenwerder aufschließen. Die Eisenbahnbedienung erfolgt von Harburg her, der Straßenverkehr stützt sich auf die Westtangente (Bundesautobahn Westliche Umgehung Hamburg mit Elbtunnel zwischen Neumühlen und Waltershof).

33 Bei Abgabe des Gutachtens war bekannt, daß in Le Havre zu 6 000 ha vorhandener Erweiterungsfläche weitere 5 000 ha hinzukommen sollten; auch in Antwerpen wurde über die Sicherung von weiteren Hektar Hafengebiet auf dem linken Scheldeufer verhandelt.

34 Da ich mich bei Abgabe des Planungsgutachtens „Hamburg-Süderelbraum" im Ruhestand befand, ist mir nicht bekannt, in welchem Umfang die Empfehlungen in die amtliche Planung aufgenommen worden sind.

Leser, die sich über planerische Vorstellungen in der Zeit nach Verabschiedung des Hafenerweiterungsgesetzes vom 30. Oktober 1961 orientieren wollen, verweise ich auf den Entwicklungsplan für den Hafen Hamburg, der 1976 von Senat und Bürgerschaft beschlossen worden ist. Dieser Plan, der u.a. die Erweiterungsgebiete „Ost" (Altenwerder) und „West" (Finkenwerder) als für die Zukunft des Hafens besonders wichtig herausstellt, vermeidet mit Rücksicht auf nicht auszuschließende politische und weltwirtschaftliche Störungen allzu starre Festlegungen.

Schließlich mache ich noch auf einen sehr informativen Aufsatz von Prof. Laucht in der HANSA 1978 H. 11, S. 937–943 aufmerksam, in welchem die „Vorsorge für die Entwicklung des Hamburger Hafens früher und heute" behandelt wird.

Über raumsichernde Planungen in Cuxhaven

Der vor dem Krieg an der Technischen Hochschule Danzig amtierende Hochschullehrer für Hafenbau F. W. Otto Schulze hatte formuliert, daß ein Vorhafen an der Küste ein geeignetes Mittel sei, um Binnen-Seehäfen (wie z.B. Hamburg) ihre Stellung im Weltseeverkehr zu erhalten. Nach Schulze lag es im wohlverstandenen Interesse eines Haupthafens, seinen Vorhafen nicht als Geld kostenden Ballast anzusehen, sondern im Gegenteil, ihn zu fördern im Hinblick auf Perioden, in denen sein Fehlen ein schweres Handicap bedeuten würde. Entsprechend diesem Prinzip hatte Hamburg seit dem 13. Jahrhundert gehandelt. Es hatte sich im heutigen Raum Cuxhaven und Umgebung Besitzrechte erworben und nach und nach als Nothafen, als Fischereihafen und als Passagieranlaufhafen dienende Hafenwerke errichtet. Zwischen 1892 und 1914 hatte Hamburg in Cuxhaven einen Ausrüstungshafen (Amerikahafen) und ein Landungshöft (heute Steubenhöft) erstellt und war damit in den Kreis der großen Passagierhäfen eingetreten. Mit dem Groß-Hamburg-Gesetz war Cuxhaven aus dem hamburgischen Hoheitsgebiet ausgeschieden und Preußen (Provinz Hannover) zugeschlagen worden. Man hatte jedoch die Konzession gemacht, daß der Amerikahafen, die Überseefahrgastanlage (Steubenhöft) sowie einige Liegenschaften im Eigentum Hamburgs verblieben, wodurch auf die Erhaltung und Förderung des Überseefahrgastverkehrs Rücksicht genommen war[35].

Mit der Kapitulation war die Lenkung der Hafenanlagen in Cuxhaven auf die britische Navy übergegangen; regional lagen aber auch Zuständigkeiten beim Port Controller in Hamburg, z.B. in bezug auf das Zusammenspiel Vorhafen – Elbezufahrt – Haupthafen. Auf deutscher Seite war für den Fischereihafen das Land Niedersachsen verantwortlich, während Hamburg darauf bedacht sein mußte, den überseeischen Fahrgastverkehr einschließlich der entsprechenden Anlagen zu erhalten. Diesbezüglich mußte dem Senat und dem Port Controller jedoch berichtet werden, daß das Höft dem Anlegen größerer Passagierdampfer nicht mehr gewachsen sei, da die 2 700 kiefernen Gründungspfähle – die seinerzeit übliche Bauweise – von der Bohrmuschel weitgehend zerstört worden waren. Der längst fällige, aber durch den Krieg unterbliebene Ersatz war hinausgeschoben worden, so daß über kurz oder lang eine Sperrung des Höfts unumgänglich sei. Wenn eine baldige Wiederherstellung, für die Pläne beim Strom- und Hafenbau vorlagen, unterbliebe, setze man überseeischen Passagierverkehr für Hamburg, den man damals noch erwarten konnte, aufs Spiel. Zusätzlich kam ein Impuls von britischer Seite, die – so vermuteten wir – überseeischen Passagierverkehr nicht den Amerikanern in Bremerhaven (Nachschubhafen der USA) allein überlassen wollten. Nach einer behelfsmäßigen Verstärkung des Höfts wurde im September 1948 ein Cunard-Dampfer mit 1 400 Passagieren abgefertigt. Günstig war auch, daß die Deputierten der Behörde sowie Vertreter des Haushaltsausschusses 1948 zu Besichtigungen in Cuxhaven veranlaßt werden konnten. Zur Erhaltung des Interesses im eigenen Hause wurde ebenfalls 1948 vom Strom- und Hafenbau ein Betriebsausflug mit MS JAN MOLSEN nach Cuxhaven arrangiert. Auch ich wollte in bezug auf Werbung für Cuxhaven nicht zurückstehen und veröffentlichte Anfang 1950 in der Schiffahrtszeitung HANSA einen Aufsatz unter der allgemeinen Überschrift „Vorhäfen", der sowohl vom Bürgermeister als insbesondere auch vom Finanzsenator zur Kenntnis genommen wurde.

Die Saat reifte. Nachdem 1951 Mittel bewilligt worden waren, konnte 1954 ein neuzeitlichen Ansprüchen genügendes Steubenhöft in Betrieb genommen werden, das die Ausschiffung von 1 000 Reisenden in ca. 2 Stunden ermöglicht. Auf eine Baubeschreibung verzichte ich, weil darüber genügend Literatur zur Verfügung steht (vgl. u.a. Jahrb. HTG 20/21. Bd., S. 262 u. Abb. 10). Heute muß leider festgestellt werden, daß die gut durchdachten aufwendigen Anlagen am Steubenhöft aus konjunkturellen Gründen nur in sehr mäßigem Umfang genutzt werden, was aber vor 30 Jahren nicht vorauszusehen war.

---

35 Da Hamburg immer gut für seinen Außenposten, auch der Strom- und Hafenbau hatte gute Kontakte, gesorgt hatte, wurde die Groß-Hamburg-Lösung in Cuxhaven selbst sehr bedauert. Aber auch in Hamburg konnte man hören, daß der damalige Bürgermeister sich härter hätte gegen die Abgabe Cuxhavens wehren müssen, was aber angesichts des allmächtigen Gegenparts, Göring, in seiner Eigenschaft als preußischer Ministerpräsident wohl nicht möglich gewesen war.

Nach dem Krieg gab es denn auch Stimmen, daß Hamburg die neue Ordnung in den deutschen Landen nutzen müßte, um seine alten Rechte in Cuxhaven zurückzuholen.

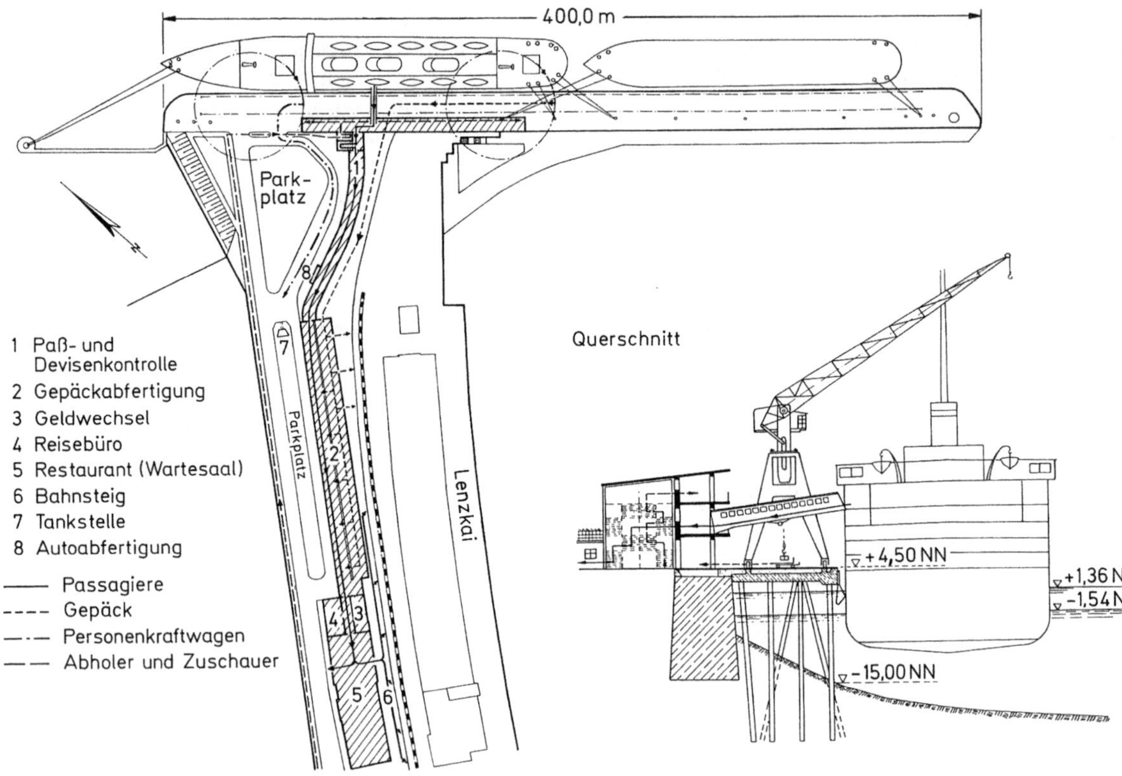

Abb. 10. Überseefahrgastanlage Cuxhaven – Steubenhöft –

Das Steubenhöft war nur ein Teil des hamburgischen Besitzes in Cuxhaven. Im Groß-Hamburg-Gesetz 1937 waren Hamburg zur Befriedigung von Vorhafenbedürfnissen ein 195 ha großes Verwaltungsgebiet sowie ein elbaufwärts anschließendes 277 ha großes Interessengebiet belassen.

Nach 1945 hatte Niedersachsen seinen Fischereihafen bis an die Grenze des hamburgischen Interessengebietes ausgebaut. Eine weitere als notwendig anzuerkennende Ausdehnung wurde durch die Rechte Hamburgs blockiert. So war bei der niedersächsischen Landesregierung der Wunsch entstanden, mit Hamburg über einen Geländeaustausch ins Einvernehmen zu kommen. Dieser Wunsch fiel in Hamburg auf fruchtbaren Boden, denn der Raumbedarf für moderne Vorhafenprojekte war inzwischen infolge Zunahme der dafür maßgeblichen Schiffsgrößen erheblich gestiegen, so daß das ursprüngliche Interessengebiet nicht mehr ausreichte. Im Zuge von Verhandlungen machte Niedersachsen 1957 den Vorschlag zur Verlegung des Hamburger Interessengebietes in die Gegend der Ostemündung, weil dort unbebaute Ländereien zur Verfügung standen. Da aber in der Gegend Oste größere Verschlickungserscheinungen nicht auszuschließen waren, wurde auch ein Gebiet bei Freiburg in Betracht gezogen.

Ein völlig neues Moment kam jedoch in die Erwägungen, als man sich darüber klar wurde, daß wohl die Unterelbe, aber nicht die Außenelbe unterhalb von Cuxhaven in allen Teilen mit vertretbaren Mitteln auf eine Tiefe von mindestens 15 m ausgebaut werden kann. So rückte der Raum Scharhörn-Neuwerk ins Blickfeld, weil hier die Möglichkeit besteht, im Wattengebiet Hafenanlagen unbeschränkter Größe mit unmittelbarem Anschluß an den 20 m tiefen Nordsee-Schiffahrtsweg zu erstellen. Ein nicht zu unterschätzender Nachteil dieses Raumes ist aber seine große Entfernung vom Haupthafen, und vor einer endgültigen Entscheidung lag es nahe zu erwägen, ob Hamburg nicht zweckmäßiger Gelände in unmittelbarer Nachbarschaft des Hafens im Raum Este-Lühe von Niedersachsen eintauschen sollte. In diesem Raum, auf den der Blick schon von der Generalplanung her gelenkt wird, können Hafenanlagen und Hinterlandverbindungen schneller und weitaus billiger geschaffen werden. Wenn sich trotzdem Hamburg seinerzeit für Neuwerk entschieden hat, so war der Hauptgrund die verlockende Aussicht, in diesem Raum eines Tages größte Schiffe und auch neuartige Frachtschiffe wie beispielsweise Unterwasser-Handelsschiffe empfangen zu können, wobei die Grenze allein in der Befahrbarkeit der Nordsee für die kommenden Schiffstypen liegt. Ein (unausgesprochener) Nebengrund war sicherlich aber auch die Unterstellung, daß sich Tauschverhandlungen über ein Gebiet im Raum Este-Lühe mit Niedersachsen schwieriger als zu Zeiten der Hafengemeinschaft Hamburg-Preußen gestaltet hätten.

Die Entscheidung fiel für den Raum Neuwerk. Nach dem 1962 in Kraft getretenen Staatsvertrag zwischen Niedersachsen und Hamburg über die „Neuordnung der Rechtsverhältnisse in Cuxhaven und im Gebiet der Elbmündung" hat sich Hamburg in Cuxhaven auf das engere Gebiet des Amerikahafens und des Steubenhöfts (75 ha), in welchem es ausreichende öffentlich-rechtliche Befugnisse für Hafenbetrieb und Hafenbau unterhält, beschränkt.

In den übrigen Teilen des früheren Verwaltungs- und Interessengebietes erhält Niedersachsen völlig freie Hand. Als Gegenleistung hat Niedersachsen ein Gebiet von rd. 9 000 ha im Wattenmeer um die Elbinseln Neuwerk und Scharhörn wieder an Hamburg abgetreten, und zwar als echtes Hoheitsgebiet. Dieser Tausch war für Hamburg eine weit vorausschauende Raumsicherung. Konkrete Pläne für Hafenbauten gab es weder zum Zeitpunkt des Tausches noch bis zum heutigen Zeitpunkt (1980). Die Tätigkeit Hamburgs im Raum Neuwerk spreche ich an anderen Stellen gelegentlich der Schilderung von Ereignissen des Jahres 1962, darunter auch dem Flaggenwechsel in Neuwerk (5. Oktober 1962) an.

Anmerkungen zur Stadtstaatlichkeit Hamburgs sowie zur innerbehördlichen Lenkung der Hafenbelange

Da mir schon bald nach Aufnahme meiner Hafentätigkeit die Bedeutung einer guten Organisation für einen Hafen klar geworden war, habe ich mich bis heute um diese ebenso komplexe wie komplizierte Materie bemüht; jeden Besuch in einem anderen Hafen nutzte ich aus. Wohlwollende Anleitung verdanke ich Oberbaudirektor Dr. Lohmeyer u. a. als Begleiter auf seiner Studienreise in die französischen Seehäfen (1931)[36].

Wie schon im 1. Teil der Erinnerungen berichtet, war Lohmeyer bei seiner Berufung als Oberbaudirektor des Strom- und Hafenbau (1930) verpflichtet worden, eine straffe Führung der behördlichen Dienste des Hafens zu organisieren, und dementsprechend hatte er 1931 begonnen, innerhalb der Deputation für Handel, Schiffahrt und Gewerbe eine Abteilung II (Hafen) einzurichten, die unter seiner Leitung stand und wohl die bis dahin weitgehendste Zentralisation der Hamburger Hafenverwaltung darstellte.

Diese Arbeit, kaum eingeleitet, war mit Beginn der nationalsozialistischen Herrschaft wieder unterbunden worden, bei welcher Gelegenheit der Strom- und Hafenbau ebenfalls wieder bei der Bauverwaltung (ein höchst bedauerlicher Rückschritt) gelandet war. Auf die Schilderung dieses Zwischenstadiums verzichte ich; die in Hamburg vor Kriegsausbruch mit Hafenbelangen befaßten Dienststellen sind im Handbuch der Hansestadt Hamburg 1939 verzeichnet.

Während des Krieges hatte ich im Rahmen meiner Tätigkeit in Holland und Belgien Gelegenheit, mich mit der Organisation der dortigen Seehäfen insbesondere von Rotterdam und Antwerpen vertraut zu machen.

In Hamburg gab nach dem Krieg die Besatzungsmacht Anstöße für eine zentrale Verwaltung des Hamburger Hafens. Ein erster Vorstoß in dieser Richtung war die Weisung des Port Controllers, daß die im Hafen tätigen hamburgischen Dienststellen vom Rathaus geschieden (divorced) seien. Schon bald konnte man herausfühlen, daß Haddock, und zwar mit großer Zähigkeit, die deutsche Seite zum Auf- und Ausbau einer selbständigen (autonomen) Hafenverwaltung (Hamburg Port Authority) veranlassen wollte[37].

Senatsseitig war auf britisches Drängen ein Ausschuß beauftragt worden, die Notwendigkeit einer zentralen Hafenverwaltung zu untersuchen und die für eine Zusammenfassung günstigste Form zu ermitteln[38]. Die Zeit für einen solchen (von der Besatzungsmacht erzwungenen) Bericht, der im August 1946 vorgelegt worden war, war noch längst nicht reif, fehlten doch noch wichtige politische und finanzielle Anhalte für die Zukunft. Wer konnte beispielsweise etwas sagen über das künftige Schicksal Deutschlands insgesamt, über die Gestaltung deutscher Länder, insbesondere auch über die Rolle des Stadtstaates Hamburg, die Rolle des Hamburger Hafens in bezug auf Übersee und Hinterland? Trotz der zwangsläufigen Mängel stellte der Bericht aber eine auf gründlichen fachlichen Kenntnissen fußende Studie dar. Der Ausschuß hatte unter Bejahung der Notwendigkeit einer Zusammenfassung der Hamburger Hafenverwaltung zwei mögliche Formen herausgestellt:

a) Zentrale Hafenverwaltung in Form einer Anstalt des öffentlichen Rechts
b) Zusammenfassung aller Zuständigkeiten bei der Verwaltung für Handel, Schiffahrt und Gewerbe in einer besonderen Abteilung.

---

36 Vgl. Lohmeyer, Über Hafenverwaltungen im In- und Ausland – Jahrb. HTG 12. Bd. 1930/31.
Lohmeyer, Bolle, Verwaltung und Bewirtschaftung der französischen Seehäfen – Hansa 1931.
Bolle, Aufgaben, Abwicklung und Organisation des Hamburger Hafenbetriebs – Zeitschr. f. Betriebswissenschaft 1932, H. 11.

37 Über die Motive sind nur Spekulationen möglich. So könnte unterstellt werden, daß man in London für den Hamburger Hafen eine Verwaltungsart wünschte, in die man womöglich eine Kontrolle oder gar eine Beteiligung am Hafen einbauen konnte. Vielleicht hat sich Haddock selbst in einer derartigen Rolle gesehen.

38 Dem Ausschuß hatten je ein Vertreter der Verwaltung für Handel, Schiffahrt und Gewerbe (Dr. Grau), der Kämmerei (Dr. Siemssen), der Handelskammer (Dr. Weising), des General Managers (Plate) und des Strom- und Hafenbau (Mühlradt) angehört.

Bei alledem dachte aber in Hamburg niemand an eine Hafenkorporation nach Muster der Port of London Authority, die den Hafen aus dem Stadtstaat Hamburg herausgelöst hätte.

Von unmittelbaren Konsequenzen dieses Berichts ist mir nichts erinnerlich, aber die Reform der Verwaltung des Hafens war wieder einmal akut geworden. Dieses Problem ist bekanntlich bis zum heutigen Tage nicht zur Ruhe gekommen, wobei jeweils zu unterscheiden ist, ob es sich um eine innerhalb der stadtstaatlichen Kompetenzen zu erreichende größere Effizienz des Hafens handelt, oder ob es für den Stadtstaat Hamburg darum geht, Konsequenzen etwaiger Länderreformen (wie etwa Hamburg als Hauptstadt eines Bundeslandes) bestmöglich aufzufangen.

Nachdem im Verfolg von Aufsätzen in der Presse[39] das Thema „Länderreformen" in breitere Kreise gelangt war, hatten sich die Senate von Hamburg und Bremen entschlossen, vorsorglich Denkschriften auszuarbeiten, welche die besonderen Aufgaben und damit die herausragende Stellung der Hansestädte begründeten. Sachbearbeiter der Denkschriften waren Staatsrat Haas, Bremen, und Senatssyndikus Sieveking, Hamburg. Sieveking zog mich zur Mitarbeit heran, und so kam es, daß am 1. September 1949 eine Schrift: Die Stadtstaatlichen Häfen Hamburg und Bremen – Verwaltung und Betrieb in ihren Beziehungen zum Deutschen Reich (zur Deutschen Bundesrepublik) vorgelegt wurde, als deren Verfasser Dr. C. Völckens, Bremen, und Dr. Bolle, Hamburg, zeichneten. Der zur Verfügung stehende Raum erlaubt nur einige Kernsätze aus dem Inhalt der Schrift, die sich auf eine umfassende Literatur stützte, zu zitieren.

> „Die Hansestädte sind die Träger einer einzigartigen Aufgabe, Deutschland mit der Welt zu verbinden. Zur Erfüllung dieser Aufgabe müssen sie mit besonderen Vollmachten ausgestattet sein; außer den Rechten einer Stadt muß ihnen auch die Eigenschaft als Staat zuerkannt werden. Innerhalb des Stadtstaates ist es müßig, darüber zu streiten, ob die Hafenverwaltung eine staatliche oder kommunale Angelegenheit ist. Es liegt keine Veranlassung vor, eine Sonderverwaltung der Häfen anzustreben, durch welche sie aus der Verwaltung des Stadtstaates herausgelöst würden. Die Häfen sind Teile der Deutschen Bundesrepublik; die Bundesgesetzgebung ist für sie maßgebend. Wie die Erfahrungen gezeigt haben, ist es durchaus möglich, in der zentralen deutschen Gesetzgebung die Interessen der beiden Häfen mit den Reichs-/Bundesinteressen in Einklang zu halten. Die Einbeziehung der beiden Hansestädte in größere deutsche Länder würde sie ihrer Sonderaufgabe entfremden. Derartige Lösungen müssen im allgemein-deutschen Interesse unbedingt vermieden werden"[40].

Der hier zitierte Bericht war nur einer unter einer ganzen Anzahl gutachterlicher Äußerungen, welche die beiden Stadtstaaten im Sinne ihrer Selbstbehauptung von verschiedenen Gremien eingeholt hatten.

Diese Berichte waren sehr nützlich, als Anfang der fünfziger Jahre im Verfolg eines Artikels des Grundgesetzes von Politikern verschiedene Pläne für eine Neugliederung des Bundesgebietes diskutiert wurden. Es genügt, in diesem Zusammenhang an den Plan eines Nordwest-Staates zu erinnern, bei dessen Verwirklichung zwangsläufig die Hansestädte ihrer Eigenstaatlichkeit verlustig gehen mußten. Sowohl Bürgermeister Brauer, Hamburg, als auch Senatspräsident Kaisen, Bremen, bezogen damals (1951) mit der Begründung, daß man die hanseatische Initiative nicht lähmen dürfe, schärfste Abwehrstellungen.

Auch Bundeskanzler Adenauer hatte sich für die Selbständigkeit der Hansestädte ausgesprochen[41].

Im Norden der Bundesrepublik geschah in bezug auf Länderreform lange Zeit nichts. Erst Anfang der siebziger Jahre tauchten die Begriffe Nordstaat, Sonderaufgaben der Hansestädte und Hafenkörperschaft wieder auf, ohne daß Konsequenzen gezogen wurden.

---

39 Vgl. Behm: Die Hansestädte als deutsche Länder – Hansa, Oktober 1948.
Hasche: Gegenwartsprobleme des Hamburger Hafens – Hansa, Dezember 1948.
NN: Hafenkorporation oder nicht? Die Organisation des Hamburger Hafens im Vorschlag – Hamburger Hafennachrichten Nr. 36, Oktober 1949.
Mulert. Die Neuordnung der kommunalen Verwaltung der Hansestadt Hamburg 1948.

40 In diesem Zusammenhang mag daran erinnert werden, daß auch in früheren Zeiten – ich nenne 2 Beispiele aus dem 18. Jahrhundert – die Selbständigkeit der beiden Hansestädte ernsthaft diskutiert worden war. So hatte im Verlauf des Wiener Kongresses Graf Münster als Vertreter des Königreichs Hannover dem bremischen Bürgermeister Smidt gegenüber erklärt: „Ich wäre wohl im Stande gewesen, bei der jetzigen Gelegenheit gegen die Selbständigkeit Bremens zu Gunsten Hannovers etwas zu unternehmen, aber ich habe es nicht gewollt, weil ich davon überzeugt bin, daß das unabhängige Bremen, in der Mitte des Hannoverschen Landes belegen, nützlicher für dasselbe ist, als wenn Bremen zu einer hannoverschen Munizipalstadt gemacht würde."
Auch Goethe hat zu der Frage Stellung genommen und sich 1828 Eckermann gegenüber folgendermaßen geäußert: „Hamburg und Bremen sind groß und prächtig, ihre Wirkung auf Deutschlands Wohlstand ist gar nicht zu berechnen. Aber würden sie bleiben, was sie sind, wenn sie ihre Souveränität verlieren und irgendeinem deutschen Land als Provinzialstadt einverleibt würden? Ich habe Grund daran zu zweifeln."

41 Bemerkenswerte Sätze finden sich in der „Deutschen Zeitung und Wirtschaftszeitung" vom 3. Januar 1951. Hier heißt es u. a.: Hamburg und Bremen sind keine Länder im üblichen Sinne. Sie sind nicht einmal in erster Linie Städte, sondern Häfen. Über Handel und Schiffahrt spinnen sich die Fäden, die ihre Rückwirkung auf die gesamtdeutsche Wirtschaft und Politik haben.

Kehren wir von der Stadtstaatlichkeit Hamburgs noch einmal zur Lenkung des Hafens innerhalb der hamburgischen Behörde zurück, so war zwar bereits in dem erwähnten Bericht von 1946 zugegeben, daß es in Hamburg an einer einheitlichen Hafenverwaltung fehle. In der Zwischenzeit war, wenn wir von dem gescheiterten Vorstoß von Senator Plate absehen, Entscheidendes nicht geschehen. An innerbehördlichen Erörterungen war ich später nicht beteiligt; ich konnte nur im Rahmen meiner Planungstätigkeit praktische Erfahrungen sammeln.

Meine diesbezüglichen Auffassungen habe ich wenige Wochen nach meinem Ausscheiden in einem Vortrag vor der „Gesellschaft zur Förderung des Verkehrs" in Hamburg am 30. Mai 1963 entwickelt. Der wesentliche Inhalt meiner Ausführungen ist in der Zeitung „Die Welt" (31. Mai 1963) unter der Überschrift wiedergegeben:

„Ist unser Hafen schöpferisch organisiert?" Offene Worte von Prof. Bolle.

Ich plädierte für eine alle Hafenbelange vertretende selbständige Behörde, an deren verwaltungsmäßiger Spitze ein Hafendirektor steht. Die politische Spitze wird durch einen Senator repräsentiert, dem ein Hafenbeirat aus nicht beamteten und unpolitischen Hafenpraktikern zur Seite steht. Unabdingbar ist, daß innerhalb des Senatskollegiums der Hafen von einer starken, sich völlig auf Hafenbelange konzentrierenden Persönlichkeit vertreten wird.

Zur Frage der Hafenliegenschaftspolitik, bei der in Hamburg die Finanzbehörde maßgeblich beteiligt ist, wurde folgendes angemerkt:

Es ist klar, daß die ökonomische Ausnutzung des Grundbesitzes eine der wichtigsten Aufgaben des Hafeneigentümers ist. Wer über den Grund und Boden verfügt, kann die Hafenentwicklung steuern, kann Hafenpolitik betreiben und schließlich bei schlechten Konjunkturen durch elastische Mieten und Pachten ausgleichend wirken. Selbst beste Zusammenarbeit der Behörde für Wirtschaft und der Finanzbehörde unterstellt, kann dennoch nur eine Behörde, und zwar diejenige das Sagen haben, welche sich ständig mit der wirtschaftlichen und technischen Entwicklung sowie mit der Planung der Hafenanlagen befaßt. Soweit der Vortrag[42].

Im weiteren Verlauf sind innerhalb der Behörde für Wirtschaft und Verkehr einige nützliche Reformen erfolgt, aber von einer zentralen Hafenverwaltung unter Einschluß der Hafenliegenschaften und damit auch der Möglichkeit einer Hafenbilanz ist nicht die Rede. Die Vorlage einer transparenten Hafenbilanz wird aber später dann akut, wenn die Europäische Gemeinschaft aus raumplanerischen Gründen Einfluß auf die Häfen nimmt, worauf nach meiner Auffassung die Rheinmündungshäfen besser vorbereitet sind.

Bürgermeister Engelhard (1957 – 1966)

1957 wurde der aus CDU, FDP und DP (Hamburg-Block) bestehende Senat abgewählt. Senator a. D. Plate widmete sich als Vorsitzender des Vorstandes der Hamburger Hafen- und Lagerhaus AG wieder voll dem Hafen. Der Traum der selbständigen Hafenbehörde war wieder einmal auf Eis gelegt. Von 1957 – 1966 war Senator bzw. zweiter Bürgermeister Edgar Engelhard Präses der von nun an wieder vereinigten Wirtschafts- und Verkehrsbehörde. Da Engelhard über sechs Jahre mein Dienstvorgesetzter war, hatte ich als stellvertretender und später als Leiter des Strom- und Hafenbau häufig mit ihm zu tun und meine, auch darüber kurz berichten zu sollen.

Engelhard (Demokrat der ersten Stunde) war eine von bestem Wollen beseelte sympathische Persönlichkeit, die sich um Hamburg große Verdienste erworben hat[43].

Vom Hafen aus gesehen war Plate der engagierte Verkehrsmann, der sein ganzes Können auf das Gedeihen des Hafens konzentrierte. Engelhard bot ein anderes Bild. Er war, wie seine Tätigkeit in der Bürgerschaft und im Senat beweist, in vielen Sparten wie Bezirksverwaltung, Gefängnisbehörde, Sport, Wirtschaftsbehörde bewandert, wobei er der politischen Diskussion einen hohen Rang einräumte. Angesichts seiner allseitigen Interessen stand der Hafen in einer Reihe mit vielen anderen Fachgebieten. Er lenkte den Hafen über die Behörde für Wirtschaft und Verkehr, wodurch der Strom- und Hafenbau weitgehend in deren Maschinerie einbezogen wurde. Zu Engelhards Führungsstil gehörte es, vor eigener Entscheidung zu einem bestimmten Problem möglichst mehrere Personen zu befragen, auch wenn diese zur Sache nichts Fundiertes beitragen konnten. Wenn man mit einer Vorlage kam, war häufig die erste Frage des vorsichtigen Politikers: „Gibt das auch Ärger?" Dem Strom- und Hafenbau als einem Gremium mit technischem und wirtschaftlichem Sachverstand stand er mit einer gewissen Reserve gegenüber.

Nur langsam konnte er sich an unsere vielseitigen Beziehungen zu anderen Häfen gewöhnen. So wollte er z. B. von mir genau wissen, auf welche Weise meine Berufung als Generalberichterstatter im Rahmen der Internationalen Hafenkongresse in Antwerpen und meine Gutachtertätigkeit in Ägypten zustandegekommen seien, weil

42 Die mit dem Vortrag gegebenen Anregungen habe ich ergänzt durch einen Aufsatz in der Hansa 1963 H. 17, S. 1963 ff.: „Zur Frage einer optimalen Verwaltungsstruktur großer Seehäfen".

43 1966 hatte Engelhard seine Parteiämter niedergelegt und ist 1979 im Alter von nur 62 Jahren verstorben.

die Behörde an der Benennung nicht beteiligt gewesen war[44, 45]. Ein anderes Mal fragte er mich plötzlich, ob es zulässig sei, daß ich eine Ehrung des Deutschen Museums in München angenommen hätte, da Hamburg doch keine Orden annähme. Was war gewesen? Das Deutsche Museum hatte mich (als einen Hafenexperten) gefragt, ob ich dem Museum anläßlich des Wiederaufbaus einer Schiffahrt- und Hafenabteilung einige Ratschläge erteilen würde. Ich hatte das unter Benutzung von Winterurlaubstagen gern getan, zumal ich damit innerhalb der neuen Abteilung den Hamburger Hafen in ein gutes Licht rücken konnte. Als Anerkennung erhielt ich eines Tages nicht einen Orden, sondern die Oskar v. Miller-Plakette, die im übrigen auch ein Bremer Kollege erhalten hatte. Bei meinen Kontakten mit dem Deutschen Museum stellte ich fest, daß andere Bundesländer dem Museum mehr Interesse als Hamburg entgegenbrachten. Gelegentlich fand ich auch Engelhards Anerkennung. So versicherte er mir mündlich und schriftlich, daß er – wie vordem auch Senator Plate – meine Universitätstätigkeit als im Sinne des Hafens liegend schätze.

An dieser Stelle erscheint mir nützlich, auf eine Gliederungsübersicht des Strom- und Hafenbau (Stand 10. März 1958) hinzuweisen, welche die Tätigkeit seiner Abteilungen zur Zeit der Amtszeit Bürgermeister Engelhards aufzeigt und zugleich die Erinnerung an Mitarbeiter der damaligen Zeit wieder aufleben läßt[46] (Abb. 11).

Der Ausbau der Hafenanlagen hatte in der zweiten Hälfte der fünfziger Jahre große Fortschritte gemacht. Zahlreiche Kaischuppen, Speicher, Eisenbahnanlagen (hier besonders Bezirksbahnhöfe) und Straßen waren in Betrieb genommen und hatten die Kapazität des Hafens beträchtlich erhöht. Allein die Aufzählung aller Bauwerke würde den hier gesetzten Rahmen überschreiten. Es spricht aber für sich selbst, wenn man sich an nachstehender Übersicht orientiert, wie sich in den verschiedenen Jahren Hand in Hand mit dem Kapazitätszuwachs durch neue Bauten auch der Güterumschlag im Hafen gesteigert hat.

	Gesamtgüterumschlag Mill. t	Stückgutumschlag Mill. t
1936	22,1	10,8
1945	1,8	–
1948 (Währungsreform)	7,9	2,7
1950	11,0	4,2
1955	24,0	8,7
1960	30,8	11,1
1961	29,9	10,7

Danach wurde der Friedensstand 1936 im Gesamtgüterumschlag 1955 bereits überschritten, im Stückgutumschlag aber erst 1961 knapp erreicht[47].

44 Wie schon erwähnt, war ich aufgrund eigener Beziehungen zu Antwerpen 1958 und 1964 als Generalberichterstatter (Deutschland) im Internationalen Hafenkongreß in Antwerpen berufen worden. 1964 war es mir gelungen, Engelhard zur Teilnahme am Kongreß zu bewegen, weil er dort Gelegenheit hatte, gleichrangige Persönlichkeiten aus anderen Staaten kennenzulernen. Es freute mich (aber auch er war angetan), daß ich ihm gelegentlich eines Empfangs im Rathaus Antwerpen ein gutes Dutzend ausländischer Hafendirektoren vorstellen konnte.

45 1958 war ich auf Veranlassung des Bundesministeriums für Wirtschaft zusammen mit 2 Wirtschaftsexperten an einem Gutachten über die Häfen Alexandria, Port Said und Suez beteiligt; es war eine gute Gelegenheit, Land und Leute kennenzulernen.

46 Personalstand des Strom- und Hafenbau am 10. März 1958 – 2 740 Mitarbeiter, davon
184 Beamte 1 772 Arbeiter
718 Angestellte 66 Nachwuchs.

47 Die hier folgenden Vergleichszahlen, die für sich selbst sprechen, weisen auf den starken Wettbewerb anderer Häfen hin, denen der Hamburger Hafen begegnen muß.

	Güterumschlag 1961 in Mill. t			
	Rotterdam	Antwerpen	Bremische Häfen	Hamburg
Stückgut	14,5	17,3	8,2	10,7
Schüttgut	29,1	9,9	4,7	8,5
Mineralöl	46,5	8,8	2,0	10,7
	90,1	36,0	14,9	29,9

Bei Vergleichen des Stückgutaufkommens ist zu beachten, daß es sich in Hamburg (etwa im Vergleich zu Antwerpen) um hochwertige Güter handelt. Bei den bremischen Häfen ist anzumerken, daß sich (bis heute) der dortige Stückgutumschlag immer mehr dem Hamburgs nähert.

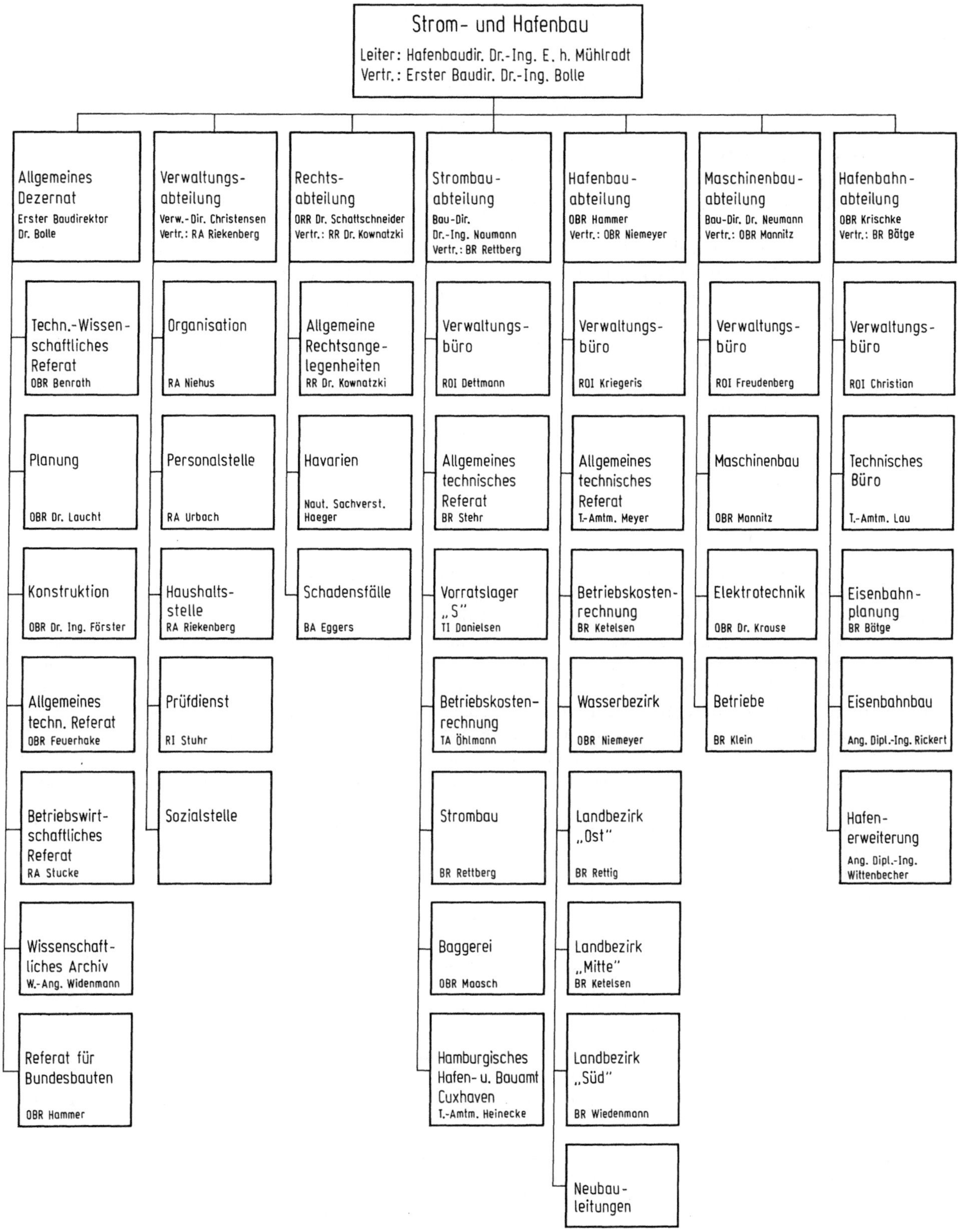

Abb. 11. Gliederungsplan des Strom- und Hafenbau – Stand 10. März 1958

Diese Angaben zeigen, vom Wiederaufbau her gesehen, ein gutes Ergebnis, wenn bedacht wird, daß der Umschlag jeweils reibungslos bewältigt wurde.

Am 30. November 1961 trat Mühlradt in den Ruhestand. Aus der diesbezüglichen amtlichen Verlautbarung (Staatliche Pressestelle Hamburg 24. November 1961) zitiere ich folgende Passagen:

„Ende 1945 waren Hamburgs Wirtschaft und sein Hafen völlig zerstört. Es galt, von Grund auf neu aufzubauen. Dr. Mühlradt übernahm eine Aufgabe, wie sie in dieser Vielfalt und Größe nur wenigen seiner Vorgänger gestellt war. Heute, am Ende seiner Arbeitszeit, zählt der Hamburger Hafen zu den modernsten und bestausgerüsteten der Welt.

Dr. Mühlradt hat sich nicht darauf beschränkt, den Hafen wieder funktionsfähig zu machen, sondern er hat auch Vorsorge für künftige Entwicklungsmöglichkeiten getroffen.

Mit Dr. Mühlradt scheidet ein Hafenbaufachmann aus Hamburger Diensten, der sich national und international größter Wertschätzung erfreut und zahlreiche Ehrenämter innehat."

Soweit die Staatliche Pressestelle. Nicht weniger ehrende Worte fand Bürgermeister Engelhard beim Abschiedsempfang in der Behörde für Wirtschaft und Verkehr, wobei er u. a. zum Ausdruck brachte, daß Dr. Mühlradt es verstanden habe, durch seine innere Einstellung zu der Aufgabe und durch seine Persönlichkeit wieder dem Hafen den Rang einzuräumen, der ihm zusteht.

Als alter Strom- und Hafenbauer möchte ich hinzufügen, daß Mühlradt im Rahmen seines Wirkens für den Hafen auch das Ansehen des Amtes Strom- und Hafenbau und seine besondere Stellung innerhalb der hamburgischen Verwaltung aufs beste bewahrt hat. Dafür können ihm alle Mitarbeiter nicht dankbar genug sein.

Der Wachwechsel, der mich zum Leiter, Dr. Naumann zum stellvertretenden Leiter und Dr. Laucht zum Leiter der Strombauabteilung machte, brachte nach wenigen Wochen einen Paukenschlag, nämlich die Sturmflut 1962.

Sturmflut 1962

Als ich Mitte Februar 1962 in unserem Urlaubsort Seefeld in Tirol von der Sturmflut in Hamburg erfuhr, brach ich den Urlaub sofort ab. Unterwegs hörte ich, daß die Deiche überflutet worden seien und wußte damit, daß die Flut die als absolut sturmflutsicher geltende Höhe von NN + 5,70 m erreicht haben mußte, ein völlig überraschender Tatbestand, nachdem seit 1825 eine Sturmfluthöhe von NN + 5,25 nicht überschritten worden war[48]. In bezug auf die Reaktion des Strom- und Hafenbau war ich weniger beunruhigt. Ich wußte von den personellen und materiellen Vorbereitungen der Strombauabteilung zur Sturmflutbekämpfung, deren Funktionieren man aufgrund im Kriege gemachter Erfahrungen unterstellen konnte; im übrigen hatte auch mein ständiger Vertreter und späterer Nachfolger Dr. Naumann die Strombauabteilung längere Zeit geleitet.

Unmittelbar nach meiner Ankunft in Hamburg wurde ich wie folgt orientiert. Am Vorabend der Sturmflut am 16. Februar 1962 glaubte man, übersehen zu können, daß man bei der extremen Wetterlage (West-Nordwest Stärke 10 – 11 mit Orkanböen) in der Nacht mit NN + 4,20 m evtl. NN + 4,75 Wasserstand (also unter Sturmfluthöhe von 1825) rechnen müsse. Um 0.40 Uhr (17. Februar) übersah man, daß das Hochwasser von 1825 (NN + 5,25 m) wahrscheinlich überschritten werde und damit Deiche überlaufen würden. Tatsächlich war um 3.08 Uhr ein Wasserstand von 5,70 m über NN aufgezeichnet worden mit der katastrophalen Folge von 60 Deichbrüchen und einem Verlust von 315 Menschen[49].

Ein Sechstel des hamburgischen Staatsgebiets waren überflutet und mehr als 20 000 Menschen waren evakuiert worden.

Zuständig für die Bekämpfung und Beseitigung der Notstände war Innensenator Helmut Schmidt, der täglich um 8.00 Uhr, meist flankiert von den beiden Bürgermeistern Dr. Nevermann und Engelhard, eine Lagebesprechung abhielt. Dank Schmidts schneller Auffassungsgabe und Entscheidungsfreudigkeit erwiesen sich die Besprechungen als außerordentlich erfolgreich.

Der Strom- und Hafenbau stand damals im Mittelpunkt zahlreicher umfassender Aufgaben, worüber die Presse monatelang tatsächlich mehr oder weniger zutreffend berichtete. Schon nach einigen Wochen lagen von schnell gebildeten Kommissionen[50] und einzelnen Experten[51] gefertigte Berichte über Ursachen, Auswirkungen und Folgerungen aus der Sturmflut vor.

---

48 Die Höhenangaben sind auf NN bezogen. Von einer Sturmflut pflegte man in Hamburg zu sprechen, wenn am Pegel St. Pauli die Höhe von NN + 4,00 m überschritten wurde; dies war zwischen 1825 und 1962 26mal der Fall gewesen. Abgesehen von diesen mäßigen Sturmfluten (eine Sturmflut in Holland 1963 hatte Hamburg nicht berührt) hatte in Hamburg 137 Jahre Ruhe geherrscht. Die zuständigen Stellen der Baubehörde und des Strom- und Hafenbau hatten die Gefahr aber nicht vergessen.

49 Die Menschenverluste wären vermutlich geringer gewesen, wenn nicht die lange Gewöhnung (137 Jahre) an die Gefahr bestanden hätte.

50 Der Senat hatte zwei Kommissionen eingesetzt, von denen die eine die innerhamburgische Organisation der Sturmflutbekämpfung überprüfen, die andere eine wissenschaftliche Prognose erarbeiten sollte. An eines der Ergebnisse erinnere ich, daß eine Deichhöhe von NN + 7,00 m als relativ sicher angesehen werden könnte, wenn die Bauwerke in gewissem Maße überströmsicher konstruiert werden.

51 Vgl. Laucht, Hensen u. a.

Hinsichtlich der Wiederherstellung der Deichsicherheit stelle ich das 30 km lange, altersschwache Deichsystem zwischen Cranz und den Harburger Seehäfen heraus; es war an 48 Stellen gebrochen. Um hier das Hinterland so schnell wie möglich vor neuen Überflutungen zu bewahren[52], entschlossen sich Baubehörde und Strom- und Hafenbau zu einer radikalen Lösung, nämlich einer neuen (vorverlegten) Deichlinie, womit eine beachtliche Deichverkürzung von 28 km auf 15 km verbunden wurde. Der Kern dieses Plan war die Abdämmung der Alten Süderelbe, die als Wasserstraße seit längerem bedeutungslos geworden war. Zuständigkeitshalber mußte der Strom- und Hafenbau die Genehmigung zur Durchführung des Planes bei Senat und Bürgerschaft erwirken. In voller Übereinstimmung mit den Präsidenten der Wasser- und Schiffahrtsdirektion Hamburg, Max Krause, sowie Professor Hensen, Technische Hochschule Hannover, als Experten legte ich einen entsprechenden Antrag meinem Präses (Bürgermeister Engelhard) vor. Dieser hatte kaum einen Blick in das Schriftstück geworfen, als er mir abrupt erklärte: „Davon verstehe ich nichts, gehen Sie damit zum Bausenator!" Einer mir auf der Zunge liegenden Erwiderung wurde ich dadurch entzogen, daß unser Senatssyndikus Pfeiffer mich aus dem Zimmer zog und mich sofort bei Senator Büch, dem Präses der Bauverwaltung, anmeldete. Dieser empfing mich noch am Nachmittag und sagte mir, nachdem er mich über eine Stunde angehört hatte, zu, den Antrag bei Senat und Bürgerschaft durchzubringen, ich solle mich nur für evtl. Rückfragen bereithalten. Persönlich rechne ich es Senator Büch hoch an, daß er, ohne dazu verpflichtet zu sein, eine große politische Verantwortung übernahm[53]. Unmittelbar nach der Zustimmung wurden die neuen Deiche mit größter Beschleunigung erstellt. Der 700 m lange Damm (Höhe NN + 9,0 m mit Rücksicht auf die hier zur Windrichtung besonders ungünstige Lage) durch die Süderelbe konnte trotz Tideeinfluß in wenigen Wochen geschüttet werden.

Neue Deichabschnitte sind auf 7,20 m über NN, d.h. 1,5 m über der im Februar erreichten Sturmfluthöhe, gebracht. Entsprechend den aus der Flutkatastrophe gewonnenen Erfahrungen ist ein Deichquerschnitt entwikkelt worden, bei dem die Neigung auf der Innenseite wesentlich flacher verläuft, auch ist die Wasserseite in ihrer oberen Hälfte, die dem Wellenprall besonders ausgesetzt ist, stärker abgeschrägt als bisher.

Aus der Sicht des Strom- und Hafenbau möchte ich ansprechen, daß die Zusammenarbeit mit Innensenator, beteiligten Behörden, Fachkollegen und Experten vorzüglich gewesen ist. Weniger erfreulich und die fachliche Arbeit keineswegs fördernd waren zahlreiche Rückfragen von Politikern, die sich zu Recherchen berechtigt glaubten. Da jeder dabei den Leiter sprechen wollte, war ich in dieser Beziehung ziemlich bevorzugt. Die Beseitigung der Schäden und die daraus zu ziehenden Folgerungen für die Hafengestaltung haben viel Arbeit und Probleme gebracht.

Ich habe wiederholt und zuletzt bei meiner Verabschiedung Bürgermeister Engelhard gegenüber zum Ausdruck gebracht, daß den Mitarbeitern des Strom- und Hafenbau für ihren unermüdlichen Einsatz großer Dank zukomme. Dieser Einsatz hat sich zweifellos gelohnt, um so mehr, als damals niemand ahnen konnte, daß bereits nach nur vierzehn Jahren (Januar 1976) eine neue Hochflut auflaufen würde, welche eine Höhe von + 6,45 NN (0,75 m höher als 1962) erreichte.

Das Jahr 1962 brachte aber für mich noch einige andere nicht so strapazierende Akzente. Da ist zunächst im September 1962 der Besuch des Präsidenten der französischen Republik General de Gaulle im Hamburger Hafen zu registrieren. Auf der Hafenrundfahrt beauftragte Bürgermeister Dr. Nevermann mich, entsprechende Erläuterungen zu geben, wodurch ich mit dem gut deutsch sprechenden General angenehm ins Gespräch kam. Nur ab und zu, wenn er auf den Kais Menschenansammlungen entdeckte, unterbrach er den Vortrag, um begrüßende Gesten zu machen. Alles in allem erwies er sich in Hamburg als eine faszinierende Persönlichkeit.

Am 5. Oktober 1962 trafen sich Bürgermeister Dr. Nevermann und Ministerpräsident Dr. Diederichs in kleinem Kreise auf der Insel Neuwerk, um die Ratifikationsurkunden des schon an anderer Stelle behandelten Neuwerk-Vertrages auszutauschen; anschließend wurde die niedersächsische Flagge eingeholt und die hamburgische gehißt. Ich nahm an der Veranstaltung um so lieber teil, weil ich schon frühzeitig für den Erwerb des Wattengebietes um Neuwerk und die damit verbundene Raumsicherung für den Hamburger Hafen plädiert hatte[54]. Es war zu erwarten, daß an der Außenelbe bei Neuwerk/Scharhörn die technischen und nautischen Voraussetzungen gegeben sind, um dort einen Hafen für tiefgehende Schiffe zu bauen. Auch die vom Bund und den vier Küstenländern gegründete Tiefwasserhäfen-Kommission hat, soweit die deutsche Nordseeküste infrage kommt, die in jeder Beziehung besondere Eignung des Projekts bestätigt.

---

52 Man mußte davon ausgehen, eine Wiederholung des 17. Februar 1962 könnte nicht ausgeschlossen werden.

53 Zur naheliegenden Frage, ob man nicht durch die Abdämmung die Flutwasserstände in unzulässiger Weise erhöhe, ist zu bemerken, daß die Alte Süderelbe schon länger in die Generalplanung des Hafens eingeschlossen war, wobei man sich auch Vorstellungen hinsichtlich der Wasserstände gemacht hatte. Man ging davon aus, daß durch eine Abdämmung der Alten Süderelbe bei einer Sturmflut eine Wassermenge von 50 Mill. cbm in dem Sturmflutraum der Alten Süderelbe nicht mehr abgelagert werden könne. Dadurch würde eine Erhöhung der max. Wasserstände unterhalb von Finkenwerder in der Größenordnung von etwa 10 – 15 cm eintreten.

54 Zur Erinnerung an den Tag überreichte Ministerpräsident Dr. Diederichs jedem Teilnehmer ein Buch „Ein Turm und seine Insel" – Cuxhaven 1952, Verlag Aug. Rauschenplat.

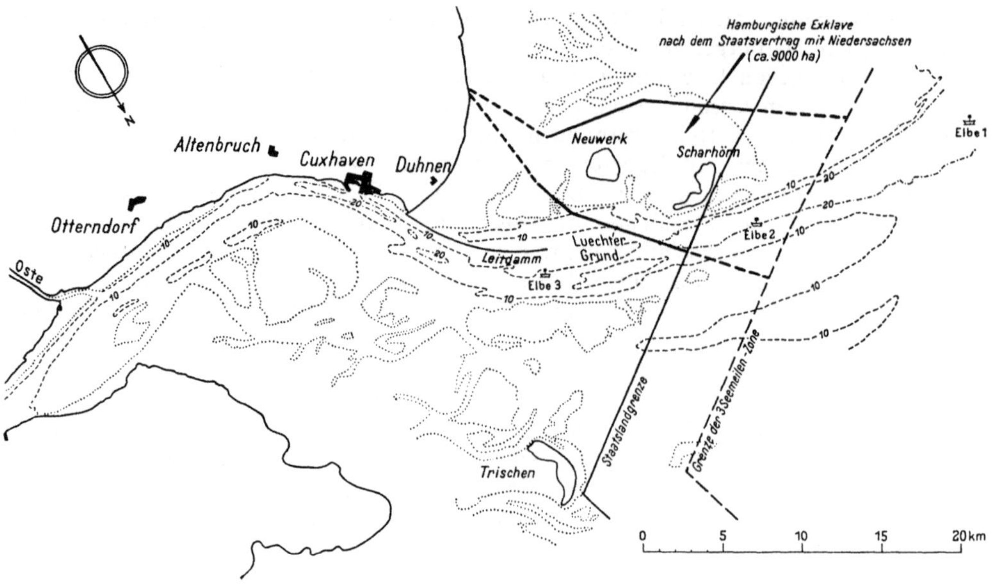

Abb. 12. Die hamburgische Exklave an der Elbmündung (Forschungsgebiet)

Als ich wenige Monate nach dem Flaggenwechsel aus dem Dienst schied, stand jedoch keineswegs fest, ob auf dem erworbenen Gelände die Schaffung einer großen Hafeninsel mit Dammverbindung zum Festland überhaupt realisierbar sei. Was auch immer aber dort geschehen würde, die Schaffung einer Insel zwischen Elbe und Weser inmitten ungezügelter Natur barg Risiken, die vorweg geklärt werden mußten (vgl. Abb. 12). Folgerichtig organisierte daher der Strom- und Hafenbau als zuständige Verwaltung unter meinen Nachfolgern Naumann und Laucht eine „Forschungsgruppe Neuwerk", der sich Laucht mit besonderer Hingabe gewidmet hat. Die Untersuchungen, die sich auf Strömungsverhältnisse, Gezeiten, Seegang, Brandung, Sand- und Schwebstofftransporte erstreckten und durch Modellversuche wissenschaftlicher Institute ergänzt wurden, fanden ihren Niederschlag in 40 Heften einer speziellen Schriftenreihe „Hamburger Küstenforschung"[55].

Zwar fehlt es auch aus heutiger Sicht noch an einer wirtschaftlichen Rechtfertigung, einen kostspieligen Tiefwasserhafen an der Elbmündung auszubauen, und insgesamt gesehen spricht auch alles dafür, die Elbe soweit als möglich auszunutzen und die Anlagen in Hamburg entsprechend anzupassen. Da aber der Satz „Bereit sein ist alles" auch für Häfen gilt, halte ich es für sehr bedauerlich, daß Senat und Bürgerschaft aufgrund eines Parteibeschlusses (November 1978) auf die weitere Planung eines Tiefwasserhafens und insbesondere die Einleitung eines „Planfeststellungsverfahrens" verzichten. Damit wird die Gefahr heraufbeschworen, daß mögliche Interessenten sich künftig gar nicht erst um Hamburg bemühen, da ja zwischen Wunsch und Verwirklichung noch das umständliche Planfeststellungsverfahren eingeleitet und durchgeführt werden müßte, das bei den heutigen Interessengegensätzen (z. B. Umweltschutz) Jahre in Anspruch nehmen kann[56].

Wenige Tage nach dem Flaggenwechsel in Neuwerk hielt ich in Antwerpen vor der belgisch-deutsch-luxemburgischen Handelskammer einen Vortrag, der den Stand des Wiederaufbaus des Hamburger Hafens und seine heutige verkehrswirtschaftliche Situation behandelte[57,58]. In diesem Vortrag ging ich auch auf das Thema „Vorhafen Neuwerk" ein, da der gerade bekannt gewordene Flaggenwechsel die Konkurrenz wieder beunruhigte. Ich führte aus, daß die Sorgen des Nachbarn insoweit verfrüht seien, als Hamburg die Elbezufahrt und seine derzeitigen Hafenanlagen so lange als irgend möglich ausnutzen wolle. Außerdem zeichnete sich aus hamburgischer Sicht keinerlei Notwendigkeit ab, sich einen Tiefwasserhafen zuzulegen. Sollte sich allerdings diese Auffassung ändern, wäre es für Hamburg ein gutes Gefühl, nicht unvorbereitet zu sein.

Anfang 1963, nachdem ich 41 Jahre dem Strom- und Hafenbau gedient hatte, erreichte auch ich die Altersgrenze. Auf meine Bitte nahm Bürgermeister Engelhard die Verabschiedung nicht in der Behörde für Wirtschaft und Verkehr, sondern in unserem Amtsgebäude in der Dalmannstraße inmitten von Mitarbeitern vor.

---

55 Heft 40 ist von Mitarbeitern dem Kollegen Laucht gewidmet, der diese Ehrung wohlverdient hat.

56 Zum Thema Tiefwasserhafen Neuwerk vgl. die instruktiven Ausführungen von Dr. Laucht in „Die Welt" (8. Mai 1978) unte der Überschrift „Die Zukunft des Hamburger Hafens ist bedroht".

57 Wiederaufbau des Hamburger Hafens und seine heutige verkehrswirtschaftliche Situation (vgl. Ing. tijd. 12 (1963) No. 2 S. 63)

58 Initiator des Vortrages war der langjährige Hafenschöffe von Antwerpen Leo Delwaide, dem ich über Jahrzehnte freund schaftlich verbunden war.

Leiter des Strom- und Hafenbau 1946–1979

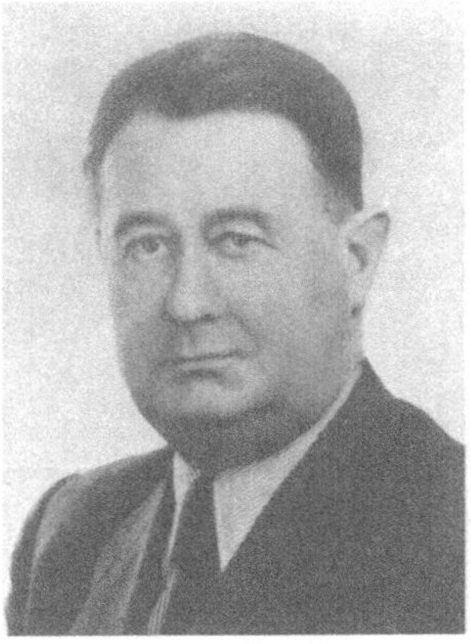

Friedrich Mühlradt
Dr.-Ing. E. h.
1946–1961

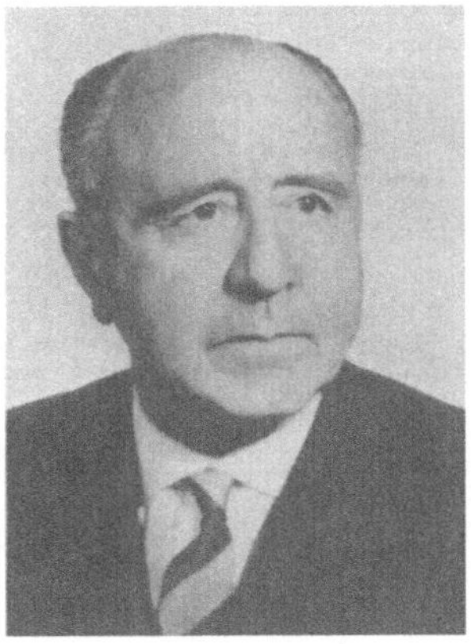

Arved Bolle
Prof. Dr.-Ing.
1961–1963

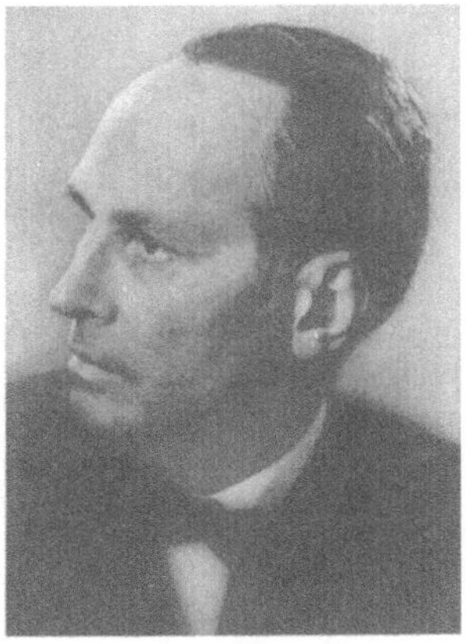

Karl-Eduard Naumann
Dr.-Ing.
1963–1974

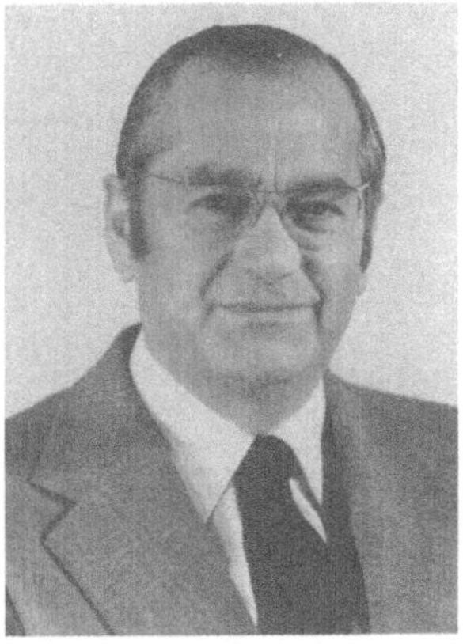

Hans Laucht
Prof. Dr.-Ing.
1974–1979

Nach einer mich sehr ehrenden Ansprache dankte ich dem Bürgermeister für sein Kommen und gab meiner Freude Ausdruck, daß er die Gelegenheit genutzt habe, mit zahlreichen Mitarbeitern des Strom- und Hafenbau zusammenzukommen. Mit meinem Dank an die Mitarbeiter verband ich die Bitte an den Bürgermeister, uns bei der so dringend notwendigen Personalverstärkung behilflich zu sein. Ich verließ den Strom- und Hafenbau mit dem beruhigenden Gefühl, daß gut ausgesuchte und geförderte Kräfte die Nachfolge antreten würden. Was mich persönlich betraf, konnte ich meine bisherige technisch-literarische Tätigkeit und auch die Universitätsarbeit fortsetzen. Ich bin bis heute (1980) mit den Problemen der Seehafenwirtschaft vertraut geblieben.

Ganz ohne Wehmut verläßt man eine Arbeitsstätte natürlich nicht, die mir über vier Jahrzehnte befriedigende Existenz geboten hatte.

Gern habe ich die Gelegenheit wahrgenommen, in staatlichem Auftrag noch zweimal für den Hafen unmittelbar tätig zu sein. In dem einen Fall (1968) handelte es sich darum, eine Planungsgruppe, die sich mit dem Raum Hamburg – Süderelbe befaßte, hafenbautechnisch zu beraten (vgl. S. 76).

Im zweiten Fall untersuchte ich zwischen 1966 und 1972 im Auftrag der Behörde für Wirtschaft und Verkehr wirtschaftliche, betriebstechnische und organisatorische Verhältnisse einer größeren Anzahl von Häfen. Soweit Vergleiche mit dem Hamburger Hafen von Interesse waren, galt das besondere Interesse der Art und Weise, wie diese Häfen hafenspezifische Industrie heranzogen und förderten[59].

Schlußwort

Bei der Bearbeitung des Textes ist mir immer wieder klar geworden, wie wenig man auf beschränktem Raum – und dazu als Einzelner – über eine in der langen Geschichte des Hamburger Hafens noch niemals dagewesene Wiederaufbau- und Ausbauperiode bringen kann. An einer chronikähnlichen Darstellung dieser Periode, die außerordentlich erwünscht wäre, müßte eine Vielzahl maßgeblicher Mitwirkender zusammenarbeiten. Angesichts unserer schnellebigen Zeit habe ich jedoch Zweifel, ob eine solche Arbeit jemals zustande kommt.

Obwohl ich nur ausgewählte Abschnitte und auch diese nur in Kurzform vorlegen konnte, hoffe ich dennoch, meinem Ziel, weiteren Kreisen Wesen und Bedeutung der eigenständigen hamburgischen Institution „Strom- und Hafenbau" nähergebracht und Verständnis dafür erweckt zu haben, daß die Arbeit in dieser Verwaltung eine Lebensaufgabe sein kann.

59 Es handelte sich um die Mittelmeerhäfen Rijeka, Triest, Venedig, Genua und die Ostseehäfen Kiel, Lübeck, Rostock, Danzig, Gdynia, Stettin, Stockholm und Kopenhagen. Die mit Studien vor Ort verbundenen Untersuchungen gaben mir auch wertvolle Anregungen für meine Universitätsarbeit und meine Mitwirkung in der Akademie für Raumforschung und Landesplanung, Hannover.

Möglichkeiten und Probleme der Umstrukturierung älterer Seehafenanlagen*

Erster Baudirektor Dr.-Ing. **Harald Göhren**, Hamburg

Viele Bauwerke, die Menschen im Laufe der zivilisatorischen Entwicklung geschaffen haben und die z. Z. ihrer Errichtung optimal für die ihnen zugedachten Funktionen gestaltet wurden, unterlagen einer Entwertung, wenn sich die funktionalen Erfordernisse änderten. Von einer gewissen Stufe der Entwertung ab kann der Weg im allgemeinen in zwei Richtungen gehen:

Allmählicher Verfall mit schließlichem Abriß
oder
bauliche Anpassung an geänderte oder neue Funktionen, d. h. Umstrukturierung.

Dies gilt auch für Hafenanlagen mit ihrer primären Zweckbestimmung des Schutzes für die Schiffahrt und des Umschlags der transportierten Güter.

Das Thema „Umstrukturierung veralteter Seehafenanlagen" soll hier nur in generalisierender Form abgehandelt werden und muß auch auf einen zeitlichen wie hafenfunktionellen Sektor beschränkt bleiben. Denn die Entwicklung der Seehäfen der Welt in ihrer langen Geschichte ist – bedingt durch geographische, politische, funktionale und traditionelle Einflüsse – so mannigfaltig, daß eine umfassende Darstellung jeden Rahmen sprengen würde.

Diskutiert werden die Seehäfen in unserem heutigen Blickfeld und hierbei schwerpunktmäßig die Stückgutumschlaganlagen, die in den meisten Handelshäfen den wirtschaftlich wichtigsten Zweig der Hafenaktivität darstellen.

Zunächst eine kurze Betrachtung über die Entwicklungsphase der Seehäfen zu rationellen Umschlagplätzen: Über lange geschichtliche Zeiträume hinweg war der Umschlagvorgang, das Laden und Löschen der Schiffe, auf die menschliche Muskelkraft angewiesen und wurde nur unterstützt durch Hebezeuge an Bord der Schiffe bzw. an den Warenspeichern. In dieser Zeit gab es in der Regel noch keine festen Kai- oder Pieranlagen, sondern Schiffe lagen an Dalben oder auf Reede vor Anker und wurden in mühsamer Arbeit durch Leichter beladen oder gelöscht. Abbildung 1, eine Szene aus dem Hamburger Hafen um die Jahrhundertwende, vermittelt einen Eindruck davon.

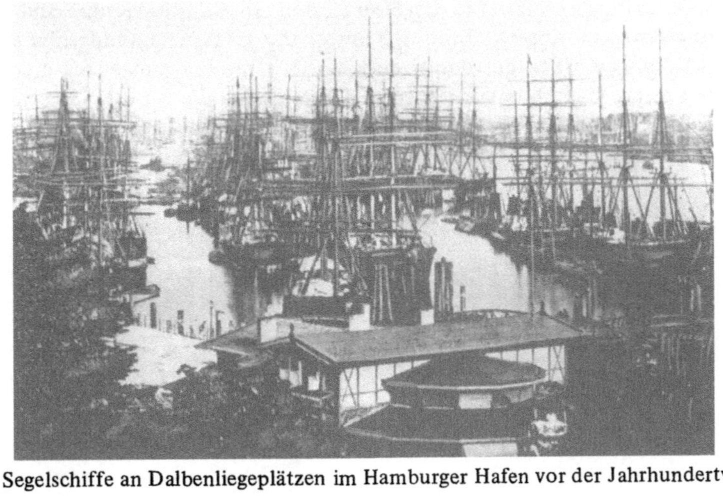

Abb. 1. Segelschiffe an Dalbenliegeplätzen im Hamburger Hafen vor der Jahrhundertwende

* Nach einem bei der 39. Hauptversammlung der Hafenbautechnischen Gesellschaft e.V. im Mai 1979 in Köln gehaltenen Vortrag.

Die Entwicklung der Häfen zu rationellen Umschlagplätzen, wie wir sie heute verstehen, setzte mit den Innovationen des technischen Zeitalters ein. In diese Phase, die gekennzeichnet ist durch die Entwicklung dampfgetriebener, später elektrischer Hafenkräne und den Übergang vom Segelschiff zum Dampfschiff, fällt auch der Beginn der stürmischen Ausbauphase der großen Handelshäfen für den Überseeverkehr. Kai- oder Pieranlagen, an denen die Schiffe direkt anlegen konnten, ermöglichten einen schnellen Umschlag der Güter mit Bordgeschirr und landseitigen Kränen. Diese Ausbauphase begann schon am Anfang des 19. Jahrhunderts – so in London und Antwerpen mit den ersten Hafendocks – im wesentlichen aber in der zweiten Hälfte dieses Jahrhunderts. Große Areale dieser Häfen sind daher in ihrem Konzept und zum Teil auch noch in ihrer Bausubstanz 70 bis 100 oder gar mehr Jahre alt.

Seit dieser Zeit haben sich nun fast alle maßgebenden Faktoren für die funktionelle Gestaltung der Hafenanlagen nachhaltig gewandelt, die Schiffstypen, die Schiffsgrößen, die Umschlagverfahren, die Umschlaggeräte, die landseitigen Verkehrsmittel für An- und Abtransport und nicht zuletzt auch die betrieblichen und organisatorischen Formen der Umschlagbetriebe. Die wesentlichen Wandlungen seien hier nur kurz und beispielhaft aufgezeigt: Führen wir uns zunächst einmal ein Hafenbild in der zweiten Hälfte des vorigen Jahrhunderts vor Augen: Um diese Zeit gab es schon Dampfschiffe, aber noch beherrschten Segelschiffe die Weltmeere; die größten waren etwa 80 m lang, 10 bis 11 m breit und hatten 4 bis 5 m Tiefgang. Danach waren die Hafenbecken zu bemessen. Sie wurden allerdings zumeist sehr großzügig angelegt, denn neben dem Kaiumschlag hatte der Außenbordumschlag in Leichter oder Schuten nach wie vor große Bedeutung. Der um 1880 eröffnete Segelschiffhafen in Hamburg erhielt z. B. eine Breite von 300 m und zwei Dalbenreihen im Hafenbecken für den Umschlag von Bord zu Bord. Der Freihafen I in Bremen (heutiger Europahafen), um 1885 erbaut, war mit 120 m Breite so bemessen, daß die Schiffe jener Zeit im Hafenbecken gedreht werden konnten. Ähnlich plante man auch in anderen Häfen, wie unten noch gezeigt wird.

Die Hebezeuge waren um diese Zeit z. T. noch manuell zu bedienen, die europäischen Häfen wurden aber schon systematisch mit Dampfkränen ausgerüstet (Abb. 2). Die Schiffsluken waren eng, die Bewegungen der Waren am Kai und unter Deck mit Sackkarren und das Stauen umständlich, so daß der Umschlag relativ langsam verlief. Das Löschen und Laden eines größeren Seeschiffes in dieser Zeit dauerte Wochen. Der Flächenbedarf auf der Landseite – Operationsfläche am Kai und Schuppenfläche zum Zwischenlagern des Im- und Exportgutes – dementsprechend nur gering. Die in dieser Zeit konzipierten Kaizungen waren etwa 100 m breit, d. h. bei beidseitiger Schiffsbelegung stand eine Geländetiefe von etwa 50 m je Liegeplatz zur Verfügung.

In den folgenden Jahrzehnten, bis hin zum zweiten Weltkrieg, ergaben sich zwar viele technische Änderungen, die jedoch noch im wesentlichen den vorhandenen Hafenstrukturen entsprachen. Die Segelschiffe verschwanden, die Dampfschiffe wurden größer – Stückgutschiffe erreichten Ausmaße von etwa 140 m Länge, 15 m Breite und 6 bis 8 m Tiefgang. Neuere Hafenanlagen wurden vor allem im Hinblick auf den Tiefgang dieser Entwicklung angepaßt. Die gewachsenen Schiffsgrößen machten in den tideoffenen Häfen wegen der schon vorher zum Teil recht großzügigen Bemessung der Hafenbecken noch keine wesentlichen Schwierigkeiten, es sei denn beim Tiefgang. Probleme gab es in den Dockhäfen bei zu engen Schleusenabmessungen. Beim Umschlagvorgang gab es in diesen langen Entwicklungsjahren eigentlich nur graduelle Veränderungen – die Hafenkräne waren elektrifiziert und leistungsfähiger geworden, erste Flurfördergeräte wurden eingesetzt; nach wie vor beherrschten jedoch der Stauer unter Deck und die Sackkarre auf der Rampe die Kaiszene (Abb. 3).

Revolutionierende Entwicklungen setzten in den 60er Jahren ein. Stärkere Kräne und insbesondere Flurfördergeräte mit hoher Leistungsfähigkeit ermöglichten die Bewegung größerer Ladungseinheiten. Der Container kam in Verkehr. Die Stückgutschiffe wurden der damit erzielbaren Umschlagsteigerung angepaßt; sie erhielten z. B. größere Luken und eine bessere Laderaumaufteilung. Es entstanden die für den Umschlag besonders rationellen

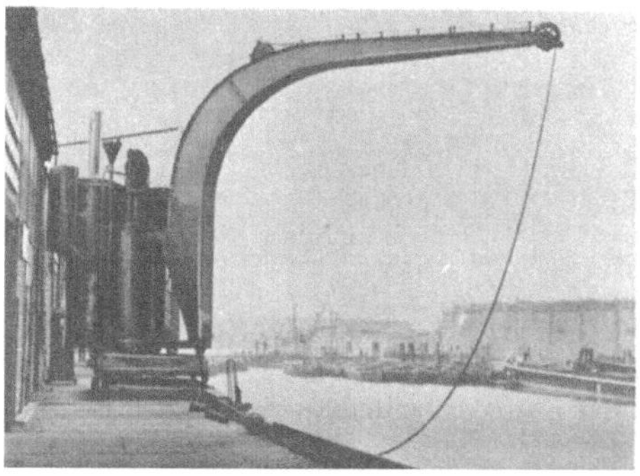

Abb. 2. Alter Dampfkran am Kai

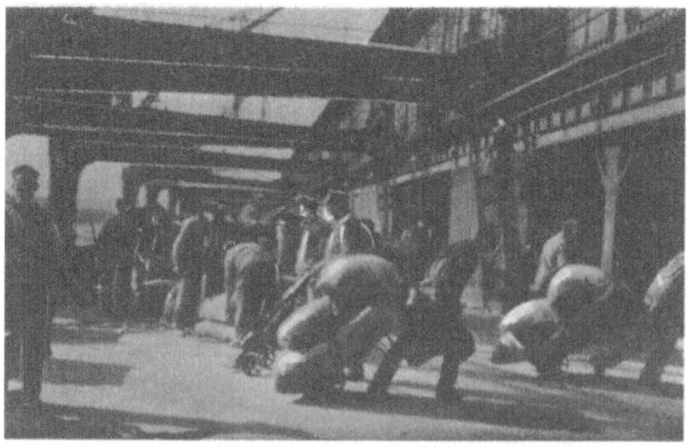

Abb. 3. Stückgutumschlag früher – Arbeit auf der Rampe eines Kaischuppens

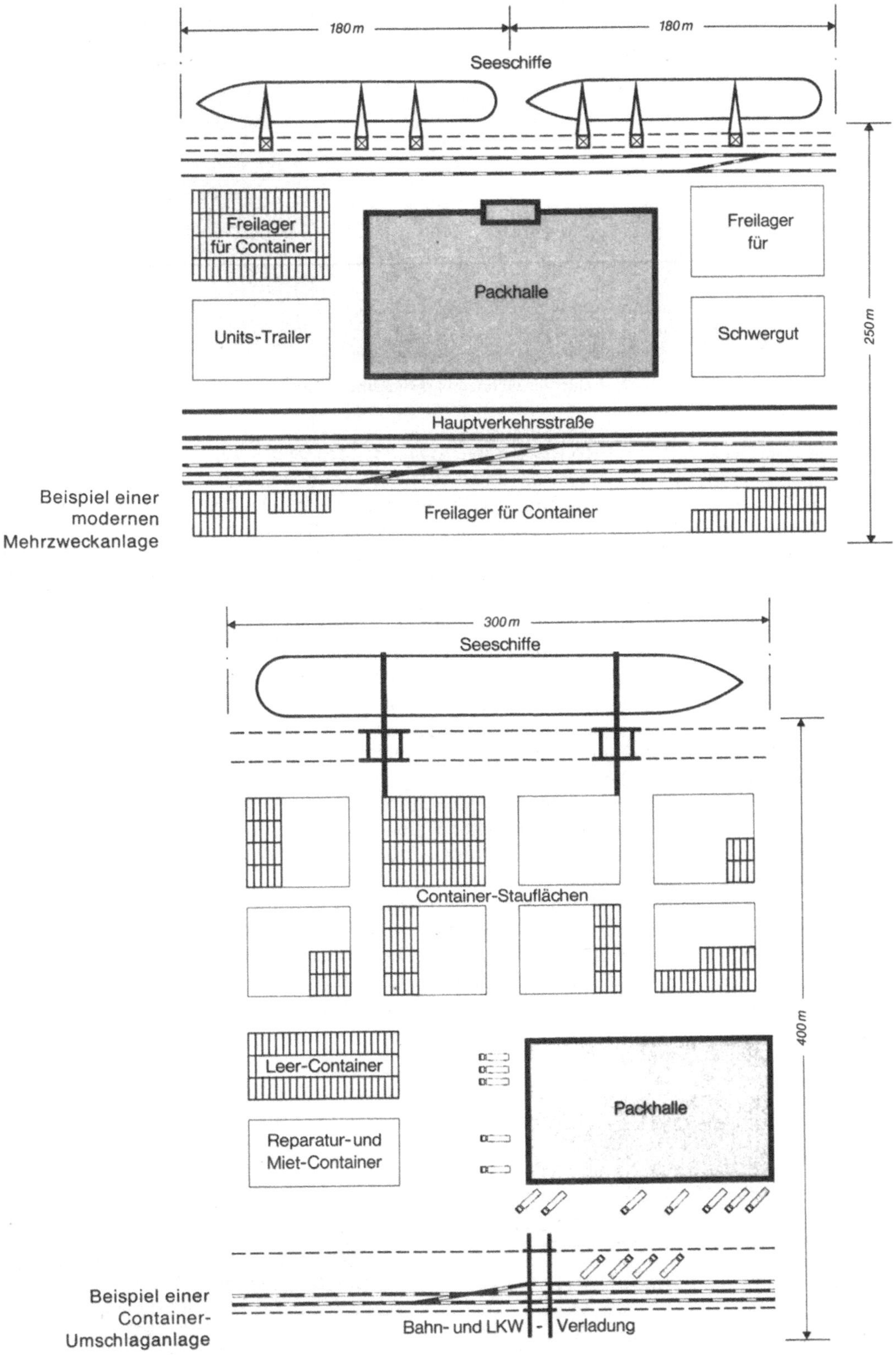

Abb. 4. Dimension von Stückgutumschlaganlagen nach heutigen Anforderungen (nach Hafenentwicklungsplan Hamburg, 1976)

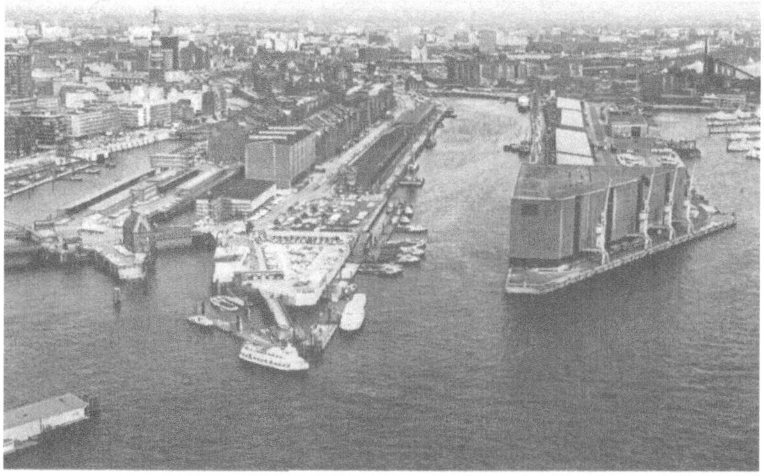

Abb. 5. Die ältesten Hafenbecken mit Seeschiffliegeplätzen im Hamburger Hafen – Sandtorhafen und Grasbrookhafen

Spezialschiffe wie Containerschiffe und Ro-Ro-Schiffe. Auch bei den Abmessungen hat die Entwicklung nicht haltgemacht. Containerschiffe der 3. Generation sind heute ca. 285 m lang und 32 m breit, große Rollschiffe ca. 220 m lang und 25 m breit. Als Folge der enormen Steigerung der Umschlagleistung sind die Hafenliegezeiten heutiger Stückgutschiffe auf die Größenordnung von Stunden bis Tagen reduziert. Der schnelle Umschlag bedingt – und das ist hier entscheidend – wesentlich größere Operations- und Stauflächen an Land, breitere Vorkaiflächen, zum Teil mehr Ladegleise, große Schuppen, große Containerstapelflächen und Aufstellflächen für das Rollgut.

Diese hier nur grob umrissene Entwicklung erfordert nun eine Hafenkonzeption, die mit den vorhandenen älteren Strukturen zum Teil nicht mehr in Übereinstimmung zu bringen ist.

Dabei liegen die Probleme – wenn man einmal von der Vertiefung der Zufahrten und Hafenbecken oder den besonderen Schwierigkeiten von Schleusenhäfen absieht – nicht so sehr auf der Wasserseite, sondern auf der Landseite. Denn Hafenbecken lassen sich zur Anpassung an größere Schiffstiefgänge generell vertiefen. Natürlich ist dies eine Kostenfrage, vor allem dann, wenn die Kaimauern tiefer gegründet werden müssen. Bei größeren Schiffslängen vermindert sich lediglich die Anzahl der Liegeplätze am Kai. Die Zunahme der Schiffsbreiten ist nicht so gravierend, wenn man die schon erwähnte großzügige Bemessung früher gebauter Hafenbecken und die heute vorhandenen besseren Manövriermöglichkeiten der Schiffe berücksichtigt.

Das Problem liegt – wie gesagt – auf der Landseite: Waren um die Jahrhundertwende Flächentiefen von 50 bis 80 m hinter dem Kai optimal, so rechnen wir heute mit 250 m für eine moderne Mehrzweck-Umschlaganlage und gar 400 m für einen Containerterminal (Abb. 4).

Wie begegnen nun die Häfen diesen gewandelten Anforderungen? Wenn man dieser Frage nachgeht, so muß man zunächst in die Betrachtung einbeziehen, daß allgemein im Weltseeverkehr und damit auch im Hafenumschlag ein ständiges, wenn auch nicht gleichmäßiges Wachstum vorhanden ist. Dieses erfordert den Bau neuer Hafenanlagen. Denn die heute erreichte Rationalisierung im Umschlag hat im wesentlichen nur zur Einsparung menschlicher Arbeitskraft geführt; die auf die Fläche bezogene Umschlagseffektivität hat sich kaum verändert.

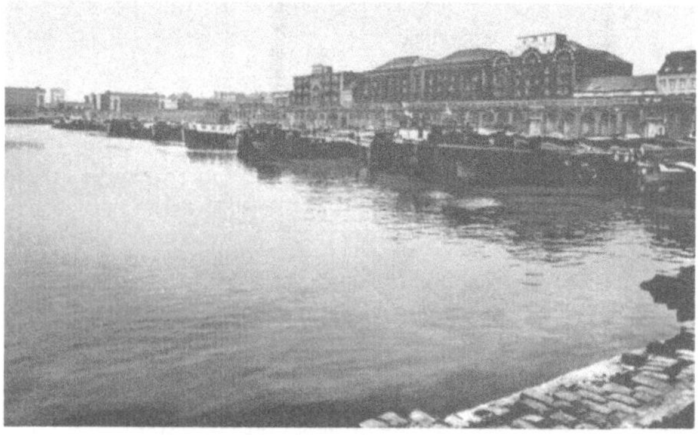

Abb. 6. Heutige Nutzung eines älteren Hafendocks im Hafen von Antwerpen

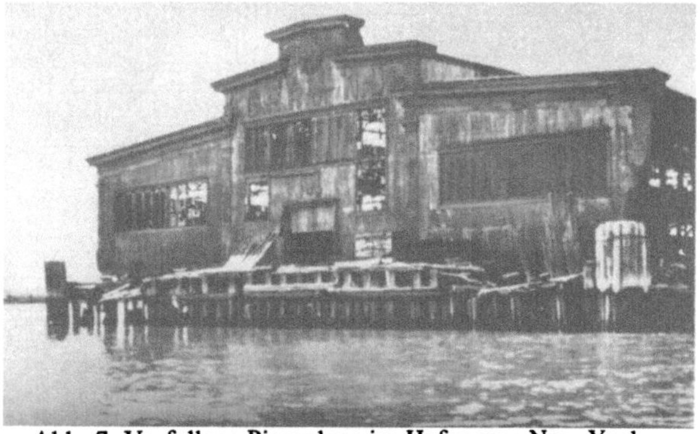

Abb. 7. Verfallene Pieranlage im Hafen von New York

Das heißt, pro ha Hafenfläche werden heute im Durchschnitt nicht sonderlich viel mehr Güter im Jahr umgeschlagen als vor hundert Jahren. Die sich daraus ergebenden Erfordernisse der Hafenerweiterung beziehen nun in der Regel den Bedarf, der aus der abnehmenden Aktivität veralteter Anlagen entsteht, mit ein. Mit anderen Worten: mit dem Bau neuer, leistungsfähiger Hafenanlagen, der sich entsprechend den Zufahrtsverhältnissen in der Regel in seewärtiger Richtung vollzieht – beispielhaft sind die Entwicklungen in London, Rotterdam und Antwerpen – beginnt sozusagen ein s o z i a l e r A b s t i e g der alten Hafenanlagen. Die Skala reicht von der U m n u t z u n g für den Umschlag kleinerer Schiffseinheiten – Küstenmotorschiffe oder Binnenschiffe – mit entsprechend geringerer Umschlagsaktivität über Liegeplatzhäfen für Binnenschiffe oder Auflieger, über h a f e n f r e m d e N u t z u n g der zugeordneten Landflächen für nichthafenbezogenes Gewerbe bis hin zum vollständigen V e r f a l l. Viele bekannte Häfen liefern hierfür anschauliche Beispiele. So liegen in London bereits einige ältere Docks in der Nähe der City still, andere sollen folgen. Nur noch schlecht genutzte, zum Teil verfallene Anlagen findet man im Rotterdamer Hafen ebenso wie in den älteren Docks des Hafens Antwerpen. Abbildung 5 zeigt die beiden ältesten Hafenbecken des Hamburger Hafens aus den Jahren 1860 bis 1880, den Sandtorhafen und den Grasbrookhafen, die ebenfalls für diese Entwicklung typisch sind. Im Sandtorhafen wird nur noch eine Kaimauer für den Kümoumschlag genutzt; die andere bietet Liegeplätze für die Hafenkleinschiffahrt. Der Grasbrookhafen enthält noch eine Rollanlage, im übrigen haben hier die Hamburger Hafenfähren ihre Liegeplätze gefunden. Auf der südlichen Kaizunge ist ein Kraftwerk angesiedelt worden. Abbildung 6 zeigt eine Aufnahme der älteren Docks des Hafens Antwerpen, die heute vorwiegend der Binnenschiffahrt dienen. Abbildung 7 soll den möglichen Entzustand veranschaulichen, hier eine völlig verfallene Pieranlage im Hafen von New York.

Dieses Schicksal des „sozialen Abstiegs" alter Hafenanlagen, das in der Entwicklung älterer Stadtteile oder Industriegebiete viele Parallelen hat, war zwar auch schon in früheren Zeiten relevant, es wird jedoch in der Gegenwart wegen der außerordentlich schnell gewandelten Anforderungen an die Grundstruktur der Hafenanla-

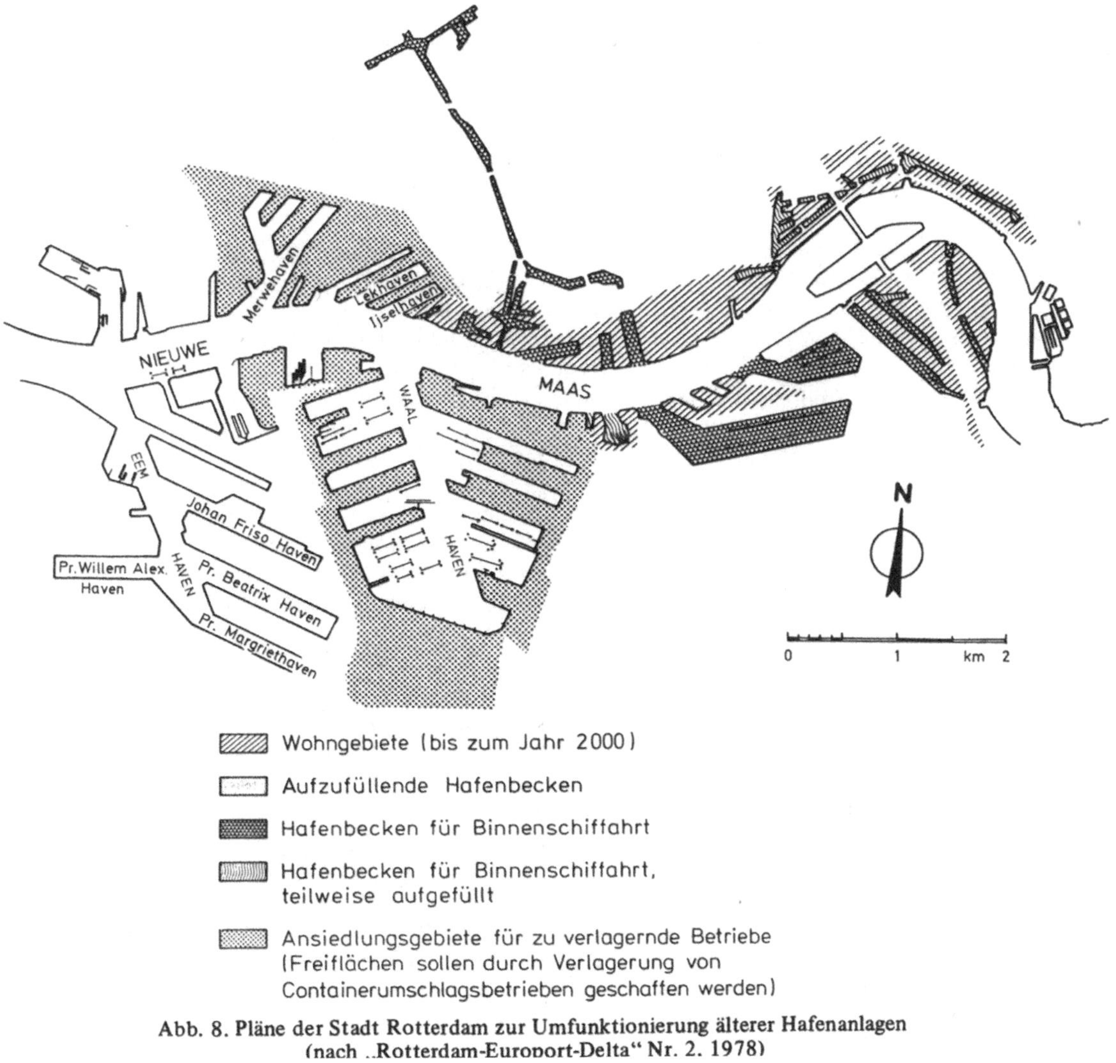

Abb. 8. Pläne der Stadt Rotterdam zur Umfunktionierung älterer Hafenanlagen (nach „Rotterdam-Europort-Delta" Nr. 2. 1978)

gen, wie sie geschildert wurden, zu einem gravierenden Problem. Es kann auch nur temporär sein, denn es handelt sich ja in der Regel um Flächen in den Zentren von Ballungsgebieten, die einen hohen Bodenwert aufweisen. Hinzu kommt, daß Hafenerweiterungen „auf der grünen Wiese" nicht nur bei uns, sondern überall in den Industrieländern zunehmend schwieriger zu realisieren sind. Die Flächen werden knapp, die Forderungen des Umweltschutzes und der Landschaftserhaltung wachsen ständig, und zügige Erschließungsvorhaben werden durch kompliziertere planungsrechtliche Verfahren behindert. Dies alles fordert Planungen zur Umstrukturierung und Reaktivierung vorhandener, aber nicht mehr optimal nutzbarer älterer Hafenanlagen geradezu heraus.

Bevor darauf näher eingegangen wird, sei noch auf eine Entwicklung hingewiesen, die in diesem Stadium zu beachten ist. Denn in einer so gegebenen Situation – verfallene oder nur noch schlecht genutzte Hafenflächen, zumeist in unmittelbarer Citynähe – kann natürlich auch daran gedacht werden, diese für andere Aktivitäten der allgemeinen Stadtentwicklung zu nutzen: Ansiedlung von Gewerbebetrieben ohne Hafenbezug, Bau von Kaufhäusern, Geschäftshäusern oder Wohnungen, Freizeit/Wassersport. Für den Stadtplaner ergeben sich dabei aus der zumeist günstigen Lage zum Stadtkern, der vorhandenen Verkehrsinfrastruktur und der gegebenen Gliederung in Land- und Wasserflächen außerordentlich interessante Möglichkeiten. Der Drang der Stadtentwicklung in veraltete Hafengebiete hinein ist nach diesen Randbedingungen fast vorprogrammiert und läßt sich auch vielfach belegen. Für New York wurde z. B. bereits Anfang der 60er Jahre ein Konzept entwickelt, einen Teil der desolaten Pieranlagen der Halbinsel Manhattan zum Bau von Geschäftshäusern und als Erholungsgebiete umzufunktionieren. Allerdings ist von diesen großzügigen Plänen bisher nur wenig realisiert worden.

Interessant sind auch die Überlegungen der Stadtverwaltung Rotterdam, größere, zusammenhängende Teile des alten Hafengebietes – z. T. nach Zuschüttung von Hafenbecken – in Wohngebiete umzuwandeln (Abb. 8). Die hier noch ansässigen Hafenbetriebe sollen in den Waalhaven und Eemhaven umgesiedelt werden, und zwar auf Flächen, auf denen heute Containerumschlag stattfindet. Der Containerumschlag soll in neuen Anlagen im Gebiet der Maasvlakte zusammengefaßt werden.

Inzwischen ist diese großzügige Planung erheblich eingeschränkt worden, weil sich die notwendigen Betriebsverlagerungen als außerordentlich schwierig herausgestellt haben.

Als Beispiel einer vollzogenen Umnutzung älterer Hafenanlagen für die Stadtentwicklung ist auch Bremerhaven zu erwähnen. Die ältesten Hafenbecken, Alter und Neuer Hafen, in den Jahren 1830 und 1850 erbaut, haben heute völlig ihre eigentliche Hafenfunktion verloren. Es entstanden hier das bekannte „Kolumbus-Center", ein Geschäfts- und Wohnhauskomplex, unter Einbeziehung der alten Hafenbecken als gestalterisches Element und das Schiffahrtsmuseum mit zugehörigem „Museumshafen".

Wenn man in diesem Zusammenhang den modernen Trend der „Reurbanisierung", die Welle der „Nostalgie" und die Bestrebungen zur Erhaltung des sog. „Milieus" berücksichtigt, so läßt sich ermessen, daß diese Entwicklung noch an Bedeutung gewinnen wird. Die Hafenplanung gerät dabei unvermeidlich in eine Konkurrenzsituation zur Stadtplanung, weil sie gezwungen ist, wegen ihrer in der Regel begrenzten Flächen-Ressourcen Anspruch auf Erhaltung der ausgewiesenen Hafenflächen zu erheben. Sie kann diesen zweifellos nur schlecht durchsetzen, wenn leere Kais und verfallene Schuppen oder Hafenbecken, die Schiffsfriedhöfen gleichen, den Verlust der Hafenfunktion dokumentieren. Hier gilt es, rechtzeitig Konzepte einer sinnvollen Umstrukturierung zu entwickeln.

Im Hamburger Hafen ist der Weg einer planvollen Umstrukturierung älterer Umschlaganlagen bereits vor mehr als 10 Jahren beschritten worden. Begünstigt wurde dies durch das tideoffene Hafensystem, das verhindert hat, daß ältere Hafenteile nur wegen zu kleiner Schleusenabmessungen aufgegeben werden mußten.

Das Ziel der Anpassung veralteter Umschlaganlagen an moderne, rationelle Umschlagtechniken bestand im wesentlichen darin, eine betrieblich optimale Zuordnung von Schiffsliegeplätzen und ausreichend großen Landflächen zu erreichen, wie sie oben dargestellt ist. Bei Hafenanlagen in der traditionellen Kaianordnung ergeben sich dafür drei Prinziplösungen, die in Abb. 9 schematisch dargestellt und in Hamburg wie auch schon in anderen Häfen mit gutem Erfolg ausgeführt worden sind.

a) Die einfachste, allerdings auch am wenigsten effiziente Lösung ist die Zuschüttung einer Teilfläche am Ende eines Hafenbeckens, d. h. im Bereich der Kaiwurzel. Sie schafft zusätzliche Landflächen unter Aufgabe von mindestens zwei Schiffsliegeplätzen. Sie kann verschiedene Funktionen übernehmen, ist aber nur für den hinteren Teil der Kaianlage wirksam. Besonders geeignet ist diese Lösung als Freilagerfläche in Verbindung mit einer Rollanlage.

b) Eine sehr wirkungsvolle Umstrukturierung ergibt sich durch Aufgabe der beidseitigen Kainutzung. Damit verdoppelt sich die den verbleibenden Liegeplätzen zugeordnete Landfläche, und es wird gleichzeitig zusätzlicher Schiffsmanövrierraum in den evtl. zu eng gewordenen Hafenbecken geschaffen. Dieses System erfordert eine völlige Neustrukturierung der Kaifläche, d. h. eine Verlagerung der Schuppen, um den erforderlichen Operations- und Verkehrsraum zu gewinnen, die Umlegung von Straßen und Eisenbahngleisen usw. Der gesamte Kai wird zweckmäßigerweise als operative und betriebliche Einheit gestaltet, für die sich der Begriff „Terminal" eingebürgert hat. Wenn es notwendig ist, läßt sich die Kaizunge wasserseitig verbreitern. Die für den Umschlag nicht mehr genutzte rückseitige Kaimauer

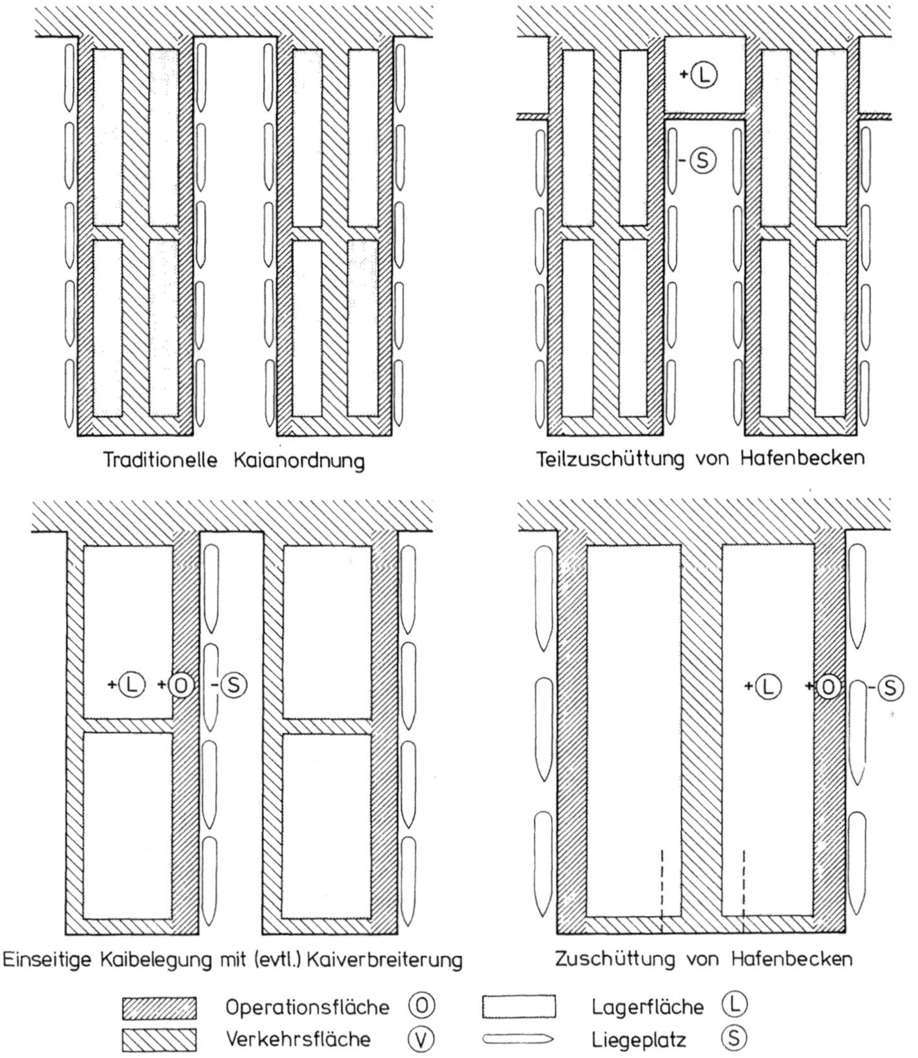

Abb. 9. Möglichkeiten der Umstrukturierung älterer Umschlaganlagen auf Kaizungen (schematisch)

eines solchen Terminals kann ggf. noch als Warteplatz für Seeschiffe oder zum Ablegen kleinerer Einheiten der Hafenschiffahrt genutzt werden.

c) Die dritte, „radikalste" Variante ergibt sich schließlich durch vollständige Zuschüttung eines Hafenbeckens zwischen zwei Kaizungen. Auf diese Weise können ausgedehnte Landflächen für einen Mehrzweck- oder Containerterminal geschaffen werden.

In den Abbildungen 10 bis 15 sind hierzu einige Beispiele dargestellt:

Im Hinblick auf die in Abb. 9 dargestellten und mit Beispielen belegten drei Prinziplösungen ist es noch eine interessante Frage, inwieweit die vorhandenen geometrischen Strukturen älterer Häfen hierzu eine Voraussetzung bieten. Die Abbildungen 16 und 17 enthalten vergleichbare Daten aus den Häfen von London, Rotterdam, Antwerpen, Bremen und Hamburg, d.h. Breiten von Hafenbecken und Kaizungen, geordnet nach ihrer Entstehungszeit. Man erkennt, daß die Breiten der Kaizungen vor 1850 100 m und weniger betrugen und bis zur Gegenwart stetig zugenommen haben. Aber selbst neuere Kaianlagen, mit Breiten von 200 bis 300 m, erfüllen bei beidseitiger Schiffsbelegung nicht mehr die Anforderungen optimaler Flächentiefen für Mehrzweck-Stückgutanlagen, geschweige denn für Containeranlagen. Die Umstrukturierung auf einseitige Kaibelegung wird bei den untersuchten Häfen immerhin noch in einigen Fällen möglich.

Erheblich anders sind die Voraussetzungen bei den bestehenden Hafenbecken (Abb. 17). Auch hier zeigt sich im Kollektiv der Daten über die Zeiten hinweg eine gewisse Zunahme der Hafenbeckenbreiten; vor 1850 wurden 150 m Breite kaum überschritten, nach 1950 wurden sie nirgends mehr unterschritten. Eingetragen sind im Diagramm die etwa erforderlichen Mindestbreiten, und zwar nach den Vorstellungen, wie sie in Hamburg der Hafen-

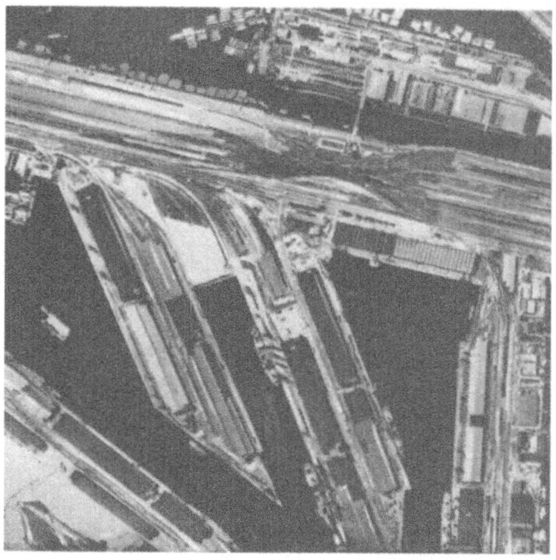

Abb. 10

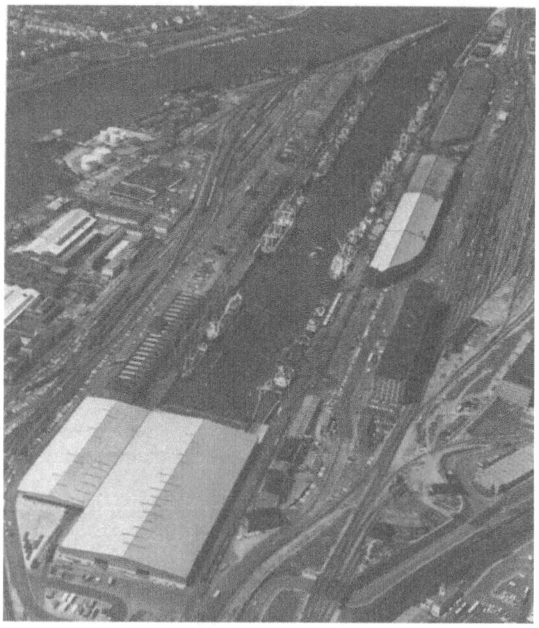

Abb. 11

Abb. 10. Luftbild aus dem Hamburger Hafen – Teilzuschüttung des Indiahafens; Schaffung einer Freilagerfläche für Massenstückgut und Anlagen (Abb. 10, 11, 13 bis 15, aufgenommen durch Aerowest, Dortmund, im Auftrage des Vermessungsamtes Hamburg, 1977, Freigabe-Nr. 4107/77 v. RP Münster/Westf.)

Abb. 11. Luftaufnahme aus dem Hafen Bremen – Aufschüttung des hinteren Hafenteils im Europahafen als überdachte Lagerfläche für eine Rollanlage (Aufnahme E. Czerski, Bremen; Freigabe Nr. T (75 0513/61)

planung zugrunde liegen. Es ist unterschieden nach Stückgutumschlag und Containerumschlag wegen der unterschiedlichen Schiffsgrößen und nach einseitiger oder zweiseitiger Kaibelegung. Diese Darstellung zeigt, daß bei vielen älteren Hafenbecken von der verfügbaren Breite her durchaus die Möglichkeit bestünde, sie für den modernen Stückgutumschlag nach dem in Abb. 9 gezeigten Schema umzustrukturieren.

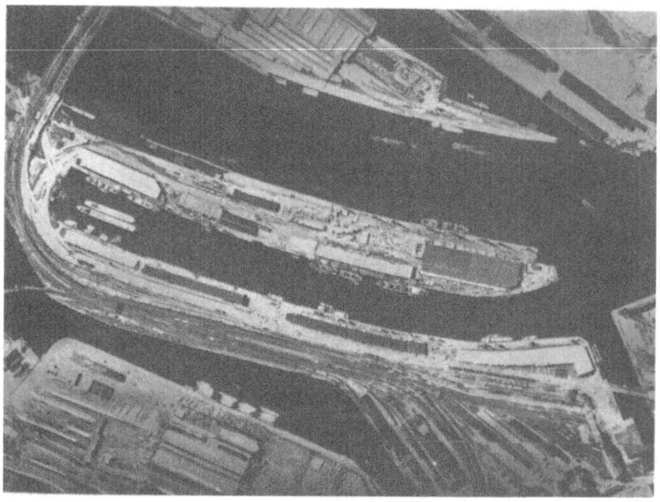

Abb. 12

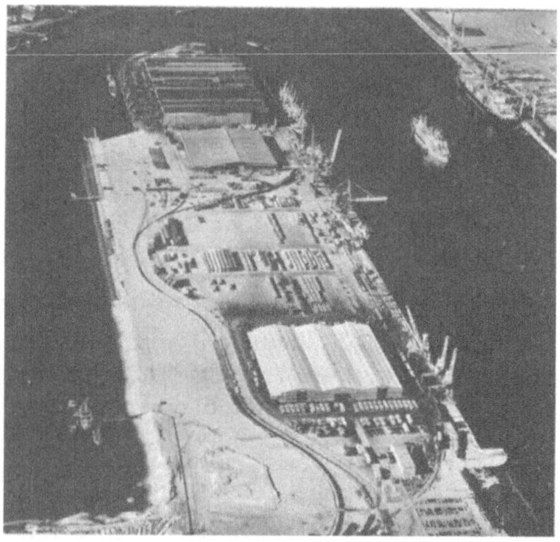

Abb. 13

Abb. 12. Luftaufnahme aus dem Hamburger Hafen – Umgestaltung des Kirchenpauerkais zu einem Mehrzweckterminal des Hafenbetriebes der Afrika-Linien; der alte Kai ist wasserseitig um 30 m verbreitert worden, auf der Rückseite der Anlage sind noch Seeschiffsliegeplätze vorhanden, jedoch ohne Umschlagsfunktion

Abb. 13. Luftaufnahme aus dem Hamburger Hafen – verbreiterte Griesenwerder Kaizunge mit nur noch einseitiger Kaibelegung, ausgebaut für einen Containerterminal (Eurokai) und einen Mehrzweckterminal (Holzmüller)

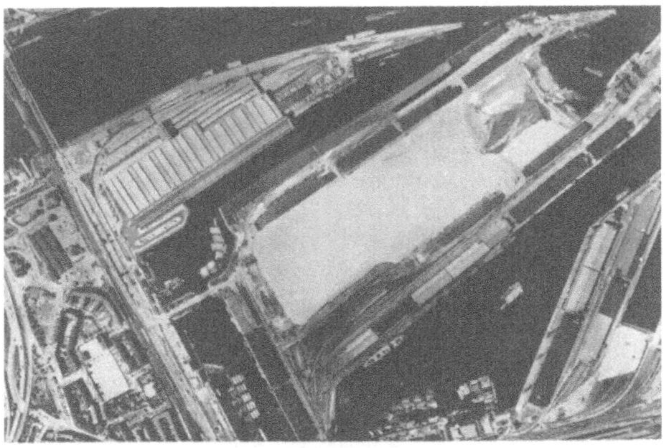

Abb. 14

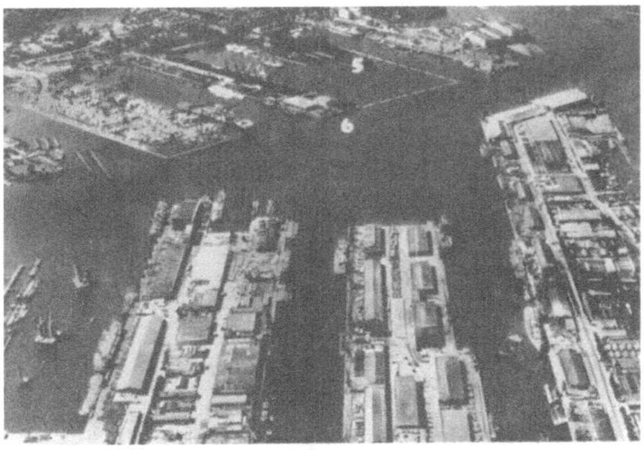

Abb. 15

Abb. 14. Luftaufnahme aus dem Hamburger Hafen – Zuschüttung des 1888 eröffneten, 300 m breiten Segelschiffhafens zur Schaffung eines neuen Großterminals der Hamburger Hafen- und Lagerhausgesellschaft

Abb. 15. Luftaufnahme aus dem Hafen Rotterdam – Plan zur Aufschüttung der Wasserflächen zwischen Pier 5 und 6 im Waalhafen zur Schaffung eines neuen Stückgutgeländes (aus Rotterdam-Europort-Delta, Nr. 1, 1979)

Technisch-konstruktive Fragen sind im Rahmen dieser Abhandlung nicht behandelt worden, und es genügt auch, zu diesem Aspekt folgendes kurz zu bemerken: Die erforderlichen Baumaßnahmen– Kaimauerneubauten vor oder hinter der alten Kaimauerflucht, Gleis- und Straßenumbauten, Ausbaggerungen, Sandaufspülungen usw. – bereiten technisch in der Regel keine ungewöhnlichen Schwierigkeiten. Sie sind häufig nur deshalb kompliziert, weil sie den Umschlag- oder Hafenbetrieb möglichst wenig stören sollen.

Sehr viel schwieriger sind die Probleme, die sich aus der Struktur und Organisation des Hafens insgesamt ergeben. Umbauten in so großem Umfang, wie sie bei den geschilderten Lösungen b und c in der Regel anfallen, erfordern längere Bauzeiten. Die in Abb. 14 gezeigte Zuschüttung des Segelschiffhafens in Hamburg mit dem Ziel, einen neuen Großterminal zu schaffen, läuft z. B. schon seit 1975, und es wird noch viele Jahre dauern, bis die neue Anlage ihre volle Funktion übernommen hat.

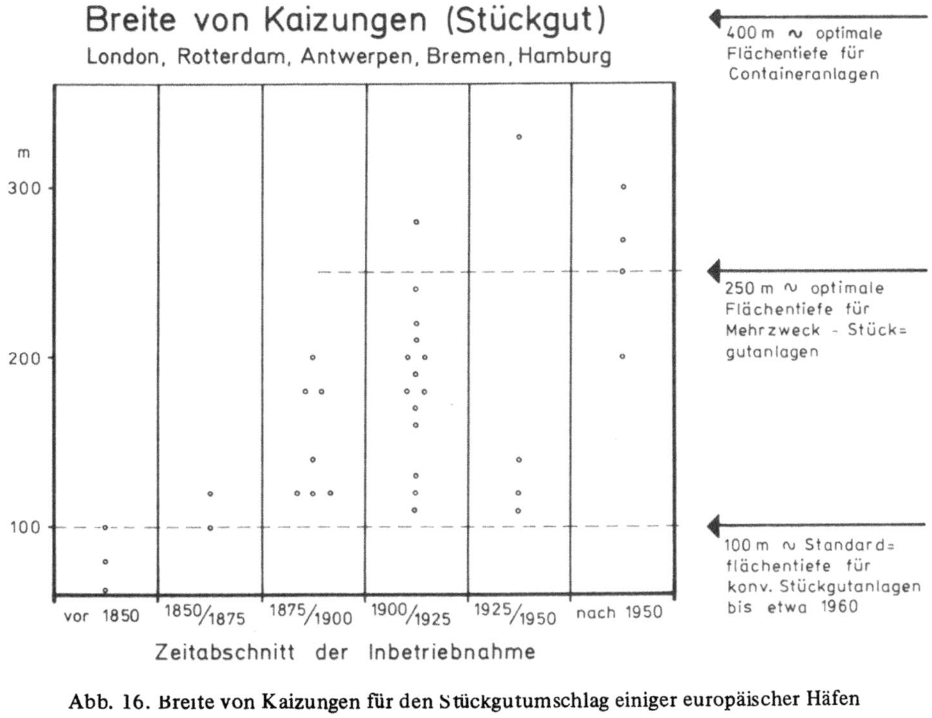

Abb. 16. Breite von Kaizungen für den Stückgutumschlag einiger europäischer Häfen

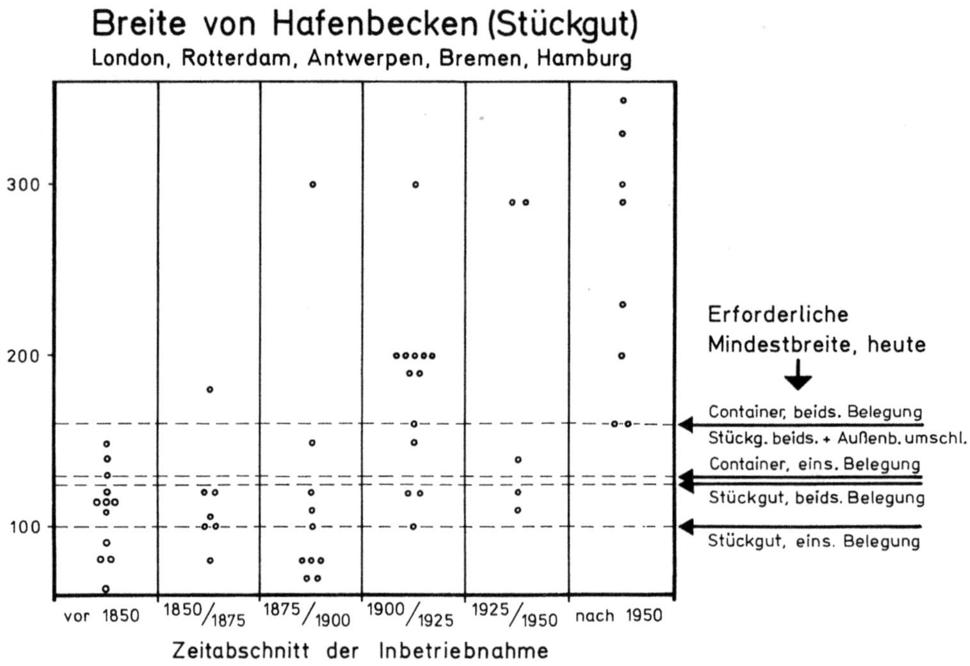

Abb. 17. Breite von Hafenbecken einiger europäischer Häfen

Arbeiten dieser Art sind verständlicherweise kaum „unter Betrieb“ durchführbar, sondern erfordern einen fast totalen Umbau. Ob dies möglich ist, hängt wesentlich davon ab, in welchem Umfang die alten Anlagen noch genutzt werden. Relativ günstig ist die Situation auch dann nur, wenn sie nur von einem Umschlagunternehmen betrieben werden, so daß gemeinsam mit diesem die Neuplanung durchgeführt werden kann. Sind mehrere Betriebe betroffen, so ergeben sich schwierige und oft kaum lösbare Probleme der Verlagerung, wie die oben erwähnten Planungsänderungen des Rotterdamer Hafens deutlich zeigen.

Zu erwähnen ist in dem Zusammenhang auch die Grundstückssituation; nur wenn sich die Hafengrundstücke im staatlichen Besitz befinden, kann mit Aussicht auf Erfolg geplant werden. Handelt es sich um privaten Grundbesitz, der dazu noch stärker parzelliert ist, so erscheint eine Neuordnung kaum möglich.

Der als Voraussetzung einer umfangreichen Umstrukturierung im allgemeinen erforderliche Abbruch veralteter Substanz ist in der Regel erst dann möglich, wenn diese keine oder doch keine wesentliche wirtschaftliche Funktion mehr hat. Der Prozeß der „Herabstufung“ bzw. des „Verfalls“ müßte unter diesen Gesichtspunkten also möglichst weit fortgeschritten sein. Dies ist aber im allgemeinen ein sehr langfristiger Prozeß, und es ist schwierig, ihn unter den kurzfristigen tagespolitischen Zwängen abzuwarten. Denn wenn Pläne entwickelt worden sind, einen sanierungsbedürftigen Hafenteil umzustrukturieren, so muß es das Ziel sein, noch vorhandene Nutzungen abzubauen, zu verlagern oder sich natürlich zurückentwickeln zu lassen. Dies erfordert langfristige Konzepte, u.U. finanzielle Aufwendungen für Betriebsverlagerungen, deren Erfordernis im Rahmen der Haushaltsplanung nicht leicht zu begründen ist und schließlich die Zurückweisung von ansiedlungswilligen Unternehmern, die sich evtl. um die offensichtlich nicht mehr wirtschaftlich genutzten Flächen, Gebäude oder Anlagen bewerben. Dieser Punkt ist im Fall knapper Flächenreserven im Hafen und insbesondere etwa in kritischen Konjunkturlagen – man denke an die heutigen Zwänge der Wirtschaftspolitik zur Sicherung von Arbeitsplätzen – besonders gravierend und erfordert größte Weitsicht und Standfestigkeit derjenigen, die für die Hafen- und Wirtschaftspolitik verantwortlich sind.

Operational and Technical Development of Saudi Arabia's Ports

Fayez I. Badr, PH. D.,
President and Chairman of the Board of the Ports Authority of the Kingdom of Saudi Arabia

Introduction

At present, Saudi Arabia's major ports rank among the most efficient ports of the world in terms of average discharge rates per berth and day and, consequently, in terms of turnaround times. This has been achieved in spite of a tremendous growth in overall cargo throughput which has more than doubled during the last three years, i.e. from 10.6 million metric tonnes in 1976 to 24.4 million metric tonnes in 1979. The simultaneous growth in operating efficiency and cargo volume has been attained by a combination of modern management techniques and large scale investment in basic berth capacity, as well as in sophisticated cargo handling equipment and in storage facilities.

This paper describes some of the major steps that have been taken by the Saudi Ports Authority (SPA) in the operational and in the construction field in order to develop the Saudi Arabian ports sector to its present state of efficiency. This includes a discussion of important management decisions as well as a presentation of special technical solutions to particular construction problems.

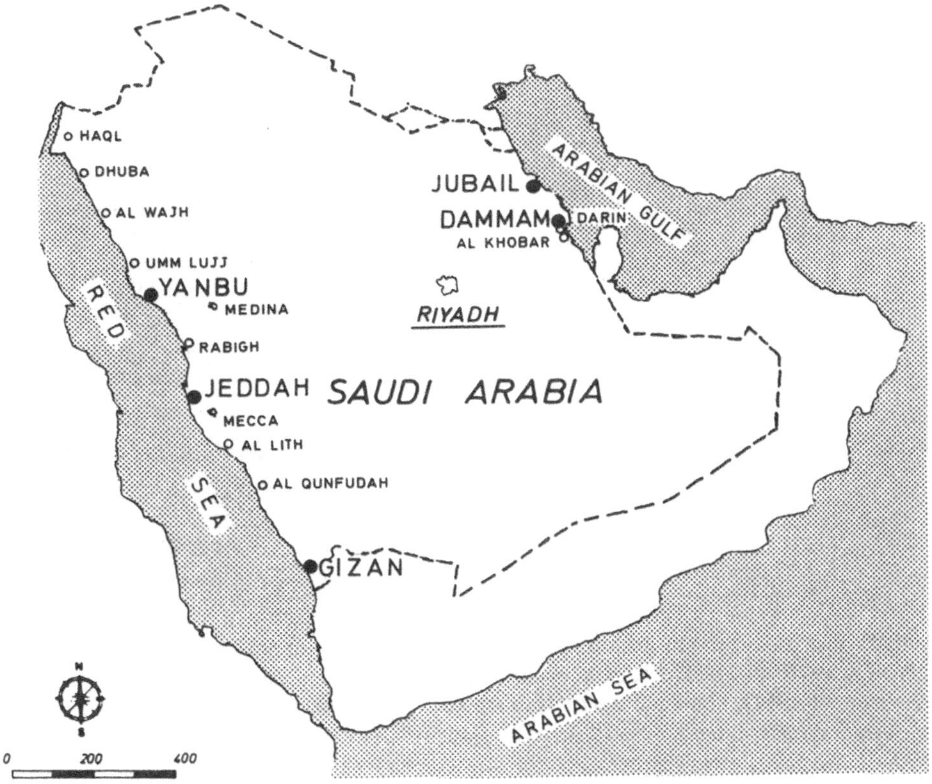

Fig. 1. Ports administered by the Ports Authority

1 Present Situation

At the end of 1979, Saudi Arabia's five major ports offered a total of 98 fully operational berths for seagoing vessels distributed as follows:

Table 1. Berths and capacity 1979

	Number of berths	Capacity[a] (million metric tonnes)
Jeddah	37	12.0
Dammam	39	12.7
Yanbu	9	2.7
Gizan	3	0.7
Jubail Commercial	10	3.0
Total	98	31.1

[a] 70% berth occupancy rate

In addition, Jubail Industrial Harbour provided another 9 berths at the east pier for bulk cargo handling. The annual capacity of these berths depends on the commodities to be discharged and on the cargo handling equipment yet to be installed.

In general cargo handling, the average discharge rate has now exceeded 1,000 tonnes per day and berth. This rate exceeds the level achieved by most European ports with a comparable structure of incoming cargo. All major ports are provided with modern labour-saving and standardized cargo handling equipment and with sufficient marine equipment to ensure quick and safe ship movements in the ports. Another feature is the integrated stevedoring service which has been introduced in all major ports. It avoids friction and waiting times by concentrating all operations from discharge to delivery via quay or warehouse to the consignee's transport in the hands of one operator who is under the supervision of the port management.

Apart from productivity gains in general cargo handling, one of the most important factors in the rapid growth of overall cargo throughput has been the increasing provision of specialised berths, mainly for the handling of containers, Ro-Ro cargo, cement and grain.

The development of container handling capacity until 1980 is shown in Table 2; and growth in container traffic at Jeddah and Dammam in Table 3.

Table 2. Container handling capacity (TEU's) existing and planned

	1976	1977	1978	1979	1980[a]
Jeddah	90,000	227,500	300,000	450,000	560,000
Dammam	9,000	55,000	200,000	380,000	520,000
Jubail	–	–	4,000	85,000	165,000
Yanbu	–	–	16,000	18,000	27,000
Gizan	–	–	–	13,500	21,000
Total	99,000	282,500	520,000	946,500	1,293 000

[a] planned

Table 3. Containers discharged in Jeddah and Dammam (TEU's)

	1976	1977	1978	1979
Jeddah	87,406	219,128	340,537	496,390
Dammam	10,400	55,264	158,445	211,250

Ro-Ro facilities and bulk cement terminals are operational in all major ports. Special grain terminals with large-scale grain silos and flour mills have been established in Jeddah (120,000 tonnes silo capacity) and Dammam (80,000 tonnes silo capacity). Plans are well advanced for a livestock terminal and a fruit terminal in Jeddah.

Specialized terminals are leased to operators who pay for the use of the facilities and for each ton of cargo moved across the berth. This gives the operator the necessary incentive to respond to changes in the trade while the Ports Authority retains overall supervision and control.

2 Saudi Arabia's Ports Sector at the Time of the Formation of the Saudi Ports Authority

Saudi Arabia's Second Development Plan (1975–1980) was geared to rapid economic growth in practically all sectors of the economy. The growth objectives of the plan implied a tremendous import boom, most of which had to be handled via the existing ports of the Kingdom. Although the second development plan included provision for large-scale port investments, the expansion of handling capacity of the existing port facilities could not keep pace with the rapid increase in import volume. Consequently, the ports became major bottlenecks in the country's basic infrastructure and a threat to the growth targets for the other sectors of the economy.

Table 4. Cargo discharge increase at SPA ports

1976–77	1977–78	1978–79
65%	18%	20%

However, this was only one aspect of the problem. The berth capacity shortage and the low berth productivity led to constantly increasing turnaround times for ships calling at Saudi ports.

Such lengthy turnaround times led shipping conferences serving Saudi ports to impose surcharges on their freight rates. Demurrage charges as high as US$ 3,000 to US$ 6,000 per day, depending on the size of the ship, had to be paid because of unusual delays at Saudi ports. This increased the costs of imports enormously and had a serious deleterious impact on the overall rate of inflation in Saudi Arabia. The direct costs of surcharges and demurrage charges to the Saudi economy have been estimated at about SR 2 billion in one year, but the indirect costs resulting from shortages and speculation in badly needed commodities as well as from the resulting inflation were far greater.

Table 5 gives a quantified indication of the port problems prior to the establishment of the Saudi Ports Authority.

Table 5. Situation at major Saudi ports September 1975 – September 1976

	Average monthly figures			Waiting Sept. 1, 1976	
Port	Arrival of vessels (number)	Arrival of cargo (tonnes)	Discharge of cargo (tonnes)	Vessels (number)	Cargo (tonnes)
Jeddah	159	386,700	311,640	200	900,660
Dammam	85	362,380	270,250	125	747,480
Gizan	13	38,430	37,260	16	29,410
Yanbu	7	59,620	51,910	19	178,790

That a difficult situation like this could develop becomes quite clear when the capacity of the ports in 1976 is compared with the present situation described above. Instead of the 98 berths available in 1979, there were only 39 berths in 1976, two of them (at Gizan) for ships with a maximum draught of only 5 metres.

Table 6. Berths and capacity 1976

	Berths available	Capacity[a] (million metric tonnes)
Jeddah	14	3.43
Dammam	21	5.15
Yanbu	2	0.63
Gizan	2	0.50
Total	39	9.71

[a] 70% berth occupancy rate

Besides lack of berth capacity, low productivity contributed further to the problems. This was the product of a combination of shortages in cargo handling equipment and storage facilities as well as traditional management procedures and vested interests involved in port operations. Overcoming outdated management procedures and centralizing port operations was the key to immediate success for the Ports Authority, whereas increases in capacities and facilities required more time.

3 Creation of the Saudi Ports Authority

The Saudi Ports Authority was established in September 1976. Prior to this date the Ministry of Communications had been responsible for the ports as well as for roads and telecommunications. The Ports Authority was created with the aim of reorganising Saudi ports on the most up-to-date management principles. The main objective was to remove all obstacles to an uninhibited flow of imports to the Kingdom as quickly as possible, and thus to curb inflationary pressures stemming from the bottlenecks in the ports. The Ports Authority is directly responsible to H. R. H. Prince Fahd, Crown Prince and Deputy Prime Minister, and enjoys the support of H. M. King Khaled.

The Ports Authoritiy's first and most important objective was to eliminate by March 1977 (i. e. within six months of its creation) all waiting times for ships calling at Saudi ports and all surcharges and demurrage charges imposed on cargo for Saudi Arabia. This ambitious target was achieved ahead of schedule; and on February 16, 1977 freight conferences and shipping companies all over the world announced the elimination of all surcharges on goods destined for Saudi ports.

This success was achieved by immediate and drastic action which is not described here in detail. However, the most important measures responsible for increasing the throughput of the ports to an acceptable level within a few months may be summarized as follows:

- A regulation was issued stating that all goods remaining in port 15 days after being unloaded would be liable to immediate auction. With this regulation the ports regained the storage area required for fast cargo flow.
- A round-the-clock shift system with a 24 hours a day and 7 days a week service was introduced.
- A regulation was issued requiring all breakbulk cargo discharged at Saudi ports to be palletized, unitized, or pre-slung.
- All ships fifteen or more years old were banned from entering Saudi ports unless they provided certified cargo gear which met the productivity requirements of SPA.
- Ships were required to obtain berthing permission before leaving their port of loading and to keep the Ports Authority informed of their schedules (ship appointment system).

These measures were purely management decisions aimed at improved organisation and not requiring capital investment. Their enormous impact on the productivity of existing port capacity is demonstrated by the fact that the average discharge of ships rose from about 350 tonnes per berth and day to about 750 tonnes per berth and day within a few weeks of the establishment of the new Ports Authority.

In addition to organisational changes, steps were taken to improve cargo handling equipment and storage facilities at existing berths; and to accelerate the construction of new port facilities at existing ports as well as at new locations (Jubail).

Cargo handling improvements were mainly achieved by "mechanization" and "standardization".

Mechanization relates to the ports' heavy investment in modern capital intensive operations at all major ports. Standardization covers the Ports Authority's purchasing policy of systematically reducing the number of different makes of equipment to the absolute minimum in order to simplify purchase and administration, training, maintenance, spare parts storage, fuelling and lubrication etc.

4 Main Features of Saudi Arabia's Port Development During the Second Development Plan

During Saudi Arabia's Second Development Plan which comes to an end in the spring of 1980, the capacity of the country's ports has been expanded enormously. A brief account of the principal construction activities in the major ports is given in the following paragraphs.

4.1 Jeddah Islamic Port

The development of Jeddah, the main port on the Red Sea, has been divided into four stages. Stage I was completed during the First Development Plan in 1973 and consisted of 10 general cargo berths (Fig. 2). By April 1976 four Ro-Ro berths and a small craft harbour had been added. Two years later, in mid-1978, stages II and III with another 7 new berths plus back-up area, transit sheds and warehouses were completed. Stage III included Jeddah's first specialized container terminal (berth 16). (Up to that time containers had to be discharged at the Ro-Ro berths or at general cargo berths.) Stage IV, which is the largest of the four extension programmes, covers a total of 20 new berths. Nine of these 20 new berths, including a fully equipped new container terminal (berths 35–36) are already in operation. In addition to the original stages I to IV, another five general cargo berths were added in 1977 by completing Jeddah Port's northern extension.

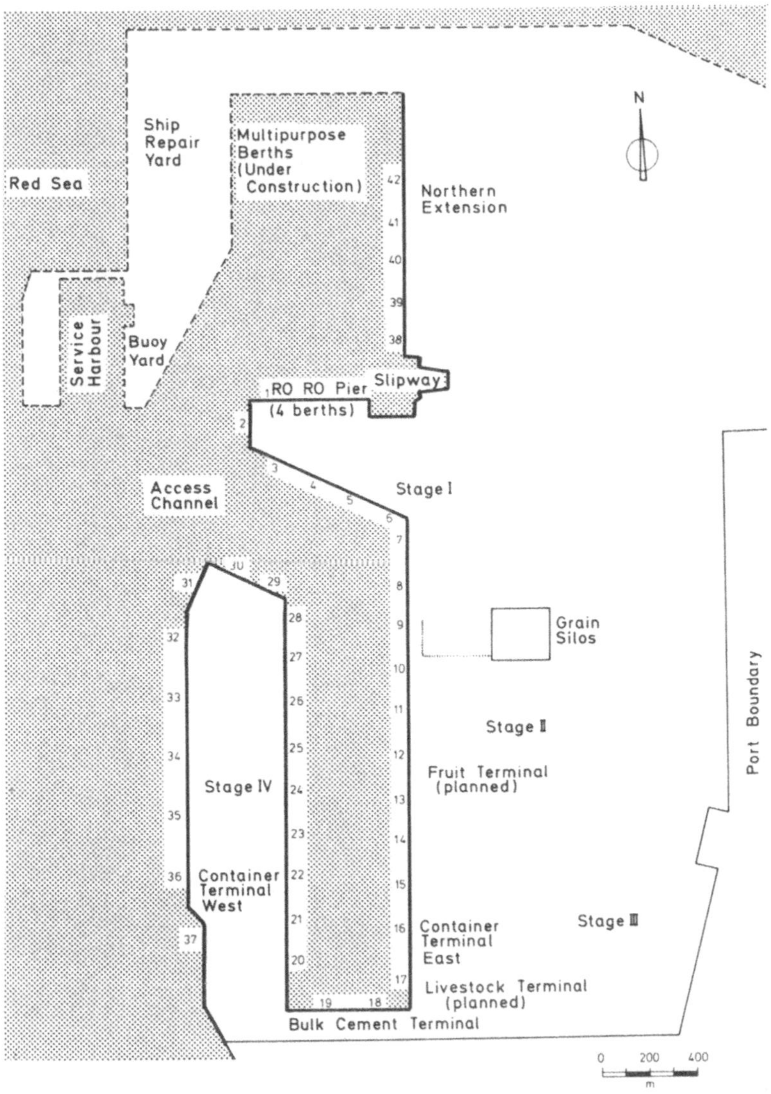

Fig. 2. Jeddah Islamic Port

By the end of the Second Development Plan Jeddah Port will provide a total of 46 berths with a combined cargo handling capacity of about 14 million metric tonnes per year at an average berth occupancy rate of 70%. It will then be the largest non-oil port in the Middle East. Seventeen of the berths will have depths between 8 and 11 metres, all others will have depths between 12 and 14 metres. Jeddah is thus capable of handling third generation container vessels and bulk carriers up to 80,000 dwt.

4.2 King Abdul Aziz Port of Dammam

Dammam Port on the Arabian Gulf had been extended from 13 berths in 1975 to 21 berths in 1976. Under the administration of the Ports Authority, the first container terminal was built at berth 22; and 16 new berths, including a second container terminal as well as Ro-Ro facilities and other specialized berths, have been constructed in the west basin. By the end of the Second Development Plan, Dammam will have 38 fully operational berths for seagoing vessels and two berths for coasters (Fig. 3) with a total cargo handling capacity of almost 13 million metric tonnes per year (70% berth occupancy). As in Jeddah, the maximum depth alongside the berths is 14 metres; the minimum is 9 metres.

The Dammam Extension Programme 1976–1979 covering 16 new berths and 3 Ro-Ro facilities including all complementary port facilities has been spectacular for the short construction time required and for the technical solutions applied. A brief account of the main technical aspects of this programme is given in Chap. 5.

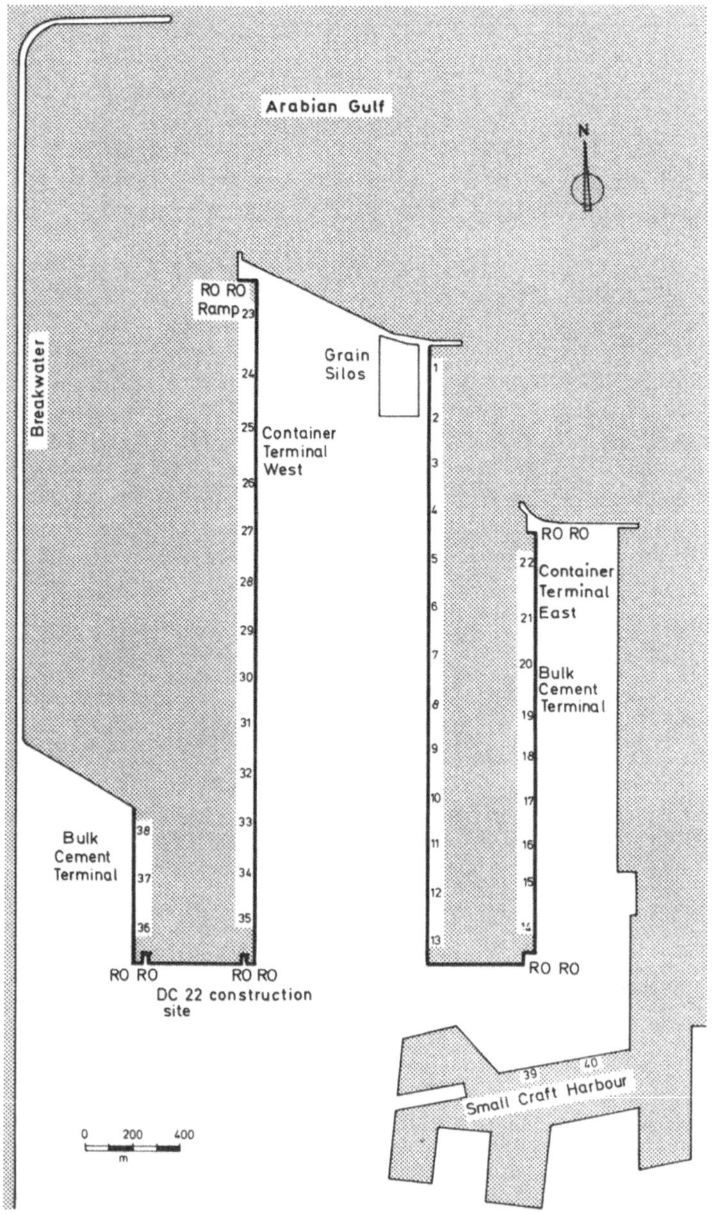

Fig. 3. King Abdul Aziz Port of Dammam

4.3 Yanbu Port

Under the administration of the Ports Authority the port of Yanbu on the Red Sea has been expanded from 2 berths in 1976 to 9 berths in 1979 (Fig. 4). The Yanbu region is being developed to become one of the Kingdom's industrial centres, and port facilities have been extended to complement this, and to provide this rapidly growing region with the necessary infrastructure for seaborne imports as well as for exports.

The depths alongside the berths are between 10 and 12 metres. One of the world's largest bulk cement terminals with a handling capacity of 750,000 tonnes of cement per year has been installed and other specialized berths are being planned.

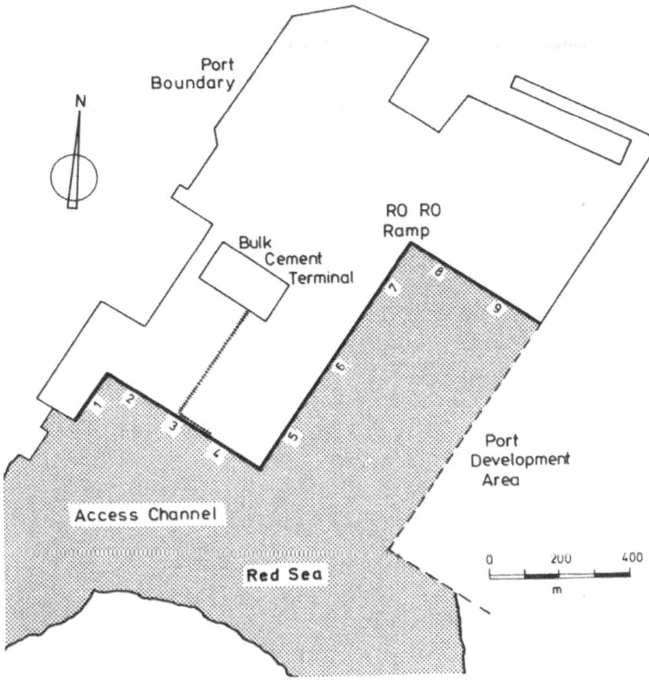

Fig. 4. Yanbu Port

4.4 Jubail Port

The Jubail port complex on the Arabian Gulf is a completely new port which has been developed at the site a former small fishing harbour about 100 km north of Dammam. It is the largest port development project ts kind in the world. It constitutes an impressive example of the simultaneous planning of the largest indus-l harbour (Fig. 5 a) and a commercial harbour (Fig. 5 b).

The industrial harbour has been specially designed to serve the requirements of the industrial complex which ludes petrochemical and fertilizer plants, a steel mill, an aluminium smelter etc. It is specially geared to ndling dry and liquid bulk cargo and heavy construction material. The port will provide 9 berths at the east r with a depth alongside of 14 metres and a 6-metre pier for the discharge of modules from giant barges. An n sea tanker terminal (OSTT) will allow four tankers of up to 300,000 dwt to be handled simultaneously.

The commercial harbour on the south-eastern side of the Jubail basin has been constructed to serve the wing population in the eastern province, and to relieve Dammam Port if necessary. In early 1980 it will pro-e a total of 16 berths including a two-berth container terminal. Total cargo handling capacity is estimated at ut 5.5 million metric tonnes per year (70% berth occupancy). The depth alongside the berths is 12 metres.

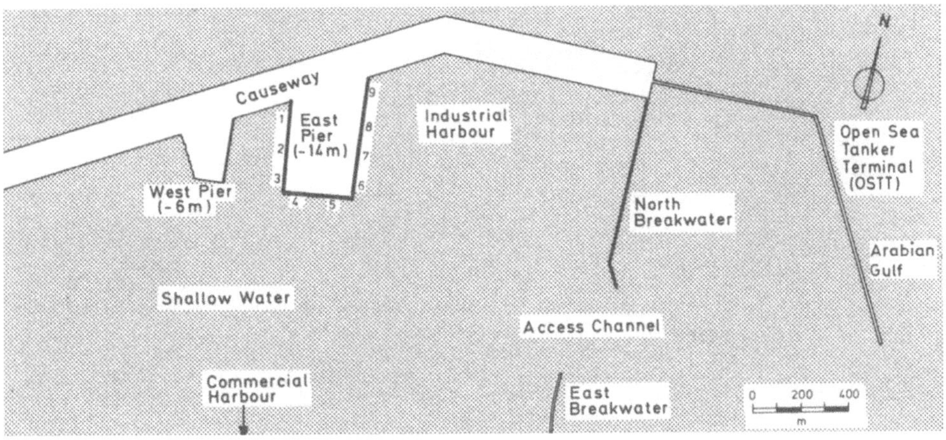

Fig. 5 a. Jubail Port, Industrial Harbour

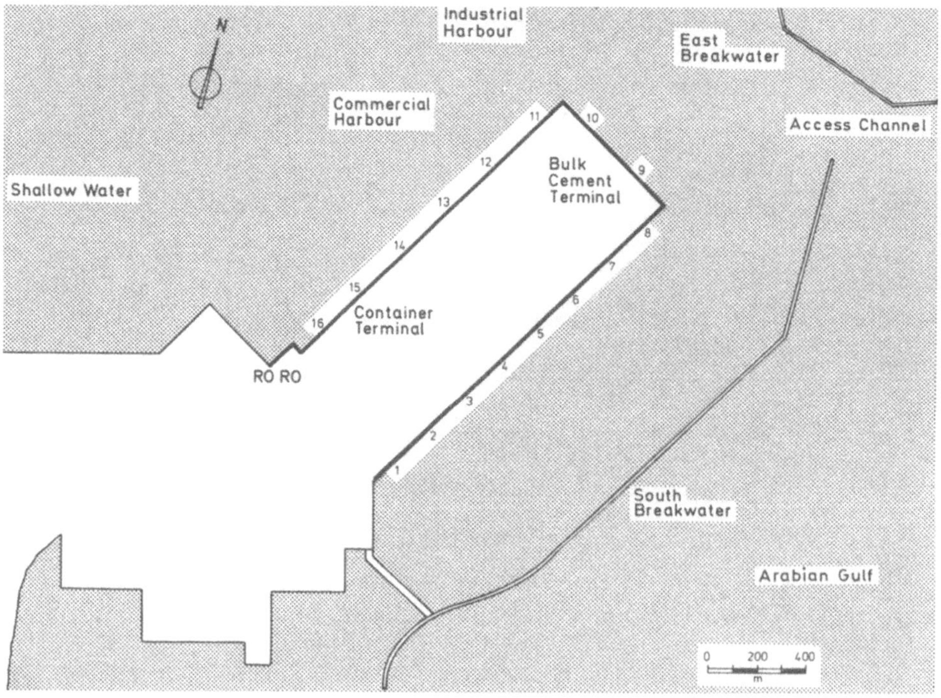

Fig. 5 b. Jubail Port, Commercial Harbour

4.5 Gizan Port

The Red Sea port of Gizan near the border with Yemen is the gateway to the densely populated southern region of the Kingdom. The Ports Authoritiy has started a comprehensive development programme for Gizan Port so that it may better serve the population in its hinterland.

Stage I of this programme covered the construction of three new berths with depths of 10 to 12 metres alongside, dredging of the outer harbour basin and the approach channel, construction of two breakwaters with a length of about 2,800 metres (Fig. 6), and complementary port facilities such as office buildings, warehouses, power station etc. In the construction of the breakwaters an unusual technology was applied which will be described in Chap. 5.

Stage II, begun in June 1979, will include the construction of six additional general cargo berths and a three-berth container terminal.

A floating cement silo was brought into operation in May 1979 and will permit bulk deliveries to be made in vessels of up to 58,000 dwt.

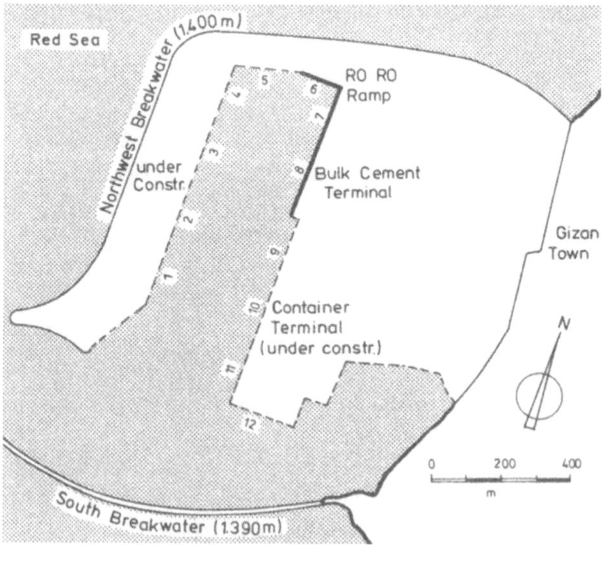

Fig. 6. Gizan Port

5 Construction Technology Used in Saudi Arabian Port Development

As port capacities had to be increased enormously within a very short period, many new technical and organizational solutions had to be found in order to complete all tasks on schedule. The principal technical construction operations described in this chapter are:

- The berth and quay wall construction at Dammam west basin
- The breakwater construction at Gizan
- The dredging at Jubail Commercial Harbour.

Compared with the above, the expansion programmes at Jeddah and at Yanbu can be considered normal port construction technology, and they are not elaborated here.

5.1 Berth and Quay Wall Construction at Dammam West Basin

The contract for the west basin development was awarded in October 1976. It covered the construction of a breakwater, dredging of the west basin to a depth of between 12 and 14 metres and the turnkey construction of a complete port segment with 16 berths, 3 Ro-Ro berths and all complementary infrastructural and superstructural facilities. The total construction time was fixed at four years.

The completion of the port according to the contract depended on the construction of the quay walls – 18 and 20 metres high and 4,000 metres long. The consulting engineer recommended the use of floatable caissons made of reinforced concrete as the basic construction technology to be applied. Because of the tight time schedule for the whole project and the obligation to hand over parts of the quay walls at fixed dates within the overall contract period, the caissons had to be produced in only 18 months.

199 caissons were needed, in two sizes – length 20 metres, with widths 14 or 17 metres, and heights of 16 or 18 metres. Between 800 cu. m. and 1,000 cu. m. of concrete per caissons were required. The large number of units and the fact that only two types of caissons had to be produced provided the opportunity to apply a largely industrialized production process. The normal procedure of producing the caissons in a dry dock was not feasible in the short time available. After consideration of all technical, financial and production time aspects, the contractors decided to locate the construction site for the caissons on land next to the location of the quay walls to be built (see Fig. 3).

The decision to produce the caissons on land led to the following main phases in the construction of the west basin quay walls:

1) Production of the caissons onshore on a reclaimed site.
2) Transportation of the completed caissons to the waterside by means of special carriages, floating by a lifting platform, hauling by tugs to the construction site (maximum distance 3 km).
3) Preparation of foundation areas and sinking of caissons.
4) Completion of the quay wall.

Production of the Caissons

The caissons were produced on two parallel production lines (consisting of 15 casting sites) which were divided by a moving track. The production of each caissons was carried out in two concreting sections only. First, the raft foundation was cast, followed by the wall which were produced by the sliding moulding method. The whole sliding form for a caisson was fixed on a portal frame structure specially constructed for this purpose. After the completion of each caisson the whole sliding form was lifted and moved to the next casting site without dismantling the form work (Fig. 7). This procedure permitted the production of up to 30 caissons per month.

Transportation, Floating and Hauling of the Caissons

Each completed caisson, weighing up to 3,000 metric tonnes, was moved from the casting site to the middle track on 12 carriages and then moved to the waterside on a rail system with specially constructed wagons. It was then rolled on to the lifting platform equipped with 14 synchronized electrical winches and lowered 6 metres into the water. In this position water was pumped into the caisson cells to achieve sufficient floating stability. After the caisson was floated it was hauled to its sinking position by two tugs (Fig. 8).

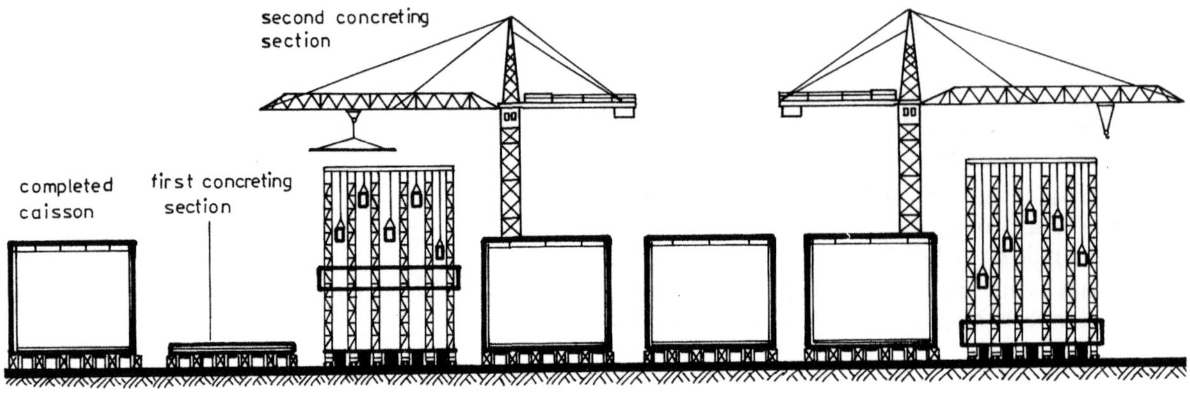

Fig. 7. Production of cassions

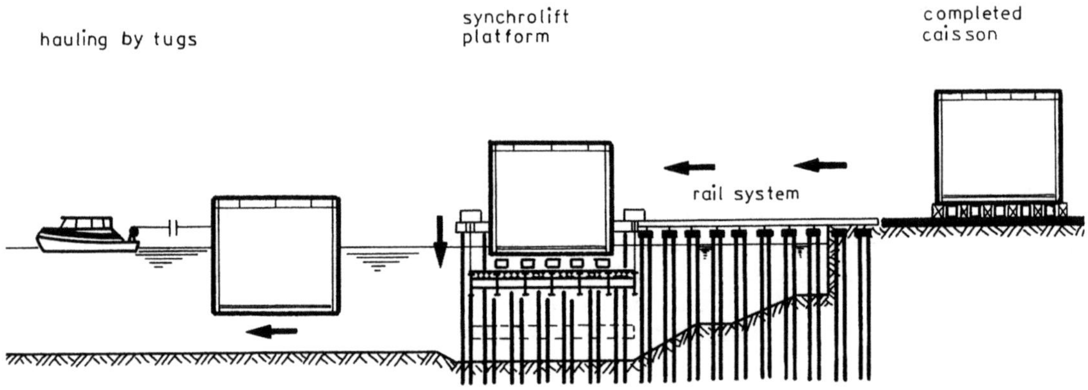

Fig. 8. Floating and hauling of the caissons

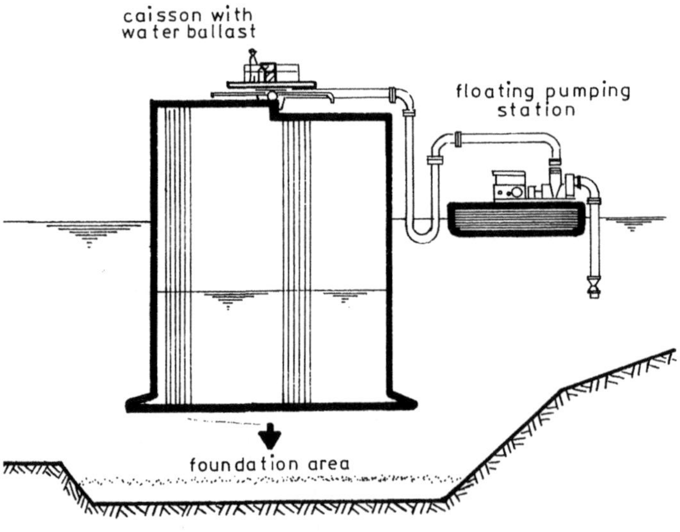

Fig. 9. Sinking of the caissons

Preparation of Foundation Areas and Sinking of the Caissons

The preparation of the foundation area was of crucial importance for trouble-free working and for the stability of the completed quay wall. However, this was difficult mainly on account of the 15 metres depth of the water. Dredgers cut a foundation trench which was covered by a 75 cm layer of coarse stone from hopper barges. A levelling board was placed on this layer and adjusted by divers. Hopper barges then poured a further 25 cm layer of stone (with diameters of 40 to 60 mm) to produce a level course. When a completely plane surface was achieved, the caissons were hauled to their sinking position. The cells were then filled with water by a floating pumping station until the caisson was placed in position on the prepared foundation area with an accuracy of ± 5 cm (Fig. 9). During this procedure pumps were installed in cells of the caisson to allow refloating if necessary.

Completion of the Quay Wall

After each caisson had been placed in its final position, the landside cells were filled with sand and the seaward cells were covered with prefabricated plates of reinforced concrete. The joints between the caissons were plugged with concrete to ensure a gripping action between them. A scour protection was poured on the seaward side of the caissons and filter layers were placed on the landside (Fig. 10). The apron of the quay wall is a site-mixed concrete construction. Service facilities such as bollards, fenders, all types of service lines etc. were installed after completion of the apron.

About 100 metres of new quay wall were produced per week. The completion of Dammam's west basin project in July 1979, fourteen months ahead of schedule, was a great credit to all parties involved.

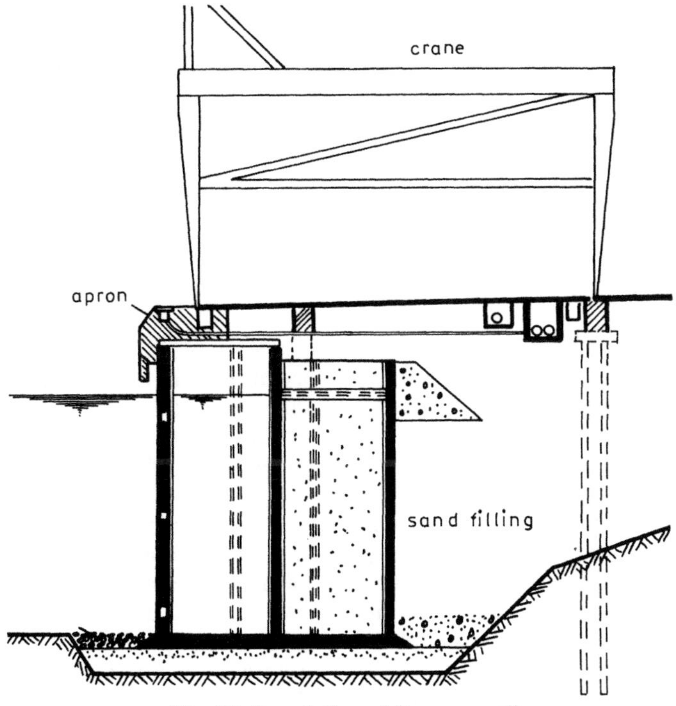

Fig. 10. Completion of the quay wall

5.2 Breakwater Construction at Gizan

Stage I of the development programme for Gizan Port included the construction of two large breakwaters each about 1,400 metres in length. While breakwaters traditionally have been constructed as rockfill dams, a system of caissons of reinforced concrete (similar to the quay wall construction at the Dammam west basin) was utilized for the new Gizan breakwaters. The main arguments in favour of this technology were:

- A considerable reduction in overall construction time by the application of industrialized production methods, not only for the breakwaters themselves but also for quay wall construction within the stage I development, once the necessary investments for the production and transport of the caissons were made
- Lower material requirements than for a rockfill dam construction; and long distance land transport of filling material could be avoided.
- The production of the caissons and their transportation to the breakwater site would be comparatively easy.

The technical feasibility of the caisson construction for the Gizan breakwaters was proved in elaborate model tests. In another model which took into account future extensions or alterations in port development, the optimum layout of the breakwaters was determined.

The technical problems and their solutions were different from those of the Dammam west basin project although the basic production system was similar.

Production of the Caissons

140 caissons had to be producted in 12 months. Each caisson was 20 metres long, 9 metres wide and 9 metres high, and weighed 900 tonnes. Unlike the caissons used for the Dammam quay wall, each of the caissons has numerous holes with a diameter of 0.8 metres in its front wall. These holes dissipate the energy of the breaking waves in the cells of the caisson. A special concreting method had to be applied as the normal vertical form work construction would have produced cavities in the concrete beneath the holes. A method had to be found which would ensure universal spreading of the fresh concrete around the perforations and in the sections of dense reinforcement; and which would allow sufficient control of proper haunching around the reinforcements. These problems were resolved as follows:

1) The perforated as well as the unperforated vertical walls of the caisson were prefabricated in a horizontal form to achieve optimum concrete spreading and control.
2) After the setting of the concrete, the precast side walls were brought into a vertical position and assembled by the casting of the base plate and the cross-ties.

This idea was put into effect by developing two large metal swivel tables weighing 70 tonnes which were 20 metres long and 10 metres wide. The tables rested on stanchions in the form of circular sections, in order to be able to turn the table surface from a horizontal to a vertical position with a relatively small effort. The tables were movable between the prefabrication sites, and between the vertical walls of the caissons under construction. The caissons were produced at six sites simultaneously. The production cycle for each caisson was 12 working days, a new caisson being completed every second day.

Transport and Placing of the Caissons

Since the caissons used for the Gizan breakwaters are perforated, they could not be floated as in the case of those for the Dammam West Basin. Instead, a special floating crane had to be constructed for their transport. It consisted of two linked 500-ton cranes. Each crane was equipped with a special cross arm containing a hydraulic piston stem. The piston stems entered circular openings in the side walls of the caisson to lift and transport it to the sinking location.

The preparation of the foundations for the caissons was another problem. Several layers of material with a total thickness of 2.40 metres were deposited on a specially dredged foundation trench. The final layer had to be carefully levelled with a permissible variation of not more than ± 5 cm on a length of 20 metres. For this an operating platform resting on four spuds (23 x 26 metres) was used. In its operating position the platform was elevated to be clear of the waves. The material for the foundation was poured from the platform to the ground through a funnel and a vertical tube which was connected with an underwater carriage able to move in both directions and to spread the material over an area of 20 x 10 metres. By this procedure, the levelling of the various layers of foundation material could be achieved with a sufficient degree of accuracy. To move the platform to a new position, it was lowered down the spuds until it floated and then hauled to the next operating site.

The application of the caisson technology for the Gizan breakwater was a novelty in port construction. It is an efficient method for cases where short construction periods are a paramount requirement.

5.3 Dredging at Jubail Commercial Harbour

Another technical problem which had to be solved was the dredging of 2.44 million cu. m. of hard caprock in Jubail Commercial Harbour. Hard caprock is a conglomerate of cemented shell gravel and carbonate sand which forms the most persistent layer of wide areas of the Arabian Gulf. The compression strength of the caprock in the commercial harbour area ranged from about 5 to 60 mpa (megapascal), with extreme values of more than 100 mpa. In order to deal with large volumes of caprock of such extreme hardness and to complete the dredging activities within the contracted time schedule, the contractor had to apply unusual techniques. The principal problems and their solutions are described below:

The specially designed heavy duty cutter dredgers could be used where the maximum compressive strength of rock was about 45 mpa. This left an undredgeable quantity of caprock in the Jubail Commercial Harbour of close to 1 million cu. m. The normal solution for excavating rock of more than 45 mpa is blasting and subsequent dredging with a bucket dredger, a backhole and/or a cutter dredger. This method was applied for about 90% of the undredgeable caprock. However, in view of time constraints the 'normal' solution could not be used. An underwater blasting technique with shaped charges with about 6.5 kg of explosives was therefore developed. They were placed in a pattern of about 2 x 2 metres using a frame of 500 sq. m. Divers placed the charges and the frames, and connected the detonating cords of the different frames. Twice a day the placed frames were blasted. After blasting, the rock could be dredged with the heavy cutter dredgers.

Although the results were very satisfactory, the procedure could not be used in all parts of the dredging area. The inner part of the basin contained very hard caprock which could not be blasted due to construction activities close to the area. Although caprock of the hardness found here is considered to be "undredgeable" by normal standards, it had to be dredged with a cutter dredger because there was no other way.

The high cost and slow progress of this dredging method led the contractor to develop a new system called Darda.

Holes were drilled into the rock from an underwater carriage operated by divers. Then the Dardas (hydraulic rock splitters which are normally used to split large blocks of rock into smaller parts) were brought into position. By applying these hydraulic splitters in rows blocks of rock in slabs of about 3 x 3 metres were broken off. The slabs were removed by floating cranes. Although this method improved the production rate as compared with the cutter dredger, it was still very time-consuming and labour-intensive. About 50 divers were used with the Darda system.

The dredging of the hard caprock in Jubail Commercial Harbour can be considered as a new chapter in dredging technology. Never before had such quantities of rock with these degrees of hardness been dredged. The wear was extreme: About 360,000 pick-points were used on this job, and a new cutter had to be fitted on the dredger (due to wear and breakage of the adaptors for the pick-points) about 6,000 times. During this part of the dredging about 100 welders were working on the repairs of cutter heads, pumps, pipelines etc. These efforts and the new techniques applied to solve the hard caprock problems enabled dredging to be completed on schedule.

6 Future Development of Saudi Arabia's Port Sector

While Saudi Arabia's port sector has been developed and modernized sufficiently to cope efficiently with the present level of traffic, the Ports Authority is aware of the need to adapt its facilities and services to the ever changing requirements of the future. This relates to the projected growth of total cargo throughput as well as to future changes in cargo composition and to new developments in shipping and cargo handling technology.

The Ports Authority has recently prepared a Five-Year Development Programme for the ports which will become part of Saudi Arabia's Third Development Plan for the period 1980–1985.

The investments planned for the next five years can be summarized as follows:

- Import and traffic projections for the Third Development Plan suggest that existing capacity at Jeddah Port is inadequate to cope with the growth in throughput. Since additional berth capacity cannot be constructed at Jeddah for lack of space, it is planned to build a new 10-berth relief or satellite port within 100 km south of Jeddah. This new satellite port will not only handle Jeddah's excess traffic volume, but also be able to accommodate modern specialized terminals with large space requirements as well as industrial investments dependent on locations close to port facilities but which cannot be accommodated at Jeddah Port.
- Another important feature of the Ports Authoritiy's efforts to constantly improve productivity is a programme to increase and improve the repair and maintenance facilities for cargo handling equipment and for marine equipment in all ports (central and local workshops, port marine yards, buoy yards etc.).
- To encourage a further increase of containerized cargo, LCL cargo will be accepted in Saudi ports (until recently only full container loads were allowed). Container freight stations for stripping, loading and storage of LCL containers will be built in all major ports.
- Substantial funds will be allocated for further mechanization of port operations and administration e. g. by the extension of electronic data processing to cover all major ports, and to cover various administration activities which are at present being done manually. Standardized cargo handling equipment will be applied wherever possible to reduce labour-intensive handling operations, to simplify purchasing, administration and maintenance, to make training more effective and to improve the interchangeability of skilled personnel.

– To further improve the qualifications of port management personnel, additional training programmes will be developed and new training facilities will be provided in all ports. Manpower planning and training will be focal points in the Ports Authority's activities during the coming years.

7 Conclusions

The conclusions to be drawn from the Saudi Ports Authoritiy's activities in the past and from its plans for the future are simple: The Ports Authority has succeeded in turning one of the severest obstacles to the Kingdom's rapid economic growth and development into one of the economy's most modern and efficient sectors within a few years. Based on this experience the Ports Authority will continue to optimize the contribution of the port sector to national and regional development in Saudi Arabia.

Hinweis der Schriftleitung:

Anläßlich seines Deutschland-Besuches vom 19. bis 21.12.1977 wies Dr. Badr vor der Presse darauf hin, daß für die Ports Authority of the Kingdom of Saudi Arabia als Generalberater die HPS HANSEATIC PORT SYSTEMS – ein Joint Venture der Firmen HPC Hamburg Port Consulting GmbH Hamburg und RMC Rogge Marine Consulting GmbH Bremen – seit 1977 tätig sind, um das KNOW-HOW dieser Häfen zu vermitteln.

Erfahrungen bei Planung und Bau von zwei schlüsselfertigen Hafenanlagen sowie einer Hafenerweiterung in Nigeria*

Dipl.-Ing. **Hans Wittmann**, ord. Mitglied des Vorstandes der Bilfinger + Berger Bauaktiengesellschaft, Wiesbaden

1 Allgemeines

Durch den Bau von 3 großen Hafenprojekten an verschiedenen Orten in Nigeria (Abb. 1) – für den gleichen Bauherrn, abgewickelt in einem Zeitraum von weniger als 4 Jahren (von 1975 bis 1979) durch den gleichen Unternehmer – bieten sich Vergleichsmöglichkeiten insbesondere hinsichtlich Planung und Ausführungstechnik, dies wiederum hinsichtlich Anpassung an örtliche Besonderheiten und Projektsonderheiten.

Die auslandsbauspezifischen, unternehmerseitigen Maßnahmen für die schlüsselfertige Ausführung großer Anlagen und die dazu erforderliche Organisation zur qualitativ einwandfreien und pünktlichen Fertigstellung beanspruchen eine möglichst umfassende Unabhängigkeit für die Versorgung und Disposition des Betriebs.

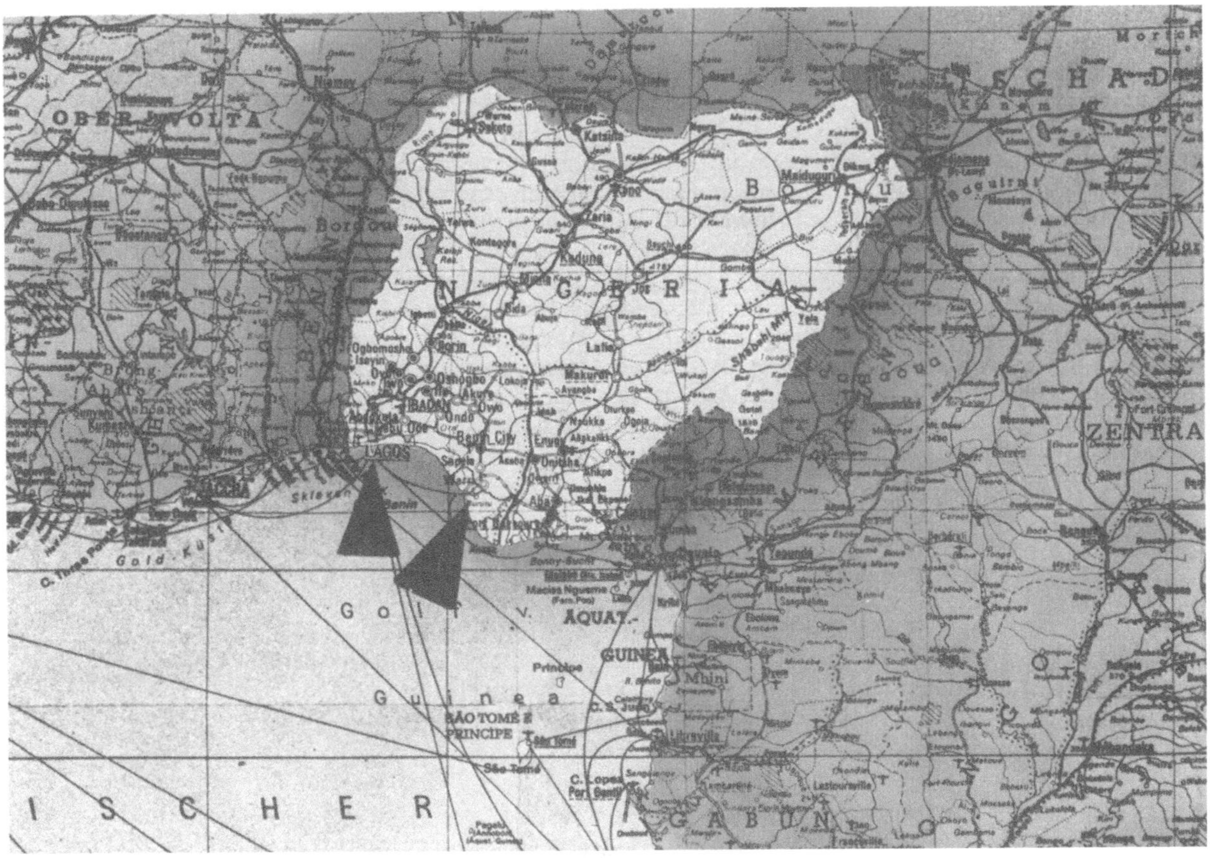

Abb. 1. Nigeria mit den beiden Hafenstädten Lagos und Warri

* Nach einem bei der 39. Hauptversammlung der Hafenbautechnischen Gesellschaft e.V. im Mai 1979 in Köln gehaltenen Vortrag.

Erkenntnisse und Erfahrungen für die Planung und Bauausführung sollen neben der Schilderung über folgende 3 Hafenprojekte deutlich werden:

1.1 Erweiterung des Hafenkomplexes Apapa in Lagos,
1.2 schlüsselfertiger Neubau des Hafens Tin Can Island (TCI), ebenfalls in Lagos,
1.3 schlüsselfertiger Neubau des Hafens Warri im Mündungsdelta des Niger.

Die Erweiterung Apapa und der Neubau Warri können in das organische Hafenausbaukonzept der nigerianischen Hafenbehörde (NPA) eingeordnet werden, während der Neubau Tin Can Island ein Sonderprojekt – ein Sofortprogramm für einen bestimmten Bedarf – darstellt.

Zum besseren Verständnis, zunächst einige allgemeine Hinweise über Nigeria und seine Häfen:

Nigeria, seit 1960 ein unabhängiger Staat, ist bekanntlich ein OPEC-Land und zählt zu den wirtschaftlich stärksten und auch bevölkerungsreichsten Staaten Afrikas – muß allerdings, durchaus berechtigt, in vielerlei Hinsicht zu den sog. Entwicklungsländern gerechnet werden.

Die Hafenanlagen in Nigeria waren zunächst private Einrichtungen von Schiffahrtslinien oder Handelsgesellschaften. Erst 1955 wurde die Nigerian Ports Authority (NPA) gegründet, die Behörde, die Betrieb, Unterhaltung und Planung aller nigerianischen Hafenanlagen wahrnimmt.

Als, besonders nach Beendigung des nigerianischen Bürgerkrieges, also den Folgejahren von 1970, und dies gesteigert nach 1973 (Ölkrise), der Erdölexport die Haushaltsmittel und damit die finanziellen Möglichkeiten des Landes bestimmten, konnten umfangreiche Programme zur Ausdehnung von Infrastrukturmaßnahmen verwirklicht und die Absicht einer Industrialisierung – möglichst weit über das Land verteilt – ernsthaft verfolgt werden. Automobilmontagewerke an verschiedenen Orten, Raffinerien, Anlagen der Petrochemie, Stahlwerke, um nur einige Beispiele aus dem Industrieprogramm zu nennen, sind zum Teil bereits in Produktion, zum Teil noch im Bau. Die starke Position im Finanzhaushalt hatte in diesem Zeitraum auf die Wirtschaftsplanung und deren Abwicklung zum Teil hektische Auswirkungen und war gekennzeichnet durch einen enormen Anstieg der Importe, die im wesentlichen über Seetransporte und damit durch die bestehenden Hafenanlagen in Nigeria abgewickelt werden mußten.

Bereits 1973 wurde die Erweiterung der Hafenanlage in Apapa geplant und 1975 in Auftrag gegeben. Diese Erweiterung stellt zeitlich die 3. Ausbauphase für den Lagoshafen dar. Und ausgerechnet in diesem Jahr 1975 wurden die Hafenoperationen in Lagos völlig überrollt und alle Voraussetzungen über Zuwachsraten und Ausbauquoten infrage gestellt durch die Verhältnisse, die mehrere Hundert auf Reede liegender Schiffe vor der Hafeneinfahrt schufen. Wochenlange Wartezeiten für die meisten Schiffe wurden zum Normalfall, und daher beschäftigte sich die Regierung im Frühjahr 1976 mit einem Sofortprogramm zur Erleichterung der Hafensituation in Lagos und vergab den Auftrag für die Schaffung eines kompletten neuen, unabhängigen Hafens auf Tin Can Island.

Während der Bauzeit für Tin Can Island lief der internationale Wettbewerb für Warri Port, einer Hafenanlage im östlichen Küstenbereich des Landes. Dieses Projekt ist Bestandteil eines Ausbauprogramms mehrerer Häfen entlang der Küste zur besseren Verteilung von Gütern über das Land durch geeignete Anlaufhäfen.

Diese aufgezählten 3 Projekte wurden im internationalen Wettbewerb durch die Bilfinger + Berger Bauaktiengesellschaft bzw. die vor über 10 Jahren gegründete Tochtergesellschaft des Unternehmens, der Julius Berger Nigeria Limited, gewonnen. Hervorzuheben ist, daß der Unternehmer bei den Projekten TCI und Warri über den Auftrag zur schlüsselfertigen Erstellung hinaus mit der gesamten Planung dieser Objekte beauftragt war. Die 3 Anlagen unterscheiden sich sowohl im Konzept als auch in Merkmalen der Konstruktion sowie der Bauabwicklung, so daß jedes Projekt für sich getrennt dargestellt werden soll.

2 Projekt Apapa Wharf Extension III

Bauherr:	NPA – Nigerian Ports Authority, Lagos –
Consulting Engineers für die Planung und Herstellung der Ausführungspläne:	Sauti-Renardet Engineering Rome-Paris in Zusammenarbeit mit Olaniyan, Omotoso, Santos und Associates, Lagos
Bauunternehmer:	Bilfinger + Berger Bauaktiengesellschaft

2.1 Apapa – 3. Erweiterungsstufe

Zu den bestehenden 14 Liegeplätzen der ersten beiden Ausbaustufen mit einer Kailänge von insgesamt 2 500 m bei einer Wassertiefe von 9 m, wurde die Erweiterung auf der südlichen Seite des bestehenden Hafens um insgesamt 1 600 m Kailänge geplant (Abb. 2, 3, 4).

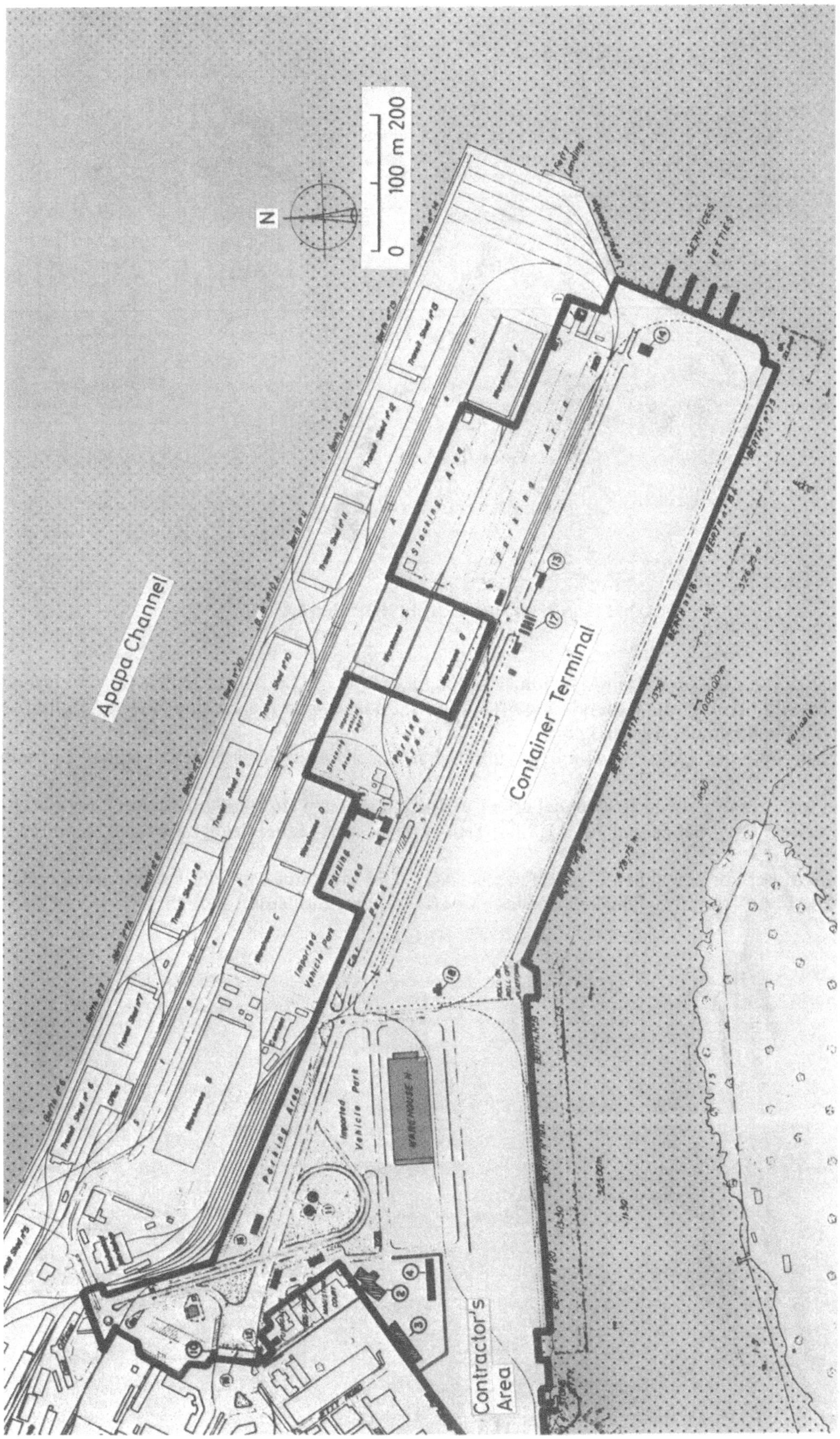

Abb. 2. Apapa Wharf Extension III: Übersichtsplan

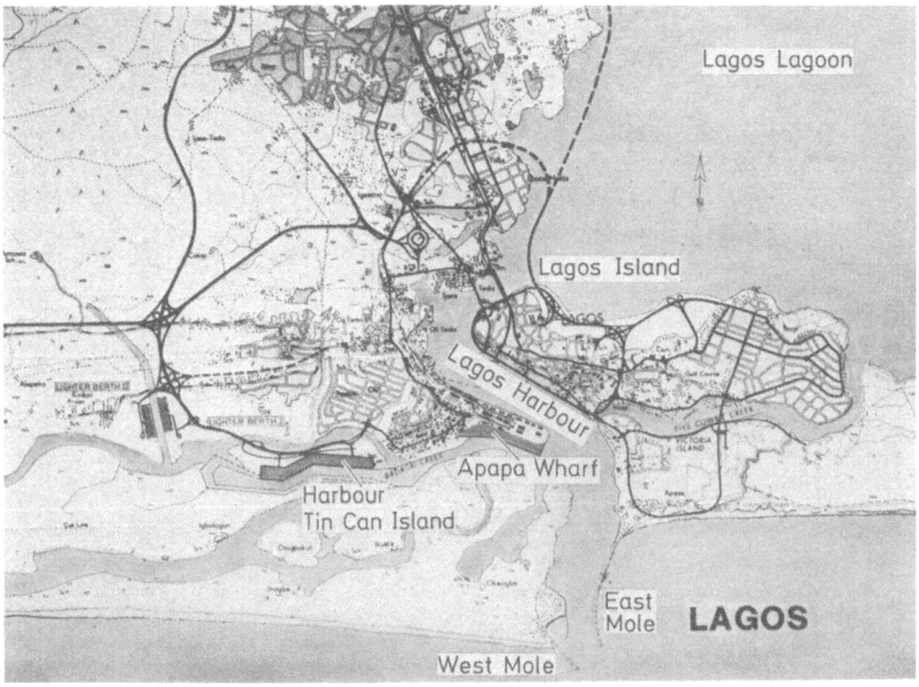

Abb. 3. Lagos: Hafenbereich mit Hafeneinfahrt

Die neue Kailänge von 1 600 m unterteilt sich in ca. 1 000 m Anleger für Container-Schiffe (5 – 6 Liegeplätze) und 525 m Kailänge für Schiffe mit „General Cargo"(Stückgut; 3 Liegeplätze); dazu eine Roll on-/Roll off-Plattform, die von zwei Seiten benutzt werden kann.

An der östlichen Seite der neuen Erweiterung wurden 4 Jetties als Anleger für Hafenschlepper, Lotsenboote etc. eingerichtet.

Die Hafenein- und -zufahrt sowie ein Wendebecken westlich der neuen Hafenanlagen wurden im Zusammenhang mit dieser Erweiterungsmaßnahme auf 11,50 m Tiefe ausgebaggert, dabei fielen insgesamt 14 Mio m^3 Baggermasse an.

Die Wassertiefe direkt vor den neuen Liegeplätzen beträgt 13,50 m. Somit kann der Erweiterungsbereich von Schiffen bis 20 000 tdw (Gesamttragfähigkeit), bisher nur 10 000 tdw, angelaufen werden.

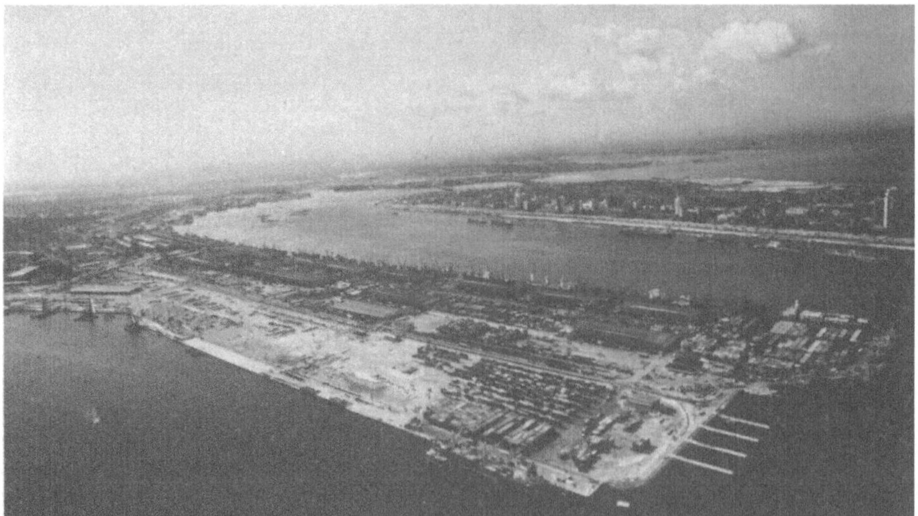

Abb. 4. Apapa Wharf Extension III: Luftbildaufnahme

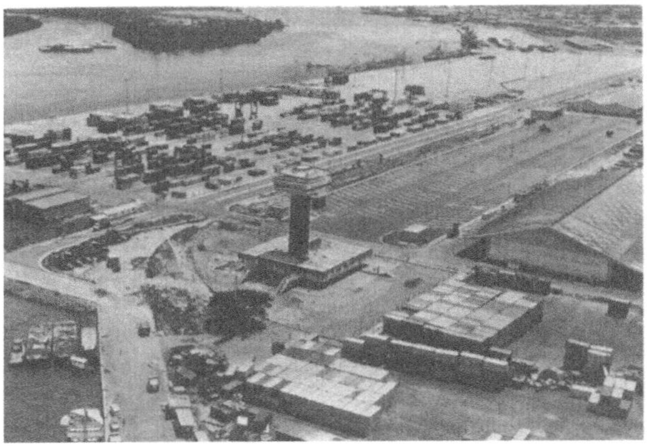

Abb. 5. Apapa Wharf Extension III: Kontrollturm

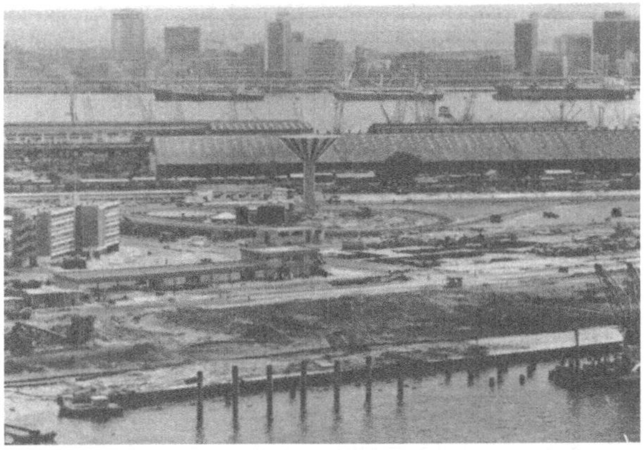

Abb. 6. Apapa Wharf Extension III: Gebäude und Wasserturm

Der gesamte Erweiterungsbereich wurde aufgespült mit Material aus dem sandigen Ausbaggerungsgut der Hafenzufahrt und des Wendebeckens, nachdem unbrauchbarer Schlickboden vorher durch Dredger entfernt worden war.

Der Auftrag umfaßte, neben dem Bau der Kai-Anlage, den Neubau von

- einem 37 m hohen Kontrollturm, der den gesamten Hafenkomplex Apapa bedienen soll (Abb. 5),
- einem 4stöckigen Bürogebäude für den Hafeningenieur,
- verschiedenen Gebäuden für die Hafenverwaltung, für Polizei, Feuerwehr und Klinik (Abb. 6),
- einer 160 x 40 m großen Lagerhalle sowie
- einer kompletten, neuen Hafenstraßeneinfahrt für den gesamten Komplex mit 11 Toren.

Dazu kommen Baumaßnahmen für

- interne Straßen einschließlich 1 Brückenüberführung, Lager- und Parkflächen (490 000 m^2),
- Erweiterung der Bahnanschlüsse,
- Oberflächenentwässerung,
- ein Wasserversorgungssystem mit Tiefbrunnen und Hochbehälter (Abb. 7),
- Einrichtungen für Stromversorgung, Telefon und Außenbeleuchtung.

Die Abwicklung der Baumaßnahmen, obwohl hauptsächlich in dem Erweiterungsgebiet, hatten trotzdem große Rücksicht auf den bestehenden Hafenbetrieb zu nehmen.

Der Schwerpunkt der Arbeiten lag bei der Ausführung der Kai-Anlage, und daher soll hier auf diese Konstruktion besonders eingegangen werden.

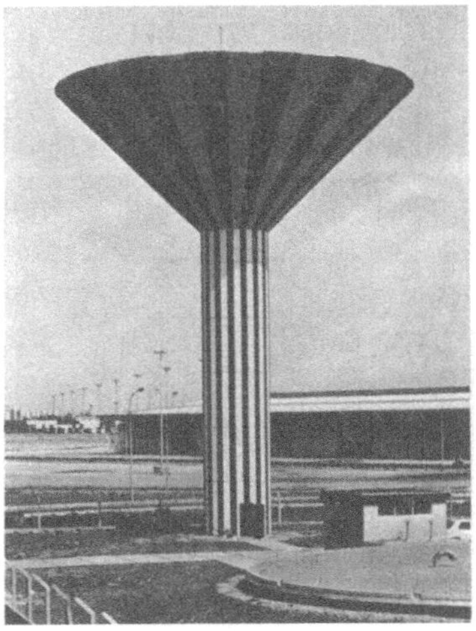

Abb. 7. Apapa Wharf Extension III: Wasserturm

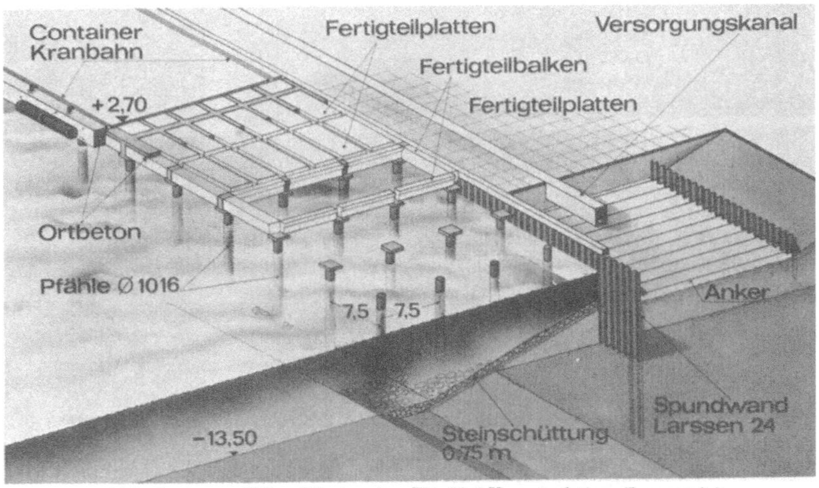

Abb. 8. Apapa Wharf Extension III: Kai-Konstruktion (Isometrie)

Während der Entwurfsstudie, bevor die Ausschreibung festgelegt wurde, hatte der Consulting Engineer der Hafenbehörde 3 verschiedene Lösungen vorgeschlagen:

(1) eine geschlossene Wand, Herstellung durch Caissons,
(2) eine offene Bauweise durch einen Trägerrost auf Pfählen und einer gesicherten Unterwasserböschung,
(3) eine geschlossene Front durch eine Stahlspundwand, wobei der Bereich der Kai-Plattform und der Kranbahnen durch Pfahlgründung verstärkt werden sollte.

Zur Ausführung kam auf Veranlassung des Bauherrn die offene Lösung – Trägerrost auf Pfahlgründung. Der Aufbau der Konstruktion sieht einen Rost von Stahlbeton-Fertigteilträgern und -platten vor; Fugen und Überbeton aus bewehrtem Ortbeton (Abb. 8).

Das Fertigteil-Konzept stellte für die Ausführung eine gute Lösung dar. Die insgesamt ca. 1 200 Fertigteilträger hatten 4 verschiedene Typen; die Stahlbetonplatten – insgesamt ca. 1 300 Stück – 2 verschiedene Typen. Die Herstellung in der Stahlschalung war problemlos. Für jeden Plattentyp wurden 4 Schalsätze vorgehalten, für jeden Trägertyp 1 Satz – mehr war nicht erforderlich, da die Vorlaufzeit für die Pfahlgründung und die Böschungsherstellung genügend großen Zeitraum freihielt.

Der Produktionszyklus betrug 24 Stunden pro Fertigteil. Das schwerste Teil wog 30 t und das leichteste 18 t; verlegt wurde sowohl vom Wasser mit einem Schwimmkran als auch von Land aus (Abb. 9).

Die Vorteile der Vorfertigung und die sukzessive, schnelle Verlegung konnten nicht voll ausgenutzt werden, da sich bei der Pfahlgründung große Probleme und Zeitverzögerungen einstellten. Die Pfahlgründung unter dem Trägerrost sieht 4 Pfahlreihen im Abstand von 7,50 m in beiden Richtungen vor (Abb. 10).

Pfahldurchmesser:	1,016 m
Durchschnittliche Pfahllänge:	35 m
Zulässige Tragkraft:	zwischen 350 und 500 t
Gesamtpfahllänge:	33.000 m.

Die Pfahlart und -herstellung war durch die technischen Spezifikationen der Ausschreibung genau festgelegt und sah folgendes vor:

Rammen eines spiralgeschweißten Stahlrohres mit einer Wandstärke von 12,6 mm,
am Fuß offen, jedoch mit einer Fußverstärkung auf eine Wandstärke von 25 mm (Manschette).

Nach der Rammung dieses Rohres auf Endteufe wurde die Bodenfüllung im Rohr mittels Saughebeverfahren ausgebohrt bzw. ausgespült. Danach erfolgte von der Bauaufsicht die Abnahme jedes Pfahles, bevor er ausbetoniert werden konnte.

Die Pfahlschäfte wurden durch einen Bewehrungskorb armiert. Nach Fertigstellung des Pfahles erfolgte die Herstellung der Pfahlkopfplatten in Ortbeton (1,20 m/1,20 m, 30 cm stark), wobei die Oberkante Pfahlkopfplatte die gleiche Höhe wie der Wasserstand „Flut" hatte, die Pfahlkopfplatten konnten also nur bei Niedrigwasser betoniert werden.

Die Pfahllänge bzw. die Endteufe wurde theoretisch aus der Analyse von Aufschlußbohrungen, also nach dem geologischen Profil, festgelegt und nicht nach Rammkriterien.

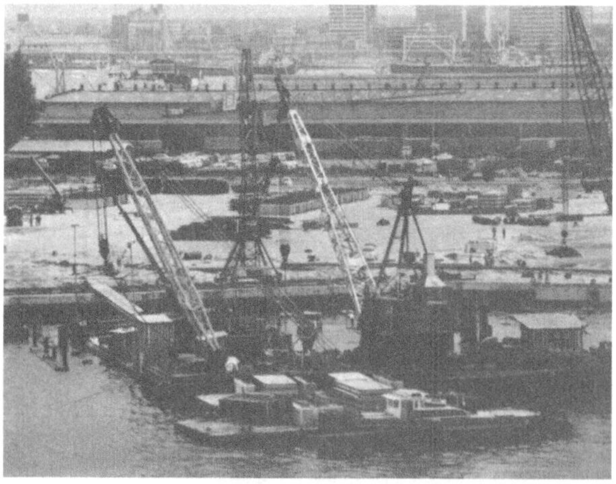

Abb. 9. Apapa Wharf Extension III: Schwimmkran

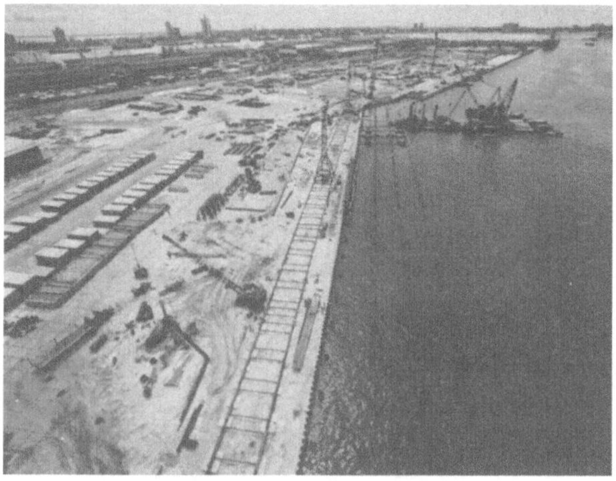

Abb. 10. Apapa Wharf Extension III: Bauablauf der Kai-Konstruktion

Der Lagunenbereich um Lagos besteht hier aus sandigen Ablagerungen von einer Mächtigkeit zwischen 4 – 10 m, darunter 6 – 8 m starke Schichten starkverfestigter Tone über dicht gelagertem Grobsand. Die Pfähle mußten in dieser Grobsandschicht abgestellt werden. Das Problem beim Rammen entstand durch eine örtlich stark verfestigte Grenzschicht zwischen dem Ton und dem Grobsand, die nahezu Sandsteincharakter hatte, und durch die die Pfähle hindurchgetrieben werden mußten.

Die Folge:

Stauchungen und Verformungen im unteren Bereich der Rammrohre trotz Verstärkung, die eine Querschnittsveränderung im Rammrohr hervorriefen und das Bohrwerkzeug zum Säubern des Pfahles blockierten.

Diese Beeinträchtigung konnte nur durch Sondereinsatz mit Bohrmeißeln verschiedener Stärken und Hochdruckspüllanzen (bis zu 20 atü) sowie Tauchereinsatz ausgeräumt werden und hatten bei der Pfahlherstellung große Verzögerungen zur Folge.

In den insgesamt 867 Pfählen waren mehr als ein Drittel durch solche Erscheinungen in Mitleidenschaft gezogen und ca. 20 Pfähle mußten entweder durch neue Pfähle gleichen Durchmessers oder durch Hilfspfähle kleineren Durchmessers ersetzt werden.

Eine bessere Lösung wäre entweder ein echter Bohrpfahl oder ein geschlossener Rammpfahl mit Bodenplatte und Endteufe nach Rammkriterium gewesen, sowohl im Sinne einer wirtschaftlichen Herstellung des Pfahles als auch einer zeitlich angemesseneren Ausführung.

Das ursprüngliche Konzept der Böschungsherstellung, nämlich einer sehr starken Steinschüttung auf einem Sandprofil mit der Neigung 1 : 2,5 konnte während der Ausführung durch einen Sondervorschlag verbessert werden. Es hatte sich bei dem Profilieren der Sandböschung gezeigt, daß der geforderte Neigungswert von 1 : 2,5 nicht erreicht werden konnte. Die Böschungen konnten dagegen nur mit einer Neigung von maximal 1 : 4 profiliert werden.

Folge:

60 – 80% Mehraufwand an Steinmaterial für die Schüttung, um hinter der letzten Pfahlreihe keine Lücke entstehen zu lassen. Da das Steinmaterial erst in einer Entfernung von ca. 100 km von Lagos gefunden wird und durch die langen Transporte entsprechend teuer ist, gelang es uns in Zusammenarbeit mit dem Bauherrn, auch bei der Weltbank eine Änderung durchzusetzen, die hinter der letzten Pfahlreihe eine Spundwand vorsieht. Dadurch entfällt die Steinböschung. Eine 75 cm starke Steinschüttung auf dem Sandbett wirkt als Kolk- und Erosionsschutz. Durch diese Maßnahmen entstanden keine Mehrkosten, aber eine Ausführungsverzögerung konnte vermieden werden.

Einen weiteren Hinweis verdient die Oberflächenbefestigung der großen Lager- und Stapelflächen für die Container sowie die Parkflächen für den Roll on-/Roll off-Bereich. Hier waren Stahlbetonplatten von der Größe 2 x 2 m mit äußeren Winkelprofilrahmen, auf verdichtetem Spülsand verlegt, vorgesehen.

Schon während der Bauausführung war ein großer Nachteil zu erkennen. Unter Betrieb erfolgt durch Lastkonzentration an den Plattenkanten und -ecken eine örtliche Nachverdichtung (Umlagerung des Kornaufbaues) des Untergrunds. Dies hat einen Wippeffekt zur Folge, der wiederum eine frühzeitige instabile Lagerung der Platten erzeugt.

Unser Verbesserungsvorschlag, Verlegen der Platten auf entweder zementstabilisierten oder mineralstabilisierten (Verbesserung des Kornaufbaues – Mineralbeton ohne Bindemittel) Untergrund zu erreichen, wurde leider aus Kostengründen nicht übernommen.

Dieses Projekt wurde in verschiedenen Phasen an den Bauherrn übergeben; die Arbeiten begannen am 12. Mai 1975, die Fertigstellung war auf den 15. Mai 1980 terminiert.

Trotz der erwähnten Hindernisse konnte das Projekt mehr als 1 Jahr früher übergeben werden und wurde am 24. April 1979 – obwohl bereits in Betrieb – offiziell eingeweiht.

3 Tin Can Island

Bauherr:	NPA – Nigerian Ports Authority, Lagos –
Planung und Konstruktion:	Julius Berger Nigeria Limited, Bilfinger + Berger Bau AG
Planungsprüfung und Bauaufsicht:	NPA, verstärkt durch Tractionel (Société de Traction et d'Electricité), Brüssel
Ausführung:	Julius Berger Nigeria Ltd., Lagos

Im Frühjahr 1976 entschied sich die nigerianische Regierung zu der Sondermaßnahme, die Hafenkapazität in Lagos zu erhöhen, um der bedrohlichen Situation hunderter, auf Reede liegender und auf einen Liegeplatz wartender Schiffe Herr zu werden.

Diese Maßnahme wurde einigen internationalen Gruppen als Ideenwettbewerb angetragen. Die Julius Berger Nigeria Limited legte einen Vorschlag für eine komplette Hafenanlage mit einer Gesamtkapazität von 10 Liegeplätzen als permanenten Hafen vor – im Gegensatz zu Vorschlägen anderer Wettbewerber, deren Einrichtungen temporären Charakter hatten.

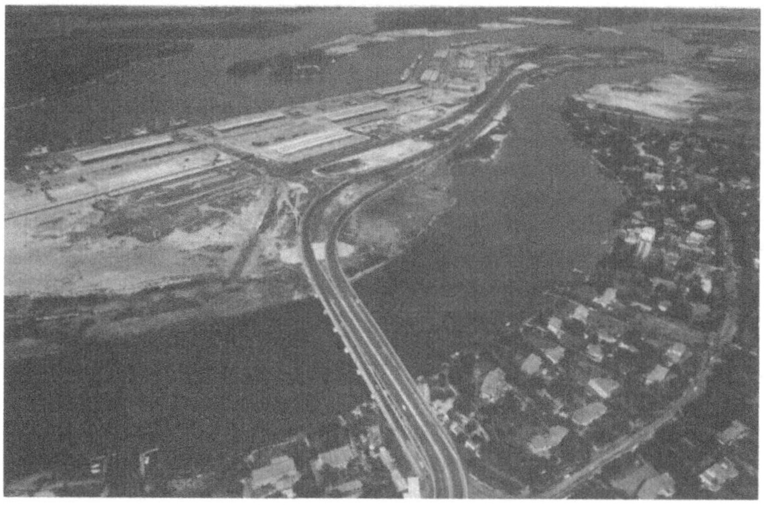

Abb. 11. Tin Can Island: Luftbildaufnahme

Die Wahl des Standortes fiel auf eine bisher völlig unbenutzte, sumpfige Mangroveninsel, ca. 3 km westlich des Hafenkomplexes Apapa innerhalb des Lagunenbereichs von Lagos (Abb. 3). Die Insel bot den Vorteil, daß sie bereits in eine geplante und zu dem Zeitpunkt weitgehend abgeschlossene Straßenbaumaßnahme einbezogen war.

Die westliche Umgehung des Ballungszentrums Lagos verläuft im Norden der Insel. Die beiden Brückenbauwerke, welche die Insel mit dem angrenzenden Festland verbinden, waren damals bereits fertiggestellt bzw. im Fertigungsprozeß. Der Anschluß des neuen Hafens an dieses Straßensystem gewährleistete ungehinderten und schnellen An- und Abtransport der Güter (Abb. 11).

Im Juni 1976 erhielt die Julius Berger Nigeria Ltd. den Auftrag als Gesamtpaket für die Planung und die Ausführung eines voll funktionsfähigen Seehafens mit allen notwendigen Einrichtungen mit der Auflage, diese schlüsselfertig zu erstellende Anlage in 15 Monaten betriebsbereit zu übergeben.

Die Hafenanlage selbst besteht aus folgenden Einrichtungen (Abb. 12):

– 2 500 m Kai
  mit 8 Liegeplätzen a 250 m für Stückgutschiffe (Schiffslänge = 180 m, Tiefgang = 10 m),
  mit anschließender Roll on-/Roll off-Einrichtung (2 Liegeplätze) und
  2 Anlegern für Hafenboote,

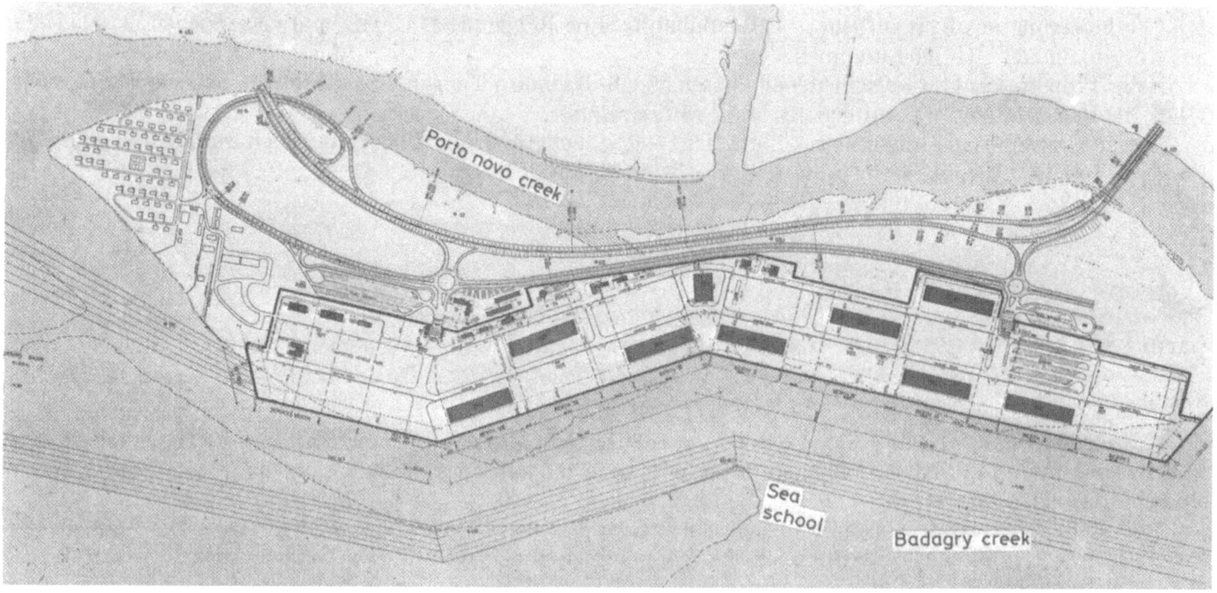

Abb. 12. Tin Can Island: Übersichtsplan

- ca. 600 000 m^2 befestigte Fläche für Güterumschlag und Aufnahme der notwendigen Gebäude und Versorgungsanlagen,
- komplette Entwässerung,
  Versorgungsleitungen,
  Leerrohre für Elektro und Telefon
  – insgesamt 65 000 m Rohrleitungen verschiedener Durchmesser –,
- überdachte Lagerflächen in Form von insgesamt 8 Transit- und Lagerhallen mit je 180 x 40 m Grundfläche in Stahlkonstruktion und Alu-Wand- und Dachverkleidung,
- verschiedene große und kleinere Gebäude für die Verwaltung und die Kontrolle des Hafens (Hochbauten einschl. Hallen = 732 000 m^3 umb. Raum),
- komplette Wasserversorgung mit 2 Tiefbrunnen (250 m),
  Wasseraufbereitungsanlage,
  Hoch- und Tiefbehälter für einen Tagesbedarf von 1 000 m^3,
- Stromversorgung durch die Einrichtung eines Diesel-Kraftwerkes,
  bestehend aus 3 Generatoren, je 1 700 kVA (5 100 kVA) und 6 Verteilerstationen,
  der Beleuchtung der gesamten Hafenfläche und der Zufahrtsstraßen,
- Errichtung der Zu- und Ausfahrten einschließlich Lkw-Parkplätzen außerhalb des Hafengeländes,
- Lieferung und Montage von 10 elektrisch-betriebenen Hafenkränen,
- Errichtung einer 3 600 m langen Umfassungsmauer.

Die Krümmung der Kailänge ergibt sich aus dem Zwangspunkt der auf einer gegenüberliegenden Halbinsel bestehenden Marine Trainings-Schule, die nicht durch die Neubaumaßnahmen beeinträchtigt werden durfte, wobei die 200 m breite Schiffahrtsrinne aber auch nicht verengt werden sollte.

Die Forderung der Regierung auf eine äußerst kurze Bauzeit auf der einen Seite und die Absicht, eine permanente Einrichtung zu schaffen auf der anderen Seite, gaben den Rahmen für die zur Anwendung kommenden Konstruktionselemente bei diesem Projekt.

Durch die jahrzehntelange Firmen-Erfahrung beim Bau verschiedener Projekte in Nigeria, auch im Wasserbau, war die Julius Berger Nigeria Ltd. in der Lage, eine Optimierung aus Konstruktion und Bauverfahren anzubieten.

Bewährte Konstruktionen hinsichtlich Standsicherheit und Bauverfahren, den Arbeitsgruppen bereits im Detail bekannt, wurden als Elemente in der Baukonzeption verarbeitet.

Gerade durch den zu diesem Zeitpunkt auf Hochtouren laufenden Bau der Ring Road um Lagos Island konnte der Unternehmer nicht nur Erfahrungen verwerten, sondern auch Geräte und Materialdispositionen unmittelbar anschließen.

Dies führte zu dem Konzept, den Kai als Fangedamm zu konstruieren mit einer geschlossenen Wasserfront aus einer kombinierten Wand (Doppel-T-Träger mit Füllbohlen). Die rückwärtige Ankerwand besteht aus Doppel-T-Trägern (Abb. 13). Gesamtbedarf an Träger-, Spundwand- und Ankermaterial: 38 000 t.

Die Kai-Platte selbst, auf der die vertikalen Hauptlasten abzutragen sind, wurde auf einem Pfahlröst gegründet, der auch setzungsfrei die Kranlasten übernimmt. Gleichermaßen sind alle größeren Hochbauten sowie der Kontrollturm und Wasserhochbehälter auf Pfählen abgestellt (insgesamt 100 000 m Pfähle, ϕ = 40 cm).

Bevor die eigentlichen Bauarbeiten beginnen konnten, wurde die sumpfige Insel über eine Fläche von 3 000 x 400 m von 5 Mio m^3 unbrauchbarem Material geräumt, das bis zu 8 m tief abzutragen war.

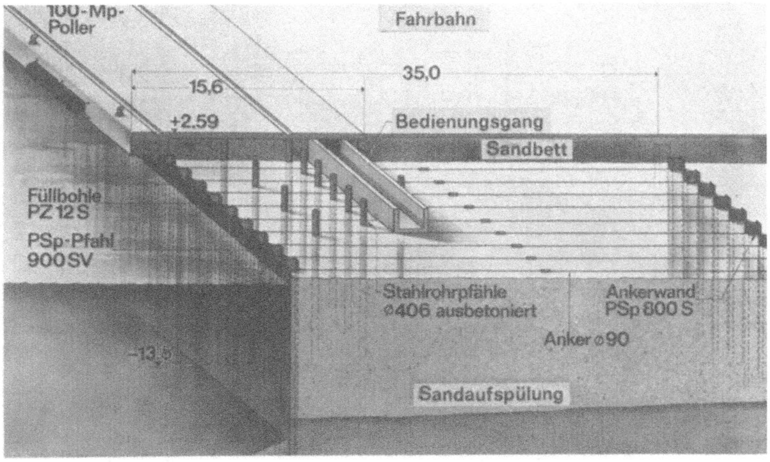

Abb. 13. Tin Can Island: Kai-Konstruktion (Isometrie)

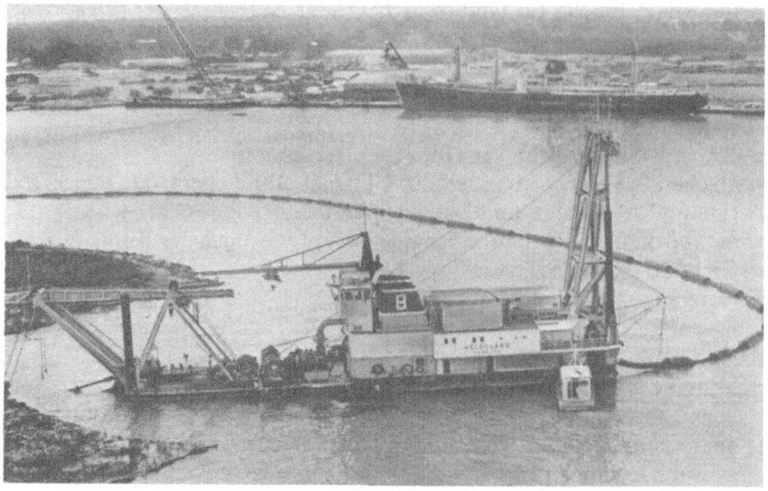

Abb. 14. Tin Can Island: Schneidkopfbagger im Einsatz

Die Räumung erfolgte durch Schneidkopf-Saugbagger (Abb. 14). Das unbrauchbare Material wurde direkt auf benachbarte, unbenutzte Laguneninseln gepumpt.

Danach wurde die Insel mit 10 Mio m^3 Sand aufgespült, um das Hafengelände auf die erforderliche Höhe zu bringen. Dieses Material wurde aus der Ausbaggerung der Zufahrtsrinne und des Wendebeckens gewonnen, die insgesamt 15 Mio m^3 Baggergut brachten, so daß der Aufwand der gesamten Naßbaggerarbeiten für dieses Projekt bei 20 Mio m^3 lag. Durchschnittlich waren 4, im Spitzeneinsatz 6 Spülbagger mit einer Gesamtleistung von über 2 Mio m^3 pro Monat tätig.

Parallel zu den Spülarbeiten wurden vom Wasser aus die Träger der Front- und Ankerwand für die Kaikonstruktion gerammt. Nach Verlegen der Anker und Aufspülen der Hinterfüllung auf Sollhöhe wurden die Pfähle für die Kaiplatte gerammt und die Betonarbeiten durchgeführt.

Dem Verlegen der Versorgungs- und Entwässerungsleitungen im aufgespülten Gelände folgte unmittelbar die Befestigung der Hafenfläche mit einer 20 cm starken Betonplatte auf 15 cm zementstabilisiertem Unterbau, die abschnittsweise in 7,50 m breiten Bahnen hergestellt wurde.

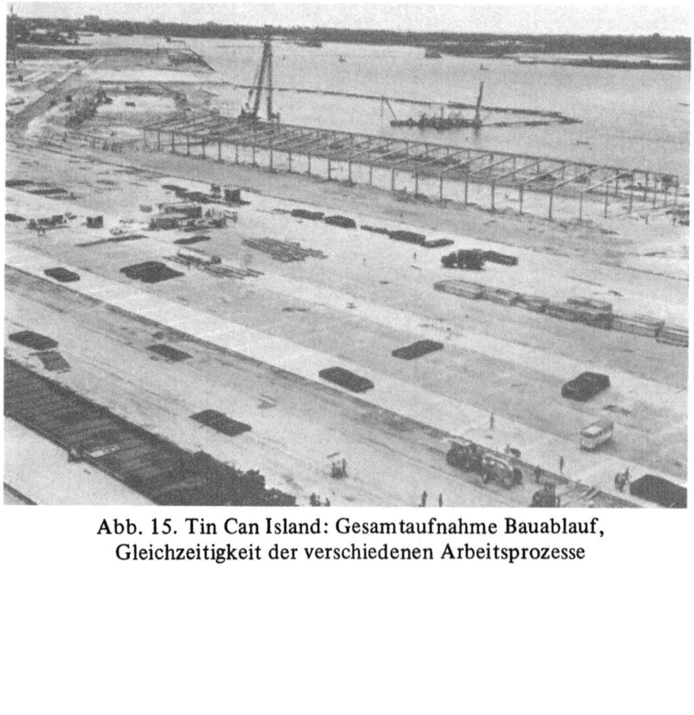

Abb. 15. Tin Can Island: Gesamtaufnahme Bauablauf, Gleichzeitigkeit der verschiedenen Arbeitsprozesse

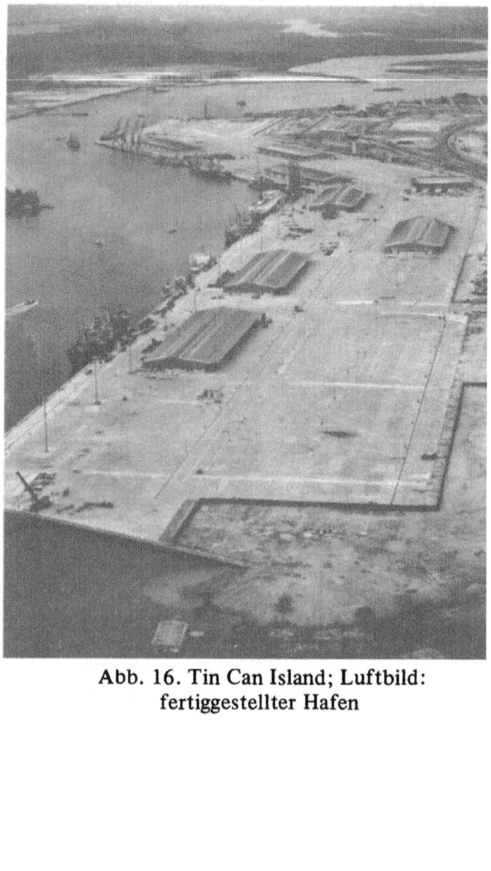

Abb. 16. Tin Can Island; Luftbild: fertiggestellter Hafen

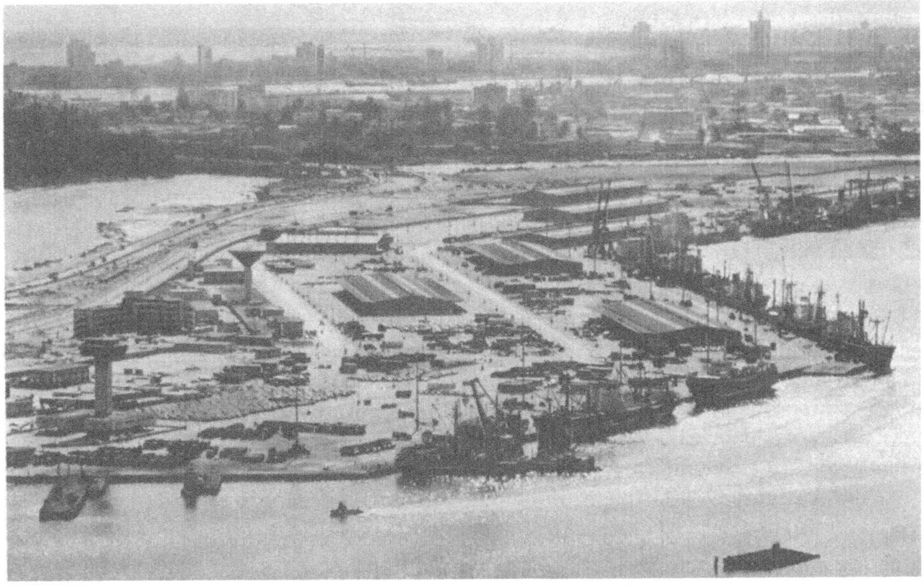

Abb. 17. Tin Can Island: Nach der Inbetriebnahme

Bei der Planung des Hafens und der Einrichtungen wurden die Erfahrungen und die Wünsche des Bauherrn aus dem Apapa-Komplex verwertet, so daß eine schnelle Abstimmung für das Genehmigungsverfahren mit dem Bauherrn möglich war. Dies war besonders nützlich für die Detail-Planung, da viele Produkte schon während der Planungszeit in die Bestellung bzw. in die Produktion gehen mußten, und der Zeitablauf für die Qualitätskontrolle und Abnahme im Werk vor Verschiffung äußerst knapp bemessen war.

Die Projektabwicklung stellte sich neben den eigentlichen planerischen und Ingenieurleistungen wegen der extrem kurzen Bauzeit hauptsächlich als ein Logistik-Problem dar.

Anhand von Netzplänen und Weg/Zeit-Diagrammen wurden die Leistungen wöchentlich, besondere Teilleistungen täglich, erfaßt und einem Soll/Ist-Vergleich unterworfen und Personal, Geräte und Materialbedarf disponiert. Dadurch waren Engpässe und Störungen schnell erkennbar und nur so gezielte Eingriffe möglich bei der hohen Zahl an Gleichzeitigkeiten von Planung und Fertigung (Abb. 15). Die Baustelle mußte von Anfang an mehrschichtig bei Tag und Nacht und ohne Rücksicht auf Sonn- und Feiertage gefahren werden.

Das Projekt wurde pünktlich abgeliefert und offiziell in den ersten Oktobertagen 1977 eingeweiht (Abb. 16, 17).

Das Problem, einen neuen Hafen auch mit dem erforderlichen, im Ablauf und Verwaltung erfahrenen Personal zu besetzen, hat die NPA mit Unterstützung der Hamburger Hafen und Lagerhaus AG gelöst, und der Hafenbetrieb Tin Can Island gilt nicht nur in Nigeria als effizient.

4 Warri Port

Bauherr:	NPA – Nigerian Ports Authority, Lagos –
Planung und Ausführung:	Bilfinger + Berger Bau AG. Julius Berger Nigeria Ltd., Lagos
Planungsprüfung und Bauaufsicht:	NPA, verstärkt durch SNC, Surveyor, Nenninger and Chenevert, Inc., Montreal.

Im Zusammenhang mit dem Hafen-Ausbauprogramm im Deltagebiet des Niger sind Erweiterungen einiger bestehender Häfen vorgesehen.

Im Mai 1977 wurde der Julius Berger Nigeria Ltd. der Auftrag sowohl für die Planung als auch für den Bau eines neuen Hafens mit 6 Liegeplätzen in Warri erteilt. Auch hier wiederum ein Auftrag für die schlüsselfertige Herstellung der Anlage mit Ausnahme der Lieferung der Hafenkräne.

Der Umfang der Arbeiten ähnelt im wesentlichen dem Tin Can Island-Projekt, nämlich (Abb. 18):

- Ausbaggern von Schiffahrtskanal und Wendebecken
- Landgewinnung für den Hafenbereich

- Kai-Konstruktion ca. 2 000 m lang für 6 Liegeplätze,
  einer Roll on-/Roll off-Einrichtung
  sowie 2 Anlegern für Hafenboote,
- befestigte Flächen mit einer Tiefe von über 300 m, von der Wasserlinie aus gerechnet,
  – insgesamt 450 000 m² –,
- 6 Lagerhallen, je 140 x 80 m,
- verschiedene Hochbauten für die Hafenverwaltung (450 000 m³),
- ein komplettes Wasserversorgungssystem mit unabhängiger Brunnenversorgung, Wasserturm,
- ein Diesel-Kraftwerk (3 000 kVA) mit Verteilernetz für die Stromversorgung,
- interne Straßen und externer Anschluß an eine Umgehungsstraße,
- Umzäunung.

Der neue Hafen Warri liegt gegenüber den Liegeplätzen einer bestehenden Hafenanlage, und das sumpfige Gelände für den neuen Hafenkomplex mußte zunächst so weitgehend wie möglich durch Bodenaustausch in brauchbaren Baugrund verwandelt werden.

Der wesentliche Unterschied zu Tin Can Island liegt in der Konzeption für die Kai-Konstruktion.

Der firmenseitige Vorschlag, offene Bauweise mit Spundwandabschluß hinter der letzten Pfahlreihe, Böschungssicherung gegen Erosion und Auskolken – also Trägerrost auf Pfählen –, verarbeitete die Erfahrungen und Erkenntnisse der Ausführung von Apapa, wobei wesentliche Änderungen eingeführt wurden:

(1) die Pfahlart,
(2) der Böschungsunterwasserschutz,
(3) die Fertigteillösung für die Kai-Anlage.

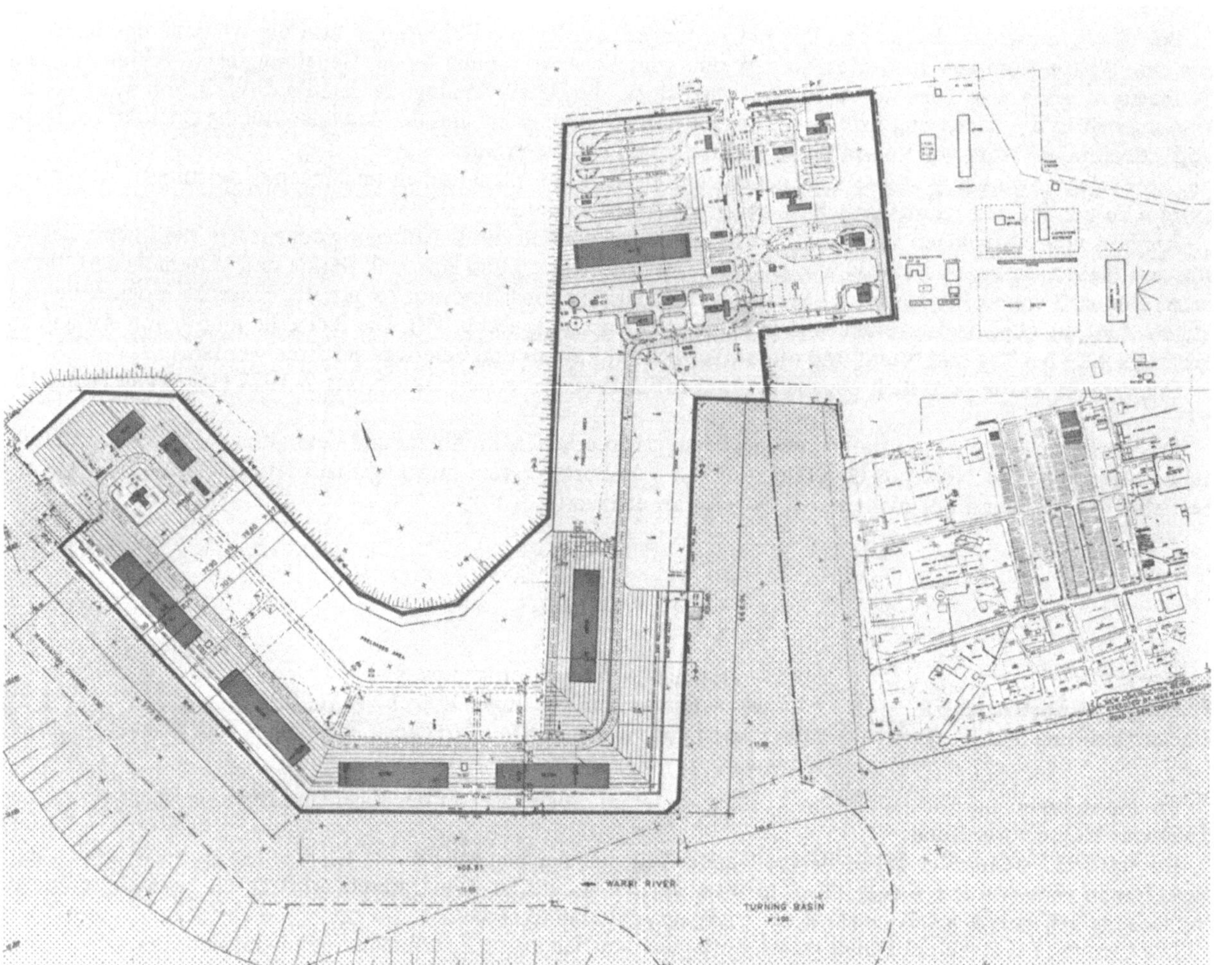

Abb. 18. Hafen Warri: Übersichtsplan

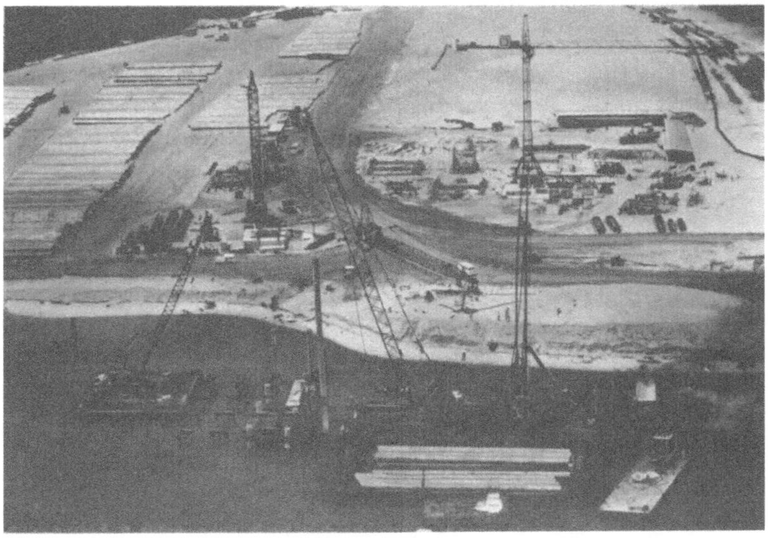

Abb. 19. Hafen Warri: Rammarbeiten

Die Pfähle sind ebenfalls Rammpfähle, aber vorgefertigte Spannbeton-Zylinderpfähle, Außendurchmesser = 92 cm, Tragkraft = 300 t, mit durch eine 95 cm hohe Betonplombe geschlossenem Pfahlfuß.

Die maximale Pfahllänge wurde durch Bodenuntersuchungen für die Fertigung festgelegt, die Endteufe jedoch durch Rammkriterien bestimmt.

– 1 100 Stück = insgesamt 26 000 m –.

Der vorgespannte Betonzylinderpfahl wird in Schüssen von ca. 5 m Länge als bewehrtes Schleuderbetonrohr hergestellt. In der ca. 13 cm starken Pfahlwand sind Längsrohre eingelassen, in der die Spannglieder zum Zusammenspannen der einzelnen Schüsse zu einem Pfahl eingefädelt werden. Die Fugen erhalten ein Dichtungsmaterial; die Spannglieder werden ausgepreßt.

Die Pfähle wurden durch einen Subunternehmer (Lizenzträger) in den USA in Gesamtlänge hergestellt und mit Hochseeschuten von dort nach Nigeria transportiert; erreichten die Baustelle auf dem Wasserweg. (Dadurch konnte die Einrichtung für das Zusammenspannen entfallen.)

Die Ramme (Mäkler) war so ausgerüstet, daß der Pfahl in voller Länge unter den Hammer genommen werden konnte, und mit Spülhilfe (Hochdruckspüllanzen) wurden die Pfähle mit einem Dampfbär (11,3 t) vom Wasser aus gerammt (Abb. 19). Die Baustelle kam auf eine sehr gute Leistung von 6 Pfählen pro Tag in Doppelschicht.

Zur Herstellung der Sollhöhe wurden die Betonpfähle durch eine Trennscheibe gekappt, bevor ein Betonpfropfen mit Anschlußbewehrung für die Pfahlkopfplatte einbetoniert wurde.

Die Pfahlrammung setzte ein, nachdem die Schiffahrtsrinne im Bereich der Liegeplätze ausgebaggert und profiliert war.

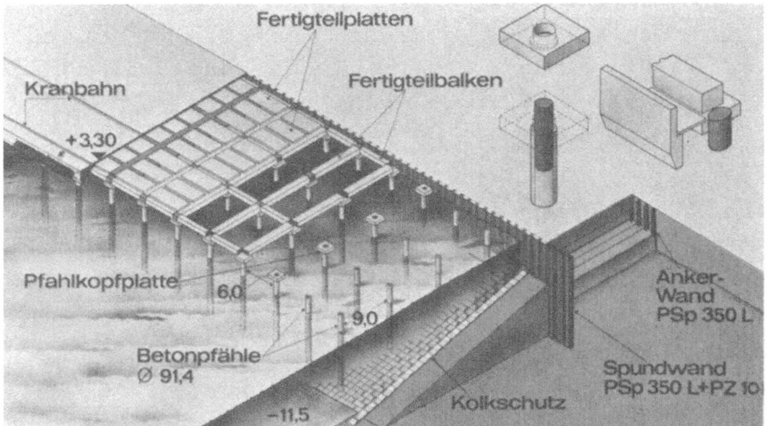

Abb. 20. Hafen Warri: Kai-Konstruktion (Isometrie)

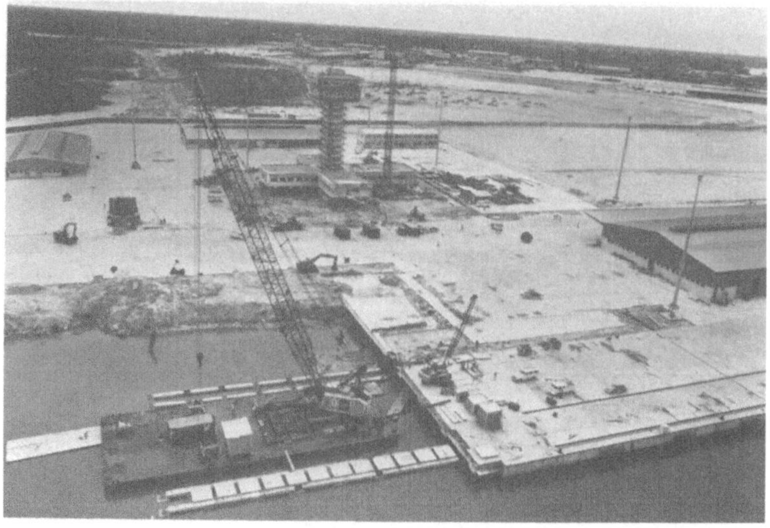

Abb. 21. Hafen Warri: Verlegen der Fertigteile für die Kai-Konstruktion

Unmittelbar nach dem Rammen der Pfähle mußte die Böschungssicherung ausgeführt werden, ehe mit dem Verlegen der Fertigteile für die Kai-Konstruktion begonnen werden konnte. Auch hier im Vergleich zu Apapa eine Verbesserung.

Für Warri besteht dieselbe Situation bezüglich Steinlieferungen, da die Landentfernung zu den ersten Steinbrüchen mehr als 150 km beträgt. Die Betonzuschlagstoffe zum Beispiel wurden über Wasser von Lagos aus mehr als 300 km nach Warri transportiert. Daher führten wir für den Böschungsschutz die Verwendung von Fabriform-Matten ein. Das sind Nylongewebe-Matratzen, die in Böschungsrichtung endlos verlegt und mit hydraulisch bindendem Mörtel gefüllt werden, der im Unterwasserbetonierverfahren eingebracht wird. Aussparungen für die Pfähle wurden vor Ort vermessen, eingeschnitten und abgenäht. Das Verlegen erfolgt von Schuten aus, das Ausfüllen mit Taucherhilfe.

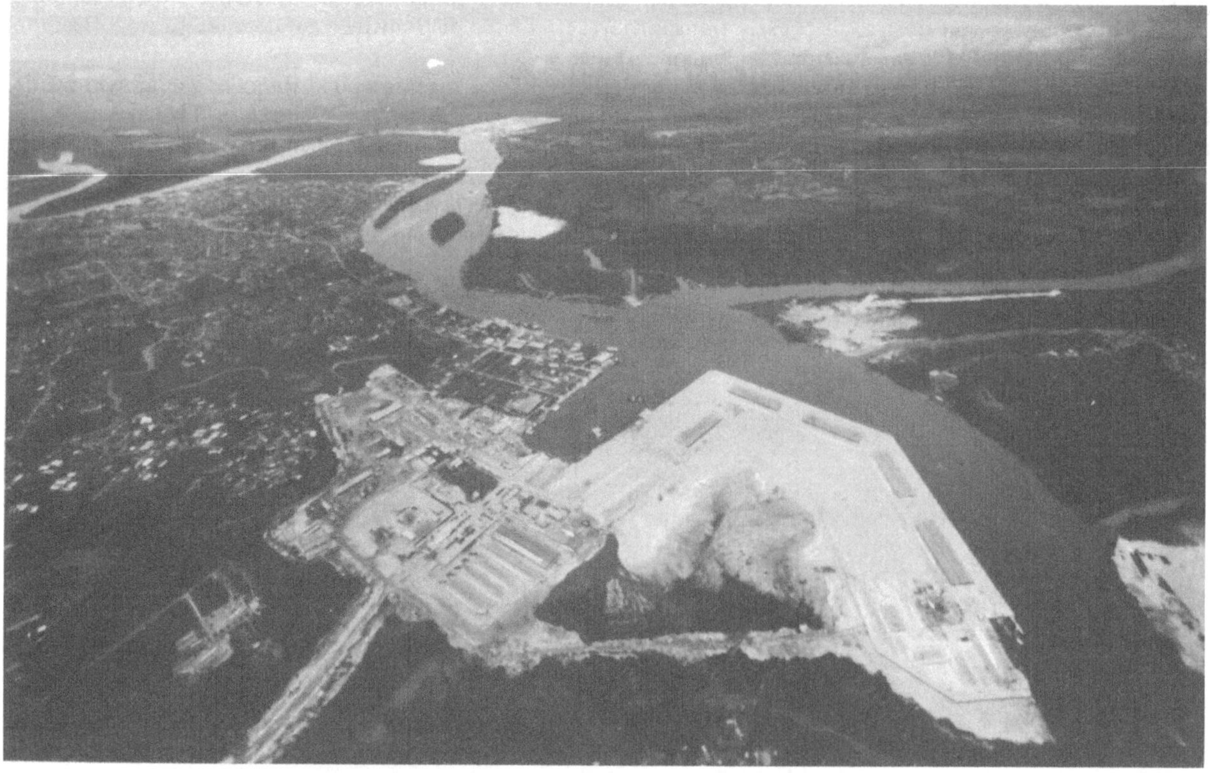

Abb. 22. Hafen Warri: Luftbildaufnahme, kurz vor der Fertigstellung des Hafens

Bei der Auflösung der Kai-Konstruktion in Fertigteile wurde auch hier das Konzept konsequenter durchgeführt als in Apapa (Abb. 20).

Bis auf den Überbeton und den Fugenbeton ist alles in Fertigteillösung konzipiert – auch schon die (1,80 x 1,80 m) große Pfahlkopfplatte, die eine zentrische Kreisöffnung zum Aufsetzen auf den Pfahlkopf erhielt.

Der Trägerrost besteht aus nur 2 Typen – soweit die Schalungsmaße, also die Herstellungsform, betroffen ist – je einen Typ für Längs- bzw. Querrichtung.

Durch unterschiedliche Bewehrungsanteile werden die Stahlbetonträger den statischen Erfordernissen angepaßt.

Gleiche Systematik wurde bei den Fertigteilen der Stahlbeton-Deckplatten angewandt, wobei nur 1 Typ in Produktion ging. Hinzu kommt noch das Fertigteil für den Rand (Kopfbalken). Das schwerste Fertigteil wog 18 t; insgesamt wurden 6 500 Stück hergestellt.

Alle Fertigteile wurden durch Mobilkräne verlegt (Abb. 21).

Die Gebäude, Lagerschuppen, Einrichtungen wie Kontrollturm, Wasserturm etc. ähneln denen von Tin Can Island und wurden lediglich – wo erforderlich – auf den Bedarf von Warri Port abgestimmt.

Der Auftrag wurde im Mai 1977 erteilt; Baubeginn war Juli 1977, die vertraglich festgelegte Bauzeit betrug 22 Monate.

Fertigstellung und Übergabe erfolgten pünktlich (Abb. 22).

5 Zusammenfassung

Nach Schilderung der einzelnen Objekte, die Erfahrungsverwertung ist bereits eingeflossen, ist zusammenfassend festzustellen:

Bei extremen Forderungen an Fertigstellungstermine ist Planung und Ausführung in einer Hand Grundvorausaussetzung. Die Abwicklung solcher umfangreicher Bauleistungen (Abb. 23) ist nur möglich, wenn auch die Zulieferungen der örtlich gewonnenen Basismaterialien zuverlässig erfolgen.

Hauptmassen	APAPA	TCI	WARRI	Σ
Kailänge	1.600 m	2.500 m	1.970 m	6.070 m
Bodenabtrag	— m^3	5 Mio m^3	5,5 Mio m^3	10,5 Mio m^3
Ausbaggerung	14 Mio m^3	15 Mio m^3	6 Mio m^3	35 Mio m^3
Landgewinnung	4 Mio m^3	10 Mio m^3	6 Mio m^3	20 Mio m^3
Pfahlgründung	33.000 m	106.000 m	47.000 m	186.000 m
Stahlspundwand	7.000 to	38.000 to	4.500 to	49.500 to
Beton	134.000 m^3	180.000 m^3	126.000 m^3	440.000 m^3
Versorgungsleit.	28.000 m	65.000 m	60.000 m	153.000 m
Lager + Parkflächen	490.000 m^2	600.000 m^2	450.000 m^2	1,54 Mio m^2
Gebäude + Hallen	102.000 m^3	732.000 m^3	449.000 m^3	1,283 Mio m^3

Abb. 23. Zusammenstellung der Hauptmassen

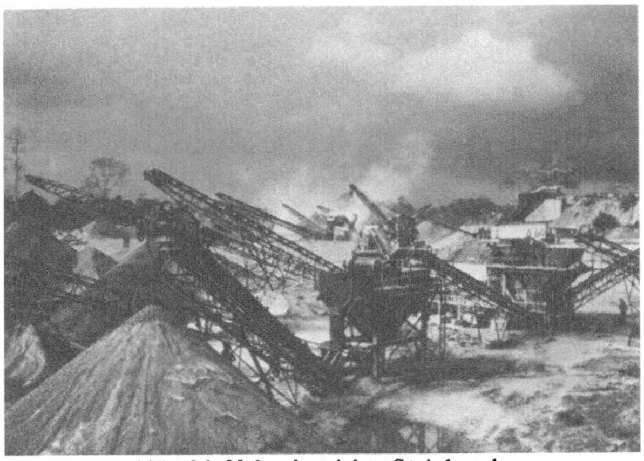

Abb. 24. Nebenbetriebe: Steinbruch

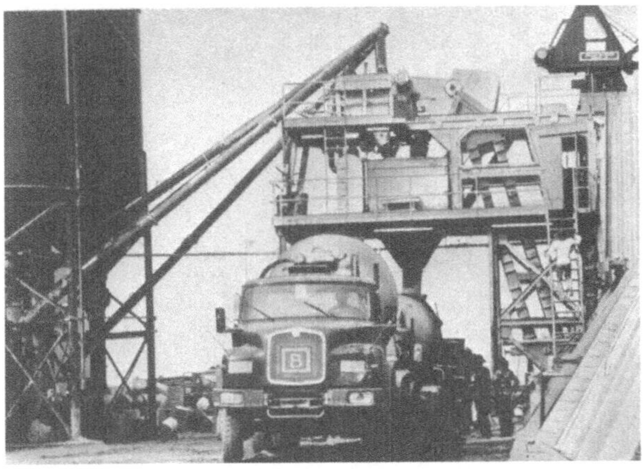

Abb. 25. Nebenbetriebe: Zentrale Betonmischanlage

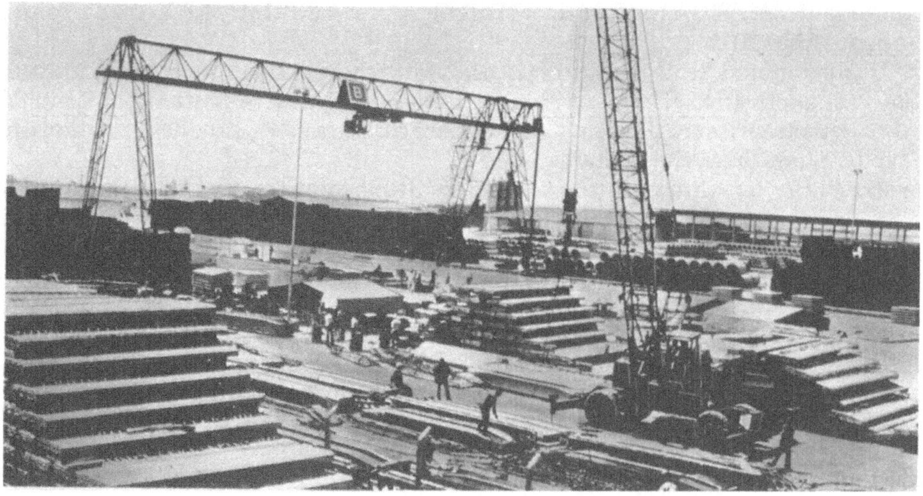

Abb. 26. Nebenbetriebe: Betonfertigteilwerk

Dazu stehen dem Unternehmen in Nigeria eine Anzahl von produktionsbereiten Nebenbetrieben zur Verfügung, die Engpässe in der Versorgung nicht aufkommen lassen.

Neben den firmeneigenen Transportbetrieben (Land und Wasser) konnten der Steinbruch (Abb. 24) mit 80 – 100 000 t Monatsleistung, die Zentralwerkstatt für Grundreparaturen neben den Baustellenwerkstätten, zentrale Betonanlagen (Abb. 25), Asphaltanlage (2 000 tato) und Betonfertigteilwerk (Rohre) (Abb. 26) in Anspruch genommen werden.

Häfen in Duisburg

Hafendirektor Dr.-Ing. **Jochen Müller**, Duisburg-Ruhrort

1 Geographische Lage

Im Stadtgebiet von Duisburg befindet sich das größte Binnenhafensystem der Welt. Die Entwicklung der Stadt Duisburg und insbesondere ihrer Industrie ist stets auf das Engste mit dem Hafen der Stadt verbunden gewesen.

Das Stadtgebiet von Duisburg umfaßt den unmittelbar an der Rheinschiene gelegenen westlichsten Teil des Ruhrgebietes mit einer Nord-Süd-Ausdehnung von 25 km und 14 km in Ost-West-Richtung. Es umfaßt eine Fläche von 233 km^2 und wird von etwa 580000 Einwohnern bewohnt. 10% des Stadtgebietes sind Wasserflächen. Maßgeblichen Anteil daran haben der Rheinstrom, der auf 37,5 km Länge durch Duisburg fließt, und die zahlreichen Hafenbecken.

Verkehrsfragen spielten für Duisburg im Rahmen der gesamten gewerblichen Wirtschaft von jeher eine besonders wichtige Rolle. Die hervorragende Bedeutung der Verkehrswirtschaft in Duisburg ergibt sich aus der geographischen Lage. Der Rhein verbindet vier europäische Nationen und stellt den Weg über die Mündungshäfen in alle Welt dar. Duisburg liegt an der Mündung der Ruhr in den Rhein und bildet einen Knotenpunkt europäischer Landverkehrsachsen in Nord-Süd- und Ost-West-Richtung.

Diese günstigen verkehrsgeographischen Voraussetzungen gaben den Impuls für die Ansiedlung von Industrie und Wirtschaft unter gleichzeitiger Entstehung und Entwicklung der Häfen im Stadtgebiet. So entstand in Duisburg ein Zentrum der europäischen Binnenschiffahrt, das mit steigender Wirtschaftskraft des rheinisch-westfälischen Industriegebiets in die Verkehrs- und Handelsbeziehungen zu den Märkten in aller Welt einbezogen wurde. Für die Standortwahl der Industrie war der Anschluß an den leistungsfähigen Verkehrsträger Binnenschiffahrt, der die benötigten Rohstoffe und produzierten Erzeugnisse transportieren kann, von ausschlaggebender Bedeutung.

So konzentrieren sich heute in Duisburg die Hütten- und die chemische Industrie, die riesige Mengen von Rohstoffen gebrauchen und auch bei der Abfuhr der Halb- und Fertigfabrikate besonders transportintensiv sind. Im Stadtgebiet von Duisburg werden z. B. 14 Mio t Roheisen hergestellt. Das sind 46,5% der Produktion im Bundesgebiet. Bei der Rohstahlerzeugung betragen die Zahlen 16,3 Mio t oder 39,6%, beim Walzstahl 8,5 Mio t oder 28,6%. Dafür stehen folgende Anlagen zur Verfügung: 26 Hochöfen, 18 Oxygenkonverter, 4 Siemens-Martin-Öfen und Elektroöfen.

Dementsprechend vorrangig sind die Erhaltung und die Steigerung der Attraktivität des Wirtschaftsraumes Duisburg durch leistungsfähige Verkehrsanbindungen.

2 Überörtliche Verkehrsanbindung Duisburgs

Binnenhäfen stellen entsprechend modernen Zielsetzungen keine reinen Bahnhöfe der Binnenschiffahrt dar. Da die meisten Umschlaggüter nicht an Ort und Stelle bearbeitet werden, kommt dem sogenannten gebrochenen Verkehr entscheidende Bedeutung zu. Der Binnenhafen ist deshalb als Verknüpfungspunkt von Wasser- und Landverkehrsmittel zu sehen, deren optimale Anbindung von gleicher Wichtigkeit ist.

Wasserstraßen

Die Wasserbaumaßnahmen der vergangenen 3 Jahrhunderte haben den Rhein von einem Naturstrom mit breitem Flußbett, häufigen Inseln und vielen aufgespaltenen, sich ständig verändernden Flußarmen zu einem Kulturstrom gewandelt. Im 18. Jahrhundert wurde mit den ersten Regulierungsarbeiten begonnen: Stromspaltungen wurden beseitigt und stark gekrümmte Stromschleifen abgeschnitten.

Ende des 19. Jahrhunderts von 1880 bis 1897 wurde das Mittelwasserbett des Rheins auf der deutschen Strecke von Bingen bis Emmerich planmäßig reguliert und das Fahrwasser vertieft. Noch heute sind der Bau von Buhnen sowie Leitwerken, Baggerungen in der Fahrrinne und die Verfüllung von Kolken die Mittel des Wasser-

Tabelle 1. Wasserwirtschaftliche Daten des Rheins am Pegel Ruhrort

		Abfluß (m^3/s)	Wasserstand (cm)	Oberflächenfließgeschw. (km/h)
Höchstes Hochwasser	(1926)	12 000	1 300	9,0
Mittleres Hochwasser	(1956/65)	6 100	836	8,0
Mittelwasser	(1956/65)	2 200	410	5,5
Mittleres Niedrigwasser	(1956/65)	1 000	205	4,0
Gleichwertiger Wasserstand	(1972)	985	200	3,9
Niedrigstes Niedrigwasser	(1971)	770	154	3,2

baues, um die Fahrwasserverhältnisse des verkehrsreichen Stromes zu erhalten und zu verbessern. Trotzdem hängt die Nutzbarkeit des Flusses, wie bei jedem regulierten Gewässer, von dem Wasserabfluß ab: Hoher Abfluß bringt große Wassertiefen, kleiner Abfluß geringe.

Der Abfluß schwankt je nach den Niederschlägen im gesamten Einzugsgebiet im Laufe der Jahreszeiten. Gegenüber anderen schiffbaren Flüssen Deutschlands zeichnet sich der Rhein dabei durch eine relativ gleichmäßige Wasserführung aus. Das große morphologisch und meteorologisch stark unterschiedliche Einzugsgebiet (unterhalb der Ruhrmündung: 153 176 km^2), das einen Teil der Alpen sowie zahlreiche Mittelgebirge umfaßt, ergibt das relativ geringe Verhältnis von 1 : 15,6 zwischen den Extremen NNQ und HHQ. Die maßgebenden Abflüsse am Pegel Ruhrort ebenso wie die zugehörigen Wasserstände sind in Tabelle 1 dargestellt. Dabei ist festzustellen, daß am Niederrhein in Duisburg Wasserstandsschwankungen von maximal etwa 11 m auftreten können. Der Pegel Ruhrort gilt als der maßgebende Pegel am Niederrhein. Seine Werte sind vor allem für die Fahrt Duisburg-Rotterdam und umgekehrt von ausschlaggebender Bedeutung (Tab. 1).

Die Fahrwassertiefe wird am Rhein auf den sogenannten Gleichwertigen Wasserstand (GlW) bezogen, einen Niedrigwasserstand, der im langjährigen Mittel an 20 eisfreien Tagen im Jahr erreicht oder unterschritten wird. Die Zentralkommission für die Rheinschiffahrt in Straßburg setzt den GlW alle 10 Jahre für die Richtpegel des Rheins neu fest. Zur Zeit gilt der GlW des Jahres 1972 mit dem Wert 200 cm am Pegel Ruhrort, d. h., dieser Wert liegt 46 cm über dem NNW mit 154 cm.

Die Fahrwassertiefe der Fahrrinne beim GlW ist das Maß für den Ausbauzustand der Schiffahrtsstraße. Danach beträgt die Wassertiefe beim GlW zwischen Köln und Rotterdam 2,50 m in der Fahrrinne auf einer Breite von 150 m.

Die Wasserstandsdauerlinie des Pegels Ruhrort ist in Abb. 1 dargestellt. Hier zeigt sich, daß bei extrem niedrigen Wasserständen (NNW = 154 cm am Pegel Ruhrort) nur noch etwa 2 m Wassertiefe vorhanden sind und dabei etwa 1,55 m abgeladen werden können. Die Abladung von 2,50 m zwischen Duisburg und Rotterdam ist bei

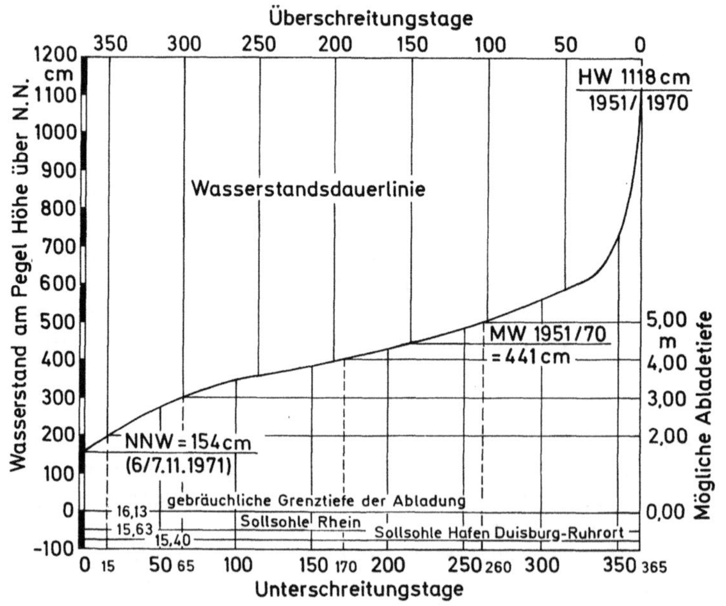

Abb. 1. Wasserstandsdauerlinie des Pegels Ruhrort

einem Pegelstand von etwa 250 cm am Pegel Ruhrort mit einer Unterschreitungsdauer von rund 35 Tagen möglich. Die volle Auslastung der Schubleichter Europa II a mit maximaler Abladung von 3,80 m ist an etwa 165 Tagen im Jahr gegeben.

Die Ablademöglichkeiten in den Duisburger Hafenbecken sind weitgehender als auf dem Strom. Wenn auch die ursprünglich vorhandene Übertiefe von 0,90 m, die früher zum Schutz der Schiffe vor Eisgang und für Lagerschiffe von Bedeutung war, teilweise verlorenging, so ist doch die heute für Binnenhäfen allgemein als wichtig erachtete Übertiefe von 0,30 m gegenüber der angrenzenden Wasserstraße überall eingehalten bzw. in vielen Hafenteilen überschritten.

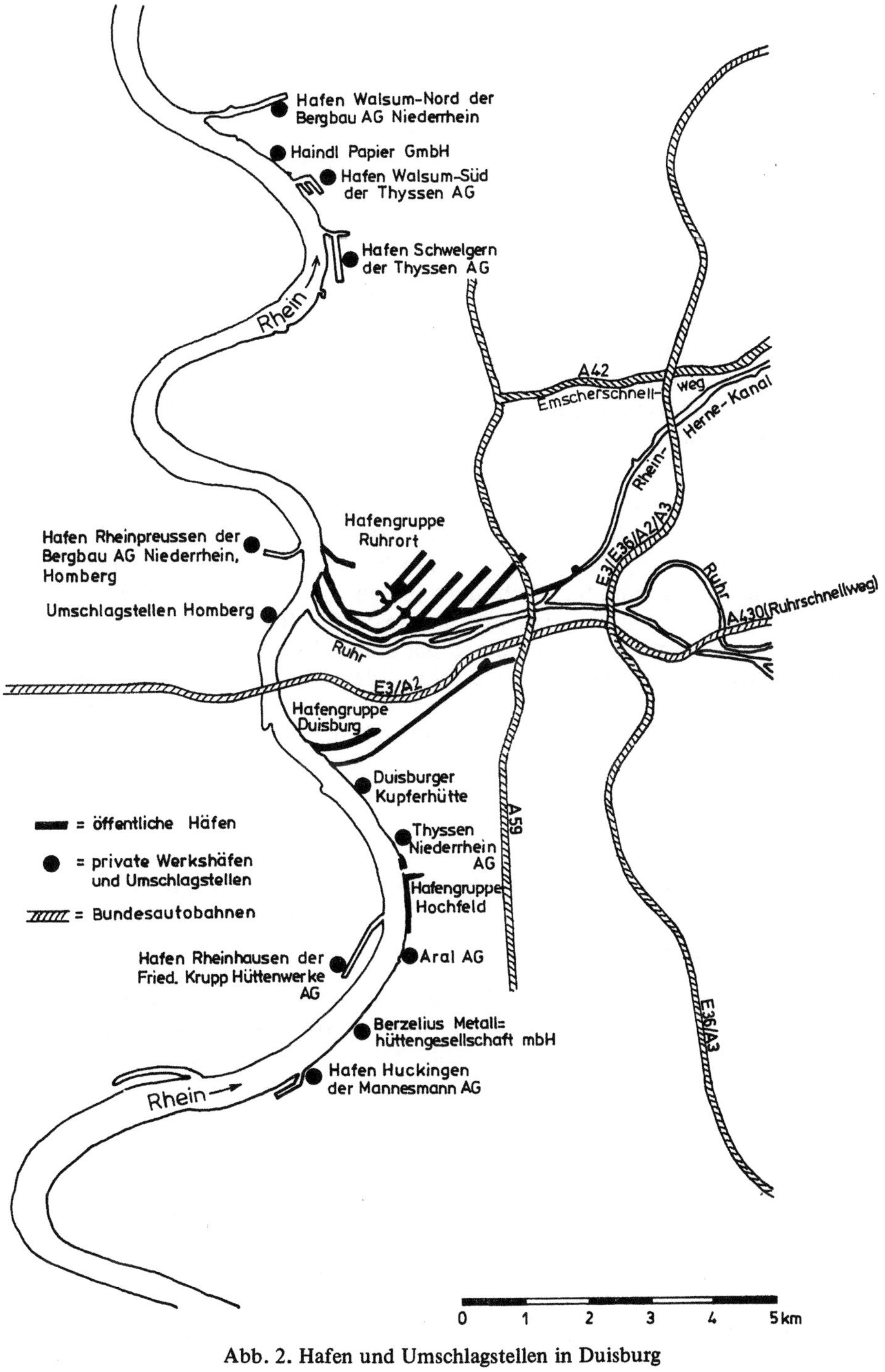

Abb. 2. Hafen und Umschlagstellen in Duisburg

Bei Hochwasser setzen auf dem Rheinstrom bei einem Ruhrorter Pegelstand von 930 cm (Hochwassermarke I Überschreitungshäufigkeit etwa 2 Tage) gewisse Beschränkungen ein. Bei der Hochwassermarke II (1130 cm am Pegel Ruhrort) wird die Schiffahrt gesperrt. Im allgemeinen endet die Schiffahrt bereits bei niedrigeren Wasser ständen. Schon bei Pegelständen um 800 cm am Pegel Ruhrort ist die Strömungsgeschwindigkeit so groß, daß voll abgeladene Schiffe nur noch mit ganz geringer Geschwindigkeit gegen den Strom ankommen. Dabei ist der Verbrauch an Treibstoff unverhältnismäßig hoch.

Auf die Hafenanlagen in Duisburg-Ruhrort wirken sich die Rheinhochwasserstände kaum aus. Bei 810 cm am Pegel Ruhrort sind die ersten schmalen Landflächen überflutet. Bei einem Pegelstand von 830 cm muß das Sperrtor Marientor, welches den Innenhafen vom Außenhafen in Duisburg abschließt, geschlossen werden. Erst bei einem Pegelstand von 930 cm werden in den Häfen größere Landflächen unter Wasser gesetzt. Dieser Pegel stand wurde aber seit 1960 nur viermal erreicht. Bei einem Wasserstand von 1000 cm kommt es dann zu einer allgemeinen Einstellung der Umschlagstätigkeit.

Rhein-Herne-Kanal und Ruhrschiffahrtsstraße verbinden die Ruhrorter Häfen mit dem östlichen Hinterland Allerdings ist der Wechselverkehr nur von untergeordneter Bedeutung. Auf der Ruhr können gemäß Binnen schiffahrtstraßenordnung Schiffe mit folgenden Grenzabmessungen verkehren:

Länge 100,00 m; Breite 12,00 m; Tauchtiefe 2,60 m.

Beim Verkehr zum Kanal ändert sich die Länge auf 85,00 m und die Abladung auf 2,50 m.

Falls der Ruhrorter Pegel unter das Maß von 230 cm sinkt, ergeben sich Verkehrsbeschränkungen für die Kanalfahrt zum Rhein und damit auch zu den Ruhrorter Hafenbecken.

Eisenbahn

Neben der Schiffahrt darf die Bedeutung der Eisenbahnen für die Wirtschaft Duisburgs nicht übersehen wer den. Hier kreuzen sich die internationale Eisenbahnlinie durch das Rheintal (Amsterdam-Basel) sowie die West Ost-Strecken von Frankreich und Belgien in das Ruhrgebiet und weiter nach Berlin, Nord- und Mitteldeutsch land. Im Güterverkehr haben die Verschiebebahnhöfe Hohenbudberg, Duisburg-Wedau und vor allem Oberhau sen-West herausragende Bedeutung.

Straßen

Duisburg ist gleich an mehrere große und grenzüberschreitende Autobahnen angeschlossen. Im Mittelpunk stehen die Europastraße 3 (A 2) – von Antwerpen/Venlo kommend, weiter durch das nördliche Ruhrgebie nach Hannover – und die A 3 in Nord-Süd-Richtung von den Niederlanden nach Süddeutschland. Ergänzend führen die linksrheinische A 57 – von Ludwigshafen und später bis Rotterdam durchgehend – sowie der Em scher Schnellweg A 42 – von Dortmund mitten durch das Ruhrgebiet bis Duisburg und später über den Rhein zur A 57 bei Kamp-Lintfort – direkt durch das Stadtgebiet oder in unmittelbarer Nähe an Hafen und Industrie werken vorbei. Außerdem ermöglicht eine Stadtautobahn (A 59) verkehrsentlastende Maßnahmen und schaff gute Anschlußmöglichkeiten zu den durchgehenden Fernstraßen. Der schon seit Jahrzehnten bekannte Ruhr schnellweg, jetzt A 430, nimmt in Duisburg seinen Anfang und führt über Essen, Bochum, Dortmund in den westfälischen Raum (Abb. 2).

3 Gesamtdarstellung der Häfen und des Umschlages

Werkshäfen und öffentliche Häfen

Häfen in Duisburg, das sind eine Vielzahl von Hafenbecken oder am Rheinstrom gelegene Umschlagstellen zwischen Rhein-km 770 und 793. Teils handelt es sich dabei um Werkshäfen – insbesondere der großen Hütten werke, aber auch z.B. der chemischen Industrie – teils sind es die öffentlichen Hafenanlagen von Duisburg Ruhrort und Hochfeld (Abb. 2).

Tabelle 2. Schiffsumschlag in Duisburg

	1965		1970		1974		1975		1976		1977		1978	
	Mio t	%	Mio t	%	Mio t	%	Mio t	%	Mio t	%	Mio t	%	Mio t	%
Werkshäfen	27,0	64,1	31,1	59,7	39,3	61,8	32,4	59,4	32,4	59,6	31,8	62,0	31,4	54,9
öffentl. Häfen	15,1	35,9	21,0	40,3	24,3	38,2	22,1	40,6	22,0	40,4	19,5	38,0	25,8	45,1
Gesamtumschlag	42,1	100,0	52,1	100,0	63,6	100,0	54,5	100,0	54,4	100,0	51,3	100,0	57,2	100,0

Der Gesamtschiffsumschlag im Duisburger Stadtgebiet lag im Mittel der letzten Jahre etwa zwischen 50 und 60 Mio t. Davon entfallen etwa 60% auf die Werkshäfen und 40% auf die öffentlichen Häfen. Die Umschlagsergebnisse und die entsprechenden Anteile sind im einzelnen in Tabelle 2 dargestellt.

Die teilweise unterschiedliche Entwicklung der Umschlagsergebnisse hat ihre Ursache in den strukturellen Verschiedenheiten zwischen den öffentlichen Häfen der Duisburg-Ruhrorter Häfen AG und den ausschließlich werkseigenen Privathäfen der Montanindustrie. Wegen seiner vielschichtigen Güterskala wurde das Umschlagsaufkommen in den öffentlichen Häfen im allgemeinen schwächer von den Einflüssen der Wirtschaftskonjunktur erfaßt als der sich überwiegend auf den Rohstoffbedarf und Produktionsabsatz der örtlichen Hüttenindustrie stützende Massengutverkehr in den Privathäfen.

Insgesamt gibt es 14 verschiedene Werkshäfen im Stadtgebiet von Duisburg (in Klammern Umschlagsergebnis von 1978 in Millionen t):

Hafen Huckingen der Mannesmann AG (5,473)
Umschlagstelle Berzelius Metallhütten Gesellschaft mbH (0,231)
Hafen Rheinhausen der Friedrich Krupp Hüttenwerke AG (5,504)
Umschlagstelle der Aral AG (0,304)
Umschlagstelle der Thyssen Niederrhein AG (0,158)
Umschlagstelle der Duisburger Kupferhütte (1,756)
Umschlagstelle der Sachtleben Chemie GmbH (1,107)
Umschlagstelle der Mühlenwerke Küppers & Werner KG (0,090)
Umschlagstelle der Paul Lamers & Stock & Hausmann oHG (0,005)
Hafen Homberg der Bergbau AG Niederrhein (2,615)
Hafen Schwelgern der Thyssen AG (10,490)
Hafen Walsum-Süd der Thyssen AG (2,750)
Umschlagstelle der Haindl Papier GmbH (0,206)
Hafen Walsum-Nord der Bergbau AG Niederrhein (3,006)

Werkshäfen Schwelgern und Walsum-Süd

Diese im Eigentum der Thyssen AG stehenden Hafenanlagen werden von dem Tochterunternehmen Gemeinschaftsbetrieb Eisenbahn und Häfen im Verbund betrieben. Sie dienen im wesentlichen der Rohstoffversorgung und dem Versand von Produkten der Hüttenwerke auf dem Wasserwege und als Zwischenlager. Im Rahmen einer optimalen Güterarten-Zuordnung ist der Hafen Schwelgern im wesentlichen als Massenguthafen auf den Umschlag von Erz, Kohle, Schlacke und Mineralöl eingerichtet, während im Hafen Walsum-Süd neben geringen Mengen an Massengut mehr als die Hälfte des Gesamtumschlages auf den Versand von Walzstahlprodukten entfällt.

Als Besonderheit ist für Walsum-Süd eine Verladehalle zu erwähnen, die ein witterungsunabhängiges Verladen von nässeempfindlichen Stahlerzeugnissen in einem geschlossenen Raum ermöglicht. Die Maße der Halle betragen: 173 m lang, 46,5 m breit, Höhe über Kaikante 26 m. Mit dieser Höhe ist gewährleistet, daß auch bei Hochwasser alle Binnenschiffe und die ebenfalls hineinfahrenden Küstenmotorschiffe ausreichende Durchfahrtshöhe vorfinden. Der Schiffsliegebereich ist 106,5 m lang und zudem so breit, daß zwei Schiffe nebeneinander beladen werden können. Als Hebezeuge stehen zwei Laufkräne mit je 40 t Hubkraft zur Verfügung.

Hauptdaten:	Schwelgern	Walsum-Süd
Lage Rhein-km	790,2 r	791,2 r
Wasserfläche m²	136 330	94 690
Uferlänge m	3 765	2 770
Kräne und Brücken Stck.	12	8
	(15–30 t)	(10–40 t)
Schiffsumschlag, wichtigste Güterarten in Mio t		
Erze	7,284	1,126
Kohle	1,291	–
Stahl	0,248	1,400
Schlacken	1,432	–

Werkshafen Rheinhausen

Der Werkshafen Rheinhausen dient ausschließlich den Transportbedürfnissen der Friedrich Krupp Hüttenwerke AG, Werk Rheinhausen. Die Hochofenanlagen reichen bis unmittelbar an die Westseite des Hafenbeckens. Am Ostufer, der Speditionsseite, werden ausgehende Schiffe mit Walzmaterial beladen. Im Güterverkehr über den Wasserweg überwiegt die Erzanfuhr. Transportbänder verbinden den Hafen mit den Aufbereitungsanlagen, Hochofenbunkern und Lagerplätzen. In der Nähe der Hafeneinfahrt befindet sich ein Kran für die Schwerlastverladung bis 80 t Einzelgewicht.

Hauptdaten:	
Lage Rhein-km	773,6 l
Uferlänge m	1 170
Kräne und Brücken Stck.	8
	(10–80 t)
Schiffsumschlag, wichtigste Güterarten in Mio t	
Erze	4,378
Stahl	0,219
Schlacken	0,766

Werkshafen Huckingen

Das parallel zum Rhein verlaufende und 550 m lange Hafenbecken steht im Eigentum der Mannesmann AG Hüttenwerke und wird auch von ihr betrieben. Vorrangig dient diese Hafenanlage der wasserseitigen Anfuhr von Rohstoffen wie Erz und Kohle sowie dem Versand von Stahl und Fertigprodukten, z. B. Großrohre. Die unmittelbare Nähe von Hafenkai und dem Hochofenbunker gestattet den Materialtransport mit Transportbändern.

Hauptdaten:	
Lage Rhein-km	770,3 r
Wasserfläche m²	38 475
Uferlänge m	2 825
Kräne und Brücken Stck.	7
	(7–32 t)
Schiffsumschlag, wichtigste Güterarten in Mio t	
Erze	4,026
Kohle	0,115
Stahl	0,437
Schlacken	0,529

Bergbauhäfen Homberg und Walsum-Nord

Beide Hafenanlagen wurden als Kohleversandplätze am Rhein von den ehemaligen Zechenunternehmen Rhein preußen AG bzw. Gewerkschaft Walsum gebaut. Heute werden beide Häfen von der Bergbau AG Niederrheir betrieben. Die in den angeschlossenen Untertagebetrieben gewonnene Kohle wird per Werksbahn den Umschlag stellen zugeführt und im Greifer- oder Kübelbetrieb in Schiffe verladen. Hinzu kommt der Versand von Berge material.

Hauptdaten:	Homberg	Walsum-Nord
Lage Rhein-km	781,1 l	793,0 r
Wasserfläche m²	74 300	31 800
Uferlänge m	3 200	1 700
Kräne und Brücken Stck.	3	2
	(11 t)	(15 t)
Schiffsumschlag, wichtigste Güterarten in Mio t		
Kohle	2,548	1,033
Bergematerial	–	1,943

4 Geschichtliche Entwicklung und Organisationsform der Duisburg-Ruhrorter Häfen AG

Duisburg galt bereits im 12. Jahrhundert als reger Handels- und Umschlagplatz. An einer Lände am noch heut bekannten Schwanentor in unmittelbarer Nähe von Rathaus und Innenstadt wurden zahlreiche Güter umgeschla gen. Der Rhein floß seinerzeit direkt am Stadtkern von Duisburg vorbei. Als im 13. Jahrhundert eine Natur katastrophe zur Verlagerung des Rheinbettes führte, fand dieser blühende Handel ein Ende.

Die Duisburg-Ruhrorter Häfen verdanken ihre Entstehung und Entwicklung zu ihrer heutigen Größe de Kohle. Die Kohle wurde im 17. und 18. Jahrhundert in der Grafschaft Mark im Tagebau gewonnen. In kleinei Kähnen bis 10 t Tragfähigkeit wurde die Kohle die Ruhr abwärts transportiert. Auf dem Rhein war zu Anfan des 18. Jahrhunderts bereits der Verkehr mit Schiffen bis zu 200 t möglich, so daß sich das Umladen an de

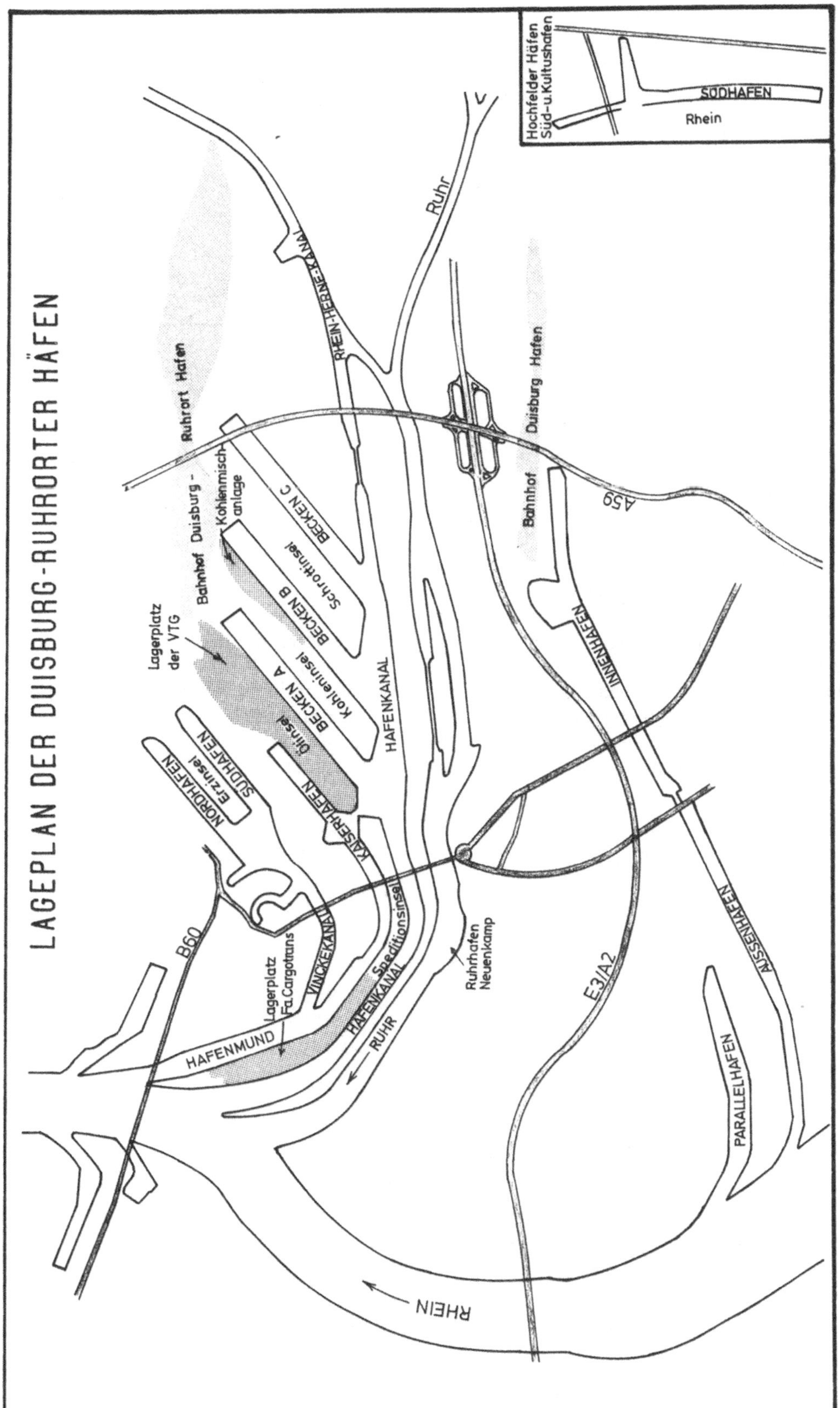

Abb. 3. Die Duisburg-Ruhrorter Häfen

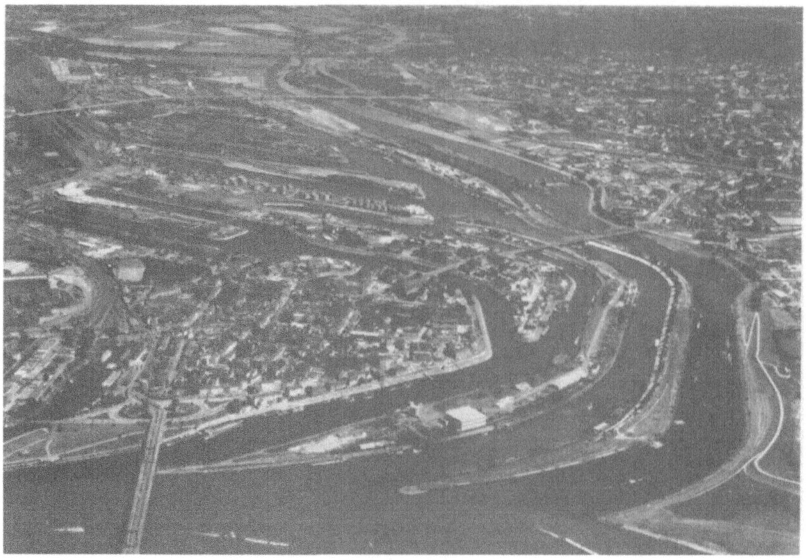

Freigeg. Reg. Präs. Dsdf. 19/H 253

Abb. 4. Ruhrorter Hafenteil

Ruhrmündung in Ruhrort anbot. Voraussetzung hierfür war aber der Bau eines sicheren Hafens, in dem die Kohle umgeschlagen und auch zwischengelagert werden konnte. So entstand um 1730 das erste Hafenbecken von 250 m Länge in der Nähe der heutigen Schifferbörse. Die Verwaltung dieses Ruhrorter Hafens ging 1756 an das Land Preußen über. Entscheidend für die weitere Entwicklung der Häfen war die Entstehung des Ruhrgebietes. Der Einsatz der Dampfmaschine führte vom Tage- zum Stollenbau bei der Kohlegewinnung. Die ersten Radschlepper auf dem Rhein erschlossen neue Absatzgebiete. Der Ausbau der Eisenbahn nahm eine stürmische Entwicklung. So folgte innerhalb weniger Jahrzehnte der Ausbau der Hafenanlagen in einer Ausdehnung, wie sie heute noch vorhanden ist: 1837 Schleusenhafen, 1860 Nord- und Südhafen, 1872 Kaiserhafen, 1905–1908 Hafenbecken A, B und C, Hafenkanal sowie die Erweiterung des Hafenmundes (Abb. 3).

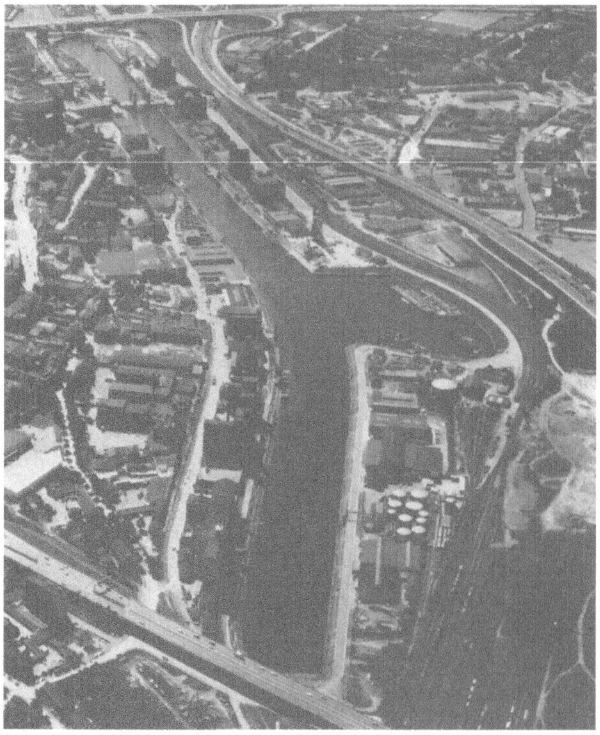

Freigeg. Reg. Präs. Dsdf. 19/H 261

Abb. 5. Innenhafen Duisburg

Während sich die Ruhrorter Häfen (Abb. 4) von Anfang an einer besonderen Förderung durch den preußischen Staat erfreuten, entstanden die Duisburger Häfen aus der Initiative Duisburger Kaufleute, die im Jahre 1828 den Rhein-Kanal-Aktienverein gründeten. Dieser baute im Jahre 1832 mit Mitteln, die aus Anleihen kamen, den früheren Altarm des Rheins zu einer Kanalverbindung aus und legte den Zollhafen an. 1840 folgte der Innenhafen (Abb. 5). Außerdem wurde der Rheinkanal verbreitert und zum heutigen Außenhafen ausgebaut. Die Stadt Duisburg übernahm im Jahre 1889 diese Häfen und baute 1898 den Parallelhafen.

Die Gefahr eines unfruchtbaren Wettbewerbs der Häfen von Ruhrort und Duisburg sowie die Überlegungen für eine gemeinsame Erweiterung und deren Finanzierung führten zu der Vereinigung beider Häfen. Im Jahre 1905 wurde die Interessen- und Betriebsgemeinschaft der Häfen Ruhrort und Duisburg gegründet. Der Preußische Ruhrfiskus und die Stadt Duisburg brachten ihre Hafenanlagen ein, zwecks gemeinsamer Verwaltung und Nutzung, wobei jedoch jeder Vertragspartner weiterhin Eigentümer seiner Anlagen blieb.

In den Jahren nach dem ersten Weltkrieg setzt sich allgemein die Erkenntnis durch, daß die Wirtschaftlichkeit und Leistungsfähigkeit der Häfen besser durch die Umgestaltung der Organisationsform in einem nach privatwirtschaftlichen Grundsätzen betriebenen Unternehmen zu erreichen sei. Nachdem das Land Preußen und die Stadt Duisburg die gesetzlichen Voraussetzungen geschaffen hatten, wurde am 30.9.1926 die Duisburg-Ruhrorter Häfen AG mit einem Grundkapital von 18 Mio RM ins Handelsregister eingetragen. Entsprechend dem Wert der eingebrachten Anlagen erhielt Preußen 2/3 der Anteile, die 1960 mit je 1/3 auf die Bundesrepublik und 1/3 auf das Land Nordrhein-Westfalen übergingen. Die Stadt Duisburg bekam 1/3 der Anteile, die von ihr bis heute unverändert gehalten werden.

Alle Baumaßnahmen in den Häfen, insbesondere auch der Wiederaufbau nach dem zweiten Weltkrieg und die Anpassungen an den Strukturwandel wurden, abgesehen von Aufbaudarlehen, die die Aktionäre Bund, Land und Stadt bis 1955 gaben und die später zum größten Teil zur Aufstockung des Aktienkapitals auf 30 Mio DM eingesetzt wurden, im wesentlichen aus eigenen Mitteln der Gesellschaft bestritten.

In den Duisburg-Ruhrorter Häfen wird eine Betriebsform praktiziert, bei der es zur Erfüllung der Verkehrsaufgaben zu einer echten Aufgabenteilung und Partnerschaft zwischen Hafenverwaltung und Privatwirtschaft kommt. Die Hafenverwaltung baut, unterhält und erneuert die Hafenbecken mit Uferanlagen, die Bahnanlagen und Straßen. Sie stellt die in ihrem Eigentum stehenden Grundstücke der Privatwirtschaft auf Pachtbasis zur Verfügung, die mit eigenen Anlagen den Umschlag- und Lagerbetrieb durchführt.

5 Umschlag in den öffentlichen Duisburg-Ruhrorter Häfen

Obwohl die Palette der in den Duisburg-Ruhrorter Häfen umgeschlagenen Güter breit gefächert ist, dominieren hier wie eh und je die Massengüter der Grundstoff- und Produktionsgüterindustrie. Das hierfür anfallende Güteraufkommen macht einschließlich der Mineralölprodukte allein 90 % des Schiffsverkehrs aus. Die Entwicklung des Gesamtumschlages der Duisburger-Ruhrorter Häfen ist der Darstellung in Abb. 6 zu entnehmen. Neben einer allgemeinen Aufwärtsentwicklung des Verkehrsaufkommens sind aber auch Verkehrseinbrüche z. B. in den Jahren 1975 und 1977 festzustellen, bedingt durch konjunkturelle Einflüsse, aber auch Verkehrsverlagerungen. Das Umschlagsergebnis des Jahres 1978 war das drittbeste der Häfen überhaupt und das beste nach dem zweiten Weltkrieg:

1926	27,7 Mio t
1913	27,3 Mio t
1978	25,8 Mio t
1927	24,7 Mio t
1974	24,3 Mio t

Der Umschlag verteilt sich auf die einzelnen Güterarten, wie in der Tabelle 3 dargestellt. Die wichtigsten Umschlaggüter sind im folgenden kurz beschrieben:

Erze

Die Eisenerze für die Erzeugung von Roheisen in den Hüttenwerken kommen in Seeschiffen bis 250 000 t Tragfähigkeit aus allen Teilen der Welt zum Seehafen Rotterdam. Dort werden sie teilweise direkt ins Binnenschiff verladen oder aber zwischengelagert. Die wachsende Größe der Seeschiffe hat zu Verkehrsverlagerungen größeren Ausmaßes, z. B. vom Hafen Emden nach Rotterdam, und damit auch zu Verkehrssteigerungen in Duisburg-Ruhrort geführt. Die 1978 angelieferten Erzmengen waren für die folgenden Empfänger bestimmt:

Hüttenwerk Ruhrort der Thyssen AG. Etwa 4,6 Mio t Erze wurden im Nordhafen Ruhrort entladen. Über Förderbänder gelangt das Erz zu den Aufbereitungsanlagen und zum Hochofen. Nur der geringste Teil wird vorerst zwischengelagert.

Saarhütten. Seit Beginn 1978 erfolgt die Erzversorgung der Saarhütten überwiegend über Rotterdam und Ruhrort im gebrochenen Schiffs-/Bahnverkehr. 2,9 Mio t wurden im Jahre 1978 umgeschlagen.

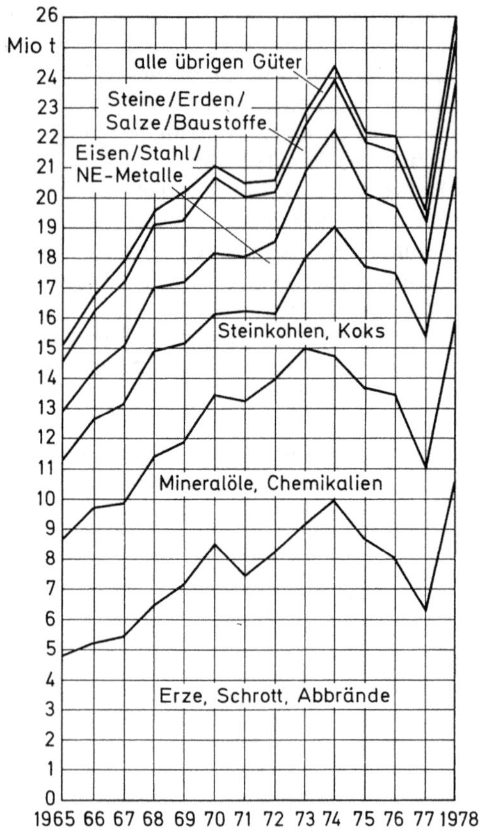

Abb. 6. Umschlag in den Duisburg-Ruhrorter Häfen

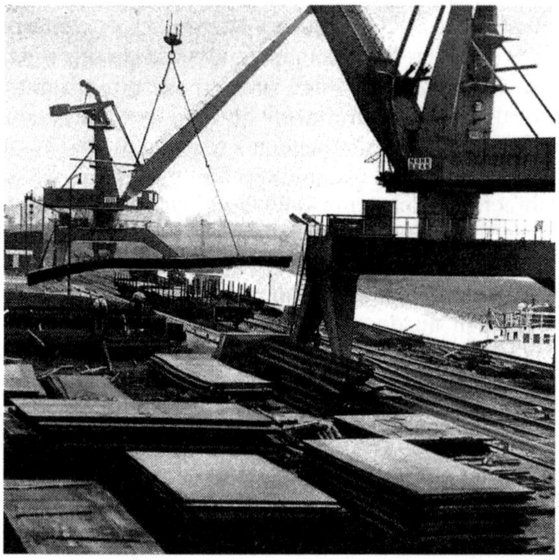
Abb. 7. Umschlag von Stahlblechen im Hochfelder Südhafen

Hoesch Hüttenwerke Dortmund. Ebenfalls auf dem Schiffs- und Bahnweg über die Duisburg-Ruh orter Häfen werden 1 Mio t Eisenerze jährlich zur Hoesch AG nach Dortmund transportiert. Dabei steht dies Verkehrsbeziehung in Konkurrenz zu dem durchgehenden Schiffs- sowie Bahnverkehr von Rotterdam und Am sterdam direkt nach Dortmund.

Hüttenwerk Hattingen der Thyssen AG. 1,4 Mio t Eisenerze wurden 1978 in Duisburg für Ha tingen umgeschlagen und mit Ganzzügen abtransportiert.

Kohlen

Die Kohlentransporte – es handelt sich ausschließlich um ausgehende Mengen – stammen aus den Zeche des Ruhrgebietes, werden mit Ganzzügen antransportiert, in Duisburg überwiegend im Kipperbetrieb entlade und teilweise auch gemischt. Zu etwa 70 % handelt es sich um Exportkohle, die über Rotterdam in EG- und Drit länder transportiert wird. Die Transporte zu deutschen Mittel- und Oberrheinstationen betragen nur noch etw 30 % und sind rückläufig. Das ist auf eine Schrumpfung des Absatzmarktes im Bereich Haushalt und Gewerb zurückzuführen, des weiteren aber auch auf Direktbezüge per Bahn und aus den Häfen des Rhein-Herne-Kanal

Tabelle 3. Anteil der Gütergruppen am Umschlag in den Duisburg-Ruhrorter Häfen (in Mio t)

Gütergruppe / Jahr	1965	1966	1967	1968	1969	1970	1971	1972	1973	1974	1975	1976	1977	1978
Erze, Schrott, Abbrände	4,8	5,2	5,4	6,5	7,1	8,5	7,4	8,2	9,1	9,9	8,6	8,0	6,2	10,6
Mineralöle, Chemikalien	3,9	4,5	4,4	4,9	4,7	4,9	5,8	5,7	5,9	4,8	5,0	5,4	4,8	5,2
Steinkohlen, Koks	2,6	2,9	3,3	3,5	3,3	2,7	3,0	2,2	3,0	4,3	4,1	4,1	4,4	5,0
Eisen/Stahl/NE-Metalle	1,6	1,6	1,9	2,1	2,0	2,0	1,8	2,4	2,8	3,2	2,4	2,2	2,4	3,1
Steine/Erden/Salze/Baustoffe	1,6	2,0	2,1	2,1	2,1	2,5	2,0	1,6	1,6	1,7	1,7	1,8	1,5	1,5
alle übrigen Güter	0,6	0,5	0,7	0,4	0,9	0,4	0,4	0,4	0,3	0,4	0,3	0,5	0,2	0,4
Gesamtumschlag	15,1	16,7	17,8	19,5	20,1	21,0	20,4	20,5	22,7	24,3	22,1	22,0	19,5	25,8

Mineralölprodukte

Mineralölprodukte werden zum größten Teil in Duisburg angelandet. 1978 waren es 1,56 Mio t Gas-, Diesel- oder leichtes Heizöl, 1,07 Mio t Motorenbenzin, 1,06 Mio t schweres Heizöl und 0,20 Mio t Turbinenkraftstoff. Die Menge der Mineralölprodukte, die überwiegend von Rotterdam kommend importiert werden, hängt sehr stark von der Gestaltung des Weltmarktpreises und der Auslastung inländischer Raffinerien ab. Eine Kapazitätsauslastung von nur 62%, wie im Jahre 1978, führt zu verstärkten Importen und zur Verbesserung der Duisburger Umschlagsergebnisse.

Eisen/Stahl/NE-Metalle

Die Steigerung des Umschlages dieser Produkte im Jahre 1978 um 28% auf 3,08 Mio t ist Ausdruck der deutlichen Belebung der Konjunktur auf dem Stahlmarkt. Der Stahlumschlag (Abb. 7) verteilt sich mit 1,26 Mio t auf die Anfuhr und 1,82 Mio t auf die Abfuhr. Für die Exportsendungen ist Antwerpen mit rund 0,80 Mio t der Hauptzielhafen, bei den Importen ist der Seehafen Rotterdam mit über 0,45 Mio t der Haupt-Transithafen.

Steine/Erden/Baustoffe/Salze

Das Verkehrsaufkommen dieser Gütergruppe (1,51 Mio t) wird überwiegend von Salz und Schlacken getragen. Etwa 0,42 Mio t Salz, vom Niederrhein bei Borth kommend, wird im Duisburger Außenhafen entladen und dient als Ausgangsstoff der Sodaherstellung. Schlacken kommen aus den umliegenden Hüttenwerken und werden für Straßen- und Wegebauzwecke in die Niederlande transportiert. Der Umschlag von Sand und Kies hat kaum noch Bedeutung. Lediglich ein im Hafen ansässiges Fertigbetonwerk bezieht teilweise seine Rohstoffe auf dem Wasserwege. Die Versorgung des westlichen Ruhrgebietes, früher überwiegend über den Hafen Duisburg gehend, erfolgt jetzt ausschließlich mit Lastkraftwagen aus Landkiesbaggereien im Gebiet des linken Niederrheins.

Nahrungs- und Futtermittel

Der niedrige Stand des Umschlags dieser Güter ist auf den Getreideumschlag von nur 100 Tsd t zurückzuführen. Sämtliche Mühlen im Duisburger Hafengebiet haben den Betrieb eingestellt. Die vorhandenen Speicher dienen nur Lagergeschäften mit Getreideimporten.

Container

Seit 1975 wird im Hochfelder Südhafen eine Container-Umschlagsanlage betrieben. Der Schiffstransport konnte in erster Linie wegen der relativ geringen Entfernung zu den Rneinmündungshäfen bisher kaum an Bedeutung gewinnen. An- und Abtransport der Container erfolgt überwiegend per Bahn und Lkw.

Rhein-See-Verkehr

Der Umfang des Rhein-See-Verkehrs ist stark abhängig von den Abflußverhältnissen des Rheins. Voraussetzung für einen sich gut entwickelnden Rhein-See-Verkehr sind ausreichend hohe Rheinwasserstände, damit die bis zu 4 m tiefgehenden Küstenmotorschiffe auch mit voller Abladung die Niederrheinhäfen erreichen können. Im Jahre 1978 war die Voraussetzung bei sehr hohen Abflüssen fast neun Monate lang gegeben. Bei den Verkehrsverbindungen überwiegen die Transporte von und zu Hafenplätzen im skandinavischen Raum, so unter anderem mit Norwegen (29%), Schweden/Finnland (22%) und Dänemark (18%); des weiteren die Verkehre mit Großbritannien/Irland (28%) sowie den Atlantikhäfen in Frankreich, Spanien und Portugal (7%).

6 Schiffahrtsbeziehungen der Duisburg-Ruhrorter Häfen

Während vor dem zweiten Weltkrieg die ausgehenden Güter in den Häfen stark dominierten, hat sich dieses Verhältnis seit 1951 umgekehrt. Je nachdem, wie stark die einzelnen Verkehrsgüter, wie z. B. Erze, Kohle und Mineralöl, am Umschlag beteiligt sind, schwankt es etwa zwischen 73 : 27 und 63 : 37. 1978 betrug es ziemlich genau 2/3 : 1/3. Es wurden also doppelt soviel Güter angelandet wie abgefahren.

Das Güteraufkommen des Jahres 1978 mit 25,8 Mio t setzte sich wie folgt zusammen: Anfuhr 16,9 Mio t, Abfuhr 8,5 Mio t und Lokalverkehr 0,4 Mio t.

Die Verkehrsbeziehungen mit den rheinabwärts gelegenen Hafenplätzen (Tab. 4) dominieren sehr stark und verbessern auch ihren Anteil am Gesamtumschlagsaufkommen von Jahr zu Jahr.

Im Jahre 1978 zwar gleichbleibend, aber im langjährigen Vergleich mit fallender Tendenz, war das Güteraufkommen aus den Verkehrsrelationen mit Hafenplätzen am Rhein und seinen Nebenflüssen oberhalb Duisburgs. Stark rückläufig entwickeln sich auch die Transporte im Verkehr über den Rhein-Herne-Kanal.

Tabelle 4. Verkehrsbeziehungen der Duisburg-Ruhrorter Häfen

Aus Relation	Umschlaganteile					
	1974		1977		1978	
	Mio t	%	Mio t	%	Mio t	%
rheinabwärts	18,5	78,3	15,0	78,8	21,5	84,7
rheinaufwärts	3,4	14,3	2,8	14,6	2,8	10,8
Rhein-Herne-Kanal	1,3	5,4	0,8	4,1	0,5	2,0
Rhein-See-Verkehr	0,5	2,0	0,5	2,5	0,6	2,5
	23,7	100,0	19,1	100,0	25,4	100,0

Tabelle 5. Güteraufkommen mit den Rheinmündungshäfen im Jahre 1978

Von und nach	Mio t	Anteil %
Rotterdam	16,53	65,2
Amsterdam	0,77	3,0
Antwerpen	1,60	6,3
Rheinmündungshäfen	18,90	74,5

Die entscheidenden Impulse für die Umschlagsentwicklung gehen von den grenzüberschreitenden Transporte von und zu den Rheinmündungshäfen aus (Tab. 5). Auf sie stützten sich zum Beispiel 1978 fast drei Viertel alle Verkehrsvorgänge im Hafengebiet. Dabei nimmt der Hafen Rotterdam die überragende Partnerrolle ein. Abe auch die Verkehrsbeziehungen zu Amsterdam und Antwerpen sind, wie die stets wachsenden Verkehrszahle zeigen, von Interesse und Bedeutung.

7 Schiffsverkehr

Die Anzahl der Fahrzeuge, die jährlich die Duisburg-Ruhrorter Häfen anlaufen, ist stark unterschiedlich un vor allem von der Wasserführung des Rheins abhängig (Tab. 6). 1978 waren die Wasserverhältnisse außerorden lich gut. Fast drei Viertel des Jahres war eine volle Abladung der verkehrenden Fahrzeuge möglich. In der Zal der Schiffe im Vergleich zum Umschlag zeigt sich aber auch die ständig wachsende Größe der Schiffe.

Tabelle 6. Anzahl der in die Duisburg-Ruhrorter Häfen eingelaufenen Schiffe

Jahr	Insges.	Davon am Umschlag beteiligt	Anteil %
1974	39.074	27.815	71,1
1975	32.840	23.081	70,3
1976	36.467	27.255	74,7
1977	28.277	19.366	68,5
1978	30.623	23.067	75,3

Tabelle 7. Größe und Auslastung der Schiffe

Jahr	Durchschnittswerte je Schiff		
	Tragfähigkeit t	Ladung t	Auslastung %
1974	1.177	850	72
1975	1 256	934	74
1976	1 349	793	59
1977	1 338	985	74
1978	1.470	1.099	75

Tabelle 8. Schiffsgattungen

Jahr	Ladungsmengenanteile		
	Motorgüterschiffe %	Schubleichter %	Schleppkähne %
1974	54	41	5
1975	53	43	4
1976	56	40	4
1977	54	43	3
1978	49	49	2

Eine besondere Eigenart der Duisburg-Ruhrorter Häfen ist, daß viele Schiffe einlaufen, die nicht am Umschlag beteiligt sind, sondern andere Aktivitäten des Binnenschiffahrtszentrums Duisburg in Anspruch nehmen. Deshalb schwankt die Zahl der einfahrenden Schiffe mit der allgemeinen Beschäftigungslage der Schiffahrt. Diese war 1978 sehr gut, daher fällt der Anteil der Schiffe ohne Umschlagsbeteiligung.

Die Gegenüberstellung in Tabelle 7 zeigt deutlich, wie sehr ein Jahr mit langanhaltendem Niedrigwasser, wie z. B. 1976, die Beschäftigungslage (hohe Anzahl von Schiffen mit geringer Kapazitätsauslastung) beeinflußt. Hinsichtlich der am Güterumschlag beteiligten Schiffsgattungen (Tab. 8) vergrößert sich allgemein der Anteil der Schubleichter. Wegen der stark gestiegenen Erztransporte erreichte er 1978 einen neuen Höchststand von 49 %. Entsprechend rückläufig war der Anteil von Motorgüterschiffen und Schleppkähnen.

Die Aufgliederung des Schiffsverkehrs nach Nationen zeigt eine Spitzenstellung der Bundesrepublik mit etwa 46 %, gefolgt von der niederländischen Flagge mit etwa 38 %. Ostblockflaggen erreichten nur einen unbedeutenden Anteil von 0,1 %.

8 Einrichtungen der Häfen

Aus kleinen Anfängen haben sich im Laufe von über 260 Jahren die öffentlichen Duisburg-Ruhrorter Häfen zu ihrer jetzigen Bedeutung entwickelt. Der gewaltige Umfang der Hafenanlagen wird durch die folgenden Angaben verdeutlicht.

Der Grundbesitz der Duisburg-Ruhrorter Häfen AG beträgt rund 7,5 Mio m^2. Davon sind 50 % Pachtflächen, 30 % sind Wasserflächen. Der Rest verteilt sich auf Eisenbahngelände, Straßenflächen, Gebäude und Grünflächen. Die Pachtflächen in der Größe von 3,5 Mio m^2 sind derzeit an 216 Pächter vergeben. 56 davon betreiben Wasserumschlag und 55 Bahnverkehr, wobei sich ein großer Teil dieser Firmen beider Transportarten bedient. Die Pachtflächen teilen sich wie folgt nach Nutzungsarten auf:

25 % Umschlag fester Güter	18 % Handel und Transport
23 % Raffinerie	10 % Industrie und Handwerk
13 % Umschlag flüssiger Güter	6 % unverpachtetes Gelände
5 % Werften	

Als Erweiterungsflächen stehen in den Duisburg-Ruhrorter Häfen noch etwa 200 000 m^2 mit und ohne Wasseranschluß zur Verfügung.

Die Länge aller Ufer beträgt etwa 43 km. Davon sind mehr als 50 % in Spundwandbauweise ausgeführt, der Rest geböscht. Etwa 20 km Ufer dienen dem Umschlag, etwa 16 km als Liegeufer. Der Rest, nämlich rund 7 km Uferlänge, begrenzt die Zufahrten. Für die eisenbahnseitige Abwicklung des Güterverkehrs stehen 97,5 km Gleisanlagen im Eigentum der Hafengesellschaft und 49,2 km Fremdgleis (Privatgleisanschließer) = insgesamt 146,7 km zur Verfügung.

Über ein Netz von 26 km voll ausgebauter Hafenstraßen wird der Zu- und Ablaufverkehr per Lkw mit den Hafenplätzen abgewickelt. Um den landseitigen Verkehrsträgern, der Schiene und Straße, ein ungehindertes und optimales Nebeneinander bei der Verkehrsbedienung zu ermöglichen, dienen 25 Brückenbauwerke und 26 schienengleiche Bahnübergänge, teilweise durch modernste Signaleinrichtungen und durch Fernsehüberwachung gesichert.

Der Schiffsverkehr wickelt sich in 20 Hafenbecken (Abb. 3) ab, die bis auf wenige Ausnahmen eine Fahrwasserbreite von 70 bis 130 m bei mittlerem Wasserstand aufweisen. Sieht man von einigen sehr kleinen Kurvenradien ab, so ist festzustellen, daß die Erschließung der Häfen von der Wasserseite her sehr großzügig gestaltet ist. Das ist umso beachtlicher, wenn man bedenkt, daß die Hafenanlagen mindestens 70 Jahre alt sind. Die Hafenbecken sind größtenteils auch für Zweierschubverbände zu erreichen und haben genügend Breite für das Wenden von Schiffen aller Längen.

Charakteristisch für die Ruhrorter Hafengruppe sind die Landzungen oder Halbinseln in deren Ostteil. Je nacl der Art der auf ihnen jetzt oder auch früher entwickelten Aktivitäten werden sie als Erz-, Öl-, Kohlen- oder aucl Speditionsinsel bezeichnet. So großzügig die Wasserflächen angelegt sind, so sehr mangelt es an Landflächen aus reichender Abmessungen im Hafen. Die Hafenanlagen wurden bei ihrer Entstehung für einen Direktumschla vom Eisenbahnwaggon auf Schiff (meist Kohle) ausgelegt. Nachträglich hinzugekommen ist die Erschließun durch Straßen und das Bedürfnis der Zwischenlagerung in großen Mengen. Als Ausweg wurde schon ein Hafen becken verfüllt und die Bedienung einer solchen Insel von einer Seite her beschränkt.

9 Straßenverkehr im Hafen

Als Folge des nach 1948 einsetzenden Wandels in der Güterstruktur des Hafens erreichte der Hafenbahn verkehr, welcher 1936 noch einen überragenden Anteil von 80% am Gesamtumschlag ausweisen konnte, in Jahre 1978 eine Quote von 45%. Für die Jahre davor waren oftmals sogar nur Anteilsergebnisse von deutlicl weniger als 40% festzustellen. Zahlreiche Hafenplätze, die früher nur Güterverkehr über den Schienenweg ab fertigten, mußten sich nun auf die Bedienung des Lastkraftwagens einstellen und hierfür entsprechende Anlage vorhalten. Für die Hafengesellschaft ergab sich die Notwendigkeit, bei der ursprünglich eindeutig auf den Kohle und Erzumschlag ausgerichteten Infrastruktur die Voraussetzungen für eine rationelle Abwicklung des stets stei genden Zu- und Ablaufverkehrs mit Lastkraftwagen zu schaffen.

Dazu war der Ausbau des Straßennetzes im Hafengebiet erforderlich. Neue Straßen, selbst für schwerste Ve kehrsbelastungen, mußten geschaffen werden. Bestehende, der Duisburg-Ruhrorter Häfen AG gehörende Straße wurden verbreitert, die Fahrbahnbefestigung verbessert, Abbiegespuren angelegt und die Hafeninseln am Kop mit Wendekreisen versehen. Die Brücken über den Zufahrtsstraßen wurden dem Lkw-Profil in Breite und Höh angepaßt und vergrößert. Straßenbrücken über die Hafenbecken wurden auf mehrere Fahrspuren verbreitert un die Tragfähigkeit der Brücken erhöht; Zufahrtsrampen für einzelne Hafenteile oder Lagerbereiche neu angeleg und großzügige Anschlüsse an das Fernstraßennetz hergestellt. Damit war gewährleistet, daß die zahlreiche neuen Autobahnen auch schnell vom Hafen aus zu erreichen sind.

Speziell für den Duisburger Hafenteil ist besonders hervorzuheben, daß Hafenmagazine mit starkem Stückgut anteil ohne Benutzung der innerstädtischen Duisburger Straßen unmittelbar an das Autobahnnetz angeschlosse sind. Im Hafengebiet selbst wurden am Wasser liegende Gleisanlagen ausgepflastert, damit der Lkw auch direk aus dem Schiff beladen werden kann. Die gute Anbindung des Straßenverkehrs an den Hafen erweiterte di Güterpalette über den traditionellen Massengutbereich hinaus auf den Sektor der Stück- und Speditionsgüte Die Zahl der jährlich in den Häfen verkehrenden Lastkraftwagen liegt bei annähernd 1 Million.

10 Eisenbahnverkehr im Hafen

Trotz der guten Straßenanbindungen zählt Duisburg mit seinen Häfen immer noch zu den bedeutendste Eisenbahnschwerpunkten in der Bundesrepublik. Das ausgedehnte Schienennetz der öffentlichen Häfen ist übe drei leistungsfähige Anschlußbahnhöfe mit dem Netz der Deutschen Bundesbahn verbunden. 1978 wurden da über im frachtpflichtigen Güterverkehr 325 000 Wagen mit 11,7 Mio t befördert.

Bahnhof Duisburg-Ruhrort Hafen

Dieser Bahnhof ist der bedeutendste unter den Hafenbahnhöfen (Abb. 8) und auch für den Verkehr mit ele trischen Triebfahrzeugen ausgestattet. Über ihn werden von den Ruhrorter Häfen der Hafenmund, der Vinck kanal und der Südhafen sowie der Hafenkanal und die Becken A, B und C mit dem Schienennetz der Bunde bahn verbunden. Die Bahnhofsanlagen der Bundesbahn mit einem Schienennetz von 56 km Länge schließen sic unmittelbar an das hafeneigene Netz an. Betriebsführer auf den Anlagen beider Bereiche ist die Deutsche Bunde bahn. Dafür werden bis zu 9 Rangierlokomotiven gleichzeitig eingesetzt und im Durchschnitt täglich etw 1 000 Wagen transportiert.

Bahnhof Duisburg Hafen

Über diesen Bahnhof, der im Eigentum der Duisburg-Ruhrorter Häfen AG steht, werden mit gesellschaft eigenen Triebfahrzeugen (2 moderne Diesellokomotiven mit Funkfernsteuerung) die Magazine des Außen Innen- und Parallelhafens bedient. Wegen der Art der transportierten Güter, wie z. B. Baustoffe, Legierunge Stab- und Formstahl, Bleche, Rohre oder Holz, werden überwiegend einzelne Waggons gestellt, was einen hohe

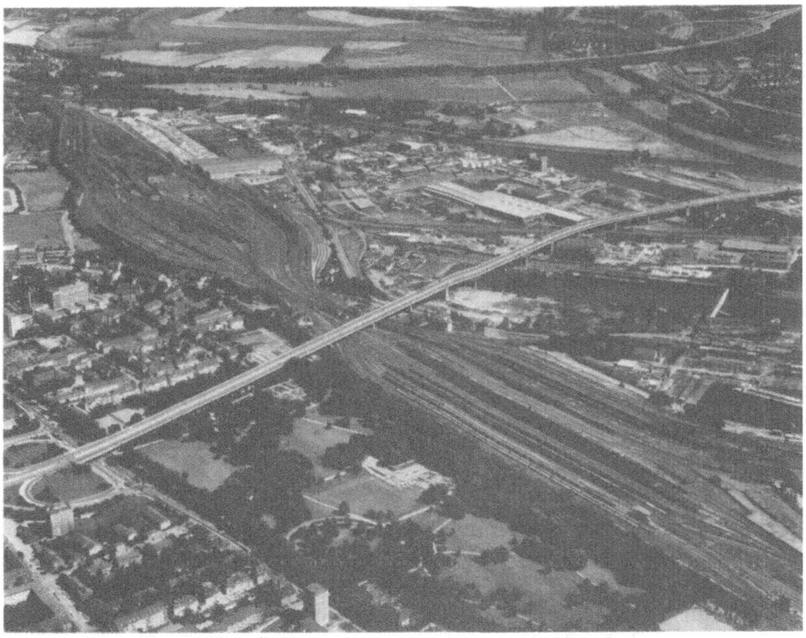

Freigeg. Reg. Präs. Dsdf. 19/H 256

Abb. 8. Eisenbahnanlagen des Bahnhofs Duisburg-Ruhrort Hafen

Rangieraufwand erfordert. Besondere Bedeutung kommt der Bedienung des städtischen Großmarktes zu, der Gleisanschließer am Hafenbahnhof ist.

Bahnhof Duisburg-Hochfeld Hafen

Die Deutsche Bundesbahn als Betriebsführende stellt auf den Gleisen der Gesellschaft die Wagen für den Südhafen Hochfeld und den Kultushafen bereit. Im wesentlichen werden dort Schrott, Halbzeug, Baustahl und Schamotte umgeschlagen.

Im steigenden Maße wird der Anschlußbahnverkehr in geschlossenen Ganzzügen abgewickelt. Für das Jahr 1978 waren es 82% der beförderten Güter. Neben den Massengütern Erz und Kohle wurden außerdem Eisen- und Stahlerzeugnisse sowie Mineralölprodukte in Ganzzügen abgefertigt. Güterzugfahrpläne, auf die Erfordernisse von Verladern, Bundesbahn und Industrie abgestellt, schaffen einen regelrechten Verkehrsverbund.

Entscheidenden Anteil an dieser Entwicklung hat auch die Modernisierung des Güterwagenparks der Deutschen Bundesbahn. Der Trend zum Einsatz von Wagen mit höheren Nutzlasten zeichnet sich deutlich ab. So verkehren im Erztransport neben den normalen vierachsigen Fad-Selbstentladewagen mit rund 56 t Lastgrenze seit Herbst 1978 auch solche mit 6 Achsen und einer Nutzlast von 102 t, ausgerüstet mit Mittelpufferkupplung. Dabei werden Zugeinheiten mit 36 Wagen und 5 000 t Bruttolast (3 700 t Nettolast) mit einer Doppeltraktion der schwersten Elektrolokomotiven der Deutschen Bundesbahn transportiert. Eine gleichhohe Auslastung erreichen auch die für den Transport von Coils (schwere Blechrollen) ausgerüsteten sechsachsigen Sas-Flachwagen.

11 Umschlags- und Lagereinrichtungen im Hafen

Die Menge des Umschlags und die große Zahl der Umschlagtreibenden in Duisburg führte dazu, daß hier die Prototypen der Krananlagen entwickelt wurden. Die umzuschlagenden Güter teilen sich in zwei Gruppen: Schüttgüter und Stückgüter. Für beide Arten haben sich im Umschlag spezielle Anlagen entwickelt, aber auch Anlagen, die sowohl Schütt- als auch Stückgüter unterschiedlichster Eigenschaften umschlagen können. So gibt es in den Duisburger Häfen eine große Anzahl Kräne aller Systeme: Drehkräne, Laufkräne mit Portalbrücke, teilweise als Rohrkonstruktion, sowie Wippkräne. Die Tragfähigkeiten betragen in der Spitze 35 t für Stückgüter, insbesondere für Brammen und Coils, 10 t für Massengüter, besonders Erz, und 60 t bei einem Schwerlastkran für schwere Einzelstücke. Im einzelnen sind in den Duisburg-Ruhrorter Häfen für den Schiffsgüterumschlag insgesamt 55 Portal- und Drehkräne sowie 33 Brückenkräne und für den Lagerplatz-, Hallen-, Reparatur- und Werkstattbetrieb zusammen 48 Portal- und Drehkräne, 91 Brückenkräne und 9 Schwenkmaste eingesetzt. Fast alle Geräte zum Schiffsumschlag können mit Kranhaken, Zweischalen- oder Mehrschalengreifer bzw. Spezialeinrichtungen, z. B. für Coilumschlag, ausgestattet werden. Entsprechend der benötigten Ausladung und in Abhängigkeit von den spezifischen Gewichten werden die notwendig großen Einrichtungen verwendet. Für die Lagerung von Stückgütern stehen insgesamt 172 Hallen im Hafengebiet mit 192 000 m² Lagerfläche oder der Lagermöglichkeit für 320 000 t zur Verfügung. Bei den Hallen besteht teilweise die Möglichkeit, mit den Krankatzen auf die Kaianlagen überzuwechseln. Das Öffnen der Hallen durch Verschieben bzw. Verklappen der Dächer ermöglicht die Be- oder Entladung von oben.

Beachtlich sind auch die Umschlag- und Lagermöglichkeiten für Flüssiggüter: Tanklagerung in 545 Tanks mit 1,3 Mio m³ Rauminhalt sowie 26 Lade- oder Löscheinrichtungen (Steiger oder Marinelader) für Schiffsumschlag, 155 Beladestellen für die Kesselwagenbeladung und 24 Füllstationen für Straßentankwagen.

Wegen der Einstellung der Mühlenbetriebe in Duisburg ist der Getreideumschlag praktisch bedeutungslos geworden, aber die vorhandenen 6 Getreidespeicher dienen der Lagerung und können dabei 130 000 t Getreide aufnehmen.

Stellvertretend für die zahlreichen Umschlagbetriebe im Hafen seien im folgenden 3 leistungsfähige Betriebe vorgestellt, die gleichzeitig repräsentativ für die Hauptumschlagsgüter sind.

Kohlenverlade- und Bunkeranlage

Diese Anlage befindet sich auf der Kohleninsel mit Verlademöglichkeiten am Becken B. In 8 Zuführungsgleisen mit Gefälle können gleichzeitig 140 offene Güterwagen bereitgestellt werden. Zwei Schiebebühnen führen die Wagen den hydraulischen Waggonkippern zu. Die Kohle wird bei einer Steilstellung der Waggons von 85° und durch Rüttelung entladen. Über Förderbänder kann das Schüttgut entweder in 32 Einzelbunker mit 8 000 t Inhalt oder über fahrbare, bewegliche Schiffsbelader direkt in die Schiffe befördert werden (Abb. 9). Die mittlere Tagesleistung der Anlage bei 16stündigem Betrieb beträgt 450 Waggons oder 12 600 t. Jeder Schiffsbelader kann stündlich bis 500 t Kohle in die vorliegenden Fahrzeuge bringen. Die bisher beste Jahresumschlagsleistung wurde im Jahre 1978 mit 2,9 Mio t erzielt.

Erzumschlagplatz auf der Speditionsinsel

Zwischen den beiden Mündungsarmen der Ruhrorter Häfen, dem Hafenmund und Hafenkanal, wird auf der Speditionsinsel auf insgesamt mehr als 70 000 m² Pachtfläche ein intensiver Massengutumschlag, vor allem von Erz, betrieben. Dafür stehen 1 500 m gut ausgebaute Uferfront zur Verfügung, die es wegen der exponierten Lage zum Rheinstrom gestattet, daß dort Schubverbände mit 4 Leichtern direkt unter dem Umschlagsgerät anlegen können, was unter den Rheinhäfen einmalig ist (Abb. 10). Sowohl am Hafenmund als auch am Hafenkanal stehen entlang der Ufer je 2 Gleise mit Ausziehmöglichkeiten für Ganzzüge zur Verfügung. Der Umschlag von Erz erfolgt vom Schiff direkt in die bereitgestellten Eisenbahnwaggons oder auch auf Lager. Lagermöglichkeit besteht für etwa 0,9 Mio t. Im Jahre 1978 wurden dort insgesamt 4,6 Mio t umgeschlagen, neben Erz auch geringere Mengen Kohle, Schrott und Gipsprodukte. Dafür stehen die folgenden Geräte zur Verfügung: 4 Wippdrehkräne mit 3 x 10 und 1 x 8 t Tragfähigkeit, 4 Kranbrücken mit 10 t Hubkraft, 4 Vorderradlader und 3 Lokomotiven.

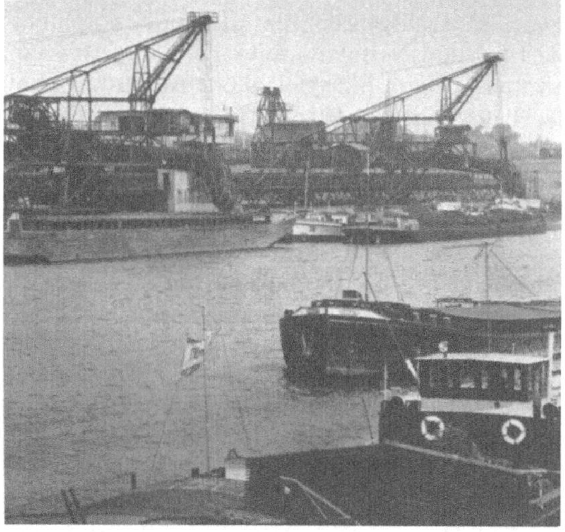

Abb. 9. Kohlenmisch- und -verladeanlage am Hafenbecken B

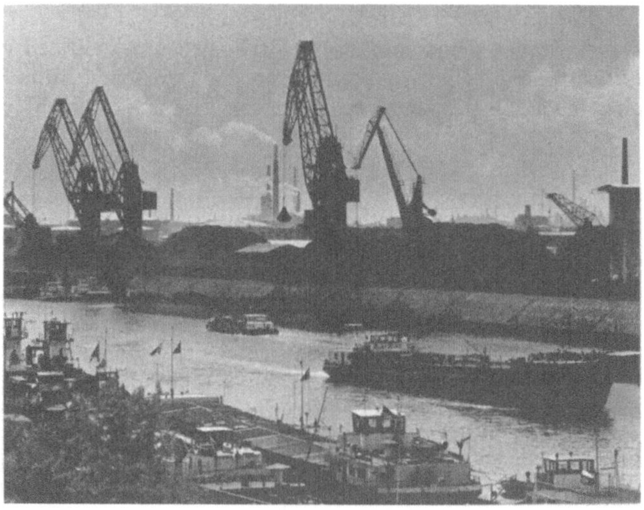

Abb. 10. Erzumschlag am Hafenmund

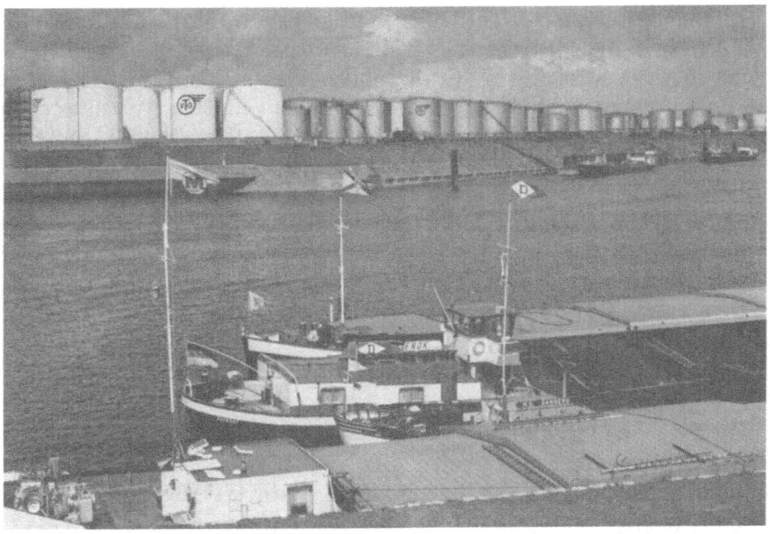

Abb. 11. Tanklager auf der Ölinsel

Mineralölumschlag und -lagerung auf der Ölinsel

Auf der Ölinsel (250 000 m² Pachtfläche) in Duisburg-Ruhrort wird das größte Tanklager im Hafen mit 128 Tanks und 240 000 m³ Lagerkapazität betrieben (Abb. 11). Das Lager ist durch je eine Pipeline mit Oberhausen-Holten und Gelsenkirchen verbunden. An 7 Steigern mit 27 verschiedenen Anschlußmöglichkeiten wurden im Jahre 1978 1,1 Mio t Mineralölprodukte aller Art mit Ausnahme von schwerem Heizöl und chemische Produkte umgeschlagen.

Seit 1978 wird auch Flüssiggas umgeschlagen, das mit Schiffen antransportiert und in 6 Erdbehältern mit zusammen 12 000 m³ zwischengelagert wird. Der Abtransport (22 000 t im Jahre 1978 und 48 000 t im Jahre 1979) erfolgt überwiegend durch Tanklastzüge, vereinzelt auch in Kesselwagen.

12 Strukturwandel im Hafen

Das Bild des Binnenhafens Duisburg-Ruhrort hat sich in den vergangenen Jahrzehnten, insbesondere nach dem zweiten Weltkrieg, entscheidend verändert. Für Hafenverwaltung und Hafenkundschaft ergab sich damit die Aufgabe, sich den veränderten Verhältnissen anzupassen.

Die einst traditionellen und den Umschlag tragenden Güter, wie Kohle, Kies oder Getreide, sind heute zurückgedrängt oder fast ganz verschwunden. Zumindest hat sich, was die Kohle betrifft, die Umschlagsart völlig verändert. Der Kohlenkipper mit der Verladung der Kohle im freien Fall von Eisenbahnwagen ins Schiff ist lange verschwunden. Übergeblieben sind zwei leistungsfähige hydraulische Kipper, die in einem Kippertrichter arbeiten. Nachfrage besteht auch kaum mehr nach langfristiger Einlagerung von Massengütern.

Lagerungen dienen heute nur der Pufferung. Die Verknappung und Verteuerung hochwertiger Erze, wie zum Beispiel Ferro-, Silizium-, Mangan- und Chromerz, führte dazu, daß diese nicht mehr im Freien, sondern nur noch gedeckt gelagert werden. Die Umgestaltung offener Lagerflächen in Lagerhallen vollzog sich.

Einen weiteren entscheidenden Wandel machte der Schiffsbau durch. Die modernen Güterschiffe, Motorgüterschiffe, wie Schubleichter, haben größere Tragfähigkeiten als früher. Während noch 1967 die durchschnittliche Auslastung der in den öffentlichen Duisburger Häfen verkehrenden Schiffe etwa 650 t betrug, erreichte sie 1978 ihr bisher bestes Ergebnis von rund 1 100 t. Das hat zur Folge, daß trotz gestiegenem Transportaufkommen immer weniger Güterschiffe zum Einsatz gelangen. Wurden 1971 noch 30 000 am Umschlag beteiligte Schiffe gezählt, so waren es in den vergangenen Jahren, mit Ausnahme des „Trockenjahres 1976", nur noch 23 000.

Aber nicht nur der Wandel in der Schiffsart – Schleppkahn/Motorschiff/Schubleichter – und der Größe wirkt sich aus. Auch die Konstruktionsart, überwiegend in Form von Einraumschiffen mit durchgehenden Laderäumen bis zu 80 m Länge, wirkt sich positiv aus. Es ist dadurch möglich, gleichzeitig mehrere Krane an einem Fahrzeug einzusetzen. Hinzu kommt die verbesserte Leistungsfähigkeit der Umschlagsanlagen, so daß es heute in Duisburg möglich ist, einen voll abgeladenen Europa II a-Leichter in der Rekordzeit von 3 Stunden zu entleeren.

Die Folge davon sind stark verkürzte Aufenthaltszeiten der Schiffe im Duisburger Hafen. Trotz deutlich gestiegenen Umschlagszahlen sind die Hafenbecken weitaus weniger belegt, als vor 10 oder 20 Jahren. Ruhig erscheinende Hafenteile haben bei Auswertung der Umschlagsergebnisse noch befriedigende Leistungsergebnisse, denn die Belegung der Hafenbecken steht in engem Zusammenhang mit der Aufenthalts- und Abfertigungsdauer der Schiffe. Selbst an stark frequentierten Umschlagplätzen sind Schiffsansammlungen selten geworden.

Um die Aufenthaltszeiten in den Häfen zu ermitteln, wurden 1977 in Duisburg-Ruhrort Untersuchungen angestellt mit dem Ergebnis, daß Schiffe sich durchschnittlich 28 Stunden und 21 Minuten im Hafen aufhalten. Ein Wert, der deutlich unter früher bekannten Zeiten lag, dennoch der Interpretation bedarf. Die eigentliche Zeit im Hafen, die für die Be- und Entladung benötigt wird, beträgt nämlich nur 5 Stunden und 5 Minuten. Der Rest der Zeit ist auf Einflüsse außerhalb des Hafens zurückzuführen. Er begründet sich auf folgende Tatsachen: Persönliche Gründe der Besatzung, Dispositionsaufenthalte, Reparaturen und vor allem Arbeitszeitregelung für Besatzung und Umschlagpersonal.

Duisburg ist als schneller Hafen bekannt. Hier wurden Rekordaufenthaltszeiten erzielt:

80 Minuten für die Übernahme von 16 t Blechen,
135 Minuten für die Beladung mit 450 t Schlacke,
195 Minuten für das Löschen von 1 120 t Erz und
240 Minuten für das Löschen von 2 800 t Erz aus einem Europa II a-Leichter.

Die verkürzten Aufenthaltszeiten im Hafen und der verminderte Personaleinsatz in der Schiffahrt hatten auch ihre negativen Folgen. Der Stadtteil Ruhrort und seine Geschäftswelt waren seit jeher intensiv mit der Schiffahrt und den dort arbeitenden Menschen verbunden. Der Ausfall von Tausenden einlaufender Schiffe und der Rückgang der auf ihnen lebenden Menschen bedeuteten nahezu den Tod dieser lebensfrohen Schifferstadt. Dieser Verlust kann auch nicht dadurch ersetzt werden, daß mittlerweile Traditionen wieder gepflegt werden, z. B. in Form des Museums der Deutschen Binnenschiffahrt im alten Rathaus von Ruhrort, eröffnet im Mai 1979.

13 Neuere Entwicklungen beim Umschlag im Hafen

Den dargelegten Strukturänderungen wird in den Duisburger Häfen stets Rechnung getragen. Dafür einige Beispiele für neue Entwicklungen:

Für den Erzumschlag am Hafenmund ist die derzeitige Krankapazität nicht mehr ausreichend. Es wurde deshalb die Kranbahn um 75 m verlängert und ein neuer Kran in Auftrag gegeben. Es wird sich dann um den modernsten und leistungsfähigsten Kran im Hafengebiet handeln: 16 t Tragfähigkeit beim Greiferbetrieb und 32 m Ausladung mit 600 t Stundenleistung.

Der Kohletransport zur Kohlenmischanlage soll in Zukunft von offenen E-Wagen auf selbstentladende Fad-Wagen umgestellt werden. Dafür ist die Umgestaltung der Gleisanlagen und das Schaffen einer Bunkeranlage zur Entladung der Fad-Wagen erforderlich. Dabei muß zumindest für 10 Jahre mit beiden Transportsystemen parallel gearbeitet werden.

Der Umschlag von Flüssiggas ist so gut eingeschlagen, so daß der Bau weiterer 3 Erdbehälter mit je 2 000 m^3 und ein Umschlag bis zu 100 000 t im Jahr vorgesehen ist.

Eine breite Palette, insbesondere kaltgewalzte Stahlprodukte, sind nässeempfindlich. Deshalb ist neben der Lagerung auch eine witterungsunempfindliche Umschlagsmöglichkeit erforderlich. Im Ruhrorter Südhafen entsteht zur Zeit eine zweischiffige Lagerhalle (76 x 100 m) mit einem vorgezogenen Dach, das über die gesamte Breite von 76 m die Wasserfläche des Südhafens um 25 m überkragt. Jedes Hallenschiff wird mit einem Brückenlaufkran von 40 t Tragfähigkeit ausgerüstet.

14 Hafen als Standort für Industrie und Handel

Wenn auch die Umschlags- und Lagerfunktionen im öffentlichen Binnenhafen Duisburg-Ruhrort eindeutig im Vordergrund stehen, so hat doch der günstige Standort mit der außerordentlich guten Erschließung zur Standortbildung für Industrie und Handel geführt. Der Handel kann von hier aus verteilen und weiterleiten. Produzierende Betriebe befinden sich hinsichtlich des Bezugs von Rohstoffen und des Absatzes ihrer Erzeugnisse in einer bevorzugten Lage.

Von der vorhandenen Grundstücksfläche im Hafen werden 38 % für Produktionsbetriebe und 12 % für Handelsläger genutzt. Diese Betriebe sind im allgemeinen in den Randbereichen des Hafens angesiedelt, denn die

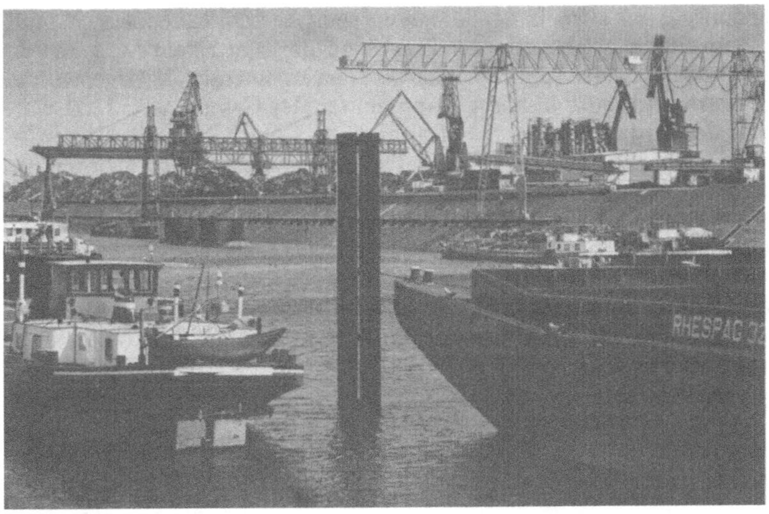

Abb. 12. Schrottumschlag und -aufbereitung am Hafenbecken B

Umschlagsufer bleiben solchen Betrieben vorbehalten, die ein nennenswertes Verkehrsaufkommen erbringen. Von den zahlreichen Firmen, die etwa 10 000 Beschäftigte haben, sind im folgenden einige aufgezählt:

Eine Mineralölraffinerie mit einer Jahreskapazität von 2,0 Mio t,
mehrere Maschinenfabriken mit Herstellung von Dampfkesseln, Waagen und Kugellagern,
drei Fertigbetonwerke mit einer möglichen Produktion von 25 000 m^3 Beton je Tag,
sieben Stahlhandelslager mit zusammen 80 000 m^2 Hallenfläche sowie
mehrere Schrottaufbereitungsfirmen, unter anderem mit der leistungsfähigsten Shredder-Anlage Europas, die eine Leistung von 10 000 t je Monat hat (Abb. 12).

Besonderer Erwähnung bedarf die Konzentration der Werftbetriebe in Duisburg und besonders im Hafen. Etwa 15 % der Binnenschiffswerftkapazität der Bundesrepublik, nämlich 10 Werftbetriebe mit etwa 950 Arbeitnehmern, haben ihren Sitz in Duisburg. Die größten Werften, die Neubauten von Binnenschiffen, Rhein-See-Schiffen und Spezialschiffen bis 10 000 t Tragfähigkeit erstellen, liegen am Kopf der Hafenbecken A, B und C. Die Hellinganlagen lassen Neubauten bis 110 m Länge zu. Ebenso wichtig sind aber auch die auszuführenden Schiffsreparaturen. Zahlreiche Zulieferfirmen haben sich in der Nähe der Werften im Hafen niedergelassen: Motoren-Service-Stationen, Schreinereien, Radarfirmen und Schiffsausrüster. Die Anforderungen der Binnenschiffahrt und die Bedürfnisse der Schiffahrtstreibenden führte zu der Stationierung zahlreicher Boote im Hafen: Polizei-, Zoll-, Hafenmeister-, Arbeitsamt-, Kirchen-, Proviant-, Bunker- und Bilgenentölungsboote.

15 Allgemeine technische Maßnahmen im Hafen

Technische Maßnahmen im Hafen sind in erster Linie auf die Unterhaltung, Erhaltung und Erneuerung der bestehenden umfangreichen Anlagen ausgerichtet. Es handelt sich im wesentlichen um Baumaßnahmen im Rahmen der Verkehrssicherungspflicht. Dafür wurden im Mittel der vergangenen Jahre etwa 7,5 Mio DM je Jahr eingesetzt, davon wurden 1/3 als Eigenleistungen der Gesellschaft und 2/3 als Unternehmerleistungen erbracht.

Einige wesentliche Aufgabengebiete dieser allgemeinen Unterhaltungsarbeiten seien im folgenden aufgezählt:

Peilungen in den Hafenbecken und an den Böschungen sowie Suche nach Hindernissen,
Durchführungen von Baggerungen zur Erhaltung der Wassertiefe,
Reparaturarbeiten an Uferanlagen, z. B. Spundwänden und Pflasterböschungen,
Mähen der begrünten Hafen-, Deich- und Eisenbahnböschungen, insbesondere soweit sie gleichzeitig dem Hochwasserschutz dienen,
Straßenunterhaltung einschließlich des Kehrdienstes sowie der Reinigung der Abläufe und Entwässerungsleitungen,
Eisenbahngleise stopfen und Weichen schmieren,
Schnee- und Eisdienst auf Straßen und Schifferbetriebswegen,
Betrieb und Unterhaltung von 2 beweglichen Brücken.

Die Schlammanlandungen, vor allem in den Mündungsbereichen der Hafenbecken, im Hafenkanal und Hafenmund, werden von einem Eimerkettenbagger der Duisburg-Ruhrorter Häfen AG gefördert. Jährlich fallen etwa 100 000 m^3 Schlamm an, der zu einer 15 km rheinabwärts im Rheinvorland gelegenen Einbaustelle transportiert werden muß. Eingesetzt wurden dafür bisher 4 Klappschuten der Gesellschaft. Jetzt wurde im Zuge von Rationalisierungsmaßnahmen der Abtransport des Schlammes einem Unternehmen übergeben.

Für die notwendigen Beobachtungen im Rahmen der Verkehrssicherungspflicht und Ausführung der notwendigen Arbeiten stehen der Gesellschaft zwei fährenartige Fahrzeuge zur Verfügung. Sie haben einen sehr niedrigen Tiefgang, bieten ideale Anlegemöglichkeiten, sind sehr gut manövrierfähig und gelten damit als echte Allzweckfahrzeuge für die Hafenunterhaltung. Dies insbesondere auch deshalb, weil sie Träger von Taucherausrüstungen sind, Hubgeräte haben und wie alle Fahrzeuge über eine Funkeinrichtung verfügen.

Bei den Hochwasserschutzanlagen handelt es sich neben mehreren Kilometern Rheindeiches auch um 2 Hochwassersperrtore, von denen eines mit den Abmessungen 16,80 m breit und 18,10 m hoch die gesamte Duisburger Innenstadt vor Überflutungen bewahrt.

16 Die Rheinsohlenerosion und ihre Auswirkungen

Eine Erscheinung, die das Baugeschehen am Niederrhein und seinen Häfen entscheidend beeinflußt hat, ist die Rheinsohlenerosion. Aufgrund verschiedener Einflüsse ist das Geschiebegleichgewicht des Rheinstromes gestört worden. Die fließende Welle des Rheins hat mehr Sohlenmaterial abtransportiert, als vom Oberstrom zugeführt wurde. Das führte zum Absinken der Wasserstände, insbesondere im Niedrigwasserbereich. Das Maß der Sohlenerosion spiegelt sich in den festgesetzten gleichwertigen Wasserständen wider. Danach ist es an allen deutschen Pegeln von Mainz an abwärts zu erheblichen Sohlensenkungen gekommen. Besonders betroffen ist die Niederrheinstrecke, was sich in dem starken Absinken des GlW an den Pegeln Düsseldorf und Emmerich, aber ganz besonders Ruhrort ausdrückt (Abb. 13).

Die Rheinerosion tritt im Raum von Duisburg ungefähr seit 1880 auf. Seitdem trat eine Senkung von über 2,50 m auf, seit 1908 etwa 2,40 m. Dabei ist es zwischen Duisburg und der holländischen Grenze zu einem Verlust an Sohlenmasse von etwa 60 Mio m^3 gekommen. Die Absenkungen des Wasserspiegels waren besonders stark in den Jahren zwischen den beiden Weltkriegen und nochmal in den fünfziger Jahren. Mittlerweile hat das Maß der Eintiefung offensichtlich nachgelassen, was der Vergleich der GlW-Werte von 1952 und 1962 zeigt. Diese unterscheiden sich um 0,10 m, d. h., die Erosion hat in diesem Zeitraum 1 cm je Jahr betragen. An den Pegeln oberhalb von Düsseldorf ist bereits eine gegenläufige Entwicklung festzustellen. Dort ist es wieder zu Anlandungen und damit zur Anhebung des Wasserspiegels gekommen. Die Festlegung der GlW-Werte von 1982 wird diese Tendenz vermutlich bestätigen.

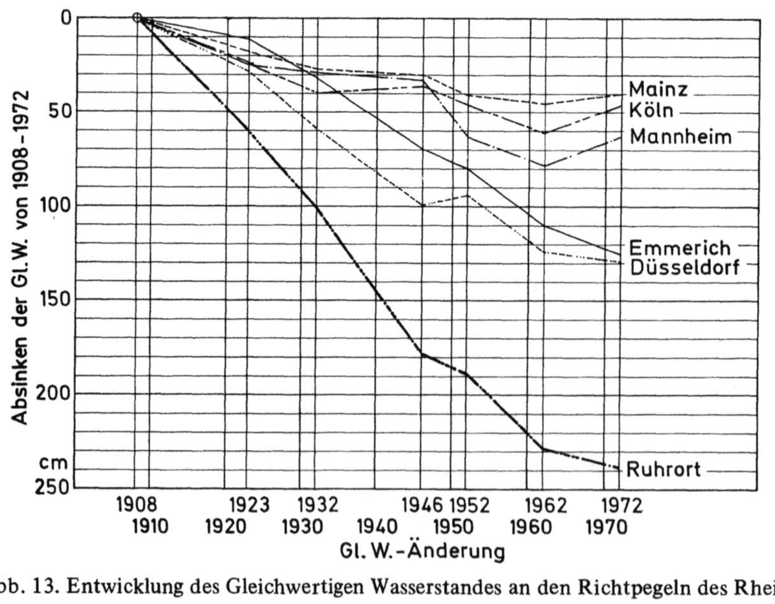

Abb. 13. Entwicklung des Gleichwertigen Wasserstandes an den Richtpegeln des Rheins

Die Gründe für die Rheinsohlenerosion waren die folgenden:

1. Die Umwandlung des Rheins von einem auf langen Strecken in vielfache Arme gespaltenen und häufig sein Bett verlagernden Naturstrom zu einem hochentwickelten Kulturstrom wurde durch wasserbauliche Mittel erreicht. Der Bau von Längs- und Querwerken bedingte eine Festlegung des Stromes. Dadurch wurde die sonst erfolgte Seitenerosion in eine reine Tiefenerosion umgewandelt, d. h., die Stromsohle senkt sich und die Rheinvorländer, die bei Hochwasser überströmt sind, höhen sich durch Sand- und Schlammablagerungen auf. Hierdurch werden bei höheren Wasserständen Abfluß und Strömungsgeschwindigkeit im Mittelwasserbett vergrößert und die Erosion noch verstärkt. Als wirksamste Gegenmaßnahme werden die Strombauwerke dem abgesunkenen Regulierungswasserstand angepaßt und die Rheinvorländer im Zuge gewerblicher Entkiesungsmaßnahmen planmäßig tiefer gelegt.
   Schließlich haben auch die Stauregelungen am Oberrhein und den Nebenflüssen zu einer Störung des Geschiebegleichgewichtes wegen verminderter Zufuhr geführt. Man schätzt, daß diese echte Erosion zu 20 % am Sohlenmassenverlust beteiligt ist.
2. Stärker noch, nämlich etwa 60 %, wirkt sich die Kiesentnahme aus dem Strom aus. Zwischen den beiden Weltkriegen und danach bis etwa 1955 wurde ohne Rücksicht auf die Folgen dem Rheinstrom Kies für Bauzwecke entnommen. Nachdem man die Schäden erkannt hatte, wurde die Kiesbaggerung im Mittelwasserbett untersagt. Heute wird jeder m^3 Kies, der zur Erhaltung des Fahrwassers bei der Beseitigung von Untiefen anfällt, dem Strom an Stellen mit Übertiefen zurückgegeben. Die Entnahme von Kies erfolgt, wie bereits erwähnt, nur noch in den Vorländern bei gleichzeitiger Wiederverfüllung.
3. Die verbleibenden 20 % des Sohlenmassenverlustes sind für die dem Bergbau anzulastenden Absenkungen anzusetzen. Der Bergbau ist etwa seit 1923 unter dem Rhein tätig. Der Schwerpunkt der Abbautätigkeit lag unter der Rheinstrecke zwischen Duisburg-Hochfeld und Orsoy, was zu einer Senkung von durchschnittlich 1 m führte. Dazu hat vor allem der Umstand beigetragen, daß die aufgelassenen Flöze nicht mehr verfüllt, sondern als nachgiebige Hohlräume belassen wurden. Derzeit sind noch bergbauliche Maßnahmen zwischen den Kilometern 796 und 799 des Rheins im Gange. Die Absenkungen der Stromsohle haben Auswirkungen nach Oberstrom, weil sich die entstehenden Löcher mit zugeführtem Geschiebe auffüllen. Dem wird entgegengewirkt durch Verklappen von Abraummaterial des Bergbaus.

Es sind aber auch weitere Einflüsse hinzugekommen, die den Wasserspiegel absenken. Es handelt sich einmal um Wasserentnahmen direkt aus dem Rhein bzw. als uferfiltriertes Grundwasser an den Ufern sowie um die Erwärmung des Rheinwassers durch Kühlwassereinleitungen, die eine stärkere Verdunstung zur Folge haben. Eine Wasserentnahme von 5 m^3/s bei GlW verursacht eine Wasserspiegelsenkung von 1 cm. Bei Kühlwasserentnahmen gehen rund 7 % des entnommenen Wassers im Kühlwasserkreislauf durch Verdunstung verloren.

Die Rheinsohlenerosion konnte durch vorbeugende Maßnahmen zwar eingedämmt werden, absolut ist das Abklingen nicht. Die hydraulischen und hydrologischen Grundlagen für eine endgültige Stabilisierung sollen durch zur Zeit laufende, umfassende Untersuchungen der Wasser- und Schiffahrtsverwaltung über die Abfluß- und Geschiebeverhältnisse geschaffen werden.

Die Auswirkungen auf die Niederrheinhäfen sind beträchtlich, da die Wasserstände in den Häfen mit denen des Rheins korrespondieren, d. h., sie sanken im Niedrigwasserbereich im gleichen Maße ab, während die Sohlenlage zunächst unverändert blieb. Anfangs konnte man dem Absinken der Rheinsohle folgen, indem die Hafensohlen einfach tiefer gebaggert wurden, wobei allerdings auch ein Teil der ursprünglich im Hafen vorhandenen Übertiefe gegenüber dem Rhein von etwa 1 m verlorenging. Bald zeigte es sich, daß aber an Uferstrecken mit Kaimauern ein Tieferbaggern nicht mehr möglich war, weil die Gründungstiefe der Bauwerke nicht mehr ausreichte. Aber auch Hafenteile mit geböschten Ufern konnten bald nicht mehr vertieft werden, weil in diesen Hafenteilen der Wasserquerschnitt zu gering wurde und auch die Krane bei Niedrigwasser nicht mehr in die Schiffsgefäße gelangen konnten. Das führte zwangsläufig zum Ausbau der Ufer mit senkrechten Uferabschnitten über die ganze Höhe oder Teile davon.

17 Uferausbau

Neben der Beseitigung der Kriegsfolgen waren in den letzten Jahrzehnten die Anpassungsmaßnahmen an die Rheinsohlenerosion im Uferausbau bestimmend. Bei Ende des zweiten Weltkrieges waren etwa 4 000 m der Uferlänge mit Spundwänden in senkrechter Form befestigt. Es handelt sich dabei im wesentlichen um die Ufer der Speditionsinsel am Hafenkanal und am Hafenmund, die in den dreißiger Jahren wegen mangelnder Standsicherheit der Uferbefestigungen mit Spundwänden eingefaßt werden mußten. Ab 1950 erfolgte dann der verstärkte Umbau der geböschten Ufer in senkrechter oder teilweise senkrechter Bauweise mithilfe von Spundwänden. Den Fortschritt dieser Baumaßnahmen zeigen die folgenden Zahlen:

Ufer in senkrechter oder teilweise senkrechter Bauweise

Jahr	m	Zeitraum	Zunahme m
1945	3.972		
		1945–1949	43
1950	4.015		
		1950–1954	1.532
1955	5.547		
		1955–1959	4.993
1960	10.540		
		1960–1964	3.033
1965	13.573		
		1965–1969	3.276
1970	16.849		
		1970–1974	3.468
1975	20.317		
		1975–1979	1.901
1979	22.218		

Bei dieser Zusammenstellung ist allerdings zu berücksichtigen, daß in den letzten Jahren Uferstrecken ausg baut wurden, die bereits mit Spundwänden vorher gesichert waren, so daß sich die Zunahme der senkrechte Ufer nur noch bedingt ergab.

18 Teilgeböschtes Ufer

Der Uferausbau in den Duisburger-Ruhrorter Häfen geschieht so, daß die vorhandenen geböschten Ufer i ihrem unteren Bereich in senkrechter Form und oben mit einer aufgesetzten Pflasterböschung ausgebaut werde Die sogenannte gebrochene Ufergestaltung hat sich baulich, betrieblich und auch im Sinne der Unterhaltung i den Duisburg-Ruhrorter Häfen gut bewährt. Sie fand auch Eingang in die Empfehlungen des Arbeitsausschuss „Ufereinfassungen".

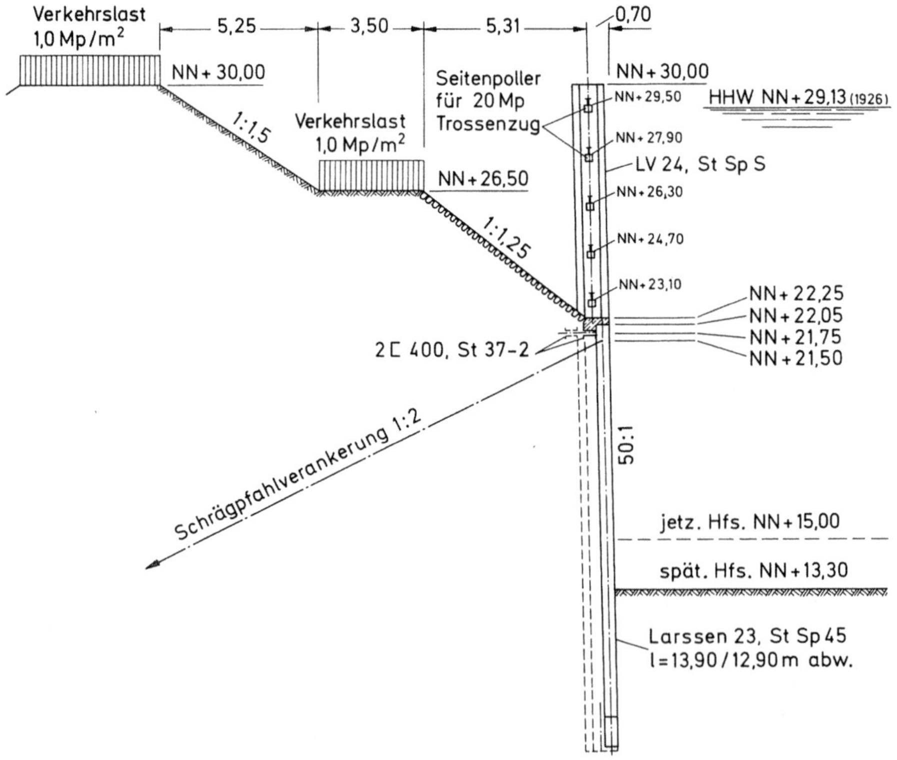

Abb. 14. Teilgeböschte Uferbauweise

Unter Berücksichtigung der Erfahrungen, die in den Duisburg-Ruhrorter Häfen gemacht wurden, wird die Grenze zwischen senkrechtem und geböschtem Uferteil in Form einer 70 cm breiten Berme auf einer Höhe von NN + 22,25 m angelegt. Das entspricht einem Maß von einem Meter über Mittelwasser und gestattet das Festmachen der Schiffe am senkrechten Uferabschnitt an 315 Tagen des Jahres im langjährigen Mittel (Abb. 14).

Der senkrechte Uferausbau erfolgte in allen Fällen der vergangenen Jahre in Spundwandbauweise. Entsprechend der vorliegenden Boden- und Belastungsverhältnisse wurde die Wahl des Spundwandprofils getroffen, was meistens zum Profil Larssen 22, 23 oder 24 führte. Die Länge der Spundbohlen beträgt im Regelfall 12 bis 14 m, wobei von der Möglichkeit der gestaffelten Rammung aus rammtechnischen und wirtschaftlichen Gründen Gebrauch gemacht wird. Bei der derzeitigen Hafensohle beträgt die Rammtiefe der Bohlen etwa 6 bis 8 m. Als Ankerelement hat sich der Einbau von Rammverpreßpfählen insbesondere auch deshalb als äußerst günstig erwiesen, weil die Aufbauten auf den Ufern nicht beeinträchtigt werden. Verwendung fanden überwiegend Rundstahlanker bis zu 3 1/2 Zoll Durchmesser mit Längen von etwa 17 m bei einer Rammneigung von 1 : 1 bis 1 : 2, die über einen Gurt kraftschlüssig mit den Spundbohlen verbunden sind.

19 Technische Weiterentwicklungen im Uferbau der Duisburger Häfen

Bei der technischen Ausstattung der Häfen wurde stets Wert darauf gelegt, daß sie dem neuesten technischen Standard entsprechen und darüber hinaus auch Weiterentwicklungen zur Steigerung der Leistungsfähigkeit der Häfen gefördert wurden. Einige technische Planungen und Entwicklungen, die in den 70er Jahren von der Bau- und Planungsabteilung der Duisburg-Ruhrorter Häfen AG in enger Zusammenarbeit mit Firmen der Bauindustrie und Spundwandherstellung entstanden, werden im folgenden vorgestellt:

Koppelplätze für Schiffsverbände

Dem steigenden Anteil der mit Schubschiffen transportierten Güter in den Duisburg-Ruhrorter Häfen wurde bei der Ausgestaltung der Ufer Rechnung getragen. Deshalb war es erforderlich, daß den Schub- und Koppelverbänden für das Zusammenstellen und Auflösen Liegeplätze in den Hafenmündungen zur Verfügung gestellt wurden. Die Koppelmanöver der Verbände auf dem Strom sind zeitraubend und gefährlich. Es mußten deshalb andere Möglichkeiten geschaffen werden. Dafür wurden die für den Ausbau in der gebrochenen Form vorgesehenen Uferstrecken der Südufer von Hafenmund und Hafenkanal mit schweren Stahlpfählen vom Profil LV 24 mit insgesamt 22 m Länge im Abstand von rund 45 m ausgerüstet. Dadurch wird gewährleistet, daß die Schubleichter bei jedem Wasserstand an senkrechten Führungen einwandfrei festgemacht werden können und besonders bei fallenden Wasserständen keine Schäden verursachen. Die in die Uferflucht eingefügten Stahlpfähle sind im senkrechten Abstand von 1,5 m mit Pollern versehen, die entgegen der Empfehlung 102 des Arbeitsausschusses „Ufereinfassungen“ für einen erhöhten Pollerzug von 20 t berechnet sind (Abb. 14).

Böschungsvernadelung

Erhöhte Auflasten bei einem teilgeböschten Ufer gefährdeten die Standsicherheit der Böschung insbesondere bei hohen Wasserständen durch Ausbildung von bestandsgefährdenden Gleitkreisen. Um den gefährdeten Bereich der Böschung mit dem standsicheren Untergrund zu verbinden, wurden in die Böschung in 2 Reihen Z-Spundbohlen gerammt. Diese wirken wie Nadeln und treffen den ungünstigsten Gleitkreis etwa nach 2 m und binden dann noch 5 m in den festen Untergrund ein. Dieses Verfahren wurde 1971 erstmalig im Südhafen Hochfeld angewendet und 1977 an einem weiteren Uferabschnitt am Hafenmund wiederholt.

Betonsteinpflaster in Sechseckform

Jahrzehntelang wurden die Böschungen oberhalb senkrechter Uferabschnitte mit Ruhrsandsteinen aus nahegelegenen Steinbrüchen an der Ruhr befestigt. Diese bis zu 50 kg schweren Steine wurden in ein Sandbett versetzt und die Fugen mit Mörtel geschlossen. Zunehmend ergaben sich Schwierigkeiten, weil diese Natursteine nicht mehr in ausreichender Menge geliefert werden konnten und auch die Fachkräfte für die Verlegung im Uferbereich fehlten.

So wurde 1973 eine qualitativ gleichwertige bzw. sogar höherwertige Bauweise in Form von sechseckigen Betonsteinen entwickelt. Bei einer Breite von 26 cm und einer Dicke von 25 cm wiegt ein einzelner Stein ca. 35 kg. Es ergibt sich ein Flächengewicht von 570 kg/m^2. Durch die Sechseckform wird ein allseits guter Verbund erreicht. Verlegt werden die Steine allgemein als Dreierelemente auf eine gut verdichtete Böschung, in der in Duisburg üblichen Neigung von 1 : 1,25, die mit einer 15 cm starken Magerbetonschicht vorher befestigt wurde und somit eine glatte Oberfläche erhielt.

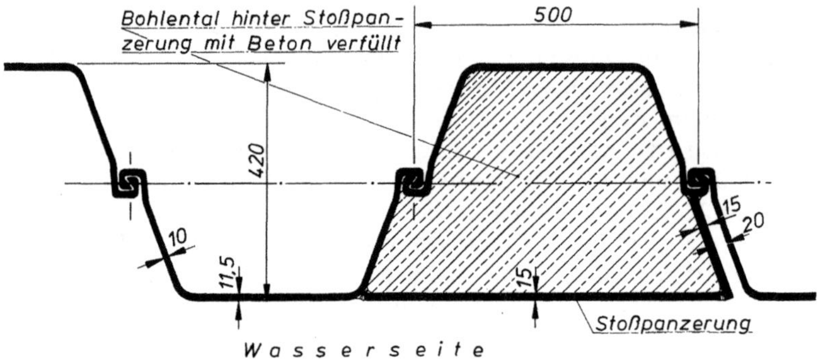

Abb. 15. Gepanzerte Spundwand

Ein Beobachtungszeitraum von mehr als 5 Jahren mit zahlreichen Hochwasserperioden zeigt, daß die Böschungsbefestigung äußerst widerstandsfähig ist und im Gegensatz zu Natursteinböschungen bisher keinerle Beschädigungen aufgetreten sind.

Glatte Uferwand durch Spezialspundbohlen (Spundwandpanzerung)

Der steigende Verkehr mit kastenförmigen Schubleichtern und auch modernen Motorgüterschiffen in Pontonbauweise führt bei nicht ganz exaktem Anlegen am Ufer, beim Abstoppen der Fahrt oder Wenden zu Spundwandbeschädigungen in Form von Beulen, Quetsch- und Stauchzonen. Bei älteren Spundwänden, die teilweis aus sprödbruchanfälligem Kohlenstoffstahl bestehen, entstanden Risse, Brüche und Löcher in gefährlichem Ausmaß, Spundwände aus jüngerer Zeit erlitten Beulen. Teilweise waren die Beschädigungen auch auf die Vergrößerung des Breitenmaßes einer Doppelbohle von 0,80 m auf 1,00 m und die damit verbundene Vergrößerung de Spundwandtäler zurückzuführen. Deshalb ist im Uferbau von Binnenhäfen ein möglichst kleines Breitenmaß vo technischem Vorteil.

Da mit Änderungen im Binnenschiffbau in absehbarer Zeit nicht zu rechnen ist und die derzeit verkehrende Schiffe teilweise noch auf Jahrzehnte die Häfen anlaufen werden, mußten Konsequenzen beim Uferbau gezoge werden. Die Entwicklungen gingen dahin, aus der wellenförmigen Spundwandoberfläche eine glatte Wand z bilden, an der die Schiffe abgleiten können. Dabei wurden vorgefertigte Stahltafeln in der Stärke der Spundwandrücken maßgerecht in die Doppelbohle vor dem Rammen eingeschweißt (Abb. 15). Diese Bleche und dami die glatte Oberfläche der Uferwand reichen von der Oberkante der Spundwand bis etwa in Höhe des NNW.

Eine weitere Verstärkung wurde dadurch erreicht, daß das zur Wasserseite gerichtete Bohlenelement au einem schwereren Profil mit größerer Wanddicke gewählt wurde, z. B. Larssen 24 gegenüber 23. Denkbar wär auch eine noch höhere Stahlsorte. Der entstehende Zwischenraum zwischen Spundbohle und Blech wurde mi Beton ausgefüllt. Bisher wurden etwa 1 500 m Ufer in dieser Form ausgebaut. Die ersten Abschnitte sind sei etwa 3 Jahren in Betrieb. Schwerste Belastungen, z. B. das Anlegen von Viererschubverbänden, haben bisher z keinerlei Schäden geführt.

20 Ausblick

Zur Erhaltung der Wettbewerbsfähigkeit aller am Hafenverkehr Beteiligten ergeben sich wesentliche Zukunftsaufgaben, die stichwortartig angerissen sein sollen:

a) Verbesserung der Zufahrtsmöglichkeiten der Schiffahrt auf dem Rhein zum Hafen durch eine Vergrößerung der Abladetiefe zwischen Rotterdam und Duisburg sowie die allgemeine Zulassung des Verkehrs mi Sechserschubverbänden vor allem auf den niederländischen Stromstrecken.
b) Verbesserung der Verkehrsverhältnisse im Hafen und der Umschlagstechniken mit dem Ziel einer weitere Verkürzung der Aufenthaltszeiten im Hafen.
c) Schaffung von Entlademöglichkeiten und einer Bunkeranlage für den Antransport der Kohle in Fad-Wagen
d) Gestellung von überdachtem Lagerraum und Betrieb von überdachten Umschlagsanlagen für den witterungsunabhängigen Umschlag nässeempfindlicher Güter.

21 Zusammenfassung

Die Infrastruktur des Hafens Duisburg sowie die Einrichtungen für den Umschlag und die Lagerung sind in den vergangenen Jahren immer dem neuesten Stand der Technik und den verkehrlichen Anforderungen angepaßt worden. Daher zeigen sich die Duisburg-Ruhrorter Häfen heute hinsichtlich des Ausbau- und Betriebszustandes als leistungsfähige, für alle verkehrenden Schiffe offene, schnelle, verkehrs- und umschlagssichere Binnenhafenanlage, deren Zuschnitt allen Verkehrsträgern eine umfassende Güterverladung und -lagerung sowie noch zusätzliche Umschlagskapazitäten garantiert und damit ihre Wettbewerbsfähigkeit steigert.

Schrifttum

1 Bumm, H.: 250 Jahre Entwicklungsgeschichte der Duisburger und Ruhrorter Häfen. Jahrbuch der Hafenbautechnischen Gesellschaft 29. Band (1964/65), S. 45–63.
2 Wirtschaft am Niederrhein, Band 47 der Schriftenreihe der Niederrheinischen Industrie- und Handelskammer Duisburg-Wesel zu Duisburg 1973.
3 Zeitschrift „DUISBURG – Häfen und Industrie an der Rheinreede". Jahrgänge 1–6 (1974–1979) jeweils Heft 1–6, Herausgeber: Duisburg-Ruhrorter Häfen AG.
4 Empfehlungen des Arbeitsausschusses „Ufereinfassungen" – EAU 1975 sowie Technische Jahresberichte 1975–1979. Berlin-München-Düsseldorf: Ernst & Sohn.
5 Müller, J.: Neue Entwicklungen in der Binnenschiffahrt und deren Einfluß auf die Binnenhäfen. Jahrbuch der Hafenbautechnischen Gesellschaft 35. Band, S. 257.
6 Der Rhein und das westdeutsche Kanalnetz im Bereich der Wasser- und Schiffahrtsdirektion West, Herausgeber: Wasser- und Schiffahrtsdirektion West 1978.
7 Jahresbericht 1978 der Niederrheinischen Industrie- und Handelskammer Duisburg-Wesel-Kleve zu Duisburg.
8 Hulsmann, G. W.: Die Schubschiffahrt dominierendes Transportsystem im Massengutverkehr auf dem Niederrhein. Zeitschrift für Binnenschiffahrt und Wasserstraßen 1979, Nr. 10, S. 404.
9 Becker, H.: Die Niederrheinvertiefung aus der Sicht des Reeders. Zeitschrift für Binnenschiffahrt und Wasserstraßen 1979, Nr. 12, S. 482.

Der Ausbau der Saar*

Ltd. Baudirektor Dipl.-Ing. **Siegfried Hoffmann**, Mainz

1 Vorgeschichte

Am 30. Mai 1973 beschloß die Bundesregierung, die Saar von der Mosel bis Saarbrücken für den Verkehr mit Schubverbänden auszubauen. Damit endeten langjährige Bemühungen um einen leistungsfähigen Wasserstraßenanschluß des Montanreviers an der Saar, die etwa um die Jahrhundertwende begannen (Abb. 1).

Aber auch schon lange vor dieser Zeit gab es eine Saarschiffahrt, und sie hat eine ansehnliche Tradition. Die älteste Überlieferung stammt von dem römischen Dichter Decimus Magnus Ausonius aus dem 4. Jahrh. n. Chr., der in seiner berühmten „Mosella" auch kurz auf die Saar eingegangen ist. Durch das ganze Mittelalter hindurch ist Schiffahrt auf der Saar betrieben worden. Urkunden aus dem 12. und 13. Jahrh. erwähnen Wasserzölle in Rehlingen und Saarburg. Seit dem Beginn des Steinkohleabbaus im Raum Saarbrücken nahm die Schiffahrt noch an Bedeutung zu. Die Schiffe hatten je nach Wasserführung eine Ladefähigkeit von 40 – 80 t, ihre Fahrten gingen bis nach Metz, Köln, Mannheim und auch den Neckar hinauf (Abb. 2). Mit der aufkommenden Industrialisierung genügten die Schiffsgrößen jedoch nicht mehr den Transportansprüchen. Nach dem Bau der Bahnlinie Saarbrükken – Trier im Jahre 1860 ging die Schiffahrt sehr rasch zurück und kam dann ganz zum Erliegen.

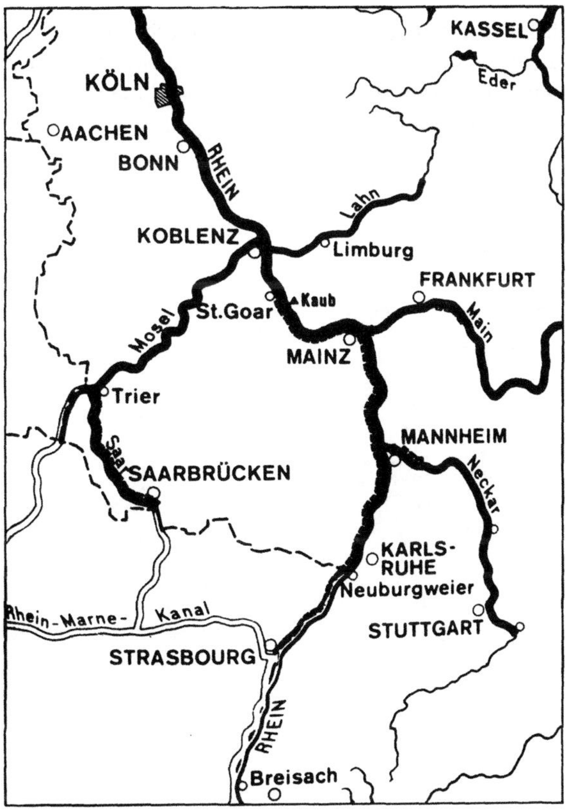

Abb. 1. Karte Rhein-Mosel-Saar

* Nach einem bei der 39. Hauptversammlung der Hafenbautechnischen Gesellschaft am 3. Mai 1979 in Köln gehaltenen Vortrag.

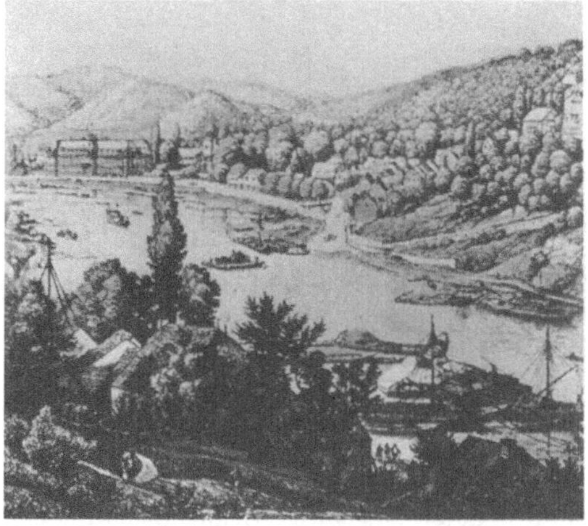

Abb. 2. Hafen Mettlach um 1860

An der oberen Saar vollzog sich in dieser Zeit eine andere Entwicklung. 1862/66 baute Frankreich den Saar-Kohlen-Kanal, der am Gunderschinger Weiher aus dem Rhein-Marne-Kanal abzweigt und in Saargemünd endet (Abb. 3). Der Kanal hat eine Länge von rd. 63 km mit 27 Schleusen. Die Fortsetzung des Schiffahrtsweges auf deutschem Hoheitsgebiet ist nach einem Staatsvertrag zwischen Frankreich und Preußen zur gleichen Zeit zwischen Saargemünd und Luisenthal durch 6 Staustufen gebaut worden. Bis 1879 folgte eine Verlängerung durch 3 weitere Staustufen bis Ensdorf. Die Stauanlagen und Schleusen, die einen Verkehr mit Penischen erlauben, sind seitdem ohne Unterbrechung in Betrieb. Die größte Gesamtgütermenge im grenzüberschreitenden Verkehr wurde 1928 mit 1,4 Mio t befördert. Heute ist das Frachtaufkommen bis auf rd. 100000 t/Jahr abgesunken (Abb. 4).

Gegen Ende des letzten Jahrhunderts zeigte sich, daß die nach Süden führende Kanalverbindung für die künftigen Transportmengen nicht mehr ausreicht. Seitdem hat sich daher die Industrie um die Verwirklichung eines leistungsfähigen Wasserstraßenanschlusses für den Massengutverkehr bemüht, der zunächst hauptsächlich in einer Schiffbarmachung von Saar und Mosel gesehen wurde.

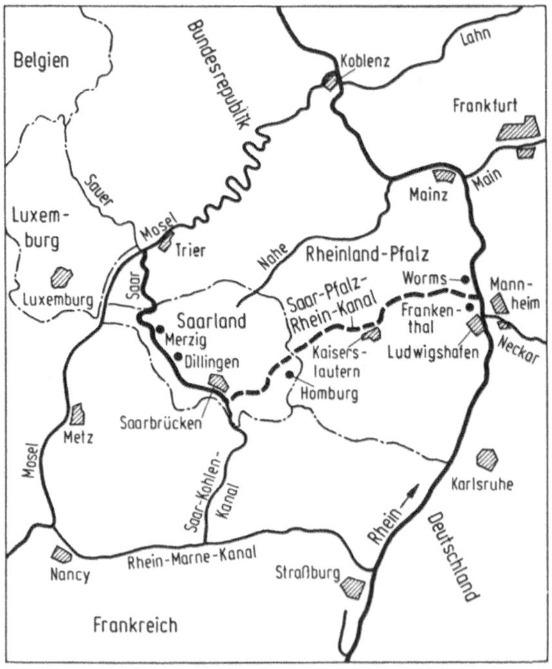

Abb. 3. Rhein-Marne-Kanal und Saar-Kohlen-Kanal, Saar-Pfalz-Rhein-Kanal

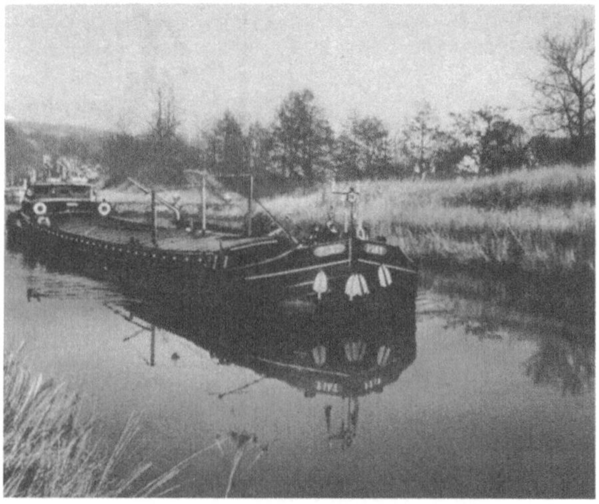

Abb. 4. Penische auf der oberen Saar

1903 plante Werneburg den Ausbau der 90 km langen Strecke von Konz bis Saarbrücken mit 20 Staustufen und Schleusen von 85 m Länge und 10,6 m Breite.

1921 legte Wulle einen Entwurf vor, der nur noch 9 Staustufen mit Schleusen von 110 m Länge und 12 m Breite vorsah.

1938, 1959, 1969 und 1971 entstanden weitere Planungen.

1974 schließlich wurde ein Rahmenentwurf aufgestellt, der nur noch den Bau von 6 Staustufen bei Kanzem/ Schoden, Serrig, Mettlach, Rehlingen, Lisdorf und Saarbrücken vorsah und mit einer nutzbaren Schleusenlänge von 190 m auch den Verkehr von Schubverbänden berücksichtigt. Seine Kostenberechnung schließt, bezogen auf den Preisstand 1972, mit einer Summe von 870 Mio DM ab.

2 Saar-Pfalz-Rhein-Kanal

Neben dem Gedanken, die Saar für die Schiffahrt auszubauen, gab es seit langem Pläne für eine direkte Kanalverbindung vom Saarland zum Rhein. Diese Pläne gehen bis in das 16. Jahrhundert zurück.

In den Jahren 1967/70 stellte eine Planungsgruppe der Wasser- und Schiffahrtsverwaltung unter Mitwirkung einiger namhafter Ingenieurbüros den „Rahmenentwurf für den Bau eines Saar-Pfalz-Rhein-Kanals" auf, der einen rd. 130 km langen Kanal zwischen Saarbrücken und dem Rhein nördlich Ludwigshafen für den Verkehr mit Schubverbänden vorsieht (siehe Abb. 3).

Die Hauptbauwerke des Kanals sind: die 3 Schrägaufzüge Schafbrücke, Kerzenheim und Dirmstein mit Hubhöhen von 71,88 und 63 m (Abb. 5), die Schleuse Frankenthal mit 18 m Hubhöhe, die 3 Stauseen Grumbachtal Frohnsbachtal und Eselsbachtal mit Staudammhöhen von 50, 20 und 25 m, die 3 großen Kanalbrücken bei Ramstein, Kaiserslautern und Langmeil mit Längen von 260, 330 und 130 m, die 7 Sperrtore sowie rd. 110 Brücken und Unterführungen.

Die Baukosten wurden mit Preisstand 1969/70 auf 1,73 Mrd DM veranschlagt. Zusammen mit dem Ausbau der Saar von Saarbrücken bis Dillingen, der bei diesem Projekt ebenfalls notwendig wäre, ergeben sich die Gesamtkosten zu 2,0 Mrd DM.

3 Nutzen/Kosten-Untersuchungen

Am 11.2.1969 hatte die Bundesregierung beschlossen, einen Wasserstraßenanschluß für das Saarland zu bauen. Die Entscheidung, ob der Anschluß durch den Ausbau der Saar bis zur Mosel oder durch den Bau des Saar-Pfalz-Rhein-Kanals hergestellt wird, blieb offen und sollte anhand einer Nutzen/Kosten-Untersuchung getroffen werden, die für beide Projekte anzustellen war.

Die Untersuchungen führten drei private Institute im Auftrage des Bundesverkehrsministeriums gemeinsam aus. Das 1971 erstattete Gutachten kommt zum Ergebnis, daß beide Varianten zwar der Wirtschaft Frachtvorteile

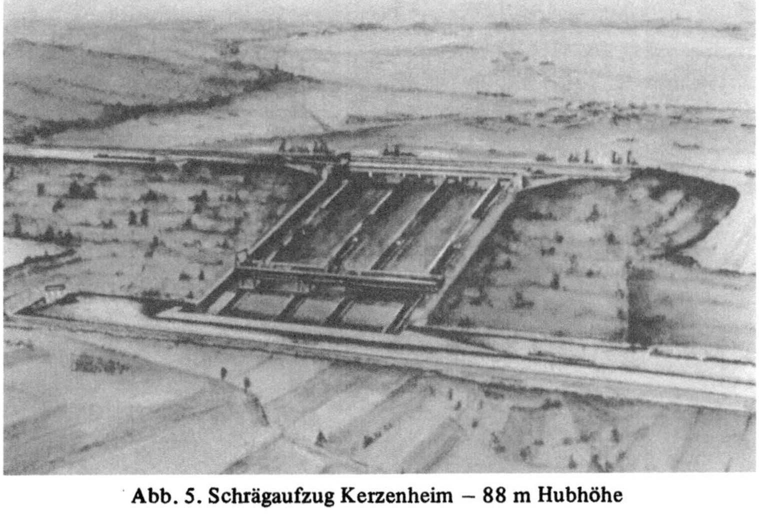

Abb. 5. Schrägaufzug Kerzenheim – 88 m Hubhöhe

bringen, aber insgesamt volkswirtschaftliche Verluste entstehen. Als positiv wird gewertet, daß das im Saarlan erwartete Defizit von 70 000 Arbeitsplätzen durch den Wasserstraßenbau gemindert würde.

Das Gutachten der drei Institute ist nicht unumstritten. Insbesondere die Landesregierungen des Saarlande und des Landes Rheinland-Pfalz haben einige Teilbereiche des Gutachtens angegriffen und kritisiert. Nach ihre eigenen Berechnungen ergibt sich für beide Projekte kein Verlust, sondern ein volkswirtschaftlicher Nutzen vo jeweils rd. 150 Mio DM. Auch ergänzende Untersuchungen des Bundesverkehrsministeriums kamen zu einer günstigeren Ergebnis.

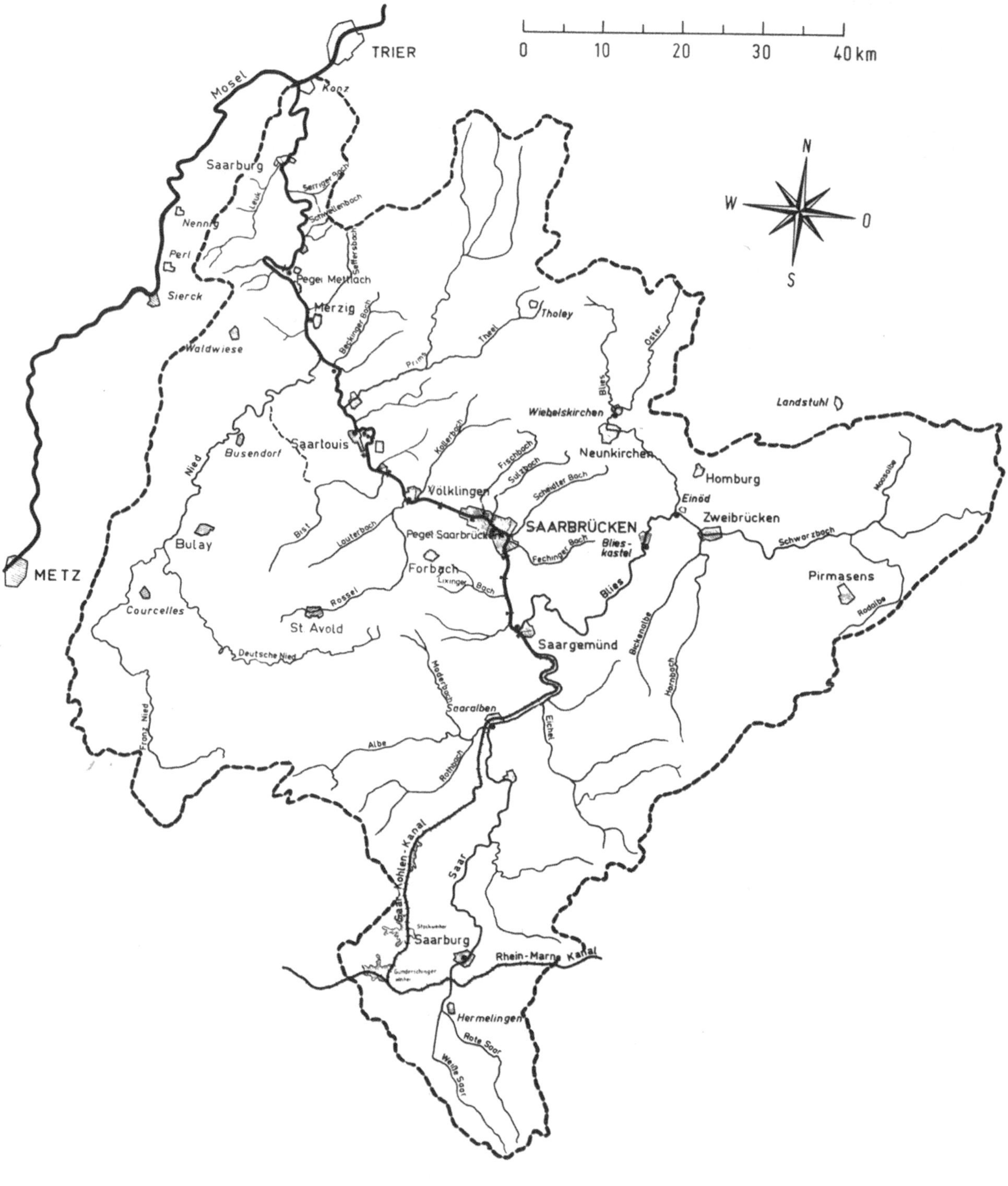

Abb. 6. Einzugsgebiet der Saar

4 Regierungsbeschluß und Verwaltungsabkommen

Nach Prüfung der technischen und wirtschaftlichen Untersuchungen entschied sich, wie eingangs schon erwähnt, die Bundesregierung am 30.5.1973, die Saar von der Mosel bis Saarbrücken für den Verkehr mit großen Schubverbänden auszubauen. Der Bau des Saar-Pfalz-Rhein-Kanals wurde fallengelassen.

Im Verfolg des Regierungsbeschlusses schlossen der Bund, das Saarland und das Land Rheinland-Pfalz am 28.3.1974 ein Verwaltungsabkommen, in dem die Modalitäten des Saarausbaues näher geregelt sind. Danach trägt der Bund 2/3 der Baukosten, die beiden Länder 1/3. Von dem Länderdrittel entfallen auf das Saarland 80%, auf Rheinland-Pfalz 20%. Das Bauvorhaben wird von der Wasser- und Schiffahrtsverwaltung des Bundes geplant und ausgeführt.

5 Wasserwirtschaft und Geologie

Die Saar ist nach Größe und Charakteristik ein bedeutender Mittelgebirgsfluß. Sie entspringt als weiße und rote Saar in den Vogesen und mündet nach 235 km Lauflänge bei Konz in die Mosel. Als wesentliche Nebenflüsse sind die Blies, die Prims und die Nied zu nennen (Abb. 6).

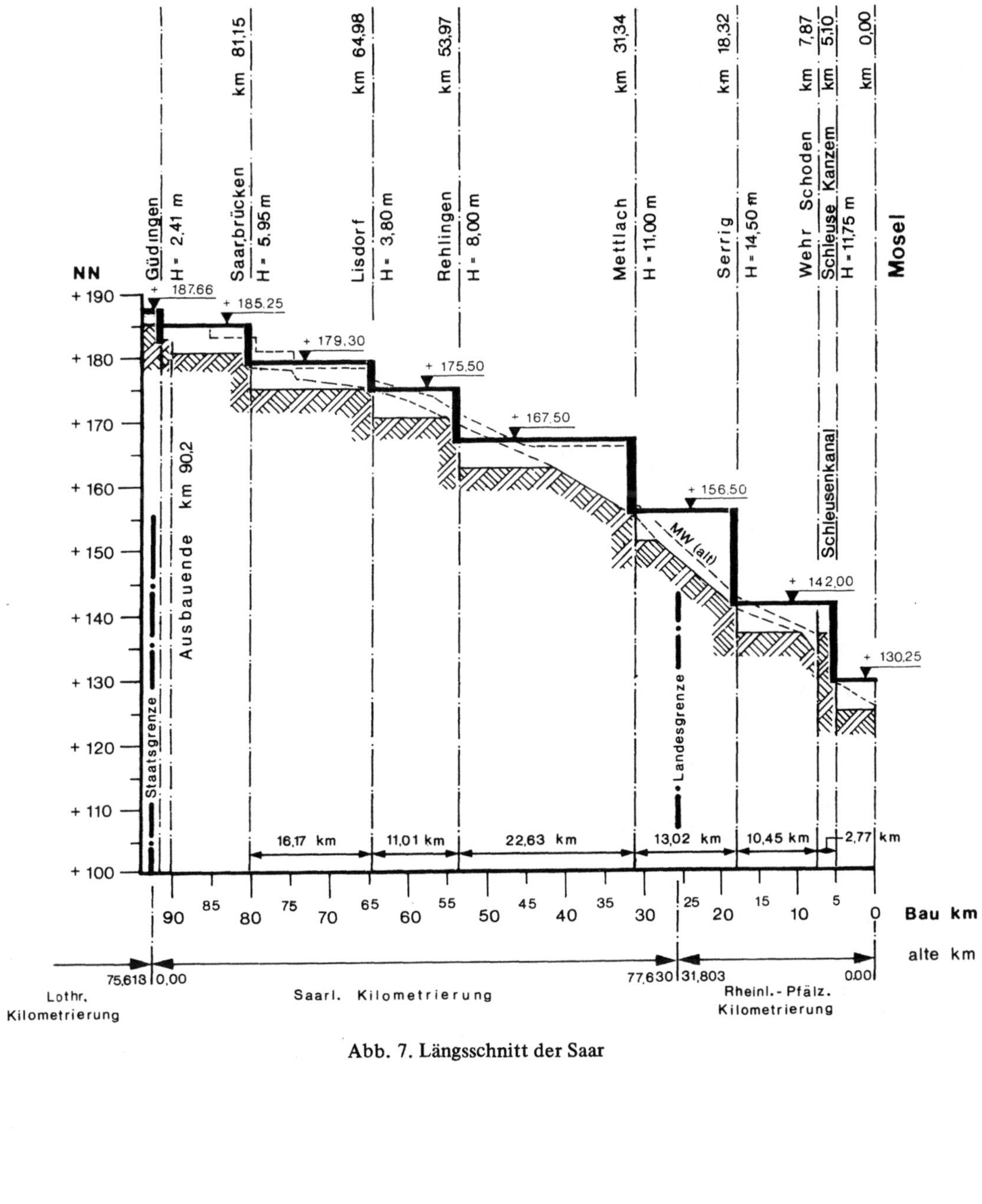

Abb. 7. Längsschnitt der Saar

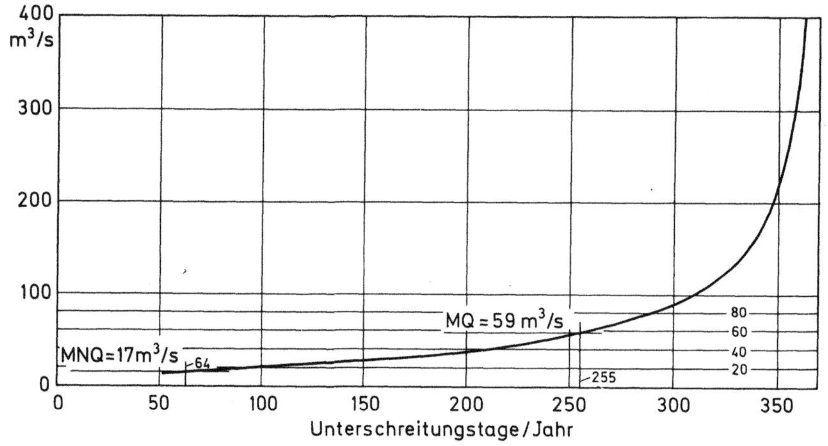

Abb. 8. Abflußmengendauerlinie Pegel Mettlach

Im Ausbauabschnitt unterhalb Saarbrücken durchläuft die Saar mit rd. 0,35 ‰ Gefälle ein etwa 1,5 km breites Tal, das sich bei Saarlouis und Merzig bis zu 5 km aufweitet. Unterhalb Merzig durchfließt sie mit 0,8 ‰ Gefälle in einem engen Tal das rheinische Schiefergebirge (Abb. 7).

Die Wasserführung wechselt schnell und stark. Das Verhältnis von MQ zu HHQ beträgt 1 : 25 und zeigt die Unausgeglichenheit der Abflüsse. Die entsprechenden Werte betragen beispielsweise für die Mosel 1 : 15 und für den Niederrhein 1 : 6 (Abb. 8).

Geologisch betrachtet liegt die mittlere Saar zwischen Saarbrücken und Merzig überwiegend im tertiären Buntsandstein, der unter stark wechselnden alluvialen Deckschichten bis in große Tiefen ansteht. Zwischen Luisenthal und Bous wird auch das Karbon angeschnitten. An der unteren Saar zwischen Merzig und Taben herrscht der Taunusquarzit und weiter abwärts bis zur Mosel Hunsrückschiefer vor. Der Felsuntergrund auf praktisch der gesamten Ausbaustrecke schafft zwar für die Gründung der Bauwerke ideale Verhältnisse, bringt aber bei der Baggerung der Schiffahrtsrinne erhebliche Kosten mit sich.

6 Entwurfsgrundlagen, Regelschiff, Querschnitt

Der Planung beim Saarausbau liegt die Wasserstraßenklasse IV zugrunde. Das Regelschiff dieser Klasse ist das Europaschiff mit

80 m Länge,
9,50 m Breite,
2,50 m Tiefgang

und einer Tragfähigkeit von 1350 t (Abb. 9). Bei der Planung wird auch der Verkehr mit 185 m langen Schubverbänden berücksichtigt; diese Länge ist allerdings wegen der kürzeren Moselschleusen zunächst noch auf 172 m beschränkt. Ein solcher Schubverband besteht aus zwei hintereinander gekoppelten Leichtern „Europa II" von je 76,50 m Länge und 11,40 m Breite sowie einem Schubboot von 19 m Länge. Bei 2,50 m Tiefgang hat der Verband eine Tragfähigkeit von 3300 t.

Als Regelquerschnitt wurde für die Saar ein zweischiffiges Trapezprofil gewählt mit

31 m Sohlbreite,
4 m Wassertiefe und
1 : 3 Böschungsneigung (Abb. 10).

Das ergibt eine Wasserspiegelbreite von 55 m und eine theoretische Fahrwasserbreite (in 2,50 m Tiefe) von 40 m. Das Verhältnis vom benetzten Trapezquerschnitt zum eingetauchten Schiffsquerschnitt beträgt 7 : 1, ein im Kanalbau heute üblicher Wert, der eine wirtschaftliche Fahrgeschwindigkeit von 11 – 12 km/h zuläßt. Bei beengten Platzverhältnissen wird ein Rechteckprofil mit 42 m Breite und 4 m Wassertiefe angeordnet.

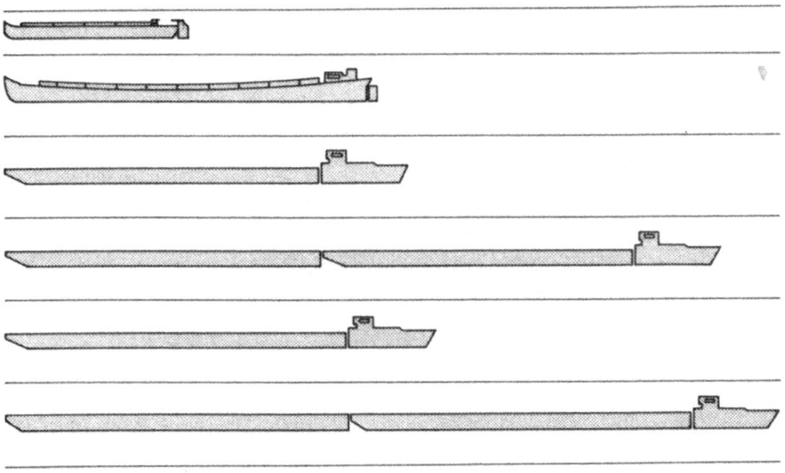

Wasserstraßen-klasse	Regelschiff	Tragfähigkeit t	Länge m	Breite m	Tiefgang m
I	Penische	300	38,50	5,05	2,30
IV	Europaschiff (Rhein-Herne-Kanal-Typ)	1350	80,00	9,50	2,50
	Kleiner Schubverband (1 Leichter)	1260	89,00	9,50	2,50
	Kleiner Schubverband (2 Leichter)	2520	159,00	9,50	2,50
	Großer Schubverband (1 Leichter)	1660 1690	95,50	11,20 11,40	2,50
	Großer Schubverband (2 Leichter)	3320 3380	172,00	11,20 11,40	2,50

Abb. 9. Schiffstypen

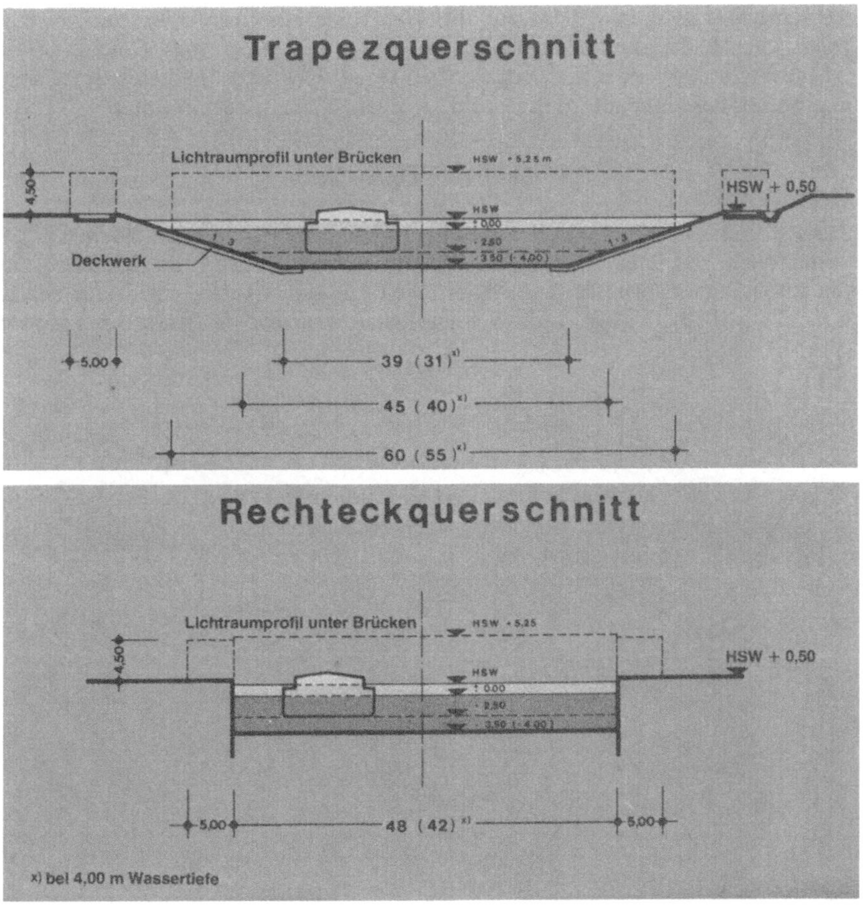

Abb. 10. Regelquerschnitte

7 Staustufen

Beim Saarausbau sind die Staustufen die größten Ingenieurbauwerke. Man legt die Staustufe möglichst in einen langen geraden Streckenabschnitt, um die Ein- und Ausfahrmanöver einfach und sicher zu machen. Das ist an der Saar mit ihren vielen Krümmungen nicht überall möglich, zumal die Staustufen einschließlich der Vorhäfen selbst eine Länge von rd. 800 m haben. So müssen manchmal Kompromisse geschlossen werden, die nicht immer voll befriedigen (Abb. 11).

Die Staustufen, deren Stauhöhe zwischen 3,80 m in Lisdorf und 14,50 m in Serrig schwankt, bestehen im einzelnen aus:

einem Wehr mit 3 Feldern von je 16,50 m Lichtweite,
einer Großschiffahrtsschleuse von 190 m Nutzlänge, 12 m Breite und 4 m Drempeltiefe,
einer Kleinschiffahrtsschleuse von 40 m Nutzlänge, 6,75 m Breite und 3 m Drempeltiefe und
einem Wasserkraftwerk mit 2 Turbinen von 2 x 30 m^3/s Schluckfähigkeit (Abb. 12).

7.1 Wehr

Das Wehr mit seinen 3 Feldern von je 16,50 m Breite hat als bewegliche Verschlüsse Zugsegmentschütze mit aufgesetzter Fischbauchklappe (Abb. 13). Um die meist unschön wirkenden Pfeileraufbauten zu vermeiden und im Hinblick auf die geringere Wartung ist geplant, die Segmentschützen und Klappen nicht, wie früher üblich, mit mechanischen Windwerken über Gelenklaschenketten, sondern hydraulich anzutreiben. Die beiden Hydraulikzylinder für die Fischbauchklappe liegen unmittelbar unter der Klappe. Das Segmentschütz selbst wird über außen liegende Differentialzylinder angetrieben, die an den Segmentarmen relativ nahe am Drehpunkt angreifen. Der Zylinder liegt hinter einem 80 cm dicken Pfeilervorsprung und ist so gegen Beschädigung durch Treibzeug geschützt. Die Kolbenstange und die Hydraulikleitungen liegen über dem Wasserspiegel. Bei einer Breite von 16,50 m muß das Segmentschütz beidseitig angetrieben werden. Besondere Gleichlaufeinrichtungen sind aber nicht erforderlich, da das Schütz durch seinen Kastenquerschnitt eine große Torsionssteifigkeit hat.

Um an Konstruktionshöhe zu sparen, wird auf der Wehrsohle ein stromlinienförmiger Höcker von 1–2 m Höhe angeordnet, der beim Hochwasserabfluß praktisch keinen Aufstau erzeugt. Über das Wehr führt eine 60 t-Brücke, so daß bei Unterhaltungsarbeiten und Reparaturen ein Mobilkran schnell eingesetzt werden kann. Sie ist auf der UW-Seite angeordnet, von hier aus können beide Notverschlüsse gesetzt werden.

7.2 Großschiffahrtsschleuse

Die künftigen Saarschleusen werden ähnlich ausgebildet wie die Moselschleusen, allerdings gibt es doch einige Unterschiede. Bei Hubhöhen von über 10 m ist es nicht mehr zweckmäßig, die Schleuse vom Oberhaupt her durch das Tor oder durch kurze Torumläufe zu füllen, weil die Wellenkräfte auf das in der Kammer liegende Schiff zu groß würden. Es ist deshalb geplant, die Schleuse nach dem sog. „TVA-Multiport-System" über beider-

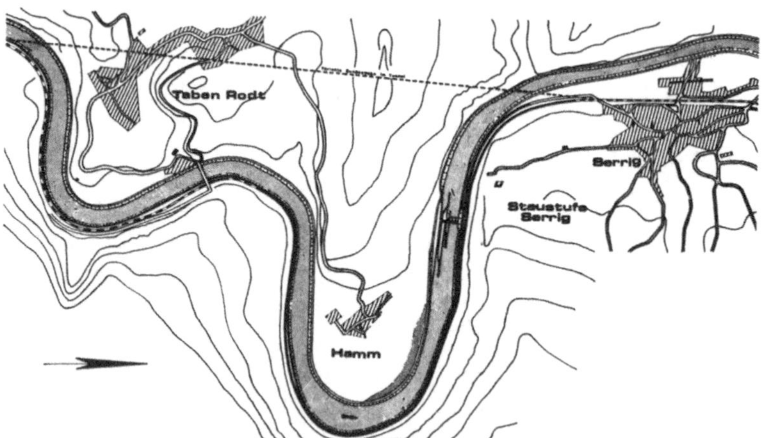

Abb. 11. Lageplan Staustufe Serrig

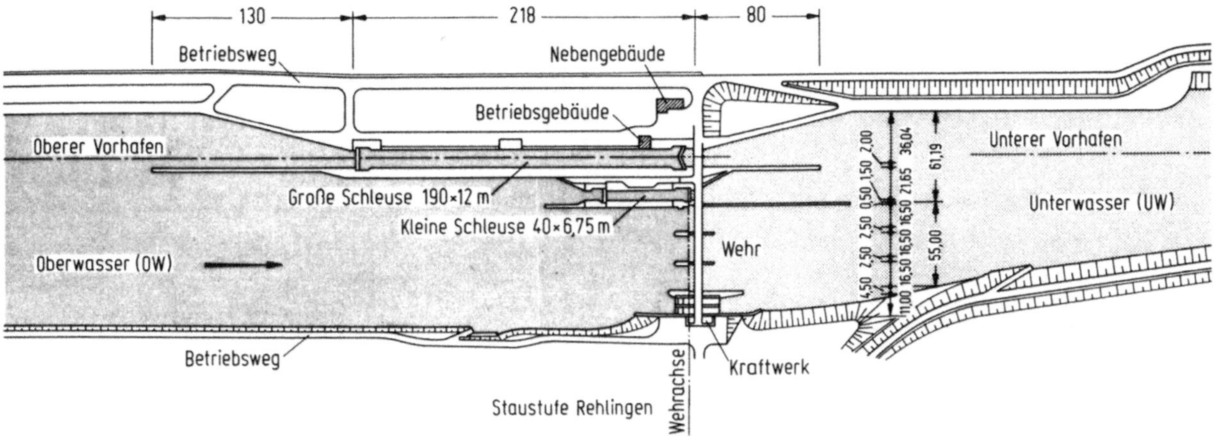

Abb. 12. Staustufe – Regelanordnung

seits in den Kammerwänden liegende große Kanäle zu füllen, von denen viele kleine Stichkanäle, das sind Düsen mit 20 cm Durchmesser, in die Kammer gehen (Abb. 14). Mit diesem System wird erreicht, daß das Füllwasser schwallfrei in die Schleuse strömt. Bei der Schleusenleerung funktioniert das System in gleicher Weise, nur in umgekehrter Richtung.

Eine zweite Besonderheit ist das Obertor. Hier sind Drucksegmenttore vorgesehen, die sich durch einen geringen Unterhaltungsaufwand auszeichnen (Abb. 15). Der Antrieb ist ebenfalls hydraulisch, im Gegensatz zum Wehr aber über ein Torsionsrohr und mit innen liegendem Zylinder. Bei 12 m Breite genügt es, das Tor einseitig anzutreiben. Zu Zeiten kritischer Wassergüte sollen die Schleusen nicht über das TVA-Multiportsystem, sondern über die Füllmuschel des Obertores gefüllt werden. Dabei tritt eine deutliche Sauerstoffanreicherung des Schleusungswassers ein, allerdings verlängert sich die Füllzeit um rd. 60% (Abb. 16). Weil das Obertor auch gegen den Wasserdruck geöffnet werden kann, ist es möglich, die Schleuse im Betriebsfall n – 1, d. h. wenn eine Wehröffnung blockiert ist, zur Hochwasserabführung mit zu benutzen.

Als Untertor wird das robuste und vielfach bewährte Riegelstemmtor gewählt. Es ist gegen Schiffsstoß durch ein hydraulisch gefedertes Seil mit einem Arbeitsvermögen von 1000 kNm gesichert.

7.3 Kleinschiffahrtsschleuse

Neben den Großschiffahrtsschleusen sollen auch sogenannte Kleinschiffahrtsschleusen gebaut werden. Dies ist eine Besonderheit der Saar und hat verschiedene Gründe. Ursprünglich war geplant, neben der großen Schleuse nur eine Bootsschleuse von 20 m Länge und 3,50 m Breite für die Sportboote zu bauen. Es ist aber zu erwarten,

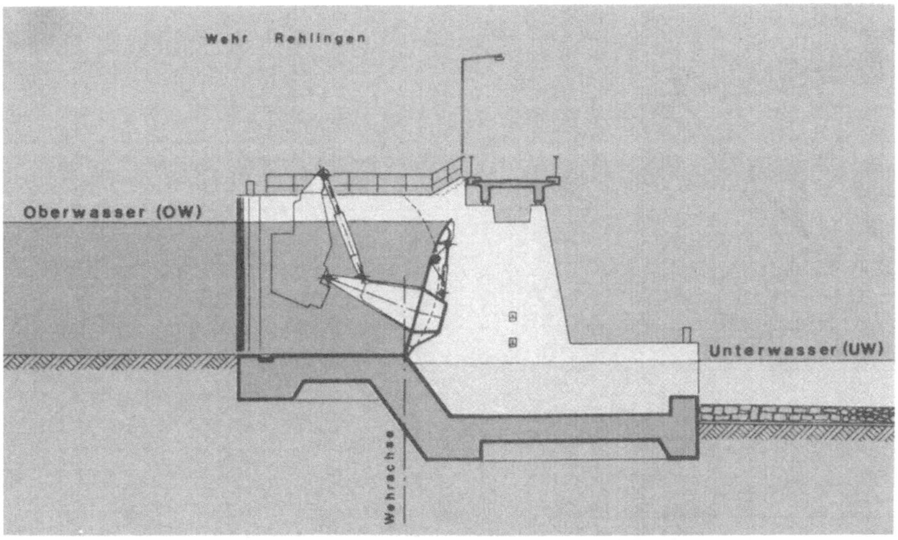

Abb. 13. Zugsegmentschütz mit Aufsatzklappe

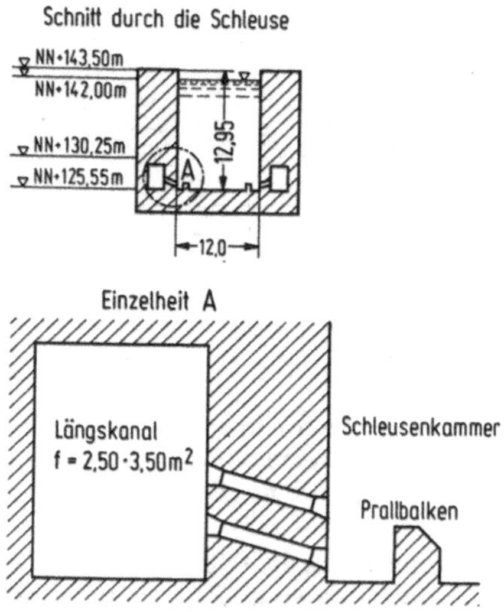

Abb. 14. TVA-Multiportsystem

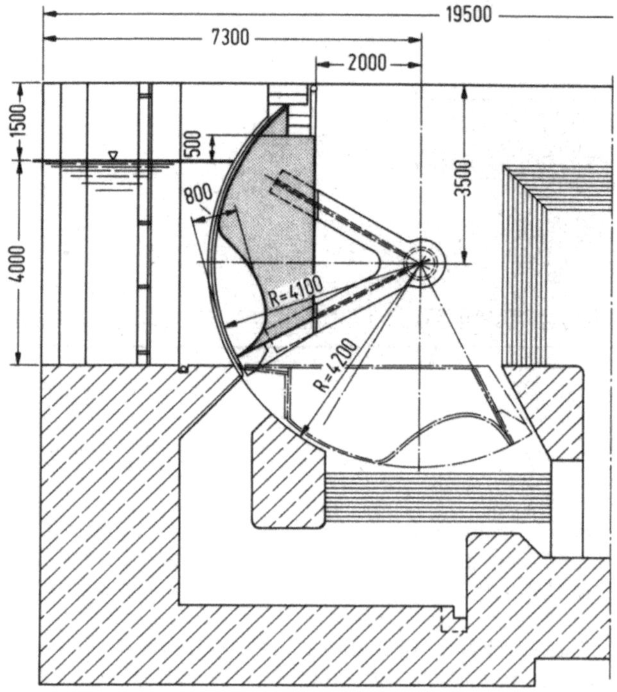

Abb. 15. Obertor – Schließstellung

daß der z. Z. laufende Penischenverkehr trotz der vergleichsweise geringen Ladefähigkeit von 300 t auch in Zukunft noch eine Rolle spielen wird. Heute fahren Penischen nicht nur auf den französischen Kanälen, sondern auch auf Rhein und Mosel. Nach dem Ausbau werden sie auch auf der Saar verkehren. Sie würden dort die Leistungsfähigkeit der großen Schleuse vermindern und einen unnötigen Wasserverbrauch verursachen. Eine Schleusung in Serrig verbraucht immerhin 35 000 m³ Wasser, das entspricht etwa einem halbstündigen Niedrigwasserfluß von 17 m³/s.

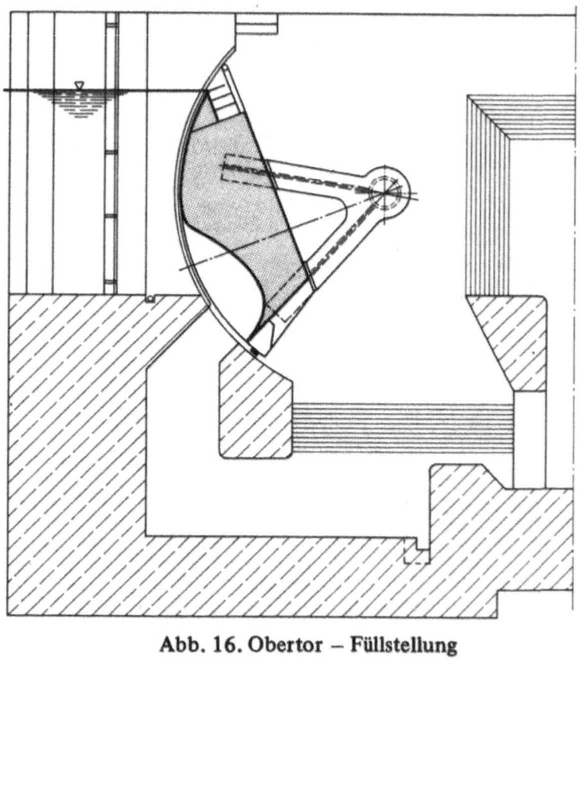

Abb. 16. Obertor – Füllstellung

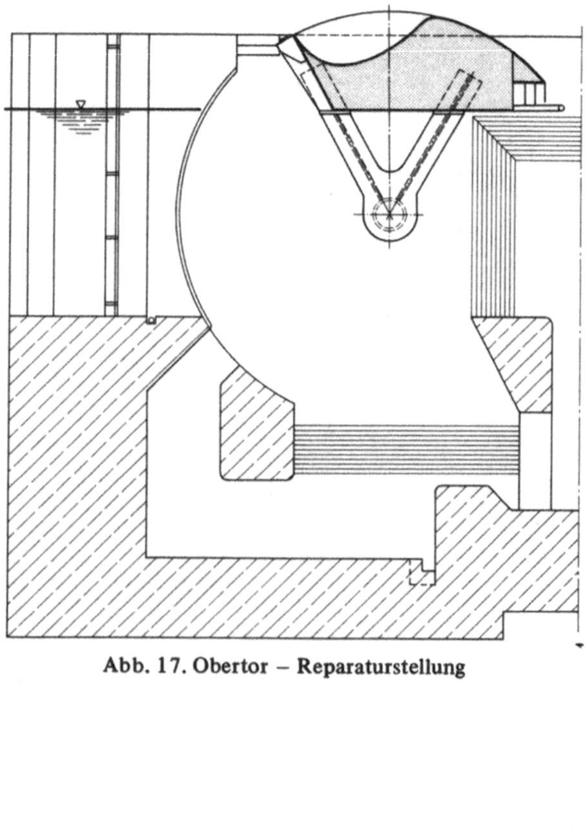

Abb. 17. Obertor – Reparaturstellung

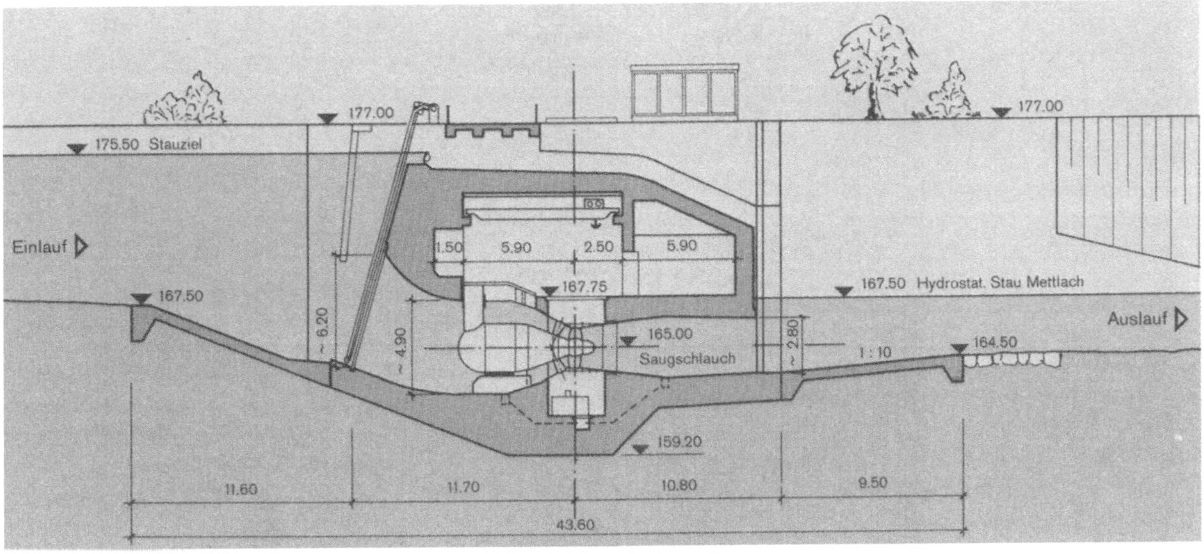

Abb. 18. Wasserkraftwerk

Ein zweiter Grund für den Bau der Kleinschiffahrtsschleusen liegt in der Fahrgastschiffahrt. An der Mosel hat sich gezeigt, daß die Fahrgastschiffe, die ja nach festen Fahrplänen verkehren, häufig den Güterverkehr behindern und diesen zu unproduktiven Wartezeiten zwingen. Nimmt man das zusammen und stellt dagegen die relativ geringen Mehrkosten einer Kleinschiffahrtsschleuse von 40 x 6,75 m gegenüber einer ohnedies notwendigen Bootsschleuse von 20 x 3,50 m, dann ist die Kleinschiffahrtsschleuse eindeutig vorteilhafter.

7.4 Zentralsteuerung

Die Einzelanlagen der Staustufe: Wehr, Großschiffahrtsschleuse und Kleinschiffahrtsschleuse werden zentral von einem Steuerstand bedient, der am Unterhaupt der Großschiffahrtsschleuse liegt. Dort laufen auch die sonstigen Nebenanlagen, wie z. B. Beleuchtung, Lautsprecher, Signalanlagen, UKW-Funk etc., zusammen, die zur Lenkung der Schiffahrt notwendig sind. Die Zentralsteuerstelle wird rund um die Uhr besetzt sein, denn zumindest die Schubverbände werden auch nachts fahren, da sie mit Radar ausgerüstet sind.

7.5 Wasserkraftwerke

Einen weiteren Bestandteil der Staustufe bildet das Wasserkraftwerk. Es sind 2 Maschinen vorgesehen mit zusammen 60 m^3/s Schluckfähigkeit, das entspricht dem Mittelwasserabfluß (Abb. 18). Die beiden Turbinen sind als Rohrturbinen mit horizontaler Achse ausgebildet. Der Generator liegt wasserdicht gekapselt auf der OW-Seite, er ist mit der Turbine durch ein Planetengetriebe verbunden. Die jährliche Stromerzeugung ist bei rd. 26 MW installierter Leistung mit etwa 140 GWh verhältnismäßig bescheiden. Sie beträgt damit nur den Bruchteil eines der üblichen thermischen Kraftwerke. Die Stromerzeugung mit Wasserkraft stellt aber die sauberste aller Energiegewinnungen dar, welche die Umwelt in keiner Weise belastet. Die Kraftwerke werden von der Moselkraftwerke GmbH, einer Tochtergesellschaft der RWE, gebaut und betrieben.

8 Trassierung

Die für die Saar charakteristischen Kurven und engen Windungen bedeuten für den Ausbau der Strecke eine besondere Schwierigkeit (Abb. 19). Bei der Trassierung von Wasserstraßen geht man üblicherweise von Radien aus, die das 10fache der Schiffslänge betragen, um ein gefahrloses Begegnen oder Überholen zu ermöglichen. Schon für das 80 m lange Europaschiff ergibt sich danach ein Mindestradius von 80 x 10 = 800 m.

An der Saar gibt es viele Stellen mit Radien bis herunter auf 300 m. Man ist in diesen Fällen gezwungen, die normale Fahrwasserbreite zum Teil erheblich zu vergrößern (Abb. 20). Wo dies nicht möglich ist, verbleibt es bei einer „eingeschränkten Breite“. Hier können sich dann nicht mehr zwei Schubverbände, sondern nur noch

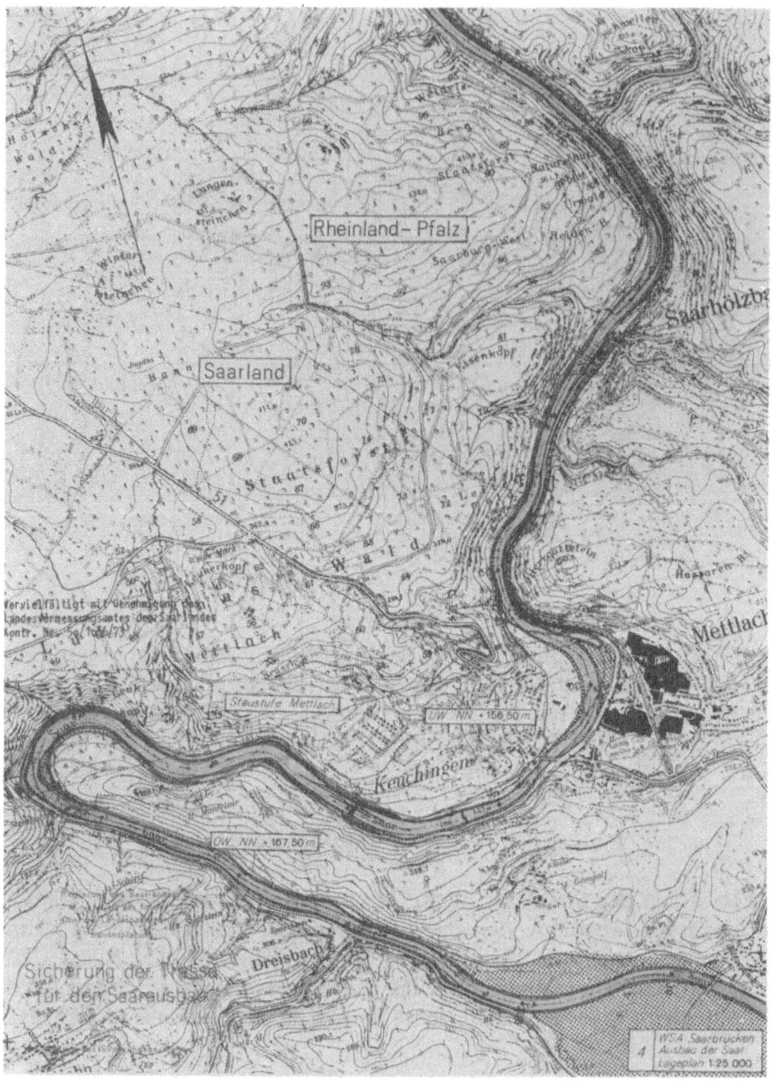

Abb. 19. Saarschleife Mettlach

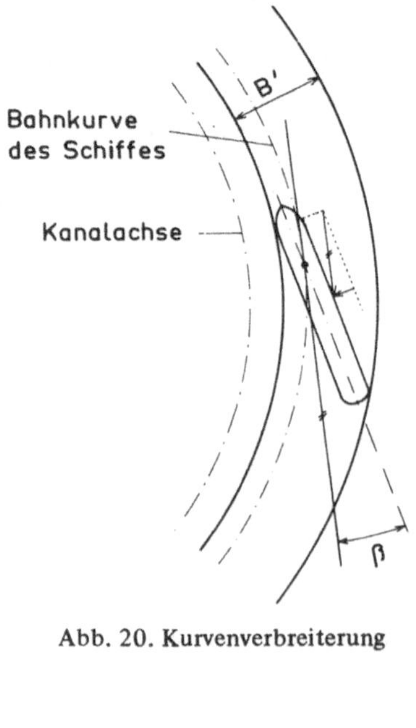

Abb. 20. Kurvenverbreiterung

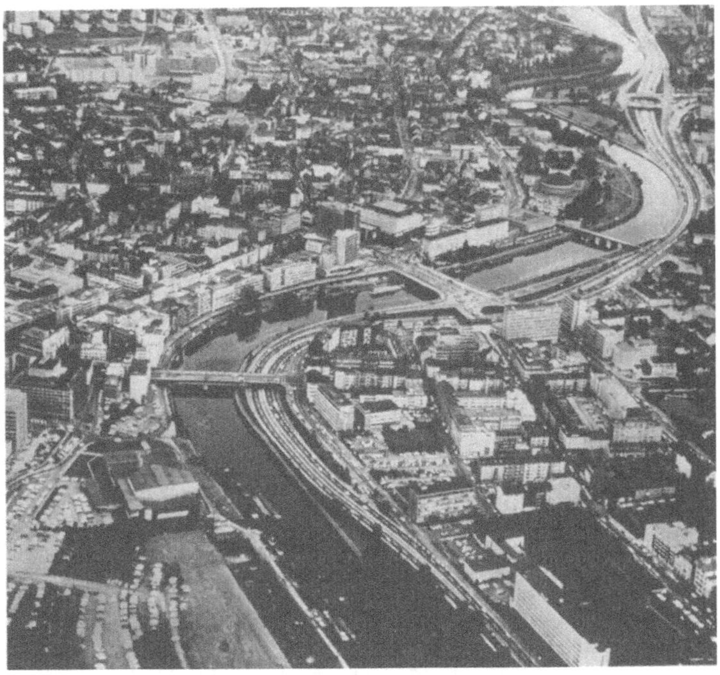

Abb. 21. Im Vordergrund Luisenbrücke

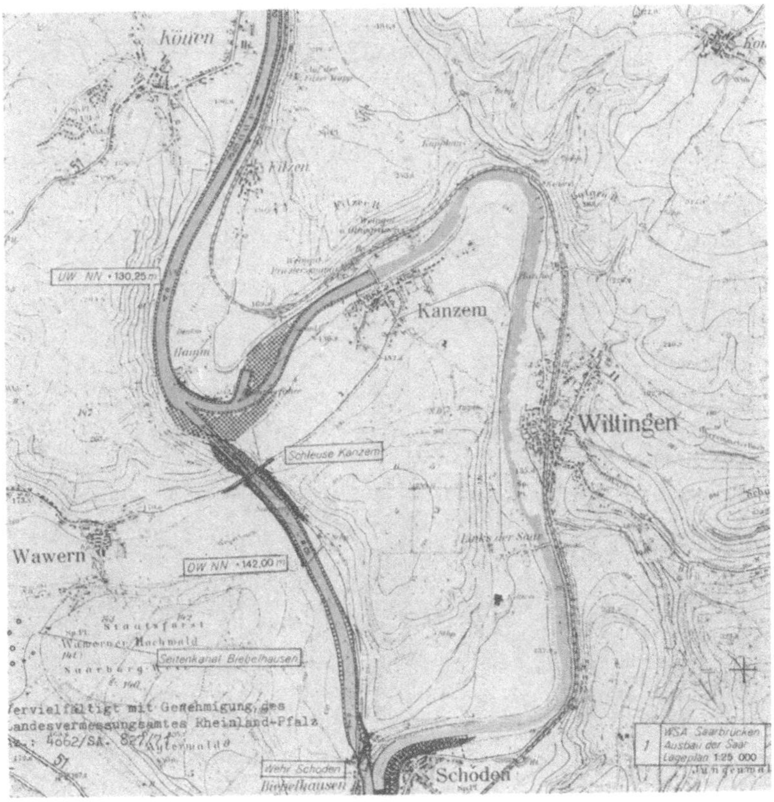

Abb. 22. Durchstich Hamm-Biebelhausen

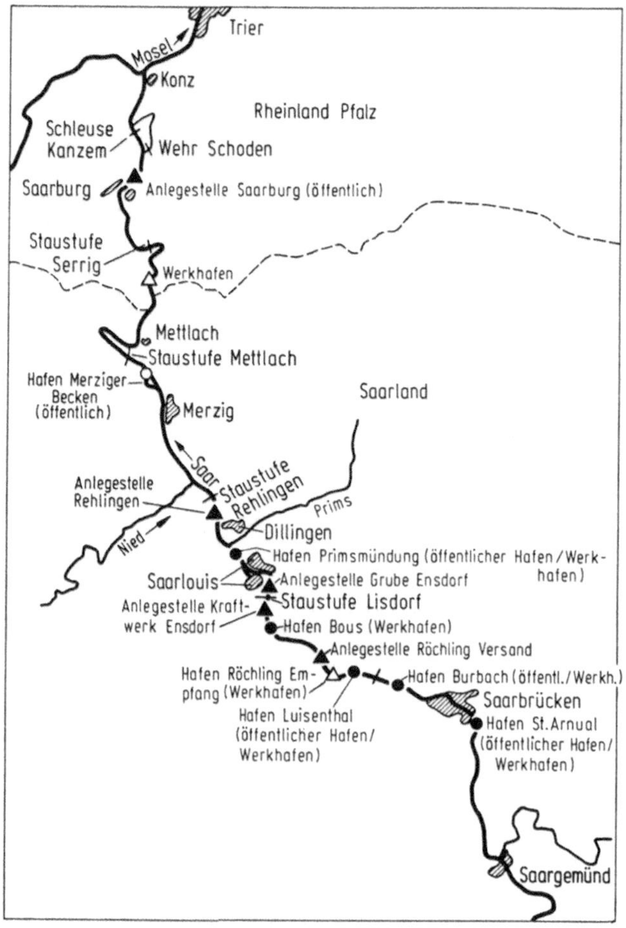

Abb. 23. Hafenstandorte

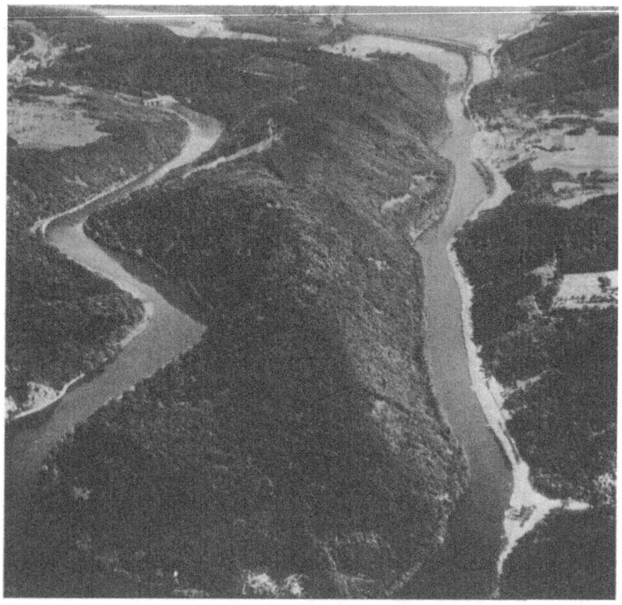

Abb. 24. Saarschleife Mettlach – Jetziger Zustand

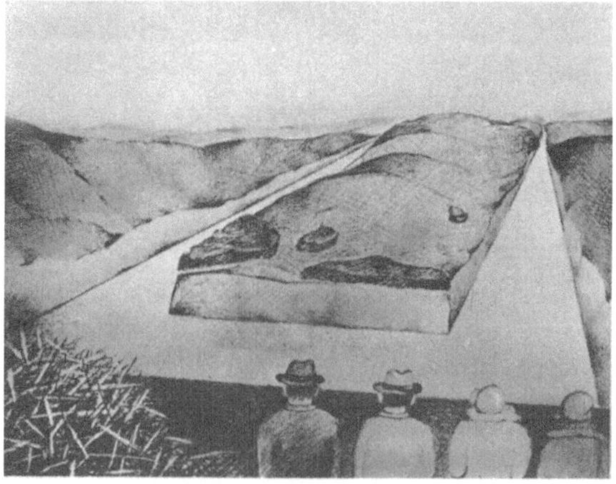

Abb. 25. Saarschleife Mettlach – Graphik

Schubverband und Europaschiff begegnen. Aber auch diese Bedingung ist nicht überall einzuhalten. An der Luisenbrücke in Saarbrücken besteht eine Krümmung mit einem Radius von nur 200 m, der überhaupt keine Begegnung zuläßt. Dort muß Einbahnverkehr mit Ampelregelung eingeführt werden (Abb. 21).

Bei der Trassierung der Strecke sind die engen Bögen an vielen Stellen abgeflacht worden. Daneben wurden etliche Saarschleifen durch Durchstiche ganz abgetrennt. Der größte ist der Durchstich Hamm-Bibelhausen an der unteren Saar, der den Wiltinger Bogen abschneidet und den Schiffahrtsweg um 4,5 km verkürzt (Abb. 22).

9 Häfen und Umschlagstellen

Zum Ausbau der Saar gehören auch die Häfen und Umschlagstellen. Sie fallen allerdings nicht in die Zuständikeit des Bundes, sondern müssen von den Gemeinden oder Industriebetrieben selbst auf eigene Kosten gebaut werden. Im Auftrage des saarländischen Wirtschaftsministeriums hat eine Ingenieurgemeinschaft im Oktober 1974 eine Studie angefertigt, die sich im einzelnen mit den künftigen Standorten befaßt (Abb. 23). Die Planung und Bauausführung der Häfen wird eng mit dem Saarausbau abgestimmt.

Eine entsprechende Regelung wie bei den Umschlagshäfen gilt auch für die Sportboothäfen. Sie werden von den Gemeinden, Verbänden und Vereinen gebaut und unterhalten. Gute Möglichkeiten finden sich hier u. a. durch die Ausnutzung von Altarmen bei Konz-Hamm, Saarburg, Mettlach, Dillingen und Saarbrücken.

10 Landespflege

Die Schiffbarmachung eines Flusses durch den Bau von Staustufen bezeichnet man im allgemeinen Sprachgebrauch auch als Kanalisierung. Diese Bezeichnung weckt häufig ungute Assoziationen, man denkt an künstlich, häßlich, naturfeindlich und Schlimmeres. Wir vermeiden deshalb den Ausdruck ganz bewußt und sprechen vom „Ausbau der Saar". Wie sehr diese Dinge im Bewußtsein eine Rolle spielen, zeigt das Titelbild einer vor einigen Jahren erschienenen Zeitschrift, in dem die landschaftlich ungemein reizvolle Mettlacher Saarschleife (Abb. 24) als rechtwinkliges und geradliniges Betongerinne dargestellt ist (Abb. 25).

Tatsächlich geschieht aber beim Saarausbau etwas anderes. Wir wollen nicht nur die Staustufen so gestalten, daß sie sich optisch möglichst harmonisch in die Umgebung einfügen, sondern auch beim Ausbau der Strecke die Landschaft erhalten und teilweise sogar verbessern.

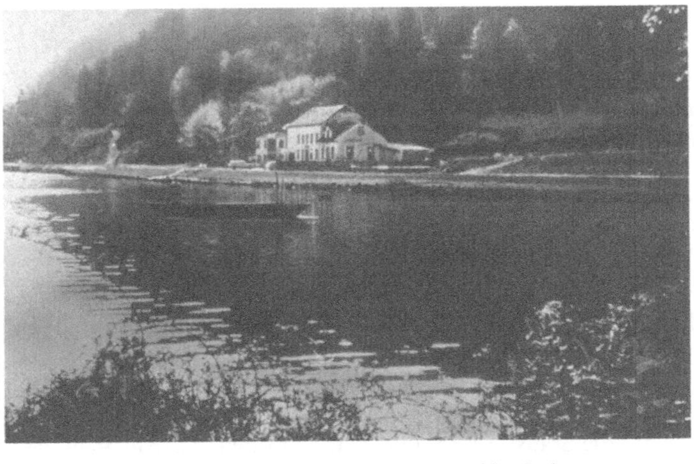

Abb. 26. Uferbewuchs Stauhaltung Mettlach

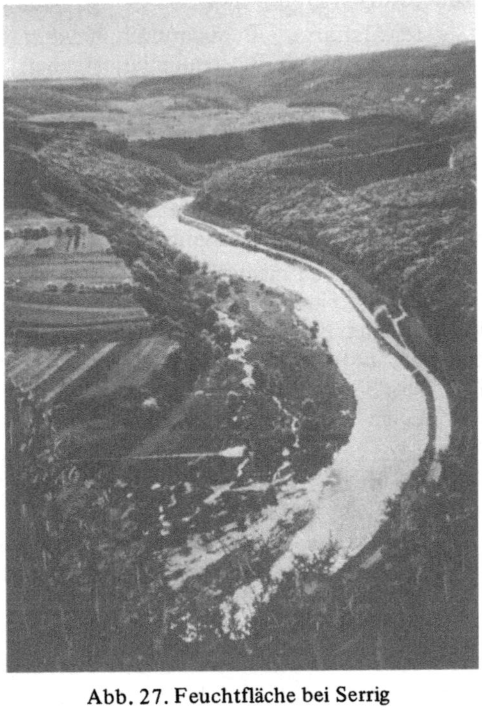

Abb. 27. Feuchtfläche bei Serrig

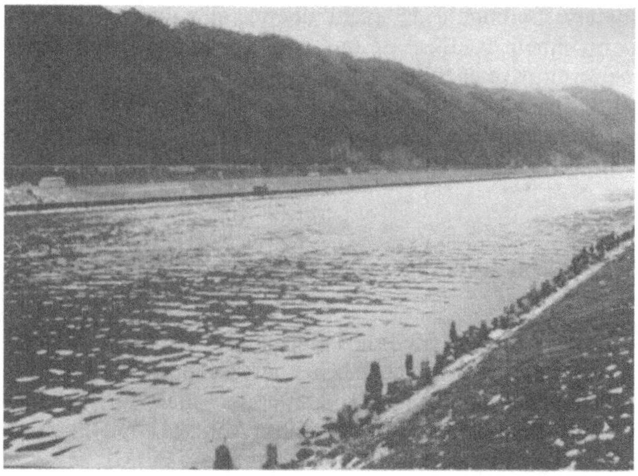

Abb. 28. Mündungsstrecke – vor Bepflanzung

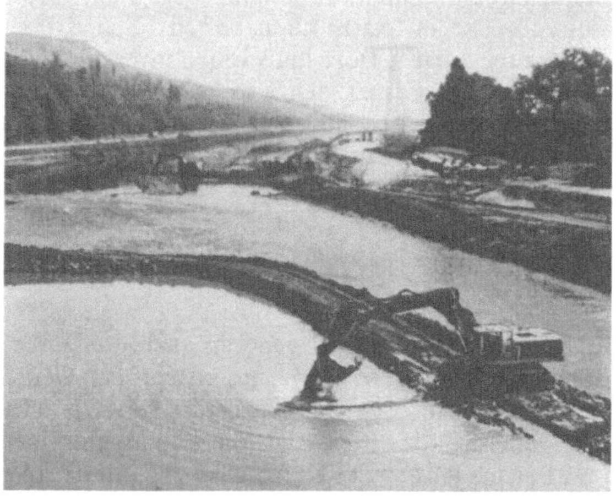

Abb. 29. Streckenausbau Mechern – Rehlingen

Es ist nicht zu bestreiten, daß der Saarausbau mit seinen erheblichen Wasserspiegeländerungen und neuen Verhältnissen einen schweren Eingriff in das bestehende Gefüge darstellt. Es kann aber ebenso wenig bestritten werden, daß bei richtiger Planung und rücksichtsvoller Ausführung ein Zustand entsteht, der dem vorherigen mindestens ebenbürtig ist.

Überträgt man einmal die Verhältnisse vor und nach dem Ausbau von der Mosel auf die Saar, so werden auch hier die größeren Wasserflächen den Betrachter und den Wassersportler erfreuen. Es ist geplant, die Uferböschungen so zu bepflanzen, daß der Eindruck einer natürlichen Flußlandschaft bestehen bleibt (Abb. 26). Die Altarme werden soweit wie möglich offen gehalten, Feuchtflächen bleiben bestehen (Abb. 27), Erholungsgebiete sind geplant. Kurzum, es soll versucht werden, den Reichtum und die Vielfalt der Flora und Fauna zu erhalten und das ökologische Gleichgewicht der Natur wiederherzustellen.

11 Bauausführung

Für den Ausbau der rd. 90 km langen Strecke von der Mosel bis Saarbrücken sind folgende hauptsächlichen Bauleistungen zu erbringen:

25 Mio m^3	Bodenaushub, davon rd. 25 % Fels,
2,9 Mio m^2	Böschungsbefestigung,
540 000 m^3	Stahlbeton für die Staustufen,
3 400 t	Stahlwasserbaukonstruktion für die Wehrverschlüsse und Schleusentore,
8 km	Senkrechte Ufereinfassung,
11	Brückenneu- bzw. -umbauten,
5 km	Gleisanhebung,
15 km	Straßenbau.

Es sind 350 ha Fläche zu erwerben, 500 ha werden vorübergehend in Anspruch genommen.

Von diesen Bauarbeiten sind in den Jahren 1969 – 1973 die Durchstiche Saarbrücken/St. Arnual und Saarlouis in einer Länge von 5 km mit einem Kostenaufwand von 40 Mio DM vorab ausgeführt worden. Der eigentliche Ausbau begann im Herbst 1975 mit der 4 km langen Mündungsstrecke bei Konz, die inzwischen fertiggestellt ist (Abb. 28).

Zur Zeit laufen die Bauarbeiten für

- den rd. 2 km langen Schleusenkanal Kanzem mit einem 50 m tiefen Felseinschnitt,
- die Brücke und Uferwand Biebelhausen,
- das Wehr Schoden,
- die 6,5 km lange Teilstrecke Mechern-Rehlingen, wo ein Teil des überschüssigen Bodens für den Bau der Autobahn Saarbrücken-Luxemburg verwendet wird (Abb. 29),
- die Schleuse Lisdorf und
- die 7 km lange Teilstrecke Lisdorf-Völklingen.

Im Jahr 1979 soll noch mit den Tiefbauarbeiten für die Staustufe Rehlingen und mit dem Ausbau einer weiteren Teilstrecke auf rd. 5 km Länge begonnen werden.

Die Anwendung von Kosten-Nutzen-Analysen bei Investitionen an Binnenschiffahrtsstraßen

Dietmar Ernst, Klaus Lohrberg, Dirk Mester, Volker Orlovius, Bonn

1 Problemstellung

In der Bundesrepublik Deutschland werden ständig erhebliche Beträge in das Netz der Binnenschiffahrtsstraßen investiert. Ebenso wie die Investitionen in Straße und Schiene sollen diese Maßnahmen dazu beitragen, die Transportaufgaben der Volkswirtschaft möglichst kostengünstig zu erfüllen.

Um die Effektivität staatlicher Verkehrswegeinvestitionen (oder auch anderer Vorhaben) zu erreichen, fordert die Bundeshaushaltsordnung aus dem Jahre 1969, daß „für geeignete Maßnahmen von erheblicher finanzieller Bedeutung Nutzen-Kosten-Untersuchungen anzustellen sind". Ziel dieser Vorschrift ist es, mit einem vorgegebenen Volumen staatlichen Mitteleinsatzes insgesamt möglichst große positive Auswirkungen, d. h. ein Maximum an gesamtwirtschaftlichem Nutzen zu erzeugen. Damit dieses Ziel erreicht wird, sollen Nutzen-Kosten-Untersuchungen in den folgenden drei Bereichen Entscheidungshilfe liefern:

- Globalsteuerung der Mittel, z. B. im Verkehrshaushalt, „richtige" Verteilung der Mittel zwischen Straße, Schiene und Wasserstraße,
- Prioritätensetzung innerhalb eines Bereiches, z. B. zwischen den verschiedenen Investitionsvorhaben innerhalb der Binnenschiffahrtsstraßen,
- technisch-wirtschaftlich optimale Gestaltung von einzelnen Projekten.

In dieser Veröffentlichung wird beschrieben, welche Berechnungsmethoden und projektspezifischen Untersuchungen hierzu für den Bereich der Binnenschiffahrtsstraßen der Bundesrepublik Deutschland durchgeführt worden sind und welche Schlußfolgerungen aus den bisher erarbeiteten Ergebnissen gezogen werden können.

Dabei ist es im Rahmen dieses Aufsatzes nicht möglich, sämtliche Probleme erschöpfend zu behandeln. Wegen weiterer Informationen, Begründungen und Detailangaben muß daher auf das 1978 von der Abteilung Binnenschiffahrt und Wasserstraßen des Bundesverkehrsministeriums herausgegebene Kompendium Kosten-Nutzen-Analysen (KNA) für Investitionen an Binnenschiffahrtsstraßen verwiesen werden.

2 Grundsätzliche Methodik von Kosten-Nutzen-Analysen und ihre Anwendung im Verkehrswasserbau

2.1 Beurteilungskriterium

Aus dem Ziel der Maximierung des gesamtwirtschaftlichen Nutzens bei vorgegebenem Mitteleinsatz ergibt sich das gesamtwirtschaftliche Nutzen/Kosten-Verhältnis als geeignetes Beurteilungskriterium. Dieses Kriterium enthält

- im Zähler die Summe aller projektbedingten Effekte,
- im Nenner die Summe aller projektbedingten einmaligen Kosten;

die Gegenüberstellung beider – durch Barwertbildung vergleichbar gemachter – Größen im Nutzen/Kosten-Verhältnis läßt unmittelbar die Wirksamkeit einer Maßnahme im Vergleich zu Alternativen oder zu (um die knappen Finanzmittel) konkurrierenden Projekten erkennen.

Die Erfahrung hat gezeigt, daß das Nutzen/Kosten-Verhältnis als Beurteilungskriterium (bei klarer Zieldefinition) eine einwandfreie und leichte Anwendung für die Praxis des Verkehrswasserbaues ermöglicht.

2.2 Prinzipien zur Ermittlung des Nutzen/Kosten-Verhältnisses

2.2.1 Volkswirtschaftliche Betrachtungsweise

Aus der Tatsache, daß die Kosten-Nutzen-Analyse ein gesamtwirtschaftliches Planungsinstrument darstellt, ergeben sich für die praktische Anwendung wichtige Konsequenzen:

- es sind stets sämtliche Projektkosten zu berücksichtigen, unabhängig davon, wer sie trägt,
- ebenso sind stets sämtliche Auswirkungen (Vor- und Nachteile) zu berücksichtigen, gleichgültig bei wem sie anfallen,
- die quantifizierten Wertgrößen aller Bereiche sind stets gleichwertig, es gibt z. B. keinen Vorrang für Rationalisierungsnutzen der Wasserstraßenverwaltung oder der Binnenschiffahrt vor Nutzen im Bereich der außerverkehrlichen Funktionen wie Wasserwirtschaft oder Freizeitwert,
- es sind die volkswirtschaftlich relevanten kalkulatorischen Kosten der Binnenschiffahrt bzw. der Eisenbahn zugrunde zu legen, nicht aber deren Tarife,
- die Schiffahrtsabgaben bleiben in einer volkswirtschaftlichen Kosten-Nutzen-Berechnung außer Ansatz, weil sie sich innerhalb des betrachteten Gesamtsystems Schiffahrt + Wasserstraße aufheben (sie stellen für die Schiffahrt Ausgaben und für die Wasserstraße Einnahmen in gleicher Höhe dar).

Für die Praxis der Kosten-Nutzen-Analyse ist es wichtig, daß dabei Doppelzählungen, d.h. doppelte Bewertung desselben Effektes durch verschiedene Bewertungsansätze, vermieden werden. Ein Beispiel hierfür ist die Wertsteigerung von Grundstücken infolge eines Wasserstraßenprojektes; diese Wertsteigerung darf nicht neben den Transportkosteneinsparungen in Ansatz gebracht werden, wenn sie lediglich eine Folge der Frachtverbilligung ist.

Mit Hilfe der volkswirtschaftlichen Betrachtungsweise ist es möglich, bestehende Wettbewerbsverzerrungen zwischen den Verkehrsträgern zu eliminieren, da – unabhängig von der Höhe der Tarife oder von etwaigen Subventionen – stets die volkswirtschaftlich relevanten Kosten in die Kosten-Nutzen-Analyse eingehen. Dies entspricht dem Ziel, die Investitionsmittel in die Projekte zu leiten, in denen sie gesamtwirtschaftlich den größten Nutzen bringen.

Probleme der volkswirtschaftlichen Betrachtungsweise können bestehen

- in der Berücksichtigung von Transitverkehren bei nationaler Finanzierung des Projektes und dementsprechend nationaler Abgrenzung der Wirtschaftlichkeitsuntersuchung,
- in der Bewertung intangibler Effekte, d. h. von Vor- und Nachteilen, deren monetäre Bewertung (noch) nicht möglich ist (z. B. Veränderung des Landschaftsbildes oder Umweltschutzbelange). Bei Investitionen innerhalb des bestehenden Wasserstraßennetzes spielen intangible Größen jedoch normalerweise nur eine untergeordnete Rolle.

2.2.2 With-without-Prinzip

Jede Kosten-Nutzen-Analyse vergleicht die Zustände mit Durchführung der zu beurteilenden Maßnahme (with-Fall, Planungsfall) und ohne Realisierung dieses Vorhabens (without-Fall, Vergleichsfall) miteinander. Dabei werden die jeweils eintretenden Effekte auf der Basis sonst gleicher Randbedingungen gegenübergestellt.

Die Ermittlung des richtigen Vergleichsfalles für eine Ersatzinvestition ist in manchen Fällen sehr schwierig. Denn die Alternative zur Ersatzinvestition kann – je nach baulichem Zustand des zu ersetzenden Objektes – in zeitlich aufeinanderfolgenden unterschiedlichen Fällen wie Istzustand, Grundinstandsetzung und Außerbetriebnahme bestehen. Dabei sind auch Verkehrsbeschränkungen (z.B. Reduzierung der Fahrgeschwindigkeit und/oder der Abladetiefe, einschiffiger Verkehr) oder die Erhöhung der Unterhaltungsmittel für das Objekt in Betracht zu ziehen. Entscheidend ist, daß nach Prüfung dieser Gesichtspunkte der Vergleichsfall so gewählt werden muß, daß er – abgesehen von der zu beurteilenden Ersatzinvestition – die volkswirtschaftlich günstigste Lösung darstellt.

Bei reinen Erweiterungs- oder Rationalisierungsinvestitionen ergeben sich bei der Ermittlung des Vergleichsfalles keinerlei Probleme; hier muß stets der Ist-Zustand den Vergleichsfall bilden.

Auch die in der Praxis sehr häufig vorhandenen kombinierten Maßnahmen, die sowohl Ersatz- als auch Erweiterungsinvestitionsanteile enthalten, werfen hinsichtlich der Ermittlung des zugrundezulegenden Vergleichsfalles keine neuen Fragen auf. Denn diese Vorhaben lassen sich stets aufteilen in

- einen reinen Ersatzinvestitionsanteil
  und in
- einen reinen Erweiterungs- bzw. Rationalisierungsinvestitionsanteil

und danach getrennt bewerten.

2.2.3 Alternativkostenprinzip

Die Bewertung mit Alternativkosten bedeutet, daß als Bewertungsmaßstab stets die Situation oder Verhaltensweise gewählt werden muß, die die nächstbeste Alternative – nach der zu beurteilenden Maßnahme – darstellt.

Die Anwendung des Alternativkostenprinzips besteht im wesentlichen

- in der Ermittlung der günstigsten Transportalternative
  - – mit dem Binnenschiff (Umweg, Wartezeit vor Schleusen, kleinere Schiffe, Minderabladung, reduzierte Fahrgeschwindigkeit u. ä.),
  - – mit alternativem Transportsystem – normalerweise Eisenbahn – (bei Wasserstraßenneubau, bei Überschreiten der Schleusenkapazität oder nach Ablauf der technischen Nutzungsdauer),
- in der bereits angesprochenen Ermittlung des volkswirtschaftlich kostengünstigsten Vergleichsfalles,
- in der monetären Bewertung außerverkehrlicher Effekte.

Durch das Alternativkostenprinzip wird gewährleistet, daß die zu untersuchende Investition mit dem günstigsten without-Fall verglichen wird und Scheinnutzen nicht anfallen.

3 Beurteilungsverfahren für die wichtigsten Maßnahmen zur Erhöhung der Leistungsfähigkeit im Verkehrswasserbau

3.1 Grundsätzliches Schema

Der Ausbau eines Verkehrsweges ist heute nur noch im Rahmen einer gesamtwirtschaftlich sinnvollen Koordinierung des gesamten Verkehrssystems vertretbar.

Für den Wasserstraßenbau bedeutet das, daß im wesentlichen wegen

- der hohen Investitionskosten für eine Netzerweiterung,
- der Qualität der vorhandenen Verkehrsinfrastruktur in allen Sektoren,
- des geringen Wachstums der Verkehrsnachfrage,

der Schwerpunkt zukünftiger Investitionsmaßnahmen in der Substanzerhaltung und in der gesamtwirtschaftlich sinnvollen Rationalisierung der Verkehrsabläufe liegt.

In diesem Rahmen sind alle Maßnahmen zur Verbesserung der Leistungsfähigkeit im Verkehrswasserbau zu prüfen; dabei bedeutet Leistungsfähigkeit zweierlei:

- einmal rein quantitativ die Anzahl Schiffe oder die Gütertonnen, die von einer Wasserstraße bewältigt werden können
- sowie die Qualität des Transports, d. h. im wesentlichen seine Wirtschaftlichkeit.

Die Alternativen, die zur Verbesserung einer derart definierten Leistungsfähigkeit eine Rolle spielen, sind zahlreich und verschiedenartig: vom Bau einer weiteren und/oder größeren Schleusenkammer, der Vertiefung und/oder Verbreiterung der Fahrrinne hin bis zur Verkehrsregelung (von rein ordnungspolitischen Maßnahmen ganz abgesehen).

Ebenso die Kriterien (Einflußbereiche), die bei der Ermittlung der Zweckmäßigkeit zu bedenken sind: neben den Investitionskosten, Folgekosten, Flottenstruktur, Auslastungsgrad, Versand- und Empfangsgebieten, Gütermenge und -art etc. bis hin zur Konkurrenzierung der übrigen Verkehrssektoren und den Einflüssen auf Wasserwirtschaft und den sog. intangiblen Faktoren wie Umwelt, Freizeit und Raumordnung.

Auch wenn man sich zunächst auf die systeminternen Faktoren beschränkt (das soll im Rahmen dieses Aufsatzes grundsätzlich der Fall sein) bedingen die Beurteilungen aller Einflußfaktoren für alle Alternativen einen erheblichen Aufwand, abgesehen davon, daß eine derartige Entscheidungsmatrix sehr schnell unübersichtlich würde.

Um sowohl eine klare Übersichtlichkeit als auch einen vertretbaren Mitteleinsatz bei der Planung zu erreichen, empfiehlt sich bei der Beurteilung von Maßnahmen zur Verbesserung der Leistungsfähigkeit im Verkehrswasserbau für jeden zu untersuchenden Wasserstraßenabschnitt folgendes Vorgehen:

- Ermittlung der Verkehrssituation im Prognosezeitpunkt unter baulichen Status-quo-Bedingungen, d. h. Ermittlung von
  - – Verkehrsintensität,
  - – quantitativer Leistungsfähigkeit,
  - – Flottenstruktur, Leerfahrzeuganteilen,
  - – Auslastungsgrad,
  - – Verkehrsbeziehungen,
  - – Transportkosten,
  - – Wartezeit etc.,
- Beurteilung der Verkehrssituation durch Analyse der Einflußfaktoren, z. B.
  - – zu kleine Fahrzeuge?
  - – zu geringer Auslastungsgrad?

– – zu hoher Verkehrsanteil aus Kanälen mit geringer Abladetiefe?
– – zu geringe Schleusenkapazität?

und Ableitung der wichtigsten Alternativen einer Leistungsverbesserung,

- Beschreibung der Alternativen und deren bauliche und verkehrliche Auswirkungen,
- Ermittlung der Verkehrssituation für sämtliche without- und with-Fälle,
- Bestimmung der jährlichen Nutzen- und Kostendifferenzen, des Nutzen/Kosten-Verhältnisses einschließlich der Sensititivätsanalyse für jede Alternative (die die Stabilität des Ergebnisses, seine Abhängigkeit von der Variation der Eingangsdaten und von anderen Maßnahmen darstellt),
- Gesamtbeurteilung und Entscheidungsvorschlag.

Dieses Verfahren ist für fast alle Fragestellungen im Verkehrswasserbau geeignet und wird im folgenden konkreter beschrieben für die Beurteilung der grundsätzlich wichtigsten Maßnahmen im Binnenschiffahrtsstraßennetz.

3.2 Maßnahmen zur Erhöhung der Leistungsfähigkeit auf den Wasserstraßenstrecken

3.2.1 Allgemeines

Im Binnenschiffahrtsstraßennetz der Bundesrepublik Deutschland wird die Kapazität, d. h. die rein quantitative Durchsetzfähigkeit der einzelnen Wasserstraßen an Gütertonnen oder Schiffen pro Zeiteinheit, fast ausschließlich durch die Schleusen bestimmt.

Bei der Verbesserung der Leistungsfähigkeit der Wasserstraßenstrecken stehen daher stets qualitative Aspekte, d. h. Gesichtspunkte der wirtschaftlichen Transportabwicklung, im Vordergrund.

Das Ziel möglichst hoher gesamtwirtschaftlicher Effektivität stellt sich in dreifacher Hinsicht, denn es gilt

- möglichst geringe Schiffahrtskosten sowie
- möglichst geringe Wasserstraßenkosten

zu erreichen, verbunden mit

- möglichst geringen Kosten/hohen Nutzen bei außerverkehrlichen Funktionen.

Dabei kann die Verwaltung im Bereich der Schiffahrt und der verkehrsfremden Funktionen durch das Vorhalten einer mehr oder weniger großzügig gestalteten Wasserstraße nur Rahmenbedingungen für einen wirtschaftlichen Mitteleinsatz setzen, während die tatsächliche Nutzung dieser Gegebenheiten der Schiffahrt bzw. den Anliegern überlassen bleibt (daneben kann die Wasserstraßenverwaltung jedoch auch unmittelbaren Einfluß auf die

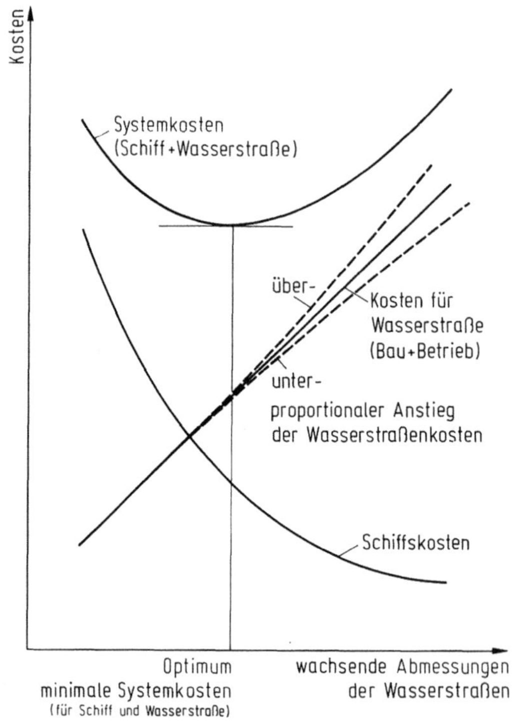

Abb. 1. Prinzipieller Zusammenhang der Kosten im Verkehrssystem Schiff/Wasserstraße

Effektivität einer Wasserstraße ausüben, indem sie die Vorhaltungskosten des Verkehrsweges durch Rationalisierungsmaßnahmen senkt, z. B. durch den Bau wenig unterhaltungsaufwendiger Uferdeckwerke).

Im Prinzip werden die groben Zusammenhänge der Kostensituation des Verkehrssystems Schiff/Wasserstraße – ohne Berücksichtigung verkehrsfremder Funktionen – aus Abb. 1 deutlich. Bei wachsenden Abmessungen steigen die Kosten der Wasserstraße erheblich, wobei dieser Anstieg, je nach Art des Einzelfalles (Neubau, Ausbau einer bestehenden Wasserstraße, Gelände- und Bodenverhältnisse, angrenzende Bebauung u. ä.) – linear, progressiv oder degressiv sein kann.

Die Schiffskosten sind bei geringen Wasserstraßenabmessungen sehr hoch (viele kleine Schiffe, geringe Abladung, langsame Umlaufgeschwindigkeit usw.); sie fallen mit wachsenden Dimensionen der Wasserstraße, weil dann immer höhere Anteile der Fahrzeuge keinen verkehrswegbedingten Beschränkungen mehr unterliegen. Da sich die Systemkosten aus der Addition beider Bereiche (Schiff + Wasserstraße) ergeben, wird unmittelbar deutlich, daß es unter gegebenen baulichen und verkehrlichen Randbedingungen stets ein Optimum für die Abmessungen der Wasserstraßenstrecke gibt.

Wie können diese Erkenntnisse nun in auf dieses Optimum ausgerichtete Investitionsentscheidungen umgesetzt werden? Je nachdem, ob es sich um Neubau, Ausbau oder Ersatz handelt und je nach (prognostizierten) Verkehrsbeziehungen und sonstigen Randbedingungen ergeben sich unterschiedliche Problemstellungen, die normalerweise auch zu unterschiedlichen Lösungen führen.

In jedem Fall ist eine gründliche Darlegung der baulichen und verkehrlichen Ausgangssituation erforderlich, denn erst aufgrund einer Analyse des bestehenden Zustandes und seiner Fortschreibung in die Zukunft wird erkennbar, welche Einflußfaktoren die Wirtschaftlichkeit des Transportsystems wesentlich bestimmen und welche Hauptansatzpunkte für die Entwicklung sinnvoller Alternativen bestehen.

Voraussetzung dazu ist die Kenntnis der prinzipiellen Faktoren, die die Transportkosten im Binnenschiffsverkehr bestimmen.

3.2.2 Ermittlung der Transportkosten im Binnenschiffsverkehr

Die Ermittlung der Transportkosten läßt sich – auf das Grundsätzliche vereinfacht – in mehrere Abschnitte unterteilen, wie Berechnung der

- Umlaufdauer (für Einzelfahrer, Schubleichter und Schubboote), unterteilt für den zeitlichen Aufwand auf der Strecke, an den Schleusen und beim Umschlag,
- durchschnittlichen Anzahl der Umläufe pro Jahr (für Einzelfahrer, Schubleichter und Schubboote),
- für den jährlichen Umlauf erforderlichen Anzahl Einzelfahrzeuge, Schubleichter und Schubboote (unter Berücksichtigung des Anteils der Leerfahrzeuge),
- Gesamt-Bereithaltungskosten/Jahr,
- Gesamt-Fortbewegungskosten/Jahr,
- Gesamtkosten des Schiffstransportes/Jahr,
- falls erforderlich: Alternativkosten bei Verlagerung auf Eisenbahn,
- Gesamtkosten der without-Fälle und der with-Fälle,
- Differenz der Transportkosten zwischen den with-Fällen und den without-Fällen.

Normalerweise fällt der größte Teil der Umlaufdauer für die Streckenfahrt an. Sie ist abhängig von

- der Transportentfernung,
- der Fahrgeschwindigkeit,
- der durchschnittlichen täglichen Betriebsdauer (begrenzt durch die Betriebsform der Schiffe oder durch die Schleusenbetriebszeiten).

Dazu kommt der Zeitaufwand für das Passieren der Schleusen und der Aufenthalt in den Häfen.

Bei für den deutschen Binnenschiffsverkehr typischen Relationen liegen die zeitlichen Anteile an der gesamten Umlaufdauer für

- die Streckenfahrt zwischen 30 und 70% (im Mittel rd. 50%),
- das Schleusen (einschl. Wartezeit) zwischen 0 und 20% (im Mittel rd. 10%),
- den Hafenaufenthalt zwischen 20 und 60% (im Mittel rd. 40%).

Je nach dem Ziel und der erforderlichen Genauigkeit der Untersuchung sollte bei der Ermittlung der Umlaufdauer nach Einzelfahrern, Schubleichtern und Schubbooten unterschieden werden, evtl. auch nach relevanten Verkehrsbeziehungen und Güterarten.

Die Anzahl der Umläufe, die ein Fahrzeug pro Jahr leistet, ergibt sich aus

- der durchschnittlichen Umlaufdauer der betrachteten Verkehrsrelation und
- der Anzahl der jährlichen Betriebstage eines Schiffes (begrenzt durch schiffahrtsinterne Faktoren wie Reparaturzeiten, Warten auf Aufträge oder durch Gegebenheiten der Wasserstraße wie Eis, Hochwasser, Schleusenreparatur, Nebel).

Um hieraus die für den Jahrestransport erforderliche Fahrzeuganzahl zu ermitteln, müssen

- das jährliche (prognostizierte) Transportvolumen,
- die (prognostizierte) Flottenstruktur (Art und Größe der Schiffe),
- der Auslastungsgrad der Schiffe (unterteilt nach wasserstandsbedingtem und wasserstandsunabhängigem Teil),
- der Leerfahrzeuganteil in der Hauptverkehrsrichtung (= Richtung mit dem stärkeren Güteraufkommen)

vorliegen.

Wegen der Ermittlung dieser Größen wird auf das Kompendium verwiesen.

Um die Gesamttransportkosten zu errechnen, sind die für den Jahrestransport erforderlichen Fahrzeuge mit deren Schiffskosten zu bewerten, und zwar mit den Bereithaltungskosten oder mit den Bereitunghaltungs- und Fortbewegungskosten, je nachdem, ob sich das Schiff in Ruhe oder in Fahrt befindet. Die Schiffskosten werden – nach Einzelfahrern und Schubschiffahrt getrennt – als Funktion der Tragfähigkeit angegeben. Im Sinne der Zielsetzung einer gesamtwirtschaftlichen Optimierung der Verkehrssysteme müssen hierfür die volkswirtschaftlichen (statt der betriebswirtschaftlichen) Kosten verwendet werden. Wichtigste Bestandteile der Bereithaltungskosten der Binnenschiffahrt sind

- die Personalkosten (in Abhängigkeit von der Betriebsform des Schiffes),
- die Kapitalkosten (Abschreibung und kalkulatorische Verzinsung nach volkswirtschaftlichen Kriterien),
- die Reparaturkosten,
- die Versicherungskosten,
- die Verwaltungs- und Gemeinkosten.

Bei den Fortbewegungskosten – sie liegen gegenwärtig in der Größenordnung von 15 bis 30 % der jährlichen Gesamtkosten – handelt es sich um die während der Fahrt zusätzlich anfallenden Treibstoffkosten.

Werden die auf diese Weise ermittelten Gesamttransportkosten ins Verhältnis gesetzt zur

- Gesamttransportmenge (DM/t),
- Gesamtverkehrsleistung (DM/tkm),

so stellen diese Werte aussagekräftige Kenngrößen für die qualitative Leistungsfähigkeit der untersuchten Strecke bzw. Verkehrsrelation dar.

3.2.3 Maßnahmen zur Verbesserung der Leistungsfähigkeit (Senkung der Transportkosten)

Bei den Maßnahmen zur Verbesserung der qualitativen Leistungsfähigkeit von Wasserstraßen ist es sinnvoll, nach

- Maßnahmen zur Reduzierung der Umlaufdauer

und

- Maßnahmen zur Reduzierung der Anzahl der Umläufe

zu unterscheiden.

Zur ersten Gruppe – Maßnahmen zur Reduzierung der Umlaufdauer – gehören:

- Vergrößerung des wasserführenden Querschnitts zur
  - – Geschwindigkeitserhöhung,
  - – Beseitigung von Engpässen mit Einschränkungen für das Begegnen und/oder Überholen,
  - – Schaffung oder Verbesserung von Überholmöglichkeiten,
- Verbesserungen an Schleusen/Schleusenvorhäfen zur
  - – Verkürzung der Wartezeit vor Schleusen,
  - – Verkürzung der Passierzeit von Schleusen,
- Verlängerung der Betriebszeit, insbesondere Einführung der Nachtschiffahrt,
- Verbesserungen im Hafenbereich zur Reduzierung der Hafenzeiten.

Zur zweiten Gruppe – Maßnahmen zur Reduzierung der Anzahl der Umläufe – zählen:

- Zulassung größerer Fahrzeuge durch
  - – Wasserstraßenausbau,
  - – Verkehrsregelungsmaßnahmen,
- Verbesserung der Auslastungsmöglichkeiten der Schiffe durch
  - – Vertiefung,
  - – Engpaßbeseitigungen,
  - – zielgerechte Unterhaltungs- und Betriebsstategien,
  - – schiffahrtspolizeiliche Maßnahmen,

- Reduzierung der Leerfahrten durch
  - – Gebühren für Leerfahrzeuge,
  - – Anreize zur Poolbildung.

3.2.4 Grundsätzliche Beurteilung der Maßnahmen

Jede Maßnahme zur Verbesserung der Leistungsfähigkeit der Strecke bzw. zur Transportkostenreduzierung ist zu sehen vor dem Hintergrund

- des Istzustandes (bzw. des sich ohne die Maßnahme einstellenden without-Zustandes),
- der (prognostizierten) Verkehrsmenge,
- der betroffenen Verkehrsrelationen (des begünstigten Verkehrs),
- der Konkurrenzierung durch andere Verkehrssysteme,
- der für die Maßnahme aufzuwendenden Kosten und ggf. Folgekosten.

Eine allgemein gültige Beurteilung der im Abschnitt 3.2.3 aufgeführten Maßnahmen kann es daher nicht geben. Dennoch lassen sich – auch ohne Betrachtung der jeweiligen Verhältnisse des Einzelfalles – einige grundsätzliche Überlegungen über die Effektivität der verschiedenen Maßnahmearten anstellen:

a) Erhöhung der Fahrgeschwindigkeit

Der Zusammenhang zwischen der Größe des wasserführenden Querschnitts eines Kanals (oder staugeregelten Flusses) und der möglichen Fahrgeschwindigkeit ist durch neuere Verkehrsbeobachtungen im deutschen Wasserstraßennetz untersucht worden. Dabei hat sich herausgestellt, daß bei Vergrößerung des n-Wertes um 1 (n = Verhältnis zwischen wasserführendem Querschnitt der Wasserstraße und eingetauchtem Schiffsquerschnitt) die durchschnittliche Fahrgeschwindigkeit um rd. 0,5 km/h ansteigt. Diese Beziehung hat sich für die in der Praxis relevanten n-Werte zwischen 4,5 und 10 ergeben.

Zur Verdeutlichung des Effektes von Geschwindigkeitssteigerungen soll – als Extrembetrachtung – der Ausbau eines Kanalquerschnittes von n = 4,5 auf n = 10 diskutiert werden. Bei einer Ausgangsgeschwindigkeit von durchschnittlich 7,25 km/h würde infolge dieser Querschnittsvergrößerung eine Durchschnittsgeschwindigkeit von 10,0 km/h oder eine Steigerung um rd. 40 % eintreten.

Gemäß Abschnitt 3.2.2 entfallen von einem durchschnittlichen Umlauf im Mittel rd. 50 % auf die Streckenfahrt. Unter Berücksichtigung der Tatsache, daß im deutschen Wasserstraßennetz rd. 70 % der Verkehrsleistungen auf dem (nicht maßnahmebeeinflußten) Rhein erbracht werden und rd. 80 % der Rückfahrten leer erfolgen, führt die als Extrembeispiel gewählte Geschwindigkeitssteigerung um 40 % nur zu einer Reduzierung von

$$0{,}4 \times 0{,}5 \times (1{,}0 - 0{,}7) \times \frac{1 + 0{,}2}{2} = 3{,}6\,\%$$

der Umlaufzeit und damit auch der Bereithaltungskosten.

Dieser Wert kann allerdings nur die Größenordnung des Geschwindigkeitseffektes zeigen; bei anderen Randbedingungen, z. B. bei hoher Beförderungslänge nur auf dem Kanal oder bei weniger Leerrückfahrten fällt die Ersparnis höher aus.

b) Beseitigung von Engpässen mit Einschränkungen für das Begegnen und/oder Überholen

Durch Engstellen an Wasserstraßenquerschnitten (z. B. im Bereich von Krümmungen, Stadtgebieten oder im Bereich besonders kostspieliger Kunstbauwerke) können für einen Teil der Schiffahrt oder für den Gesamtverkehr Zeitverluste durch Wartezeiten oder Langsamfahrt eintreten; außerdem können der Wasserstraßenverwaltung durch das Vorhalten und Betreiben evtl. Verkehrsregelungseinrichtungen Kosten entstehen.

Da die Beschränkungen meist nur eine kurze Teilstrecke der Verkehrsrelationen und oft nur einen Teil der Fahrzeuge (z. B. große und/oder beladene Einzelfahrer, Schubverbände) betreffen, erreichen die über alle betroffenen Schiffe aufsummierten bewerteten Zeitverluste im allgemeinen selbst bei (sonst notwendigen) Begegnungsverboten und bei großen von der Maßnahme betroffenen Verkehrsmengen selten mehr als 1 % der Gesamttransportkosten. Ob eine Beseitigung des Engpasses gerechtfertigt ist, hängt von den dafür aufzuwendenden Beträgen ab. Entsprechendes gilt auch für die Wahl der Abmessungen besonders kostspieliger Kunstbauwerke (z. B. Kanalbrücken).

c) Schaffung und Verbesserung von Überholmöglichkeiten

Die Verbesserung von Überholmöglichkeiten schlägt normalerweise noch weniger auf die Gesamttransportkosten einer Verkehrsrelation durch. Eine Bemessung von Querschnitten auf freizügiges Überholen ist höchstens bei sehr langen Haltungen wirtschaftlich interessant, keinesfalls aber bei den – häufig vorkommenden – Haltungslängen unter 20 km, da die Schiffe sich dann in den Schleusenvorhäfen überholen können. Bei längeren Haltungen können in größeren Abständen angeordnete Überholstrecken ausreichend sein. Als eigenständiges

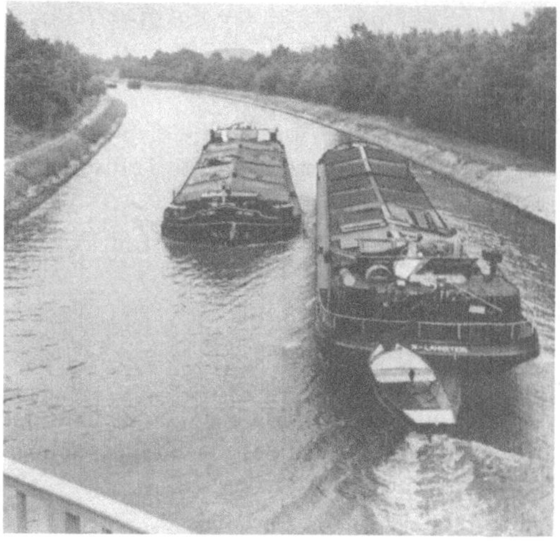

Abb. 2. Begegnung auf dem Mittellandkanal im nichtausgebauten Querschnitt

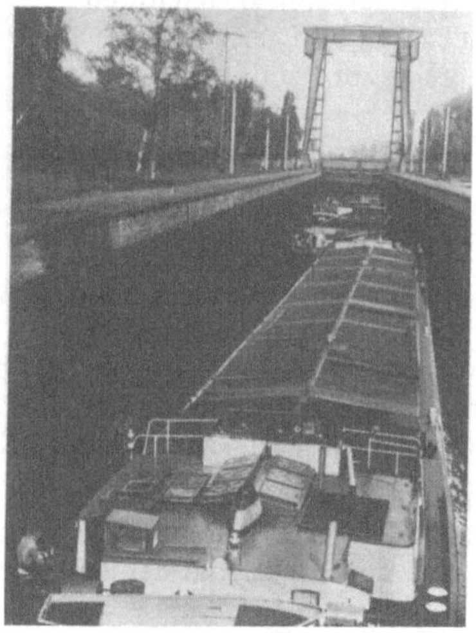

Abb. 3. Vollbelegte Schleusenkammer (Stufe Datteln)

Investitionsziel ist eine Bemessung von Wasserstraßen auf Überholen normalerweise wirtschaftlich nicht vertretbar. Das gilt jedoch nicht für die Verhältnisse auf dem Rhein, insbesondere in der Bergfahrt, wobei auch hier Einschränkungen wirtschaftlich sein können.

d) Reduzierung der Zeitverluste im Schleusenbereich

Die Effektivität der hierzu dienenden Maßnahmen wird später im Zusammenhang mit der Erhöhung der Leistungsfähigkeit von Schleusen unter Abschnitt 3.3 behandelt.

e) Verlängerung der Betriebszeit

Die Ausnutzung der vorgehaltenen Verkehrswege kann in vielen Fällen durch Verlängerung der Betriebszeit verbessert werden. Die Betriebszeitverlängerung kann bestehen

- in der Erhöhung der täglichen Betriebsstunden,
- in der Erhöhung der jährlichen Betriebstage.

Bei Übergang von der Tagesfahrt (Betriebsform A) auf den 24-Stunden-Betrieb (Betriebsform D) und bei entsprechend verlängerter Schleusungszeit können bis zu 50% Einsatzzeit hinzugewonnen werden, die jedoch bei den in Abschnitt 3.2.2 genannten Durchschnittswerten von 50% Streckenanteil, 10% Schleusenanteil und 40% Hafenanteil (an der Gesamtumlaufzeit) die Umlaufdauer und damit die Bereithaltungskosten nur um 50 x (1,0 – 0,4) = 30% reduzieren. Bei der Schubschiffahrt ergibt sich ein abweichendes Bild, weil hier für die Schubboote die Hafenzeiten nahezu ganz entfallen.

Auf der Kostenseite aber entsteht durch Übergang auf die Nachtschiffahrt nach den Vorschriften über die Besatzungsstärke für Motorgüterschiffe in erster Näherung eine Verdoppelung der Personalkosten, die etwa 40% der Bereithaltungskosten ausmachen.

Ob nun dennoch für Motorgüterschiffe im Einzelfall der Übergang auf die Nachtschiffahrt rentabel sein kann, hängt von den speziellen Gegebenheiten (insbesondere auch auf der Hafenseite) ab. Bei älteren Fahrzeugen scheitert er zudem oft schon an der (nachträglich nicht mehr herstellbaren) Unterbringung für die doppelte Mannschaft. Weiterhin ist zu berücksichtigen, daß der 24-Stunden-Betrieb auch auf der Wasserstraßenseite erhöhte Kosten durch die Besetzung der Schleusen rund um die Uhr erfordert, die sich erst bei entsprechender Annahme der Nachtstunden durch die Schiffahrt rechtfertigen lassen. Andererseits kann die Ausnutzung der Nachtstunden ggf. sonst notwendige Erhöhungen der Schleusenkapazität entbehrlich machen oder zumindest zeitlich fühlbar hinausschieben.

Für die Betriebsformen B (16 – 18 h-Betrieb) und C (18 – 20 h-Betrieb) ergibt sich ein noch ungünstigeres Ergebnis. Zur Senkung der Personalkosten sollte bei Weiterentwicklung der Besatzungsvorschriften überlegt werden, ob und wie weit durch Verbesserung der Qualifikation (z.B. 2. Schiffsführer statt Matrose) eine Verringerung der Bemannung erreicht werden kann.

Der Einfluß der jährlichen Betriebstage auf die Transportkosten hält sich im allgemeinen in engen Grenzen. So bedeuten 3 zusätzliche Betriebstage pro Jahr bei Vollauslastung der vorhandenen Kapazitäten noch nicht einmal 1% Transportkostensenkung. Den Maßnahmen der Wasserstraßenverwaltung zur Verlängerung der Schiffahrtszeiten bei Hochwasser und Eis (z. B. Eisbrechdienst) sind daher enge wirtschaftliche Grenzen gesetzt, soweit diese Maßnahmen nicht aus Gründen der Gefahrenabwehr (z. B. zur Verhinderung von Eisversetzungen) erforderlich sind.

f) Verbesserungen im Hafenbereich

Der Einfluß der Hafenaufenthalte auf die Umlaufzeiten wird oft unterschätzt. Zwar liegen aus diesem Bereich bisher nur wenig Daten vor, die aber deutlich zeigen, daß

- ein Umschlagsvorgang (Be- und Entladen) im Mittel rd. 3,5 Tage Hafenzeit erfordert,
- hiervon durchschnittlich nur 16 % auf den Umladevorgang selbst entfallen,
- von Hafen zu Hafen und nach Umschlagsgut sehr starke Streuungen auftreten.

Gemäß Abschnitt 3.2.2 liegen die Hafenzeiten im Mittel bei 40 % der Gesamtumlaufzeit eines Schiffes. Bei durchschnittlich 16 % reiner Umschlagszeit bedeutet das, daß im Hafenbereich im Mittel bis zu $0{,}84 \times 0{,}4 =$ rd. 33 % der Umlaufzeit zur Rationalisierung ansteht. Wenn sich auch bei bestmöglicher Disposition und Arbeitszeitregelung unproduktive Zeitverluste im Hafen niemals ganz vermeiden lassen werden, so zeigt sich hier doch – im Vergleich zu den Maßnahmen zur Umlaufbeschleunigung an der Wasserstraße selbst – ein beachtliches Rationalisierungspotential, das einer näheren Untersuchung wert ist.

g) Zulassung größerer Fahrzeuge

Die Zulassung größerer Fahrzeuge ist oft ein wesentliches Ziel des Wasserstraßenausbaus. Wie aber wirkt sich eine Vergrößerung der Fahrzeugabmessungen auf die Transportkosten aus?

Bei einer Vergrößerung der Tragfähigkeit um beispielsweise 20 % steigt die Transportleistung (= Nutzen) ebenfalls um 20 %, vorausgesetzt, das größere Fahrzeug kann auf der gesamten Verkehrsrelation ebenso ausgelastet werden und erreicht die gleiche Umlaufgeschwindigkeit. Demgegenüber verlaufen die Bereithaltungskosten jedoch in einer degressiv steigenden Kurve, deren Anstieg im relevanten Bereich nur durchschnittlich ein Viertel der Zunahme an Tragfähigkeit beträgt, d. h. bei 20 % mehr Tragfähigkeit entstehen nur um 5 % höhere Bereithaltungskosten. Beim Übergang zur Schubschiffahrt können – je nach Randbedingungen – noch größere Kostenreduzierungen eintreten.

Nicht in jedem Fall muß die Zulassung größerer Schiffe mit einem Ausbau der Wasserstraße verbunden sein. Es ist selbstverständlich, daß eine solche Zulassung nur ausgesprochen werden darf, wenn die Sicherheit des Schiffsverkehrs und der Bestand der Wasserstraße dadurch nicht gefährdet werden. Dies kann jedoch in manchen Fällen durch Einführung einer Verkehrsregelung gewährleistet werden, z. B.

- Begegnungsverbot in bestimmten Teilstrecken oder an Engstellen,
- Begegnungsverbot für besonders große Einheiten (evtl. beschränkt auf beladene Schiffe),
- Sondergenehmigung für die Fahrt besonders großer (beladener) Fahrzeuge unter Ausschluß des Begegnungsverkehrs in den Nachtstunden, wobei die Fahrt in beiden Richtungen zu unterschiedlichen Zeiten gestattet werden kann.

Durch Einführung einer solchen Verkehrsregelung lassen sich oft alle Sicherheitsanforderungen erfüllen (z. B. bzgl. der Fahrrinnenbreite, des Querschnittverhältnisses oder der Beanspruchung der Uferdeckwerke). Wie in den vorigen Abschnitten dargelegt, schlagen Verbesserungen auf der Wasserstraßenstrecke meist nicht allzu stark auf die Gesamtumlaufzeit der Schiffe durch; das bedeutet aber auch, daß Verkehrsregelungsmaßnahmen die Gesamtumlaufdauer normalerweise nicht sehr belasten. Die zweite Prämisse für die Zulassung größerer Fahrzeuge besteht in der Gewährleistung des Bestandes der Wasserstraße; sie kann z. B. durch Verstärkung der Uferdeckwerke oder durch Vermehrung der Uferunterhaltung erreicht werden. Aufgrund der dargelegten Nutzen- und Kostenverläufe kann es in manchen Fällen – evtl. verbunden mit geringfügigen baulichen Verbesserungen an der Wasserstraße sowie Herstellung von Ausweichstellen – gesamtwirtschaftlich sinnvoll sein, auf einen Wasserstraßenausbau ganz oder teilweise zu verzichten.

Ferner bietet sich bei größeren Ausbauvorhaben die grundsätzliche Möglichkeit, durch Wahl einer sinnvollen Reihenfolge des Streckenausbaues die Zulassung größerer (und/oder tiefer abgeladener) Fahrzeuge bereits lange vor Abschluß der Bauarbeiten auszusprechen, wenn durch Verkehrsregelungsmaßnahmen die Begegnungen in bereits ausgebaute Abschnitte der Wasserstraße verlegt werden. Hierbei bedarf es jedoch stets einer genauen Prüfung, welchen Verkehrsrelationen eine solche Maßnahme zugute kommt bzw. welche anderen Zwangspunkte einen Einsatz größerer Schiffe dort ggf. weiterhin unmöglich machen.

Derartige Zwangspunkte können z. B.

- Schleusen mit zu geringen Abmessungen sowie
- Brücken mit zu geringem Lichtraumprofil

sein.

Zu geringe Brückendurchfahrtshöhen setzen jedoch nur in Extremfällen Grenzen für den Einsatz wirtschaftlicher Schiffstypen. Denn hier besteht stets die Möglichkeit der Ballastierung und/oder der Verringerung der Höhe der Aufbauten, die gesamtwirtschaftlich oft günstiger zu beurteilen sind als kostspielige Brückenbehebungen.

h) Verbesserung der Auslastungsmöglichkeit der Schiffe

Die Auslastung der Schiffe steigt linear mit der Differenz zwischen möglicher Abladetiefe und Leertiefgang. Weil die Schiffskosten von der Fahrzeugauslastung nahezu unabhängig sind, d.h. mit zunehmender Abladung der Einheiten nicht wesentlich ansteigen, jede zusätzlich geladene Tonne aber zusätzlichen Nutzen bedeutet, stellt die Erhöhung des Auslastungsgrades der Schiffe normalerweise das effektivste Mittel zur Verbesserung der Wirtschaftlichkeit dar. (Es besteht hier ein enger Zusammenhang zum Einsatz größerer Fahrzeuge, da dieser oft erst in Verbindung mit einer Vergrößerung der Fahrzeugauslastung wirtschaftlich wird).

Ebenso wie bei der Vergrößerung der Fahrzeuge ist auch hier ausschlaggebend, in welchen Verkehrsbeziehungen die verbesserte Abladetiefe unter Berücksichtigung der jeweiligen Randbedingungen auch tatsächlich genutzt werden kann, d.h. für welche Verkehre der betrachtete Wasserstraßenabschnitt die maßgebenden Abladekriterien bestimmt.

Andere – wasserstandsunabhängige – Faktoren, die der vollen Ausnutzung der Tragfähigkeit eines Binnenschiffes entgegenstehen können, sind z.B. geringes spezifisches Gewicht der Ladung oder geringe Partiegrößen. Daher können Verbesserungen der Auslastung durch Vertiefung im Durchschnitt nur 90 bis 95 % tatsächlich von der Schiffahrt ausgenutzt werden. Allerdings kommen bei starken Massengutverkehrsströmen auch oft Werte von oder nahe 100 % vor.

Wie sind nun die Maßnahmen zur Verbesserung der Fahrzeugauslastung zu beurteilen?

Die wichtigsten und bekanntesten Maßnahmen zur Vergrößerung des Auslastungsgrades der Fahrzeuge stellen zweifellos Vertiefungen der Fahrrinne dar; sie verursachen jedoch meist erhebliche Investitionskosten und in manchen Fällen auch eine Erhöhung der laufenden Baggerkosten.

Wirtschaftlicher ist daher oft zunächst eine gezielte Schwachstellenbeseitigung mit möglichst geringen baulichen Maßnahmen, wie

- Umbau eines zu hoch liegenden Schleusendrempels,
- Beschränkung der Vertiefungen auf die schwächste Haltung unter Berücksichtigung der unterschiedlichen hydrodynamischen Randbedingungen,
- innerhalb der einzelnen Haltungen eines staugeregelten Flusses Konzentration der Maßnahmen auf den kritischen Punkt/Bereich unter Ausnutzung des hydrodynamischen Staues,
- Anspannung des Wasserspiegels oder Stauerhöhung (evtl. beschränkt auf Niedrigwasserzeiten).

Den schiffahrtspolizeilichen Parallelmaßnahmen kommt beim Ausbau sowie bei den Betriebs- und Unterhaltungsstrategien eine besondere Bedeutung zu. Sie bestehen im wesentlichen in

- verkehrsregelnden Maßnahmen (Zulassung tieferer Abladung unter Ausschluß des Gegenverkehrs; sinngemäß handelt es sich hier um die gleichen Maßnahmen wie bei der Zulassung größerer Fahrzeuge, so daß auf die vorstehenden Ausführungen dazu verwiesen werden kann),
- Freigabe der maximalen Abladetiefe auf staugeregelten Flüssen, d.h. Übernahme des Risikos für die gewählte Abladetiefe durch den Schiffsführer; evtl. zunächst versuchsweise in Form von Sondergenehmigungen (An Rhein und Neckar durchgeführte Messungen haben ergeben, daß eine solche Regelung zu einer merklich besseren Auslastung der Fahrzeuge führt als die Vorschrift eines festen Wertes für den Maximaltiefgang. Für den Transport gefährlicher Güter können allerdings abweichende Regelungen geboten sein.),
- Reduzierung der Fahrgeschwindigkeit (da die Einsinktiefe eines Schiffes durch Langsamfahrt verringert werden kann, so daß sich die Kielfreiheit in Fahrt entsprechend vergrößert, besteht hierin für den Schiffsführer bei Freigabe der maximalen Abladetiefe ein wichtiges Mittel, die Fahrrinnentiefe in kritischen Abschnitten bestmöglich auszunutzen).

Außer durch bauliche und/oder schiffahrtspolizeiliche Maßnahmen (oder in Ergänzung dazu) läßt sich eine bessere Auslastung der Fahrzeuge bzw. eine größere Fahrrinnentiefe auch durch geeignete Strategien im Bereich Betrieb und Unterhaltung der Wasserstraße erzielen.

Zu dieser Gruppe von Maßnahmen gehören:

- Verstärkung der Verkehrssicherungsmaßnahmen bei Reduzierung der (baulichen) Tiefenreserve,
- Erhöhung der Unterhaltungskosten, insbesondere für Fahrrinnenbaggerung,
- Überprüfung der Fahrrinnenbreiten mit dem Ziel der Mittelkonzentration auf die Fahrrinnentiefen,
- Festlegung und/oder (verbesserte) Kennzeichnung der Fahrrinne,
- Verringerung von Wasserspiegelschwankungen (z.B. Betriebsweise von Schleusen und/oder Wasserkraftwerken),
- Erweiterung des Wasserstandsinformationssystems.

Bei der Vielfalt der prinzipiell bestehenden Möglichkeiten zur Verbesserung der Fahrzeugauslastung kann es in konkreten Fällen schwierig sein, die optimale Maßnahme (Kombination) herauszufinden. Um die angestrebte

Vergrößerung der durchschnittlichen Abladetiefe mit möglichst geringen Kosten zu erreichen, sollten stets zunächst die ohne oder mit geringen Kosten realisierbaren Möglichkeiten geprüft werden, bevor ein teilweiser oder voller Ausbau der Wasserstraße in Erwägung gezogen wird.

i) Reduzierung der Leerfahrten

Die Anzahl der Leerfahrten wird vor allem durch ungleich hohe Transportmengen in beiden Verkehrsrichtungen, unterschiedliche Verkehrsrelationen sowie deren Aufteilung auf einzelne Gütergruppen bestimmt, die teilweise Spezialfahrzeuge erfordern. Die Zahl der Leerschiffe wird dadurch, daß die verschiedenen Binnenschifffahrtsunternehmen untereinander im Wettbewerb stehen, tendenziell erhöht. Unnötige Leerfahrten belasten – ebenso wie zusätzlich erforderliche Fahrten infolge geringer Schiffsauslastung – nicht nur die gesamtwirtschaftlichen Kosten des Verkehrsträgers Binnenschiffahrt, sondern können darüber hinaus auch die Infrastruktur (z. B. die Kapazität hochbelasteter Schleusen) zusätzlich in Anspruch nehmen.

Durch generelle Einführung von Schleusengebühren für Leerschiffe könnte ein zusätzlicher Anreiz zur Vermeidung von Leerfahrten und zur Poolbildung gegeben werden. Der organisatorische Aufwand in der Schiffahrt würde dadurch zwar steigen und es würden zusätzliche Wartezeiten (auf Aufträge für die Rückfahrt) eintreten, jedoch könnte andererseits in Einzelfällen fast bis zur Hälfte der Transportkosten (für die Leerrückfahrt) vermieden werden. Weil die Einwirkungsmöglichkeiten der Wasserstraßenverwaltung hierzu jedoch gering sind und dieser Bereich (fast) ganz in die Betriebsführung des Gewerbes gehört, soll das Thema an dieser Stelle nicht weiter behandelt werden.

3.2.5 Generelle Schlußfolgerungen für den Streckenausbau

Wie bereits dargelegt, ist wegen der im Einzelfall unterschiedlichen Randbedingungen eine allgemein gültige Beurteilung der verschiedenen Maßnahmearten nicht möglich. Ausschlaggebend ist bei jeder Einzelmaßnahme der über die Nutzungsdauer anfallende Nutzen im Vergleich zu den Investitionskosten. Je nach Problemstellung können sich hier in der Praxis starke Abweichungen von der Norm ergeben (z. B. bei unvermeidbaren Ersatzinvestitionen, teilfertigen Bauten oder unabänderlichen rechtlichen Verpflichtungen).

Aufgrund der grundsätzlichen Beurteilung der unterschiedlichen Maßnahmearten lassen sich dennoch zusammengefaßt einige allgemein gültige Erkenntnisse für die Verbesserung der Leistungsfähigkeit von Wasserstraßenstrecken aufstellen:

– die Vergrößerung der Fahrrinnentiefe (Abladetiefe) ist wichtiger als die der Fahrrinnenbreite,
– die Vergrößerung der Fahrrinnenbreite ist nur interessant in Verbindung mit der Zulassung größerer Fahrzeuge/Verbände,
– die Erhöhung der Fahrgeschwindigkeit sowie die Verbesserung von Überholmöglichkeiten tragen wenig zur Verbesserung der Wirtschaftlichkeit bei,
– Verkehrsregelungsmaßnahmen, die den Einsatz tiefer abgeladener/größerer Fahrzeuge/Verbände ermöglichen, verdienen stärkere Beachtung,
– die Einführung der Nachtschiffahrt kann sinnvoll sein, insbesondere in Verbindung mit Schubschiffahrt und bei Kapazitätsengpässen im Schleusenbereich,
– schiffahrtspolizeilichen Regelungen kann als flankierende Maßnahmen entscheidende Bedeutung zukommen,
– im Hafenbereich scheinen noch nennenswerte Rationalisierungsmöglichkeiten zu bestehen, die einer näheren Untersuchung bedürfen,

Diese Erkenntnisse haben Eingang gefunden in die im Rahmen der Bundesverkehrswegeplanung durchgeführten Kosten-Nutzen-Analysen für Binnenschiffahrtsstraßenprojekte. Die praktische Anwendung wird – zusammen mit den im folgenden Abschnitt 3.3 behandelten Fragen der Schleusenleistungsfähigkeit – am Beispiel einiger bedeutender Investitionsvorhaben im Abschnitt 4 näher beschrieben.

3.3 Leistungsfähigkeitserhöhung von Schleusen

3.3.1 Allgemeines

Leistungsfähigkeitsgrenzen in rein quantitativer Sicht stellen im Binnenschiffahrtsstraßennetz der BRD lediglich die Schleusen (bzw. Hebewerke) dar. Ihre Ermittlung ist lange Zeit wegen der vielen Imponderabilien nur mit sehr verallgemeinernden Überschlagsformeln möglich gewesen.

Darüber hinaus ließ allein der Gedanke, daß die technische Nutzungsdauer einer Schleuse rd. 80 Jahre beträgt, für diesen Zeitraum aber weder die Gütermenge noch die Flottenstruktur prognostiziert werden kann, eine Optimierung der Schleusenkapazität unmöglich erscheinen.

Nach wie vor bleiben – verbunden mit dem Prognosekomplex – manche Schwierigkeiten. Analysiert man aber die die Leistung einer Schleuse bestimmenden Faktoren, so zeigen sich doch erhebliche Möglichkeiten,

- die Leistungsfähigkeit von Schleusen für einen überschaubaren Zeitraum zu bestimmen sowie
- die wirtschaftlichsten Maßnahmen für eine Leistungsfähigkeitssteigerung im Zusammenhang mit dem Gesamtziel der volkswirtschaftlich günstigsten Transportabwicklung (s. 3.2) zu ermitteln.

3.3.2 Ermittlung der Leistungsfähigkeit von Schleusen

Grundsätzlich ist jede Schleuse in ihrer Leistungsfähigkeit (C) von folgenden Kriterien abhängig:

- Anzahl der durchschnittlich möglichen Betriebstage pro Jahr T,
- Anzahl der täglichen Schleusenbetriebsstunden h (ohne Nachtverkehr),
- Schleusenbelegziffer n (Anzahl der möglichen Schiffe pro Schleusung),
- Kreuzungsschleusungsdauer (sk) in Minuten,

so daß $C = \frac{T \cdot h \cdot n \cdot 60}{sk}$ dann die maximale Anzahl von Fahrzeugen pro Jahr und Richtung angibt, wenn bei ununterbrochenem Schleusen immer genügend Fahrzeuge warten würden. (Multipliziert mit der durchschnittlichen Auslastung der Fahrzeuge ergäbe sich die Leistungsfähigkeit in Mio Gütertonnen).

Eine derart ermittelte Leistungsfähigkeit wird die theoretische Leistungsfähigkeit (C) – bzw. die Leistungsfähigkeitsgrenze – genannt. Sie ist wirklich nur theoretisch, denn dies würde praktisch eine schier unendliche Kette von wartenden Fahrzeugen bedeuten. Dieser Tatbestand aber würde gerade die wirtschaftliche Leistungsfähigkeit erheblich beeinträchtigen.

Nur temporär, wenn eine der Schleusenkammern vorübergehend ausgefallen ist, darf diese theoretische Leistungsfähigkeit (C) angewendet werden, weil kurzfristig überdurchschnittlich hohe Wartezeiten zumutbar sind.

Wenn die maßgebende, d.h. die praktische Leistungsfähigkeit (L), bestimmt werden soll, sind wirtschaftliche Komponenten zu berücksichtigen. Wann aber ist die volkswirtschaftlich zumutbare Auslastung einer Schleusenanlage erreicht?

Aus gesamtwirtschaftlicher Sicht gibt es dazu 2 Antworten:

- einmal, wenn durch das Anwachsen der Wartezeiten und damit der Transportkosten auf der Wasserstraße sich eine Verlagerung auf einen anderen Verkehrszweig lohnt,
- und zum anderen, wenn die Investitions- und Folgekosten für eine Kapazitätserweiterung im Schleusenbereich geringer sind als die dadurch vermiedenen Schiffahrts-Mehrkosten aus den Wartezeitdifferenzen mit und ohne Investition.

Die praktischen Rechnungen zeigen, daß weitgehend das 2. Kriterium maßgebend ist.

Mit der theoretischen Beschreibung der wirtschaftlich zumutbaren Wartezeit fehlen für die Ermittlung der praktischen Leistungsfähigkeit (L) lediglich noch folgende Daten:

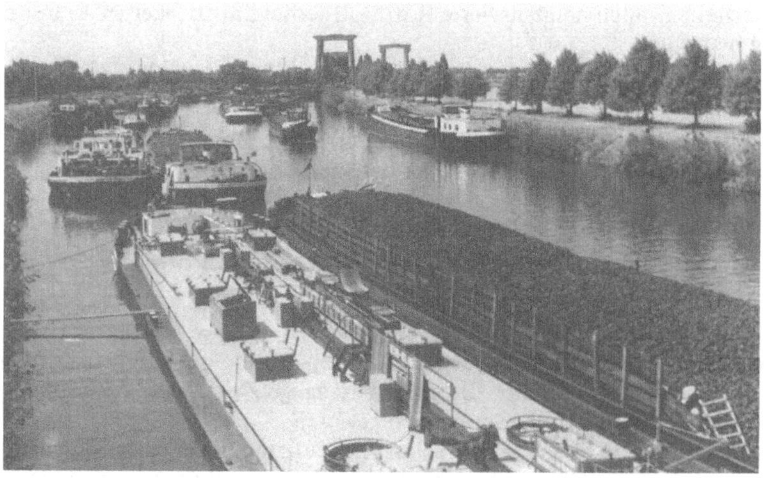

Abb. 4. Auf Schleusung wartende Schiffe

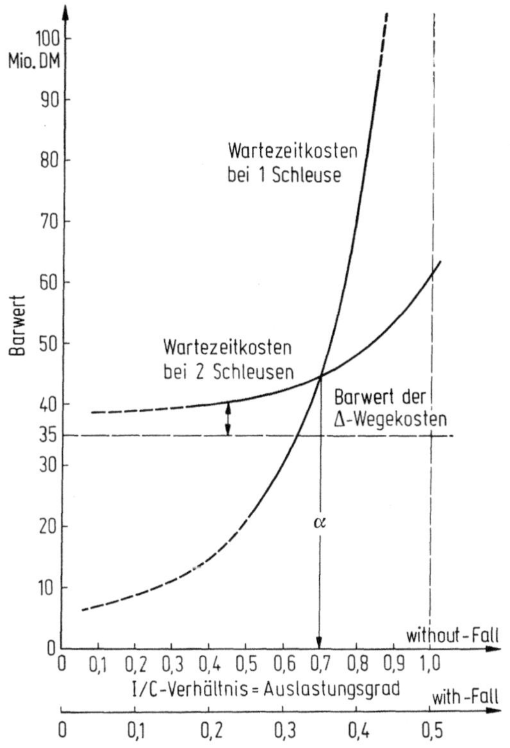

Abb. 5. Leistungsfähigkeit von Schleusen. Ermittlung der praktischen Grenzbelastung

- die durchschnittlichen täglichen Intensitätsschwankungen des Verkehrs, beschrieben durch den Grad der Zufallsverteilung (Poissonverteilung, siehe Kompendium), die dazu führen, daß selbst bei einem hohen Verkehrsaufkommen die Schleuse zeitweise nicht ausgelastet ist bzw. auf die Ankunft von Fahrzeugen wartet,
- die Spitzenabweichungen des Verkehrs zum Jahresdurchschnitt,
- die durchschnittlichen Wartezeitkosten der Schiffahrt mit und ohne Kapazitätserweiterung (siehe dazu Formeltabelle und Kompendium), die mit dem Grad der Schleusenauslastung weit überproportional ansteigen und mit Hilfe der Warteschlangentheorie ermittelt wurden,
- die speziellen Investitions- und Folgekosten einer Kapazitätserhöhung an der betrachteten Stufe.

Aus der Gegenüberstellung der Investitions- und Folgekosten mit den über die Nutzungsdauer abdiskontierten Wartezeitkosten in Abhängigkeit vom Auslastungsgrad der Schleuse ergibt sich die wirtschaftliche Grenzbelastung einer Schleuse im Schnittpunkt $\alpha = L/C$ der beiden Kostenkurven (s. Abb. 5).

Damit zeigt sich die praktische Leistungsfähigkeit als eine wirtschaftliche Leistungsfähigkeit auf der Basis der theoretischen. Ihre Grenzen sind fließend. Das heißt, daß sich im Extrem bei sehr teuren Erweiterungsmaßnahmen und geringen zufallsverteilten Verkehrsanteilen, d.h. weitgehendem Taktverkehr L und C nahe kommen. Jedoch sollte der Minderungsfaktor α von 0,85 nicht überschritten werden, im wesentlichen um die Wochen- und Tagesspitzen bewältigen zu können, aber auch wegen des in diesem Bereich stark überproportionalen Verlaufs der Wartezeitkurve (weiteres s. Kompendium).

Umgekehrt aber ist für eine Verminderung der Wartezeit nach unten keine formelle Grenze gesetzt, d. h. daß auch bei normaler Auslastung leistungserhöhende Maßnahmen wirtschaftlich geboten sein können.

3.3.3 Maßnahmen zur Erhöhung der Leistungsfähigkeit

Die Maßnahmen zur Erhöhung der Leistungsfähigkeit einer Schleuse lassen sich grundsätzlich in Maßnahmen wasserbaulicher und sonstiger Art unterscheiden.

Die wasserbaulichen Maßnahmen lassen sich wiederum untergliedern in Maßnahmen zur

- Verbesserung der bestehenden Kammern; z. B. zur Verkürzung der Kreuzungsschleusungsdauer durch Vorhafenausbau, Einfahrthilfen, neue Torantriebe, schnellere Füllsysteme),
- Erweiterung der baulichen Substanz; z.B. durch Neubau, Verlängerung und/oder Vertiefung einer Kammer.

Zusammenstellung der wichtigsten Näherungsformeln zur Berechnung der durchschnittlichen Wartezeiten E(w) in Stunden (pro Schiff und Richtungsschleusung)

Fall 1: **1 Schleuse/Fallstufe**

$$E(w) = \frac{sk}{4}\left(1 + \frac{\lambda}{\mu}\right) + \frac{sk \cdot p}{2} \quad \frac{\lambda/\mu}{1-\lambda/\mu}$$

Fall 2: **2 Schleusen/Fallstufe**

$$E(w) = \varnothing \frac{sk}{8}\left(1 + \frac{\lambda}{\mu} + \left(\frac{\lambda}{\mu}\right)^2\right) + p\left(\frac{(n_1 + n_2) \cdot \lambda}{4\mu(\mu-\lambda)}\right)$$

Fall 3: **3 Schleusen/Fallstufe**

$$E(w) = \varnothing \frac{sk}{18}\left(1 + \frac{\lambda}{\mu} + \left(\frac{\lambda}{\mu}\right)^2 + \left(\frac{\lambda}{\mu}\right)^3\right) + p\left(\frac{(n_1 + n_2 + n_3) \cdot \lambda}{6\mu(\mu-\lambda)}\right)$$

Erläuterungen:

$\frac{\lambda}{\mu}$ = Auslastungsgrad der Schleusenanlage $\left(= \frac{\text{I (Verkehrsaufkommen pro Jahr)}}{\text{C (theor. Leistungsfähigkeit pro Jahr)}} \right)$

λ = durchschnittliches Verkehrsaufkommen in Schiffen pro Stunde und Richtung

$\lambda = \frac{I}{C} \cdot \mu$ (Schiffe/Stunde)

μ = theoretische Leistungsfähigkeit der Schleusengruppe in Schiffen pro Stunde und Richtung

$\mu = \frac{n_1}{sk_1} + \frac{n_2}{sk_2} + \frac{n_3}{sk_3}$ (Schiffe/Stunde)

sk_i = Kreuzungsschleusungsdauer in Stunden bei Vollbelegung der Schleusenkammer i

n_i = Belegziffer bei Vollbelegung pro Schleusenkammer i

p = Verkehrsanteil der poisson-verteilt eintreffenden Schiffe (bei reinem Taktverkehr ist p=O)

Abb. 6. Zusammenstellung der wichtigsten Näherungsformeln

Die sonstigen Maßnahmen zur Kapazitätserhöhung lassen sich im wesentlichen unterteilen in die Problemkreise

- des Schleusenbetriebs; z. B. Betriebszeitverlängerung, Zentralsteuerung, Startplatzsysteme, Informationssysteme,
- der Schiffahrtspolizei; z. B. Zulassung größerer Fahrzeuge, Freigabe der maximalen Abladung,
- der Abgabenpolitik; z.B. Staffelung der Gebühren nach betriebsstarken und -schwachen Zeiten, Aufhebung der Gebührenfreiheit für Leerfahrzeuge.

3.3.4 Grundsätzliche Beurteilung der Maßnahmen

Eine allgemein gültige Prioritätenliste ist aufgrund der unterschiedlichen verkehrlichen wie baulichen Rahmenbedingungen nicht möglich. Um die für den jeweiligen konkreten Einzelfall richtigen Maßnahmen zur Verbesserung der Leistungsfähigkeit der Schleuse zu ermitteln, empfiehlt sich zunächst die Berechnung der zukünftigen Verkehrssituation, d. h. Ermittlung

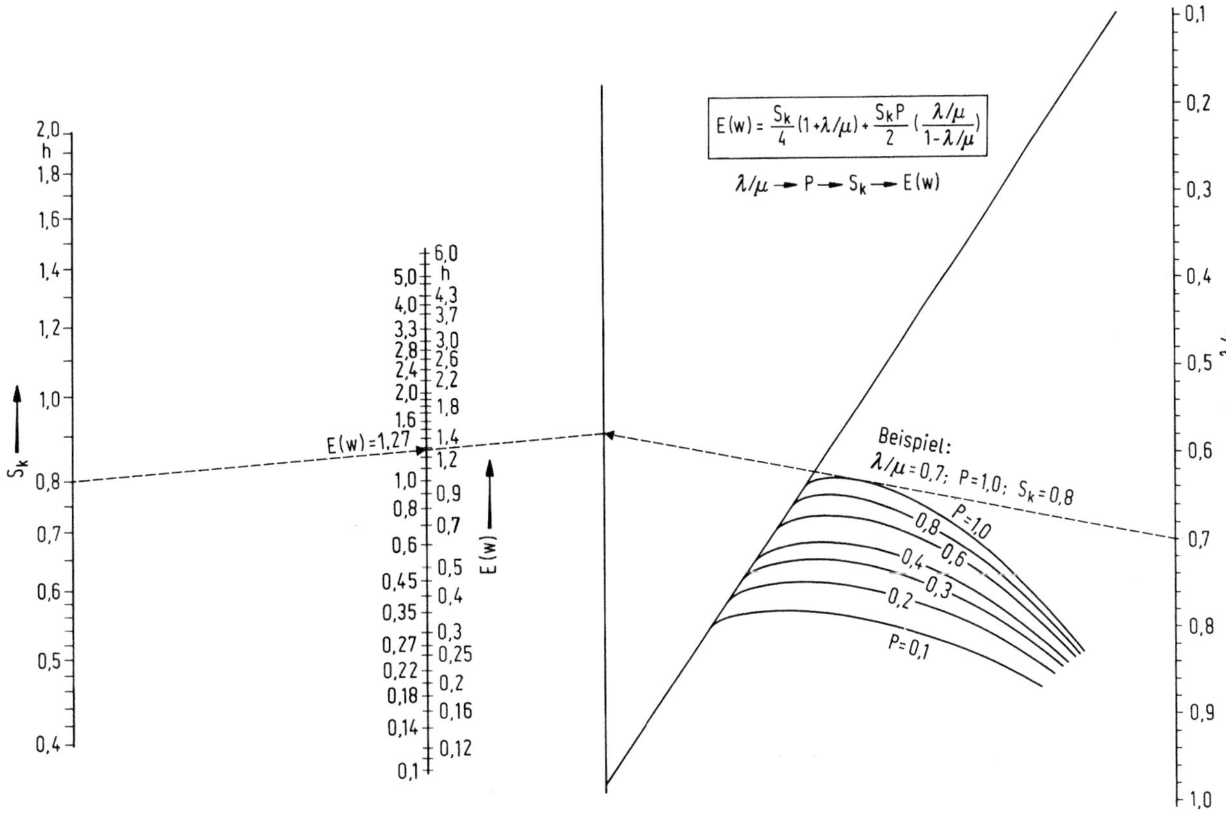

Abb. 7. Nomogramm zur Ermittlung der Wartezeiten.
Fall: 1 Schleuse/Fallstufe

- der Leistungsfähigkeit L der vorhandenen Anlage unter Zugrundelegung der zukünftigen Flottenstruktur, ausgedrückt in Anzahl Fahrzeuge und Mio Gütertonnen in der Hauptverkehrsrichtung,
- des Auslastungsgrades durch Gegenüberstellung der theoretischen Kapazität C mit dem prognostizierten Verkehr I,
- der Wartezeiten,
- der auf einen anderen Verkehrssektor zu verlagernden Transportmenge.

Diese Angaben bilden die Grundlage der Nutzenberechnung jeder kapazitätserweiternden Maßnahme:

- durch Multiplikation der Differenz der Wartezeiten der betroffenen Fahrzeuge mit den durchschnittlichen Bereithaltungskosten der Schiffahrt und/oder
- durch Multiplikation der zu verlagernden Transportmenge mit der Differenz aus Schiffahrtskosten zu den Alternativkosten.

Grundsätzlich empfiehlt es sich, insbesondere bei einem geringen Überschreiten der praktischen Leistungsfähigkeit der Schleuse, zuerst Maßnahmen mit geringem Investitionsaufwand wirtschaftlich zu analysieren.

a) Maßnahmen des Schleusenbetriebs

Die vielschichtigen Möglichkeiten des Schleusenbetriebs müssen darauf gerichtet sein, sich der Verkehrsnachfrage soweit wie möglich anzupassen (Schleusenbetriebszeiten) und alle wirtschaftlichen Möglichkeiten einer schnelleren Bedienung auszunutzen.

Zunächst zur Schleusenbetriebszeit: sie wird ermittelt aus den jährlichen Betriebstagen sowie den täglichen Betriebsstunden.

Die jährlichen Betriebstage sind einmal abhängig vom Zustand der Schleuse (Umfang der Reparaturen als Funktion der Beanspruchung und des baulichen Zustandes), von der Höhe der Ausfälle durch Unfälle sowie von den Hochwasser- und Eisverhältnissen.

Insbesondere wenn nur eine Kammer zur Verfügung steht, ist in der Regel eine Stoßschutzanlage vorhanden und die vorbeugende Instandsetzung auf einem so perfekten Niveau, daß weitere Verbesserungen nicht zu erwarten sind. (Bzgl. Hochwasser und Eis siehe Abschnitt 3.2.4 e).

Die täglichen Betriebsstunden variieren bei normalen Auslastungsgraden nach Arbeits- und Feiertagen sowie Sommer- und Wintermonaten. Bei hohem Verkehrsaufkommen liegen sie bei mindestens 16 Stunden pro Betriebstag, in der Regel zwischen 5 und 21 Uhr. Eine Verlängerung dieser täglichen Betriebszeit ist nach den gleichen Kriterien wie unter 3.2.4 e zu beurteilen, so daß der Nutzen erweiterter Betriebsstunden lediglich vertretbar ist

- zum Abbau von Verkehrsspitzen (schon integriert in die Leistungsfähigkeitsformel unter 3.3.2),
- bei temporären Verkehrsengpässen, z. B. Ausfall einer Schleusenkammer,
- bei punktuellen Engpässen, z. B. bei der schwächsten Schleuse in einer Kette,
- bei Zulassung von Schubverbänden, weil diese im 24-h-Betrieb verkehren.

Die – von der Betriebszeit weitgehend unabhängigen – Maßnahmen zur Rationalisierung, d. h. hier Beschleunigung des Schleusenbetriebs, sind so zahlreich und vielseitig, daß sie im Rahmen dieses Aufsatzes nur angeschnitten werden können. Prinzipiell unterscheiden sie sich in Verbesserungsmaßnahmen für das

- Informationssystem und das
- Bedienungssystem.

Bei einer Verbesserung des Informationssystems Schleuse/Fahrzeug kann durch den Austausch der relevanten Daten erreicht werden, daß z. B.

- die Schleuse sich auf das nächstankommende Fahrzeug eher einstellt,
- die kurz bevorstehende Ankunft eines Fahrzeuges noch abgewartet wird,
- die Fahrzeuge zur Verbesserung der Schleusenbelegung besser kombiniert werden,
- Startplatzzuweisungen die Verkürzung der Einfahrtzeit ermöglichen,
- die ankommenden Fahrzeuge ihre Fahrgeschwindigkeit dem Schleusentakt weitgehend anpassen und
- Festmachen in den Vorhäfen weitgehend vermieden wird.

Alle diese Maßnahmen verkürzen entweder die durchschnittliche Wartezeit der Fahrzeuge oder tragen direkt zur Verkürzung der Kreuzungsschleusungsdauer bei; in beiden Fällen wird die wirtschaftliche Leistungsfähigkeit und damit die Ausnutzbarkeit der Schleuse erhöht.

Entsprechendes gilt für die rein betriebsinternen Bedienungsfragen an einer Schleuse. Zumindest bei stark belasteten Schleusen sollten folgende Kriterien erfüllt bzw. untersucht sein:

- Einrichtung eines Zentralsteuerstandes, insbesondere zur Realisierung eines verbesserten Informationssystems und um keine Bedienungszeit durch lange Wege zu verlieren,
- Änderung des verzögernden Abgabeerhebungsverfahrens an den Eingangsschleusen (hoher Anteil zufallsverteilter Verkehr, d. h. hohe Wartezeiten), wenn Zeitverluste an der Eingangsstufe die Leistungsfähigkeit der ganzen Kette beeinflussen,
- zeitliches Versetzen des Schleusentaktes bei mehreren Kammern, um die Grundwartezeiten zu vermindern,
- Füllen und Leeren mit höheren Geschwindigkeiten bei Leerschleusungen,
- temporärer Verzicht auf wassersparenden Verbundbetrieb, wenn sich dadurch die Kreuzungsschleusungsdauer unverhältnismäßig erhöht,
- Optimierung der Füll- und Leerzeiten bei weitgehendem Verzicht auf Handsteuerung (eine Untersuchung ergab eine starke Varianz der Zeiten für vergleichbare Füll- und Leervorgänge; bei Automatisierung würden konstante überdurchschnittliche Leistungen garantiert).

Diese Beispiele zeigen die Fülle von Verbesserungsmöglichkeiten im Schleusenbetrieb. Dabei sollten die Einsparungen von 1 bis 2 Minuten an der Kreuzungsschleusungsdauer nicht als zu gering geachtet werden. 2 Minuten geringere Kreuzungsschleusungsdauer entsprechen bei hoher Schleusenauslastung einer Verkürzung der mittleren Wartezeit von rd. 10 Minuten, dazu kommt eine überdurchschnittliche Erhöhung der Leistungsfähigkeit um 5 %.

Weiterhin zeigen die Beispiele, daß sich eine zielgerechte Durchsicht und Koordinierung der bestehenden unterschiedlichen Bedienungsanweisungen (z. B. Beginn des Torschließens erst nach Festmachen der Fahrzeuge?) sowie eine entsprechende Schulung des Schleusenpersonals empfiehlt.

b) Schiffahrtspolizeiliche Maßnahmen

Eine nennenswerte Leistungssteigerung der Schleusen kann nur im Zusammenhang mit schiffahrtspolizeilichen Fragen für die Streckenfahrt auf dem betrachteten staugeregelten Abschnitt beurteilt werden, und zwar durch die

- Zulassung größerer Fahrzeuge und die
- Verbesserung des Auslastungsgrades der Fahrzeuge.

Alle grundsätzlichen Hinweise dazu sind schon in den Abschnitten 3.2.4 g und h enthalten. Bezogen auf die Schleusenleistung bleibt nur die Ergänzung, daß viele kleine Fahrzeuge eine Schleuse mehr belasten als wenige große Fahrzeuge mit gleichhoher Gesamttragfähigkeit. Allgemein ergibt eine Erhöhung der Tragfähigkeit um 10 % eine Verbesserung der Leistungsfähigkeit um 5 %.

Die Zulassung sog. überlanger Fahrzeuge von 100 – 110 m führt dagegen nur in Ausnahmefällen zu temporären Störungen, wenn 2 Fahrzeuge dieser Art gleichzeitig bei einer 190 m-Kammer zur Schleusung anstehen (Wahrscheinlichkeit < 0,01 % für die Flottenstruktur 1990). Generell kann schon aufgrund des klaren Trends zum größeren Schiff von einer nicht unerheblichen Steigerung der Leistungsfähigkeit der Schleusenanlagen gesprochen werden; ein Kriterium, das insbesondere im Hinblick auf die lange Nutzungsdauer von Schleusen zu einer (stillen) Reserve bei der Beurteilung der Leistungsfähigkeit führt.

Verbunden mit einer Verbesserung der Abladungsbedingungen (sei es durch Freigabe der maximalen Abladung und/oder Vertiefungsmaßnahmen und der dadurch oft bedingten Flotteninduzierung, s. Abschnitt 3.2.4 h) wird eine durchschnittliche Leistungsfähigkeitssteigerung von 10 bis 15 % bei 30 cm Abladungsgewinn hervorgerufen (je nach Flottenstruktur).

c) Abgabenpolitik

Ein wichtiger, aber noch nicht näher untersuchter Punkt ist die Verbesserung der Auslastung der Schleusen durch

– gestaffelte Gebühren für Tag- und Nachtverkehr, insbesondere günstig für den Abbau von Tagesspitzen und damit höherer Wartezeiten,
– Gebührenerhebung für Leerfahrzeuge, da bis zu 40% in der Hauptverkehrsrichtung leere Fahrzeuge die Kapazität belasten (s. auch Abschnitt 3.2.4 i),
– unterschiedliche Gebühren für die verkehrsschwachen Monate, günstig zum Abbau der Jahresspitzen und Anreiz zur (größeren) Lagerhaltung.

Alle diese Faktoren, die kumulativ eine erhebliche Leistungsfähigkeitserhöhung ergeben, sind auch dann grundsätzlich prüfenswert, wenn die Verkehrsprognose wesentlich über dem Wert der praktischen Leistungsfähigkeit liegt. Nur werden diese Maßnahmen allein nicht immer ausreichen, um langfristig den Mehrverkehr volkswirtschaftlich sinnvoll zu erfüllen. Dann helfen nur (zusätzlich) Maßnahmen baulicher Art, die sich auf die Verbesserung der vorhandenen Kammer und/oder Schaffung zusätzlicher baulicher Substanz konzentrieren.

Die Diskussion der hier möglichen einzelnen Maßnahmen wird maßgeblich geprägt durch den Umfang des aufzunehmenden Mehrverkehrs und der Investitionskosten; sie wird aufgrund der vielen örtlichen Faktoren zu unterschiedlichen Ergebnissen führen.

d) Wasserbauliche Maßnahmen zur Verbesserung der bestehenden Anlagen

Am besten erfolgt hier ein systematisches Abchecken aller Bestandteile einer Schleuse, inwieweit sie Einfluß auf die Kreuzungsschleusungsdauer haben.

Durch eine Analyse der Teilzeiten der Kreuzungsschleusungsdauer wie

– Ein- und Ausfahrzeiten des ersten Fahrzeugs sowie der für die folgenden Fahrzeuge,
– Füll- und Leerzeiten,
– Torbewegungszeiten

und einen Vergleich mit den Durchschnittsdaten (s. Kompendium) zeigen sich Hinweise, ob wegen der besonderen örtlichen Verhältnisse eine Veränderung der Vorhäfen (z. B. wegen Querströmungen, Begegnungsverbot bei zu engen Zufahrten), der Einfahrtshilfen, des Füllsystems oder des Torsystems wirtschaftlich sein kann. Alle Verkürzungen der Kreuzungsschleusungsdauer bedingen eine entsprechende (umgekehrt proportionale) Verbesserung der Leistungsfähigkeit der Schleusen.

Ein Randproblem, das von besonderem Einfluß auf die Kreuzungsschleusungsdauer ist, besteht in der Frage, ob und wieviel Sparbecken bei einer Kanalschleuse vorgesehen werden sollen. Hier besteht das Problem darin, die Leistungsfähigkeit der Schleuse wirtschaftlich zu optimieren unter Berücksichtigung

– des wahrscheinlichen Verkehrsaufkommens,
– der zusätzlichen Investitionskosten,
– der unterschiedlichen Pumpkosten und
– der höheren Wartezeiten.

Die Empfindlichkeit der Optimierungsrechnung bezüglich der Faktoren Verkehrsmenge und Energiekosten ist dabei besonders eingehend darzustellen.

e) Erweiterung der baulichen Substanz

In der Regel sind diese Maßnahmen am wenigsten wirtschaftlich (Ausnahme: in Verbindung mit einer Ersatzinvestition), da die gesamten Investitions- und Folgekosten von der Verkehrsmenge, die von der bestehenden Anlage nicht mehr bewältigt werden kann, wirtschaftlich getragen werden müssen.

Wenn die wirtschaftlichen Voraussetzungen aber erfüllt sind, besteht grundsätzlich die Wahl zwischen

- einer neuen Kammer,
- einem Umbau (Verlängerung, Vertiefung) einer bestehenden Kammer.

Die sich für den prognostizierten Verkehr im Verhältnis zu den jeweiligen Leistungsfähigkeiten ergebenden Wartezeiten bzw. -differenzen sind dann gewichtet für die (Rest-)Nutzungsdauer den Differenzwegekosten gegenüberzustellen. Verbunden mit einer Sensitivitätsanalyse, die auf das Risiko der einzelnen Investitionen hinweist, wird die Wahl der wirtschaftlichen Alternative durch die Faktoren des Einzelfalls bestimmt.

3.3.5 Generelle Schlußfolgerungen

Entscheidend dafür, welche Investition zum Zuge kommt, sind aber nicht nur die Nutzen aus der Erhöhung der Leistungsfähigkeit, sondern ebenfalls die effektiven Wegekosten (Investition sowie Folgekosten) während der Nutzungsdauer. Erst das sich durch die Gegenüberstellung der Barwerte von Nutzen und Kosten (Gegenwartswert aller während der Nutzungsdauer anfallenden abdiskontierten Nutzen und Kosten) ergebenden Nutzen/Kosten-Verhältnis ermöglicht einen guten Vergleich der Wirtschaftlichkeit, da alle Beurteilungsfaktoren mit genügender Genauigkeit monetarisierbar sind.

Eine Sensititätsanalyse, die insbesondere die Verkehrsprognose variiert und durch eine Ermittlung des optimalen Investitionszeitpunktes ergänzt wird, beschließt die verkehrswirtschaftliche Untersuchung über die günstigsten Maßnahmen zur Erhöhung der Leistungsfähigkeit von Schleusen.

Es zeigt sich dann oft, daß die Erhöhung der baulichen Kapazität empfindlich von der Verkehrsmengenprognose abhängig ist: 10% mehr oder weniger Verkehr können zu einer Verdoppelung bzw. Halbierung des Nutzen/Kosten-Wertes führen. Alle übrigen Maßnahmen zur Verbesserung der Leistungsfähigkeit stehen dagegen nur in direkter, fast linearer Abhängigkeit zur prognostizierten Transportmenge und verfügen oft schon ohne Verkehrssteigerung über eine hohe Wirtschaftlichkeit.

Das bedeutet, daß – abgesehen von unsensiblen Ergebnissen und in Verbindung mit Ersatz-Investitionen – grundsätzlich zuerst der Optimierung der vorhandenen Anlage unter Berücksichtigung aller Einflußfaktoren (und deren Kombinationsmöglichkeiten) vor einer baulichen Erweiterung der Anlage zu untersuchen ist.

4 Anwendungsbeispiele im Wasserstraßennetz der Bundesrepublik Deutschland

4.1 Allgemeines

Im Rahmen der Aufstellung der Koordinierten Investitionsprogramme für die Verkehrswege der Bundesrepublik Deutschland sind 1974/75 und 1978/79 zahlreiche Kosten-Nutzen-Analysen für laufende oder geplante Binnenschiffahrtsstraßenprojekte durchgeführt worden. Es handelt sich hierbei um Maßnahmen im Bereich des Rheins, seiner Nebenflüsse sowie im nordwestdeutschen Wasserstraßennetz, ferner um die z. Z. im Bau befindlichen Netzerweiterungen Saar und Main-Donau-Kanal.

Einige dieser Untersuchungen werden nachfolgend in ihren wesentlichsten Punkten dargestellt.

4.2 Mittellandkanal

Die Arbeiten zum Ausbau des Mittellandkanals haben 1965 begonnen. Um die Bedeutung dieser Investition beurteilen zu können, hilft eine Betrachtung der Verkehrssituation bei den Querschnittsabmessungen in nicht ausgebautem Zustand weiter:

- Es ist ein hohes Transportaufkommen insbesondere in West-Ost-Richtung festzustellen. Der Durchgangsverkehr an der Abzweigung aus dem Dortmund-Ems-Kanal betrug 1977 7,2 Mio GT; die Prognose für 1990 weist einen Wert von 10,0 Mio GT aus.
- Im Gegensatz dazu ist ein vergleichsweise kleines Durchschnittsfahrzeug zu beobachten (1977: 750 TT).
- Dies ergibt sich vor allem aus der beschränkten Abladetiefe von 1,9 bzw. 2,1 m, die eine geringe Auslastung der Fahrzeuge bedingt, vor allem im Hinblick auf die Ablademöglichkeit von 2,5 m in den angrenzenden Wasserstraßenbereichen.
- Ein Einsatz von Schubverbänden ist nicht möglich.
- Zusätzliche Erschwernisse ergeben sich durch eine Beschränkung der Fahrgeschwindigkeit im engen Querschnitt.

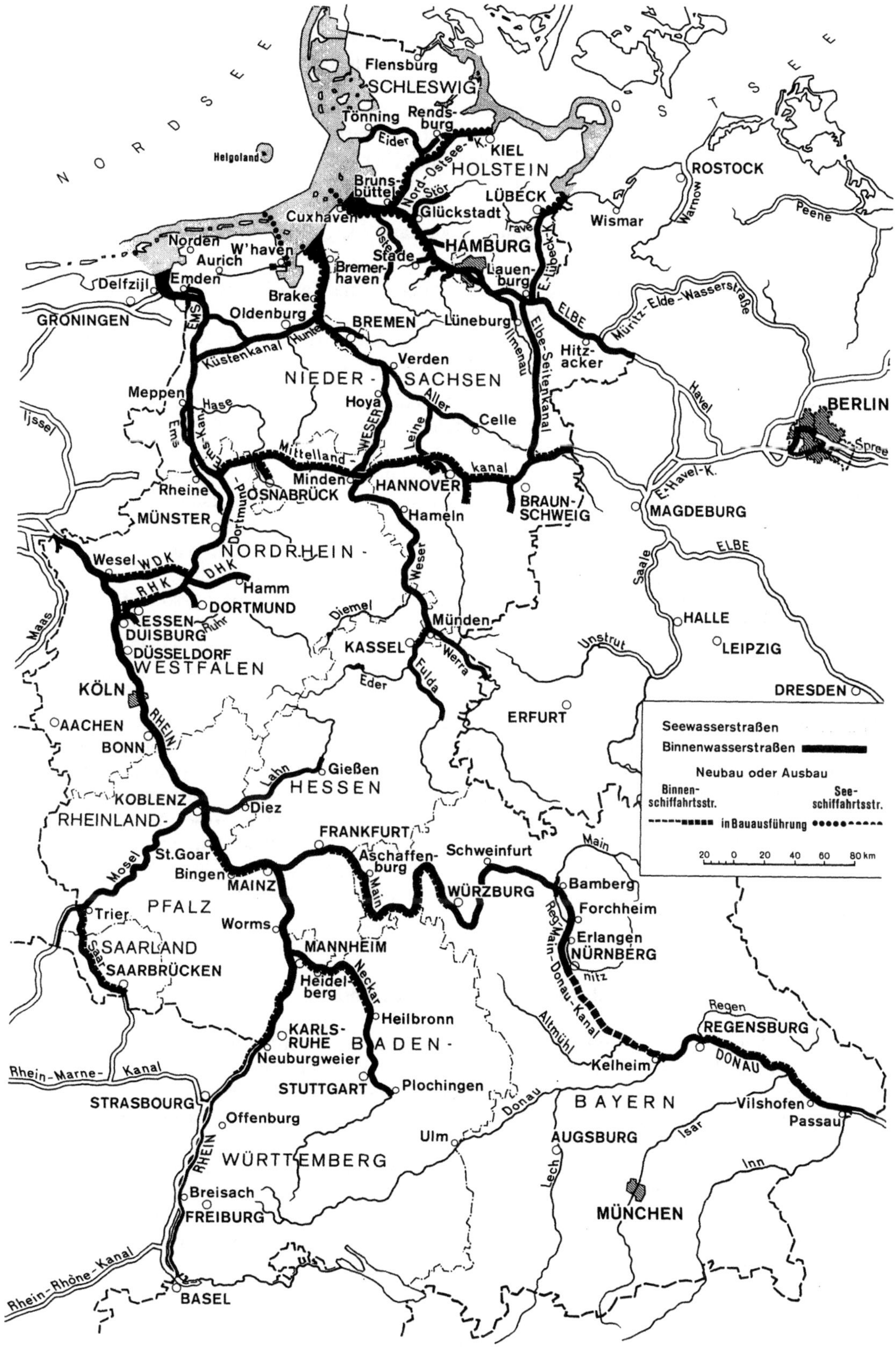

Abb. 8. Übersichtskarte der Bundeswasserstraßen

Schon diese wenigen Angaben lassen erkennen, daß nach Abschluß der Ausbauarbeiten erhebliche Transportkostensenkungen eintreten werden.

Eine nachträglich durchgeführte KNA hat die 1965 getroffene Entscheidung voll bestätigt, den Querschnitt des MLK im Zuge der Grundinstandsetzung zu vergrößern. Wesentlich hierbei ist, daß die Transportkostensenkungen im Bereich der Binnenschiffahrt lediglich den Mehrinvestitionskosten gegenüber einer Grundinstandsetzung gegenüberzustellen sind. Die Substanzerhaltung selbst ist als verkehrspolitische Vorgabe zu berücksichtigen, die sich aufgrund der Untersuchungsergebnisse als wirtschaftlich gerechtfertigt erwies.

Das Ergebnis der Wirtschaftlichkeitsbetrachtungen zeigt, daß über 80% des Nutzens des Ausbaus durch die Vergrößerung der Abladetiefe und die damit erreichte Flotteninduzierung erreicht wird. Die anderen Nutzenkomponenten treten daneben stark zurück.

Diese Erkenntnisse machten es möglich, den sachlichen Umfang des Gesamtvorhabens technisch-wirtschaftlich zu optimieren durch

- hohe Priorität für alle Teilmaßnahmen, die Voraussetzung für die Realisierung der größeren Abladetiefe und für den Einsatz größerer Fahrzeugeinheiten sind,
- Zurückstellung oder Anpassung von Teilmaßnahmen, die keinen Einfluß auf die Abladetiefe und die Fahrzeuggröße, sondern lediglich auf die Umlaufgeschwindigkeit haben.

Die Untersuchungen bestätigen die Wirtschaftlichkeit des Vollausbaus des Kanalprofils für den Mittellandkanal. Ohne den Nutzen nennenswert zu schmälern, konnten beim Ausbaukonzept der Stichkanäle erhebliche Einsparungen erzielt werden. Wesentlich bei dieser Entscheidung war, daß die Häfen an den Stichkanälen von den Fahrzeugen mit der gleichen Abladetiefe erreicht werden können, die auch im Hauptkanal zugelassen ist; geringe Zeitverluste durch Verkehrsregelung und Langsamfahrt schlagen dabei jedoch kaum zu Buch.

Entsprechendes gilt auch für die Strecke des Mittellandkanals östlich Wolfsburg. Auf der anschließenden Strecke Richtung Berlin ist die in der DDR geltende Abladetiefe von 2,0 m maßgebend, zumal in Niedrigwasserzeiten der Elbe beim Übergang in Magdeburg noch geringere Abladetiefen zu beachten sind.

Wegen der langen Bauzeit von rd. 30 Jahren kommt nicht nur dem sachlichen Umfang, sondern auch der zeitlichen Abwicklung von Einzelmaßnahmen oder Teilstrecken besondere Bedeutung zu; es gilt, auf Teilstrecken so früh wie möglich den Nutzen zu realisieren. Ein erster entscheidender Schritt wurde bereits 1971 durch eine Wasserspiegelanhebung um 10 cm in der Westhaltung und damit verbunden eine Erhöhung der Abladetiefe um 10 cm erreicht.

1976 folgte die Herstellung der vollschiffigen Verbindung von Hamburg nach Salzgitter gleichzeitig mit der Eröffnung des Elbeseitenkanals. Jetzt konzentrieren sich die Arbeiten auf die Weststrecke vom Dortmund-Ems-Kanal bis zur Weser. Das weitere Bauprogramm wurde bereits nach Nutzen/Kosten-Kriterien festgelegt mit dem Ziel, unter den gegebenen Randbedingungen mit den jährlich verfügbaren Investitionsmitteln bereits möglichst viel Nutzen zu erzeugen. Besonders kostspielige Teile, z. B. die Kanalbrücken über Weser und Leine sowie der Neubau von Brücken über den Kanal, die noch eine lange Restnutzungsdauer aufweisen, werden zurückgestellt. Inwieweit weitere Verbesserungen während der Bauzeit und nach Fertigstellung des Gesamtvorhabens möglich sind, wird noch untersucht; im Vordergrund stehen dabei Überlegungen zur Vergrößerung der Abladetiefe ggf. im Rahmen von schiffahrtspolizeilichen Regelungen.

4.3 Abstiegsbauwerk Henrichenburg

Die Kanalstufe Henrichenburg am Dortmund-Ems-Kanal ist bekannt geworden durch das erste Schwimmerhebewerk für größere Binnenschiffe. Es wurde 1899 in Betrieb genommen und 1962 durch einen Neubau ersetzt. Dieser Hebewerksneubau sollte zusammen mit der bestehenden kleinen Schachtschleuse den vorher an dieser Kanalstufe vorhandenen Kapazitätsengpaß endgültig und durchgreifend auch für die Zukunft beseitigen. Diesen Überlegungen war ein Motorgüterschiff mit 1350 TT zugrunde gelegt worden.

Seit 1965 wurden auch Ausbaumaßnahmen am Wesel-Datteln-Kanal begonnen. Der seit dieser Zeit zu beobachtende stürmische Aufwärtstrend in der Schubschiffahrt auf dem Rhein brachte auch eine Änderung des Ausbaukonzepts für diesen Kanal mit sich. Da die Schleusenbauwerke bereits auf der ganzen Strecke ausreichende Abmessungen für zweigliedrige Schubverbände, bestehend aus 2 Leichtern des Typs Europa II besaßen, wurde beschlossen, auch die Kanalstrecke ohne wesentlich erhöhte Investitionskosten für die Schubschiffahrt auszubauen. Damit wird der Hafen der Stadt Dortmund, Zentrum der Stahlerzeugung des östlichen Ruhrgebietes, ein gutes Stück dem „Rheinstrom" mit seinem wirtschaftlichen Schubverkehr nähergebracht.

Letzte Barriere für die durchgehende Schubschiffahrt, hier besonders im Erzverkehr von den Rheinmündungshäfen nach Dortmund, bildet dabei das „moderne" Hebewerk in Henrichenburg. Mit seinen Trogabmessungen (90 m lang, 12 m breit, 3 m tief) wird die Wirtschaftlichkeit des Schubverkehrs und großer Einzelfahrer eingeschränkt, weil (auch unter Berücksichtigung der Abmessungen der bestehenden Schachtschleuse)

- eine Vergrößerung der Abladetiefe von 2,5 m auf 2,8 m nicht möglich ist,
- Schubverbände das Hebewerk nur in einzelne Leichter zerlegt passieren können,
- große Einzelfahrer das Hebewerk überhaupt nicht durchfahren können.

Ziel baulicher Maßnahmen muß hier sein, die Qualität des Transportablaufes zu verbessern.

Eine Nutzen-Kosten-Untersuchung hat daher die Frage geklärt, ob der Bau einer neuen Schachtschleuse in Henrichenburg mit den Abmessungen 190 m x 12 m wirtschaftlich vertreten werden kann, obwohl die Kanalstufe für die Schiffahrt nach Dortmund keinen Kapazitätsengpaß darstellt. Dabei ist berücksichtigt, daß die stahlerzeugende Industrie in Zukunft in weit höherem Maße als bisher Erz auf dem Wasserwege beziehen wird. Für die Stufe Henrichenburg wird für 1990 ein Güteraufkommen in der Hauptverkehrsrichtung zu Berg von 7,5 Millionen Tonnen erwartet. Das entspricht einem Zuwachs gegenüber 1976 von rd. 50%.

Die Alternativen sind damit klar vorgezeichnet:

1) Ersatzinvestition der vorhandenen kleinen Schachtschleuse erst bei Ablauf deren Nutzungsdauer in etwa 15 Jahren ohne Erweiterung der Abmessungen.

2) Erweiterungsinvestition im Rahmen einer vorgezogenen Ersatzinvestition durch sofortigen Bau einer Schleuse 190 m x 12 m.

Die erste Alternative verhindert auch in Zukunft den Einsatz größerer Binnenschiffe in der Fahrt nach Dortmund wegen nur unzureichender Abmessungen der Abstiegsbauwerke. Die durchschnittliche Fahrzeuggröße kann dann nur noch geringfügig ansteigen. Schubverkehr wird nur vereinzelt auftreten. Auch der Erzverkehr wird überwiegend durch die konventionelle Schiffahrt abgewickelt, da Neuinvestitionen in die Schubschiffahrt für diese Relation weitgehend unterbleiben werden. Trotzdem ergibt sich kein Kapazitätsengpaß für die Schiffahrt, vielmehr kann hier, da kein Anreiz zum Einsatz von Großmotorgüterschiffen und Schubverbänden besteht, von einem „Rationalisierungsengpaß" gesprochen werden, der auch durch betriebliche und schiffahrtspolizeiliche Maßnahmen nicht beseitigt werden kann.

In der zweiten Alternative wird der Einsatz von Schubverbänden in der Erzfahrt von den Rheinmündungshäfen nach Dortmund in großem Umfang und mit einer auf 2,8 m vergrößerten Abladung ermöglicht. Auch Großmotorgüterschiffe können auf dieser Relation eingesetzt werden.

Die Untersuchungsergebnisse zeigen, daß die zweite Alternative gesamtwirtschaftlich gesehen die günstigere Maßnahme ist. Für sie ergeben sich Nutzen/Kosten-Verhältnisse zwischen 4 und 5. Die Untersuchungen ergeben eine fast lineare Abhängigkeit des Ergebnisses von der Höhe der Erztransporte auf der Wasserstraße sowie vom prozentualen Anteil der Binnenschiffahrt am Güteraufkommen. Damit ist es wirtschaftlich, den erst in 15 Jahren notwendigen Ersatz der vorhandenen Schachtschleuse bereits mit vergrößerten Abmessungen jetzt vorzunehmen.

4.4 Rhein-Herne-Kanal

Der Rhein-Herne-Kanal (RHK) ermöglicht der Binnenschiffahrt den Zugang in den Schwerpunkt des Ruhrgebietes und ist nach dem Rhein die Binnenschiffahrtsstraße mit dem höchsten Verkehrsaufkommen in Deutschland. 30 Binnenhäfen am Kanal schlagen jährlich rund 15 Mio Gütertonnen Ladung um.

Jährlich passieren rd. 35 000 Schiffe die Schleusen des Kanals. Die Unterhaltung dieser Schleusenanlagen war insbesondere während der Kriegs- und Nachkriegszeiten nicht immer in erforderlichem Umfang sichergestellt. Einflüsse aus untertägigem Kohleabbau hatten einzelne Anlagen um mehrere Meter abgesenkt sowie starken Längsbeanspruchungen unterworfen. Bei wiederholt notwendigen Maßnahmen zur Bergschadensbeseitigung war die von Anfang an geringe Betonqualität sichtbar geworden. Sperrungen einzelner Schleusenkammern, die durch Bergschadensmaßnahmen sowie den ungenügenden Bauzustand immer wieder eintraten, erzeugten regelmäßig lange Warteschlangen von Schiffen in den Schleusenvorhäfen.

Im Jahre 1966 stellte man fest, daß die damals über 50 Jahre alten Schleusen des Kanals aus betontechnologischen Gründen nur noch eine begrenzte technische Nutzungsdauer aufweisen und vorzeitiger Ersatz dieser Bauwerke erforderlich werden würde. Daraufhin wurden Voruntersuchungen über Wirtschaftlichkeit, Anordnung und Abmessungen der Ersatzschleusen am RHK angestellt. Dabei sollten folgende Vorgaben berücksichtigt werden

- zukünftige Entwicklung des Verkehrs,
- volle Verkehrsbereitschaft während des Baues,
- Optimierung der Schleusenstufen hinsichtlich Anordnung und Anzahl.

Das ausführliche Instrumentarium, das heute mit dem Kompendium KNA die Aufstellung von Wirtschaftlichkeitsbetrachtungen ermöglicht, stand damals noch nicht zur Verfügung. Daher wurde für die Ersatzschleusen aufgrund vereinfachter Berechnungen folgende Ausbildung gewählt:

- Bau von jeweils 2 Schleusen der Abmessungen 190m x 12m,
- Fortfall von 2 Kanalstufen durch Zusammenfassung,
- Bauablauf derart, daß pro Stufe stets 2 Kammern der Schiffahrt zur Verfügung stehen.

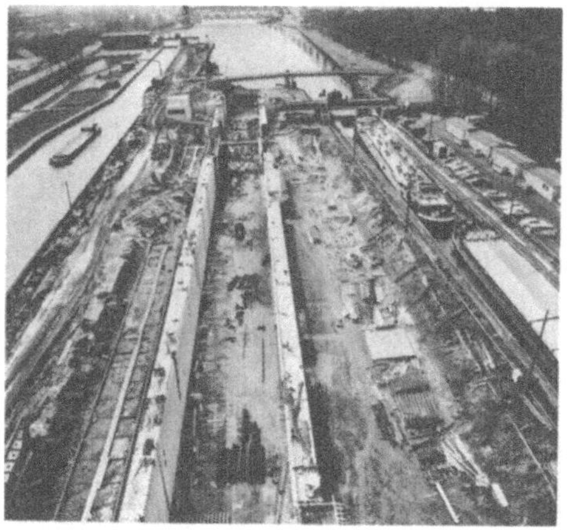

Abb. 9. Bau der Ersatzschleusen an der Stufe Oberhausen des Rhein-Herne-Kanals

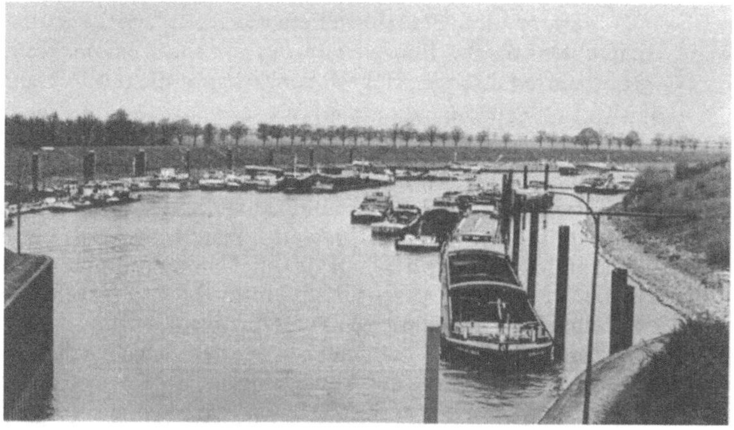

Abb. 10. Warteschlange vor der Eingangsschleuse des Wesel-Datteln-Kanals (Friedrichsfeld) bei Ausfall der großen Schleuse

Die Bauarbeiten für die ersten Ersatzschleusen liefen bereits 1972 an. Die nachträgliche Überprüfung dieser Planungen mithilfe des Kompendiums KNA auf ihre Wirtschaftlichkeit bestätigt im großen und ganzen die Planung. Diese Gesamtuntersuchung des Projekts geht von einer Verkehrsprognose für 1990 in der Hauptverkehrsrichtung zum Rhein mit einem Güteraufkommen in Höhe von 13,5 Mio Gütertonnen aus. Aus der zu erwartenden Verkehrssituation, in der besonders der Einsatz von zweigliedrigen Schubverbänden vom Rhein her berücksichtigt wird, ergeben sich für die Investitionsstrategie folgende Alternativen:

1. Ersatzinvestitionen der Schleusen mit gleichen Abmessungen, wie zur Zeit vorhanden (163 m x 10 m).
2. Ersatzinvestitionen der Schleusen in vergrößerten Abmessungen (190 m x 12 m).
3. Ersatzinvestitionen der Schleusen in vergrößerten Abmessungen, verbunden mit gleichzeitigem Ausbau der Kanalstrecke.

Eine Alternative „keine Investition", verbunden mit betrieblichen und/oder schiffahrtspolizeilichen Maßnahmen würde nach Ablauf der Restnutzungsdauer der Anlagen eine Schließung des Kanals für die Schiffahrt bedeuten. Sie ist jedoch als Vergleichs- (without-Fall) für den Nachweis der Wirtschaftlichkeit einer reinen Ersatzinvestition (Alternative 1) erforderlich. Dabei wird angenommen, daß das Verkehrsaufkommen des Kanals nach dessen Stillegung auf den nächstkostengünstigen Verkehrsträger, die Eisenbahn, verlagert werden muß.

Während die Alternative 1 weiterhin nur den Schiffsverkehr mit Schiffen bis knapp unter 2000 TT und Schubverbänden mit Leichtern des wenig gebräuchlichen Typs Europa I (70 m x 9,5 m) ermöglichen würde, erlaubt die zweite Alternative den Einsatz von Binnenschiffen über 2000 TT mit einem Breitenmaß von 11,40 m. Vor allem aber wird damit der Kanal den zweigliedrigen Schubverbänden, bestehend aus 2 Leichtern des Typs Europa II (76,5 m x 11,4 m) geöffnet, die auf dem Rhein dominieren. Durch den Einsatz größerer Schiffe wird die Gesamtzahl der Fahrzeuge reduziert und damit auch der Schleusenauslastungsgrad. In Alternative 3 wird zusätzlich durch Ausbau der Kanalstrecke der Schiffahrt eine Vergrößerung der Abladetiefe von 2,50 m auf 2,80 m ermöglicht. Die Auslastung der Schiffe erhöht sich hierdurch um durchschnittlich 5,5 %. Eine Senkung der Transportkosten ergibt sich aus der weiter verringerten Anzahl von Schiffen, die jährlich für die Abwicklung des Transportaufkommens benötigt werden, wie folgende Tabelle für die drei Alternativen zeigt:

Alternative	Mittlere		Anzahl der erforderlichen	
	Schiffsladung	Schiffsladung	Einzelfahrer	Schubleichter
1	1120 T	910 T	820	64
2	1400 T	1060 T	600	83
3	1400 T	1130 T	570	78

Sämtliche Alternativen ergeben eine gute Wirtschaftlichkeit. Besonders hohe Nutzen/Kosten-Verhältnisse ergeben sich beim Übergang von der Alternative 1 auf 2. Die Kostendifferenz zwischen dem Bau von reinen Ersatzschleusen und den auf die Maße 190 m x 12 m erweiterten Ersatzschleusen ist nur gering, die Nutzendifferenz jedoch beträchtlich, weil infolge des Einsatzes großer Einheiten hohe Transportkostenersparnisse erzielt werden können.

Die bereits 1970 getroffene Entscheidung, auf der Weststrecke des RHK vergrößerte Ersatzschleusen zu errichten, hat sich bestätigt. Im Bereich der Oststrecke des RHK ist jedoch die Vorhaltung dieser hohen Schleusenkapazität nicht erforderlich. Hier konnte noch rechtzeitig vor Baubeginn nachgewiesen werden, daß die Errichtung je einer Schleuse der Abmessungen 190 m x 12 m und 110 m x 12 m ausreichend ist.

Auch die Investitionskosten für den Streckenausbau nach Alternative 3 sind volkswirtschaftlich günstig zu beurteilen, weil die Transportkosten bei Ausnutzung der dann vergrößerten Abladetiefe weit stärker sinken als die Investitionskosten steigen. Weitere Untersuchungen zur Optimierung dieses Projektes ergeben, daß der künftige Fortfall von 2 Kanalstufen durch Ausspiegelung benachbarter Haltungen wirtschaftlich sinnvoll ist. Die beschriebenen Maßnahmen weisen Nutzen/Kosten-Verhältnisse von 5 bis 7 auf. Auch Sensitivitätsuntersuchungen ergeben kein wesentlich anderes Bild; auch ohne weitere Steigerung des Prognoseverkehrs bleibt die nachgewiesene Wirtschaftlichkeit.

Die Investitionsmaßnahmen am RHK begannen 1972 mit dem Umbau der Kanalstufen Duisburg und Oberhausen; die Stufe Gelsenkirchen steht kurz vor dem Baubeginn. Eine positive Entscheidung über die Realisierung der übrigen Maßnahmen im Rahmen der gegenwärtigen Fortschreibung des Bundesverkehrswegeplans ist zu erwarten.

4.5 Der Rhein

Zahlreiche Probleme und Investitionsentscheidungen großen und kleineren Umfanges ergeben sich auf der rd. 500 km langen Rheinstrecke zwischen Neuburgweier/Lauterburg und der deutsch-niederländischen Grenze.

Gemeinsam ist ihnen dabei neben dem hohen Verkehrsaufkommen

- des reinen Rheinverkehrs und
- des Rheinwechselverkehrs

die starke Auswirkung der Infrastruktur des Rheins auf die kapazitive und qualitative Leistungsfähigkeit seiner Nebenwasserstraßen.

Um diese Gemeinsamkeiten und die wesentlichen speziellen Gesichtspunkte am besten darstellen zu können, empfiehlt sich eine Aufteilung der Investitionsfragen in

- die Niederrheinvertiefung auf 2,80 m bei GlW,
- die Mittelrheinvertiefung Köln-Koblenz auf 2,50 m bei GlW,
- die Vertiefung der Gebirgsstrecke auf 2,10 m bei GlW,
- die Verhinderung der Erosion am Oberrhein.

Ein hydrologisches Problem des Niederrheins ist die seit etwa 100 Jahren beobachtete Absenkung des Wasserspiegels bei Niedrigwasser, hervorgerufen durch eine Erosion der Rheinsohle. Bauliche Maßnahmen zur Stabilisierung der Rheinsohle werden unumgänglich sein. In diesem Zusammenhang wurde das bereits seit längerem diskutierte Projekt einer Niederrheinvertiefung um 0,30 m auf 2,80 m bei gleichwertigem Wasserstand erneut aufgegriffen. Diese Vertiefung zwischen Duisburg und der deutsch-niederländischen Grenze sowie weiter flußabwärts bis zu den Rheinmündungshäfen begünstigt nur den Niederrheinverkehr selbst, nicht jedoch den Verkehr von und nach oberhalb Duisburgs. Der begünstigte Verkehr ist gekennzeichnet durch einen hohen Anteil von Schubverbänden und großen Schiffen.

Die Vertiefung verbessert z. B. den durchschnittlichen Auslastungsgrad von Schubverbänden des Erzverkehrs um 1,8 %. Daraus folgen Einsparungen an Schiffsraum, hieraus jährliche Transportkostenersparnisse, die die wesentlichen Nutzenkomponenten ergeben und zu einem guten Nutzen/Kosten-Verhältnis führen, wenn Vertiefung und Sohlenstabilisierung gemeinsam durchgeführt werden. Voraussetzung ist dabei, daß die niederländische Strecke ebenfalls vertieft wird.

Die Vertiefung des Mittelrheinabschnittes Köln-Koblenz von 2,10 m auf 2,50 m bei GlW hat – unabhängig von den auch hier erforderlichen Maßnahmen zur Sohlenstabilisierung im wesentlichen 3 Nutzen-Komponenten:

- die Verbesserung der Auslastung für den Ziel-, Quell- und Ortsverkehr des Abschnitts Köln-Koblenz mit dem Niederrhein um 3 bis 4 %,
- die Verbesserung der Auslastung für den Ziel- und Quellverkehr zwischen dem Saar/Mosel-Gebiet und Häfen unterhalb von Koblenz um durchschnittlich 2 % sowie
- die Erhöhung der Leistungsfähigkeit der Moselschleusen (durch den besseren Auslastungsgrad der Fahrzeuge) um etwas über 1 Mio Gütertonnen in der Hauptverkehrsrichtung (vgl. auch Abschnitt 4.6).

Diese Vertiefungsmaßnahme erscheint nicht nur geografisch als eine konsequente Fortsetzung der bestehenden Abladeverhältnisse auf dem Niederrhein; für ein begünstigtes Verkehrsaufkommen von rund 23 Mio Gütertonnen werden die jetzigen Niederrhein-Verhältnisse erst wirksam. Und dies für ein Investitionsvolumen von weniger als 40 Mio DM (ohne Sohlenstabilisierung).

Der Nutzen verbleibt zur einen Hälfte beim Rheinverkehr, zur anderen dem Saar- und Moselverkehr (bezogen auf die Verkehrsprognose 1990), den diese Maßnahme insbesondere in Verbindung mit einer Moselvertiefung von den Niedrigwasserständen des Rheins unabhängiger machen würde. Das Nutzen/Kosten-Verhältnis um 8 bestätigt die obigen Überlegungen, in die noch nicht alle Maßnahmen zur Optimierung – wie z. B. Reduzierung der Fahrrinnenbreite auf 120 m (wie oberhalb Koblenz) und damit erhebliche Senkung der Investitionskosten ohne nennenswerte Nutzeneinbuße – einbezogen sind.

Ähnlich dem Abschnitt Köln-Koblenz wäre eine Verbesserung der Abklademöglichkeiten auf der Strecke St. Goar-Bingen zu beurteilen. Im Moment ist die Fahrrinne auf 1,90 m bei GlW festgelegt. Jede weitere Erhöhung der Fahrrinnentiefe würde

- den gesamten Durchgangsverkehr oberhalb Koblenz (1990: fast 50 Mio Gütertonnen zu Berg; 20 Mio Gütertonnen zu Tal) begünstigen,
- die Leistungsfähigkeit des Mains und Neckars (bei 20 cm um jeweils 1 bis 2 Mio Gütertonnen in der Hauptverkehrsrichtung) verbessern.

Diesen prinzipiell so günstigen Nutzenerwartungen stehen allerdings noch einige Problemkomplexe gegenüber:

- Jede weitere Vertiefung bringt insbesondere wegen des relativ großen Fließgefälles große hydraulische Schwierigkeiten mit sich,
- jede Verbauung mit dem Ziel der Wasserspiegelanhebung bei niedrigen Wasserständen darf nicht zu einer noch so minimalen Erhöhung des Hochwassers führen,
- die Investitionskosten sind erheblich,
- je nach Wasserführung treten die Engpässe für die Abladung auf einem anderen Teilstück der Gebirgsstrecke auf; ein entsprechendes Netz von Dauerlinien bzw. Wasserstandslinien an allen für die Abladung kritischen Punkten fehlt noch,
- die Gebirgsstrecke ist durchzogen von einer Vielzahl von „Kändeln" (natürliche enge durchgehende Vertiefungen der Sohle), die je nach Ortskenntnis bzw. Schiffstyp zu erheblich unterschiedlichen Abladeverhalten führen (– 10 cm bis + 40 cm Kielfreiheit). Insbesondere die Frage der geregelten Begegnung wird auch unter Berücksichtigung dieser Abladegewohnheiten, die die freie Disposition im Fahrwasser voraussetzt, zu entscheiden sein.

Die aufgezeigten Probleme sind so umfangreich, daß hier bis zu einem Entscheidungsvorschlag noch einige z. Z. laufende Voruntersuchungen abgewartet werden müssen.

Durch die Stauregulierung des Oberrheins, die inzwischen bis zur Staustufe Iffezheim durchgeführt wurde, ist der Geschiebehaushalt des Oberrheins grundlegend gestört worden. Die Unterbrechung des natürlichen Geschiebetriebs bewirkte unterhalb der jeweils letzten Staustufe eine Sohlenerosion und damit ein Absinken des Wasserstands im Fluß und des Grundwasserstands. Hier stellte sich die Frage, ob die Stauregulierung weiter stromabwärts fortgesetzt werden muß oder ob schon dicht unterhalb dieser Staustufe mit einer Geschiebezugabe der Erosion des Rheins begegnet werden kann. Untersuchungen hatten gezeigt, daß die Geschiebezugabe als eine technisch gleichwertige Alternative zum weiteren Stufenausbau angesehen werden kann.

In einer Kosten-Nutzen-Vergleichsrechnung wurde – unabhängig vom deutsch-französischen Vertrag – untersucht, welcher der Alternativen der Vorzug zu geben ist, nachdem durch eine KNA die hohe Wirtschaftlichkeit der Erosionsverhinderung nachgewiesen war.

Dabei zeigte der direkte Kostenvergleich eindeutige Vorteile für die Geschiebezugabe. Der Mehr-Nutzen der Stauregelung durch

- Wasserkraftenergie,
- Hochwasserschutz und
- Brückenfunktion,

um nur die wichtigsten Nutzendifferenzen zu nennen, wurde berücksichtigt, indem entsprechend dem Alternativkostenprinzip die nächstgünstigsten Kosten einer alternativen Maßnahme mit gleicher Wirkung ermittelt und deren Mehrkosten der Geschiebezugabe zugerechnet wurden. Trotz Beachtung dieser Komponenten verblieb ein hoher Nutzenüberschuß für die Geschiebezugabe.

Die hier aufgezeigten Interdependenzen zeigen, daß am Rhein als internationalem Fluß die großen Entscheidungen – über die 100 Jahre alte Mannheimer Akte hinaus – mehr und mehr Gegenstand einer integrierten westeuropäischen Verkehrspolitik sein sollten.

4.6 Mosel

Es sind gerade 15 Jahre her, daß die Mosel von Koblenz bis nach Lothringen für einen Schiffsverkehr mit Zweier-Schubverbänden, die Tag und Nacht verkehren, für eine max. Abladung von 2,50 m staugeregelt wurde. Der Erfolg war überzeugend. Von rd. 2,0 Mio Gütertonnen in der Hauptverkehrsrichtung (zu Berg) im 1. Betriebsjahr 1965 stieg der Verkehr oberhalb Koblenz auf 7,0 Mio Gütertonnen (1974), die evtl. dieses Jahr überschritten werden. Durch den Ausbau der Saar ist ab 1985 – unabhängig von der weiteren Entwicklung des Moselverkehrs – mit weiteren 6,0 Mio Gütertonnen zu Berg zu rechnen.

Grund genug, sich über die Leistungsfähigkeit der vorhandenen 1-Schleusen-Kette (172 m x 12 m) Gedanken zu machen und die Notwendigkeit einer 2. Schleuse an jeder Stufe bis zur Saar zu prüfen; die Vorteile scheinen überzeugend:

- geringere Wartezeiten vor den Schleusen,
- keine Schiffahrtssperren bei vorbeugender Instandsetzung der Schleuse oder unvorhersehbarem Schleusenausfall durch Unfälle oder sonstige Betriebsstörungen,
- gute Anpassung an Stoßbetrieb oder bei Überschreiten der Prognosezahlen, die insbesondere wegen der Monostruktur Lothringens sehr schwankend sind,
- keine Schwierigkeiten mehr mit dem Vorschleusungsrecht der Fahrgastschiffahrt und dem steigenden Anteil großer Sportboote.

Die hohen Kosten einer solchen Schleusenkette (rd. 450 – 500 Mio DM) und das allgemeine Risiko einer Verkehrsprognose mahnten jedoch zur Vorsicht. So wurde zunächst die Flottenentwicklung auf der Mosel untersucht, um mittels ihrer Prognose eine Leistungsfähigkeitsermittlung der vorhandenen Schleusen für die 90er Jahre zu erstellen. Es zeigte sich, daß die Durchschnittsgröße der Flotte jedes Jahr um 2,5 % zugenommen hat und aufgrund der sonstigen allgemeinen Entwicklung damit zu rechnen ist, daß auf der Mosel 1990 gut über 50 % aller Güter in Schubverbänden transportiert werden.

Mehr Schubverbände bedeuten aber hohen Nachtverkehrsanteil, mehr größere Einzelfahrer, günstigere Auslastung der Schleusen; so ergab sich bei sinkendem Trend der Leerfahrzeuganteile, aber steigendem der Fahrgastschiffahrt eine praktische Leistungsfähigkeit von rd. 13,5 Mio Gütertonnen/a in der Hauptverkehrsrichtung. Da die entsprechende Prognose für 1990 oberhalb Koblenz bei 12,0 Mio Gütertonnen liegt, war rein quantitativ eine Erhöhung der Leistungsfähigkeit vorerst wirtschaftlich nicht vertretbar.

Aber etwas anderes wurde deutlich. Weit über 80 % aller Güter würden 1990 in Fahrzeugen transportiert, die über mehr als 2,50 m Tiefgang verfügen; die Schubleichter sogar über 3,50 m und mehr. Erlaubt ist aber nur eine maximale Abladung von 2,50 m. Ohne spürbare Fortbewegungskostensteigerung könnten hier bei einer Vertiefung der Baggerstrecken

- von 30 cm um fast 15 %
- von 50 cm um fast 25 %

die Wirtschaftlichkeit des Transportes verbessert werden und gleichzeitig die Leistungsfähigkeit der 1-Schleusen-Kette um 2 bzw. 3 Mio Gütertonnen/a erhöht werden. Diese Effekte verstärken sich, wenn

- die großen Fahrzeuge die Continuefahrt wählen und damit die freie Nachtkapazität ausnutzen,
- auch die anderen Nebenwasserstraßen des Rheins die auf 2,50 m beschränkte Abladung aufgeben, wie z. B. auf Neckar, Untermain, Rhein-Herne-Kanal und Wesel-Datteln-Kanal,
- der Mittelrheinabschnitt zwischen Köln und Koblenz weiter ausgebaut wird (z. B. auf 2,50 m bei GlW).

Die anschließend durchgeführten Rechnungen bestätigen die ersten Überlegungen; je nach Berücksichtigung von Interdependenzen zu den anderen Ausbauvorhaben, der Einbeziehung der Nutzen aus Raumordnung und Arbeitsplatzbeschaffung ergaben sich Nutzen/Kosten-Verhältnisse von über 6 bis 8. Die Sensitivitätsprüfungen verliefen positiv: auch ohne Verkehrssteigerung, allein für den bestehenden Verkehr mit der Ist-Flotte, wäre die Maßnahme hoch wirtschaftlich.

Bevor jedoch eine positive Entscheidung zu erwarten ist, werden noch einige Hürden zu überwinden sein. Es stellen sich die Fragen nach dem rein nationalen Nutzen ohne den Durchgangsverkehr nach Frankreich, den Auswirkungen auf das Betriebsergebnis der Deutschen Bundesbahn oder ob zukünftig der Hafen Dünkirchen mittels Ganzzüge Lothringen und Saar mit Erz und Überseekohle beliefert. Die Antworten werden neben den rein wirtschaftlichen Komponenten auch die nationalen und internationalen (verkehrs-)politischen Aspekte beinhalten.

4.7 Main und Main-Donau-Verbindung

Bei der Beurteilung der im Bau befindlichen Main-Donau-Verbindung werden unterschiedliche Standpunkte deutlich. Nach früheren günstigen Beurteilungen wurde durch eine 1974 durchgeführte KNA festgestellt, daß aus gesamtwirtschaftlicher Sicht die Kosten des Projektes die zu erwartenden Nutzen übersteigen. Während Bayern in der Verbindung ein wesentliches Element seiner Strukturpolitik für den ostbayerischen Raum sieht, hält die Bundesregierung vor allem aus übergeordneten politischen Gesichtspunkten – Staatsvertrag, langfristige Orientierung des In- und Auslandes, weit fortgeschrittener Bauzustand – an der Vollendung der Main-Donau-Verbindung fest. Da die Ost-West-Problematik der Main-Donau-Verbindung bereits an anderer Stelle umfassend dargestellt worden ist, wird hier auf eine Behandlung dieser Frage verzichtet. Die ungünstige Beurteilung des Main-Donau-Kanals hat vor allem folgende Ursachen:

- geringer Kostenvorteil der Binnenschiffahrt gegenüber der konkurrierenden Eisenbahn durch
  - sehr hohe Schleusenzahl,
  - erheblich längeren Transportweg im Vergleich zur Schiene,
  - Abhängigkeit erheblicher Transportanteile von den wechselnden Wasserständen auf dem Rhein,
- hohe Investitionskosten sowie beträchtliche Betriebs- und Unterhaltungskosten der Wasserstraße wegen der großen Höhenunterschiede,
- vorhandener, jedoch nicht ausreichender Nutzenüberschuß durch verkehrsfremde Funktionen wie Wasserwirtschaft, Wasserkraftnutzung, Freizeit.

Die Entscheidung für die Fertigstellung der Main-Donau-Verbindung macht es erforderlich, nicht nur den Einsatz der Investitionsmittel, sondern auch den späteren Einsatz der Binnenschiffe technisch-wirtschaftlich zu optimieren. Das bedeutet, daß die teilweise rheinwasserstandsabhängige, sehr lange Fahrt (allein 60 Staustufen zwischen Mainz und Jochenstein) unter den vorgegebenen Rahmenbedingungen so günstig wie wirtschaftlich vertretbar zu gestalten ist hinsichtlich

- der Ausnutzung des Schiffsraums sowie
- der Einsatzmöglichkeit von Koppel- und Schubverbänden.

Durch eine solche Optimierung können vor allem die durchschnittliche Abladetiefe verbessert und die Wartezeiten an den Schleusen verringert werden. Für einen wirtschaftlichen Schubverkehr ist außerdem der Betrieb der Wasserstraße für die Nachtschiffahrt ausschlaggebend. Dabei kommt dem Main große Bedeutung zu, weil seine 35 Schleusen für die Abladetiefe und seine vielen scharfen Krümmungen für die Länge der Einheiten Grenzen setzen.

Bislang beträgt die Abladetiefe oberhalb Offenbach nur 2,3 m. Eine Anpassung der Tiefe dieses Abschnittes an die Verhältnisse der unterhalb anschließenden Flußstrecke hat sich als sehr wirtschaftlich erwiesen; die Arbeiten stehen unmittelbar vor ihrem Beginn. Im Sinne einer bestmöglichen Ausnutzung des Schiffsraums ist eine über 2,5 m hinausgehende Abladetiefe sinnvoll. Es zeichnet sich jedoch deutlich ab, daß der auch hier anzustrebende Wert von 2,8 m mit wirtschaftlichen Mitteln ganzjährig nicht ganz erreichbar sein wird, denn Grenzen setzen nicht nur die Fahrwasserverhältnisse auf der freien Strecke am oberen Ende der Stauhaltungen, sondern stärker noch die Drempel- und Kammertiefen der 26 Schleusen zwischen Aschaffenburg und Bamberg, die lediglich 3,0 m aufweisen. Welche Abladetiefe verwirklicht werden kann, läßt sich z. Z. noch nicht angeben. Systematische Erprobungen durch Schiffahrtsversuche sollen eine nautisch-technische Lösung dieses Problems herbeiführen. Nach Datenauswertungen über eine Korrelation der Ganglinien der kritischen Main- und Rheinpegel wird der wirtschaftliche Nutzen einer flexiblen Abladeregelung auf dem Main durch Ausnutzung des hydrodynamischen Aufstaus ermittelt werden.

Auch die z. Z. laufenden Arbeiten zur Umkanalisierung des Untermains dienen bei der Gelegenheit des ohnehin notwendigen Ersatzes der Anlagen der Fahrrinne und einer Verkürzung der Fahrzeit. Nachdem bereits in den 30er Jahren die Strecke von der Mündung bis Frankfurt durch den Ersatz von 5 veralteten durch 3 modernere Staustufen umkanalisiert worden war, wurde in den 60er Jahren die Staustufe Kleinostheim errichtet, die 3 ebenfalls abgängige Staustufen ersetzt. Bei den z. Z. laufenden Arbeiten werden weitere 3 alte und baufällige Staustufen durch 2 neue ersetzt. Darüber hinaus sieht die gegenwärtige Planung eine Vertiefung des Untermains für eine garantierte Ablademöglichkeit von 3,00 m bis Offenbach bzw. von 2,80 m bis Hanau vor. Dazu gehört auch eine Anpassung der Schleusen, vor allem der Anlagen in Kostheim und Offenbach.

Das hohe Nutzen/Kosten-Verhältnis von etwas über 8 erklärt sich vor allem aus

- der stetig wachsenden Größe (und damit auch der Tiefgänge) der Fahrzeuge um ⌀ 3 % pro Jahr,
- dem bis Offenbach bzw. Hanau besonders hohen begünstigten Verkehrsaufkommen,
- der Erhöhung der Leistungsfähigkeit der Schleusen (z. B. durch Vorhafenausbau, Drempeltieferlegung, bessere Auslastung der Fahrzeuge, Flotteninduzierung), deren Kapazität besonders nach Fertigstellung der Donau-Verbindung der praktischen Auslastungsgrenze nahekommt.

Weitere Überlegungen gelten der Verbesserung der Einfahrverhältnisse in die Schleusenanlagen und der Verkürzung der Schleusungszeiten. Zeitaufnahmen und Berechnungen haben gezeigt, daß Verbesserungen an den Tor- und Schützantrieben sowie an den Schleusenvorhäfen wirtschaftlich sind, weil sie zu einer fühlbaren Verkürzung der Schleusungskreuzungsdauer beitragen und damit der quantitativen und qualitativen Leistungssteigerung dienen.

Für die wirtschaftliche Ausnutzung der fertiggestellten Main-Donau-Verbindung ist es wichtig, daß bereits jetzt Überlegungen über Umfang und Abwicklung der zu erwartenden Schubschiffahrt angestellt werden. Einerseits muß dabei die Möglichkeit der Nachtschiffahrt gegeben sein. An Engstellen werden verkehrsregelnde Maßnahmen notwendig, soweit deren Aufweitung wirtschaftlich nicht vertretbar ist. Neben der Gestaltung der Wasserstraßen, d. h. der Ausrüstung der freien Strecke und der Schleusenanlagen mit Schiffahrtszeichen, Radarreflektoren und Einfahrhilfen sind organisatorische Regelungen für die Nachtschiffahrt zu treffen. Diese Überlegungen sind z. Z. noch nicht abgeschlossen.

Durch diese langfristigen Anpassungsmaßnahmen kann die Kostendifferenz Wasserstraße-Schiene erheblich zugunsten der Schiffahrt vergrößert werden, was wenigstens zu einer partiell günstigeren Beurteilung der Main-Donau-Verbindung beitragen kann.

5 Schlußbetrachtung

In den vorigen Abschnitten ist versucht worden – so knapp wie möglich, ohne das Verständnis zu erschweren – eine systematische Darstellung und prinzipielle Bewertung der wichtigsten Maßnahmen zur Verbesserung der qualitativen wie quantitativen Leistungsfähigkeit im Binnenschiffahrtsstraßennetz zu geben.

Um den roten Faden nicht zu verwischen und den Umfang des Artikels nicht unzumutbar zu erweitern, konnten auch wichtig erscheinende Details und Nachweise nicht vollständig behandelt werden. Das oft erwähnte Kompendium „Kosten-Nutzen-Analysen (KNA) für Investitionen an Binnenschiffahrtsstraßen" gibt hier die Möglichkeit, einer lückenlosen Argumentation zu folgen einschließlich vieler Zahlenbeispiele. Ebenso konnten aus Platzgründen einige wichtige Beispiele für leistungssteigernde Maßnahmen nicht dargestellt werden wie die Vertiefung der Mittelweser, die des Neckars oder der im Rahmen einer Ersatzinvestition vorgesehene Teilausbau des Datteln-Hamm-Kanals.

Die Diskussion der vielen interessanten wasserbaulichen Aspekte, der Bautechnik, der verkehrsstatistischen Daten und Messungen, der untersuchten Alternativen, der Sicherheitsprobleme sowie der zahlreichen außerverkehrlichen Komponenten muß einer Reihe von entsprechenden Anschlußartikeln überlassen bleiben.

Zuvor schien es aber erforderlich aufzuzeigen, welche prinzipielle Bedeutung den vielschichtigen Vorschlägen für eine Verbesserung der Leistungsfähigkeit im Binnenschiffahrtsstraßennetz zukommt, in welchem Zusammenhang diese Maßnahmen zueinander stehen und welche Verantwortungs- bzw. Kooperationsbereiche dabei dem Schiffahrtsgewerbe sowie den verschiedenen Sparten der Verwaltung – Neubau, Unterhaltung und Betrieb, Schiffahrtspolizei, Abgabenerhebung – zukommen.

Die letztlich oft dominierende Rolle der Verkehrspolitik ist bewußt nur am Rande dargestellt worden. Das Instrumentarium der Kosten-Nutzen-Analyse sollte auch nicht überfordert werden, da es den politischen Entscheidungsspielraum nicht schmälern, sondern lediglich eine weitergehende fachliche Basis geben soll.

Der Schadensfall an der Unterführung Lüneburg/Nutzfelde des Elbe-Seitenkanals und Folgerungen

o. Prof. Dr.-Ing. **Erich Lackner**, Hannover/Bremen, Ministerialrat Dr.-Ing. **Martin Hager**, Bonn

1 Vorbemerkungen

Berichte über Schadensereignisse sind für die Fachwelt von besonderer Bedeutung, weil die umfassende Darstellung der Umstände und Einflüsse, die den Schadensfall verursacht haben, und der daraus zu ziehenden Folgerungen weiteren Fachkreisen die Möglichkeit gibt, die gewonnenen Erkenntnisse für ihre Aufgaben nutzbar zu machen und damit einen Beitrag zur Erhöhung der Sicherheit in ähnlichen bautechnischen Fragen zu leisten. Sie sind zugleich geeignet, die technische Weiterentwicklung zu fördern.

In der vorliegenden Veröffentlichung soll deshalb über den Schadensfall am Elbe-Seitenkanal vom 18. Juli 1976, seine Ursachen und die daraus gezogenen Folgerungen berichtet werden, soweit sie von allgemeinem Interesse sind.

2 Allgemeines

Unmittelbar nach dem Dammbruch am 18. Juli 1976 beauftragte der Bundesminister für Verkehr, Bonn, eine Sachverständigengruppe aus Fachleuten, die an der Planung, Konstruktion und Bauausführung des Kanals nicht beteiligt waren, mit der Klärung der Ursachen für den Dammbruch. Außerdem sollten sie sich zu notwendigen Folgerungen für andere Bereiche des Elbe-Seitenkanals (Abb. 1), besonders in der Nähe von Kreuzungsanlagen, und zu ähnlichen Lösungen an anderen Bauwerken der Binnen-Wasserstraßen der Bundesrepublik Deutschland äußern.

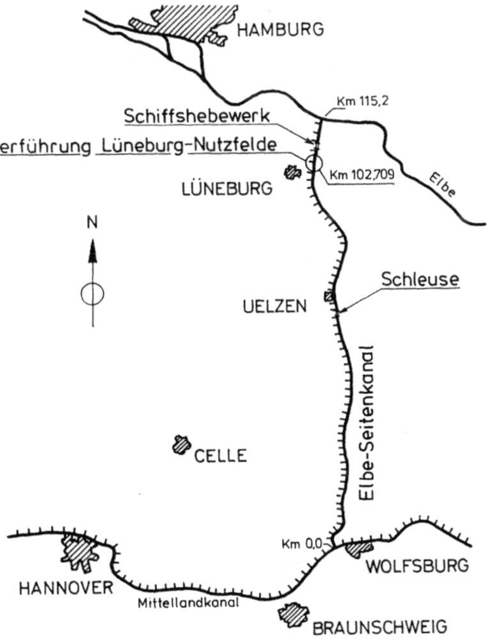

Abb. 1. Übersichtsplan des Elbe-Seitenkanals

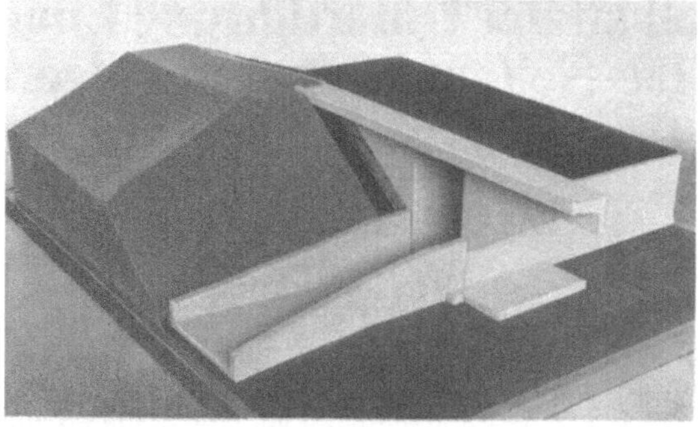

Abb. 2. Modellaufnahme. Blick auf die Einfahrt in das Unterführungsbauwerk; Plattenbelag an der Flügelwand durch Plexiglas nachgebildet

Zur Sachverständigengruppe gehörten:

o. Prof. Dr.-Ing. Erich Lackner, Hannover/Bremen (Vorsitz)
Ministerialrat Dr.-Ing. Martin Hager, Bonn (stellv. Vorsitz)
Direktor Ir. Willem Bokhoven, Delft, Niederlande
Baudirektor i. R. Dr.-Ing. Heinz Zweck, Bad Herrenalb
Regierungsbaudirektor Dipl.-Ing. Wolfgang Heinsohn, Krautsand
Baudirektor Dipl.-Ing. Volker Orlovius, Bonn.

Die notwendigen Entwurfs- und Ausführungsunterlagen wurden durch die Wasser- und Schiffahrtsverwaltung des Bundes zur Verfügung gestellt.

Zu Felduntersuchungen wurde das Institut für Grundbau und Bodenmechanik der Universität Hannover hinzugezogen. Es führte folgende Arbeiten aus:

Einmessung von Bauwerksteilen und Untersuchungsstellen, Anlage von Schürfgruben, Freilegung von Bauteilen, Ausführung von Ramm- und Drucksondierungen, Entnahme und Untersuchung von Bodenproben und fotografische Aufnahmen.

Weitere Erhebungen und fotografische Aufnahmen wurden von der Sachverständigengruppe selbst durchgeführt.

Das Institut für Baustoffkunde und Materialprüfung der Universität Hannover entnahm auf Anweisung der Sachverständigengruppe verschiedene Proben aus der Asphaltdichtung im näheren Bereich der Schadensstelle und führte an diesen die erforderlichen Untersuchungen durch.

Das Ingenieurbüro Prof. Dr. Lackner & Partner, Bremen, koordinierte die zur Verfügung gestellten Planunterlagen und fertigte daraus Zeichnungen des Istzustandes an.

Zur Veranschaulichung der räumlichen Verhältnisse, insbesondere der Sickerwege im Bereich der Flügelwände, wurde ein Modell des Unterführungsbauwerks mit den Dammanschlüssen im Maßstab 1 : 50 angefertigt (Abb. 2).

Im Rahmen der Untersuchungen des Schadensfalles hat die Sachverständigengruppe auch weitere wichtige Bauwerke am Elbe-Seitenkanal untersucht und später begutachtet. Die dabei erzielten Ergebnisse, die hier nicht im einzelnen behandelt werden können, sind in den generellen Folgerungen berücksichtigt.

3 Örtliche Gegebenheiten

3.1 Allgemeine Lagebeschreibung (Abb. 1)

Die Schadensstelle liegt in der Haltung Lüneburg/Uelzen bei km 102,709 im Bereich einer nur rd. 700 m langen Dammstrecke. Zwischen dieser und dem nördlich davon liegenden Schiffshebewerk Lüneburg befindet sich bei km 103,719 das Sicherheitstor Erbstorf, mit welchem ein rd. 42 km langer Kanalabschnitt gegen die hohe Fallstufe abgesperrt werden kann. Weitere Absperrmöglichkeiten finden sich weiter südlich im Bereich der Kanalüberführungen zur Absperrung der dort vorhandenen stählernen Kanalbrücken im Reparaturfall mit Hilfe von Notverschlüssen.

Die Dammbruchstelle befindet sich neben einem schmalen Unterführungsbauwerk der Ortsverbindung Lüneburg – Nutzfelde bei Erbstorf. Der Wasserspiegel liegt hier rd. 6,5 m über Gelände.

3.2 Baugrund und Grundwasser

Das Gelände ist in der Saale-Eiszeit entstanden. Bis etwa 12 m unter Gelände stehen schwach tonige, feinsandige, feingebänderte Beckenschluffe von grauer Farbe und steifer Konsistenz an. Darunter folgen Geschiebemergel und Sande, die unregelmäßig verteilt bis zu 2 m dicke Mehlsandstreifen und -linsen enthalten.

Der normale Grundwasserspiegel liegt zwischen 13 und 15 m unter Gelände. Über den feinsandigen Schluffen stehen oberflächennah aber noch Sande an, die Schichtwasser führen.

Der Projektbearbeitung waren seinerzeit folgende bodenphysikalische Kennziffern zugrunde gelegt:

Kennziffer		Beckenschluff	Geschiebemergel
Kornverteilung		schwach toniger Schluff, feinsandig, gebändert mit Ton und Mehlsand	schwach toniger Schluff und Sand, schwach feinkiesig, teilweise Steineinlagen
Wassergehalte w		12 bis 20 %	10,5 bis 14,8 %
Fließgrenze w_L		23 bis 36 %	20,8 %
Ausrollgrenze w_P		12 bis 17 %	12,1 %
Plastizitätszahl I_P		11 bis 19 %	8,7 %
Konsistenzzahl I_C		0,8 bis 1,0	0,96
Porenzahl e		0,32 bis 0,60	0,30
Anfangsscherfestigkeit c_u		0,065 bis 0,21 MN/m²	0,115 bis 0,155 MN/m²
End-festigkeit (geschätzt)	Reibungswinkel φ'	32,5°	35°
	wirksame Kohäsion c'	0	0

Die Steifemoduln für den Beckenschluff lagen bei folgenden Werten:

Belastungsstufen MN/m²	E_{s1} bei Erstbelastung MN/m²	E_{s2} bei Wiederbelastung MN/m²
0,15 bis 0,3	8,3 bis 12,0	33,4 bis 60,0
0,3 bis 0,5	14,3 bis 20,0	66,7 bis 80,0

Die entsprechenden Werte für den Geschiebemergel betrugen:

Belastungsstufen MN/m²	E_{s1} bei Erstbelastung MN/m²	E_{s2} bei Wiederbelastung MN/m²
0,15 bis 0,3	15,8	88,3
0,3 bis 0,5	26,7	100,0

Ein solcher Baugrund ist gut tragfähig und verhältnismäßig wenig setzungsempfindlich.

Für die Setzungsberechnungen waren die Steifemoduln der Wiederbelastung empfohlen, und zwar wegen der Streuung der Versuchswerte:

für Beckenschluff E_{s2} = 30 MN/m²
für Geschiebemergel E_{s2} = 60 MN/m²
für Sand E_s = 100 MN/m² (geschätzt).

3.3 Unterführungsbauwerk (Abb. 3 bis 9)

Abbildung 3 gibt eine allgemeine Grundrißübersicht. Bei der an der Kreuzungsstelle vorhandenen Höhenlage des Kanals konnte die Straßenkreuzung wirtschaftlich günstig und verkehrstechnisch zweckmäßig mit einem Tunnel unterführt werden.

Um gute Sichtverhältnisse ohne künstliche Beleuchtung zu erlangen, ist die Tunneldecke – dem Kanalquerschnitt folgend – an den Enden hochgezogen (Abb. 4, Längsschnitt A–A).

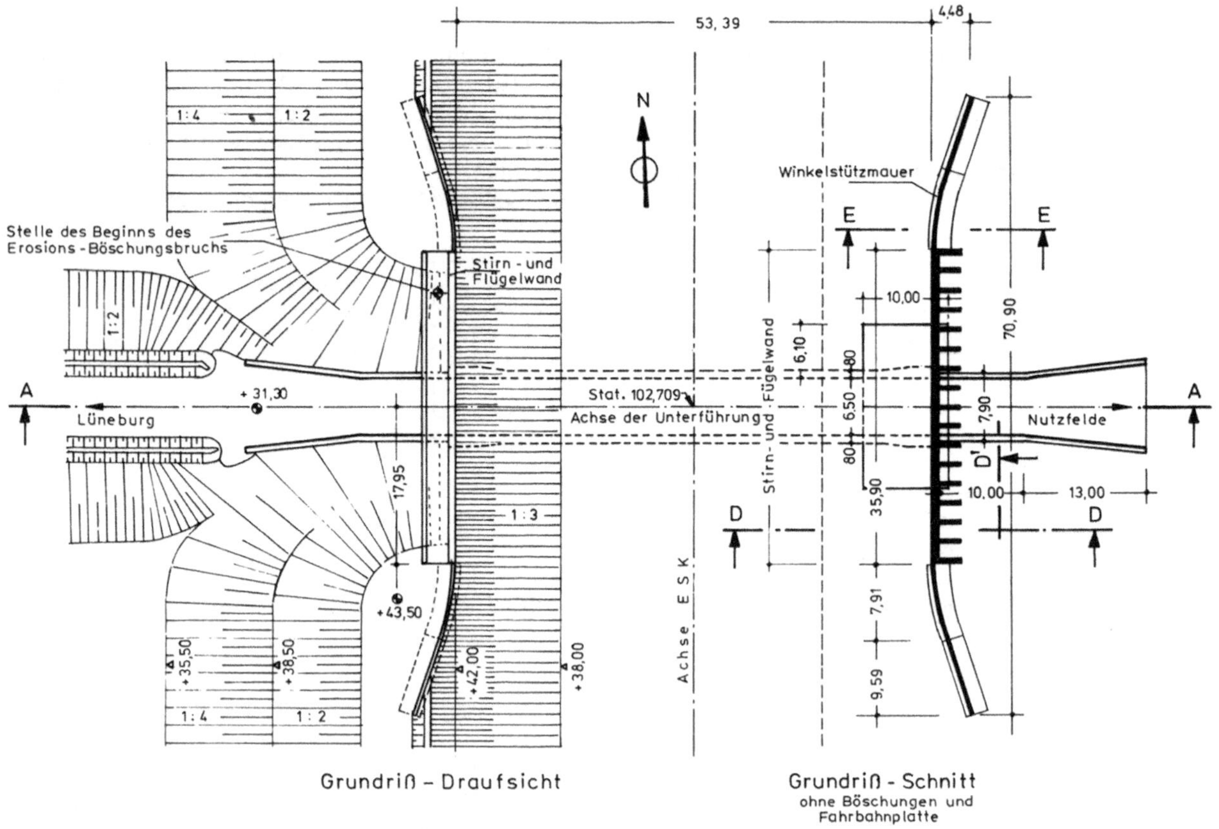

Abb. 3. Grundriß – Übersichtsplan des Unterführungsbauwerks

Der allseitig vorgespannte Rechteckrahmen des Tunnels ist monolithisch mit den Stirnwänden und deren hochgezogenen Flügeln verbunden, die eine Gesamtlänge von 35,90 m aufweisen (Abb. 3 und 4). An die Flügel schließen sich im Kanalseitendamm auf NN + 41,20 m flach gegründete Winkelstützmauern an (Abb. 4 bis 8). In Höhe des normalen Kanalwasserspiegels auf NN + 42,00 m endet die Böschungsbefestigung an den senkrechten Stirn- und Flügelwänden. Der benetzte Kanalquerschnitt geht somit über dem Kreuzungsbauwerk unverändert durch, während die Überwasserböschung erst am Ende der gekrümmten 17,5 m langen Winkelstützmauern wie in der freien Strecke wieder bis zur Dammkrone reicht (Abb. 3). Der Leinpfad ist im Bereich des Kreuzungsbauwerks um rd. 4,5 m zur Wasserseite hin verschoben.

Stirn- und Flügelwände sind ebenso wie die Tunnelkonstruktion für Erdruhedruck bemessen. Das Bauwerk hat unter den Stirn- und Flügelwänden auskragende Sohlplatten, die eine günstigere Verteilung der Sohlpressungen bewirken sollen (Abb. 3 und 4). Dadurch wird die gegenüber einer Gliederkettenlösung ungünstigere Sohldruckverteilung teilweise ausgeglichen, zugleich aber in Kauf genommen, daß gegenüber der anschließenden Dammstrecke etwas größere Setzungsdifferenzen auftreten können.

Die Tunneldecke kragt zur Unterbringung der Spann- und Verankerungsenden der Spannbetonkonstruktion 0,25 bis 0,50 m über die Tunneldecke aus (Abb. 9).

In den Bewegungsfugen zwischen den Flügelwänden und den anschließenden Winkelstützmauern sind lotrechte Fugenbänder angeordnet worden, wovon das innere zum Dichten und das kanalseitige nur zur Fugenabdeckung dient (Abb. 6 und 8).

Die Fugenwirkung wurde im übrigen durch eine 2 cm dicke Styroporeinlage sichergestellt (Abb. 6 und 8).

Nachdem sich im Februar 1976 an der Südostseite gewisse Undichtigkeiten gezeigt hatten, wurden die Fugen oberhalb des Normalwasserspiegels zunächst behelfsmäßig mit Schlackengrus und nach Ende der Frostperiode im April 1976 endgültig mit Kunstgummi nachgedichtet.

Neben der Tunnelröhre unten und neben den Außenseiten der Flügelwände und teilweise neben den Winkelstützmauern sind Kiesfilter vorgesehen worden, die anfallendes Sickerwasser aufnehmen und mit eingelegten Dränrohren zu den Sammelschächten der Straßenentwässerung ableiten sollten (Abb. 5 bis 7).

Die Kanaldichtung schließt im Bereich der Stirn- und Flügelwände mit einer etwa unter 60° geneigten 35,9 m langen Betonnase an die Stahlbetonkonstruktion an (Abb. 5 und 8). Außerhalb dieses Bereichs und an den

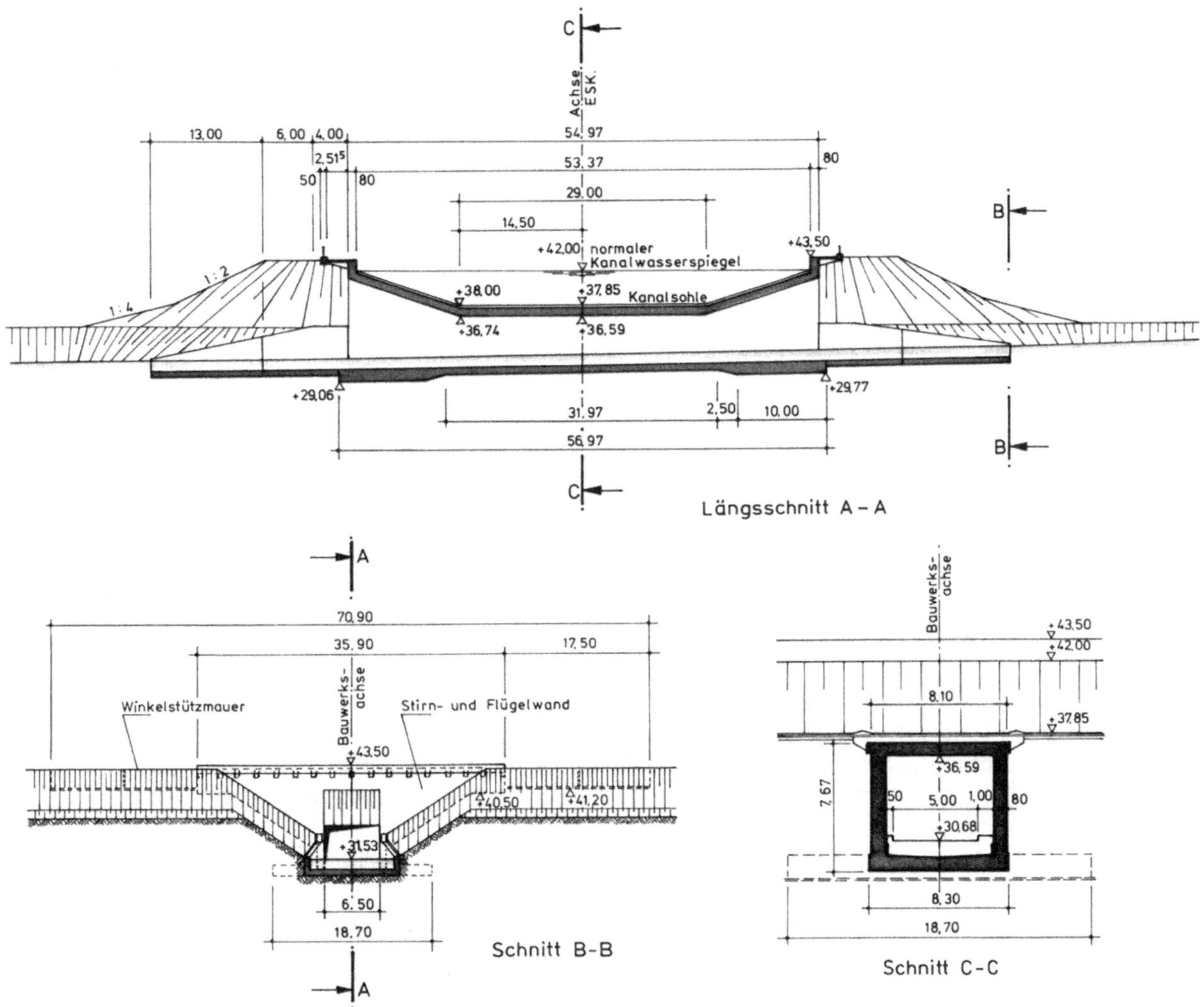

Abb. 4. Längs- und Querschnitte des Unterführungsbauwerks

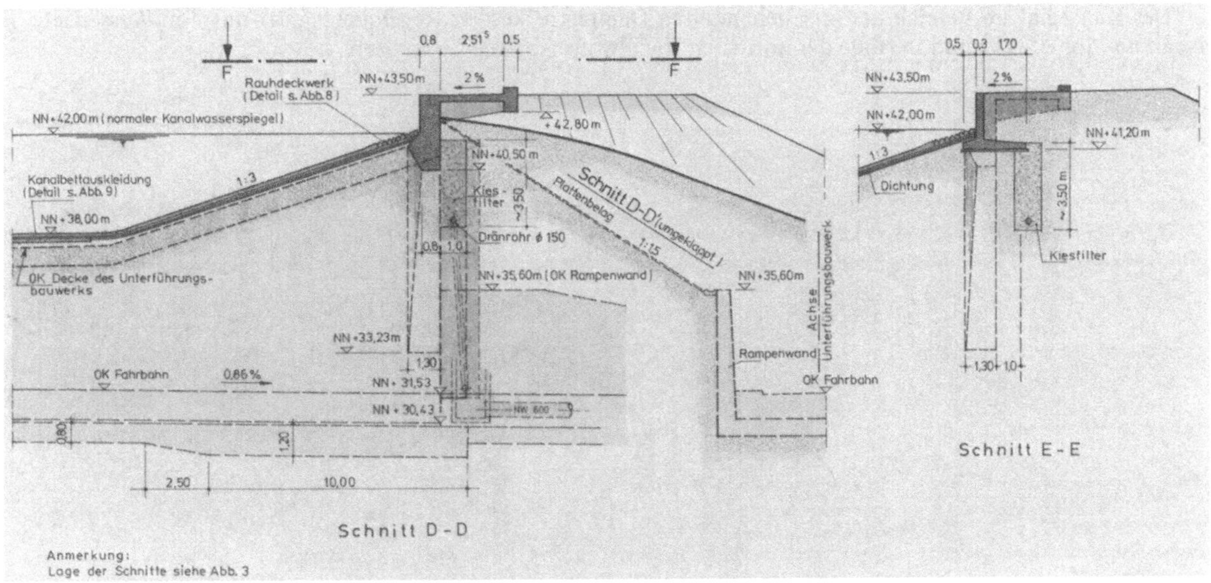

Abb. 5. Kennzeichnende Schnitte durch den Dammanschluß

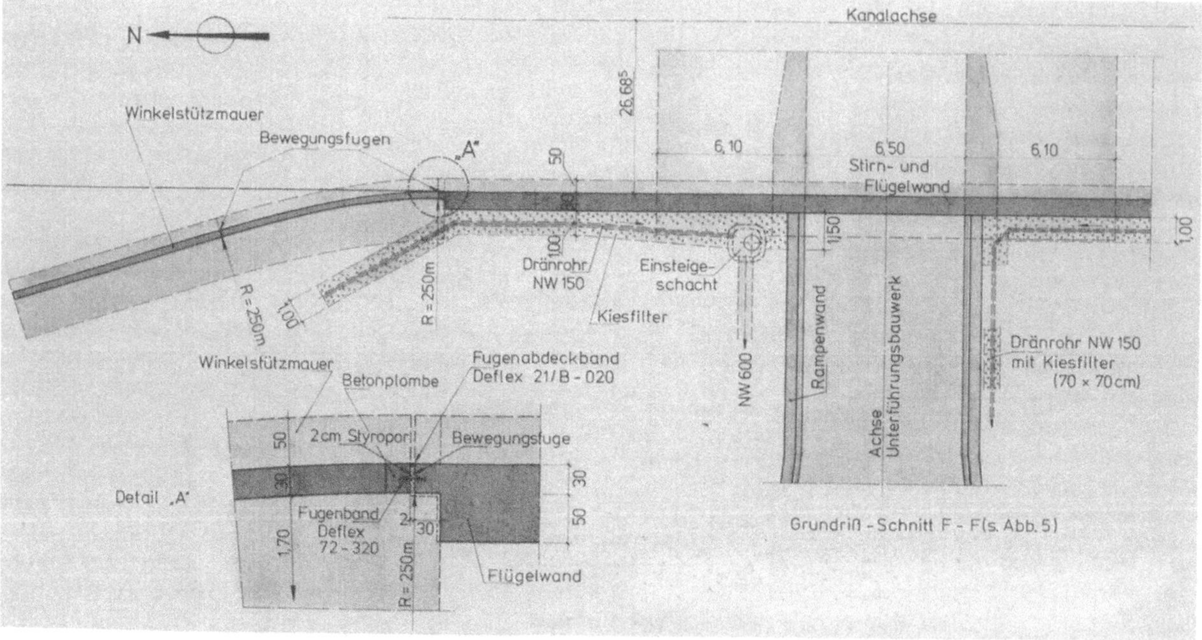

Abb. 6. Stirn- und Flügelwand mit anschließender Winkelstützmauer und Dränage

Winkelstützmauern lehnt sich die Dichtung gegen die lotrechte Wandfläche (Abb. 5 und 8). Alle Anschlußflächen besitzen einen Haftbitumenanstrich entsprechend Abb. 8. Zur Herstellung der geforderten Dichtheit des Betons sind die Wandflächen auf der Westseite zusätzlich mit einem fünffachen Teerepoxidharzanstrich versehen.

3.4 Kanaldamm und -auskleidung (Abb. 10)

Der Damm besteht aus einem nichtbindigen gleichförmigen Fein- bis Mittelsand und besitzt eine ausreichende Standsicherheit auch für den Fall einer beschädigten Kanaldichtung. Im Bereich der freien Dammstrecke bei Nutzfelde ist die luftseitige Böschung des Kanaldamms im oberen Bereich bis 5 m unter Dammkrone (NN + 38,50 m) 1 : 2 und darunter 1 : 4 geneigt. In den Böschungskegeln geht sie in die Neigung 1 : 1,5 über, wobei die Böschung neben den Flügelwänden 3,5 m breit mit Betonplatten auf Mischkies abgedeckt ist (Abb. 2, 3 und 7). Die wasserseitige Böschung ist 1 : 3, im Bereich oberhalb der Berme auf NN + 43,00 m 1 : 2 geneigt.

Der Kanal hat im Bereich der hier behandelten Dammstrecke den Regelquerschnitt mit 4 m Wassertiefe. Er ist an der Sohle 29 m und in Höhe des normalen Kanalwasserspiegels 53 m breit.

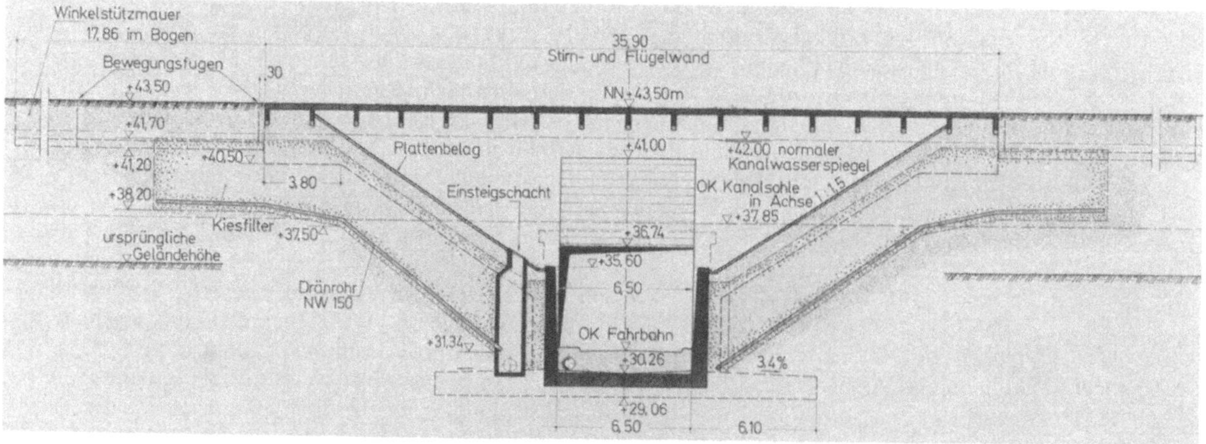

Abb. 7. Westliche Stirn- und Flügelwand mit anschließenden Winkelstützmauern und Dränagen

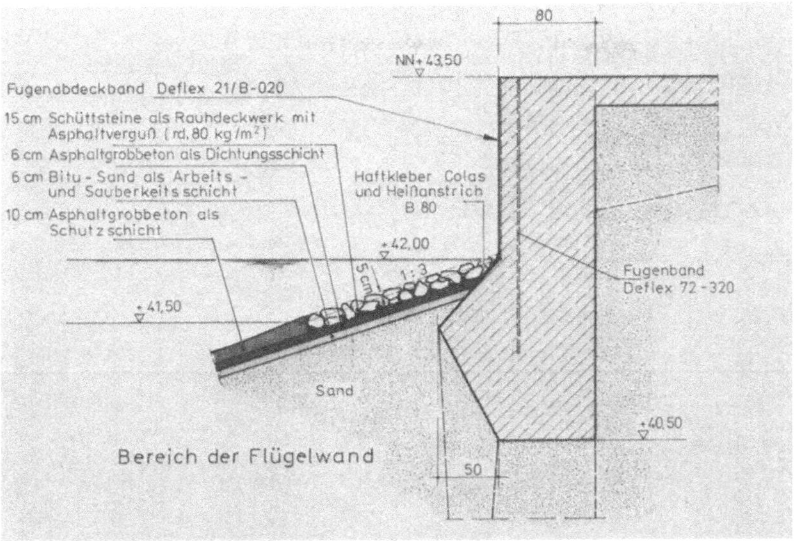

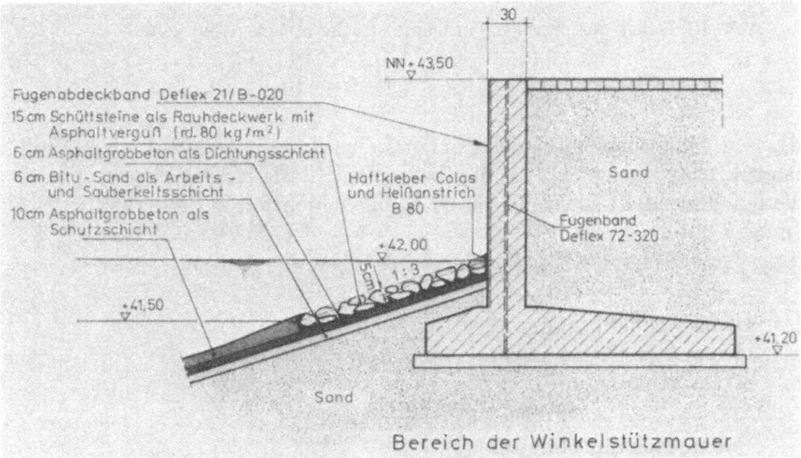

Abb. 8. Dichtungsanschlüsse

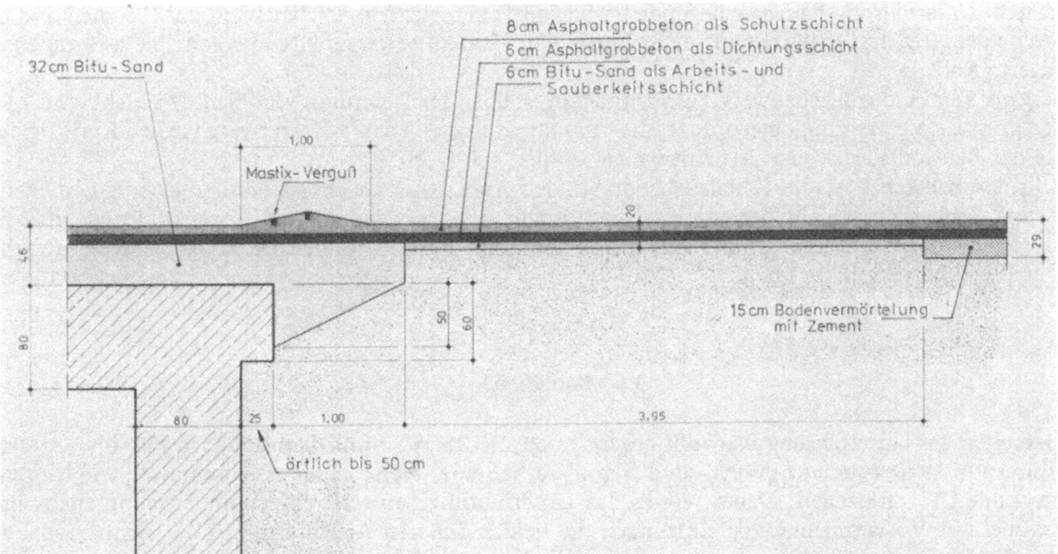

Abb. 9. Kanalauskleidung im Bereich der Kanalsohle des Unterführungsbauwerks

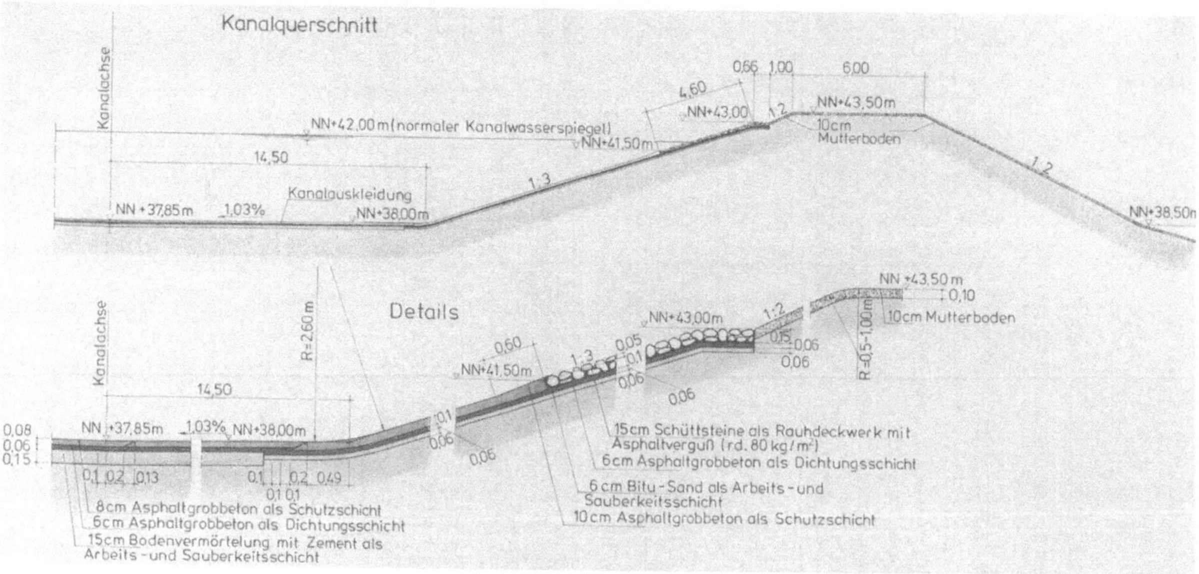

Abb. 10. Kanalquerschnitt in der Dammstrecke mit Dichtungsdetails

Die Oberkante der dichten Kanalauskleidung liegt in der freien Kanalstrecke auf NN + 43,00 m. Bis in 50 cm Tiefe unter dem normalen Kanalwasserspiegel ist die Schutzschicht als Rauhdeckwerk aus 15 cm Schüttsteinabdeckung mit Asphaltverguß hergestellt, während die Dichtungsschicht bis zur Oberkante der Kanalauskleidung unverändert weitergeführt ist (Abb. 10).

Über dem Unterführungsbauwerk hat die Kanalauskleidung folgenden Aufbau:

Böschungsbereich:

Schutzschicht	10 cm Asphaltgrobbeton
Dichtungsschicht	6 cm Asphaltgrobbeton
Ausgleichsschicht	30 cm Bitumensand

Sohlenbereich:

Schutzschicht	8 cm Asphaltgrobbeton
Dichtungsschicht	6 cm Asphaltgrobbeton
Ausgleichsschicht	32 cm Bitumensand.

Die über dem Unterführungsbauwerk liegende 32 bzw. 30 cm dicke Ausgleichsschicht aus Bitumensand ist in dieser Dicke beiderseitig des Bauwerks auf einer Länge von 1,00 m weitergeführt und von einem Bitumensandkeil unterlagert (Abb. 9).

Am Übergang vom Kreuzungsbauwerk zum Erddamm ist über der Dichtungs- und Schutzschicht eine 1,00 m breite dreieckförmige Verstärkung angeordnet, die zusammen mit einer mit Mastix vergossenen Kerbe über der Außenkante der Bauwerksdecke eine Art Fließgelenk bilden soll (Abb. 9).

Außerhalb des Bauwerks ist die Kanalauskleidung nach Abb. 10 in gleicher Weise aufgebaut. Lediglich die Ausgleichs- und Sauberkeitsschicht besteht hier im Böschungsbereich aus 6 cm Bitumensand und im Sohlenbereich aus 15 cm Bodenverfestigung mit Zement. Für den Asphaltgrobbeton der Dichtungs- und Schutzschicht ist die gleiche Rezeptur gewählt worden.

3.5 Bauablauf

Die Bauarbeiten am Unterführungsbauwerk begannen am 29.05.1970 mit dem Bodenaushub bis Unterkante Bauwerk. Ende Juli 1970 wurden Einschal- und Betonierarbeiten an verschiedenen Abschnitten aufgenommen, die sich bis Ende 1971 hinzogen. Dabei wurde das Unterführungsbauwerk vorerst in 3 Hauptbauabschnitte unterteilt, wobei zur Vorwegnahme von Setzungen die beiden äußeren Abschnitte mit den Stirn- und Flügelwänden zuerst ausgeführt wurden. Letztere wurden auf hohen Schalungsgerüsten hergestellt. Erst später wurde der Mittelbereich betoniert. Anschließend wurde die gesamte Längsvorspannung aufgebracht und das Bauwerk Anfang 1972 hinterfüllt.

Erst danach wurden die Dämme hergestellt. Die an die Flügelwände angrenzenden Winkelstützmauern wurden im April und Mai 1972 betoniert. Das Feinplanum der Böschung wurde am 20.06.1972 erreicht. Anschließend wurde bis Anfang November 1972 die Kanalauskleidung eingebracht.

Der Kanalabschnitt wurde Ende 1972 bis auf rd. NN + 40 m geflutet und bis zum Herbst 1975 nach und nach bis zum normalen Kanalwasserstand aufgefüllt.

4 Äußere Verhältnisse

Zur Erfassung aller möglichen Einflußfaktoren wurden von der Sachverständigengruppe auch Erhebungen über die bisher eingetretenen Wasserstände, die Witterungsverhältnisse und die Verkehrsverhältnisse angestellt.

4.1 Kanalwasserstände

Der normale Kanalwasserstand liegt auf NN + 42,00 m. Der seit Januar 1976 aufgetretene niedrigste Wasserspiegel lag bei NN + 41,75 m. Beim Vorbeifahren von Schiffen und in geringem Maße auch infolge von Schwallwellen aus den Schleusungen in Uelzen sowie aus Windstau kann der Wasserspiegel kurzzeitig über seine Ruhelage erhöht werden. Dabei kann im Bauwerksbereich, in dem der Kanalquerschnitt für hohe Wasserstände verengt ist und seitlich senkrechte Wände aufweist, eine gewisse zusätzliche Anhebung des Wasserspiegels eintreten. Theoretisch wurde mit einem Anstieg bis auf NN + 42,50 m für den ungünstigsten Fall gerechnet. Die Wasserstände hatten nach den durchgeführten Messungen bis zum Schadenseintritt aber NN + 42,20 m nicht überschritten.

4.2 Luft- und Wassertemperatur

In der Zeit vor dem Schadensereignis herrschte ungewöhnlich warmes Sommerwetter. Ab 21.06.1976 waren mittlere Tagestemperaturen über +20 °C bis maximal +33,2 °C gemessen worden.

Die Wassertemperaturen lagen in diesem sehr heißen Zeitraum wahrscheinlich über +20 °C.

4.3 Schiffsverkehr

Auf dem nördlichen Kanalabschnitt bis zum Hafen Lüneburg (km 100,350, Abb. 1) ist der Verkehr bereits im Dezember 1975 eröffnet worden. Der durchgehende Schiffsverkehr wurde aber erst am 15.06.1976 aufgenommen. Nach den Aufzeichnungen aus dem Betriebstagebuch des Schiffshebewerks Lüneburg passierten von diesem Zeitpunkt an bis zum 18.07.1976 insgesamt (Berg- und Talverkehr zusammen) 792 Schiffe die spätere Schadensstelle, somit im Mittel rd. 24 Schiffe pro Tag. Ein Maximum an Schiffsdurchgängen war am 26.06. und 15.07.1976 mit 39 bzw. 38 Schiffen pro Tag zu verzeichnen. An diesen Tagen wurde die spätere Schadensstelle bei einer Betriebszeit von 16 Stunden pro Tag im Mittel alle 25 Minuten von einem Schiff durchfahren. Seit dem 13.07.1976 passierten den Bereich durchschnittlich 32 Schiffe pro Tag. Am Verkehr waren Binnenschiffe aller in Frage kommenden Größen beteiligt.

5 Dammbruch am 18.07.1976

Aus Augenzeugenberichten und Fotoaufnahmen von Passanten, die sich zufällig in der Nähe der Bruchstelle aufhielten, läßt sich der Ablauf des Dammbruchs rekonstruieren. Er ereignete sich am 18. Juli 1976 etwa in der Zeit von 10.00 bis 10.30 Uhr.

Zunächst wurde beobachtet, daß an den Betonplatten auf der Nordwestseite des Bauwerks etwa in 2/3 Höhe des Plattenbelags aus der luftseitigen Böschung neben der Flügelwand Wasser austrat (Abb. 3), das die Böschung hinunter und über die die Unterführung begrenzende Rampenwand floß. Dabei sackten an der Austrittstelle Platten in die Böschung ein. Dann wurde ein ungewöhnliches Geräusch im Kanal vernommen und ein Abbröckeln von Steinen des Rauhdeckwerks etwa in Höhe des Übergangs vom Geländer zur Leitplanke, also von der Flügelwand zur Winkelstützmauer, beobachtet. Im Kanalwasserspiegel wurde eine trichterförmige Absenkung von etwa 1 m Durchmesser wahrgenommen. Die Wassermenge, die dabei durch den Kanaldamm strömte und hinter der Flügelwand austrat, vergrößerte sich.

Die Auskleidung des Kanalbetts wurde weiter unterspült und zerstört. Wie die Abb. 11 und 12 zeigen, setzte sich der Bruch nach unten und rückschreitend an der Tunnelröhre entlang fort. Schließlich brach der Anschlußdamm völlig durch (Abb. 13).

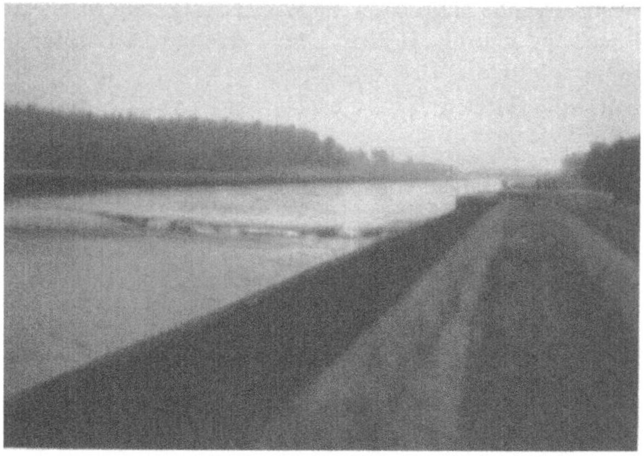

Abb. 11. Fortgeschrittenes Bruchstadium, aus größerer Entfernung von Norden aufgenommen

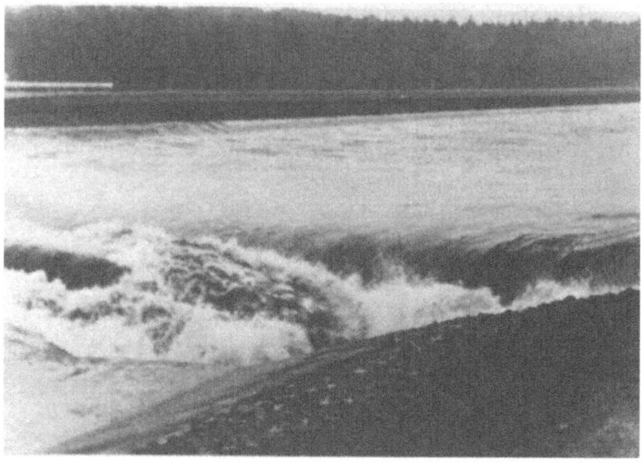

Abb. 12. Fortgeschrittenes Bruchstadium, aus der Nähe betrachtet, von Norden aufgenommen

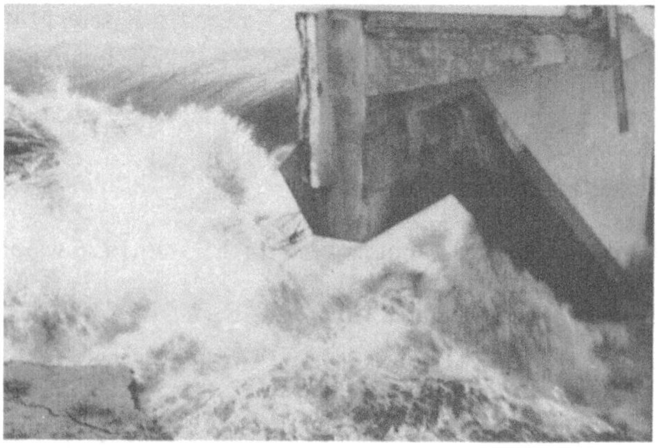

Abb. 13. Weiteres Bruchstadium nach völligem Einbruch des Dammes (Winkelstützmauer bereits abgestürzt)

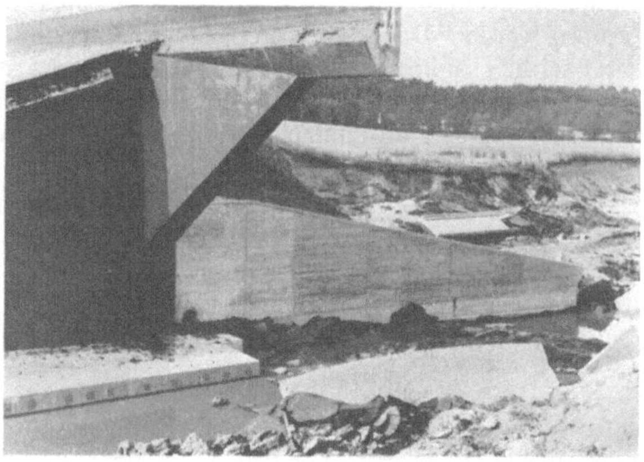

Abb. 14. Freigespülter Nordteil der westlichen Stirn- und Flügelwand und nördliche Stützmauer der westlichen Ausfahrt der Unterführung, vorn links unterspülte Fundamentplatte, vorn rechts Winkelstützmauern

Im weiteren Verlauf erodierte der Boden an der Nordseite bis zur nordöstlichen Stirn- und Flügelwand in einer Breite von im Mittel etwa 15 m. Die Erosion erreichte eine Tiefe, bei der zum Teil auch noch die Gründung des Unterführungsbauwerks unterspült wurde. Den Zustand nach dem Abfluß des Kanalwassers zeigt Abb. 14.

In wenigen Stunden waren fast 4 Mio m^3 Wasser ausgetreten. Mit dem Sicherheitstor Erbstorf konnte nur ein kurzer Kanalabschnitt abgesperrt werden. Auf der Südseite gelang es, die 40 km lange nach Süden offene Kanalstrecke mit Hilfe eines gestrandeten Schiffs und Bergungspanzern der Bundeswehr sowie belasteten Transportcontainern und einer Dammschüttung soweit abzudämmen, daß der Kanalwasserspiegel nicht über 2 m absank. Die ausgetretenen Wassermassen überfluteten 10 km^2 Land, bis sie von der Ilmenau nördlich von Lüneburg aufgenommen wurden. Bis dahin hatten sie namhafte Schäden an Häusern sowie privaten und öffentlichen Anlagen angerichtet. Menschen kamen aber glücklicherweise nicht zu Schaden.

6 Untersuchungen

6.1 Allgemeines

Da der Kanal im Anschlußbereich nördlich des Bauwerks beim Dammbruch vollkommen zerstört worden, der südliche Kanalanschluß aber unversehrt geblieben war, mußte sich die Ermittlung der Schadensursachen im wesentlichen auf vergleichende Untersuchungen in diesem Bereich beschränken. Diese ließen aber ausreichende Schlüsse auf die Schadensursachen zu.

6.2 Dammschüttung

Nach den Untersuchungen des Instituts für Grundbau und Bodenmechanik der Universität Hannover besteht das Dammaterial aus einem gleichförmigen Fein- und Mittelsand mit einer Ungleichförmigkeitszahl $U \approx 2$ (Abb. 15).

Im Mittel betragen die Porenanteile bei dichtester Lagerung min n = 30,6 % und bei lockerster Lagerung max n = 45,1 %. Die einfache Proctordichte liegt im Mittel bei $\rho_{Pr} = 1{,}68$ t/m³. Die Streuungen der Proctordichte sind aus Abb. 16 ersichtlich.

Abweichend von sonstigen Erfahrungen ist bei den hier vorliegenden sehr gleichförmigen Sanden nach dem Proctorversuch die Trockendichte bei sehr geringem Wassergehalt teilweise höher als der maximale Wert im Bereich üblicher Wassergehalte, der im folgenden jeweils berücksichtigt ist.

Der Mittelwert der einfachen Proctordichte ρ_{Pr} entspricht hier bei einem Verdichtungsgrad von $D_{Pr} = 100$ % (Verhältnis Trockendichte zu einfacher Proctordichte) einer Lagerungsdichte nach DIN 1054 von D = 0,59, also einer sogenannten dichten Lagerung, und bei einem Verdichtungsgrad von $D_{Pr} = 95$ % einer Lagerungsdichte von D = 0,37 und damit einer mitteldichten Lagerung. Für Mischproben ergaben sich folgende Werte:

Proben Nr.	max n %	min n %	ρ_{Pr} t/m³	Lagerungsdichte D nach DIN 1054 für D_{Pr} = 100 %	Lagerungsdichte D nach DIN 1054 für D_{Pr} = 95 %
UP 1 + UP 4	46,7	31,1	1,65	0,57	0,37
UP 5 + UP 6	43,3	33,2	1,70	0,72	0,41
UP 7 + UP 13	44,5	32,3	1,66	0,57	0,32

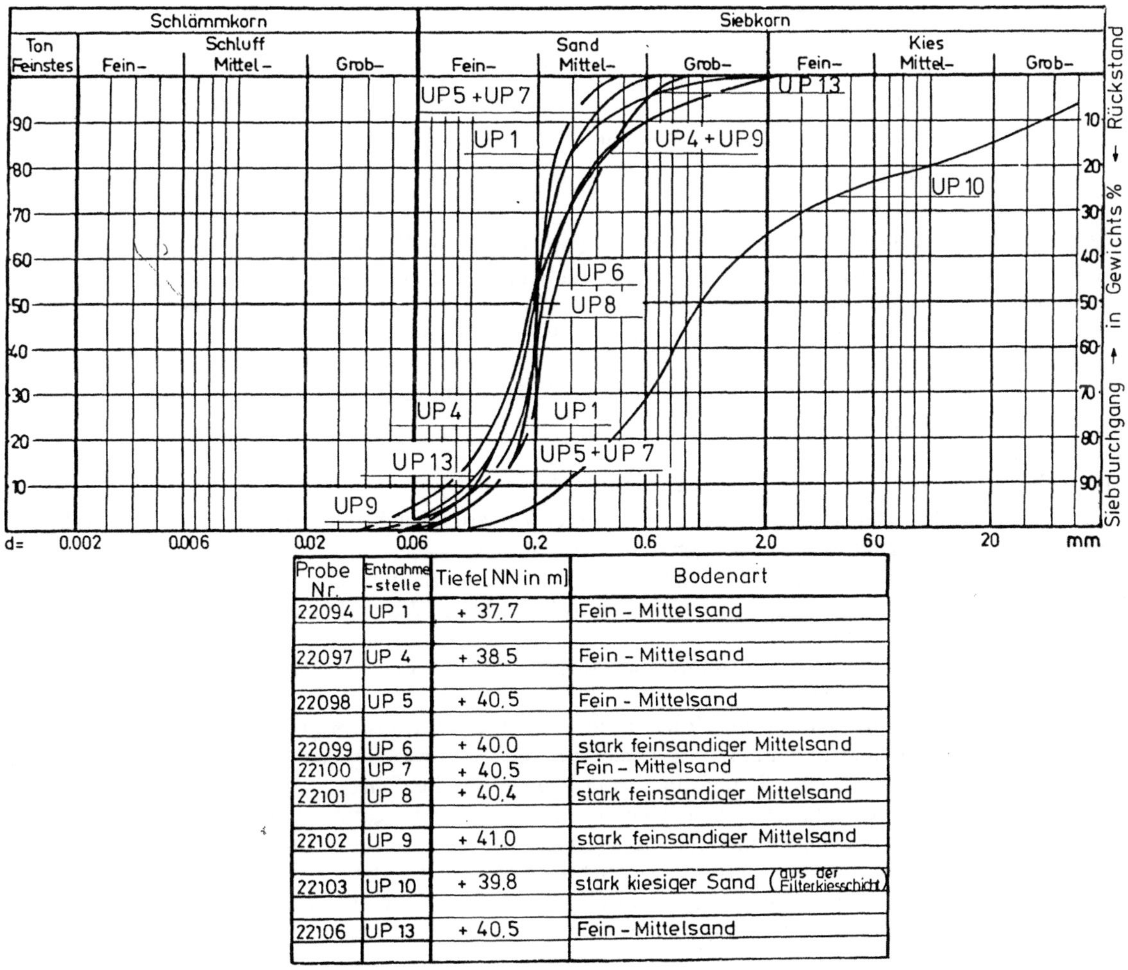

Probe Nr.	Entnahme-stelle	Tiefe [NN in m]	Bodenart
22094	UP 1	+ 37.7	Fein - Mittelsand
22097	UP 4	+ 38.5	Fein - Mittelsand
22098	UP 5	+ 40.5	Fein - Mittelsand
22099	UP 6	+ 40.0	stark feinsandiger Mittelsand
22100	UP 7	+ 40.5	Fein - Mittelsand
22101	UP 8	+ 40.4	stark feinsandiger Mittelsand
22102	UP 9	+ 41.0	stark feinsandiger Mittelsand
22103	UP 10	+ 39.8	stark kiesiger Sand (aus der Filterkiesschicht)
22106	UP 13	+ 40.5	Fein - Mittelsand

Abb. 15. Kornverteilungen von Proben aus den Entnahmestellen UP1, UP4, UP5, UP6, UP7, UP8, UP9, UP10 und UP13

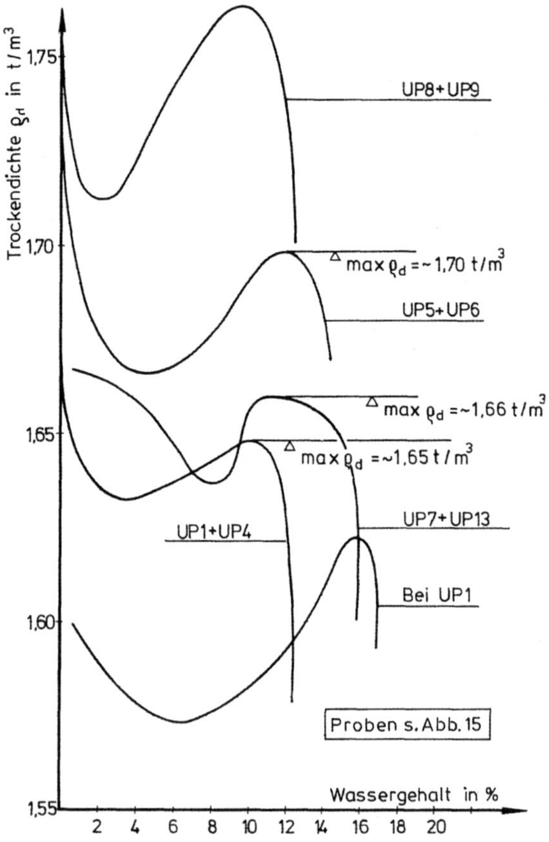

Abb. 16. Beispiele von Proctorkurven für entnommene Sandproben

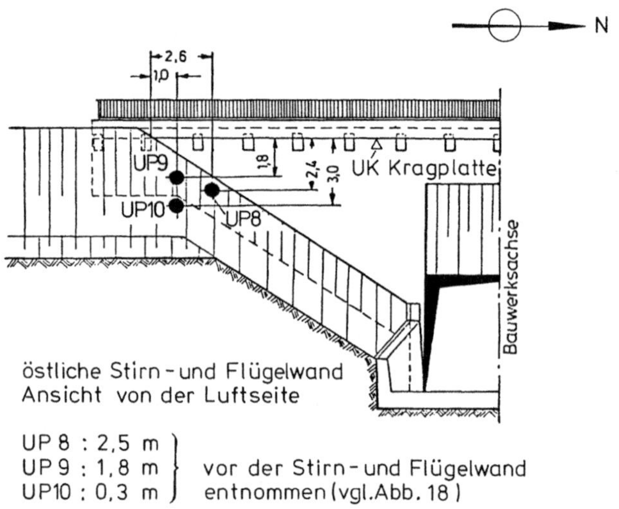

Abb. 17. Lage der ungestört entnommenen Sandproben vom 23. 7. 1976

Die Ausschreibung forderte für das Hinterfüllen des Bauwerks eine Verdichtung nach den „Zusätzlichen Technischen Vorschriften und Richtlinien für Erdarbeiten im Straßenbau" (ZTVE-StB 65). Danach mußte beim verwendeten nichtbindigen Boden ein Verdichtsgrad D_{Pr} = 100% der einfachen Proctordichte erreicht werden. Unter schwer zugänglichen Bauwerksteilen war nach ZTVE zu überprüfen, inwieweit Sondermaßnahmen anzuwenden waren.

Für die anschließenden Dammstrecken wurden in der Ausschreibung für den hier verwendeten Sand folgende Verdichtungsgrade verlangt:

In den Dämmen: D_{Pr} = 95%

Bereich bis 1 m unter dem Leinpfad: D_{Pr} = 100%.

Es war darauf hingewiesen, daß bei trockener, warmer Witterung nichtbindige Böden vor und während der Verdichtung durch Wasserzugabe erdfeucht gehalten werden mußten.

Zur Ermittlung der Lagerungsdichte der Dammschüttung und der Bauwerkshinterfüllung entnahm das Institut für Grundbau und Bodenmechanik ungestörte Bodenproben (Abb. 17 und 18) und führte Druck- und Rammsondierungen durch (Abb. 19 bis 22).

Die Untersuchungen der ungestört entnommenen Bodenproben zeigten Lagerungsdichten zwischen D = 0,17 (sehr locker) und D = 0,77 (dicht).

Für die Drucksondierungen wurde die Holländische Drucksonde (Spitzenquerschnittsfläche = 10 cm²) verwendet. Die Rammsondierungen wurden mit einer leichten Rammsonde nach DIN 4094 Teil 1, mit einer Spitzenquerschnittsfläche von 5 cm², jedoch mit Vollgestänge durchgeführt.

Die Drucksondierungen, die von der Kanalsohle aus rd. 3 m Tiefe ausgeführt wurden und im Kanaldamm im wesentlichen außerhalb der Bauwerkshinterfüllung lagen, zeigten eine mitteldichte bis dichte Lagerung. Sie entsprachen also der in der Ausschreibung geforderten Dichte (Abb. 19 und 20).

Die Drucksondierungen, die vom Leinpfad aus durchgeführt wurden, zeigten ein uneinheitliches Bild, bei dem Bereiche mit dichter bis sehr dichter Lagerung und solche mit sehr lockerer bis lockerer Lagerung angetroffen wurden. Die Forderung, daß bis 1 m unter Leinpfad ein Verdichtungsgrad D_{Pr} = 100%, also in diesem Fall eine dichte Lagerung, und darunter ein Verdichtungsgrad D_{Pr} = 95%, entsprechend einer mitteldichten Lagerung,

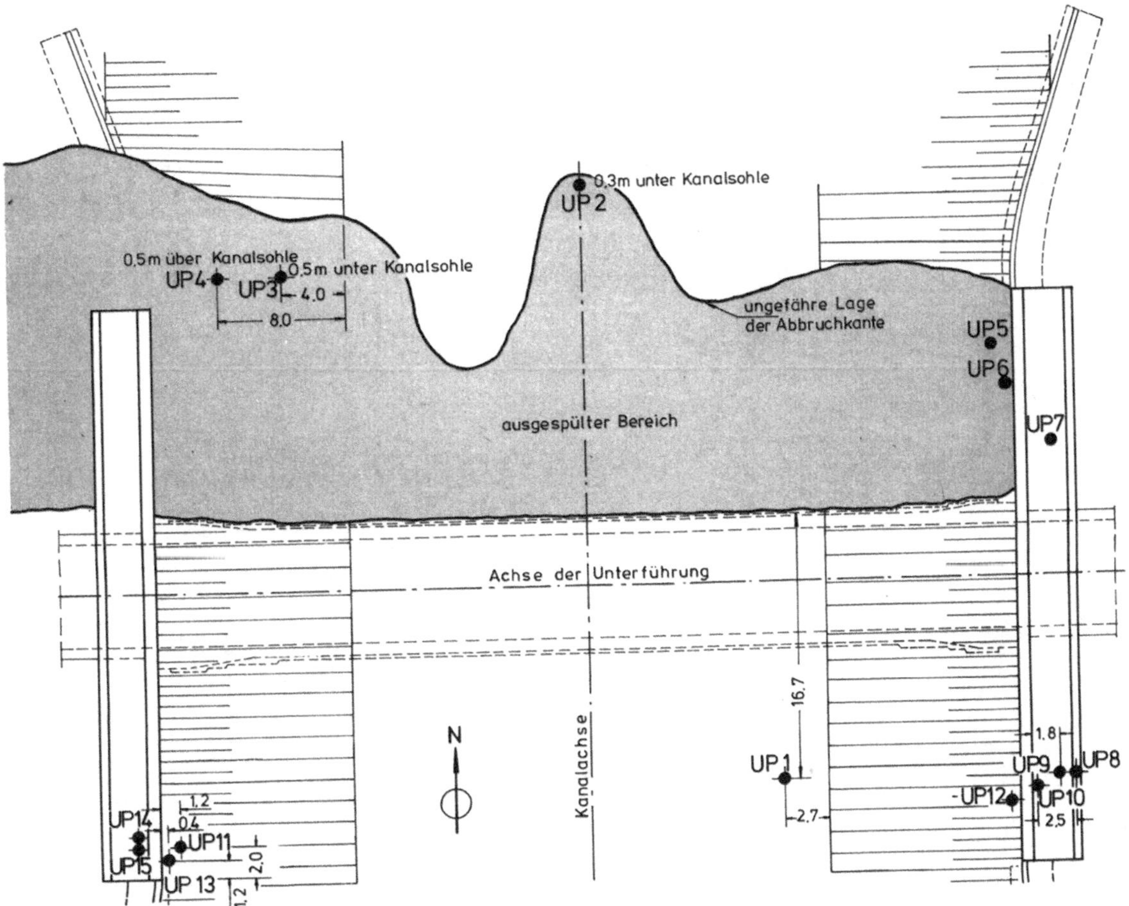

Abb. 18. Lageplan der ungestört entnommenen Sandproben vom 23., 24. und 26.7.1976

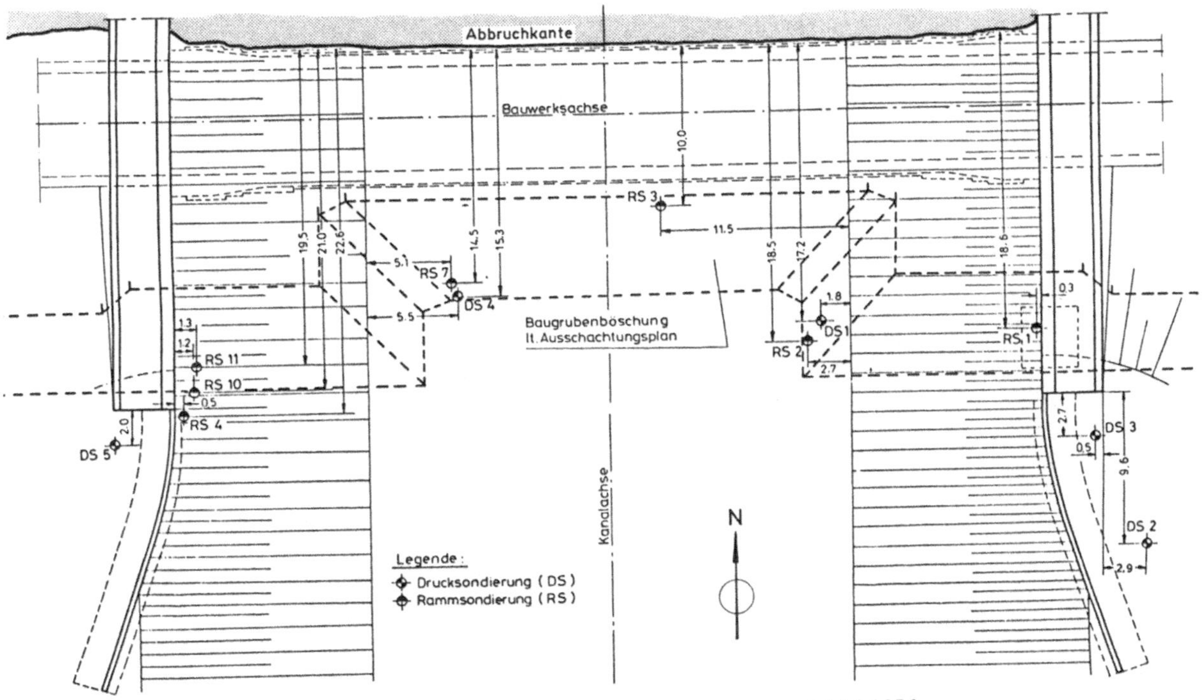

Abb. 19. Lageplan der Sondierungen vom 23., 24. und 26.7.1976

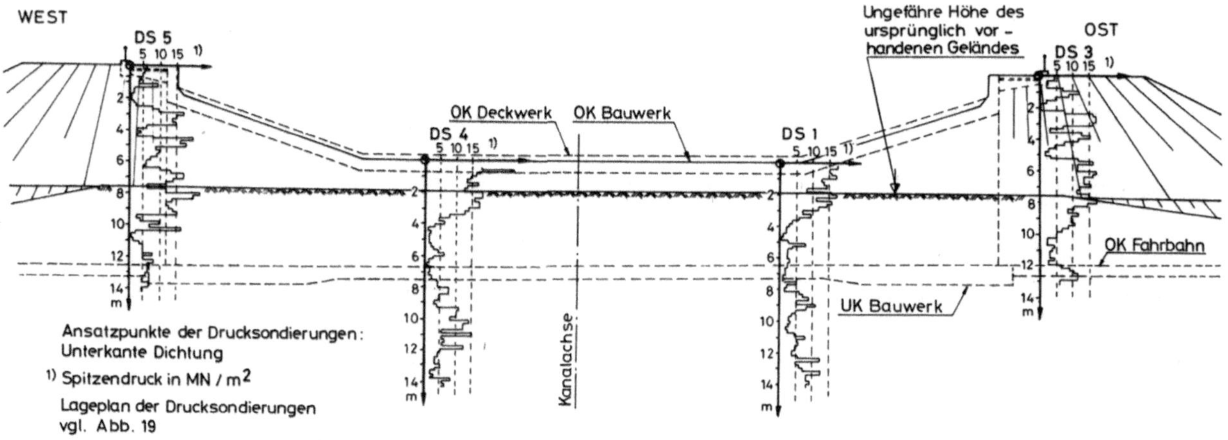

Abb. 20. Übersicht über die Ergebnisse von Drucksondierungen (Lage s. Abb. 19)

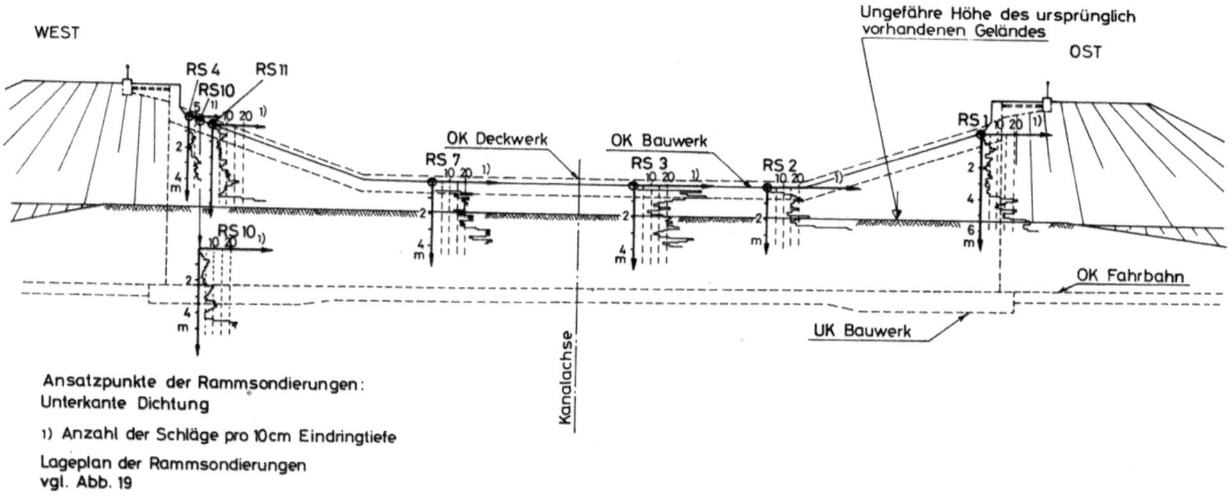

Abb. 21. Übersicht über die Ergebnisse von Rammsondierungen (Lage s. Abb. 19)

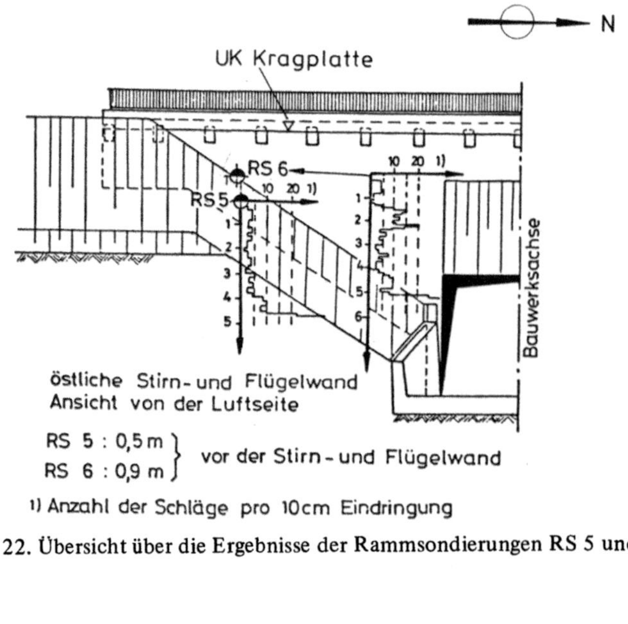

Abb. 22. Übersicht über die Ergebnisse der Rammsondierungen RS 5 und RS 6

erreicht werden sollte, ist nur teilweise erfüllt (Abb. 20). Die zusätzlich durchgeführten Rammsondierungen im eigentlichen Kanal- und Dammbereich (Abb. 21) bestätigen die Ergebnisse der Drucksondierungen.

Die neben den südlichen Flügelwänden ausgeführten Rammsondierungen (Abb. 22) zeigten, daß hier eine überwiegend sehr lockere Lagerung vorlag.

6.3 Kiesfilter

Die Filter neben der Tunnelröhre, den Flügelwänden und den Winkelstützmauern (Abb. 5 bis 7) sollten als Mischkiesfilter eingebracht werden, wobei in der Ausschreibung ein Kornaufbau zwischen den Sieblinien E und F der Stahlbetonbestimmungen mit der Sandkomponente im Bereich der Sieblinie B (alles nach DIN 1045 alt) gefordert war.

Bei den Aufgrabungen wurde das Filtermaterial nicht an allen Stellen gefunden, an denen es nach Abb. 7 hätte vorhanden sein müssen.

Die ungestörten Proben, die aus einem Bereich neben der südwestlichen Flügelwand entnommen wurden, in dem planmäßig Filterkies vorhanden sein sollte, wiesen die Kornverteilung des Dammschüttungsmaterials, nicht aber die eines Filterkieses auf. Lediglich an einer Stelle konnte aus dem Kiesfilter eine kennzeichnende Probe entnommen und im Institut für Grundbau und Bodenmechanik untersucht werden. Die Kornverteilung für diese Proben ist in Abb. 15 dargestellt. Bei dem Kiesfilter ist die Filterregel von Terzaghi zwar hinsichtlich des Verhältnisses der Korndurchmesser von Filtermaterial und Sand in der Größe D_{15}/d_{85} mit 1,1 erfüllt, nicht aber das Verhältnis D_{15}/d_{15} mit 3,08 für ein ausreichendes Schluckvermögen.

6.4 Ausbildung der Bewegungsfugen

Das Fugenabdeckband Deflex 21/B-020 (Abb. 6, 8 und 24) hatte keine Dichtungsaufgabe und sollte die Fuge lediglich optisch abschließen.

Das Fugenband Deflex 72-320 (Abb. 6, 8 und 23) war in allen Bewegungsfugen eingebaut. Es war planmäßig durch eine Betonplombe an das jeweilige Flügelwandende angeschlossen, jedoch nicht in die Kanaldichtung eingebunden.

Bei dieser Lösung war oberhalb des Normalwasserspiegels in der schmalen Fuge zwischen dem Fugenabdeckband und dem Fugendichtungsband ein möglicher Wasserzutritt infolge der vorhandenen Styroporplatte zwar behindert, aber für fallweise auftretende höhere Wasserstände nicht vollständig unterbunden (Abb. 8 und 23). Es konnte bei dieser Situation, beginnend von Oberkante Kanaldichtung nach oben, abhängig von höheren Wasserständen, auch nach der Nachdichtung vom April 1976 Wasser in die Fuge eindringen und über diese nach unten durchsickernd die Flügelwandunterkante erreichen, obwohl die nachgefüllte Dichtungsmasse in den Fugen

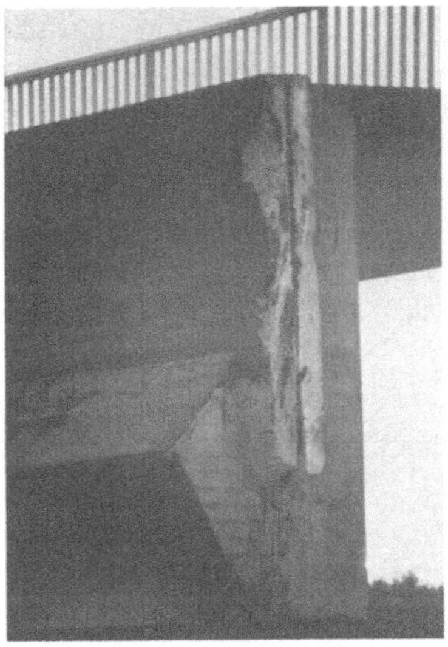

Abb. 23. Nordende der westlichen Stirn- und Flügelwand (Bereich der Bruchstelle)

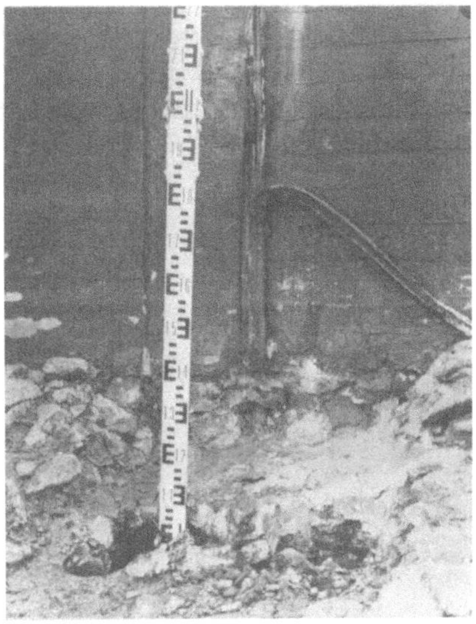

Abb. 24. Hohlraum unter der Kanaldichtung (Nivellierlatte läßt sich ohne Widerstand rd. 1 m in den Hohlraum einführen)

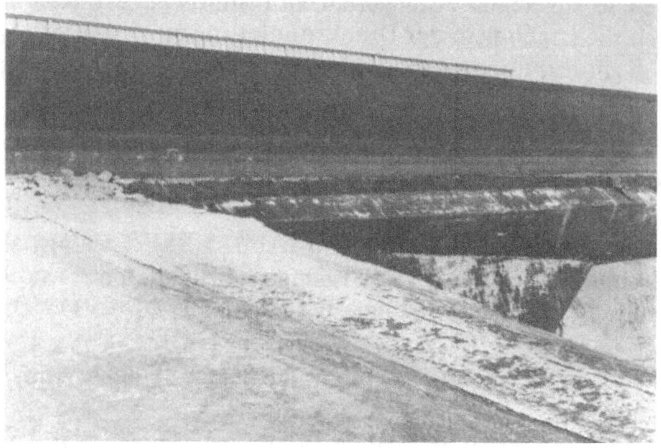

Abb. 25. Freigespülter Nordteil der westlichen Stirn- und Flügelwand mit glattem Abbruch von vergossener Steinabdeckung, Dichtung sowie von der Arbeits- und Sauberkeitsschicht, im Vordergrund Wulst der Kanaldichtung am Übergang zwischen Bauwerk und Kanalbett

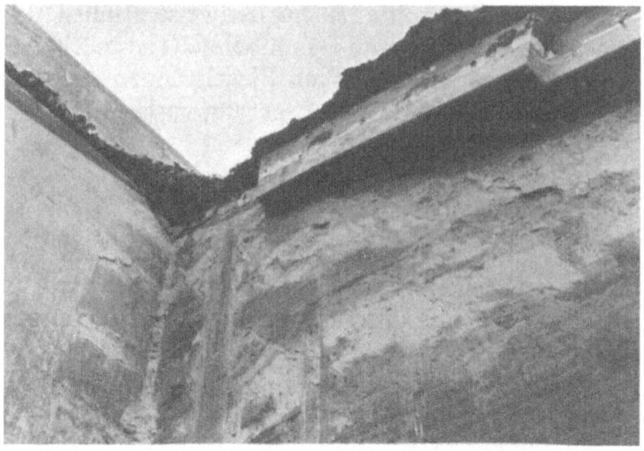

Abb. 26. Freigespülte nordöstliche Ecke des Bauwerks mit Resten der Arbeits- und Sauberkeitsschicht, Dichtungsschicht und Steinabdeckung

angetroffen wurde. An der Nordostseite ist die Dichtungsmasse sogar bis unter die Unterkante der benachbarten Betonkonstruktion eingeflossen, desgleichen auf der Südwestseite (Abb. 40), woraus auf einen damals schon vorhandenen Hohlraum geschlossen werden muß.

6.5 Oberer Anschluß der Kanalauskleidung

Einzelheiten zum Anschluß, der einen Stumpfstoß im Sinne der Empfehlungen für die Ausführung von Asphaltarbeiten im Wasserbau darstellte, sind beispielsweise aus Abb. 8 ersichtlich.

Beim Dammbruch hat sich die Kanalauskleidung an der nordwestlichen Stirn- und Flügelwand weitgehend glatt vom Beton abgelöst (Abb. 14 und 25). Im Gegensatz dazu löste sie sich an der nordöstlichen Flügelwand nicht vom Beton, sondern brach nach dem Unterspülen größtenteils erst in einem gewissen Abstand davon ab (Abb. 26).

An den Stirn- und Flügelwänden sowie den Winkelstützmauern der Südseite, die vom Dammbruch nicht betroffen war, konnten keine Ablösungen der Asphaltbetondichtung von den angrenzenden Betonflächen festgestellt werden. Dies gilt sowohl für die schrägen als auch für die lotrechten Anschlußflächen.

6.6 Asphaltbetondichtung

Um festzustellen, ob die Qualität und Art der Ausführung der Asphaltbetondichtung einschließlich ihrer Schutzschicht bzw. dem Rauhdeckwerk und der unter ihr liegenden Arbeits- und Sauberkeitsschicht aus Bitumensand den Bedingungen der Ausschreibung entsprachen, wurden entsprechende Untersuchungen an Kernbohrungen ϕ 150 mm und ϕ 400 mm vorgenommen.

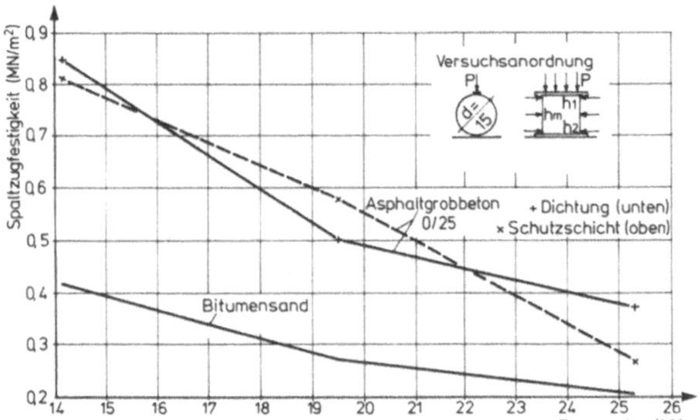

Abb. 27. Schematische Darstellung der Ergebnisse der Spaltzugversuche

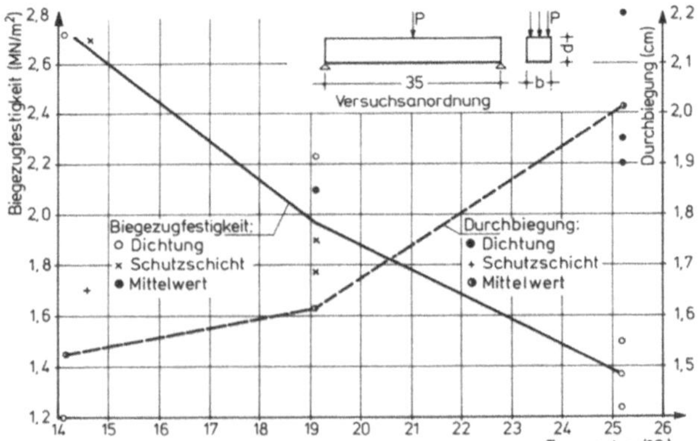

Abb. 28. Schematische Darstellung der Ergebnisse der Biegeversuche am Balken auf 2 Stützen

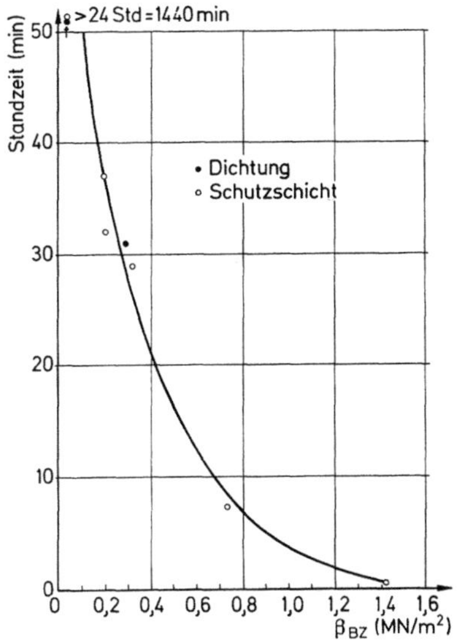

Abb. 29. Abhängigkeit der Biegezugspannung am Kragbalken von der Standzeit (Lastfall Eigengewicht)

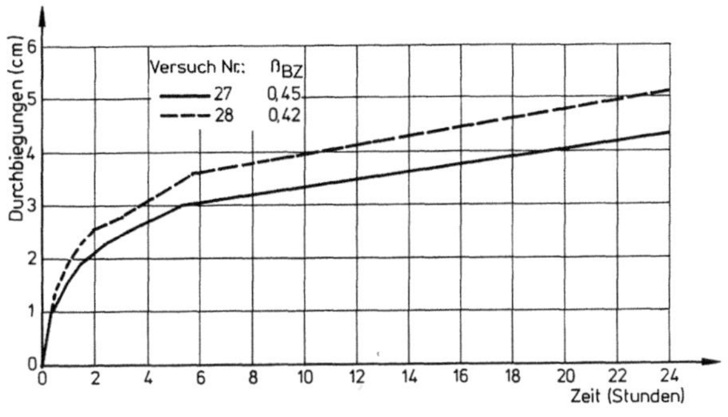

Abb. 30. Durchbiegung des Kragbalkens infolge Eigengewicht, abhängig von der Standzeit

Einen Teil der Untersuchungsergebnisse, die vom Institut für Baustoffkunde und Materialprüfung der Universität Hannover erzielt worden sind, zeigen die Abb. 27 bis 30.

Es wurde festgestellt, daß die Mischgutzusammensetzung der Ausschreibung entsprach und auch der Hohlraumgehalt in Grenzen lag, die für eine ausreichende Dichtung erforderlich waren. Außerdem entsprachen die festgestellten Dicken den Ausschreibungsbedingungen.

Nach den festgestellten Hohlraumgehalten konnte der Asphaltbeton nach den „Empfehlungen für die Ausführung von Asphaltarbeiten im Wasserbau" in die Kategorie „dicht" eingestuft werden.

Außerdem wurden für den Asphaltbeton das Übliche überschreitende Untersuchungen ähnlich den Betonfestigkeitsprüfungen durchgeführt, um besonders über die Festigkeitseigenschaften der Kanalauskleidung bei unterschiedlichen Temperaturen Aufschluß zu erhalten. Hierzu wurde die Spaltzugfestigkeit an Probekörpern für die Temperaturen rd. 15, rd. 20 und rd. 25 °C ermittelt (Abb. 27). Kennzeichnend war dabei ein beachtlicher Abfall der Spaltzugfestigkeit mit zunehmender Temperatur.

Auch Biegeversuche am Balken auf 2 Stützen (Abb. 28) und am Kragbalken zeigten einen deutlichen Einfluß der höheren Temperaturen mit einer entsprechenden Abnahme der Biegezugfestigkeit β_{BZ} im Kurzversuch und eine entsprechende Zunahme der Durchbiegungen. Die Biegezugfestigkeiten β_{BZ} am Biegebalken und am Kragbalken stimmten für die einzelnen Temperaturstufen weitgehend überein.

Im Hinblick auf die Auswirkungen von Dauerbelastungen durch Eigengewicht und Wasser waren auch Untersuchungen über den Zusammenhang zwischen Standzeit und Biegezugfestigkeit wichtig.

Die Dauerstandversuche, die nur unter Eigenlast des Asphaltbetons am Kragbalken ausgeführt wurden, ergaben nach 24 Stunden bei einer Biegezugspannung von 0,04 MN/m² allerdings noch keinen Bruch (Abb. 29), wobei die Durchbiegungen (Abb. 30) zunächst stark zunahmen, dann aber mit der weiteren Standzeit nur noch langsam anwuchsen.

Aus den Ergebnissen ist ersichtlich, daß auch im Grundriß kleine Hohlräume für die Asphaltdecke dann gefährlich sind, wenn der Hohlraum verhältnismäßig tief ist.

6.7 Hohlräume und Erosionen unter den Stirn- und Flügelwänden

Da der Dammbruch nach den von Augenzeugen unmittelbar davor beobachteten Wasseraustritten seinen Ausgang vom nordwestlichen Flügelwandende beim Übergang zur Winkelstützmauer genommen hat (Abb. 3), wurde zunächst eine Aufgrabung vor der Fuge zwischen der südöstlichen Flügelwand und der anschließenden Winkelstützmauer auf der Wasserseite vorgenommen.

Unmittelbar nach dem Entfernen der Rauhdeckschicht und der Asphaltdichtung, an der keine Beschädigungen oder Verformungen zu erkennen waren, und des darunter liegenden Bitumensandes wurde dort ein mehr als 1 m tiefer Hohlraum sichtbar (Abb. 24 und 31). Der Hohlraum war neben der auskragenden Flügelwand durch die an dieser Stelle im unteren Bereich fehlende Betonplombe und durch einsickerndes Wasser so nach oben ausgeweitet, daß er die Unterkante der Kanalauskleidung erreichte. Einen weiteren Aufschluß dieses Hohlraums

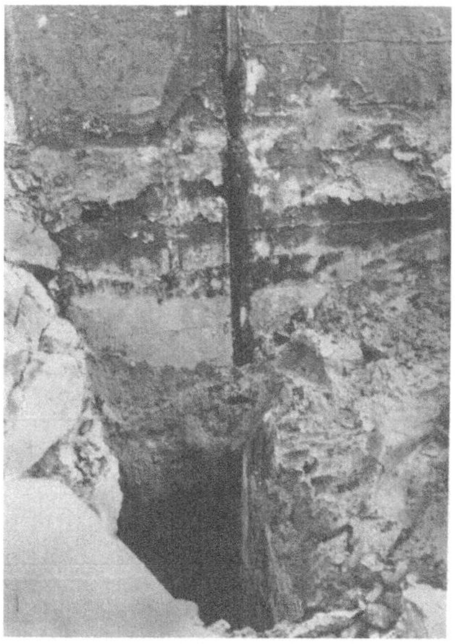

Abb. 31. Freigelegter Hohlraum am Südende der östlichen Stirn- und Flügelwand

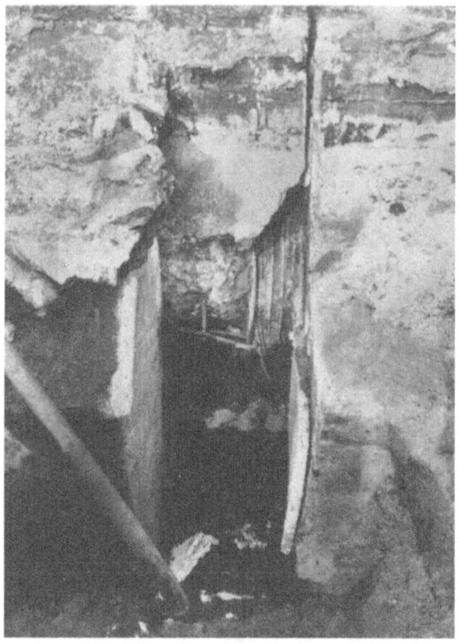

Abb. 32. Weiter freigelegter Hohlraum zwischen Stirn- und Flügelwand und Winkelstützmauer, in Bildmitte Teil des Fugenbands

zeigt beispielsweise Abb. 32. Aufgrund dieser Feststellung wurden nacheinander beide südlichen Flügelwände von der erwähnten Bewegungsfuge aus bis über den Ansatz der Wandschrägen hinaus sowohl auf der Luft- als auch auf der Kanalseite freigelegt. Dabei wurde unter den Flügelwänden im Bereich der horizontal verlaufenden Betonunterkante jeweils ein durchgehender Hohlraum festgestellt (Abb. 33 und 36), dessen Höhe vom Flügelwandende bis zur Schrägen von 0,30 auf 0,40 m bzw. von 0,20 bis 0,60 m zunahm, auf der Westseite trotz vollständig vorhandener Betonplombe.

Eine wichtige Ursache der Hohlraumbildungen liegt in Auswaschungen, die durch eingesickertes Wasser herbeigeführt wurden (Abb. 34, 35, 37 und 38). Das Gefälle und der Ausgangspunkt der beobachteten Erosionsrinnen lassen erkennen, daß das Wasser jeweils im Bereich der Bewegungsfuge am Flügelwandende eingetreten ist

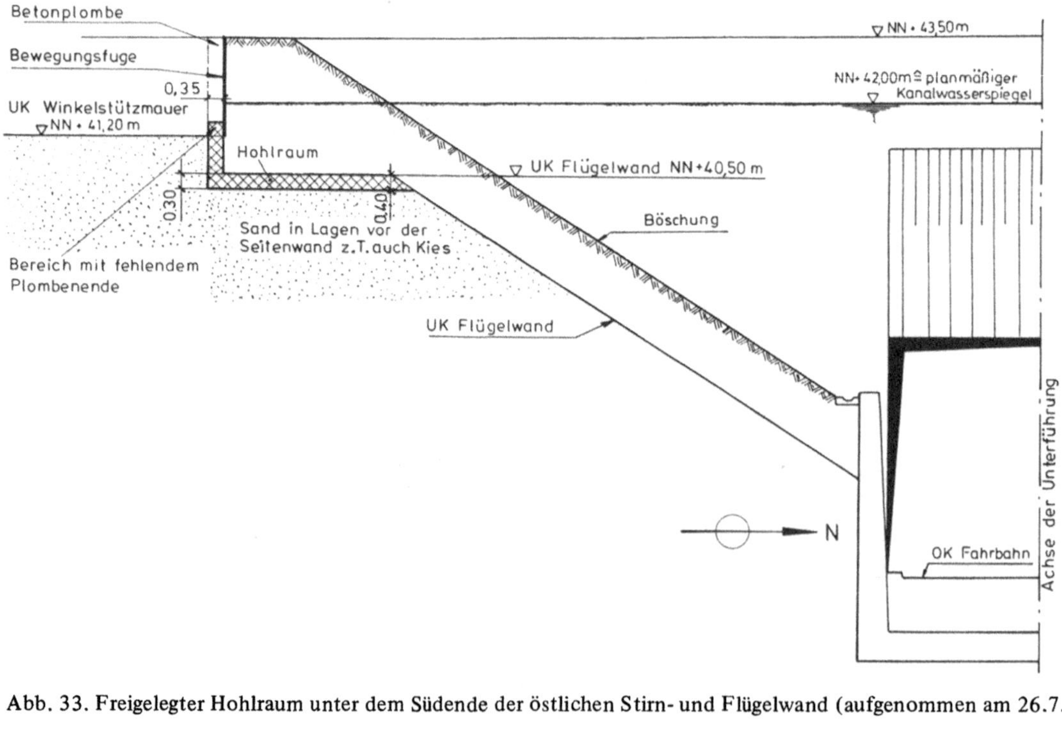

Abb. 33. Freigelegter Hohlraum unter dem Südende der östlichen Stirn- und Flügelwand (aufgenommen am 26.7.1976)

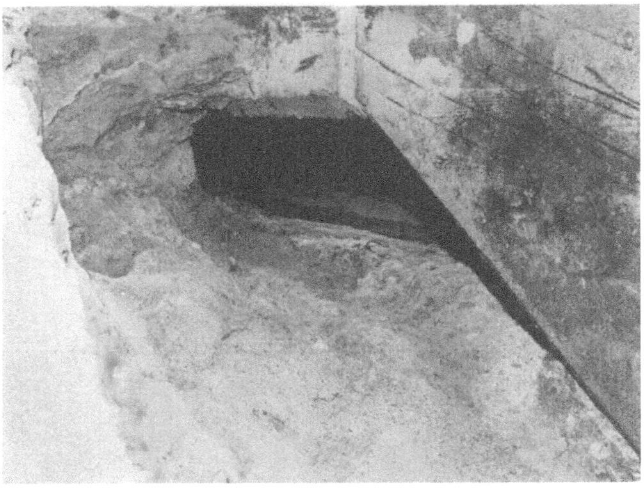

Abb. 34. Hohlraum am Übergang der südöstlichen Stirn- in die Flügelwand, rd. 40 cm hoch

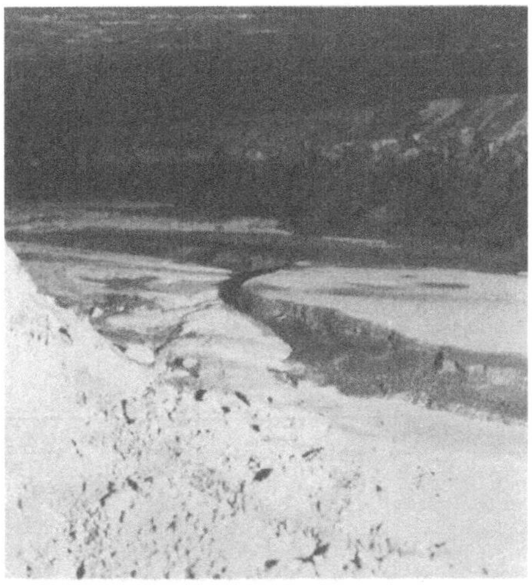

Abb. 35. Hohlraum unter der südöstlichen Stirn- und Flügelwand, Erosionsrinnen und -bänke

(Abb. 33 und 36). Bank- und Terrassenbildungen zeigen weiter, daß nicht ständig und auch nicht in gleicher Menge Wasser geflossen sein kann (Abb. 35 und 37). Da das in der Erosionsrinne vorgefundene Material trocken oder nur wenig feucht war, hat anscheinend in letzter Zeit vor dem Dammbruch dort kein Wasseraustritt stattgefunden.

Unter dem südöstlichen Flügelwandende fand sich im Hohlraum eine deutlich ausgeprägte, 13 cm breite und 4 bis 5 cm tiefe Erosionsrinne (Abb. 35), die in der Mitte des Hohlraums unter der Bewegungsfuge begann und nach entsprechender Vergrößerung an der Wandschrägen in einen ausgewaschenen Hohlraum unter dem Plattenbelag führte (Abb. 38). Dieser Hohlraum rührte wahrscheinlich vom Wasseraustritt Anfang Februar 1976 her. In diesem Bereich war außen ein kräftiger Distelbewuchs festzustellen (Abb. 38).

An der südwestlichen Flügelwand zeigten sich unter der Bewegungsfuge ausgeprägte lotrechte Fließstreifen, an die sich der Hohlraum nach Abb. 36 mit Erosionsrinne anschloß (Abb. 37).

An der westlichen Flügelwand unterhalb der Wandschrägen lief das erodierte Bett luftseitig über dem Kiesfilter aus (Abb. 39). Wie Abb. 40 zeigt, sind Hohlräume bereits in früheren Stadien ausgewaschen, später aber

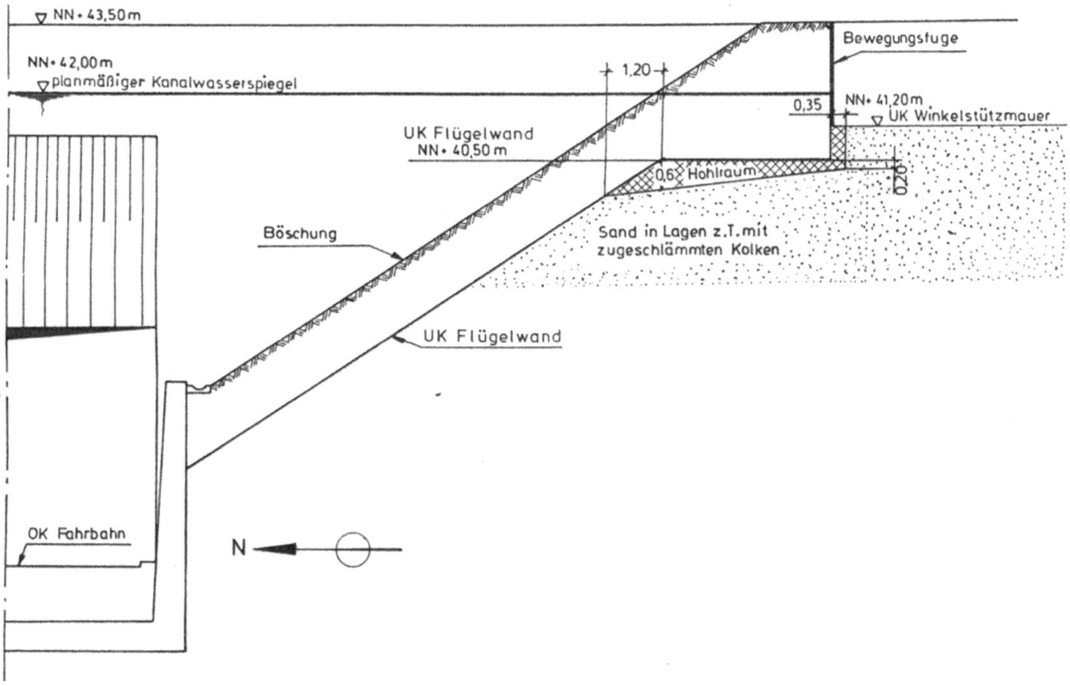

Abb. 36. Freigelegter Hohlraum unter dem Südende der westlichen Stirn- und Flügelwand (aufgenommen am 26.7.1976)

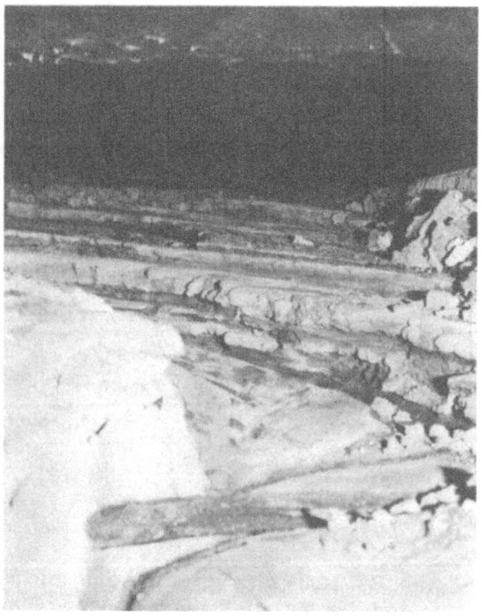

Abb. 37. Hohlraum unter der waagerechten Unterfläche der südwestlichen Stirn- und Flügelwand; Erosionsrinnen und -bänke

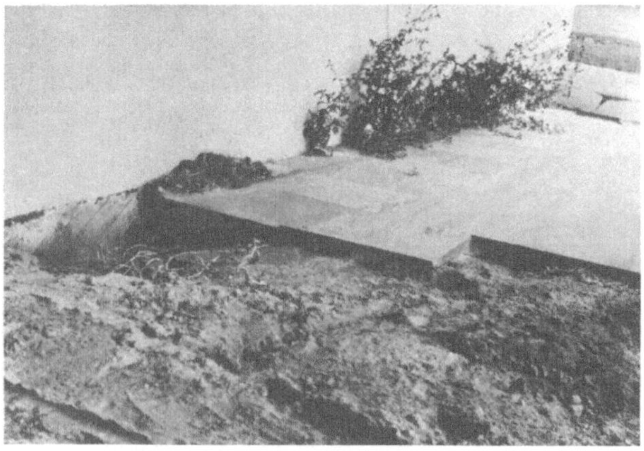

Abb. 38. Freigelegter Hohlraum unter dem südöstlichen Plattenbelag mit Distelbewuchs zwischen Plattenbelag und Bauwerk

wieder mit feinerem Material vollgespült worden. Durch solche Ablagerungen wurden im übrigen der Zustrom weiteren Wassers zum Kiesfilter erschwert. Bemerkenswert ist, daß trotz der genannten Feststellungen Wasseraustritte an dieser westlichen Böschung nie beobachtet worden sind. Offensichtlich hat hier der Filter das bisher zuströmende Wasser abführen, eine verstärkte Hohlraumbildung unter der Flügelwand aber nicht verhindern können.

Insgesamt kommen für die Hohlraumbildung folgende Ursachen in Betracht:

a) Größere Setzung des Bodens unter der Flügelwand als die Setzung des Bauwerks
b) Sackung des Sandes unter der Flügelwand infolge von Erschütterungen aus dem Schiffsverkehr
c) Sackung des Sandes unter der Flügelwand infolge Durchnässung des locker gelagerten Sandes
d) Auswaschung und Transport des Sandes im und aus dem Hohlraum durch strömendes Wasser.

Mit den unter a) genannten Hohlraumbildungen mußte unter den gegebenen Verhältnissen von vornherein gerechnet werden. Die hierunter fallende Hohlraumbildung konnte aber selbst bei örtlicher Vergrößerung der Setzungsdifferenzen infolge der monolithischen Tunnelausbildung nur wenige Zentimeter betragen.

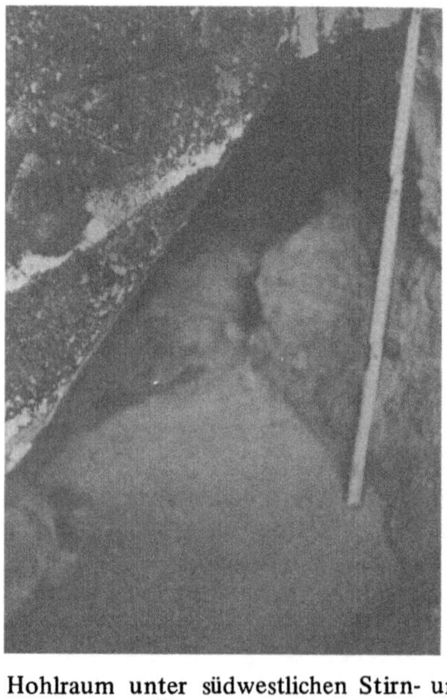

Abb. 39. Hohlraum unter südwestlichen Stirn- und Flügelwand am Übergang zur Schrägen

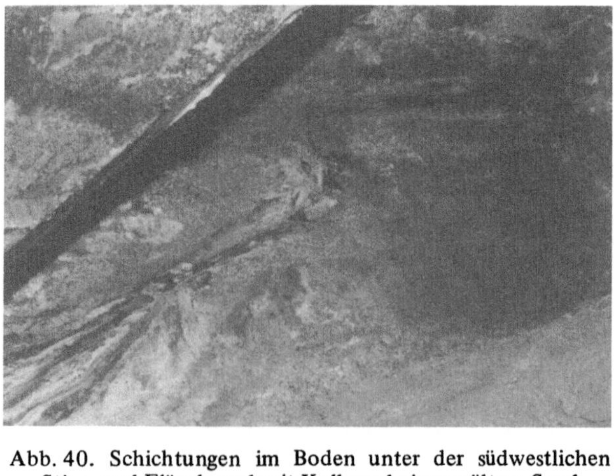

Abb. 40. Schichtungen im Boden unter der südwestlichen Stirn- und Flügelwand mit Kolk und eingespültem Sand

Die unter b) genannte Sackung des Sandes unter der Flügelwand infolge von Erschütterungen ist bei der festgestellten, teilweise sehr lockeren Lagerung des eingebrachten Sandes grundsätzlich möglich. Bei der großen Masse des Unterführungsbauwerks und der anschließenden Dämme können aber die aus dem Verkehr kommenden Erschütterungen zu keinen großen zusätzlichen Hohlraumbildungen geführt haben.

Die unter c) genannte Sackung infolge Durchnässung des Sandes hängt maßgeblich von der Lagerungsdichte des vorhandenen nichtbindigen Bodens ab. Ganz allgemein kann auch bei hochgradig verdichtetem Sand noch eine Sackung von rd. 1 % der Schichthöhe auftreten, während bei besonders lockerer Lagerung nach den bisherigen Erkenntnissen Sackungen bis zu rd. 5 % eintreten können. Wie groß im vorliegenden Fall bei den unterschiedlichen Lagerungsdichten und Verfüllungshöhen das tatsächliche Sackmaß infolge Durchnässung jeweils war, läßt sich nicht eindeutig quantifizieren.

Die unter d) erwähnten Auswaschungen von Boden im und aus einem bereits vorhandenen Hohlraum waren nach den Feststellungen an den freigelegten Flügelwänden zweifellos beachtlich. Ihr Umfang richtete sich – solange kein Abtransport nach außen stattfand – nach der Speicherkapazität vorhandener Hohlräume im Wandbereich bzw. dem möglichen Eindringen von Sand in nicht einwandfrei aufgebaute Filterabschnitte.

7 Erklärung des Schadensereignisses und Folgerungen

Aus dem Geschehensablauf in Verbindung mit den Untersuchungsergebnissen konnte das Schadensereignis vollständig geklärt werden.

Danach wurde der Schaden durch einen Erosionsböschungsbruch herbeigeführt, der durch einen Wasserzustrom vom Kanal her ausgelöst worden ist. Bei einem solchen Bruch werden durch eine Sickerströmung in zunehmendem Maße Bodenteilchen ausgespült. Dieser Vorgang bewirkt seinerseits wieder eine verstärkte Strömung, wobei ein durch Auswaschen herbeigeführter Hohlraum zur Zuflußseite hin fortschreitet und sich im Querschnitt vergrößert. Wenn eine vorhandene Dichtung nicht mehr hält und dieser Hohlraum das freie Oberwasser erreicht, tritt ein katastrophaler Durchbruch ein.

Der eigentliche Dammbruch begann im vorliegenden Falle im Bereich des Böschungskegels neben der nordwestlichen Flügelwand in etwa 2/3 Höhe des Plattenbelags (Abb. 3).

Wahrscheinlich begann ursprünglich der Fließvorgang an der Fuge zwischen der auskragenden Flügelwand und der anschließenden Winkelstützmauer. Das eindringende Wasser erreichte den bereits aus der Konstruktion und der Baudurchführung bedingten Hohlraum unter der auskragenden Flügelwand. Dort führte das Wasser durch Einsickerung in den relativ locker gelagerten Sand zu Sackungen dieses Bodens und dadurch zu einer verstärkten Hohlraumbildung. Durch Erosion wurde der Hohlraum weiter vergrößert. Im übrigen konnten auch weitere Wasserströmungen zum Hohlraum aus sonstigen Undichtigkeiten zu den geschilderten Hohlraumvergrößerungen führen. Durch Auswaschen und Sacken des Bodens unter der Asphaltbetondichtung konnte dieser damit die Stützung entzogen werden und früher oder später ein örtlicher Durchbruch dieser Dichtung eintreten. Ein Einbrechen der Dichtung hätte im übrigen bei einem entsprechend großen Hohlraum aber auch allein durch Nachfall des Sandes unter der Dichtung in diesen stattfinden können. Wie eine Überschlagsberechnung für die unter Dauerlast ermittelten Zugfestigkeiten gezeigt hat, genügten Hohlstellen unter der Dichtung mit einem Durchmesser von 20 – 30 cm, um bei nur 50 cm Wasserauflast im Bereich des Rauhdeckwerks zum Bruch der Dichtung zu führen.

Spätestens nach dem Entstehen einer größeren Leckstelle in der Kanaldichtung wurde der Wasserzutritt zum Hohlraum so stark, daß auch der auf der Außenseite vorhandene Kiesfilter diese Wassermenge nicht mehr abführen konnte und der eigentliche katastrophale Bruchvorgang einsetzte.

Infolge Erosion wurde der Wasseraustritt in kurzer Zeit so verstärkt, daß immer größere Teile der luftseitigen Böschung fortgespült und schließlich der gesamte Bodenkörper nördlich des Bauwerks abgetragen wurde.

Aus diesen Ursachen ergaben sich zusammen mit umfangreichen Erhebungen über Gefahrenquellen an vergleichbaren Bauwerken 20 Folgerungen, die bei Planung und Ausführung von Kreuzungsanlagen stets zu beachten sind:

1) Ausreichend lange Sickerwege, insbesondere auch entlang von Bauwerkswänden, Dichtungsspundwänden, Rohrleitungen usw.
2) Vermeidung von Spundwandundichtigkeiten, insbesondere von Schloßschäden und ungenügenden Anschlüssen an Betonbauteile.
3) Hochgradige Verdichtung des eingebauten Sandes und deren Kontrolle anhand der erzielten Lagerungsdichte D.
4) Vermeidung auskragender oder ähnlich wirkender, eine nachteilige Hohlraumbildung begünstigender Konstruktionen.
5) Weitgehende Einschränkung ungleicher Setzungen zwischen den Bauwerken und deren Hinterfüllung.

6) Einwandfreie Dichtung von Bewegungsfugen der Bauwerke, mindestens bis 0,5 m über dem höchster Kanalwasserstand.
7) Sorgfältige Ausbildung von Dichtungsanschlüssen aller Art.
8) Möglichst unveränderte Durchführung der Kanalauskleidung auch über den Unterführungen.
9) Hochführen der dichtenden Kanalauskleidung, mindestens 0,5 m über den höchsten Kanalwasserstand
10) Anschluß der Kanaldichtung an Kunstbauwerke nicht allein über Haftung.
11) Sicherung an Unstetigkeitsstellen unter der Kanalauskleidung.
12) Anwendung von Dränagen und Berücksichtigung ihrer entlastenden Wirkung nur bei dauernder Wirksam keit bzw. jederzeitiger Wiederherstellbarkeit und ausreichendem Schluckvermögen.
13) Reststandsicherheit der Kunstbauwerke und Dämme sowie ihrer Teile, auch bei einem möglichen Versa gen von Dichtungen und Entwässerungen.
14) Vermeidung von Dränagebauarten, die durch den benachbarten Baubetrieb in ihrem Bestand gefährdei werden können.
15) Vermeidung des Abwanderns von Boden in Hohlräume jeglicher Art und damit des Entzugs der Stützun von dichtenden Kanalauskleidungen.
16) Sicherung gefährdeter Böschungen gegen Beschädigungen durch Wühltiere.
17) Vermeidung des Anhebens der Sickerlinie durch Schichten von unterschiedlicher Durchlässigkeit.
18) Vermeidung eines schädlichen Anstaus des Grundwassers in Dämmen bei dichtem Untergrund und un dichter Kanalauskleidung.
19) Sinngemäß gleiche Sicherheitsanforderungen für die Erdbauten der freien Strecke und an Kunstbau werken.
20) Planung, Entwurfsbearbeitung und Bauausführung mit laufenden sorgfältigen Kontrollen.

8 Schlußbemerkungen

Inzwischen hat sich bei der Untersuchung ähnlicher Anlagen auch in anderen Bereichen die Richtigkeit de Folgerungen bestätigt. Sich daraus ergebende Ausführungen einzelner Konstruktionselemente sind beispielsweis im 36. Band 1977/78 des Jahrbuchs der Hafenbautechnischen Gesellschaft „Kreuzungsbauwerke in Wasser straßen", S. 143, aufgeführt.

Neben diesen bei vergleichbaren Anlagen geltenden Grundsätzen muß die Feststellung besondere Beachtun finden, daß bei nicht einwandfreier Erfüllung der gestellten Forderungen bereits kleinste Undichtigkeiten un geringe Wasserlasten ausreichen können, um die Bauwerkssicherheit aufzuheben.

Sturmflutvorhersage-Verfahren für Küsten und Flüsse im Tidegebiet

Priv.-Doz. Dr.-Ing. **Winfried Siefert**, Cuxhaven

1 Zur Definition des Begriffes „Sturmfluten"

Solange es sie gibt, wird sicherlich darüber diskutiert, was eine Sturmflut ist. Man findet eine ganze Reihe von Definitionen und Definitionsversuchen, die von sehr unterschiedlichen Kriterien ausgehen und sicher alle ihre Vor-, aber auch ihre Nachteile haben. Zur Definition können verwendet werden:

- die Höhe der Scheitel über NN oder MThw
- die Eintrittswahrscheinlichkeit der Scheitelhöhen
- Kombinationen von MThw, Thb und Scheitelhöhen
- die Höhe des Windstaus.

Von Ort zu Ort empfehlen sich teilweise andere Definitionen, und viele von ihnen sind Verallgemeinerungsversuche aus brauchbaren Ansätzen für einzelne Orte oder Gebiete. In der DIN 4049 wird versucht, allgemein verwendbare Grenzen nach der „Häufigkeit der Wasserstände" für leichte, schwere und sehr schwere Sturmfluten zu geben. Ohne auf die Problematik auch dieser Definition näher einzugehen, sei darauf hingewiesen, daß in der vorliegenden Arbeit solche Vorhersage-Verfahren behandelt werden, die immer dann Verwendung finden, wenn ein – aus welchen Gründen auch immer – kritischer Wasserstand erwartet wird. Dieses Ereignis sei hier dann als „Sturmflut" bezeichnet.

In diesem Zusammenhang sind auch zwei Begriffe zu erläutern, die im folgenden immer wieder verwendet werden und deren Bedeutung im Schrifttum variiert:

HThw: Damit wird der Scheitel einzelner Sturmfluten bezeichnet (Zeit oder Höhe) und nicht die mittlere Höhe eines Kollektives.

Windstau: Differenzkurve zwischen der eingetretenen und der für dieselbe Zeit geltenden mittleren Tide (etwa als 5-Jahresmittel); diese enthält damit auch astronomische Anteile, im wesentlichen die halbmonatlichen. Die Bezeichnung „Windstaukurve" ist also nicht ganz richtig. Da der Windeinfluß jedoch der dominierende ist, ist sie zu vertreten.

2 Kriterien für den Bedarf an Vorhersage-Verfahren

Voraussetzung für den Bedarf an Verfahren der hier betrachteten Art ist zunächst das Vorhandensein von ausgeprägten Tideverhältnissen. Damit scheiden in diesem Fall die Ostsee- ebenso wie die Mittelmeerküsten aus. Klammert man – wie es hier geschehen soll – ebenfalls die Auswirkungen tropischer Wirbelstürme aus, so bleibt als Hauptanwendungsgebiet der Nordseebereich (Abb. 1). Aber auch hier kann weiter differenziert werden. So treten hohe Sturmfluten nur auf

- bei entsprechender Lage der Küste zur Zugrichtung der Tiefdruckgebiete;
- durch Effekte, die durch bestimmte Küstenformen wie Buchten und Flußmündungen hervorgerufen werden;
- hinter ausgedehnten Flachwassergebieten, auf denen der Windstau vergrößert wird.

Nur dort, wo die genannten Kriterien gelten, sind also Sturmfluten zu erwarten; der Bedarf an Vorhersage-Verfahren richtet sich dann aber auch danach, ob

- es sich um eine flache – also gefährdete – Küstenlandschaft handelt;
- die Küste besiedelt ist;
- die Küste ausreichend durch Deiche u. a. geschützt zu sein scheint;
- außerhalb der Schutzlinie schutzwürdige Anlagen und Betriebe liegen, die im Sturmflutfalle z. B. durch Schließen von Poldern oder Sperrwerken gesichert werden müssen;

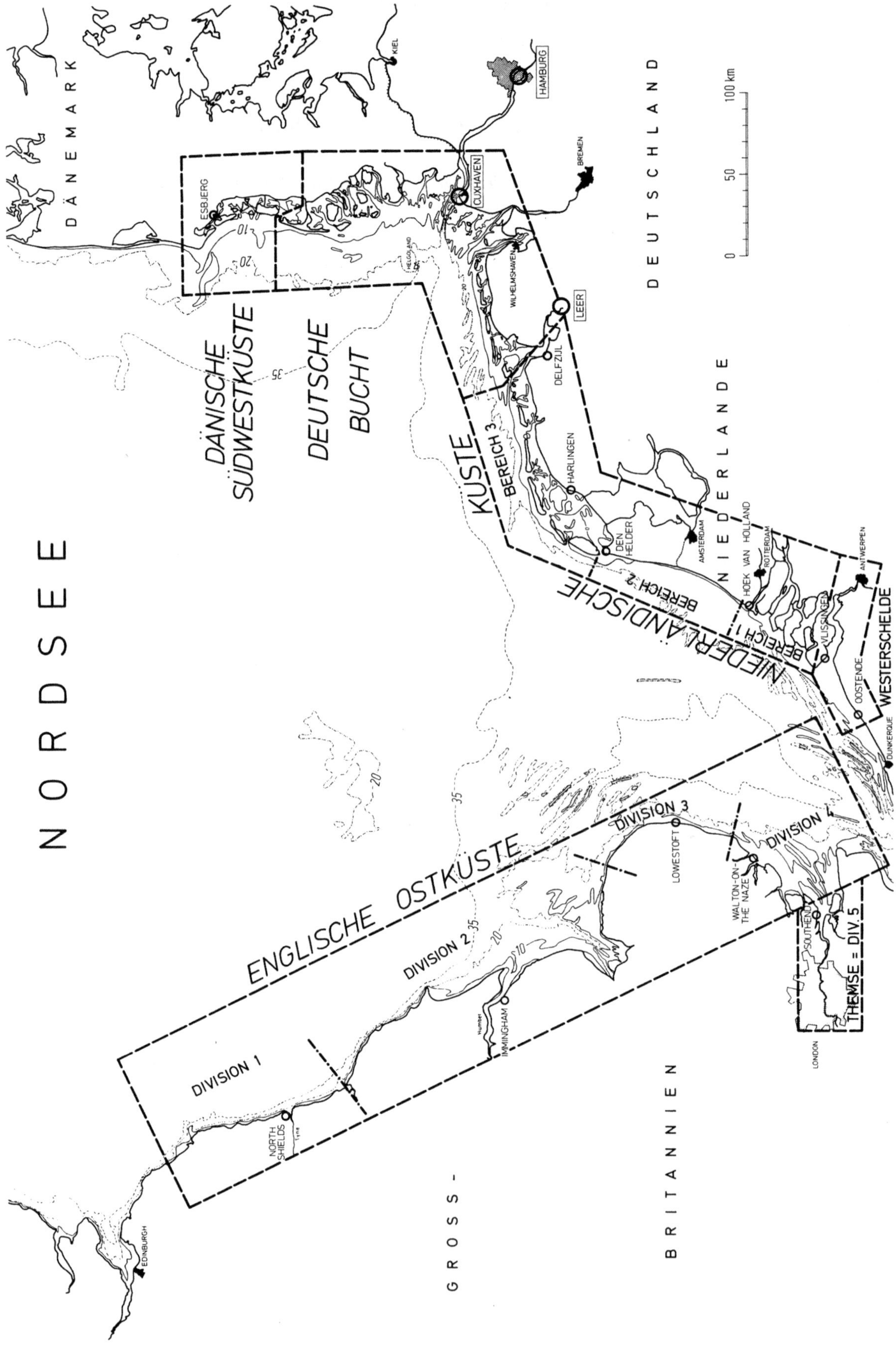

Abb. 1. Nordsee mit Angabe der Gebiete, für die Sturmflutvorhersage-Verfahren genutzt werden

- außerhalb der Schutzlinie Flächen liegen, die im Sturmflutfalle rechtzeitig von Menschen, Vieh oder Gerät geräumt werden müssen;
- kurzfristiges Schließen eines Sturmflutsperrwerkes negative Einflüsse auf die Schiffahrt hat, die durch rechtzeitige Vorwarnung gemindert werden können;
- sich die zu schützende Küste in einem Gebiet befindet, in dem aufgrund säkularer und auch kürzerer äußerer Veränderungen mit zunehmender Häufigkeit hoher Sturmfluten gerechnet werden muß.

Für die Entwicklung eines Vorhersage-Verfahrens werden stets einige der o. g. Kriterien zutreffen, in ihrer Bedeutung sicherlich übergreifend und durchaus auch innerhalb eines begrenzten Gebietes wechselnd.

3 Ansätze zur Durchführung von Vorhersagen

3.1 Historische Entwicklung

Bei unserem heutigen Wissensstand können wir annehmen, daß es immer Zeiten mit wechselnden Sturmfluthäufigkeiten gegeben hat. Vieles deutet darauf hin, daß die einzelnen Besiedlungszeiträume der Marsch in den ersten 1000 Jahren n. Chr. von der Häufigkeit hoher Sturmfluten beeinflußt waren, wie dies eine Synthese geologischer, archäologischer und hydrologisch-meteorologischer Daten zeigt (Linke, 1979). Damals wichen die Menschen einfach aus, wenn sich hohe Sturmfluten an ihren Küsten und Flüssen häuften. Erst der beginnende Deichbau dokumentiert die Absicht und den Versuch, das Land zu verteidigen. Durch Wurten konnte dagegen nur die Anwesenheit verlängert werden.

Für den Deichbau braucht man Sollhöhen. Bei zunächst mangelnden Grundkenntnissen oder durch Vernachlässigung der Schutzwerke in Krisenzeiten waren viele katastrophale Sturmflutereignisse unausweichlich. Die systematische Erforschung der Tideverhältnisse begann erst im 18. Jahrhundert in England, Holland und Deutschland. So ist es nicht verwunderlich, daß die Sturmflutforschung erste brauchbare Ergebnisse erst um die Mitte des 19. Jahrhunderts brachte. Die Reihe bedeutender deutscher Forscher auf diesem Gebiet wird angeführt von Lentz mit seinen nun 100 Jahre alten Veröffentlichungen (Kühn und Siefert, 1979). Seine Erkenntnisse wurden zunächst vom Kaiserlichen Marine-Observatorium in Wilhelmshaven benutzt und erweitert und von Leverkinck (1915) zu einem ersten Sturmflut-Vorhersageverfahren verwendet. Nach dem 1. Weltkrieg wurde die Tradition vom Deutschen Hydrographischen Institut fortgesetzt, wo vor rd. 25 Jahren die grundlegenden Arbeiten von Tomczak, Koopmann u. a. erstellt wurden, nach denen heute noch verfahren wird.

Die Sturmfluten vom 01.02.1953 in England und den Niederlanden sowie vom 16./17.02.1962 und vom 03.01.1976 in Deutschland haben rasch zur Entwicklung der modernen Sturmflutforschung geführt. Allein in den letzten 10 Jahren ist eine Fülle neuer Erkenntnisse gewonnen worden, die teilweise sogar schon in die Praxis umgesetzt werden konnten. Es darf dabei aber auch nicht übersehen werden, daß die Gefahr mangelnder Information und Kooperation aufkommt, wenn sich zu viele Institutionen gleichzeitig mit Sturmflutproblemen beschäftigen, einfach weil es gerade „Mode“ ist. So kann es auch passieren, daß manche Bemühungen in Pseudoforschung ausarten, wenn die anstehenden praktischen Probleme und Bedürfnisse nicht richtig gesehen werden.

3.2 Meteorologisches Ausgangsmaterial

Wie der Name bereits sagt, treten Sturmfluten nur bei entsprechenden meteorologischen Situationen auf. Dabei ist natürlich der Wind über einer größeren Wasserfläche maßgebend für die Höhe einer Flut und nicht so sehr die Verhältnisse am Orte. Das gilt insbesondere für den Oberlauf von Tideflüssen.

In einem einfachen Modell kann der Windstau W in erster Näherung (sofern er klein gegen die Wassertiefe d ist) angesetzt werden zu

$$W = k \cdot \frac{L \cdot U^2}{d}$$

mit L = Streichlänge
U = Windgeschwindigkeit.

Dabei verbleiben Unsicherheiten, die zum einen die Konstante k betreffen, die den Schubspannungskoeffizienten τ enthält. Ferner ist der Exponent von U nicht sicher, auch wenn heute allgemein vermutet wird, daß er um 2 herum liegen wird.

Der Ansatz zeigt in diesem Zusammenhang aber auf, welch eminente Bedeutung der Kenntnis der Windgeschwindigkeit (und natürlich ihrer Richtung) zur Vorhersage von Sturmfluthöhen zukommt. Die Ansprüche sind also groß, doch leider kann man in der Praxis diesen noch nicht gerecht werden. Mängel sind vor allem:

- eine zu kleine Zahl geeigneter Windmeßstationen im Küstenvorfeld;
- mangelhafte Qualität älterer Messungen zur Durchführung von Nachhersagen;
- mangelnde Aussagekraft vieler vorgelegter Meßergebnisse: oft handelt es sich um 10-Minuten-Mittel de Geschwindigkeit, die in Abständen zwischen 1 und 3 h berechnet werden und um Beträge bis zu 50 % vom Stundenmittel abweichen können; Richtungsangaben sind meist Momentanwerte, da es noch kaun Geräte gibt, die Mittelwerte der Richtungen bestimmen;
- daß für eine aktuelle Vorhersage die Übermittlungsdauer vom Zeitpunkt der Messung bis zur Benutzung ii den meisten Fällen heute noch viel zu lang ist.

Es sei außerdem erwähnt, daß in der Meteorologie die Neigung besteht, als Vorhersagegröße den geostrophi schen Wind zu verwenden. Dabei handelt es sich um den Gradientwind bei geradlinigen Isobaren, der aus dei Luftdruckverhältnissen berechnet wird. Je größer das Luftdruckgefälle in horizontaler Richtung ist, desto stärke ist der Wind, der nahezu parallel zu den Isobaren weht. Da diese Größe heute noch mit mangelhaften Daten be stimmt werden muß und sie üblicherweise als Mittelwert für eine gewisse Fläche zu verstehen ist, besteht di Gefahr, daß kurzfristige Änderungen, die (mit etwa 3 h Verzögerung) entscheidend die Wasserstandsentwicklun beeinflussen können, nicht genügend deutlich hervortreten.

3.3 Hydrologisches Ausgangsmaterial

Die heute gebräuchlichen Vorhersage-Verfahren benutzen als hydrologische Daten lediglich aktuelle Wasser stände. Falls in der Zukunft die Anforderungen an neue Verfahren größer werden, sollte man dazu kommen auch aktuelle Strömungen und evtl. auch Dichtegradienten mit heranzuziehen. Aber von diesen Möglichkeiter sind wir heute noch weit entfernt. Man muß sogar beklagen, daß von den meisten gelaufenen Sturmfluten über haupt keine der letztgenannten Daten vorliegen. Das ist zum Glück etwas anders bei den Wasserstandsaufzeich nungen – wobei die Bemerkung erlaubt sei, daß das Messen von Tidewasserständen auch zu den leichtesten Auf gaben im Küsteningenieurwesen gehört und sich die Frage aufdrängt, ob heute deswegen (oder trotzdem?) wie vor Jahrzehnten gemessen und (was die Auswahl der Parameter betrifft) ausgewertet wird.

Im Hinblick auf die Entwicklung und Durchführung von Vorhersage-Verfahren ist zu den Wasserstandsdater folgendes zu bemerken:

- von einer Reihe wichtiger Pegel gibt es Fernanzeigen und telefonische Abfragemöglichkeiten (wobei aller dings die Genauigkeit nur in den seltensten Fällen bekannt ist);
- fast alle Pegel stehen an ungünstigen Orten, z. B. im Schutz von Inseln an kleinen Prielen oder in Ästuarer an Stellen, die nicht für eine Flußmündung repräsentativ sind;
- bei Sturmfluten sind zu viele Geräteausfälle zu beklagen;
- von den mittleren Tideverhältnissen sind fast nur Thw und Tnw bekannt, selten nur der Verlauf der Tide kurve, die Kenterzeiten, Fortschrittsgeschwindigkeiten der Tidewelle oder gar gemessene Spring- unc Nippdaten;
- zur Entwicklung neuer Verfahren muß auf gelaufene Sturmflutdaten zurückgegriffen werden; das ausge wertete Material erschöpft sich üblicherweise in einer HThw-Liste; damit besteht die Gefahr, daß sich Ana lysen zu stark an den HThw und nicht an den Gesamtabläufen orientieren.

Da die längsten Meß- und Beobachtungsreihen etwa 200 Jahre zurückreichen und die Originaldaten von fas allen Pegeln erhalten sind, steht reiches Datenmaterial für Untersuchungen zur Verfügung. Zukünftige Registrie rungen auf modernen Datenträgern sollten aber auch dazu genutzt werden, die anfallenden Daten sofort in eine praxisorientierten Weise umfassend aufzubereiten.

3.4 Vorhersagezeiträume

In Anlehnung an eine Zuordnung der Sandbewegung im Küstenraum in zeitliche Kategorien durch Führböte können Sturmflut-Vorhersagezeiträume folgendermaßen gegliedert werden (T = Tidedauer = 12.25 h):

- 0 bis 4 h (Größenordnung 10^{-1} T)
  Die ältesten an gefährdeten Ufern benutzten Vorhersagen sind zwangsläufig kurzfristig gewesen. Sie beruh ten auf mehr oder weniger genau durchgeführter Korrelation zwischen den HThw von Orten, an dene diese zu unterschiedlichen Zeiten eintreten. Die Einrichtung eines Vorhersagedienstes auf dieser Basis ha z. B. wesentlich zur frühen Einrichtung einer Telegraphenverbindung zwischen Cuxhaven und Hambur beigetragen.
  Ein solches Verfahren, bei dem aus dem HThw am Ort A auf das HThw am Ort B geschlossen wird, nimm in seiner Genauigkeit ab,

a) je größer die Entfernung zwischen A und B ist;
b) je näher B an der Küste liegt, da es dann schwieriger wird, einen eindeutig zuzuordnenden Ort A in sinnvoller Entfernung zu finden, soweit es sich um die HThw handelt. Rückschlüsse aus der Charakteristik der Windstaukurven sind dagegen möglich.

Insgesamt ist festzustellen, daß diese Vorhersagen für ausreichende Warn- oder Schutzmaßnahmen ungeeignet sind und auch in ihrer Durchführung unbefriedigend bleiben. Sie sind letztlich nur sinnvoll und anwendbar, wenn sie als Verbesserung frühzeitigerer Vorhersagen vorgesehen sind.

– 4 bis 12 h (Größenordnung 10^0T)
  Diese Vorhersagen sind die nach dem heutigen Stand der Wissenschaft optimal erreichbaren. Dabei gilt einschränkend, daß die Genauigkeit dieser Vorhersagen etwa 12 bis 9 h vor Eintritt noch zu wünschen übrig läßt und erst für Zeiträume unter 9 h ein brauchbares Maß erreicht. Aber selbst dabei gibt es Ausnahmen, wie Erfahrungen z. B. im Dezember 1977 gezeigt haben. Die Ursachen für solche Fehlprognosen liegen im wesentlichen in
  a) der bis heute nicht möglichen genaueren Windvorhersage für begrenzte Gebiete auf wenige Stunden im voraus (z. B. Deutsche Bucht, auf 10° und 1 bis 2 m/s genau);
  b) dem Mangel an Referenzstationen im Vorhersagegebiet;
  c) den teilweise noch großen Schwierigkeiten bei der Übermittlung sicherer und genauer aktueller Daten.
– 1 bis 5 Tage (Größenordnung 10^1 T)
  Grobe Vorhersagen über Zeiträume dieser Länge können möglich werden, wenn es ausreichend genaue meteorologische Vorhersagen gibt und entsprechende Modelle und Programme, mit denen die Wasserstände berechnet werden können. Es laufen dazu verschiedene Versuche mit Zeiträumen von 24 bis 120 h.
– 1 Winterhalbjahr oder „Sturmflutsaison" (Größenordnung 10^2 T)
  Bisher Fehlanzeige.
– Jahrzehnte (Größenordnung 10^4 T) bis Säkularzeitraum
  Es gibt zwar gewisse Hinweise, daß bestimmte astronomische Verhältnisse Sturmfluten und -häufigkeiten beeinflussen oder daß sich Veränderungen in sog. „Kleinen Eiszeiten" zeigen, für echte Vorhersagen reichen diese Erkenntnisse jedoch nicht aus.

4 Beispiele für heute in der Praxis verwendete Sturmflutvorhersage-Verfahren

4.1 Vorbemerkungen

Die folgenden Beispiele sollen einen Überblick über den Stand der heutigen praxisorientierten Sturmflutforschung und ihre Anwendung geben. Dabei werden überregionale wie regionale Systeme aufgeführt. Die Auswahl bleibt allerdings beschränkt auf solche Verfahren, die veröffentlicht vorliegen. Es ist ja bekannt, daß es eine Reihe von Vorhersagemodellen gibt, die aber nicht konsequent angewendet werden, worüber es meist auch keine Genauigkeitsuntersuchungen gibt und die teilweise sogar an den „Erfinder" personengebunden (weil aus Erfahrungswerten entwickelt) sind. Dabei wäre sicherlich manche Anregung zu sammeln, aber eine Kommentierung bedürfte dann doch einer vorhergehenden gründlichen Prüfung.

4.2 Englische Ostküste

Nach der Sturmflut vom 31.01./01.02.1953, die an der englischen Ostküste 300 Tote und 24 000 zerstörte Häuser hinterließ, kam eine Untersuchungsgruppe zu dem Ergebnis, ein Warnsystem für die Ankündigung hoher Sturmfluten zwischen Northumberland und Kent zu errichten und gleichzeitig zu untersuchen, ob dieses auch auf den Kanal, den Bristol-Kanal und die Irische See auszudehnen ist. Zunächst hatte in der Annahme, daß ein Stau während der Nipptide vernachlässigt werden könnte, der nach der Sturmflut eingerichtete Warndienst nur während der Springtide gearbeitet. Da jedoch an gewissen Stellen der Ostküste der Höhenunterschied zwischen Spring- und Nipptide gering ist, so daß ein Stau auch während der Nippzeit Schaden anrichten kann, muß der Warndienst unabhängig von der Art der Tide arbeiten (Dept. Committee on Coastal Flooding, 1955).

Die theoretischen und praktischen Grundlagen wurden vom damaligen Liverpool Tidal Institute und vom Tidal Branch der Marine erarbeitet, die Warnungen im „Storm Tide Warning Service" von ehemaligen Marineoffizieren in Bracknell in der Zentrale des Meteorologischen Dienstes durchgeführt.

Grundlagen sind allgemein Wasserstands- und Windmessungen. Die Sturmfluten entwickeln sich an der englischen Ostküste von Norden nach Süden. Man kann erste Hinweise über mögliche Sturmfluten bereits beim Einlaufen der Tidewellen in die Nordsee im Bereich der Shetland-Inseln, teilweise sogar schon bei den Hebriden, gewinnen. Entsprechend ist das Vorhersageverfahren aufgebaut: Man versucht, die Sturmfluten schon möglichst weit im Norden zu erkennen und unter Verwendung von Windvorhersagen die Höhe an den Referenzpegeln zu bestimmen. Ausgangspegel sind Stornoway auf den Hebriden, Wick und Aberdeen.

Von der Nordspitze Schottlands (John o'Groats) braucht die Tidewelle etwa 4 h bis zur englischen Grenze und dann weitere 9 h bis in die Themse. Dabei ist es natürlich von Vorteil, daß diese Fluten im frühen Stadium ungenauer Vorhersagen zunächst fast unbewohnte und weniger schutzwürdige Küsten erreichen. Die eigentlichen Vorhersagen beginnen erst für die englische Ostküste, die in insgesamt 5 Divisionen mit jeweils einem Referenzpegel unterteilt ist (Abb. 1). Ob in Zukunft auch der nördlich angrenzenden schottischen Ostküste noch mehr Aufmerksamkeit geschenkt werden muß, wird die weitere Entwicklung im Zusammenhang mit der Ölexploration zeigen. Für jeden der Referenzpegel wurde eine „Gefahrenhöhe" festgelegt, bei deren Überschreiten Gebiete überschwemmt werden. Besteht Gefahr, daß dieser Horizont erreicht wird, wird eine Warnung herausgegeben.

Eine erste Vorwarnung („Alert") kann 12 h vor Thw erfolgen. 4 h vor Thw erfolgt die zweite Mitteilung – Bestätigung oder Rücknahme der Warnung. Dann wird auch im Bedarfsfall die erwartete Höhe der HThw genannt. Bei Warnungen für die Div. 5 (Themse) wird ein „London Flood Room" durch den Greater London Council besetzt. Dort wird dann aus der HThw-Vorhersage für Southend und dem Q_0-Abfluß das HThw für London bestimmt. Um diese Prozedur rechtzeitig in London in Gang zu setzen, erfolgt die 2. Warnung bereits 6 h vor HThw Southend.

Die „Sturmflutsaison" dauert an der englischen Ostküste von Ende August bis zum 30. April. Sie bringt im Schnitt 100 „Alerts", 20 echte Warnungen und 5 Gefahr-Meldungen.

Es gibt eine Reihe empirischer Verknüpfungen auf der Basis statistisch abgesicherter Regressionen zwischen den Höhen an den Referenzpegeln (s. o.), dem Wind und den Höhen an den Ausgangspegeln, aus denen jeweils die am besten passenden ausgewählt werden. Der mittlere Fehler liegt bei ± 0,2 m, einzelne Abweichungen erreichen 0,6 m. Für die 1. Division (Abb. 1) sieht die Gleichung beispielsweise folgendermaßen aus:

0,75 · (HThw-MThw Wick)	4 h früher
+ 0,003 · (320°-Komp. des Oberflächenwindes Fair Isle)	11 h früher
+ 0,002 · (30°-Komp. des geostroph. Windes zwischen Schottland und Südnorwegen)	6 h früher
+ 0,14 m	
= HThw – MThw North Shields	

Man ist auf dem Wege zur Anwendung mathematischer Modelle, aber ihre Entwicklung ist noch nicht soweit fortgeschritten, daß sie im täglichen Routinebetrieb Verwendung finden. Dennoch zeigen z. B. die neueren Arbeiten von Davies (1976), Flather (1976) und Prandle (1974, 1975) die Bemühungen zur Lösung der schwierigen Probleme. Diese liegen momentan vor allem darin, daß

- den empirischen Ansätzen nur wenige hohe Sturmfluten zugrunde liegen (weil diese selten auftreten),
- dynamische Windeffekte nicht berücksichtigt werden,
- Wechselwirkungen von Tide- und Windstauwellen nicht eingerechnet werden (Versuche zur Verbesserung unternahmen Prandle und Wolf (1978 a, b)),
- die astronomischen Tidevorhersagen ungenau sind.

4.3 Themse

Schon Corkan (1950) hatte eine Formel für die Berechnung der Sturmfluthöhen in Southend (Abb. 2) zusammengestellt. Sie enthielt Windstaudaten aus Southend und Dunbar (9 h früher) sowie Luftdruckgradienten über der Nordsee. Bei der Berechnung der Sturmflut vom 01.02.1953 zeigten sich jedoch Mängel, da die Entlastung durch die südlich anschließende Straße von Dover nicht in dem Ansatz enthalten ist. In letzter Zeit sind Verbesserungen insbesondere durch numerische Modelle möglich geworden. Genannt sei hier das eindimensionale Flußmodell, das mit einem zweidimensionalen Nordseemodell dynamisch gekoppelt ist und in das auch die Luftdruckverhältnisse einfließen (Prandle, 1975), das aber in der praktischen Vorhersage noch nicht verwendbar ist.

In diesem Zusammenhang sind die Ergebnisse von Prandle und Wolf (1978 a) interessant. Die Autoren untersuchten die Lage des Windstaumaximums zur Tidephase an Pegeln der englischen Ostküste und der Themse. Es stellte sich heraus, daß diese an den Küstenpegeln über die Tide gleichmäßig verteilt auftreten, in der Themse aber deutlich ausgeprägt zum größten Teil während der Flutphase. Sie schließen daraus, daß es eine fluß-spezifische Eigenschaft gibt, die durch Wechselwirkungen zwischen Tide und Windstau dazu führt, daß das Windstaumaximum überwiegend bei Flut erreicht wird.

Da diese Untersuchung nur einen Zeitraum von wenigen Jahren umfaßt, kann die Aussage über fluß-spezifische Eigenschaften zwar nicht als gesichert gelten, sie ist aber ein interessanter Aspekt.

Eine ausführliche Untersuchung über mögliche zeitliche Änderungen wie in der Elbe liegt für die Themse leider noch nicht vor. Dennoch können die hier genannten Untersuchungen eines Tages die im vorstehenden Kapitel aufgeführten praktischen Vorhersagen verbessern helfen.

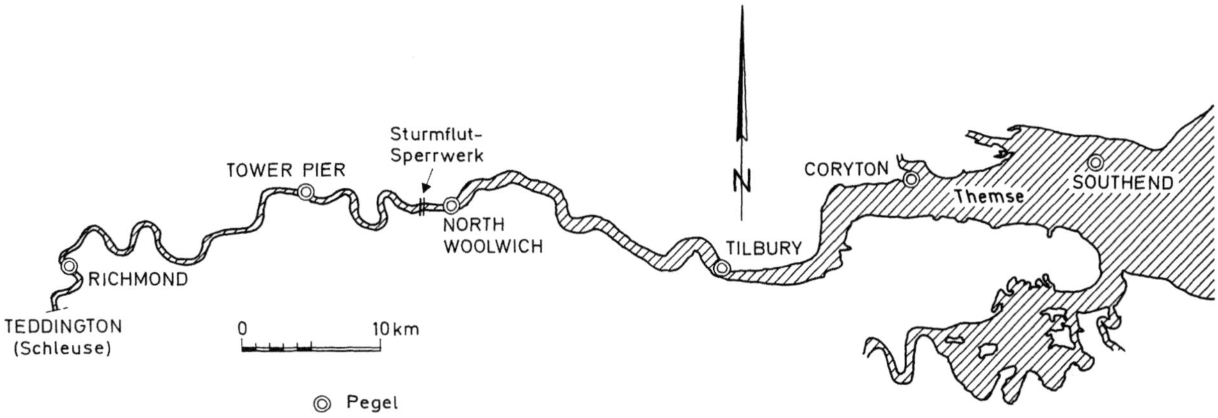

Abb. 2. Vorhersagegebiet Themse

Doodson und Dines (1929) untersuchten den Einfluß des Oberwassers auf die Sturmfluthöhen in der Themse und kamen zu dem Ergebnis, daß er schon an der London Bridge nur noch gering sei. Eine eigene Zusammenstellung brachte für den Pegel London Bridge, rd. 80 km oberhalb der Mündung, einen Einfluß von rd. 50 cm je $1000 \, m^3/s$ auf die HThw (Siefert, 1968).

4.4 Westerschelde

Sturmflutvorhersagen für die Westerschelde sind vor allem für den Hafen Antwerpen (etwa 80 km oberhalb der Mündung) mit seinen zahlreichen gefährdeten Einrichtungen von großer Bedeutung. Auch für dieses Gebiet wurden daher nach der Sturmflut vom 01.02.1953 umfangreiche Analysen durchgeführt. So wurde u. a. ermittelt, daß die höchsten Staueffekte in Antwerpen zu erwarten sind bei Wind aus

325° über der Nordsee,
240° über dem Kanal,
279° über der Schelde zwischen Vlissingen und Bath.

Alles zusammengenommen führt Verschave (1977) zu dem Schluß, daß NW-Winde die gefährlichsten sind. Er stellt als Ergebnis der langjährigen Untersuchungen ein Vorhersageverfahren vor, das im Grunde auf einer Korrelation der HThw in Oostende und Antwerpen (Abb. 3) beruht. Die Thw treten in Oostende knapp 3 h eher als in

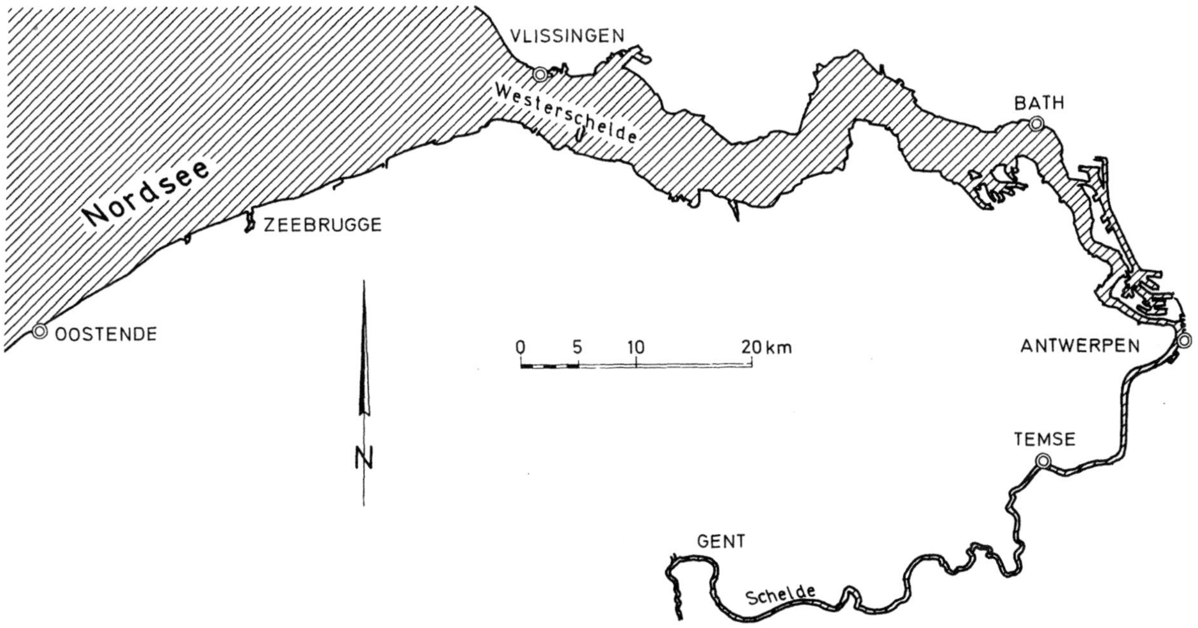

Abb. 3. Vorhersagegebiet Westerschelde

Antwerpen ein. Da diese Zeitspanne für eine wirkungsvolle Vorhersage zu kurz ist, werden die HThw Oostende etwa 2 h vor ihrem erwarteten Eintritt vorherberechnet. Grundlage dazu sind – ebenso wie für die Beziehungen Oostende-Antwerpen – empirische Ansätze. Der Weg ist folgender:

Extrapolation Windstau Oostende um 2 h → $HThw_{Oos}$
+ Differenz $MThw_{Ant}$ – $MThw_{Oos}$
+ Windzuschlag gemäß Richtung und Stärke vor der Küste.
= HThw Antwerpen

Vorhersagegenauigkeiten gibt Verschave (1977) nicht an.

4.5 Niederländische Küste

Die theoretischen Grundlagen für die in den Niederlanden verwendeten Verfahren sind bei Weenink (1958) zu finden. Dort werden auch schon für die Praxis zugeschnittene Ansätze erarbeitet und ihre Verwendbarkeit an mehreren Beispielen geprüft.

Für die Stationen Vlissingen, Hoek van Holland, Den Helder, Harlingen und Delfzijl (Abb. 1) gibt das „Koninklijk Nederlands Meteorologisch Instituut" (KNMI) Prognosen für die Erhöhung des Wasserspiegels während des Hochwassers durch meteorologische Ursachen. Während einer Sturmflut bestimmt der „Stormvloedwaarschuwingsdienst" in Den Haag (eine Unterabteilung der Directie Waterhuishouding en Waterbeweging des Rijkswaterstaat) die genauen Erhöhungen an diesen Stationen und entscheidet unter Berücksichtigung der Q_o und der vorhergesagten Erhöhungen, ob Warnungen abgegeben werden müssen.

Für die Voraussage der Erhöhung in der Oosterschelde braucht man Angaben statistischer Beziehungen zwischen den HThw verschiedener Orte. Zu diesem Zweck sind Bezugskurven zusammengesetzt worden. Wenn die herrschenden Abflußmengen die Erhöhung beeinflussen, sind sie in den statistischen Beziehungen mitverarbeitet worden, zum Beispiel bei dem „Rotterdamsche Waterweg". Für die Gebiete „Eems" und „Waddenzee" ist auch der lokale Windsstau verarbeitet worden.

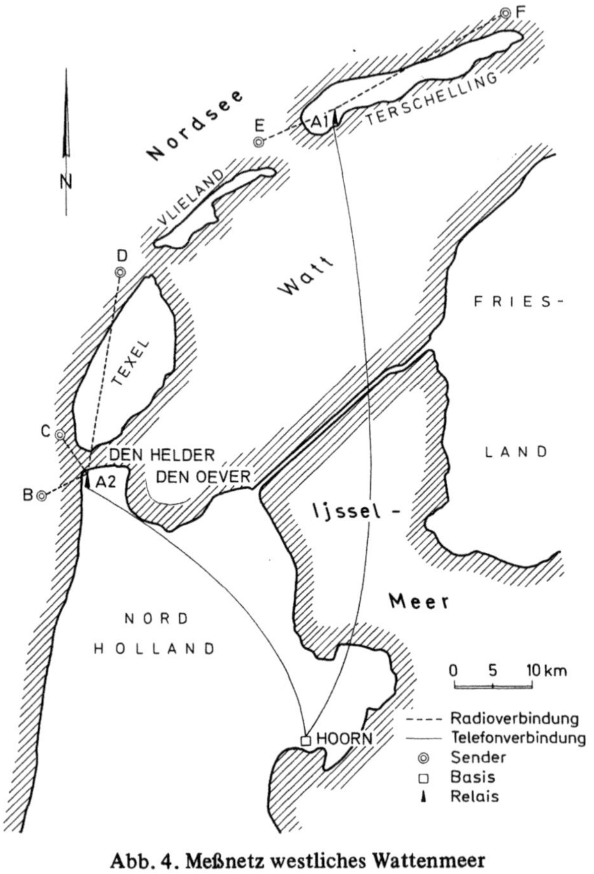

Abb. 4. Meßnetz westliches Wattenmeer

Als Ergänzung dieses Vorhersagedienstes werden regionale Wasserstandsvorhersagen durchgeführt, so z. B. für den niederländischen Teil des Ems-Ästuars. Die Vorhersagen basieren auf dem Verlauf von Windstaukurven. Dazu wurden die Daten aus einem Netz von 6 Pegeln, das seit einigen Jahren für andere Zwecke betrieben wird, mit herangezogen. Sie werden durch Fernübertragung in einem zentralen Registrierraum in Delfzijl festgehalten. Alle 5 Minuten werden die Wasserstände auf Lochstreifen, analogen Schreibern und einem Drucker registriert.

Der Verlauf des erwarteten Wasserstandes wird berechnet aus einer harmonischen Gezeitenanalyse oder einer Serie mittlerer Tiden zwischen Spring- und Nipptide. Zeit und Höhe von Niedrig- und Hochwasser kommen für Delfzijl direkt und für andere Pegel mittels Korrelation mit Delfzijl aus der Gezeitentafel. Bisher sind die Vorhersagen auf der Basis mittlerer Tiden besser (Wisman, 1976).

Auch an der niederländischen Küste wird darauf hingearbeitet, sich die Möglichkeiten mathematischer Modelle für Sturmflutvorhersagen nutzbar zu machen. So berichtet Wijmans (1977) über das geplante „Meßnetz westliches Wattenmeer“ für den Studiedienst Hoorn (Abb. 4). Dabei sollen Wasserstandsmessungen vor der niederländischen Küste als Input für ein mathematisches Modell dienen.

4.6 Innere Deutsche Bucht

Der „Windstau- und Sturmflutwarndienst“ des Deutschen Hydrographischen Instituts in Hamburg ist gesetzlich mit der Aufgabe betraut worden, die Schiffahrt in der Deutschen Bucht über zu erwartende Wasserstände zu informieren. Das dort heute gebräuchliche, empirisch-statistische Verfahren, wie es in einfacherer Form seit etwa 50 Jahren benutzt wird, ist ausführlich von Annutsch (1977) beschrieben worden, so daß auf diese Arbeit weitgehend zurückgegriffen bzw. verwiesen werden kann.

Bei dem berechneten Stau wird unterschieden zwischen lokalen Wirkungen (d. h. Deutsche Bucht) und Fernwirkungen. Die einflußreichste Größe ist fraglos der W i n d (Stau etwa proportional dem Quadrat der Windgeschwindigkeit; nach 3 h Wirkdauer wird der größte Stauwert erreicht). Ihr folgen der s t a t i s c h e Luftdruck (Wirkung praktisch spontan), die z e i t l i c h e Ä n d e r u n g d e s L u f t d r u c k s (bei rascher Druckänderung entstehen freie Wellen bis 1 m Höhe), W a s s e r t e m p e r a t u r und T e m p e r a t u r - d i f f e r e n z L u f t - W a s s e r (je kälter es ist und je größer die Differenz, desto stärker ist die Windwirkung). Im DHI wird an der Entwicklung eines mathematischen Verfahrens gearbeitet, das in einem Gesamtansatz alle Einflüsse berücksichtigt.

Die Wasserstandsvorhersagen werden regelmäßig zweimal täglich über Rundfunk verbreitet und erfassen die gesamte deutsche Nordseeküste (Abb. 1). Es werden nicht die Verläufe der Tidekurven und auch nicht die Eintrittszeiten der Scheitelwasserstände, sondern nur deren Erhöhung (als Maß zwischen erwartetem HThw und vorausberechnetem astronomischen Thw) bestimmt. Die meteorologische Beratung erfolgt durch das dem DHI benachbarte Seewetteramt des Deutschen Wetterdienstes.

Wegen der Vorhersageunsicherheit werden die Wasserstände in 25 cm-Intervallen bis zur Stauhöhe 1,2 m und dann in 50 cm-Intervallen angegeben. Im Sturmflutfalle nutzt dann nicht mehr nur die Schiffahrt die Warnungen, sondern sie gewinnt auch für Dienststellen und Verwaltungen an Küste und Tideflüssen an Wert.

Bei hohen erwarteten Windgeschwindigkeiten benötigt das DHI Vorhersagen über Richtung, Stärke und Eintrittszeitraum des Windes über der Nordsee. Bei dem vom DHI verwendeten Verfahren sind ausreichend genaue Vorhersagen nur möglich, wenn auch Vorhersage und Eintritt der meteorologischen Eingangsgrößen stimmen und Fernwellen frühzeitig genug an der englischen Ostküste erkannt werden. Nur dann sind die ersten, 12stündigen Vorhersagen brauchbar, ansonsten werden erst spätere Angaben genauer. Aber auch so bleibt ein Ermessensspielraum, da die Windvorhersagen bisher nur grob in Stärken (Bft) erfolgen. So stellt auch Annutsch (1977) deutlich heraus, daß bei Benutzung dieses Verfahrens besonders hohe Ansprüche an den Meteorologen gestellt werden.

Neben den Windvorhersagen des Seewetteramtes verwendet das DHI zu seinen frühen Vorhersagen noch Angaben von der englischen Ostküste über mögliche anlaufende Fernwellen. Damit werden primär Vorhersagen für das HThw in Cuxhaven gemacht, die dann modifiziert auf die übrigen Küstenorte übertragen werden. Erst bei wesentlich späteren Vorhersagen werden die Wasserstandsentwicklungen an den Pegeln Borkum und Cuxhaven als zusätzliche Informationen verwendet.

4.7 Lokale Vorhersage-Verfahren in Deutschland

4.7.1 Vorbemerkung

Nach der Sturmflut vom 01.02.1953, ebenso nach dem 17.02.1962, dann nach den Herbststurmfluten von 1973 und schließlich nach dem 03.01.1976 ist von verantwortlicher Seite immer wieder die Forderung erhoben worden, das gesamte Sturmflutwarnsystem zu verbessern und insbesondere genauere Sturmflutvorhersagen anzustreben. Da Vorhersagen Bestandteile des Küstenschutzes und der Katastrophenabwehr darstellen, waren und sind die zuständigen Bundesländer gefordert.

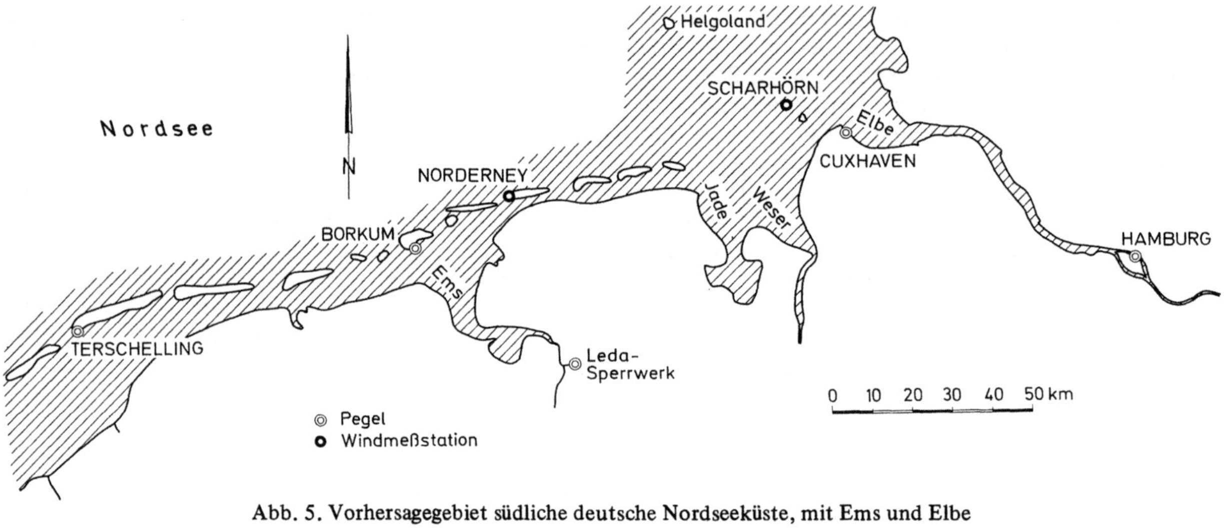

Abb. 5. Vorhersagegebiet südliche deutsche Nordseeküste, mit Ems und Elbe

Ziel dieser Maßnahmen sollte es natürlich nicht sein, ein Konkurrenzunternehmen zum DHI-Warndienst aufzubauen, sondern vielmehr die Chance zu nutzen, Verfahren für regionale und lokale Vorhersagen zu entwickeln und in Zusammenarbeit mit dem DHI zu betreiben, die nicht so frühe, dafür aber präzise Angaben gestatten und somit an die DHI-Warnungen anschließen werden.

4.7.2 Leda-Sperrwerk bei Leer

Das 1954 fertiggestellte Sperrwerk liegt etwa 4 km oberhalb der Ledamündung in die Ems (Abb. 5). Für den Sperrwerksbetrieb ist es notwendig, bereits bei örtlichem Tnw eine Vorhersage über die nächste Thw-Höhe zu bekommen. Das geschieht nach Gursch (1966)

a) durch DHI-Vorwarnungen 8 bis 12 h vor Thw am Sperrwerk,
b) aus Höhe und Steiggeschwindigkeit des Wasserstandes am Pegel Borkum 5 bis 6 h vor Thw am Sperrwerk,
c) aus Thw-Höhe Borkum und Ems-Q_o sowie Windstaukorrekturen z. Z. Thw_{Bor}, also 2 bis 3 h vor Thw am Sperrwerk,
d) mit einem bei Notfällen örtlich einsetzbaren Verfahren über den Wasserstand 3 h nach Tnw und die Steiggeschwindigkeit am Sperrwerk, also 2 bis 3 h vor Thw.

Die unter b) und c) genannten Verfahren wurden von Liese (1956) entwickelt. Für 2 400 Daten aus den Jahren 1958/62 gibt Gursch (1966) die Genauigkeiten. Der mittlere Streubereich liegt bei b) etwa bei ± 25 cm, bei c) etwa bei ± 20 cm. Einzelne Thw wurden 0,5 bis 1,0 m falsch vorhergesagt.

4.7.3 Hamburg

Bereits bei den Sturmfluten im Herbst 1973 zeichnete sich ab, was im Januar 1976 dann bestätigt wurde: In großen Hafenstädten an Tideflüssen, wie z. B. Hamburg, werden heute an eine Sturmflutvorhersage so hohe Anforderungen gestellt, daß diese nur durch spezielle, auf die örtlichen Bedürfnisse ausgerichtete Analysen befriedigt werden können. Es hat sich herausgestellt, daß Ergänzungen der DHI-Vorwarnungen möglich sind, wenn Berechnungen speziell für einen Ort erfolgen und somit eine regionale Differenzierung der Vorhersagen des DHI gestatten. Dies ist inzwischen für Hamburg möglich.

In Anerkennung dieser Bedürfnisse hat der Senat der Freien und Hansestadt Hamburg 1976 beschlossen, beim Amt für Strom- und Hafenbau der Behörde für Wirtschaft, Verkehr und Landwirtschaft eine Warndienstzentrale (WADI) einzurichten, deren Domizil heute der Vortragssaal des „Port Information Point" an den St. Pauli-Landungsbrücken ist. Seit Oktober 1976 arbeitet diese Warndienstzentrale bzw. sie tritt in Aktion, wenn sich die Notwendigkeit dafür durch Ankündigung einer Sturmflut zeigt.

Die ersten Versuche zur Entwicklung des Verfahrens wurden an einem Elbemodell im Franzius-Institut der Technischen Universität Hannover, das von oberhalb Hamburgs bis unterhalb Cuxhavens reichte, durchgeführt. Bei der Bearbeitung wurde folgender Weg beschritten:

1. Um eine Sturmflut in ihrem Ablauf richtig analysieren und vorhersagen zu können, ist es erforderlich, ihre Windstaukurve (oder wenigstens einen Teil davon) zu kennen. Diese Windstaukurve wird als Differenz-

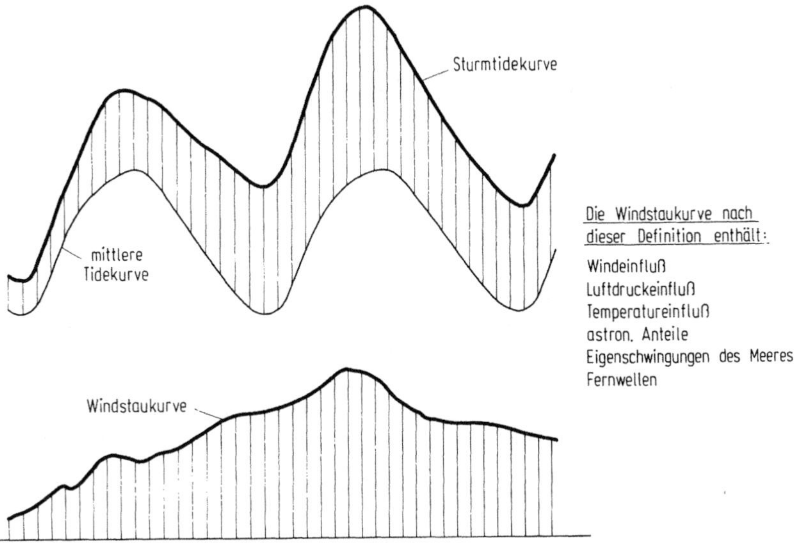

Abb. 6. Definition für eine Windstaukurve

kurve zwischen der tatsächlich ablaufenden Sturmflut-Tide und der für diese Zeit gültigen mittleren Tidekurve eines längeren Zeitraumes definiert.

2. Das Sturmflutgeschehen in einem Tidefluß ist relativ einfach darzustellen durch das Zusammenwirken von Rand- und Eigenwerten. Dabei treten auf: Als Eigenwerte des Flußgebietes, die im Modell eingebaut waren: Ausbauten im Tidefluß, Eindeichungen von Vorländern und Inseln, Absperrungen von Nebenflüssen, Simulierung von Deichbrüchen.
   Als Randwerte: Von unterhalb der Mündung des Flusses: astronomische Tide, Windstau, Fernwellen, säkularer Meeresspiegelanstieg, Luftdruck, Eigenschwingung der Nordsee. Randwert von oberstrom: Oberwasserabfluß.
   All diese genannten Randwerte wirken zusammen beim Ablauf einer Sturmflut. Berechnet man nun die Differenzkurve zwischen der laufenden Tide und der mittleren Tide, so enthält die Windstaukurve nicht nur den Windstau, sondern die Einflüsse auch aller anderen Randwerte. Man müßte diese Kurve also eigentlich richtiger als „Störkurve" der Normaltide bezeichnen. Sie wird im folgenden jedoch weiter Windstaukurve genannt (Abb. 6).
3. Es ist erforderlich, die Windstaukurve zu schematisieren. Das ist möglich durch Annäherung mit Geraden – wie im Modell geschehen – oder mit Kurvenscharen – nach dem heutigen Stand der WADI-Analysen.

Im Modell des Franzius-Instituts wurden etwa 200 verschiedene schematische Windstaukurven in der Elbe untersucht (Siefert, 1968). Später folgte die Analyse von allen etwa 140 Tiden in der Elbe, die zu einer beliebigen Tidezeit Windstauwerte über 2 m erreichten. Die Untersuchungen zur Verbesserung der WADI-Vorhersagen wurden dann auch auf Daten der Pegel Borkum und Terschelling sowie der Windmeßstationen Scharhörn und Norderney ausgedehnt (Abb. 5). Wichtig ist dabei insbesondere, daß das gesamte Verfahren auf der Analyse gemessener und nicht etwa prognostizierter Daten aufgebaut ist.

In der Praxis werden heute für die Vorhersagen die Daten aus Terschelling und Norderney noch nicht verwendet, da ihre Einflüsse bisher nicht exakt bekannt sind. Im WADI wird daher noch nach dem folgenden Schema gearbeitet:

  mittlere Tidekurve Cuxhaven
+ Windstauwelle Cuxhaven
+ Windstauwelle Borkum (zur Extrapolation)
+ Wind Scharhörn (zur Extrapolation)
+ Charakteristik Elbe
+ Oberwasser Neu Darchau

= HThw Hamburg

Damit sind 6 bis 10 h vor dem Hochwasser in Hamburg folgende Angaben zu machen:

Vorhersage der HThw-Höhe auf ± 2 dm
Vorhersage der HThw-Eintrittszeit auf ± 45 Min.

Darüber hinaus kann für den Pegel Hamburg der gesamte Verlauf der Sturmfluttide vom vorhergehenden Tnw bis zum HThw angegeben werden.

Im Augenblick laufen weitere Untersuchungen mit dem Ziel, die Vorhersagegenauigkeit zu erhöhen bzw. zu noch früheren Zeitpunkten Angaben machen zu können. Ferner soll auch der Verlauf des Abfalls der Sturmtide angegeben werden können.

4.7.4 Cuxhaven

Seit 1977 wird für Cuxhaven ein speziell entwickeltes Vorhersageverfahren angewendet (Christiansen und Siefert, 1979). Es ist das erste lokale Vorhersagekonzept für einen Ort an der deutschen Küste. Daß dafür überhaupt ein Verfahren mit ausreichend langer Vorhersagezeit möglich ist, ist der Tatsache zuzuschreiben, daß vor der südlichen Nordseeküste die Tide- und auch die Windstauwellen von Westen einlaufen. Da dieses ebenso wie das WADI-Verfahren (s. o.) auf der Basis gemessener Daten entwickelt wurde und auch nur Meßwerte für die Vorhersagen verwendet werden, ist seine Brauchbarkeit daran zu messen, wie früh möglichst weit im Westen verwendbare Daten eingeholt werden können.

Dies geschieht im Moment über den Pegel Borkum, es ist aber beabsichtigt, in Zukunft Daten von Terschelling zu verwenden (Abb. 5).

Das Verfahren läuft in 2 Stufen ab: 5 bis 6 h vor dem erwarteten $HThw_{Cux}$ beginnt die sog. Frühprognose, bei der die Windstaukurve Cuxhaven nach dem Verlauf der (etwa 3 h früher ablaufenden) Windstaukurve Borkum sowie der Windentwicklung Scharhörn des 3 h zurückliegenden Zeitintervalles extrapoliert wird. Dabei ist ein mittlerer Fehler von ± 25 cm zu erwarten.

Bei der 3 bis 4 h vor $HThw_{Cux}$ einsetzenden sog. Spätvorhersage können aus den Windstau- und den Winddaten noch präzisere Angaben abgeleitet werden. Das ist möglich, weil zwischen den Windstauwellen Borkum und Cuxhaven wie auch zwischen der Windeinwirkung und dadurch bedingter Wasserstandsveränderung jeweils ein Phasenversatz von etwa 3 h liegt. Damit ist es möglich, die $HThw_{Cux}$ in der Höhe auf ± 20 cm und in der Eintrittszeit auf ± 30 Min. vorherzusagen.

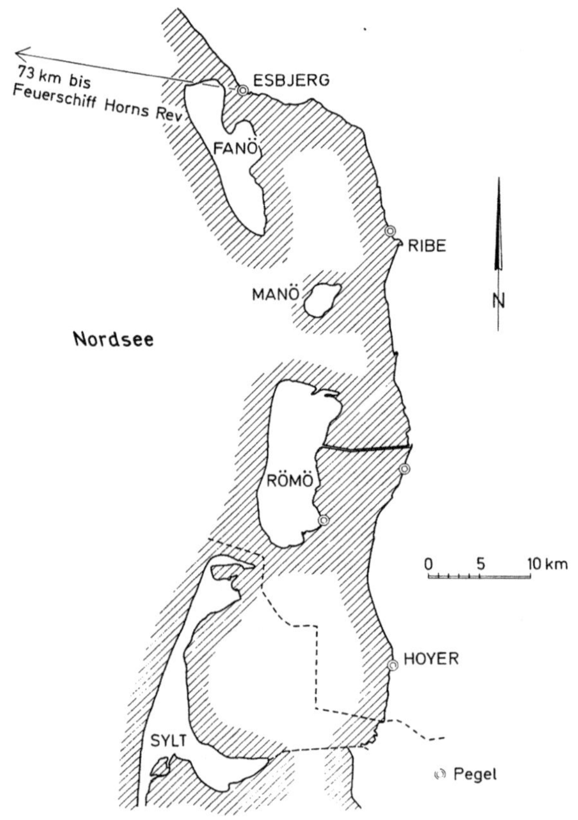

Abb. 7. Vorhersagegebiet Dänische Südwestküste

4.8 Dänische Südwestküste

Obwohl das Land hinter dem dänischen Wattenmeer südlich von Esbjerg (Abb. 1), als nördlichster Teil des niederländisch-deutschen Wattes, nur relativ dünn besiedelt ist, hat man in den letzten Jahren neben einer gewissen Verstärkung alter Deiche auch durch Praktizieren eines Sturmflutvorhersage-Verfahrens die Sicherheit der Bevölkerung zu erhöhen versucht.

Das Verfahren wurde nach statistischer Auswertung der Wasserstände aus 6 Jahren entwickelt und ist so ausgelegt, daß es zu jeder Tidezeit die Wasserstände für die nächsten 1, 2 und 3 h berechnet (Laustrup, 1980). Vorhersagen über max. 3 h reichen aus, um rechtzeitig festzustellen, wann ein gefährdeter Deich frühestens brechen kann, und dann evtl. die betroffene Bevölkerung zu evakuieren, was höchstens 2 h dauert.

Das programmierte Verfahren wird seit 1970 praktiziert. Es beruht auf stündlichen Wasserstandsangaben der Pegel Esbjerg und Hojer, für die es entwickelt wurde (Abb. 7), ferner auf 3stündlichen Angaben über Windgeschwindigkeit, -richtung und Luftdruck von einem Feuerschiff vor der Küste. Das 95%-Vertrauensintervall liegt für die Vorhersagen über

1 h bei ± 20 cm
2 h bei ± 35 cm
3 h bei ± 45 cm.

Da während der Sturmflut vom 03.01.1976 der Datenfluß durch blockierte öffentliche Telefonleitungen abbrach, hat man inzwischen Standleitungen angemietet. Obwohl die genannte Genauigkeit den Anforderungen genügt, ist geplant, in den nächsten Jahren das 3 h-Modell durch ein hydrodynamisches 12 h-Modell für die Nordsee zu ergänzen (Laustrup, 1980).

5 Weitere Entwicklung

Im Laufe der letzten Jahre hat es sich bei der praktischen Vorhersage immer wieder erwiesen, daß

- Bedarf besteht, das großräumige Geschehen möglichst genau zu erfassen,
- exakte Aussagen für bestimmte Regionen erforderlich sind,
- einfache, leicht zu handhabende Berechnungen am sichersten sind und
- numerische Verfahren noch nicht anwendungsreif sind.

Der Bedarf an großflächigen Vorhersagemodellen schließt die Gebiete Meteorologie und Hydrologie ein. Auch wenn bis heute noch kein analytisches Verfahren in der Praxis benutzt werden kann, so ist ihre Entwicklung doch sehr weit fortgeschritten. Hilfsmittel dieser Art werden in Zukunft vor allem benötigt, um früher als bisher genauere Vorhersagen machen zu können.

Unter Bezug auf die Einteilung der Vorhersagezeiträume in Kap. 3.4 muß nach der Schilderung der einzelnen Verfahren festgestellt werden, daß es bis auf wenige Ausnahmen auch heute lediglich Verfahren gibt, die 0 bis 4 h vor HThw ausreichend genaue Angaben liefern. Aber selbst diese Aussage beschränkt sich gewöhnlich auf die Scheitelhöhen.

Vorhersagen 4 bis 12 h vor HThw haben – bis auf Ausnahmen – nur den Charakter pauschaler Warnungen. Hier hat sich besonders gezeigt, daß die Wetterprognosen oft zu schlecht sind, um gute Sturmflutprognosen geben zu können. Es wäre eine vordringliche Aufgabe, durch Anwendung numerischer Modelle die großräumige Wetterlage sowie die regionalen Windverhältnisse möglichst exakt vorherzuberechnen – und sei es nur 6 bis 10 h im voraus. Leider ist im Moment nicht zu erkennen, wann und ob überhaupt diese Lücke geschlossen werden kann.

Da bei dem heutigen Stand der Vorhersagemöglichkeiten das Wetter bis zu einer Woche im voraus bestimmbar ist, sollte es in absehbarer Zeit möglich werden, bereits Tage im voraus mögliche Sturmfluten anzukündigen. Vor Beginn eines Herbstes schon eine anstehende „Saison" als mehr oder weniger sturmflutträchtig annoncieren zu können, gehört vorläufig noch ins Reich der Utopie. Und doch wäre auch dies sehr wichtig, um Bewohner lange verschont gebliebener Küstenbereiche rechtzeitig darauf aufmerksam zu machen, daß sie nach wie vor gefährdet sind, auch wenn sie einige Jahre lang keine Sturmflut erlebt haben.

Schrifttum

Annutsch, R.: Wasserstandsvorhersage und Sturmflutwarnung. Der Seewart, H. 5, 1977

Christiansen, H.; Siefert, W.: Grundzüge eines neuen Sturmflutvorhersage-Verfahrens für die deutsche Nordseeküste. Die Küste, H. 34, 1979

Corkan, R. H.: The Levels in the North Sea Associated with the Storm Disturbance of 8 Jan. 1949. Phil. Transa. Royal Soc., Series A, No. 853, Vol. 242, London 1950

Davies, A. M.: Application of a Fine Mesh Numerical Model of the North Sea to the Calculation of Storm Surge Elevations and Currents. Inst. of Oceanogr. Sciences, Rep. No. 28, Birkenhead 1976
Dept. Committee on Coastal Flooding: Die Sturmflut vom 31.01./01.02.1953 in England. Die Küste, H. 1/2, 1955
Doodson, A. T.; Dines J. S.: Geophysical Memoir. Meteorol. Office, Vol. 5, Nr. 47, London 1929
Flather, R. A.: Practical Aspects of the Use of Numerical Models for Surge Prediction. Inst. of Oceanogr. Sciences. Rep. No. 30, Birkenhead 1976
Gursch, P.: Das Leda-Sperrwerk in Ostfriesland. Die Küste, H. 2, 1966
Kühn, R.; Siefert, W.: Leben und wissenschaftliches Werk von Hugo Lentz. Hamb. Küstenf., H. 40, 1979
Laustrup, C.: Safeguards against Flood in Denmark. Proc., Int. Conf. on Eng. for Protection from Nat. Disasters, Bangkok, Thailand 1980
Leverkinck: Über den Einfluß des Windes auf die Gezeiten. Veröff. des Kaiserl. Observ. Wilhelmshaven, Berlin 1915
Liese, R.: Die ersten Betriebserfahrungen mit dem Sperrwerk in der Leda bei Leer. Wasser und Boden, H. 6, 1956
Linke, G.: Ergebnisse geologischer Untersuchungen im Küstenbereich südlich Cuxhaven. Probleme der Küstenforschung im südlichen Nordseegebiet. Bd. 13, Hildesheim 1979
Prandle, D.: A Numerical Model of the Southern North Sea and the River Thames. Inst. of. Oceanogr. Sciences, Rep. No. 4, Birkenhead 1974
Prandle, D.: Storm Surges in the Southern North Sea and River Thames. Proc. R. Soc. London, A. 344, 1975
Prandle, D.; Wolf, J.: The Interaction of Surge and Tide in the North Sea and River Thames. Geoph. J., R. astr. Soc., 55, 1978a
Prandle, D.; Wolf, J.: Surge-Tide Interaction in the Southern North Sea. Hydrodynamics of Estuaries and Fjords (J. C. J. Nihoul, Ed.). Elsevier Scient. Publ. Co., Amsterdam 1978b
Siefert, W.: Sturmflutvorhersage für den Tidebereich der Elbe aus dem Verlauf der Windstaukurve in Cuxhaven. Mitt. des Franzius-Inst. der TU Hannover, H. 30, 1968
Siefert, W.: Sturmfluten in der Elbe – Entstehung, Beurteilung, Vorhersage. Ber. und Dok. der Freien und Hansest. Hbg., Nr. 485, 1976a
Siefert, W.: Hydrologische Daten aus dem Tidegebiet der Elbe und ihrer Nebenflüsse. Hamb. Küstenf., H. 35, 1976b
Siefert, W.: Hamburger Sturmflutwarndienst (WADI) – Grundzüge des Vorhersage-Verfahrens. Hansa, Nr. 5, 1977
Tomczak, G.: Der Einfluß der Küstengestalt und des vorgelagerten Meeresbodens auf den windbedingten Anstau des Wassers, betrachtet am Beispiel der Westküste Schleswig-Holsteins. Dt. Hydr. Zeitschrift, Bd. 5, H. 2/3, 1952
Townsend, J.: Persönliche Mitteilungen, 1977
Verschave, J. E. L.: Stormtijen op de Noordzee en op de Westerschelde – Correlatie en Prognose van de Waterstanden. Tijdschr. d. Openbare Werken van Belgie. Afl. 6, 1977
Weenink, M. P. H.: A Theory and Method of Calculation of Wind Effects on Sea Levels in a Partly-Enclosed Sea, with Special Application to the Southern Coast of the North Sea. Staatsdrukkerij, s'Gravenhage 1958
Wijmans, W.: An Automatic Off-Shore Waterlevel Monitoring System. Rijkswaterstaat, Directie Waterhuishouding en Waterbeweging, 1977
Wisman, H. E.: Persönliche Mitteilungen, 1976

Der Sturmflutschutz im Hafen Hamburg nach der Sturmflut vom 3. Januar 1976

III. Konstruktion und Ausführungsbeispiele des privaten Hochwasserschutzes

Dipl.-Ing. **Hans Braaker** und Dipl.-Ing. **Dirk Ollroge**, Hamburg

1 Einführung

Im Band 36 des Jahrbuches der Hafenbautechnischen Gesellschaft[1] sind die Aufsätze von Prof. Dr.-Ing. Hans Laucht „Neue Erfahrungen, Erkenntnisse und Folgerungen" und von Dipl.-Ing. Hermann Rettberg „Der private Hochwasserschutz im Hafen – Organisations- und Rechtsfragen" erschienen, in denen ausführlich alle Aspekte erläutert worden sind, die zu der Entscheidung geführt haben, den Hamburger Hafen durch private Hochwasserschutzanlagen vor künftigen Sturmfluten zu schützen. Weiterhin wurde das generelle Konzept dieses differenzierten Küstenschutzes dargelegt, so daß diese Themen hier nicht erneut abgehandelt werden. In diesem Beitrag sollen die Probleme aufgezeigt werden, die mit der sehr kurzfristigen Realisierung dieser neuartigen Schutzanlagen in einem eng bebauten und betriebsintensiven Gebiet wie dem Hamburger Hafen verbunden waren.

Es werden die Forderungen dargelegt, die an die jeweilige Konstruktion im Hinblick auf diese Probleme, mögliche Belastungen sowie die sehr inhomogenen Baugrundverhältnisse gestellt werden und die sich daraus ergebenden konstruktiven Grundsätze. Zwar war es möglich, auf die Erfahrungen aus den nach der Sturmflut von 1962 umfangreich durchgeführten Deichbauten des öffentlichen Hochwasserschutzes zurückzugreifen, doch mußten angesichts der nicht zu ändernden einschränkenden Randbedingungen viele neue Lösungen entwickelt werden.

Anhand von einigen ausgewählten Konstruktionen werden die theoretischen Ausführungen beispielhaft erläutert.

2 Besondere Probleme

Nach der Sturmflut vom 16./17. Februar 1962 sind sehr umfassende Überlegungen und Untersuchungen über die neu festzulegende Deichlinie angestellt worden. Es zeigte sich, daß es nicht möglich war, den Hafen insgesamt oder auch nur Teile des Hafengebietes mit in das vom öffentlichen Landeshauptdeich geschützte Gebiet einzubeziehen. Die Schutzwände, die aus Mangel an Platz nicht in altbewährter Konstruktion aus Klei und Sand, sondern nur als Hochwasserschutzwände aus Stahl oder Stahlbeton mit Tiefgründungen herstellbar waren, mußten über zahlreiche, überwiegend intensiv genutzte Privat- und Pachtgrundstücke, Straßen, Gleise und Wasserwege geführt werden. Unterirdische Leitungskreuzungen, Überschneidungen mit vorhandenen Bauwerken und die Gefahr von Beschädigungen auf den Betriebsgrundstücken hätten eine jederzeitige Sicherheit, die von Landesschutzdeichen gefordert wird, deren wichtigste Aufgabe der Schutz der in den tiefliegenden und damit gefährdeten Gebieten wohnenden Bevölkerung ist, nicht garantieren können.

Bei dem nach der Sturmflut vom 3.1.1976 entwickelten Konzept zum Schutz des Hafengebietes ist ganz überwiegend der Bau von Poldern gewählt worden, bei deren Umfassungswänden grundsätzlich die gleichen o. a. Probleme zu beachten waren. Es mußten daher an diese Hochwasserschutzanlagen geringere Sicherheitsanforderungen gestellt werden. Da dies – wie noch näher ausgeführt wird – vertretbar war und da die Linienführung der Polderwände eher den örtlichen Gegebenheiten anzupassen war, konnten planerische und konstruktive Lösungen entwickelt werden, die mit wirtschaftlich vertretbarem Aufwand einen sicheren Schutz vor Überflutungen bieten und die die Behinderungen des intensiven Hafenbetriebes in erträglichen Grenzen halten.

---

1 Hafenbautechnische Gesellschaft, Jahrbuch Bd. 36, S. 157 ff. bzw. S. 172 ff., Berlin, Heidelberg, New York: Springer-Verlag 1979

Daß die Sicherheitsanforderungen an die privaten Hochwasserschutzanlagen nicht so hoch sein müssen wie an Bauwerke der öffentlichen Hochwasserschutzanlagen, ist im wesentlichen begründet durch die Tatsache, daß es sich bei den jeweiligen Hafengebieten um keine Wohngebiete handelt. Es ist davon auszugehen, daß die im Hafen sich aufhaltenden Menschen rechtzeitig gewarnt werden – eigens für die Warnung der Hafenbetriebe ist der Hamburger Sturmflutwarndienst eingerichtet worden – und somit Gelegenheit haben, sich bei entsprechender Notsituation auf höher gelegene Flächen, die in jedem Polder vorzusehen sind, zurückzuziehen.

Es war vertretbar, für den Straßen- und Gleisverkehr sowie für den insbesondere bei den Umschlaganlagen sehr intensiven Betrieb mit Flurfördergeräten aller Art die unbedingt erforderlichen zahlreichen Tore in den Hochwasserschutzmauern vorzusehen. Natürlich muß sichergestellt sein, und dies wird auch von Staats wegen regelmäßig überwacht, daß diese Tore schnell und zuverlässig verschlossen werden können. Außer den dafür notwendigen organisatorischen Vorkehrungen der jeweiligen Firmen oder Poldergemeinschaften war schon beim Entwurf der Konstruktion der teilweise rauhe Betriebsablauf zu berücksichtigen, damit nicht bereits durch geringe Beschädigungen die Funktionstüchtigkeit der Verschlußorgane gefährdet wird.

Ebenfalls vertretbar und auch nicht zu umgehen waren die zahlreichen Kreuzungen der Hochwasserschutzwände mit den Ver- und Entsorgungsleitungen, bei denen sichergestellt sein mußte, daß bei Sturmfluten in diesem unter der Geländeoberfläche liegenden und daher schwer zu kontrollierenden Kreuzungsbereich kein Wasser eindringen kann; dies nicht wegen einer direkten Überflutungsgefahr, sondern wegen der möglichen Begünstigung eines hydraulischen Grundbruches, der dann wiederum zum Versagen der Hochwasserschutzwand mit den entsprechenden schwerwiegenden Folgen führen kann. Kreuzende Siel(= Kanalisations-)leitungen sind wegen der „Überflutungsgefahr von hinten" mit Schiebern zu versehen, die rechtzeitig bei steigendem Wasserstand zu schließen sind.

Ein besonderes Problem stellen die stark wechselnden Baugrundverhältnisse dar. Grob vereinfacht kann der im Hafengebiet vorgefundene Baugrund in zwei Hauptarten unterschieden werden. Im ersten Fall besteht die obere Schicht bis in die Tiefe von NN ± 0 m aus Auffüllungen aus Sand und Trümmerschutt oder auch aus teilweise natürlich gewachsenem Untergrund. Darunter folgen Fein- und Mittelsande und in größerer Tiefe auch Grobsande und sandige Kiese. Im zweiten Fall besteht die obere Schicht ebenfalls aus Auffüllungen, darunter stehen jedoch wenig durchlässige Weichschichten aus Klei und Torf, teilweise mit eingelagerten Sandschichten natürlicher Lagerung an. Die Unterkante dieser Schichten liegt meist zwischen NN –5 m und NN –8 m.

Tatsächlich besteht der Baugrund jedoch aus einer sich räumlich verändernden Schichtenfolge, in der eine Vielzahl von Störungen, Gründungsresten, Hohlräumen usw. eingeschlossen sein können.

Wenn auch dem Entwurf der verschiedenen Hochwasserschutzanlagen umfangreiche Baugrundaufschlüsse durch Bohrungen, Schlauchkernbohrungen, Sondierungen und Rammkernsondierungen vorausgegangen sind, kann doch nicht absolut sicher davon ausgegangen werden, daß alle Schichtenänderungen sowie die o. a. Störungen im Boden vollständig erfaßt worden sind. In einigen Fällen war es daher erforderlich, während der Baudurchführung auf bis dahin unbekannte Baugrundverhältnisse mit konstruktiven Maßnahmen zu reagieren.

Besonders in derartigen Situationen bedurfte es großer Anstrengungen aller Beteiligten, die ohnehin unter Terminnot stehenden Bauarbeiten rechtzeitig zu beenden.

3 Konstruktionsrichtlinien

Für einige Aspekte dieser neuartigen Ingenieurbauwerke gab es keine anerkannten Regeln der Technik. Es mußten dafür Richtlinien und Konstruktionsgrundsätze entwickelt werden, die den o. a. Problemen Rechnung trugen.

Hinsichtlich der Höhe der Hochwasserschutzwände wurde empfohlen, sich an der Höhe der vorhandenen öffentlichen Deiche (bis auf wenige Ausnahmen durchgehend NN + 7,20 m) zu orientieren. Diese Landessschutzdeiche sind so konstruiert, daß Wasser über den Deich strömen kann, ohne daß dadurch die Deichinnenböschung oder der innere Deichfuß auskolkt und damit den Deichbruch einleitet. Im Gegensatz zu der Situation hinter den Landesschutzdeichen, wo sich dieses überströmende Wasser großflächig ausbreiten kann, wird insbesondere bei den relativ kleinen Poldern im Hafengebiet der Wasserstand im Polder rasch steigen und damit die zu schützenden Güter gefährden. Diese Situation wird noch verschärft dadurch, daß die Wellenamplitude vor Mauern durch die Reflexion vergrößert wird, und deswegen bei sonst gleichen Verhältnissen bei den Hochwasserschutzmauern mehr Wasser überschwappt als bei Deichen. Um dem zu begegnen, wurde empfohlen, die Oberkante der Schutzanlagen um 30 cm auf NN + 7,50 m zu erhöhen.

Für die Bemessung der jeweiligen Konstruktion und für die Standsicherheit sind zwei Lastfälle maßgebend. Der eine ergibt sich aus der Zweckbestimmung. Der Lastfall „Hochwasser" bedeutet einen äußeren Wasserstand (einschließlich Wellenzuschlag) mit einer Höhe von NN + 7,50 m. Der andere Lastfall „Außenwassersunk" ergibt sich aus der zeitlich verzögerten Abhängigkeit des Grundwasserstandes vom Außenwasserstand (Abb. 1). Bei

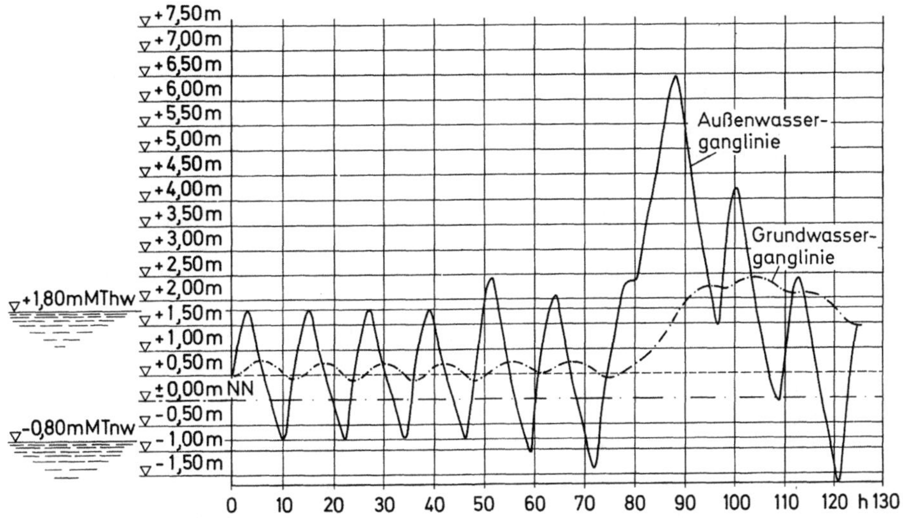

Abb. 1. Vergleich der Außenwasser- und Grundwasserganglinie vor und während einer Sturmflut

schnell fallenden Wasserständen nach einer Sturmflut belasten die dann höheren Grundwasserstände die Schutzkonstruktion von der Landseite her.

Die Standsicherheit der Hochwasserschutzmauer hängt entscheidend von der Berücksichtigung der sehr verschiedenartigen Baugrundverhältnisse ab. Im Bereich der im Boden eingebundenen Wandteile ergeben sich aufgrund unterschiedlicher Bodenschichtungen recht unterschiedliche Wasserdruckbelastungen (Abb. 2). Um diese sicher erfassen zu können, waren daher – wie oben bereits erwähnt – umfangreiche Baugrundaufschlüsse erforderlich.

Die von der Durchlässigkeit des anstehenden Untergrundes abhängigen Unterströmungen der Schutzmauern können zu einem hydraulischen Grundbruch führen und damit die Standsicherheit der Konstruktion gefährden. Damit trotz der nicht auszuschließenden Störungen im Baugrund, nicht erkannter alter Bauwerksreste o. dgl., die zu einer Verkürzung des Sickerweges führen können, ein hydraulischer Grundbruch vermieden wird, wurde das hydraulische Gefälle mit 1 : 4 relativ hoch angesetzt und verbindlich vorgeschrieben. Daraus folgt für ebenes Gelände, daß von der Hochwasserschutzkonstruktion mindestens 2/3 im Boden eingebunden ist.

Wenn Leitungen in der Nähe der Hochwasserschutzwand verlaufen, können durch Aufgrabungen, unzureichende Verfüllung von Leitungsgräben, Kolkbildungen nach Brüchen von Druckrohrleitungen sowie durch den Leitungskörper selber Sickerwegverkürzungen eintreten, die die Gefahr eines hydraulischen Grundbruches erhöhen. Dasselbe gilt für Baumwurzeln, Kellerräume und ähnliches in der Nähe der Hochwasserschutzwand.

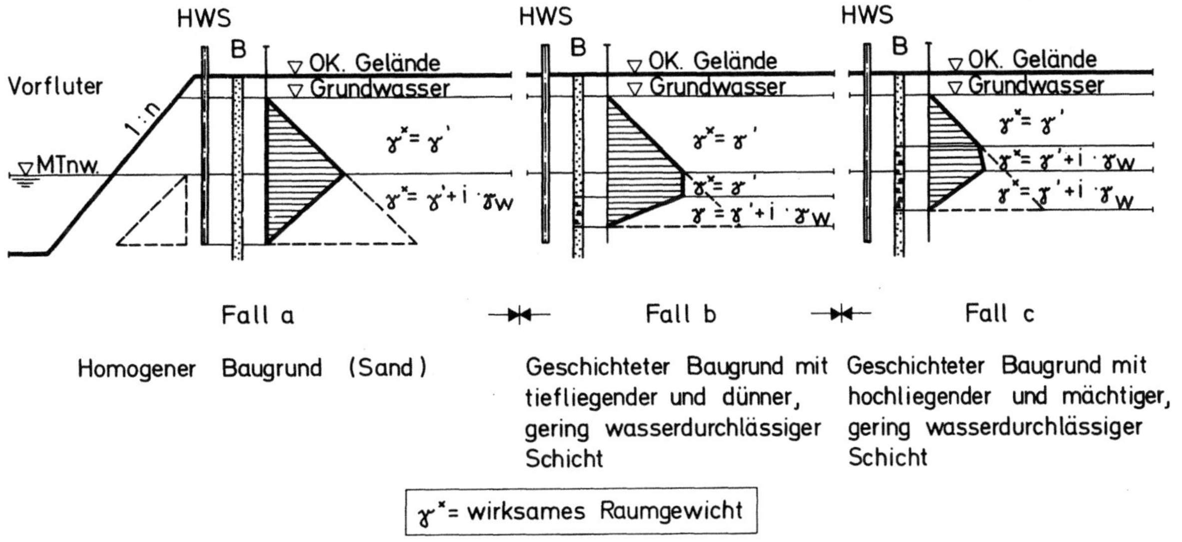

Abb. 2. Wasserdruckansätze auf Hochwasserschutz-Spundwände vor Böschungen (ohne Restwasserdruck am Spundwandfuß)

Daher soll beidseitig ein 5 m breiter Schutz- bzw. Seitenstreifen von Leitungen, Bepflanzung und Bebauung freigehalten werden. Von dieser Forderung mußten gelegentlich wegen der besonderen Verhältnisse im Hafen Ausnahmen gemacht werden. Dann erforderliche zusätzliche Nachweise ergaben Zuschläge zur Einbindelänge der Hochwasserschutzwand, wodurch das geforderte hydraulische Gefälle wieder eingehalten wurde.

Neben der Gefahr des hydraulischen Grundbruches können durch die Umströmung des Spundwandfußes erhebliche Sickerwassermengen im Polder anfallen, die während der Sturmflut aus dem Polder gefördert werden müssen. Eine theoretische Untersuchung geht aus von einem für die sogenannten „Elbsande" allgemein angesetzten Durchlässigkeitsbeiwert von $k = 5 \times 10^{-4}\ ms^{-1}$. Damit kann sich in Abhängigkeit vom Abstand der Unterkante der Hochwasserschutzwand zur darunter liegenden gering durchlässigen Schicht sowie in Abhängigkeit von der Gelände- und der Sturmflutscheitelhöhe eine Sickerwassermenge bis zu 10 m^3/lfdm während der Sturmflut ergeben.

Zur schadlosen Abführung ist ein Dränagesystem erforderlich, mit dem dieses Wasser zu Pumpen geleitet wird, die es aus dem Polder fördern. Die Dränagen sollen wegen der Verockerungsgefahr möglichst außerhalb des normalen Wasserwechselbereichs liegen. Überwiegend wurden wegen der anstehenden geschichteten Böden und Schluffe Horizontaldränagen gewählt.

Ist wegen anstehender kaum durchlässiger Weichschichten nur mit geringen, gegebenenfalls vernachlässigbaren Sickerwassermengen zu rechnen, muß für Regenwasser, dessen natürliche Vorflut in die Hafenbecken durch die Hochwasserschutzwand unterbunden ist, ein ausreichend dimensioniertes Entwässerungssystem vorgehalten werden. Im Sturmflutfall müssen Pumpen das Oberflächenwasser aus dem Polder fördern. Die Entwässerungssysteme und die Pumpen sind für die im Sturmflutfall durchsickernden Wassermengen, für einen gleichzeitigen Bemessungsregen von $150 \cdot l \cdot s^{-1} \cdot ha$ sowie für das ständig im Polder anfallende Schmutzwasser zu dimensionieren.

Statisch wirksame Dränagen wurden eingebaut, um beim Lastfall „Außenwassersunk" den Grundwasserstand niedrig zu halten oder bei fallendem Außenwasserstand schnell wieder zu senken. Dadurch wird der Grundwasserüberdruck verringert, der sonst nach einer Bewegung der Konstruktion zum Wasser hin zum Aufbau eines Spaltwasserdruckes zwischen Bodenkörper und Wand führen könnte. In anderen Fällen waren Dränagen erforderlich, um Fußböden vorhandener Gebäude vor dem Aufbrechen infolge Wasserüberdruck zu sichern. Die Forderung nach einer bei Ausfall der statisch wirksamen Dränage gemäß DIN 4095 notwendigen Reststandsicherheit wurde ersetzt durch die Forderung nach einer ständigen Funktionskontrolle der Dränage; zu diesem Zweck wurde eine ausreichende Zahl von Pegelbrunnen vorgesehen.

Die Pumpen müssen aus Sicherheitsgründen für einen bei Sturmfluten nicht völlig auszuschließenden Stromausfall mit einer Notstromversorgung ausgerüstet sein. Unter dem direkt an der Schutzwand verlaufenden Verteidigungsweg und unter benachbarten Flächenbefestigungen kann sich bei steigendem Grundwasserstand ein Luftüberdruck aufbauen, der u. U. die über ihm liegende nur gering luftdurchlässige Decke aufbrechen kann. Um dies zu vermeiden, sind landseitig Entspannungsöffnungen vorgesehen.

Bei sehr schweren Sturmfluten muß damit gerechnet werden, daß losgerissene kleinere Schiffe, Ladungsteile, aufgeschwommene Container oder andere schwimmfähige Gegenstände unkontrolliert im Wasser treiben und je nach örtlicher Gegebenheit gegen die Hochwasserschutzwand stoßen können. Da die Stoßenergie beträchtlich sein kann, muß die Konstruktion entsprechend dimensioniert werden. Wegen der Vielzahl von möglichen Schwimmkörpern ist die Stoßbelastung analytisch nicht zu ermitteln; es wird daher grundsätzlich ein „Treibgutstoß" von 30 kN für die Bemessung angenommen. Bei den steiferen Stahlbetonwänden sind besonders bei ungünstiger Lage zur Hauptwindrichtung, bei einer vergleichsweise großen möglichen Wassertiefe vor der Mauer sowie bei nahe gelegenenen ungünstigen Schwimmkörpern (z. B. schwere Holzstämme), Treibgutstöße bis zu 90 kN gewählt worden.

4 Ausführungsbeispiele

4.1 Deiche, Warften und Hochwasserschutzwände

Als bewährtes Konstruktionsprinzip gilt seit langem die Bauweise mit dem Baustoff „Erde". In Form von Deichen und Warften sind diese massigen Erdbauwerke auch für den privaten Hochwasserschutz gut geeignet.

Die Deiche weisen 1 : 3 geneigte Außen- und Innenböschungen auf. Durch die relativ flach geneigten Innenböschungen wird die Gefahr vermindert, daß beim Überlaufen einzelner Wellen die Innenböschung erodiert und damit die Standsicherheit des gesamten Deiches gefährdet wird. Wo die Lage zur Hauptwindrichtung und zum offenen Wasser eine hohe Wellenbeanspruchung, wie Wellenauflauf und Druckschlag, erwarten läßt, wird der Deich entsprechend überhöht und mit einem Deckwerk versehen.

Warften ergeben sich oft dort, wo unbebaute Flächen, z. B. Lagerflächen auf Umschlaganlagen, durch eine Aufhöhung wirtschaftlich vor Hochwasser geschützt werden können. Häufig werden Warften in die Hochwasser-

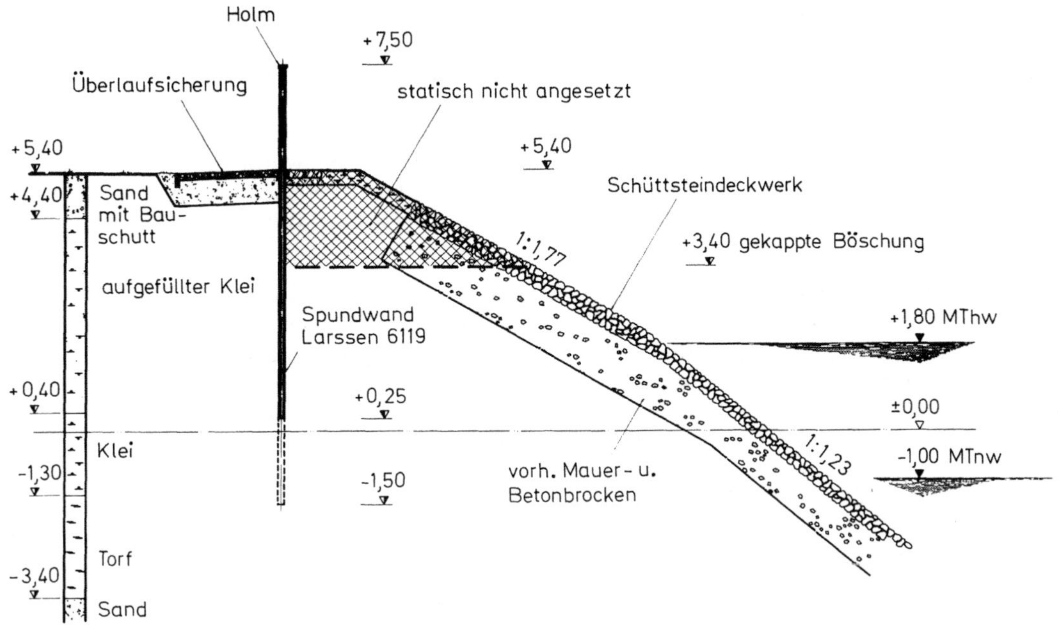

Abb. 3. Hochwasserschutzwand im Böschungsbereich mit rechnerisch nur teilweise angesetzter Böschung

schutzlinie eines Polders einbezogen. Über Rampen erreichbar, bieten die Warften dann einen zusätzlichen Schutzraum für den Fall, daß durch Summierung von Katastropheneinflüssen der Polder versagen sollte.

Diese Konstruktionen, wie auch ihre Variation in Form von Fangedämmen, erfordern einen großen Platzbedarf, der auf den intensiv genutzten Hafengrundstücken nur selten ausreichend zur Verfügung steht. Nur in wenigen Abschnitten war deshalb diese Bauweise im Zuge des privaten Hochwasserschutzes realisierbar.

Der überwiegende Teil der Hochwasserschutzkonstruktionen besteht daher aus platzsparenden Wänden, die den hafenspezifischen Platznöten entgegenkamen.

Jeder ausgeführte Polder ergab ganz besondere Problemstellungen durch den vorgefundenen Untergrund, die vorhandene Bebauung, betriebliche Belange sowie durch die Forderung nach Wirtschaftlichkeit und Sicherheit. Die sich daraus ergebenden Randbedingungen wurden durch wirtschaftliche und konstruktiv interessante Bauwerke erfüllt, von denen ein repräsentativer Querschnitt in folgenden Ausführungsbeispielen vorgestellt wird.

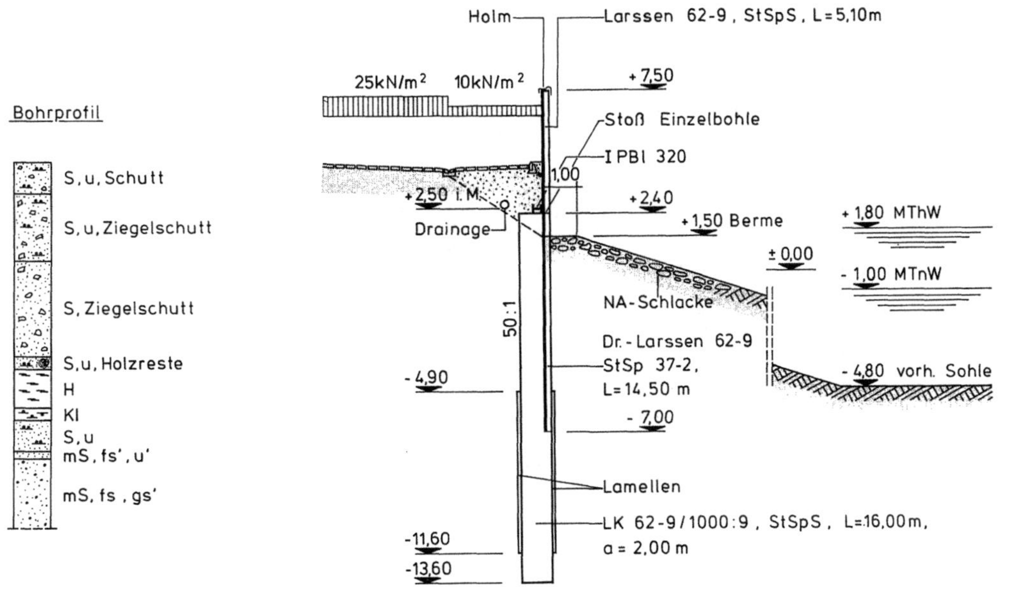

Abb. 4. Aus Spundbohlen und LK-Pfählen zusammengesetzte Hochwasserschutzwand im Böschungsbereich

In einem Polderabschnitt verläuft die Hochwasserschutzwand nahe der Böschungskrone parallel zum Wasser (Abb. 3). Die wasserseitige Böschung weist eine sehr steile Neigung auf. Geländebruchnachweise für die Ausgangsböschung liefern eine rechnerische Sicherheit nach Krey unter 1,2. (Eine Böschungsbruchsicherheit von 1,2 hat sich im Hamburger Hafen in vielen Fällen als ausreichend erwiesen).

Für die Hochwasserkonstruktion ist diese Standsicherheitsaussage unbefriedigend. Um dennoch die Stützwirkung der Böschung für die Hochwasserschutzwand ausnützen zu können, wurde die Böschung rechnerisch als so weit gekappt angesehen, daß der verbleibende untere Bereich eine Sicherheit gegenüber Böschungsbruch von $\geq 1{,}2$ aufweist. Daraus ergab sich ein rechnerischer Geländesprung von ca. 2,0 m, für den die Hochwasserschutzwand zu bemessen war.

In einem anderen Böschungsbereich wurde zunächst eine verankerte Spundwand entworfen (Abb. 4). Die anstehende langgezogene Böschung erforderte für die Bauausführung ein aufwendiges Rammgerüst. Die ursprünglich vorgesehene Konstruktion wurde deshalb nach einem firmenseitigen Sondervorschlag durch eine gemischte Spundwand aus LK-Pfählen (aus Larssen-Spundwandprofilen zusammengesetzte Pfähle) und dazwischenliegenden Dreifach-Bohlen ersetzt. Diese Konstruktion wirkt als im Boden eingespannte Wand ohne Verankerung. Die Hochwasserschutzwand besteht im unteren Bereich aus LK-Pfählen in Sonderstahl. Die Pfähle sind im Bereich der größten Momentenbeanspruchung aus dem Lastfall „Außenwassersunk" durch Stahllamellen verstärkt. Im Raum zwischen den LK-Pfählen sind Dreifach-Bohlen Larssen 62/9 aus Stahl 37 eingesetzt. Sie reichen bis zu einer Höhe von NN + 7,50 m, die für die statische Berechnung hinsichtlich des hydrostatischen Wasserdruckansatzes maßgebend ist. Die verbleibenden Zwischenräume im Bereich der Pfähle wurden durch Einzelbohlen aus Sonderstahl geschlossen. Der Stoß mit den Pfählen wurde verschweißt. In Höhe des Stoßes verläuft ein Stahlgurt, der beim Ausfall eines Pfahles die Pfahllast verteilt.

Der landseitige Raum wurde bis zur Geländeoberkante verfüllt und nimmt eine Dränage auf. Die Dränage verringert den Wasserüberdruck aus aufgestautem Grundwasser beim Lastfall „Außenwassersunk". Landseitig der Hochwasserschutzwand wurde ein Betonsteinpflaster verlegt, das als Deichverteidigungsweg und als Überlaufsicherung dient.

Der wasserseitig verbleibende Bereich der Böschung in einer Breite von ca. 1,0 m wird als Kontroll- und Wartungsweg benutzt.

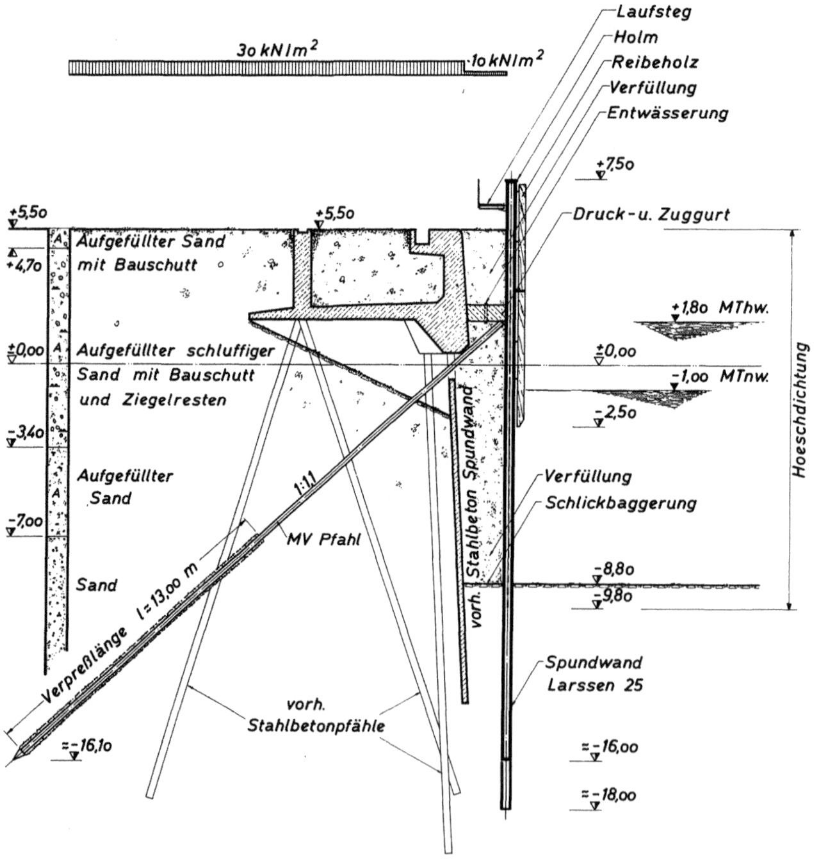

Abb. 5. Verankerte Hochwasserschutzwand vor einer alten Kaimauer

Im Bereich von Kaimauern war es vorteilhaft, die Wand wasserseitig vor die Kaimauer zu setzen, damit die Kaiflächen mit in den Hochwasserschutz einbezogen werden. In der Regel wurde das Kaimauerbauwerk in die Hochwasserschutzkonstruktion integriert. In vielen Fällen erwies sich der Nachweis der alten Kaimauern nach den heutigen Normen und Richtlinien als unzulänglich. Die Beurteilung vorhandener Uferbauwerke anhand von Bestandsplänen ist oft unmöglich, da die Beschaffenheit der Pläne durch Kriegs- und Hochwassereinflüsse sehr gelitten hat.

In einem Kaimauerbereich wurde die Hochwasserschutzwand aus durchgehenden Stahlspundbohlen wasserseitig vor eine vorhandene Kaimauer des Baujahres 1953 gerammt (Abb. 5). Die Hochwasserschutzwand ist über einen Betongurt fest mit der Kaimauer verbunden und durch Schrägpfähle zusätzlich verankert. Die aus den Belastungsfällen „Hochwasser und Treibgutstoß" sowie „Außenwassersunk" sich ergebenden Kräfte werden im Verhältnis der Steifigkeiten auf Schrägpfähle und Kaimauerkonstruktion aufgeteilt. Der Hohlraum zwischen Hochwasserschutzwand und Kaimauer wurde mit Sand verfüllt. Vorher wurde eine an der Sohle des Hafenbeckens vorhandene Schlickschicht abgetragen, um unerwünscht hohe Innenwasserstände landseitig der Wand durch Aufstau zu vermeiden.

Die Vielzahl der integrierten alten und neuen Bauteile zeigt, wie schwer oft Berechnungsvereinfachungen und wirklichkeitsgetreue Festlegungen oder Grenzwertbetrachtungen durchzuführen waren.

In einem Polderabschnitt findet Papierumschlag mit relativ hohen Flächenlasten statt. Die Geländesprungsicherung erfolgt durch eine vorhandene verankerte Spundwand. Die Hochwasserschutzkonstruktion bezieht das bestehende Uferbauwerk mit ein (Abb. 6). Die vorhandene verankerte Spundwand reicht zwar für den Lastfall „Außenwassersunk" und als Sickerschürze aus. Ein positiver statischer Nachweis für die Verankerung ließ sich jedoch nicht erbringen. Demzufolge mußten die Ankerzugpfähle verstärkt werden. Die erhöhten Ankerkräfte werden durch vorgerammte Stahlpfähle, deren Abstand ca. 3,0 m beträgt, sowie durch zusätzliche Schrägpfähle aufgenommen. Die von der vorhandenen Konstruktion nicht aufzunehmenden Restzugkräfte werden über einen Druckgurt auf die Vorrammung übertragen. Die Hochwasserschutzkonstruktion wird durch ein aufgesetztes winkelförmiges Stahlbetonfertigteil bis zur Bemessungshöhe ergänzt. Die aus dem unterschiedlichen Verformungsverhalten der Konstruktionen entstehenden Zwängungskräfte wurden durch entsprechende Bemessungen berücksichtigt.

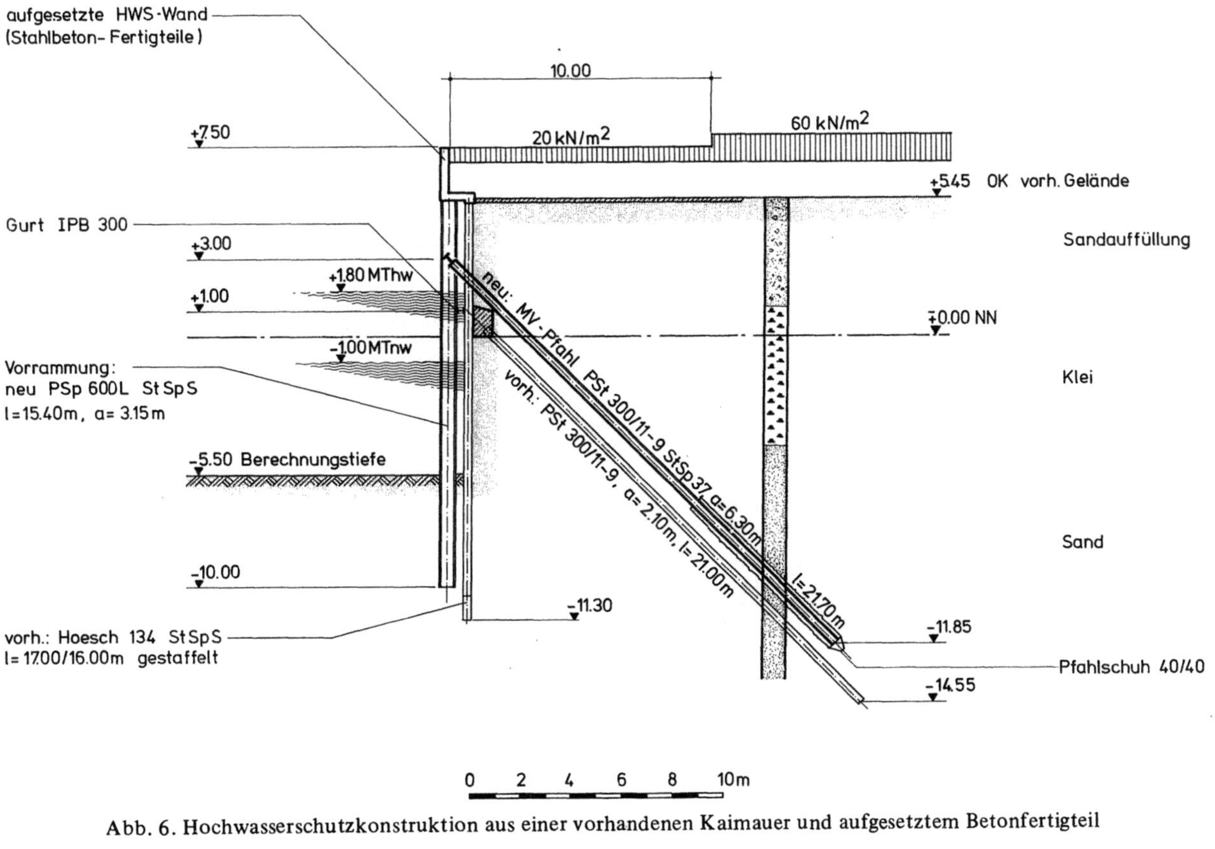

Abb. 6. Hochwasserschutzkonstruktion aus einer vorhandenen Kaimauer und aufgesetztem Betonfertigteil

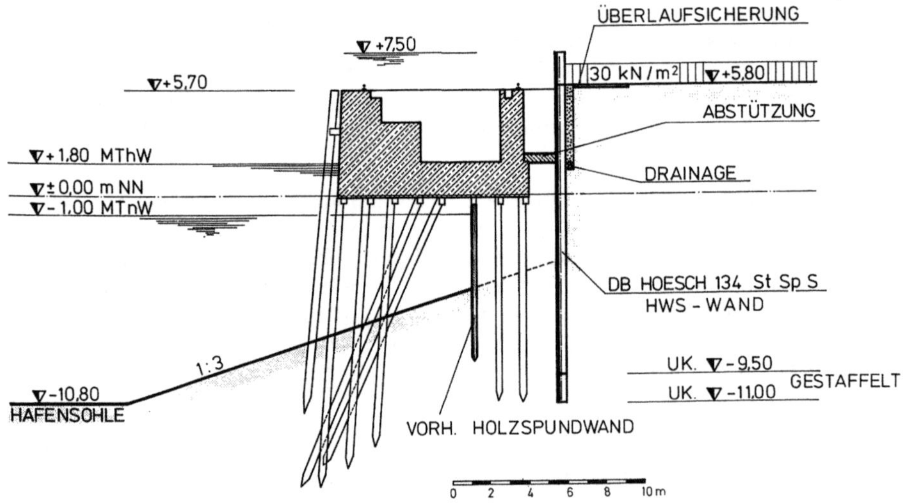

Abb. 7. Hochwasserschutzwand hinter einer alten Kaimauer

Wasserseitig von Kaimauern können Hochwasserschutzwände meist nur dann angeordnet werden, wenn die Umschlagbetriebe lediglich kleinere Seeschiffe oder Binnenschiffe abfertigen. Sind jedoch an einer Kaimauer überwiegend größere Schiffe oder solche mit hohen Aufbauten abzufertigen, so behindert bzw. verhindert eine Hochwasserschutzwand vor der Kaimauer das sichere Vertäuen sowie das Auslegen einer Gangway oder von Roll-on/Roll-off-Brücken. Außerdem wird der Umschlag großer Gütermengen durch eine Hochwasserschutzwand stark behindert. Daher werden bei Umschlagbetrieben die Kaiflächen häufig nicht mit in die Hochwasserschutzsicherung einbezogen. Eine Kapselung der E-Anschlüsse sowie der Fahrwerke der Kräne ist dann meistens notwendig.

Im Bereich der Ausrüstungskais einer Werft verläuft die Hochwasserschutzwand landseitig einer vorhandenen Kaimauer alter Bauart, die eine Böschung überbaut (Abb. 7). Die Wand besteht aus durchgehenden Stahlspundbohlen. Die vorhandene alte Kaimauer ist auf einem Holzpfahlrost gegründet, in den eine Holzspundwand einbe-

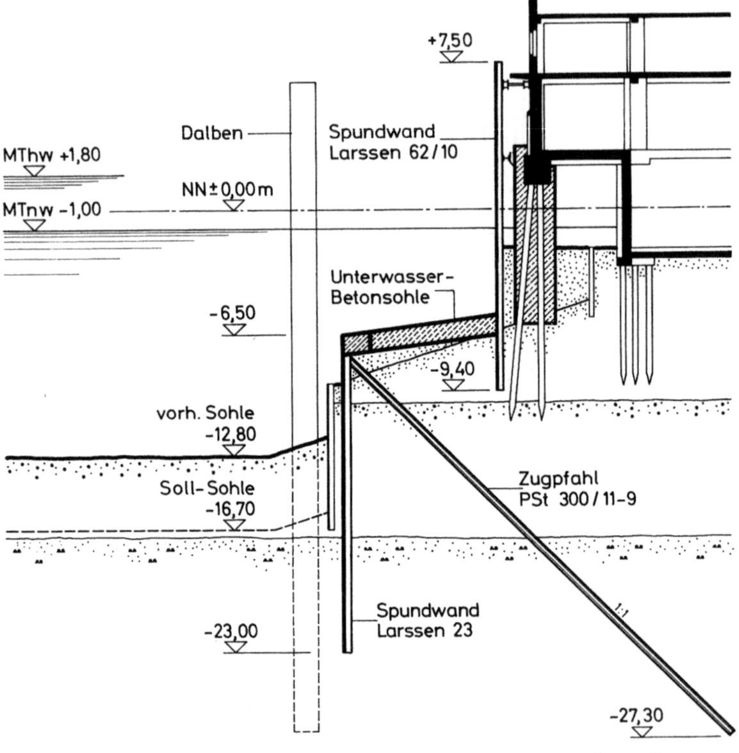

Abb. 8. Hochwasserschutzkonstruktion im Bereich einer Siloanlage

zogen ist. Erfahrungsgemäß sind derartige Spundwände undicht und genügen nicht mehr den heutigen Erkenntnissen. Wegen der vermuteten Schäden in der Holzspundwand, wodurch Boden ausfließen könnte, wurde der dahinter anstehende Boden nur bedingt zur Stützung der Hochwasserschutzwand rechnerisch herangezogen. Man erwog deshalb, die Wand für den Lastfall „Außenwassersunk“ durch Schrägpfähle zu verankern. Wegen im Verankerungsbereich vorhandener Gründungen wurde eine Konstruktion gewählt, bei der sich die Hochwasserschutzwand im maßgebenden Lastfall auf die Kaimauer über Druckstreifen abstützen kann. Eine Untersuchung ergab, daß die vorhandene Kaimauerkonstruktion für derartige Lastzustände ausreichend sicher an der Lastabtragung teilnehmen kann.

Eine Dränage begrenzt den Grundwasserhorizont, um die beim Lastfall „Außenwassersunk“ auftretenden abtreibenden Kräfte gering zu halten. Eine ausreichende Sickerweglänge wird durch die neue Hochwasserschutzwand sichergestellt.

Im Bereich einer Siloanlage wurden Trasse und daraus folgende Konstruktion des Sturmflutschutzes durch die Forderung bestimmt, daß wasserseitig der Hochwasserschutzwand sowohl Massengutschiffe als auch Binnenschiffe nebeneinander abgefertigt werden können. Die Massengutschiffe liegen wasserseitig einer schweren Dalbenreihe, während die Binnenschiffe im Raum zwischen Dalbenreihe und Silokonstruktion manövrieren. Daher mußte die Hochwasserschutzwand so dicht wie möglich an die Silokonstruktion heranrücken, um für die Binnenschiffe einen ausreichenden Zwischenraum freizuhalten (Abb. 8).

In der Nähe der vorhandenen Silogründung, die nach heutigen Erkenntnissen als „schwebend“ bezeichnet werden muß, verbot sich eine tief einbindende Spundwand wegen der möglichen negativen Auswirkungen auf den Silokomplex. Die Kräfte aus den Lastfällen „Hochwasser“ und „Außenwassersunk“ können über Deckenscheiben usw. von der Silokonstruktion aufgenommen werden. Die relativ kurze Hochwasserschutzwand wird so über Kontaktauflager zum Silogebäude entlastet.

Die Hohlräume zwischen Spundwand und Gebäude sowie unterhalb davon wirken als Wassersammel- und Wasserausgleichsspeicher, die über ein Schieber- und Pumpensystem im Hochwasserfall so geregelt werden, daß Differenzwasserdrücke für Hochwasserschutzkonstruktion und Gebäude schadlos abgetragen werden können.

Eine vorhandene Unterwasserböschung wird durch eine aussteifende und dichtende Unterwasserbetonsohle verstärkt. Zur Sicherung der Betonsohle ist eine mit Schrägpfählen verankerte Unterwasservorsetze erforderlich. Diese Vorsetze mußte für eine zukünftige Wassertiefe von NN – 16,70 m ausgelegt werden.

Im Bereich einer Raffinerie wurde eine durch Schrägpfähle verankerte Hochwasserschutzwand vorgesehen, da die vorhandene Böschung abgängig war. Es stellte sich heraus, daß ein Rammen der Schrägpfähle zu Setzungen im Bereich der Tanklager führen würde. Dadurch bestand die Gefahr, daß Behälter sich schiefstellen und Produktenleitungen brechen. Bei den dabei eventuell freiwerdenden Flüssigkeiten handelt es sich um hochexplosive Stoffe. Eine unverankerte, leichtere Wand setzte voraus, daß zunächst die vorhandene abgängige Böschung saniert wurde. Dies geschah durch eine Unterwasserspundwand (Abb. 9).

Für die Hochwasserschutzwand wurden HK-Pfähle (aus Hoesch Spundwand-Profilen zusammengeschweißte Pfähle) und Dreifach-Bohlen als Sickerschürze gerammt. In die Pfähle wurden Stahlbetonfertigteilstützen eingesetzt, gegen die sich Stahlbetonfertigteilplatten legen. Den kraftschlüssigen Übergang zwischen Betonstützen,

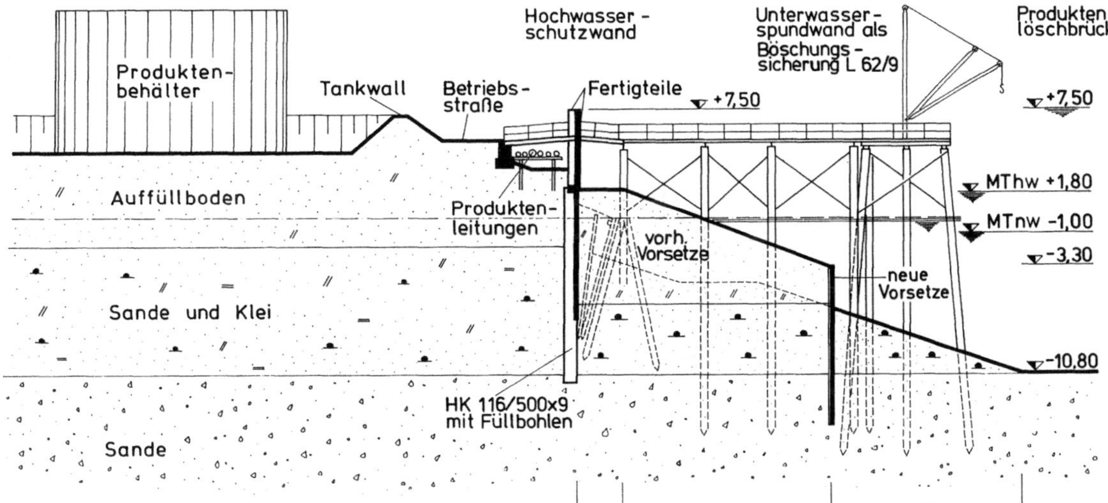

Abb. 9. Hochwasserschutzwand im Bereich von Großbehältern und Produktenleitungen einer Raffinerie

Betonplatten, der Sickerschürze und den Pfählen stellt ein Stahlbetongurt her. Die Bauarbeiten wurden durch werkseitige Sicherheitsauflagen erschwert. So durften keine schwebenden Lasten über den Produktenleitungen bewegt werden. Außerdem bestand ein generelles Schweißverbot. Die Setzungen der Produktenleitungen durch Baueinflüsse durften ein Mindestmaß nicht überschreiten.

Trotz der leichten Wandbauweise führte die Rammung der Pfähle zu gewissen Setzungsschäden an Tankanlagen und Produktenleitungen, so daß in weiteren Abschnitten eine durchgehende Spundwand ausgeführt wurde.

4.2 Leitungskreuzungen

Neben unterirdischen Leitungen, die in der Nähe der Hochwasserschutzwände verlaufen, gefährden besonders deren Leitungskreuzungen durch mögliche Undichtigkeiten oder, wenn nach Rohrbrüchen Kolke entstehen, die Schutzwirkung der Hochwasserschutzkonstruktionen. Jede Leitungskreuzung bedeutet deshalb eine Schwachstelle im Polder.

Bei Deichen gilt die Grundregel, daß generell keine Leitungen im Deichkörper verlegt werden sollen. Wird in Ausnahmefällen eine Leitung durch den Deich verlegt, so muß sie auf ganzer Länge innerhalb eines Stahlmantelrohres verlaufen. Es ist anzustreben, das Mantelrohr in einem Schlitz im Deichkörper zu verlegen, anstatt es durch den Deich zu drücken oder zu pressen, da dabei unkontrollierbare Hohlräume im Deichinnern auftreten können. Das Mantelrohr wird mit Manschetten umgeben, die in die wasserseitige Kleischicht einbinden, um einen möglichen Sickerweg entlang des Rohres zu versperren. Auf der Landseite ist ein Schacht anzuordnen, wohin die Leitung mit Gefälle führt. Im Falle eines Rohrbruches kann dort die Flüssigkeit entspannt austreten, ohne daß innerhalb des Deichkörpers oder in seiner unmittelbaren Nähe Kolke auftreten.

Die gleichen Regeln gelten auch für Hochwasserschutzwände. Nur müssen hier wegen der bereits angesprochenen betrieblichen Verhältnisse im dicht bebauten Hafengebiet wesentlich häufiger Leitungskreuzungen als Ausnahmen zugelassen werden. Dabei wird angestrebt, die Leitungen möglichst über die Wand hinwegzuführen oder die unterirdischen Leitungskreuzungen zumindest gebündelt anzuordnen. So kann erreicht werden, daß diese Schwachstellen nur an wenigen Stellen auftreten und daß sie vor allem auch im Sturmflutfall leichter überwacht werden können.

Rohrleitungen, die nicht unter Druck stehen, wie z. B. Entwässerungsleitungen, wurden in der Regel mit einem doppelten Schiebersystem versehen. Der Abstand zwischen den Schiebern beträgt ca. 10 m, so daß auch bei einem im Rohr festsitzenden Fremdkörper wahrscheinlich ein Schieber bedient werden kann. Im Bereich der Hochwasserschutzwand besteht die Rohrleitung aus duktilem Gußrohr. Für den Einbau der Dichtungs-Konstruktion wurde im allgemeinen ein kurzes Stück Stahlmantelrohr mit der Spundwand verschweißt. Stopfbuchsen,

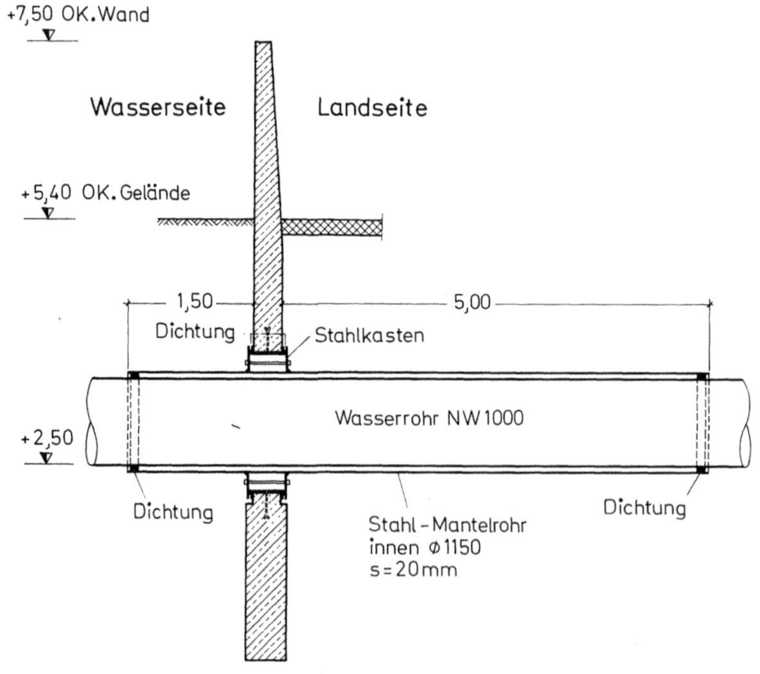

Abb. 10. Kreuzung einer Druckrohrleitung mit der Hochwasserschutzwand

durch Schrauben anpreßbare Gummidichtungen, das Ausfüllen mit Dämmer etc. dichten dann den Raum zwischen Leitungs- und Mantelrohr.

Bei Rohrleitungen mit einer Mindestdruckhöhe von 1 bar (10 m WS) wurden die Leitungskreuzungen auf der Landseite durch ein 5 m langes Stahlmantelrohr gesichert. Der Raum zwischen Mantel- und Druckrohr wurde allseitig gedichtet (Abb. 10). Im Falle eines Rohrbruches soll der unmittelbar landseitig der Hochwasserschutzwand gelegene Bodenbereich dadurch vor einer Auskolkung geschützt werden. Zusätzlich können noch Entlastungsbrunnen angeordnet werden, damit ausströmendes Wasser weitgehend entspannt abfließen kann.

Wasserleitungen und Gasleitungen sowie Kabelverbindungen werden nach Kriterien, die den vorhergehend beschriebenen entsprechen, durch die Hochwasserschutzwände geführt. Wo durch Rohrbrüche, z. B. auch bei Gasleitungen, deren Lage im Grundwasser zu sogenannten „Ausbläsern" führen kann, die Gefahr von Kolkbildungen besteht, werden die Leitungskreuzungen ebenfalls durch längere Mantelrohre gesichert.

4.3 Verschlußsysteme

Ebenso wie Leitungskreuzungen bedeuten Toröffnungen Schwachstellen im Polder. Es wurde angestrebt, die Zahl an Toröffnungen möglichst gering zu halten und wo immer angängig durch Rampen zu ersetzen. Die Problematik der Torverschlüsse liegt im Schließvorgang, der meist in Eile und bei starken Windgeschwindigkeiten ausgeführt werden muß. Es gibt Polder mit über 60 Verschlüssen, die im Hochwasserfall rechtzeitig verschlossen werden müssen, wobei die Vorgabe, möglichst einheitliche Verschlußsysteme zu benutzen, die Handhabung vereinfachen soll.

Die Bemessung der Verschlußkörper wird im allgemeinen für den reinen Hochwasserfall gemäß DIN 19 704 und DIN 19 705 durchgeführt. Belastungen aus den Montagevorgängen oder aus Stößen und Fahrzeuganprall infolge Kaibetrieb zwingen nicht selten zu weitergehenden Überlegungen. Der auch für die Verschlußkörper angesetzte Treibgutstoß von 30 kN erfordert eine ausreichend dicke Blechhaut mit versteifenden Rippen. Eine Mindestblechdicke von 8 mm ist deshalb generell einzuhalten. Alle Torkörper erhielten einen ausreichenden Korrosionsschutz.

Die Eigenschaften des Dichtungsmaterials entsprechen den Vorgaben der EAU. Als Dichtung wurden vorzugsweise Hohlprofile eingebaut, die einen großen Federweg aufweisen und sich auch Unebenheiten gut anpassen. Dichtungen wurden möglichst auf der Wasserseite angebracht, damit die Gesamtkonstruktion nicht unter Auftrieb steht. Es wurde angestrebt, daß die Dichtungen die Kontaktflächen der Verschlußkörper ungestoßen und ausgerundet umlaufen. Beim Schließvorgang werden die Dichtungen durch Spindeln und Vorreiber gegen die Anschläge gepreßt, bevor der Wasserdruck wirksam wird.

Als Verschlußsysteme werden Dammbalken, Torplatten, Schiebe-, Stemm-, Dreh- und Hubtore verwendet.

Dammbalkenverschlüsse bestehen aus Balkenprofilen aus Holz oder Aluminium, die auch von Hand eingesetzt werden können. Wegen der Dichtungsprobleme werden sie nur selten verwendet.

Torplatten eignen sich besonders dort, wo ausreichend leistungsstarke Gabelstapler für den Einbau auch unter hohen Windgeschwindigkeiten zur Verfügung stehen. Abmessungen der Torplatten hängen teilweise von den Geräten ab, mit denen sie im Hochwasserfall eingebaut werden. Außerdem biegen sich Torplatten im Belastungsfall durch, wodurch Undichtigkeiten auftreten können. Damit der normale Verkehr nicht behindert wird, erhalten die Tordrempel keine Schwelle, so daß bei großen Torweiten im Betriebsfall Stützkonstruktionen erforderlich werden.

Schiebetore sind für jede Öffnungsweite geeignet. Sie werden mittels hochwasserfrei angeordneter Elektromotoren über Zahnstangen bzw. Seile oder mit Handbetrieb verfahren. Die Schließgeschwindigkeiten betragen i.M. 6 – 10 m pro Minute; im Handbetrieb muß das Tor innerhalb von 20 Minuten zu schließen sein. Beim Bewegungsvorgang darf die Dichtung keiner Reibung unterliegen, so daß die Schiebetore im Endzustand abgesenkt werden müssen.

Bei einem Polder, der einen privaten Flugplatz mit einschließt, durfte die Hochwasserschutzwand in der Einflugschneise auf einer Breite von ca. 172 m eine Höhe von NN + 6 m nicht überschreiten. Diese Kote ergab sich aus dem Anflugwinkel und dem Aufsetzpunkt auf der Rollbahn. Im Hochwasserfall wird diese Öffnung durch ein Schiebetor geschlossen (Abb. 11). Der Flugverkehr wird über die Beschränkung der Einflugschneise im Hochwasserfall vom Tower des Flugplatzes rechtzeitig gewarnt.

Das Schiebetor besteht aus 5 jeweils ca. 35 m langen, hintereinandergekoppelten Torelementen, die wasserseitig der Hochwasserschutzwand auf jeweils 2 Laufwagen verfahren werden können. Die Torelemente werden durch untere und seitlich an Stützen angebrachte Führungsrollen gehalten. Die Führungsrollen nehmen Wind-, Wasserdruck- und Stoßkräfte auf. Das Tor wirkt dabei als ein unten eingespannter Balken. In der Ruhestellung sind die Elemente durch einen Spindelantrieb um $1{,}5^\circ$ gegenüber der Senkrechten verschwenkt gelagert, um die Dichtung von den Anschlagsflächen freizuhalten. Das Tor wird im Betriebsfall im abgeschwenkten Zustand verfahren. Der Antrieb besteht aus einem Elektromotor, der ein endloses Seil über Umlenkrollen betreibt. Bei

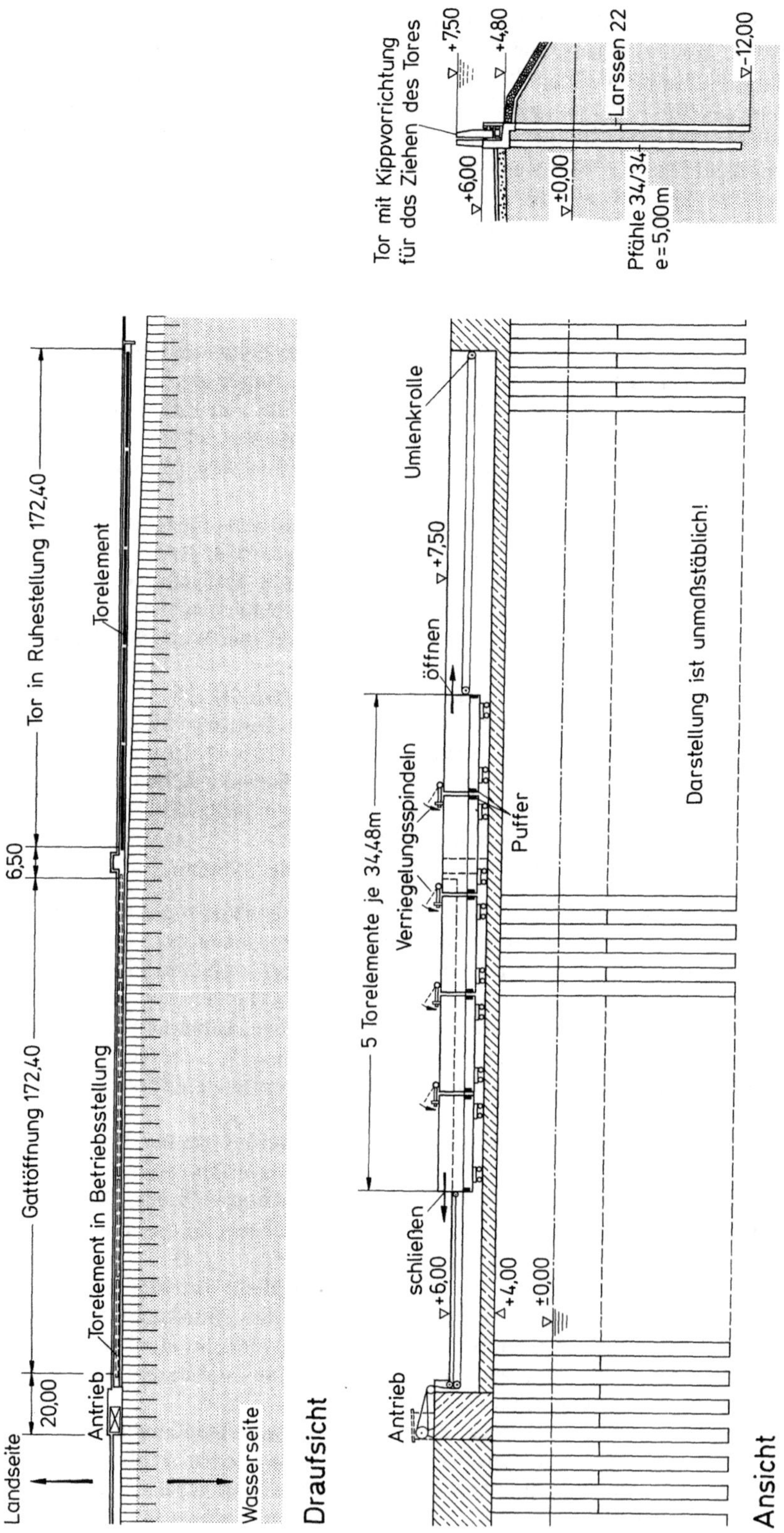

Abb. 11. Hochwasserschutz-Verschlußsystem für die Öffnung der Einflugschneise eines Flugplatzes

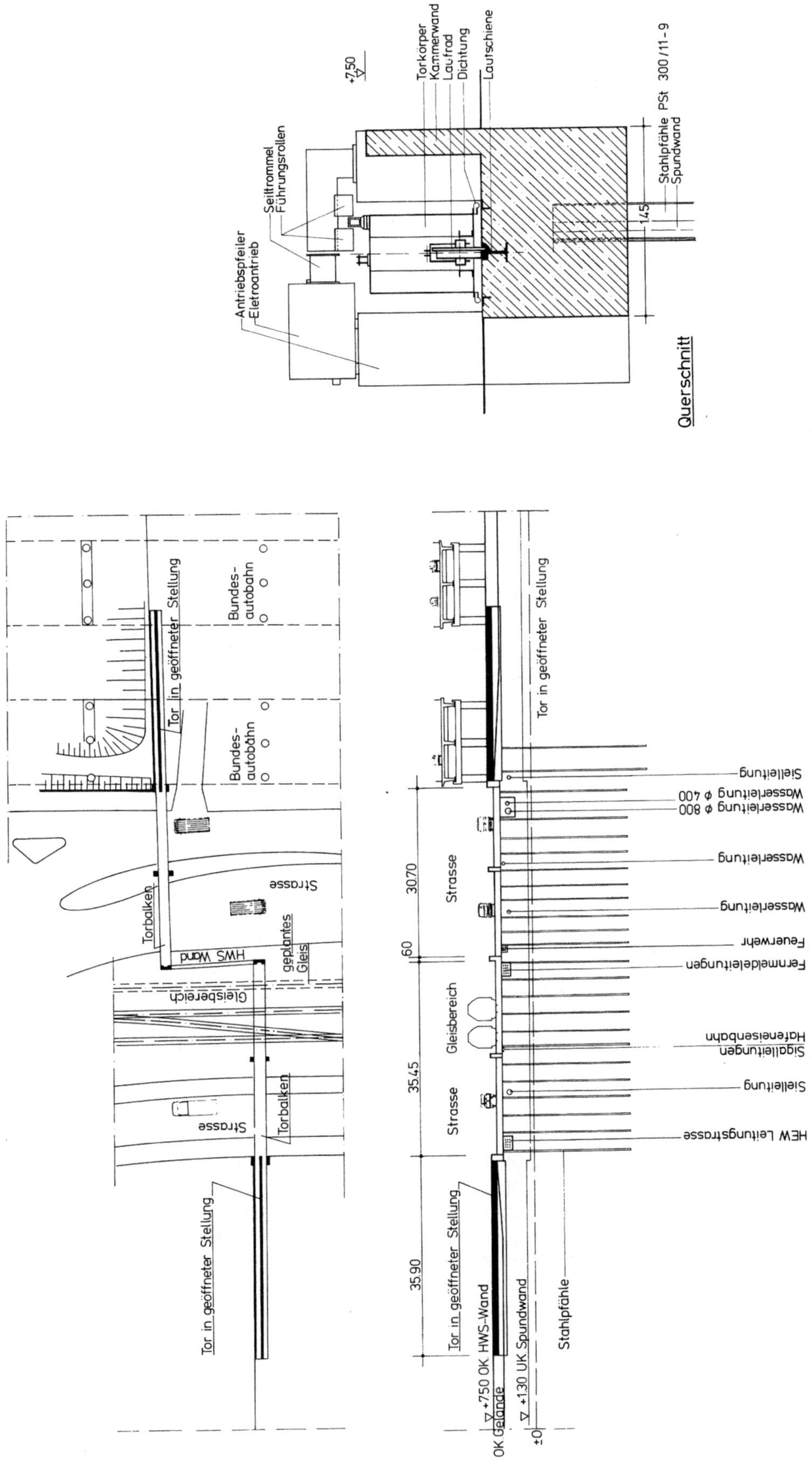

Abb. 12. Hochwasserschutz-Schiebetor für eine kombinierte Straßen- und Gleisöffnung

Stromausfall ist der Motor auskuppelbar, so daß das Tor durch einen Lkw verfahren werden kann. In geschlossener Stellung werden die einzelnen Torelemente über einen Spindelantrieb aufrechtgestellt. Durch aus jedem Element herausklappbare Spindeln, die gegen die Hochwasserschutzwand angezogen werden, wird die Dichtung an die Anschlagleisten gepreßt. Die Torelemente werden ferner durch in Längsrichtung wirkende Spindeln an den Kopplungsstellen zusammengedrückt.

Das System, die gesamte Öffnungsbreite durch gekoppelte Torelemente zu schließen, wurde wegen seiner Vorteile bei Reparaturen und um Temperaturzwängungen zu vermeiden gewählt.

Ein Gemeinschaftspolder wird durch eine Hochwasserschutz-Querwand in zwei Bereiche mit unterschiedlichem Sicherheitsrisiko unterteilt. In einem kleineren Teilgebiet bilden Umschlagbetriebe mit vielen Toröffnungen ein höheres Risiko als der übrige Polderbereich mit verhältnismäßig wenig Toröffnungen.

Die Querwand kreuzt mehrere parallel verlaufende Verkehrsstränge, die alle stark belastet sind. Dazu gehören zwei Straßen und drei Gleise der Hafenbahn sowie die aufgeständerte Bundesautobahn, die aber die Hochwasserschutzwand nicht direkt berührt (Abb. 12).

Die Toröffnungen werden durch zwei ca. 35 m bzw. ca. 30 m lange Schiebetore geschlossen. Die Torkonstruktionen bestehen aus verfahrbaren Torsionskastenträgern mit einer Höhe von ca. 0,85 m. Damit die Dichtung beim Schließvorgang nicht beschädigt wird, werden die Führungsrollen in der Endstellung durch Spindeln angehoben, wodurch das Tor sich absenkt. Die Tordichtungen sind unter der Randbedingung konstruiert, daß bei dieser Querwand jede Seite Wasserseite sein kann. Die Tore werden auf 3 bzw. 4 Rollen verfahren. An den Torpfeilern sind seitliche Führungen angeordnet, die die Tore halten. Der Antrieb erfolgt durch einen Elektromotor, der über Umlenkrollen ein Seil betreibt.

Für den Bau eines durchgehenden Drempels mußten die Straßenoberflächen dem Gleisniveau angepaßt werden. Die Gleichsdurchführung im Torbalken wurde nach eisenbahntechnischen Vorgaben ausgeführt. Im Hochwasserfall werden die verbleibenden Öffnungen für das Lichtraumprofil der Spurkränze durch Paßkeile gedichtet.

Der Torbalken ist tiefgegründet und mit einer Spundwandsickerschürze versehen. Alle Arbeiten mußten unter Aufrechterhaltung des Straßen- und Eisenbahnverkehrs ausgeführt werden.

Nur in Sonderfällen sind Stemm- und Drehtore eingebaut worden. Wenn auch bei beengten Platzverhältnissen Vorteile bestehen, verursachen Stemmtore jedoch häufig besonderen Unterhaltungsaufwand, da die Stoßdichtungen der beiden Flügel durch unterschiedliche Setzungen negativ beeinflußt werden können. Drehtore mit größeren Abmessungen bedürfen eines Stützrades, dessen Laufschiene auf einem eigenen Fundament, ggf. mit Pfählen, gegründet werden muß.

4.4 Sonderbauwerke

Für den Sturmflutschutz war es erforderlich, teilweise Sonderbauwerke zu errichten, deren Konstruktion und Kosten über die bisher beschriebenen Hochwasserschutzkonstruktionen hinausgehen. Es handelt sich hier vor allem um Schöpfwerke sowie große Verschlußbauwerke wie Schwimmtore oder Sperrwerke.

In einem Polder wurden die 18 vorhandenen Ausläufe der Kanalisation durch drei Pumpwerke ersetzt, so daß die Anzahl der Leitungskreuzungen mit der Hochwasserschutzlinie, wie angestrebt, vermindert werden konnte. Ein Pumpwerk ist vor dem Bau des als Hochwasserschutz vorgesehenen Kleideiches in einer Spundwandgrube errichtet worden, so daß der nachträglich aufgeschüttete Deichkörper das Pumpwerk einschließt (Abb. 13).

Die Krone des Deiches liegt hier auf NN + 9,0 m, da er wegen seiner besonderen Lage zur Hauptwindrichtung dem Wellenangriff maßgeblich ausgesetzt ist. Die Deichkrone wird dabei aus einer aufgesetzten Winkelstützwand gebildet.

Das Pumpwerk wirkt im normalen Betrieb wie ein Deichsiel, dessen Anschlagtor bei niedrigen Außenwasserständen geöffnet ist. Bei hohen Wasserständen schließt sich das Anschlagtor unter dem Wasserüberdruck automatisch. Eine Rahmenheizung der vorhandenen beweglichen Verschlußorgane soll eine Vereisung im Winter verhindern. Die Sohlenoberkante des Auslaufbauwerkes liegt bei ca. NN + 0,5 m. Der als Sielzug wirkende Freilauf ist für eine Wassermenge von $Q = 3\ m^3 \cdot s^{-1}$ ausgelegt. Im Hochwasserfall setzt der Betrieb des Pumpwerkes ein. Dazu wird innerhalb des Bauwerkes ein Schieber geschlossen, so daß eine durchgehende Hochwasserschutzlinie vom Deich durch das Bauwerk hergestellt ist. Ein zweiter Schieber steht im Falle, daß der erste Schieber versagt, in Reserve. Ab einem bestimmten Wasserstand im Pumpensumpf schalten sich die Pumpen automatisch ein. Die Pumpenanlage besteht aus 4 Unterwasserpumpen mit jeweils 44 kW. Die Förderleistung jeder Pumpe beträgt $0{,}4\ m^3 \cdot s^{-1}$. Im Hochwasserfall müssen max. $1{,}2\ m^3 \cdot s^{-1}$ gepumpt werden, so daß selbst beim Ausfall einer Pumpe noch ausreichende Pumpenleistung zur Verfügung steht. Das im Hochwasserfall zu fördernde Wasser setzt sich zusammen aus dem Niederschlagwasser, aus dem biologisch geklärten Abwasser des Betriebes sowie aus Sickerwasser, das durch den Deich tritt. Jeweils zwei Pumpen fördern das Wasser in eine Druckrohrleitung. Die Antriebe der Pumpen befinden sich über dem Pumpenhaus.

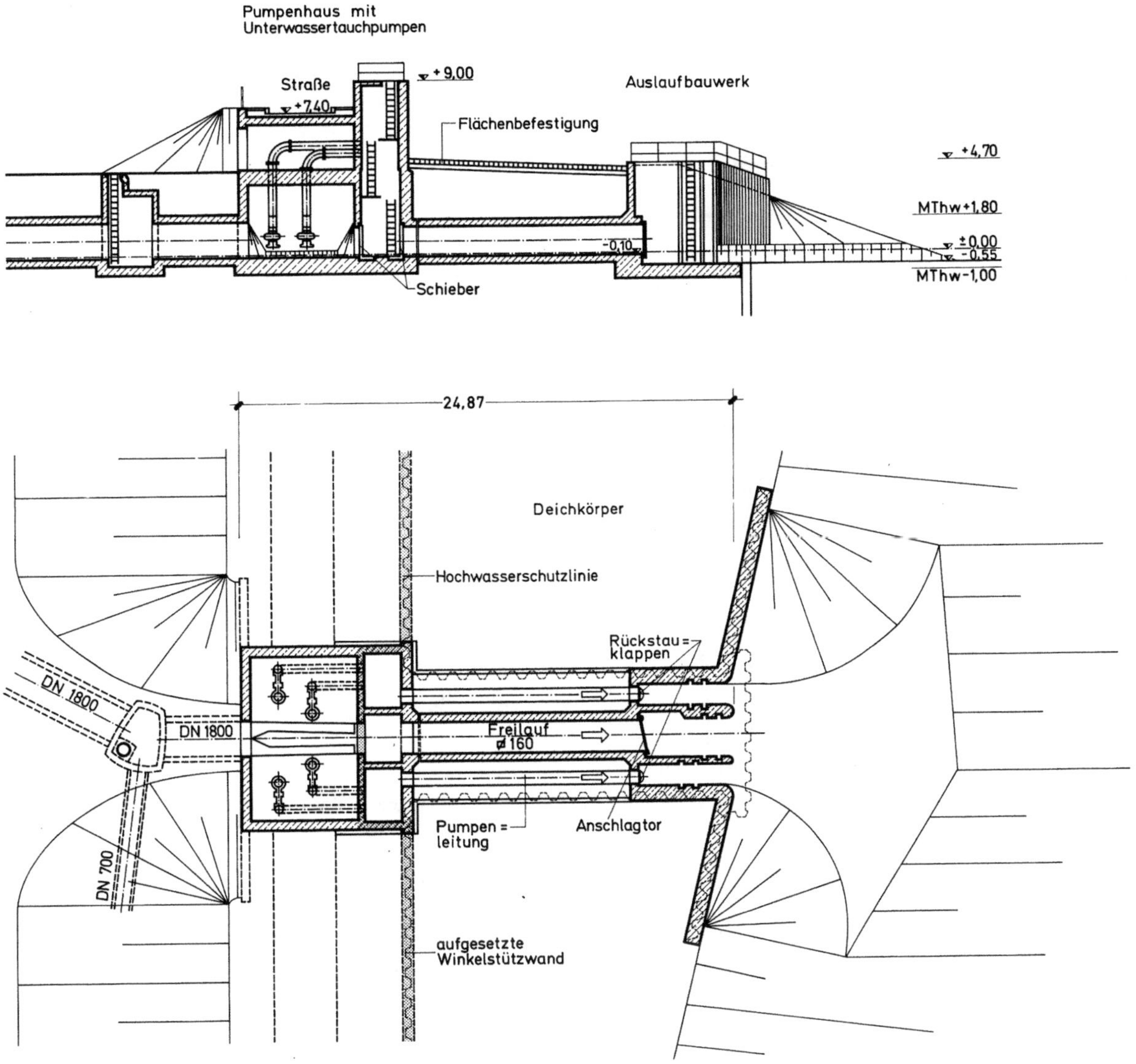

Abb. 13. Kombiniertes Deichsiel und Pumpwerk

Das gesamte Bauwerk ist flachgegründet und bindet über eine dichtende Spundwandsickerschürze in den Baugrund und in den Deichkörper ein. Die Deichverteidigungsstraße wird über das Bauwerk geführt. Dammbalkenverschlüsse erlauben die Trockenlegung des Bauwerks zur Durchführung von Unterhaltungsarbeiten.

In einem Polder, der überwiegend das Betriebsgelände einer Werft einschließt, quert die Trasse der Hochwasserschutzwand eine Helgenanlage. Nach Fertigstellung von Schiffsneubauten sind Stapelläufe über eine 65 m breite Öffnung zu ermöglichen, so daß hier ein mobiler Verschluß erforderlich wurde. Vor der ursprünglichen Uferlinie werden deshalb Drempel und Anschlagbauwerke vorgesehen, die ein hochwassersicheres Verschließen der Öffnung mit einem vorhandenen Stahlbetonschwimmtor erlauben (Abb. 14).

In einer durch Spundwände geschützten Baugrube wurden die Sohlplatte sowie die Anschlagpfeiler für das Schwimmtor hergestellt. Die Torlasten werden überwiegend in den Pfeilerbereichen durch ein Pfahlsystem und in geringem Maße über den Erdwiderstand abgetragen. Die vorhandene Helgensohle konnte früher durch ein Stahltor bis auf NN + 3,0 m überflutungsfrei gehalten werden. Die Auftriebssicherheit der Sohle ergab sich daraus für einen Wasserüberdruck von ca. 0,4 bar (4 m WS), da die Sohlenunterkante etwa auf NN – 1,0 m liegt und durchlässige Sande anstehen. Durch die Hochwasserschutzlinie können nun höhere Wasserüberdrucke die Helgensohle belasten. Die Auftriebsicherheit wird durch Entspannungsbrunnen in der Helgensohle gewährleistet, deren Pumpen sich bei höheren Wasserdrücken automatisch einschalten. Zwischen Schwimmtor und dem Helgenende ergibt sich ein Zwischenraum, der als Wassersammelbecken genutzt wird. Durch ein Pumpensystem, das im

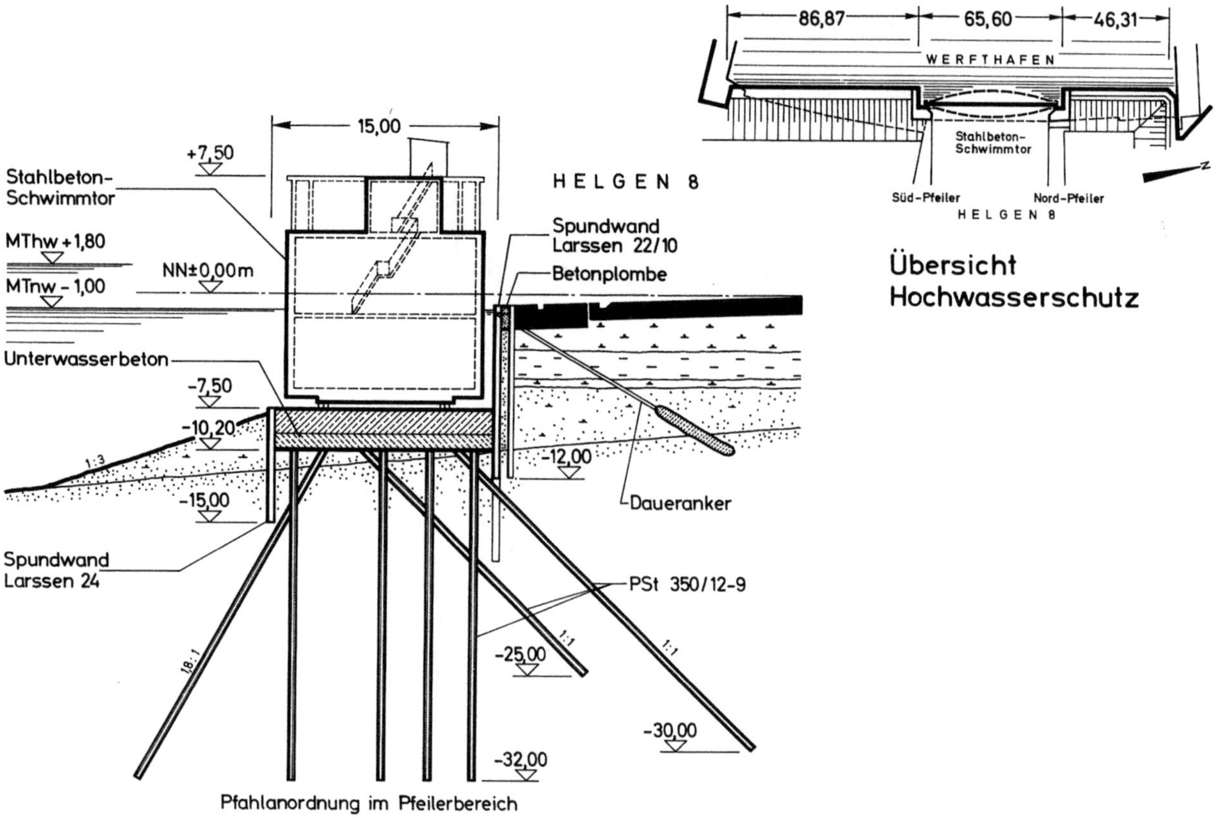

Abb. 14. Hochwasserschutzkonstruktion im Bereich einer Werft mit Sicherung einer Helgenöffnung durch ein Schwimmtor

südlichen Torpfeiler eingerichtet ist, wird im Wassersammelbecken ein Wasserstand von NN – 1,0 m ständig gehalten.

Die neue Helgenabschlußspundwand ist wegen der Auftriebsbeschränkung für die Helgensohle für einen binnenseitigen Wasserdruck von ca. 0,4 bar bemessen worden, so daß die Wand teils durch Dauerinjektionsanker, teils durch Stahlpfähle gesichert werden mußte. Durch die Veränderung der baulichen Verhältnisse ist es erforderlich, bei Stapelläufen eine Bockkonstruktion auf der Sohlplatte zu errichten, damit der Schiffskörper nicht mit den Unterwasserbauteilen kollidiert.

Die Toröffnung ist generell geschlossen. Nur bei Stapelläufen wird das Schwimmtor gelenzt und ausgeschwommen.

Die Bauausführung wurde durch viele Rammhindernisse in Form von Holzpfählen und alten Helgenanlagen erschwert.

Im Zuge der Hochwasserschutzmaßnahmen des Großpolders Peute mußten vier Kanäle, die das Gebiet für die Hafenschiffahrt erschließen, im Hochwasserfall durch Sperrwerke abgeschottet werden. Diese Sonderbauwerke sollen nachfolgend ausführlicher erläutert werden.

Alle vier Sperrwerke des Polders Peute (Peutekanal, Müggenburger Durchfahrt, Marktkanal, Müggenburger Schleuse) weisen nur eine einfache Sicherheit auf, d. h. sie sind mit einem einzigen Verschlußkörper ausgestattet. Es konnte daher nur eine Bauart zur Ausführung gelangen, die unter allen Umständen jederzeit ein sicheres Schließen gewährleistet, d.h. die unkompliziert arbeitet, ein Verkanten oder Verklemmen beim Absenken ausschließt, eine wirksame Spülwirkung kurz vor dem Schließen im Drempelbereich ermöglicht und auch bei plötzlichem Stromausfall durch Eigengewicht und durch das auflaufende Wasser im Sinne des Schließvorganges bewegt wird.

Aufbauend auf den guten Erfahrungen mit dem 1966 in Betrieb genommenen Sperrwerk Billwerder Bucht, wurde die Bauart „Klapptor" gewählt (Abb. 15)[2].

Das Klapptor ist in Kastenbauweise ausgeführt, an einem Ende in zwei Drehlagern auf den Pfeilerplattformen gelagert und am anderen Ende an zwei Stahlgelenkketten aufgehängt.

2 Der im 36. Band 1977/78 des HTG-Jahrbuches abgedruckte Beitrag von Herrn Dipl.-Ing. Burchard Gätjen über die Sturmflutsperrwerke an der deutschen Nordseeküste enthält auf Seite 212 eine Beschreibung des Sperrwerkes Billwerder Bucht.

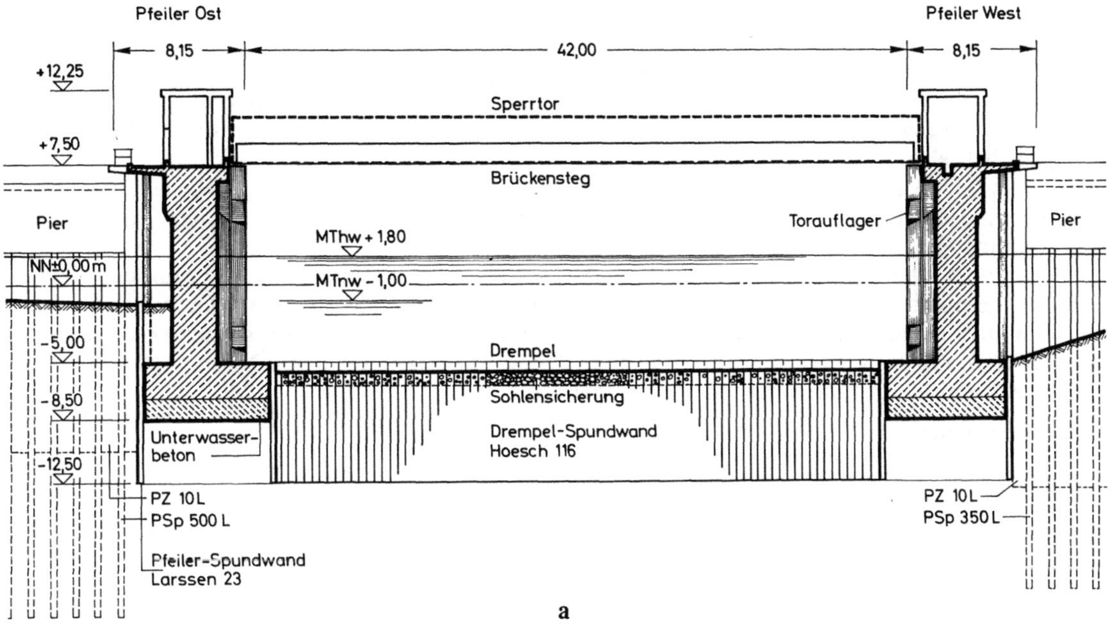

a

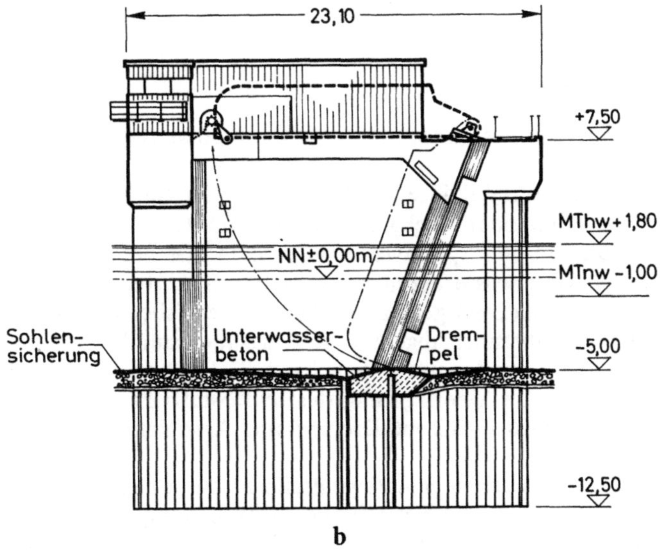

b

Abb. 15a u. b. Sperrwerk im Großpolder Peute. a) Querschnitt; b) Seitenansicht eines Pfeilers

Das Tragwerk der Klappe besteht oben und unten aus geschlossenen torsionssteifen Kästen, die durch Querträger und die Stauwand untereinander verbunden sind.

Die Wasserlast wird über die Hauptträger auf die Endschotten und weiter über die Lagergruppen (Elastomerlager) auf zwei obere und zwei untere Stützlager im Baukörper abgetragen.

Der Antrieb erfolgt elektromotorisch durch zwei Windwerke, die, um einen einwandfreien Gleichlauf zu gewährleisten, über Ausgleichswellen miteinander verbunden sind.

Im Normalfall werden die Antriebsmotoren über die an das Stromversorgungsnetz angeschlossene Transformatorenstation gespeist. Bei Ausfall des Stromversorgungsnetzes steht ein Notstromaggregat zur Verfügung.

Ferner ist ein stromloses Absenken des Tores mit Hilfe der in den Windwerken eingebauten Ölbremsen möglich, wobei die für die Steuerung und zum Lüften der Bremsen benötigte elektrische Energie von der Notstromanlage erzeugt werden muß.

Zum Einstellen der Endschalter und zum Bewegen des Tores bei Ausfall des elektromotorischen Antriebes sind ein- und ausrückbare Handantriebe mit Lastdruckbremsen vorhanden.

Die Hubketten haben in der Schließlage einen Nachlauf von ca. 2,00 m, damit die Tore vollkommen frei, d.h. ohne Zugbelastung durch die Ketten in den Drehlagern und auf den Toranschlägen liegen.

Alle Antriebe sind in der Reihenfolge der Steuervorgänge gegeneinander elektrisch verblockt, so daß zwangsläufig keine Schaltfehler vorkommen können.

Um den Verschluß auch bei Vereisung infolge starken Frostes sicher schließen zu können, sind sowohl die Dichtkanten im Höhenbereich von NN – 1,50 m bis NN + 4,00 m als auch die oberen Stützlager auf etwa NN + 4,00 m mit elektrischen Beheizungen versehen.

Der Verschluß wurde nach den Bestimmungen der DIN 19 704 und der DIN 19 705 bemessen: Beim Klapptor sind der „Besondere Betriebsfall“ (BB) sowie als maßgebende Höhen für den Wasserdruckansatz außen NN + 7,50 m und innen NN + 3,00 m zugrunde gelegt. Für die Antriebe gelten grundsätzlich der „Normale Betriebsfall“ (NB) sowie als maximaler Überstau beim Schließen 0,70 m und beim Öffnen 0,10 m.

Nachstehend einige konstruktive Daten der Sperrwerke:

Durchfahrtsweiten (m)	
Peutekanal und Müggenburger Durchfahrt	je 42
Marktkanal und Müggenburger Schleuse	je 18
(Die Drempeltiefe beträgt im Mittel NN – 5,0 m)	
Gewichte (t)	
42 m – Tor	250
Hubkette	6,3
Maximale Zugkräfte (kN/Kette)	
beim Schließen	1.550
beim Öffnen	770
Antriebsmotore (kW)	
bei S 3 – 25 %	2 x 45,0
bei S 2 – 6 min	2 x 53,0
Notstromaggregat (kVA)	200
Schließ- bzw. Öffnungszeit (min)	
einschl. Kettennach- bzw. Kettenvorlauf	6 – 7

Auf die Anordnung eines Notverschlusses konnte wegen der besonderen betrieblichen Verhältnisse verzichtet werden.

Die Sperrwerkspfeiler, die die Antriebshäuser und die Lager der Sperrwerksklappe aufnehmen, wurden je nach anstehendem Baugrund als Pfahl- oder Flachgründung ausgeführt.

Die Pfeiler sind in einer ausgesteiften Spundwandbaugrube in vier Betonierabschnitten hergestellt worden. Nach dem Bodenaushub wurde Unterwasserbeton eingebracht, der durch Lotpfähle gegen Auftrieb gesichert wurde. Die Baugruben wurden anschließend gelenzt, so daß in einer nahezu trockenen Baugrube gearbeitet werden konnte. Die später mit Schneidbrenner abgebrannte Baugrubenspundwand dient weiter als Sickerschürze.

Besonders mußten die Verformungen des unter dem Lastfall „Hochwasser“ zusammenwirkenden Baugrund-Bauwerk-Systems beachtet werden. Die Überlagerung des hydrostatischen Wasserdruckes ergibt für die Sperrwerkspfeiler relativ große Verformungen, während Drempel und Anschlußbauwerke zur Hochwasserschutzwand nahezu unverformt bleiben.

Der Drempel besteht aus einer doppelten Spundwandschürze mit einem in Unterwasserbeton eingebetteten Stahlträger, der als Anschlagsleiste dient. Die Herstellung des dachförmigen Betondrempels bereitete erhebliche Schwierigkeiten, da die Gewässer im Hamburger Hafen den Tauchern keine Sicht erlauben. Die Schwierigkeiten wurden durch erhebliche Strömungsgeschwindigkeiten in den zu verbauenden Engstellen verstärkt.

Einen i.M. 10 m langen Sohlenbereich beidseitig der Sperrwerke schützt wegen der auftretenden starken Strömungsgeschwindigkeiten eine Sohlensicherung aus Sinkstücken mit Schüttsteinabdeckung bzw. Colcrete-Plattenmatten auf entspr. Unterbau, die unter ähnlichen Schwierigkeiten wie der Drempel eingebracht werden mußte.

Abweichend von der sonstigen Regelung, daß die privaten Bauträger die Hochwasserschutzanlagen als Eigentümer unterhalten und im Falle einer Sturmflut verteidigen, gehen nach Abwicklung aller Restarbeiten die vier Sperrwerke in hamburgisches Eigentum über. Betrieb und Wartung gehören dann zum Aufgabenbereich des Amtes Strom- und Hafenbau.

4.5 Sonderlösungen

Neben den herkömmlichen Hochwasserschutzkonstruktionen aus oberirdischer Hochwasserschutzwand und unterirdischer Sickerschürze wurden auch davon abweichende Konstruktionen ausgeführt.

Für die Hochwassersicherung eines Kaischuppens mit davorliegender Kaimauer, die eine Böschung überbaut, wurde theoretisch untersucht, wie sich der Einbau einer horizontalen anstatt einer vertikalen Sickerschürze hin-

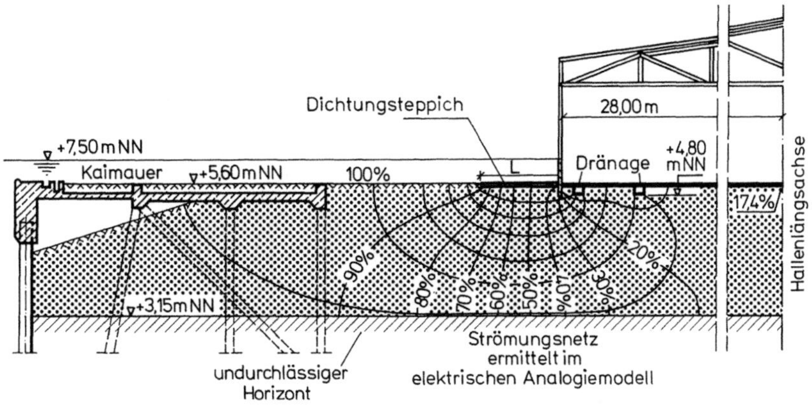

Abb. 16. Hochwasserschutzsicherung mit horizontaler Sickerschürze (Dichtungsteppich); schematische Darstellung mit Strömungsnetz

sichtlich Sickerwassermengen und Aufbruchsicherheit des Schuppenfußbodens auswirkt (Abb. 16). Dabei wurden die Länge der horizontalen Sickerschürze und die Anordnung der Dränagestränge solange verändert, bis sich aus dem entsprechenden Strömungsnetz ausreichende Sicherheiten gegen einen Aufbruch des Schuppenfußbodens ergaben.

Die theoretische Behandlung der horizontalen Sickerschürze z. B. durch Strömungsnetze, die im Elektroanalog-Verfahren gewonnen werden, kann instationäre Strömungsverhältnisse und Baugrundstörungen kaum erfassen. Durch Schäden an der horizontalen Sickerschürze, die gleichzeitig stark beanspruchte Flächenbefestigung ist, durch Baugrundstörungen, wie z. B. alte Leitungsstränge – also Unsicherheiten, die alle nur schwer erfaßbar sind –, können sich Abweichungen von den theoretischen Werten ergeben, die die Sicherheit der Hochwasserschutzanlage beeinträchtigen können. Daher können derartige Konstruktionen nur nach sehr sorgfältigen Aufschlußuntersuchungen und durch Bearbeitung von Ingenieuren, die mit der Lösung schwieriger bodenmechanisch-hydraulischer Problemstellungen vertraut sind, ausgeführt werden.

Bei einem Kaischuppen bildet eine horizontale Sickerschürze aus einer Stahlbetonplatte mit einer oberirdischen vertikalen Stahlbetonwand den Hochwasserschutz (Abb. 17). Diese Konstruktion wurde wegen einer Vielzahl von sonst erforderlichen Leitungskreuzungen und wegen der vorhandenen Verankerung einer benachbarten Kaimauer gewählt. Der Sickerweg wurde durch zusätzliche Stahlbleche am Anfang und Ende der horizontalen Sickerschürze verlängert. Sickerschürze und Stahlbetonwand wurden fugenlos als ein Bauteil ausgeführt. Mögliche Rißbildungen sollen durch eine konstruktiv eingelegte Bewehrung gleichmäßig verteilt werden. Zusätzlich ist die horizontale Stahlbetonplatte mit einer Verschleißschicht versiegelt.

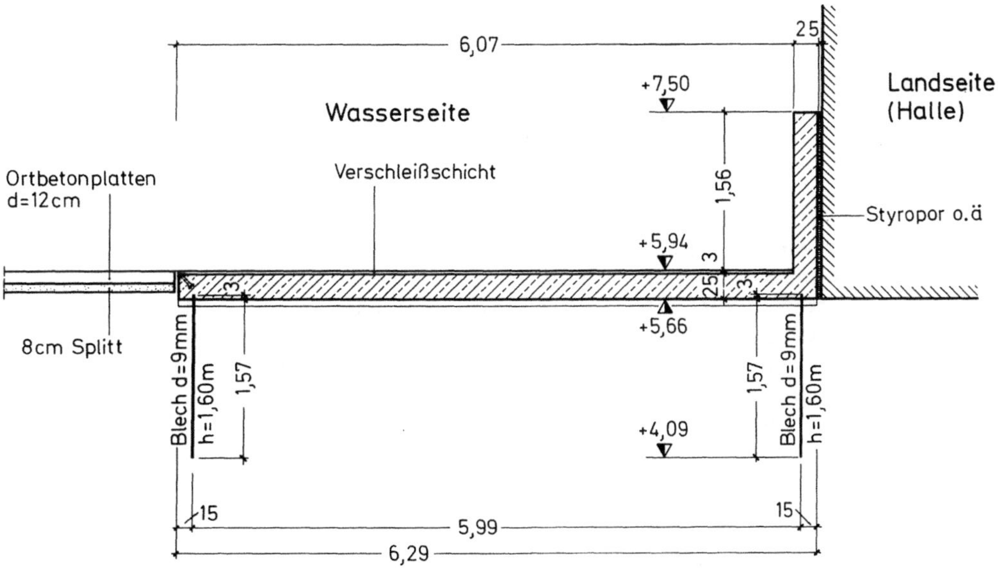

Abb. 17. Ausführung der Hochwasserschutzsicherung eines Kaischuppens mit horizontaler Sickerschürze

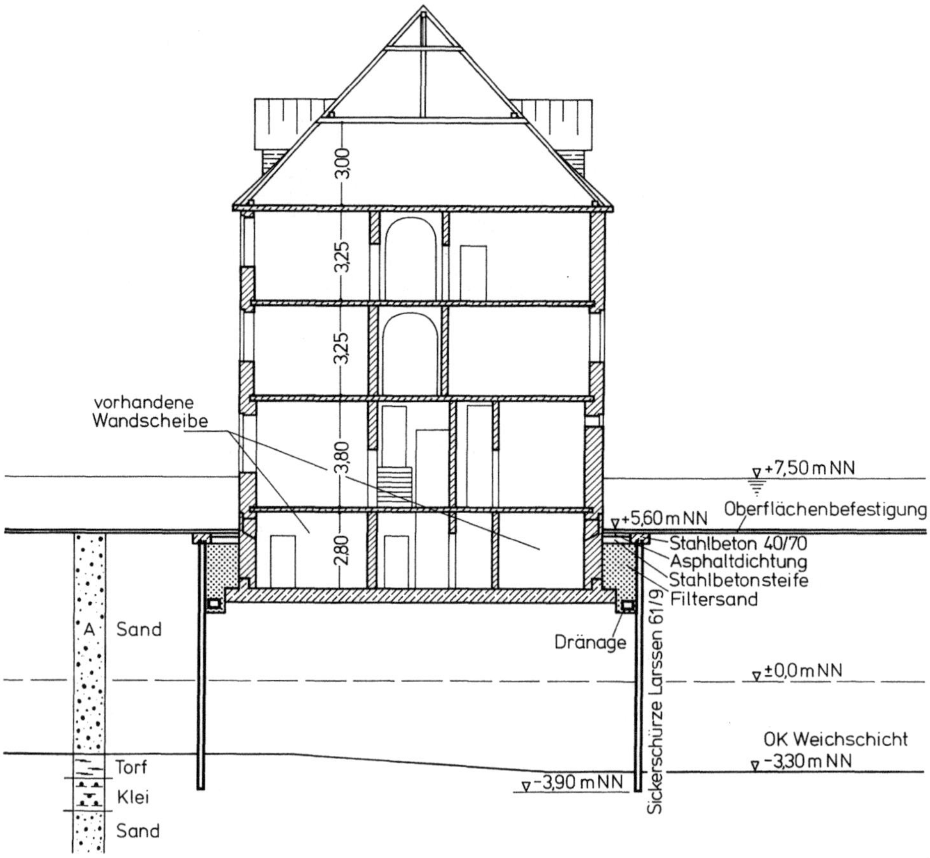

Abb. 18. Hochwasserschutzsicherung eines Verwaltungsgebäudes mit vertikaler Spundwandsickerschürze

Ein Verwaltungsgebäude wurde nur mit einer vertikalen Sickerschürze versehen, um die Sicherheit der Kellersohle gegen Aufbruch zu erhöhen (Abb. 18).

Als Sickerschürze dient eine Stahlspundwand, die an der Geländeoberkante mit einem Betonholm abschließt. Die Sickerschürze bindet überall in die wenig durchlässigen Weichschichten ein, so daß ein unzulässig hoher Wasserdruck auf die Kellersohle vermieden wird.

Im Raum zwischen Gebäudewand und Sickerschürze verläuft eine Ringdränage, die das in den Dichtungsraum eindringende Restwasser einem Pumpensumpf zuführt. Der Zwischenraum ist als Filter aufgebaut und an der Geländeoberkante mit einer Asphaltschicht gedichtet. Diese Asphaltdichtung wird nur durch die Revisionsschächte der Dränage unterbrochen. Die Schachtdeckel sind druckwasserdicht ausgebildet.

5 Schlußbemerkungen

Der seit 1976 unter extremem Zeitdruck durchgeführte Bau der Hochwasserschutzanlagen des Hamburger Hafens, bei deren Entwurf und Konstruktion vielfältige und teilweise neuartige Probleme gelöst werden mußten, kann mit Recht als das Ergebnis einer guten Gemeinschaftsarbeit aller Beteiligten, Ingenieurbüros, Baufirmen und hamburgischen Dienststellen, angesehen werden. Es wurde versucht, trotz der geschilderten Behinderungen Bauwerke zu errichten, mit deren Hilfe der Hamburger Hafen künftig sicher vor Überflutungen geschützt ist. Im Gegensatz zu anderen Ingenieurbauwerken gibt es jedoch keine Möglichkeit, z.B. durch eine Probebelastung, das „Funktionieren" des Bauwerks zu überprüfen. Die Probebelastung ist zugleich der Ernstfall, bei dem bereits kleine vorhandene, aber vorher nicht zu erkennende Fehler schwerwiegende Folgen haben können. Es sind daher bei der Erarbeitung der Richtlinien und Konstruktionsgrundsätze alle denkbaren, aber nicht quantifizierbaren Belastungen der Konstruktion und Beeinträchtigungen der Standsicherheit, soweit irgend möglich, berücksichtigt worden.

Der wichtigste Faktor bei einer umfassenden Sicherheitsbetrachtung ist jedoch der Mensch. Läßt sein Bewußtsein für die ständig mögliche Sturmflutgefährdung nach, überprüft er nicht regelmäßig sehr sorgfältig die gesamte Schutzanlage, achtet er nicht auf ständige Einsatzbereitschaft der im Sturmflutfall zum Schließen der Öffnungen notwendigen Einsatzgruppen, dann werden auch die besten Konstruktionen ihren Zweck nicht erfüllen können. Niemand, der auf diesem Gebiet Verantwortung trägt, darf sich daher nach vollständiger Fertigstellung der Hochwasserschutzanlagen einem trügerischen Sicherheitsgefühl hingeben, auch wenn – was durchaus möglich ist – viele Jahre lang keine Sturmflut mit nennenswerter Höhe eintritt. Die jährliche staatliche Überprüfung der Hochwasserschutzanlagen bezweckt auch eine wiederkehrende Anregung für die Betriebe, sich ständig für ein zuverlässiges Funktionieren der Schutzanlagen selbst verantwortlich zu fühlen. Wenn dies erreicht wird, ist der Hamburger Hafen vor Sturmflutgefahren geschützt.

Die Abbildungen fertigten an und stellten freundlicherweise zur Verfügung
Firmen: Dyckerhoff & Widmann AG; Fr. Holst; Philipp Holzmann AG; Aug. Prien; Strabag BauAG;
Ingenieurbüros: Ingenieurbüro für Grundbau und Bodenmechanik; Peter P. Körting; Dres.-Ing. Peters, Windels, Timm; Dipl.-Ing. Bodo Sellhorn; Prof. Dr.-Ing. Karl Steinfeld;
Lichtbildnerei Strom- und Hafenbau.

Umbau der Hafenschleuse Harburg

Dipl.-Ing. **Wolfgang Gramlich**, Hamburg

1 Allgemeines

Der Harburger Binnenhafen, im südlichen Stadtteil Hamburgs gelegen, ist ein sogenannter Dockhafen mit nahezu konstantem Wasserstand. Die Hafenzufahrt erfolgt von der Süderelbe durch eine Schleuse, die durch ihre Abmessungen die zu schleusenden Schiffsgrößen begrenzt. Das Hafenumschlagsvolumen im Harburger Binnenhafen von jährlich 1,2 Mio t, größtenteils Massengut wie Getreide, Futtermittel, Holz, Düngemittel und Ölsaaten, konnte bisher nur mit kleineren Fahrzeugen abgewickelt werden, so daß bei dem anhaltenden Trend zu immer größeren Schiffseinheiten die Existenz vieler ansässiger Hafenbetriebe infrage gestellt wurde. Um dieser Entwicklung Rechnung zu tragen, sollte im Rahmen des „Hamburgischen Programms für Zukunftsinvestitionen" die Erneuerung und Vergrößerung der Harburger Schleuse erfolgen, so daß Küstenmotorschiffen bis 1500 BRT und Europa-Binnenschiffen mit einer Tragfähigkeit bis 1350 t der ungehinderte Zugang zum Binnenhafen ermöglicht wird.

2 Zur Geschichte der Harburger Hafenschleusen

Nur kleine Schiffe, vornehmlich Ewer, konnten bis zum Jahre 1849 den damals 2 m tiefen, rund um die Citadelle entstandenen Harburger Binnenhafen durch zwei „Festungsschleusen" aus dem 16. und 17. Jahrhundert erreichen, deren größere eine lichte Breite von 6,4 m und eine nutzbare Länge von 23,4 m aufwies.

Danach wurde die in dreijähriger Bauzeit errichtete Kammerschleuse, die sog. „Alte Schleuse", mit 9,9 m Durchfahrtsbreite, 43,8 m nutzbarer Kammerlänge und einer Drempeltiefe von NN – 3,0 m in Betrieb genommen. Schiffe bis zu 3,5 m Tiefgang erreichten nun die zwischenzeitlich errichteten neuen Hafenanlagen über die entsprechend vertiefte Süderelbe.

Mit der zunehmenden Verwendung der Dampfkraft wuchsen Schiffsgrößen und -tiefgänge rasch an, so daß auch diese Schleuse nach wenigen Jahren den erhöhten Ansprüchen nicht mehr genügte.

„Größere" Seeschiffe wie auch die langen „Oberländer" konnten nur noch bei Stauwasser und geöffneten Toren die Schleuse passieren.

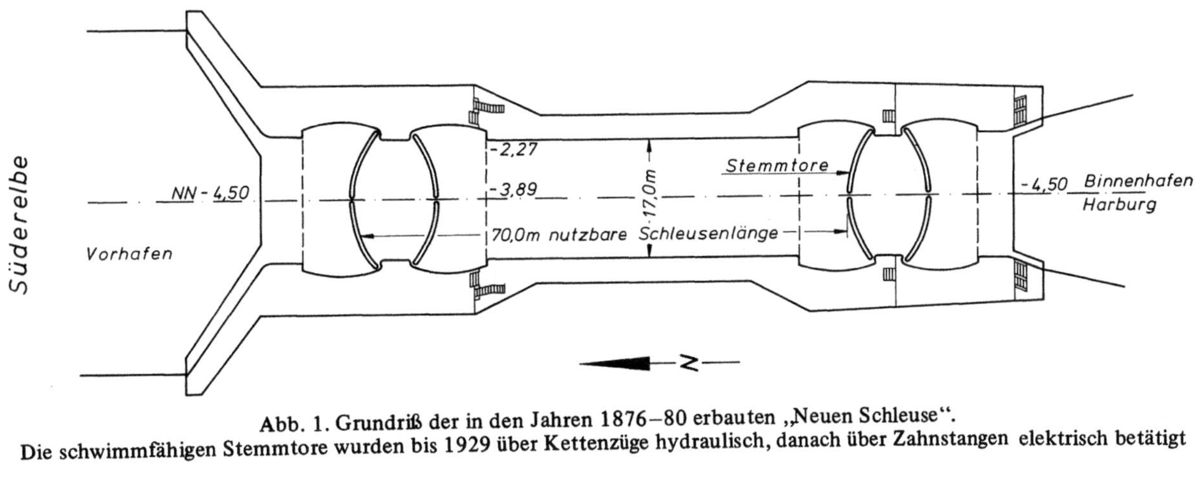

Abb. 1. Grundriß der in den Jahren 1876–80 erbauten „Neuen Schleuse".
Die schwimmfähigen Stemmtore wurden bis 1929 über Kettenzüge hydraulisch, danach über Zahnstangen elektrisch betätigt

Der unumgängliche Neubau wurde schließlich in den Jahren 1876 bis 1880 vollzogen (Abb. 1). Die Abmessungen dieser „Neuen Schleuse", deren Baukosten seinerzeit 2 060 000 M betrugen, waren auf 70 m nutzbare Kammerlänge, 17 m Breite und auf eine Drempeltiefe von NN – 3,9 m festgelegt.

Nahezu 100 Jahre hatte diese Schleusenanlage Bestand, bis wiederum die vorangeschrittene Schiffsgrößenentwicklung neue Schleusendimensionen erforderte.

Im Jahre 1975 erhöhte sich die nutzbare Kammerlänge bereits von 70 m auf 90 m, als im Rahmen des städtischen Hochwasserschutzes ein Außenhaupt[1], konzipiert im Hinblick auf einen späteren Schleusenumbau, vor der bestehenden Anlage errichtet wurde. Eine Verbesserung der Schleusenkapazität für kleinere Schiffseinheiten war damit gegeben, jedoch stellte die zu geringe Drempeltiefe von max. NN – 3,9 m ein Hindernis für Küstenmotorschiffe dar, das Schleusungen nur bei günstigen Wasserständen zuließ.

3 Entwurfsgrundlagen

Für die Festlegung der neuen Schleusengröße mit einer Durchfahrtsbreite von 17,5 m und einer Kammersohlentiefe von NN – 6,0 m waren unter Beachtung der Auflagen des Hochwasserschutzes neben den bereits erwähnten Küstenmotorschiffen und Europa-Binnenschiffen auch die parallel gekoppelten Typ-Schuten der Hafenschiffahrt maßgebend. Die nutzbare Kammerlänge von 125 m ergab sich u. a. durch die Anordnung des neuen Binnenhauptes vor der bestehenden alten Anlage. Für den Entwurf wie auch später bei der Ausführung wurde hierbei auf die inzwischen bewährte Konstruktion des Außenhauptes zurückgegriffen. Ein Ersatzschiebetor kann im Havariefalle somit sowohl beim Außenhaupt als auch nach geringfügigen Umbauten beim Binnenhaupt, dessen Drempellage mit NN – 4,60 m auf die Binnenhafentiefe abgestimmt wurde, eingesetzt werden.

Um die Forderung zu erfüllen, den Schleusenbetrieb mit Ausnahme kurzfristiger Sperrungen aufrechtzuerhalten, war gemäß Ausschreibungsentwurf ein Schleusenkammerumbau unter den gegebenen Wasserstandsverhältnissen vorgesehen. Hierbei sollte schrittweise nach teilweisem Abbruch des Wand- und Sohlenmauerwerks eine verankerte Spundwand, Hoesch 215 St Sp S, als neue Kammerwand gerammt werden.

Da die Schleuse Bestandteil des Landesschutzdeichsystems ist, mußten Schleusenkammer und Binnenhaupt als 2. Hochwassersicherung für einen Bemessungswasserstand von NN + 7,20 m ausgebildet werden.

Konstruktion und Bauausführung:

Die Ausschreibung des geplanten Bauvorhabens war für den Tiefbau in drei Baulose gegliedert:

Los I: Binnenhaupt
Los II: Düker (Steuer- und Versorgungsleitungen)
Los III: Schleusenkammer

und umfaßte außerdem die Lieferung eines Schiebetores.

4 Binnenhaupt

Das in die Bauteile Torkammer, Drempel und Toranschlag gegliederte Binnenhaupt ist mit Stahlspundwänden, Profil Hoesch 175 St Sp S, bis zu dem anstehenden Geschiebemergel auf ca. NN – 16,0 m einheitlich gegründet. Damit werden in Verbindung mit einer Verankerung aus Peiner Stahlpfählen 300/13,5 – 13,5 und Bauer-Injektionsankern unterschiedliche Setzungen und Verformungen des langgestreckten Bauwerkes auf ein minimales Maß gesenkt und ein einwandfreier Lauf des Schiebetores gewährleistet (Abb. 2 und 3).

Die Spundwände für Torkammer und -anschlag dienten zugleich als Baugrubenumschließung, so daß nach Einbau von auftriebsgesicherten Unterwasserbetonsohlen trockene Baugruben für die Stahlbetonarbeiten zur Verfügung standen.

Für das Rammen der Spundbohlen und der 1 : 1-geneigten Ankerpfähle wurden zwei Baggerrammen W 180 eingesetzt, die mit einem D 30-Rammbären bzw. mit einem Schwingmäkler und D 12-Rammbären ausgerüstet waren.

Nur kurzfristige Behinderungen des Schiffsverkehrs verursachte der Einbau des Drempels, der als Stahlbeton-Fertigteil mit einem Gewicht von 195 t konzipiert war und entsprechend der Bauweise des Außenhauptes auf vier mit den Spundwänden verbundenen hydraulischen Pressen abgesetzt wurde (Abb. 3 und 4). Nach dem Ausrichten wurde der Verbund mit den Gründungs- bzw. Dichtungsspundwänden durch Unterwasserbeton hergestellt.

Die Drempel-Konstruktion gestattet es, ein Justieren oder eine Auswechslung der Unterwagenlaufschienen auch zu einem späteren Zeitpunkt ohne vorbereitende Maßnahmen vorzunehmen.

1 Siehe Hansa, August 1975, Nr. 15/16 „Neues Außenhaupt, Schleuse Hamburg-Harburg".

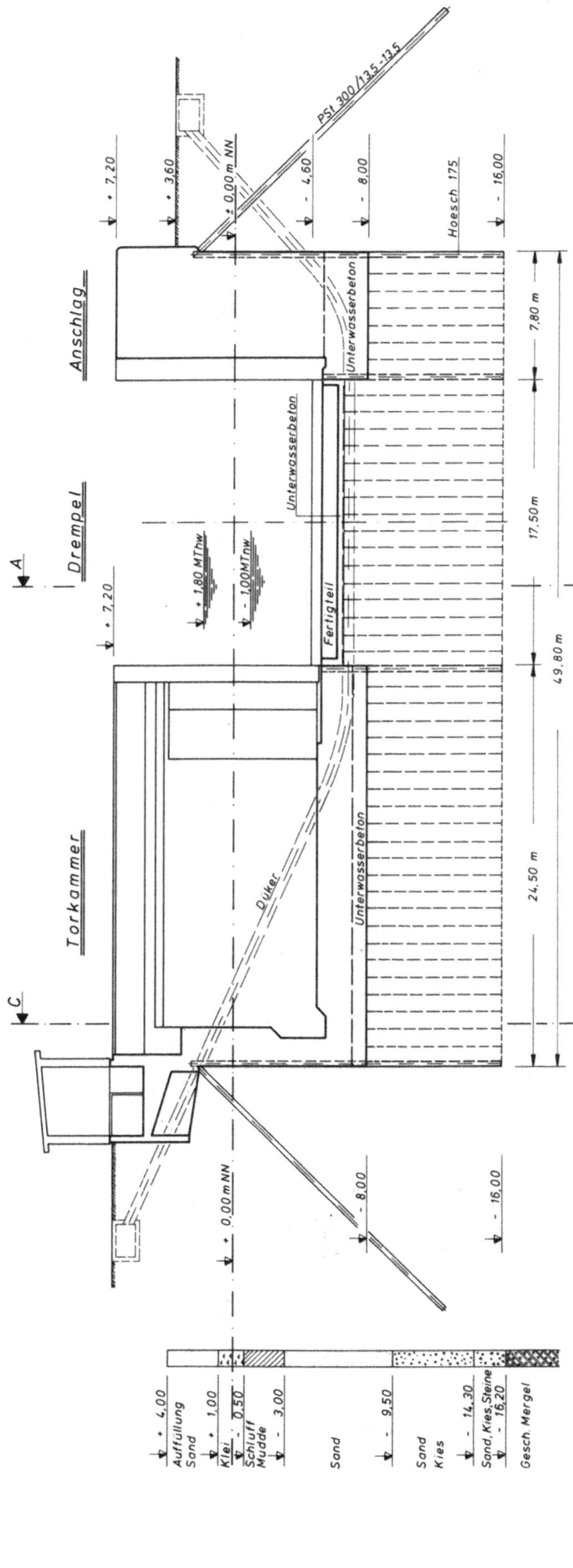

Abb. 2. Längsschnitte durch Torkammer, Drempel und Toranschlag

Abb. 2. Längsschnitte durch Torkammer, Drempel und Toranschlag

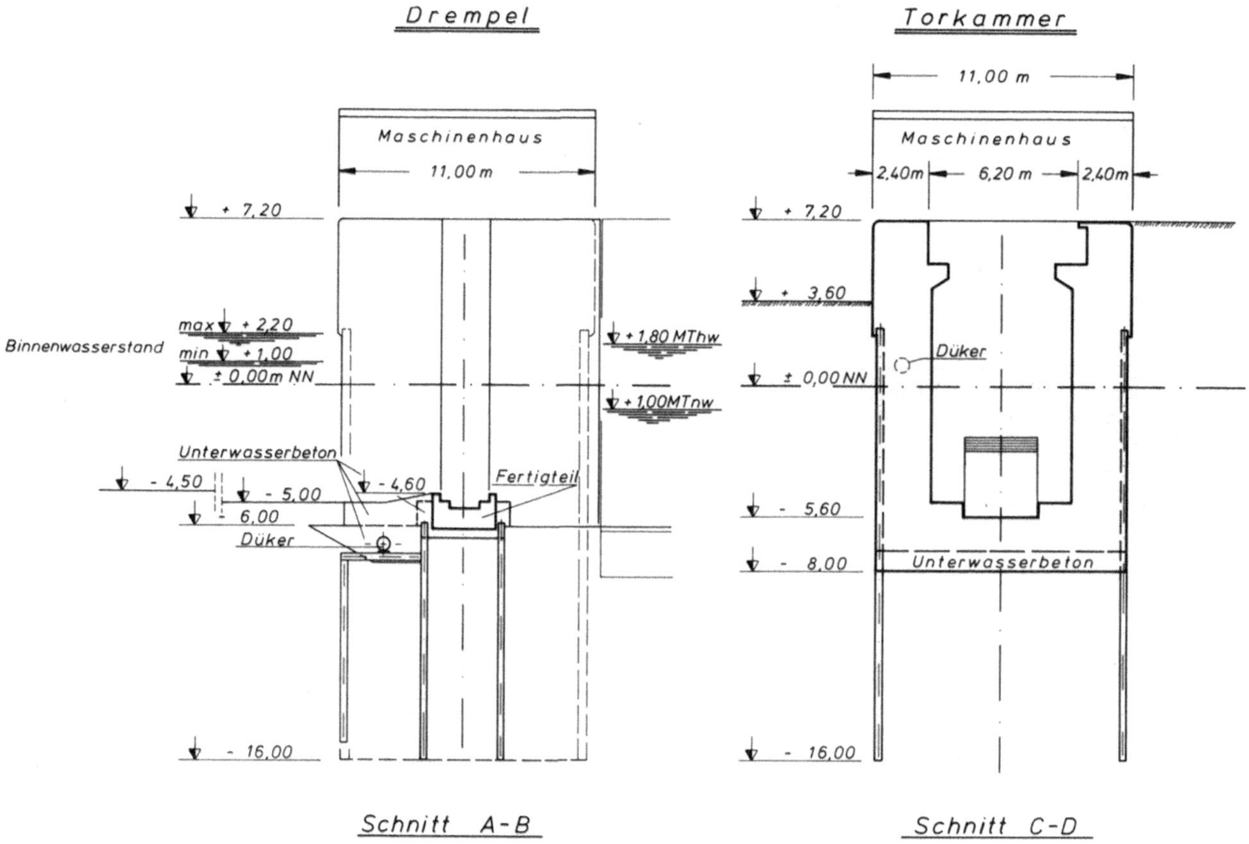

Abb. 3. Querschnitt durch Torkammer und Drempel

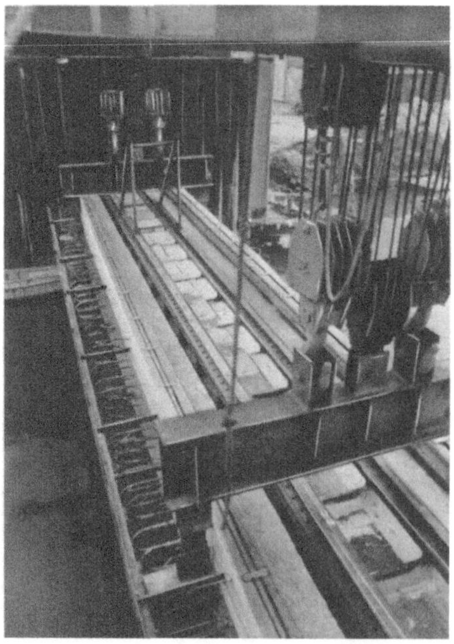

Abb. 4. Einbau des 195 t schweren Drempels. Der am Vorhafen hergestellte Drempel wurde auf einem Ponton zum Binnenhaupt transportiert und samt Laufschienen von einem Hilfsgerüst abgesenkt

5 Düker

Ein 76 m langer Düker, bestehend aus 13 PEh-Kabelschutzrohren, ND 10, $\varnothing i$ = 100 mm, zur Aufnahme von Steuer- und Versorgungsleitungen, konnte entsprechend einem Sonderentwurf der ausführenden Arbeitsgemeinschaft in den Seitenwänden der Torkammer, seitlich des Drempelfertigteils und im Toranschlag angeordnet werden. Als Bauhilfsmaßnahme diente hierfür ein Stahlrohr, $\varnothing i$ = 705 mm, in das später die Kabelschutzrohre gebündelt eingezogen wurden (Abb. 2).

6 Tor

Den Schleusenverschluß bildet ein in zwei Richtungen kehrendes Schiebetor mit Unter- und Oberwagen. Es wird über einen Seilantrieb bewegt, ist mit drei Füll- und Entleerungsschützen ausgerüstet und im übrigen bis auf die Torhöhe nahezu baugleich mit dem Schiebetor des Außenhauptes. Die 109 t schwere Torkonstruktion, von Fa. Noell in Würzburg gefertigt, wurde in drei Sektionen angeliefert und in der fertiggestellten, mit Notverschlüssen abgedichteten Torkammer montiert.

7 Schleusenkammer

Nach eingehender Prüfung wurde ein Sonderentwurf, bei dem die wesentlichen Abbruch- und Betonarbeiten in einer periodisch trockengelegten Schleusenkammer erfolgen sollten, in Auftrag gegeben.

Mit der Inbetriebnahme des neuen Binnenhauptes waren nach ca. einem Jahr Bauzeit im Frühjahr 1979 die Voraussetzungen geschaffen, den Schleusenbetrieb mit den alten Stemmtoren einzustellen und die umfangreichen Umbauarbeiten an der Schleusenkammer in Angriff zu nehmen (Abb. 5):

1. Herstellen einer mit MV-Pfählen verankerten, hinterrammten Spundwand, Profil Hoesch 155/215 St Sp S, zur Entlastung der Kammerwände während des Bauzustandes wie auch für den Endzustand. Als Geräte kommen eine Åkermannramme mit D 22-Rammbären sowie zwei Baggerrammen W 180 mit D 12- und D 30-Rammbären und Schwingmäklern zum Einsatz (Abb. 6).

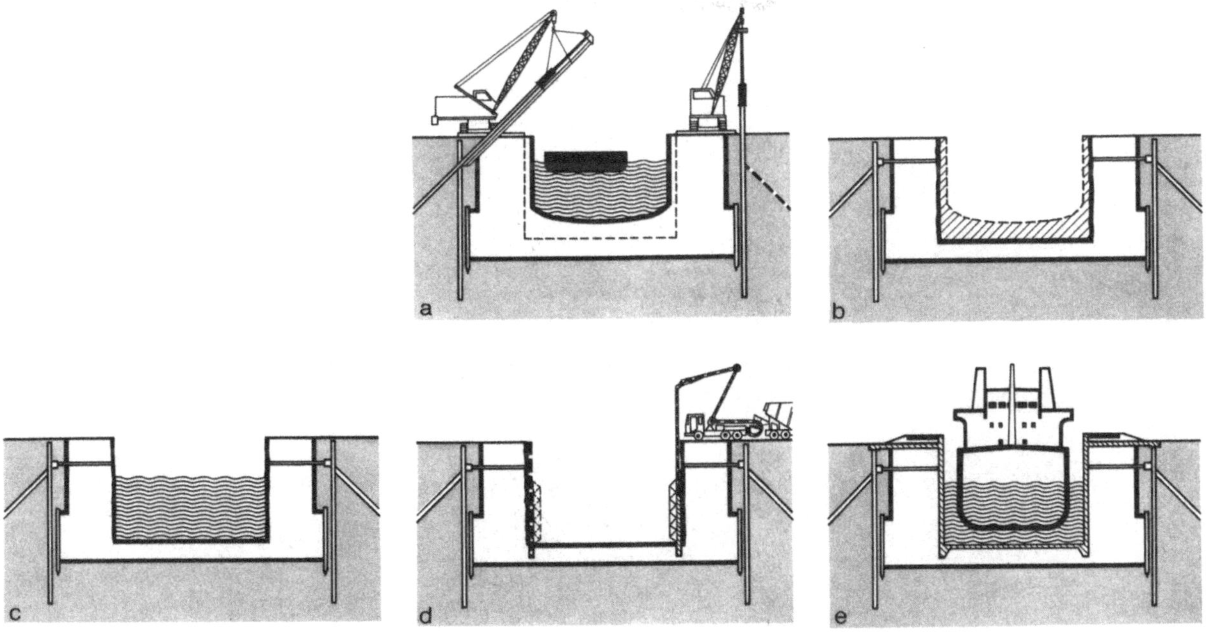

Abb. 5. (a) Unter Aufrechterhaltung des Schleusenbetriebes werden Spundwand und Zugpfähle gerammt.
(b) Bei jeweils zeitlich begrenzter Trockenlegung der Kammer werden die Verankerungs- und Abbrucharbeiten abschnittsweise durchgeführt.
(c) Zwischen den einzelnen Bauabschnitten wird die Kammer für die Durchführung des Schleusenbetriebes geflutet.
(d) Dem Arbeitstakt der Abbrucharbeiten folgend werden die vorgesetzten Betonwände in trockengelegter Kammer hergestellt.
(e) Die Umbauarbeiten sind beendet. Für den Schleusenbetrieb steht der vergrößerte Kammerquerschnitt zur Verfügung

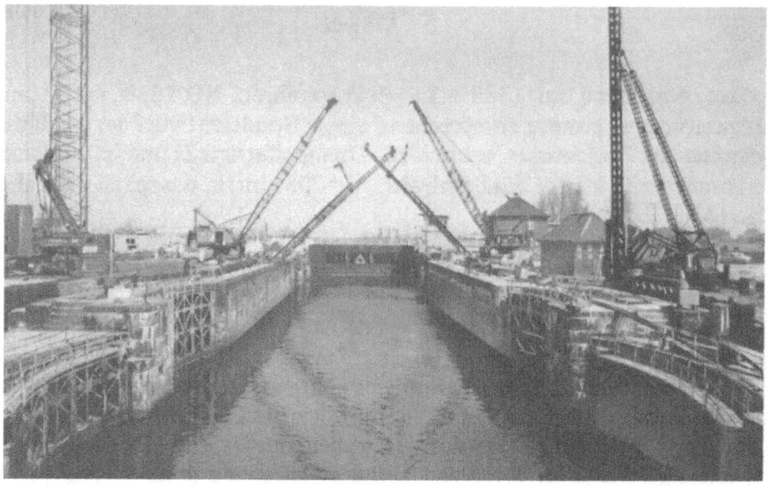

Abb. 6. Blick in die Schleusenkammer während der Spundwand- und Ankerpfahl-Rammung. Im Vordergrund die Ebb- und Flut-Stemmtore des alten Binnenhauptes, im Hintergrund das Schiebetor des im Jahre 1975 fertiggestellten Außenhauptes

2. Installation einer Wasserhaltungsanlage zwischen hinterrammter Spundwand und bestehender Kammerwand, bestehend aus 6 Kiesschüttungsbrunnen, ⌀600 mm, Leistung 80 m^3/h und Pumpe.
3. Periodische Trockenlegung der Kammer in wöchentlichen Intervallen unter Einsatz zusätzlicher Baugrubenpumpen.
4. Abbrucharbeiten im kombinierten Vorspalt- und Vollraumsprengverfahren, Wandverankerungen und Stahlbetonarbeiten im Taktverfahren unter Berücksichtigung der Sicherheitsbestimmungen des zwischenzeitlich abzuwickelnden Schiffsverkehrs.

In Verbindung mit den Schleusenhäuptern bildet die ebenfalls bis zum wasserundurchlässigen Geschiebemergelhorizont einbindende Kammerwandhinterrammung eine geschlossene Baugrube mit Dichtungswänden, die die Grundwasserströmung während der Absenkphase mindern. Bei einer installierten Pumpenleistung von 4400 m^3/h wurde eine Wasserspiegelabsenkung von NN – 1,0 m auf NN – 6,5 m in weniger als 10 Stunden erreicht.

Danach genügte eine Pumpenleistung von 1 600 m^3/h, um den Innenwasserstand bei ständig wechselnden Außenwasserständen konstant zu halten.

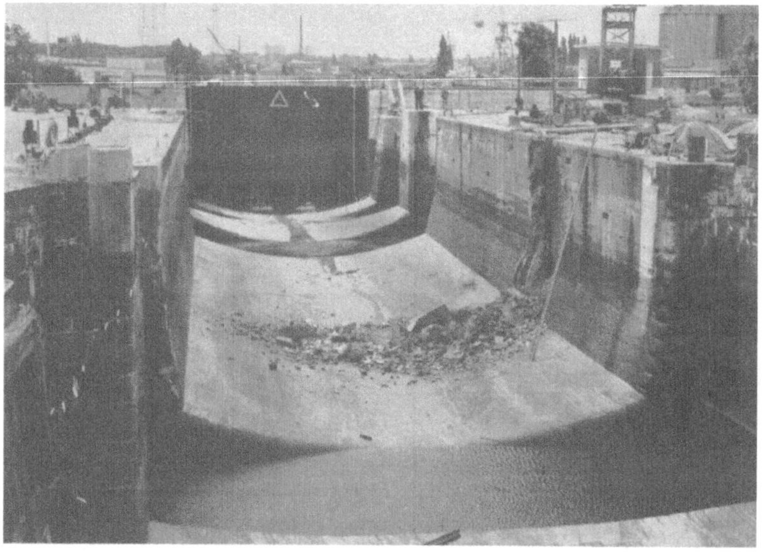

Abb. 7

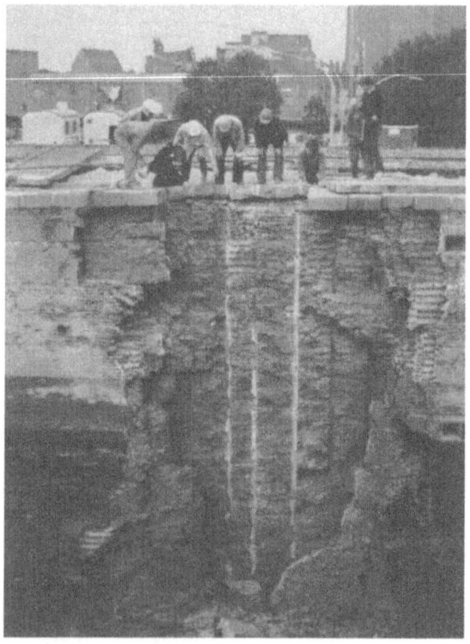

Abb. 8

Abb. 7. Die 100 Jahre alte Schleusenkammer während einer vorgezogenen Probelenzung. Der Wandabbruch ist das Ergebnis einer Probesprengung

Abb. 8. Sprengung nach dem Vorspaltverfahren. Deutlich sind die drei für die Probesprengung besetzten Bohrlöcher und die Vorspaltung des Wandmauerwerks bis zu den benachbarten Bohrlöchern zu erkennen. Die restliche Kammerwand weist nur geringe Unebenheiten auf

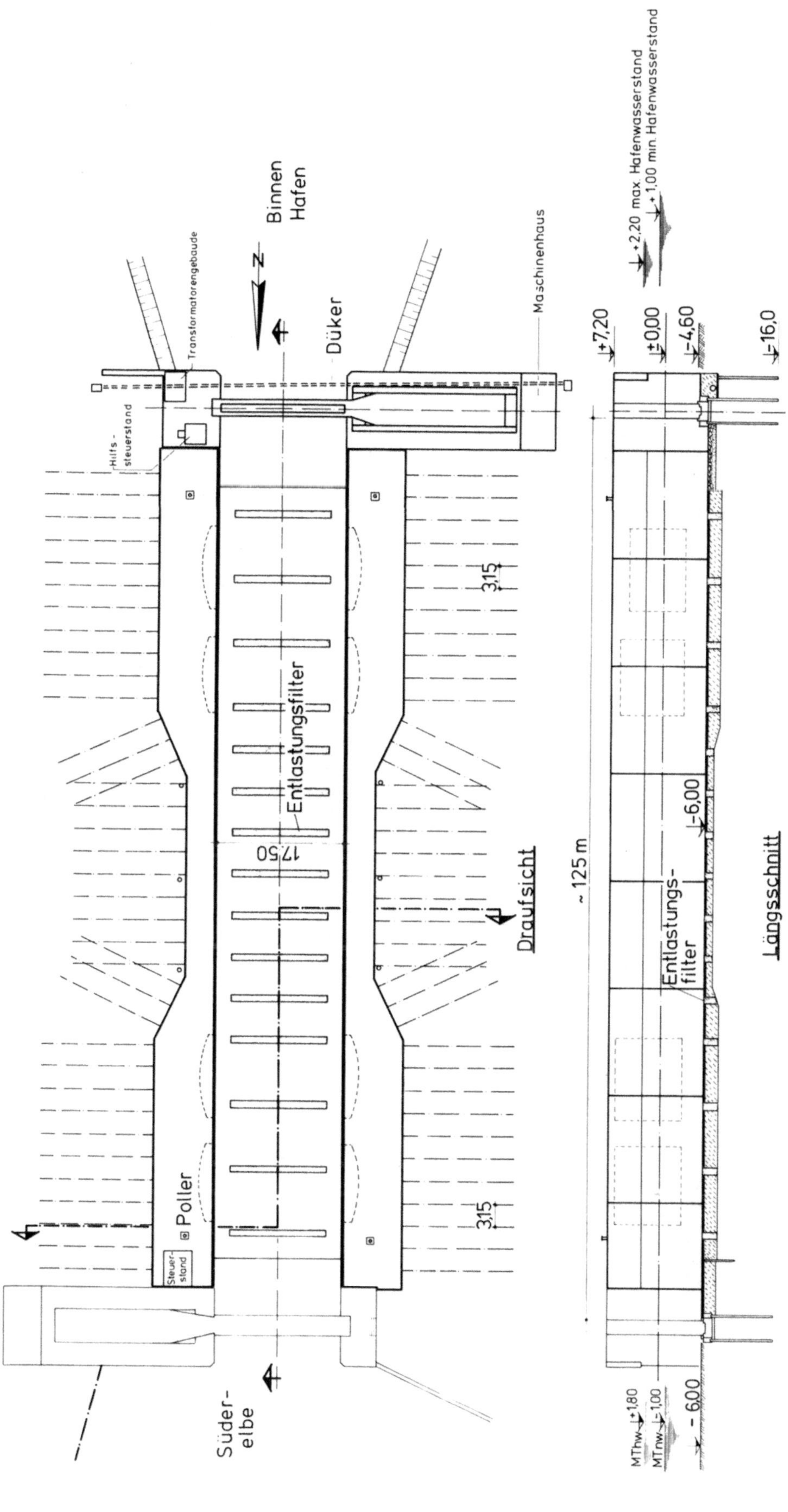

Abb. 9. Draufsicht und Längsschnitt der Schleusenanlage nach dem Umbau

Abb. 9. Draufsicht und Längsschnitt der Schleusenanlage nach dem Umbau

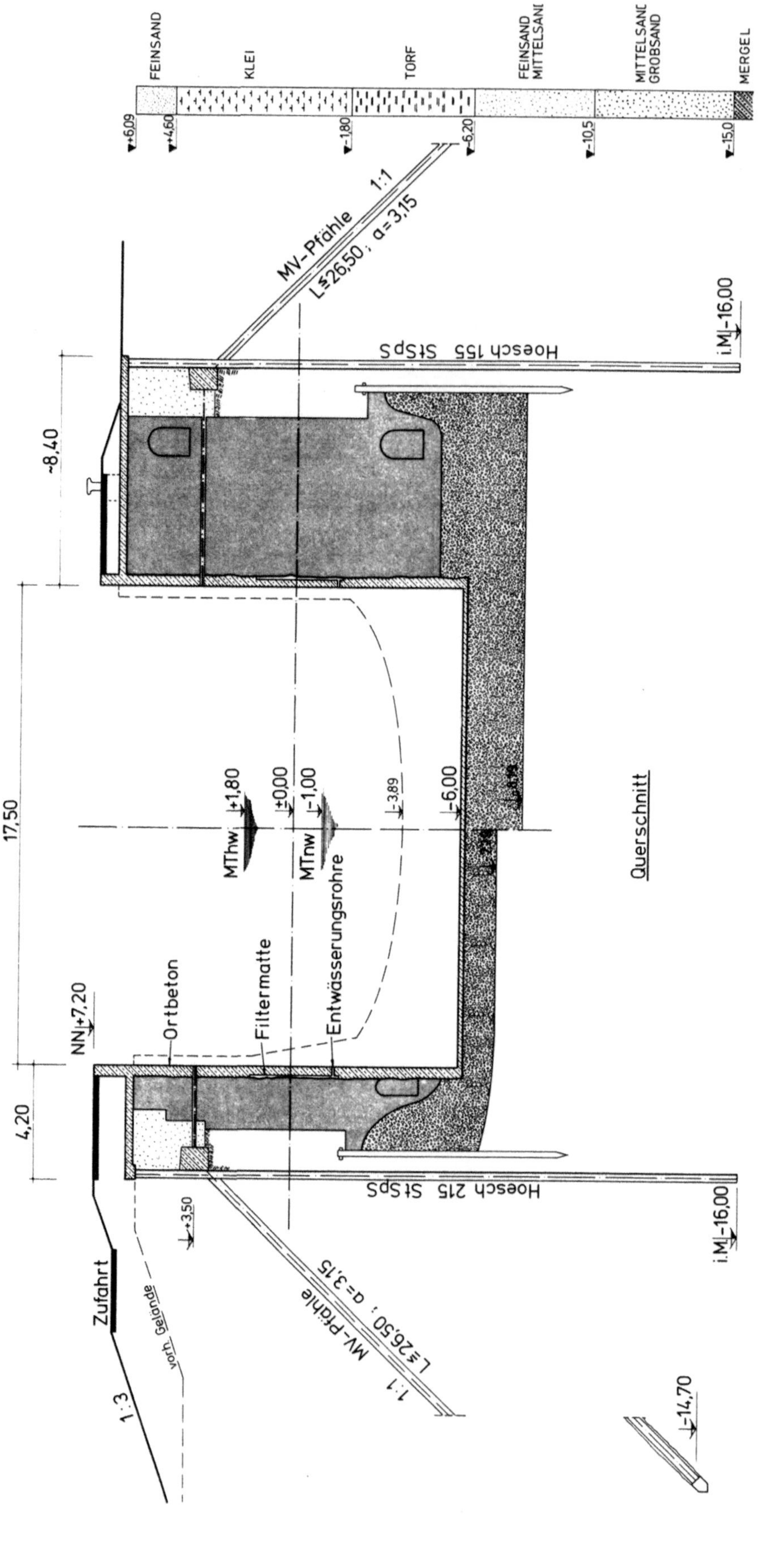

Abb. 10. Querschnitt der vergrößerten Schleusenkammer

Die dabei eingetretene Absenkung des Grundwasserspiegels in 60 m bzw. 200 m Entfernung betrug i. M. 2,0 m bzw. 0,5 m. Da diese Absenkung stets nur über wenige Tage erfolgte, konnten trotz der mächtigen bindigen Bodenschichten Schäden an der örtlichen Bebauung vermieden werden.

Vor den geplanten periodischen Absenkungen wurde die Leistungsfähigkeit der Wasserhaltungsanlage durch ein Probelenzen der Schleusenkammer überprüft (Abb. 7). In diesem Zusammenhang bot sich auch die Gelegenheit, erste Erkenntnisse aus einem bei Ziegelmauerwerk in dieser Form noch nicht angewendeten Sprengverfahren zu gewinnen.

Für die Aufweitung der Schleusenkammer mußten u. a. 70 cm von dem teilweise nur 2,7 m dicken Wandmauerwerk mit möglichst ebener Bruchfläche abgeschält werden. Mit dem von der Fa. W. Rosenstock/Obernkirchen praktizierten Sprengverfahren, einer Kombination von Vorspalt- und üblicher Vollraumsprengung, hoffte man, diese schwierige Aufgabe lösen zu können. Eine vorgezogene Probesprengung, in Bauwerksmitte angelegt, sollte letztlich die Anwendbarkeit bestätigen. Die bis zu 13 m tiefen Bohrlöcher, ⌀ 80 mm und a = 65 cm, wurden mit einem Atlas-Copco-Raupenbohrwagen mit Außenhammer und entspr. Kompressoren hergestellt und mit einer gestreckten Ladung aus Dynacort 100 sowie einer Verstärkerladung aus Ammongelit 3, zusammen ca. 150 g je m^3 Festmauerwerk, besetzt.

Wie auf Abb. 8 zu erkennen ist, verlief die Probesprengung erfolgreich, so daß keine Bedenken gegen die in dieser Form erstmalig angewandte Sprengtechnik bestanden. Im weiteren Verlauf der Sprengarbeiten wurde nicht nur das Ziegelmauerwerk mit einer Toleranz von ± 5,0 cm getrennt, sondern auch die aus Granit bestehenden Pfeilervorlagen der Tornischen. Beschädigungen oder eine Beeinträchtigung der Standfestigkeit des Restmauerwerkes konnten an keiner Stelle festgestellt werden.

Für den Sohlenausbruch stellte sich die Aufgabe in ähnlicher Weise, sollte doch die 1,0 bis 2,0 m dicke Restsohle ebenfalls eine ebene Oberfläche erhalten. Mit einem zeitlichen Versatz der vorlaufenden Wand- zu den Sohlensprengungen wurde eine nachteilige Beeinflussung des geschwächten Wandmauerwerks ausgeschlossen. Ebenso verursachten die durch die Sprengungen ausgelösten Erschütterungen keine Schäden an der in unmittelbarer Nachbarschaft vorhandenen Bebauung. Die mit Dreikomponenten-Meßgeräten, Bauart Wasag, in 40 bis 100 m Entfernung registrierten Werte lagen bei max. 7 Hertz, der Wasserfrequenz, und allgemein bei 2/3 der von der DIN 4150 zugelassenen Werte.

Nachdem mit der erfolgreich verlaufenden Probelenzung und -sprengung die Richtigkeit der getroffenen Annahmen dieses Sonderentwurfes unter Beweis gestellt war, konnten die Arbeiten zur Querschnittsaufweitung der in vier Bauabschnitte unterteilten Schleusenkammer wie vorgesehen aufgenommen werden (Abb. 9 und 10). Während der 6 einwöchigen Vollsperrungen wurde in der trockengelegten Kammer ein 24stündiger Schichtbetrieb abgewickelt.

Zusätzliche Dichtungsmaßnahmen an beiden Schleusentoren, der Einbau der Lenzpumpen und das Lenzen der Kammer waren zunächst die Vorarbeiten einer jeden Trockenlegung. Den Bohr-, Spreng- und Aushubarbeiten (bis zu 1500 m^3 Mauerwerksausbruch je Absenkphase) folgte das Herstellen der Entspannungsbrunnen in der Kammersohle, der Einbau von Perfoankern zwecks Verbund von alter und neuer Wand sowie das Betonieren der leicht bewehrten Kammersohle. Die Kammerwände mit d = 45 cm und einer Blocklänge von 15 m wurden ab der 3. Trockenlegung unter Einsatz von vorgefertigten Bewehrungskörben und Schalungselementen 8,5 m

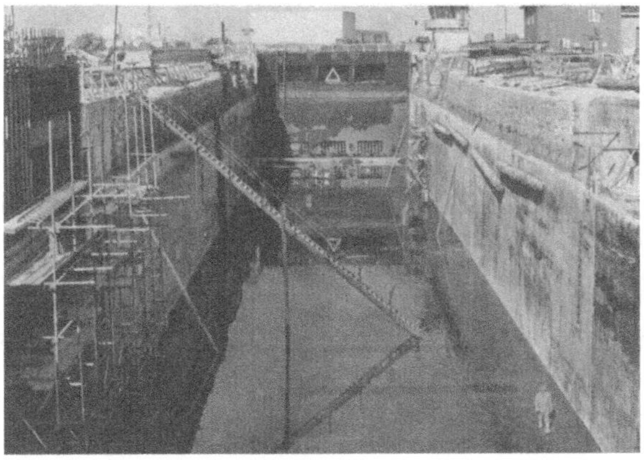

Abb. 11

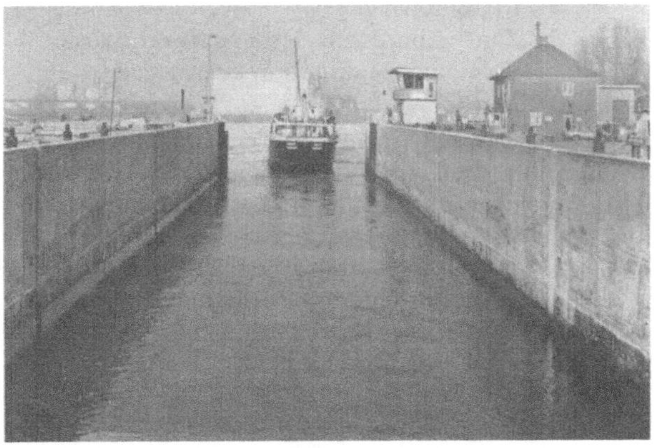

Abb. 12

Abb. 11. Die Stahlbetonarbeiten in der Schleusenkammer sind bis zu einer Höhe von NN + 2,50 m abgeschlossen. Im darüber liegenden Bereich werden die Restarbeiten bei gefluteter und für den Schiffsverkehr freigegebenen Kammer durchgeführt

Abb. 12. Blick in die neue Schleusenkammer, die unter Aufrechterhaltung des Schleusenbetriebes in nur fünfmonatiger Bauzeit vergrößert wurde

hoch bis NN + 2,50 m, somit oberhalb des mittleren Tidehochwassers, hergestellt. Vor dem Fluten der Schleusenkammer erhielt der nur 3 Tage alte Beton zum Schutz gegen das schwach aggressive Hafenwasser eine 2fache Kunststoffversiegelung. Die Betondruckfestigkeit betrug zu diesem Zeitpunkt i. M. 25 N/mm² und genügte den erhöhten Beanspruchungen, die während des folgenden einwöchigen außergewöhnlich regen Schleusenbetriebes auftraten (Abb. 11). Folgende Daten kennzeichnen den hierfür eingesetzten Beton, dessen 28-Tage-Würfeldruckfestigkeit 55 N/mm² betrug: 350 kg PZ 45 F-NA/m³, W/Z-Wert = 0,48, Mehlkorngehalt 425 kg/m³, BV-Zusatzmittel, Grubenkies 0–8 mm und Splitt 8–32 mm sowie für die oberen tausalzbeanspruchten Bauteile zusätzlich mind. 4 % LP-Gehalt.

Unter Aufrechterhaltung des zwar halbseitig eingeschränkten Schleusenbetriebes mußten im weiteren Bauverlauf die Stahlbetonarbeiten im oberen Kammerwandbereich von NN + 2,50 m bis + 7,50 m ausgeführt werden. Damit war über bereits eingebaute Rundstahlanker zugleich die Verankerung der Betonvorsatzschale mit der hinterrammten Spundwand erreicht.

Die Durchführung dieser wegen des rauhen Schiffsverkehrs schwierigen und risikovollen Arbeiten verlief ohne größere Schadensfälle, da die eingesetzten schweren Schalungselemente durch entsprechende Arbeitsgerüste, die zugleich als Rammschutz konzipiert waren, geschützt wurden.

Nur fünf Monate Bauzeit mit nicht mehr als 42 Tagen Vollsperrung genügten, um die Schleusenkammer in der beschriebenen Weise zu vergrößern (Abb. 12).

8 Schlußbemerkung

Der von der Arbeitsgemeinschaft Aug. Prien (Federführung), Held u. Francke, H. C. Hagemann und Martin Oetken mit einem Kostenaufwand von ca. 15,5 Mio DM durchgeführte Umbau der Hafenschleuse Harburg wird im Frühjahr 1980 nach etwa zweijähriger Bauzeit abgeschlossen.

Zur Erstellung des Bauwerks waren u. a. erforderlich:

1. Binnenhaupt/Düker:

1. 500 t Spundwandmaterial,
3 900 m³ Beton B 25 und 35 (z. T. LP-Beton),
230 t Betonstahl,
160 t Stahl für den Schleusenverschluß einschl. Schienenträger, Armierungen und sonstiger Einbauteile,
1 000 m PEh-Kabelschutzrohre,
5 000 m³ Erdarbeiten.

2. Schleusenkammer:

2. 700 t Stahlspundbohlen,
200 t Stahlpfähle (MV),
3 000 m³ Beton B 25 (B 45, z. T. LP-Beton),
250 t Betonstahl,
6 000 m³ Abbruch fester Mauerwerksmasse,
1,5 Mio m³ gepumpte Wassermenge,
10 000 m³ Erdarbeiten.

Mit dem gewählten Bauverfahren ist es unter Aufrechterhaltung des Schleusenbetriebes in beispielhafter Weise gelungen, die bereits stark überalterte und dem Verkehrsaufkommen nicht mehr gewachsene Schleuse zu einer leistungsfähigen, allen Schiffahrts- und Hafenbelangen gerechten Anlage umzubauen. Die nur geringe Anzahl von unumgänglichen Vollsperrungen konnte dabei von den ansässigen Hafenbetrieben durch eine entsprechend disponierte Abwicklung des Schiffsverkehrs und des Umschlages akzeptiert werden.

Fortan haben Küstenmotorschiffe und Europa-Binnenschiffe die Möglichkeit, den Harburger Binnenhafen ungehindert anzusteuern. Dazu wird auch die im Bau befindliche Aufweitung sowie die Vertiefung des Vorhafens beitragen.

Neue Seeschleusen in Westeuropa
Ansätze zu Planung, Entwurf und Berechnung

Dipl.-Ing. **Hans-Dieter Clasmeier**, Brake/Unterweser

1 Einleitung

Nach der von Herrn Prof. Dr.-Ing. Arnold Agatz im Jahre 1949 veröffentlichten Zusammenstellung der bis dahin gebauten wesentlichen Seeschleusen [1] sind inzwischen 30 Jahre verstrichen. In dieser Zeit haben sich die Schiffsabmessungen in einer damals noch nicht vorauszusehenden Geschwindigkeit vergrößert, so daß die Wasserstraßen, die Hafenzufahrten und die Anlegestellen diesen neuen Größen angepaßt werden mußten. Aus diesem Grunde und der Zerstörung vieler Hafenanlagen in Westeuropa des II. Weltkrieges wegen, ergab sich eine umfangreiche Neubautätigkeit; auch auf dem Schleusensektor.

In dieser Studie werden 20 neue Seeschleusen großer und kleiner Abmessungen beschrieben und analysiert, die nach 1945 in der Bundesrepublik Deutschland, in den Niederlanden, in Frankreich, Belgien und Großbritannien gebaut wurden und als Ersatz für zerstörte Anlagen, als Erweiterungen und als komplette Neuplanungen anzusehen sind. Allen aus diesen Gegebenheiten resultierenden Schleusenplanungen ist gemeinsam, daß in der Phase der zunehmenden Automatisierung der Technik und der Betriebsabläufe gesteigerter Wert auf den minimalen Einsatz von Bedienungs- und Wartungspersonal gelegt wurde.

Der vorliegende Beitrag zeigt Planungsgrundsätze beim Bau von neuen Seeschleusen auf, aus denen allgemein gültige Kriterien für die Planung und den Bau weiterer Schleusenanlagen entwickelt werden. Die vorhandenen Lehrbücher sind bei der Beschreibung von Seeschleusen und ihrer Betriebseinrichtungen im Jahr 1945 stehengeblieben, so daß dem planenden Ingenieur eine Vielzahl von Fachaufsätzen verbleibt, die er in der Kürze des Planungszeitraums oft nur unvollständig oder gar nicht durcharbeiten kann. Diese Lücke soll geschlosen werden.

2 Entwicklung der Seeschleusen

2.1 Geschichtlicher Rückblick

Im Gegensatz zu den Binnenschiffsschleusen, die von den Ingenieuren der Renaissance gebaut beim Kanalbau in Norditalien im 15. Jahrh. eine erste Blütezeit hatten [2; 3], entwickelte sich die heute übliche Seeschleuse aus der schon in der Frühzeit des Deichbaus vorhandenen Sielschleuse (Abb.1 a). Die Sielschleusen dienten in erster Linie dazu, daß das durch den Deich vor dem Tideeinfluß geschützte, im allgemeinen tiefer als das Mittelwasser liegende Marschland bei Außenwasserständen unterhalb des Mittelwassers durch die geöffneten Sielverschlüsse entwässert wurde. Während der Öffnungszeit bestand für Schiffe die Möglichkeit, in die Siele hineinzufahren.

Mit zunehmendem Tiefgang der Schiffe reichte die Wassertiefe in den binnendeichs gelegenen Sielhäfen bald nicht mehr aus. Der Wasserstand mußte künstlich erhöht werden. Ein doppelt kehrender Verschluß im Sielbauwerk war die Konsequenz. Der Sielhafen wurde zum Dockhafen, die Sielschleuse zur Dockschleuse (Abb. 1 b). Durch Einflußnahme des Faktors Zeit im Seeverkehr kann man über Halbtidebecken (insbesondere bei Hafenanlagen mit großem Tidehub) schließlich Mitte des 19. Jahrh. zu Dockhafenanlagen mit vorgeschalteten Kammerschleusen [4].

2.2 Dockschleusen (Tideschleusen)

Eine Dockschleuse ist dem exakten Sinne des Wortes nach keine Schleuse, denn das für eine Schleusung zum Ausgleich des Potentialgefälles zwischen zwei Wasserständen erforderliche Verweilen in einer Schleusenkammer findet nicht statt. Die Dockschleuse gestattet lediglich ein Durchfahren der Schiffe bei Wassergleichstand im

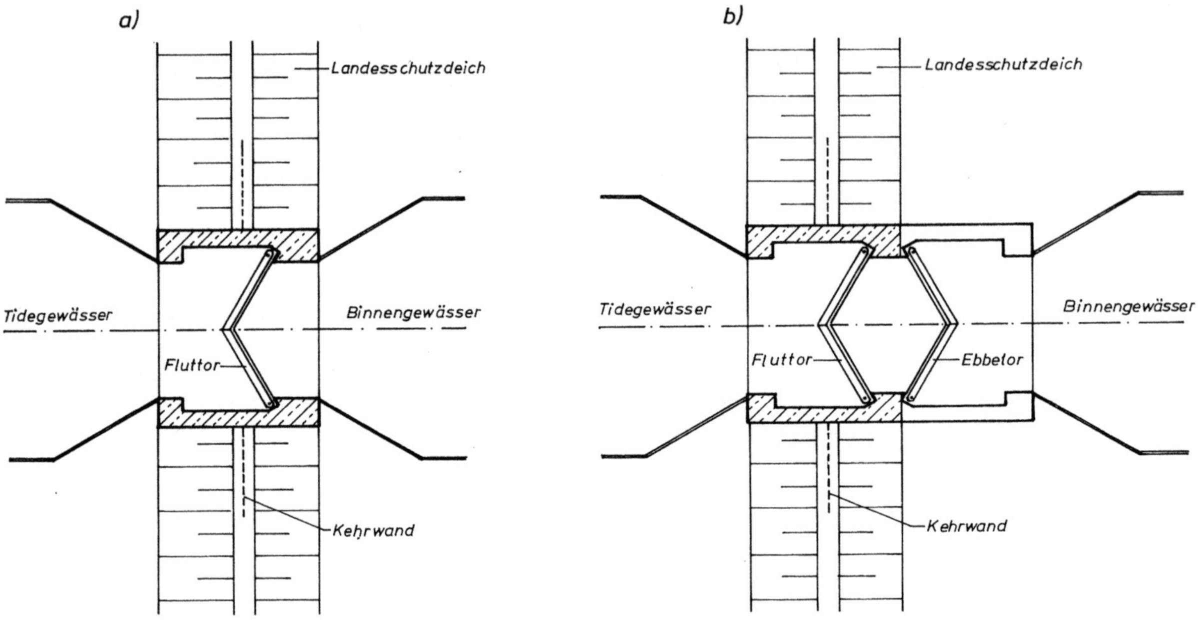

Abb. 1. a) Sielschleuse; b) Dockschleuse

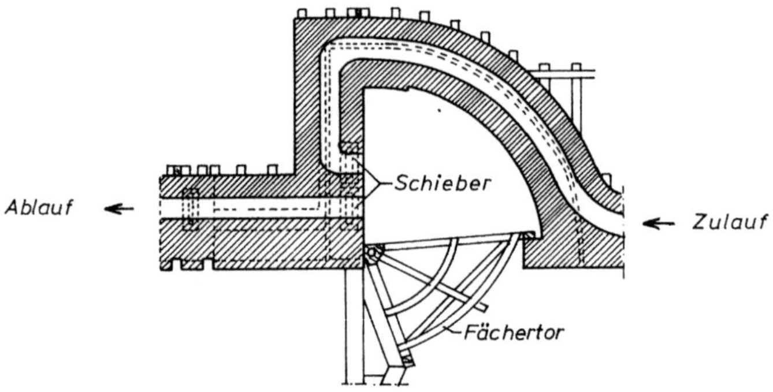

Abb. 2. Schleusenhaupt mit Fächertor in Vreeswijk. Nach [4]

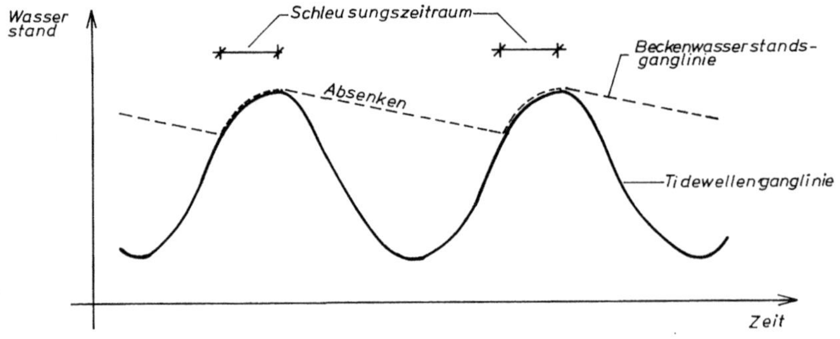

Abb. 3. Dockhafenwasserstandsganglinie über die Tide

Dock- und im Außenhafen. Mit Rücksicht auf die Standsicherheit der Bauwerke im Dockhafen bei abfallendem Wasserspiegel kann die Schleusenöffnung nicht beliebig lange aufgehalten werden.

Die Verschlüsse der Dockschleusen wurden früher und werden auch heute noch fast ausschließlich durch Stemmtore gebildet, deren Antrieb ölhydraulisch geschieht. Frühere Antriebsarten waren mechanisch bewegte Zahnstangen, Haspeln und Ketten. Ein hydraulischer Antrieb bewirkte das Öffnen und Schließen von Fächertoren (Abb. 2), die in moderner Form heute eine Renaissance erhalten haben [5]. Die Tore waren früher aus heimischem Laubholz, werden jetzt aber meist aus aufgelösten Stahlkonstruktionen hergestellt. Aus ästhetischen Gründen kommen auch noch Stemmtore aus tropischen Harthölzern wie Basralocus und Bongossi zur Ausführung.

Mit dem Vordringen der Dampfschiffahrt, der Verkürzung der Fahrtzeiten der Schiffe und durch die zunehmende Mechanisierung des Umschlaggeschäftes in den Häfen konnten der Tide wegen bis zu 12 Std. Wartezeit auf eine „Dockschleusung" für eine Schiffsbewegung nicht mehr in Kauf genommen werden. Eine kürzere Wartezeit wurde durch ein teilweises Absenken des Hafenwasserstandes nach Hochwasser (Abb. 3) durch Umläufe im Schleusenhaupt oder Öffnungen in den Schleusentoren, die mittels Schützen oder Klappen verschlossen wurden, erreicht.

Auch heute werden noch Dockschleusen erbaut. Der Grund ist in den zu Kammerschleusen wesentlich geringeren Gesamtbaukosten zu sehen. Letztlich stellt die Dockschleuse lediglich das Außen- oder Binnenhaupt einer Kammerschleuse dar. Bei geringem Schiffsverkehr ist es daher durchaus denkbar, eine Dockschleuse einer Kammerschleuse vorzuziehen. Zu beachten ist allerdings, daß bei der in Abb. 3 aufgezeigten Lösung zur Verlängerung der „Schleusenzeit" je Tide ein nicht unerheblicher Wasseraustausch stattfindet, der in Gebieten mit starkem Schlickfall erhebliche Unterhaltungsbaggerungen im Dockhafen mit sich bringt.

2.3 Kammerschleusen

Die Kammerschleusen zu den Dockhäfen entstanden letztlich aus dem Wunsch, jederzeit eine „freie" Zufahrt zu den Hafenbecken anzubieten. Die tideunabhängige Durchfahrt durch die Deichlinie wurde so attraktiv, daß beim Seeschleusenbau Ende des vergangenen Jahrhunderts eine Entwicklung ansetzte, die zwar das Wesen der Kammerschleusen grundlegend klärte, in vielen Details aber noch nicht abgeschlossen ist.

Das Wichtigste an den Kammerschleusen sind zwei Häupter (Binnen- und Außenhaupt) mit den Verschlußorganen, die zunächst durch Stemm- oder Sektortore, wie auch bei den Dockschleusen, gebildet wurden. Im Gegensatz zu den Binnenschiffsschleusen werden beide Häupter meist identisch gebaut. Der Grund ist in der Forderung nach zwei Verschlüssen gegen Sturmflutwasserstände zu suchen. Die Häupter sind durch Deiche miteinander verbunden, die die dazwischenliegende Schleusenkammer einfassen (Abb. 4). Möglich ist auch, die gesamte Schleusenanlage in den Deich zu integrieren. Treppen und schiefe Ebenen im Betriebsgelände können dann entfallen. In Bereichen mit großem Tidehub und geringer Differenz zwischen MThw und HHThw, z. B. am Kanal oder an der Irischen See, besteht die Möglichkeit, Schleusentore (Stemmtore) nur gegen den Dockhafenwasserstand kehrend anzuordnen.

Der Wasserausgleich zwischen Schleusenkammer und Hafen bzw. Tidegewässer geschah durch seitliche Umläufe in den Häuptern oder durch Zuläufe in der Sohle, wie sie von den Binnenschiffsschleusen her bekannt sind. Das Prinzip der seitlichen Umläufe wird auch heute noch überwiegend angewandt. Mit fortschreitender Stahlbautechnik wurden allerdings auch, zunächst bei kleinen Verschlußorganen, später auch bei Verschlüssen großer Seeschleusen, u. a. 1936 beim Umbau der 3. Einfahrt in Wilhelmshaven [6], Durchlässe in den Toren angeordnet, die mit Walzenverschlüssen, Roll- oder Segmentschützen geöffnet und verschlossen werden konnten. Um ein gleichmäßiges Einströmen des Wassers in die Schleusenkammer zu erreichen, wurden die Öffnungen mit Störlamellen, Jalousien oder Abweisern, die den Strahl auf Sohlschwellen auftreffen lassen, versehen. Die Füllung von Schleusenkammern durch Toröffnungen hat sich insbesondere in Deutschland durchgesetzt.

Die zunehmenden Schiffsabmessungen erforderten immer größere Schleusen und breitere Einfahrten. Da die Einsatzmöglichkeit der Stemmtore zum Zeitpunkt des Baus der letzten großen Seeschleusen vor und während des II. Weltkrieges bei etwa 30 m breiten Verschlußöffnungen ein Ende hatte, wurden schon Anfang des Jahrhunderts Schiebetore bis 40 m Breite entwickelt und mit hydraulischem Antrieb, später mit starrem Zahnstangenantrieb versehen [6]. Die Lagerung und die Fahrt der Tore erfolgte nach dem heute noch bewährten Schubkarrenprinzip, d. h. sie bewegen sich am Antrieb auf einem Oberwagen und zum gegenseitigen Anschlag hin auf einem Unterwagen. Die weitere Entwicklung der Antriebskraftübermittlung geschah über Gall'sche Ketten, Gelenkzahnstangen und zunehmend über Stahlseile. Neuerdings findet man auch wieder direkt angetriebene Oberwagen, jetzt allerdings mit aufgesetztem Hydraulikmotor [7; 8; 9].

Der Einsatz von Stemmtoren in Kammerschleusen ist heute auf ein Minimum zurückgegangen. Stemmtore sind in ihrer Gesamtheit anfälliger gegen Störungen als Schiebetore – 2 Schiebetore müssen bei doppelt kehrender Wirkung durch 4 Stemmtorpaare = 8 Antriebsorganen ersetzt werden –, auch haben Kostenvergleiche gezeigt, daß Schleusen mit Schiebetoren trotz aufwendigerem Stahlwasserbau kostengleich herzustellen sind. Lediglich

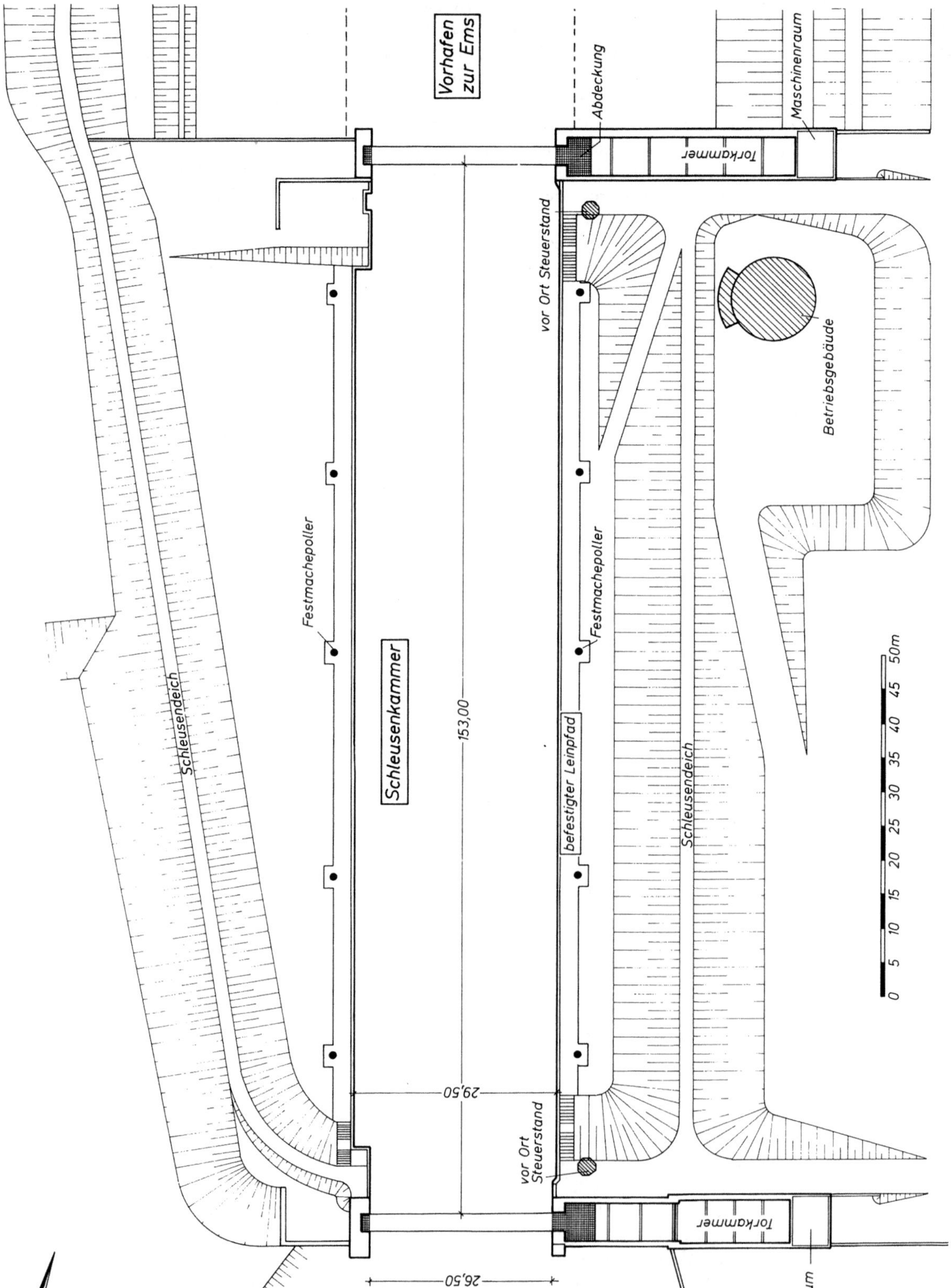

Abb. 4. Gesamtübersicht Schleuse Papenburg. Nach Unterlagen Stadt Papenburg

bei kleinen Durchfahrtbreiten und in dem schon genannten Sonderfall des Kehrens nur des Hafenwasserstandes können Stemmtore günstiger als Schiebetore eingesetzt werden. Auf die Gründe für die Wahl der verschiedenen Verschlußarten wird aber in der weiteren Beschreibung der einzelnen Seeschleusen noch näher eingegangen.

2.4 Dockhäfen

Während die ersten Dockhäfen entstanden, um nach der Zufahrt in den Hafen einen Mindestwasserstand, der eine Grundberührung der Schiffe verhinderte, zu halten, werden heute neue Dockhäfen rein aus finanziellen und uferbautechnischen Gründen angelegt. Der nahezu konstante Wasserstand läßt die Geländesprünge an den Ufermauern je nach Planung um den normalen Tidehub bis zur Differenz zwischen HHThw und NNThw geringer werden. Damit verbunden ist ein fast ausgependelter Wasserstand zwischen Hafenwasser- und Grundwasserspiegel. Der Wasserüberdruck, der für die Bemessung von Ufermauern im Tidegebiet fast dominierend ist, geht gegen Null. Das Uferbauwerk im Dockhafen ist somit um ein wesentliches Maß kostengünstiger herzustellen als ein vergleichbares Bauwerk unter dem Einfluß der Tide. Die zusätzlichen Kosten bei der Dockhafenplanung für eine Schleuse, Kammer- oder Dockschleuse, müssen durch Einsparungen an den Uferbauwerken ausgeglichen werden.

Kostensparend bei der Kalkulation einer Hafenanlage mit Schleuse wirkt sich auch der beim Abdämmen des Hafenbeckens vom Tidegewässer verminderte Wasseraustausch (Schleusungswasserverlust oder Absenkwassermenge beim Dockschleusenbetrieb sind zu beachten) aus. Bei starkem Schlickfall kann es je nach Austauschwassermenge zu Ablagerungen bis zu 2 m^3/Jahr · m^2 Hafenfläche kommen.

3 Übersicht über nach 1945 in Nordfrankreich, Belgien, in den Niederlanden, Großbritannien und in der Bundesrepublik Deutschland gebaute Seeschleusen

Nach dem Ende des II. Weltkrieges wurden in der Phase des Wiederaufbaus aus den Trümmern auch neue Hafenanlagen mit z. T. dazugehörigen Zufahrtsschleusen an den westeuropäischen Küsten geplant und neu erstellt. So wurden häufig noch vorhandene, gebrauchsfähig erhaltene Teile alter Seeschleusen, wie Betonhäupter oder Schleusenkammerwände mit in die neuen Bauwerke integriert [10].

Diese Aufbautätigkeit fand Anfang der 60er Jahre ein Ende. Mit den wachsenden Schiffsgrößen wurden in den Jahren bis 1975 viele dieser wiederaufgebauten und auch der erhalten gebliebenen Schleusen zu klein und mußten um- oder neugebaut werden. Durch die Erschließung neuer Hafengebiete wurden aber auch komplette Neuplanungen erforderlich. Eine Übersicht über die nach 1945 gebauten Seeschleusen in der Reihenfolge der Fertigstellung gibt Tabelle 1.

Tabelle 1. Nach 1945 gebaute Seeschleusen

	Schleuse	Baujahr	nutzbare Länge (m)	Einfahrt Breite (m)	Wassertiefe bei MTnW (m)	Wassertiefe bei MThW (m)
1	Tatenberger Schleuse, Hamburg	1951	128,00	12,00	3,20	5,20
2	Schleusengruppe Vlissingen	1953	138,00	22,50	5,90	9,90
3	Boudewijn-Schleuse, Antwerpen	1955	360,00	45,00	10,00	15,85
4	Schleuse Oistreham	1963	225,00	28,84	4,25	11,55
5	Schleuse Cuxhaven	1964	192,00	25,00	9,50	12,40
6	Schleuse IV. Einfahrt, Wilhelmshaven	1965	390,00	57,00	11,70	15,30
7	Zandvliet-Schleuse, Antwerpen	1967	500,00	57,00	13,25	19,10
8	Schleusengruppe Terneuzen	1969	355,00	40,00	10,80	14,80
9	Schleuse Boulogne	1970	141,50	25,00	5,75	15,35
10	Schleuse Charles-de-Gaulle, Dunkerque	1971	364,00	50,00	14,00	19,00
11	Schleuse Francois I, Le Havre	1971	400,00	67,00	14,80	22,80
12	Schleuse im Eidersperrwerk	1971	75,00	14,00	3,90	7,00
13	Schleuse Hamburg-Harburg	1974	126,00	17,50	5,20	7,70
14	Schleuse Papenburg	1975	153,00	26,50	4,85	6,85
15	Schleuse Hooksiel	1975	89,00	8,00	2,10	5,35
16	Schleuse Leer	1976	192,00	26,00	4,70	7,25
17	Schleuse zum Royal-Portbury-Dock, Bristol	1976	366,00	42,70	5,50	17,70
18	Kallo-Schleuse, Antwerpen	1978	360,00	50,00	12,25	18,10
19	Schleuse Brake	1979	95,00	16,00	4,30	7,95
20	Schleuse Zeebrügge	im Bau	500,00	57,00	15,00	19,50

Aus der vorstehenden Übersicht geht hervor, daß in Deutschland vornehmlich Seeschleusen mit kleinen Abmessungen geplant und gebaut worden sind. Hingegen ist in den anderen westeuropäischen Ländern der Bau großer und größter Schleusenanlagen bis zur Perfektion entwickelt worden.

Da in der Seeschiffahrt bei steigenden Schiffsgrößen die Frachtraten immer zeitabhängiger wurden, sind die Erweiterungen in den beiden großen deutschen Seehäfen Hamburg und Bremen tideoffen geplant worden. Man nahm bewußt die Mehrkosten einer tideoffenen Kaje in Kauf, um die Zeit für Schleusungen und auch die Kosten für erforderlich werdende Schleusenanlagen zu sparen.

Die Erweiterungen in den ausländischen Häfen standen allerdings vielfach unter dem Aspekt der Industrieansiedlung, aber auch unter dem Zwang, bestehende Dockhafenanlagen konkurrenzfähig zu erhalten. Bei Hafenerweiterungen zu Industrieansiedlungen steht nicht der schnelle Umschlag im Vordergrund, der keine Warteschlangen aufkommen lassen darf; hier werden lediglich Rohstoffe auf Abruf an den Verarbeiter weitergegeben. Der Aufenthalt in einer Schleuse mit den sich daraus ergebenden Wartekosten wird als nicht so gravierend empfunden.

In Ergänzung zu Tabelle 1 wird auf zwei Faltplänen (siehe Einstecktasche am Schluß des Buches) eine Übersicht gegeben, aus der die wesentlichsten Merkmale der Anlagen hervorgehen. Sie gliedert die Schleusen nach den Konstruktionsmerkmalen der Schleusenkammerwände, weil sie es sind, die letztlich den entscheidenden Einfluß auf die Ermittlung der Gesamtkosten des Schleusenbauwerkes ergeben. Wesentlich ist auch die Wahl der Verschlußorgane; bei unbeschränkt zur Verfügung stehendem Gelände ist es aber nahezu gleich, ob Stemmtore oder Schiebetore zum Einsatz kommen.

Auf die Wahl aller für den Entwurf einer Seeschleuse zum Tragen kommender Elemente wird in den folgenden Abschnitten anhand der vorliegenden Beispiele noch näher eingegangen.

4 Gründe für Schleusenneubauten nach 1945

4.1 Ersatz- und Erweiterungsbauwerke

4.1.1 Schleuse Vlissingen [11]

War durch Kriegseinwirkungen die vorhandene, 1870 erbaute Schleusenanlage mit einer 20 m breiten großen und einer 8 m breiten kleinen Schleuse fast völlig zerstört, stand man vor dem räumlichen Problem, eine Ersatzanlage an der gleichen Stelle errichten zu müssen. Wollte man nicht zu sehr in die Gründung der alten Anlage geraten, ergab sich der Zwang, bei einer leichten Verdrehung der Längsachse eine neue kleine Schleuse an die Stelle der alten großen und die neue große an die Stelle der alten kleinen Schleuse zu plazieren. Auf die kleine Schleuse mit 65,00 m nutzbarer Länge sollte nicht verzichtet werden, da der Großteil des Schiffsverkehrs aus Kleinschiffahrt besteht und somit unnötig lange Schleusenzeiten und großer Wasserverlust im Hafenbecken vermieden werden können. Die große Schleuse wurde in Erwartung wachsender Schiffsabmessungen in der Breite von 20 m auf 22,50 m erweitert, in der Länge mit 138 m aber fast beim alten Maß belassen. Einen Über-

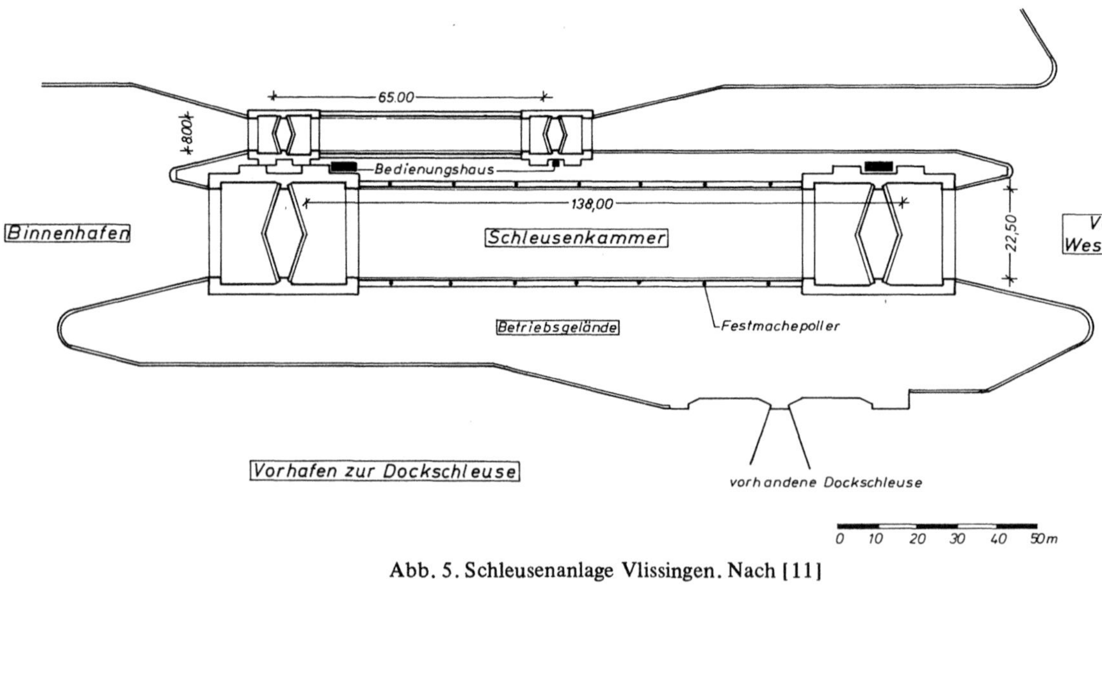

Abb. 5. Schleusenanlage Vlissingen. Nach [11]

blick über die Lage der beiden 1952 fertiggestellten Schleusen gibt Abb. 5. Bei den genannten Abmessungen können in der großen Schleuse bei Niedrigwasser Regelschiffe nach EAU [12] bis zu 2 000 tdw und bei Hochwasser Schiffe bis zu 6 000 tdw Tragfähigkeit geschleust werden. Eine Durchfahrt bei Wassergleichstand ist für Schiffe bis 11 000 tdw Tragfähigkeit möglich.

4.1.2 Schleuse IV. Einfahrt Wilhelmshaven [10]

Aufgrund von Mängeln an der III. Einfahrt zum Hafen von Wilhelmshaven, aus strategischen Überlegungen sowie aufgrund steigender Schiffsabmessungen wurde in den Jahren 1938 – 1942 die IV. Einfahrt gebaut und in Betrieb genommen. Nachdem die Hafeneinfahrten den II. Weltkrieg fast unzerstört überstanden hatten, wurde 1946 auf der Außenministerkonferenz in Moskau beschlossen, die Hafenanlagen einschließlich der Schleusen unbrauchbar zu machen. So wurden dementsprechend Anlagen und Bauwerksteile von 1947 – 1949 demontiert und zerstört.

Nach der Ratifizierung der Pariser Verträge im Sommer 1954 und der nachfolgenden Stationierung von Bundesmarineeinheiten an der Jade, mußte, sollte Wilhelmshaven wieder vollwertiger Marinestützpunkt werden, eine leistungsfähige, betriebssichere und auf lange Zeit in ihren Abmessungen ausreichende Einfahrt zum Binnenhafen geschaffen werden. So bot sich aus technischen, nautischen, militärischen und zuletzt auch aus finanziellen Gründen (die Kammerwände waren nahezu unzerstört geblieben) der Wiederaufbau der IV. Einfahrt an. Nach der Beseitigung des aufgehenden Teils der alten Schleusenhäupter konnte man auf der vorhandenen Gründung einen um 2,00 m höher liegenden Drempel (der, immer noch in der Tiefe auf NN – 13,65 m liegend, als ausreichend angesehen wurde) anordnen. Die Einfahrtbreite wurde von 60 m auf 57 m reduziert, die Gesamtlänge ergab sich zu 390 m. Auf Sicherheitseinrichtungen wurde weitestgehend verzichtet, da die parallel liegende zweite Schleusenkammer der ehemaligen IV. Einfahrt ebenfalls ausgebaut wurde (Abb. 6). Eine Sicherheitsüberlegung sei aber noch erwähnt. Bei Schleusenneubauten in Westeuropa einmalig, wurden die Torkammern aus strategischen Gründen als geschlossene Rahmen ausgebildet. Das Tor befindet sich bei geöffneter Einfahrt in einem schützenden Bauwerk aus Beton.

Nach weiterem Ausbau des Wilhelmshavener Binnenhafens für den Umschlag kann dieser bei den Abmessungen der Seeschleuse von Regelschiffen bis zu 25 000 tdw bei Niedrigwasser und bis zu 85 000 tdw Tragfähigkeit bei Hochwasser angelaufen werden.

4.1.3 Schleuse Hamburg-Harburg [13]

Nach der folgenschweren Februarsturmflut 1962 wurde es unumgänglich, die alte Schleuse zum Harburger Binnenhafen [4] zu verstärken bzw. zu erneuern. Vorgeschlagen wurde nach mehreren Untersuchungen, vor das vorhandene Außenhaupt ein neues, auf den erforderlichen Bemessungswasserstand ausgerichtetes Außenhaupt zu setzen (Abb. 7).

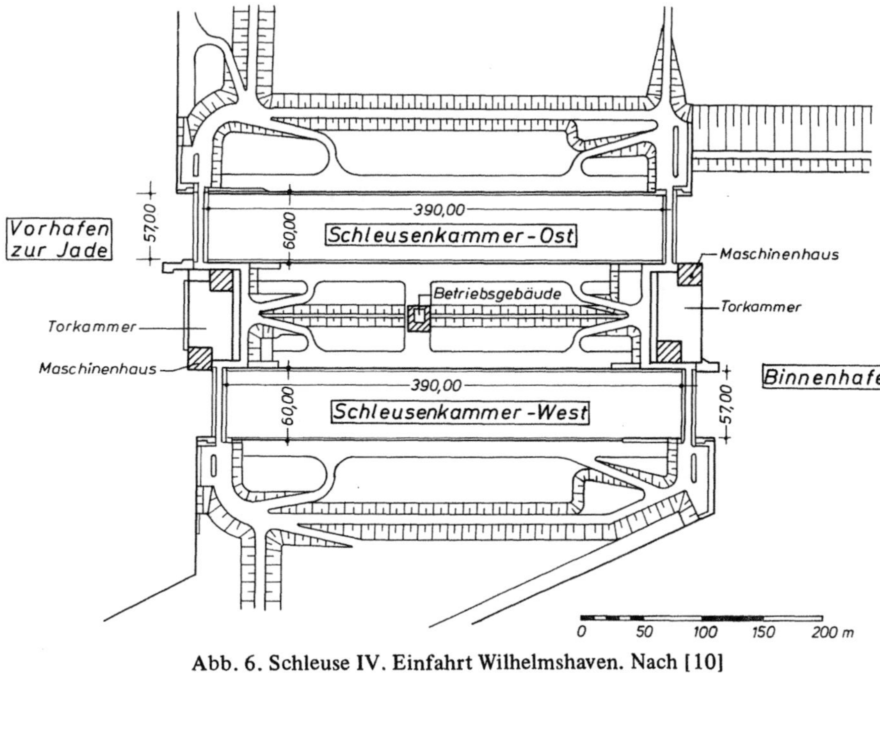

Abb. 6. Schleuse IV. Einfahrt Wilhelmshaven. Nach [10]

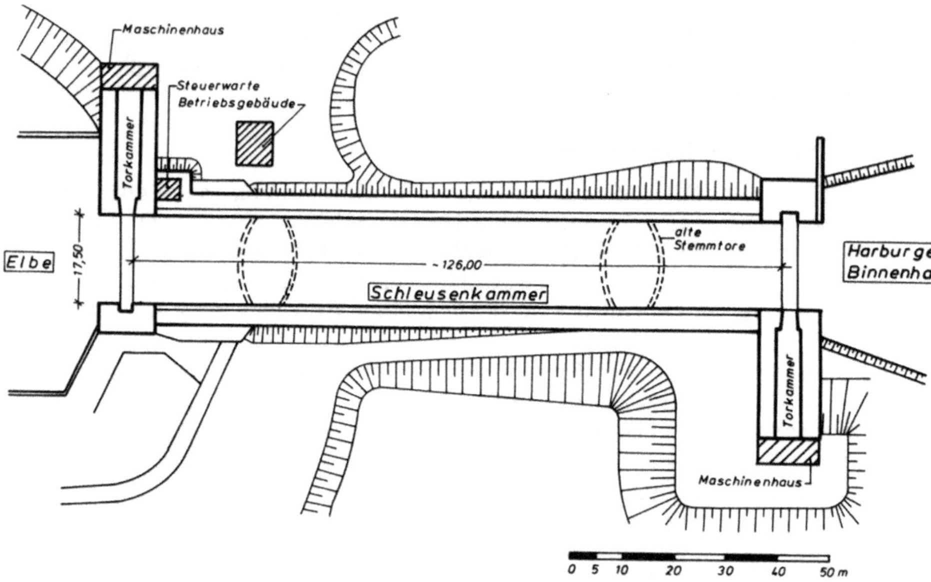

Abb. 7. Schleuse zum Harburger Binnenhafen. Nach [14]

Die alte, in den Jahren 1876 – 1880 gebaute Kammerschleuse ließ sich nicht verstärken und aufhöhen. Eine auf weite Sicht ausgerichtete Aufweitung des Harburger Binnenhafens für Küstenmotorschiffe bis 999 BRT sowie gekoppelter Typ-Schuten der Hafenschiffahrt (b = 2 x 8,26 m) ergab eine auf 17,50 m vergrößerte Durchfahrtbreite sowie eine neue Drempellage auf NN – 6,00 m. In einer weiteren Bauphase wird zur Zeit das Binnenhaupt in ähnlicher Weise erneuert [14]. Von Interesse ist, daß die alten Häupter in die Schleusenkammer integriert werden und somit die nutzbare Länge auf 126,00 m angehoben werden kann. Nach Abschluß der Arbeiten ist das gesamte Bauwerk als Teil des Deiches, welcher auf die höchsten, bis NN + 7,20 m auflaufenden Sturmfluten ausgelegt ist, anzusehen.

4.1.4 Schleuse Papenburg; Schleuse Leer

Die um ihre Konkurrenzfähigkeit fürchtenden, in den Hafenstädten Papenburg und Leer ansässigen Werften waren hauptausschlaggebend für die Erweiterung der in den Orten bestehenden Schleusen. Nach einer bereits 1962 durchgeführten Erweiterung der Seeschleuse Papenburg war Anfang der 70er Jahre wieder der Tatbestand

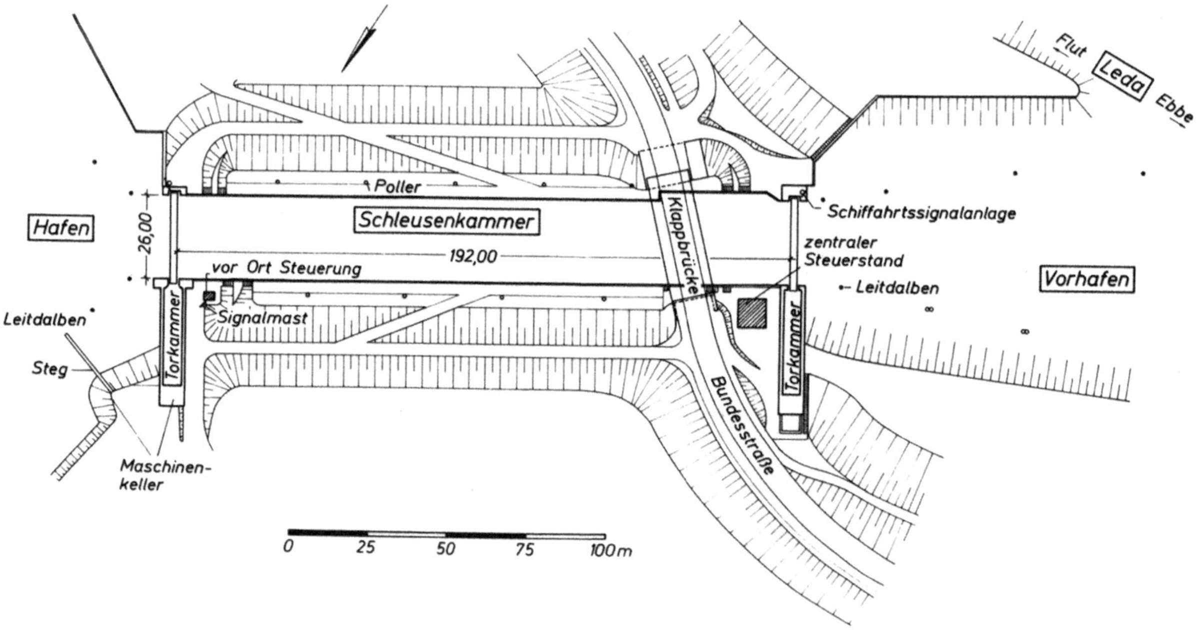

Abb. 8. Gesamtübersicht Schleuse Leer. Nach Unterlagen WSA Leer

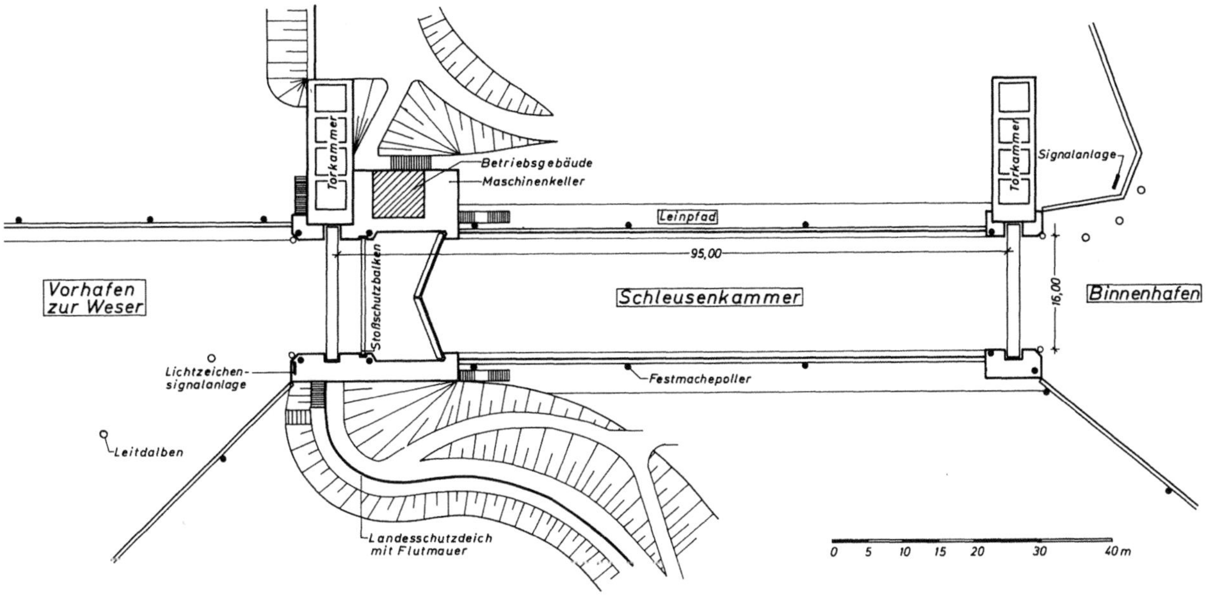

Abb. 9. Schleuse Brake

gegeben, daß die vorhandene Schleuse zu klein wurde. Aufgrund von Randbedingungen des Papenburger Industrie- und Werfthafens wurden die Abmessungen der neuen Schleuse mit 26 m Durchfahrtbreite, 153 m Kammerlänge und einer Wassertiefe von 6,80 m unter MThw festgelegt [15] (Abb. 4). So können nunmehr Schiffe bis zu einer Tragfähigkeit von etwa 15 000 tdw in Papenburg gebaut und nach See überführt werden.

Vor einer ähnlichen Situation stand der Hafen Leer. Auch hier waren ansässige Werften die Katalysatoren zur Erweiterung der vorhandenen Schleuse. In der erweiterten, 1976 fertiggestellten Schleusenanlage können wie in Papenburg Schiffe bis 15 000 tdw aufgenommen werden (Abb. 8).

4.1.5 Schleuse Brake [7]

Für die Zukunft des Braker Binnenhafens, der durch eine 1860 gebaute Tideschleuse zu erreichen war, die nicht mehr dem nach der Sturmflut 1962 erforderlich gewordenen Deichbestick genügte, wurde 1976 eine Kosten-Nutzen-Untersuchung aufgestellt. Zwei wesentliche Varianten beinhalteten: Aufgabe des Hafens und anschließendes Auffüllen der Hafenbecken oder Umwandlung der Tideschleuse in eine Kammerschleuse unter Gewinn von Hafengelände. Die erforderliche Aufgabe von bisher getätigten Investitionen gegenüber den, beim Bau einer Kammerschleuse wesentlich geringeren zukünftigen Unterhaltungsbaggerungen veranlaßte die Planer letztlich zum Bau einer Schleuse mit 95 m nutzbarer Länge, 16 m Durchfahrtbreite und 7,90 m Wassertiefe unter MThw, die 1979 in Betrieb genommen wurde. Aufgrund der Abmessungen des Binnenhafens, der nicht weiter auszubauen ist, entstanden diese Abmessungen, die bei Tidefahrt Schiffen bis 3 000 tdw Tragfähigkeit den Zugang ermöglichen (Abb. 9).

Trotz heftiger Widerstände konnte die Beibehaltung des Binnenhafens durchgesetzt werden, denn nur hier können in umschlagstarken Zeiten kleinere Schiffseinheiten abgefertigt werden, für die an den dann von tiefgehenden Seeschiffen ausgelasteten übrigen Hafenanlagen kein Platz sein würde.

4.2 Neubau neben vorhandenen Schleusen

4.2.1 Boudewijn-Schleuse, Antwerpen [16]

War der Hafen Antwerpen nach dem II. Weltkrieg durch fünf Schleusen erreichbar, die Kruisschans-Schleuse mit 270 m Länge, 35 m Breite und 10 m Drempeltiefe unter MTnw war die größte, so reichte dieses jedoch nicht für die ständig wachsenden Schiffsabmessungen und den Hafenverkehr aus. In den Jahren 1951 – 1955 wurde daher neben der Kruisschans-Schleuse, durch die vorhandene Einfahrt zu erreichen, die Boudewijn-Schleuse erbaut (Abb. 10).

Vom Konzept war die Schleuse zur gleichzeitigen Aufnahme von vier Liberty-Schiffen mit je 10 000 tdw Tragfähigkeit gedacht. Sie kann aber heute mit den Abmessungen von 360 m Länge, 45 m Breite und 10,50 m Wassertiefe bei Niedrigwasser Schiffen bis zu 15 000 tdw und bei Hochwasser Regelschiffen bis zu 85 000 tdw

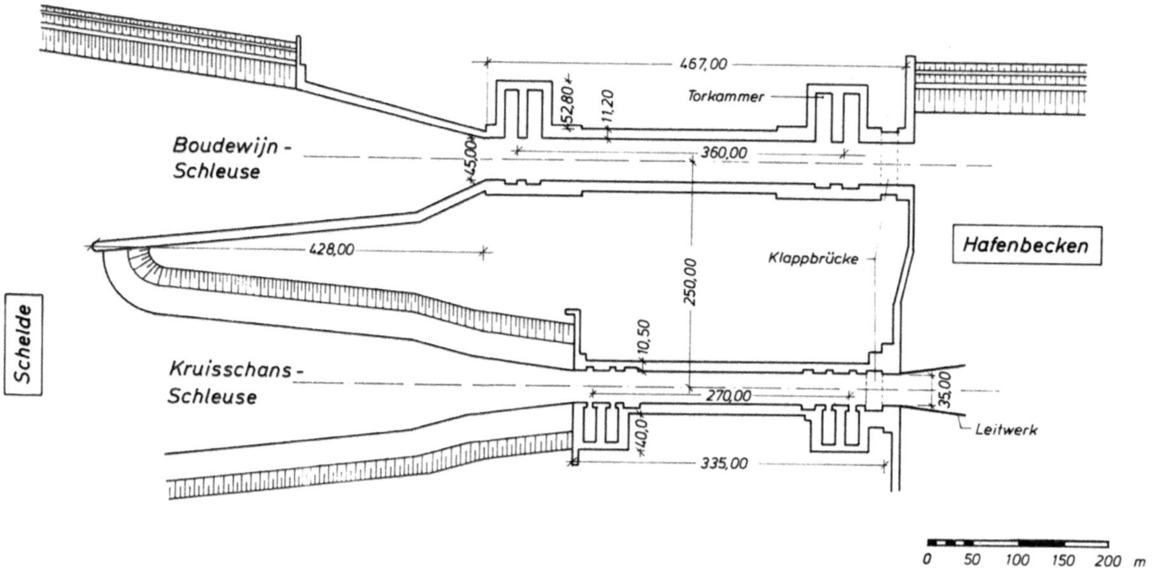

Abb. 10. Lageplan der Schleusengruppe „Kruisschans-Boudewijn" in Antwerpen. Nach [16]

durch Schleusung den Zugang in den Hafen von Antwerpen ermöglichen. Trotz ihres Alters von 25 Jahren ist die Boudewijn-Schleuse immer noch als moderne Schleuse zu betrachten.

4.2.2 Schleuse Oistreham am Zugangskanal nach Caen [17]

Durch zunehmend größere Schiffseinheiten war man gezwungen, wollte man die Wettbewerbsfähigkeit und die Umschlagaktivitäten des Hafens von Caen sowie einiger Werkshäfen aufrechterhalten, den fast 100 Jahre alten Zugangskanal von See (Oistreham) zu verbreitern und zu vertiefen. Damit verbunden war auch ein Ersatzbau der 1903 erstellten 18 m breiten Seeschleuse, die nicht erweitert werden konnte und deren Betrieb auch nicht zwischenzeitlich eingestellt werden durfte.

So entschloß man sich unter Zuhilfenahme einzelner Bauwerksteile der alten Schleuse (Kammer- und Hauptwände als Ankerwände) parallel in geringem Abstand zur alten Schleusenachse eine neue insgesamt 285,90 m lange und 28,84 m breite Schleuse zu bauen. Fertiggestellt wurde die Anlage 1963 (Abb. 11).

Bei dem für die Planung zugrundegelegten Tidehub von 7,30 m ist die Schleuse bei Niedrigwasser für Schiffe bis zu 700 tdw und bei Hochwasser für Schiffe bis zu 25 000 tdw Tragfähigkeit für eine Schleusung zu befahren. Wesentliche Randbedingung für die Wahl der Abmessungen der Schleuse und des Kanals nach Caen war die Grenze der ökonomisch vertretbaren Ausbaufähigkeit der seewärtigen Zufahrt nach Oistreham.

4.2.3 Schleusengruppe Terneuzen [18]

Der Ausbau der Schleusengruppe Terneuzen an der Westerschelde in den Jahren 1966 – 1969 war die Folge einer Aufweitung des Seekanals nach Gent zwecks Attraktivierung der dort vorhandenen Hafenanlagen für größere Seeschiffe. In einem Übereinkommen zwischen den Regierungen der Niederlande und Belgien einigte man sich

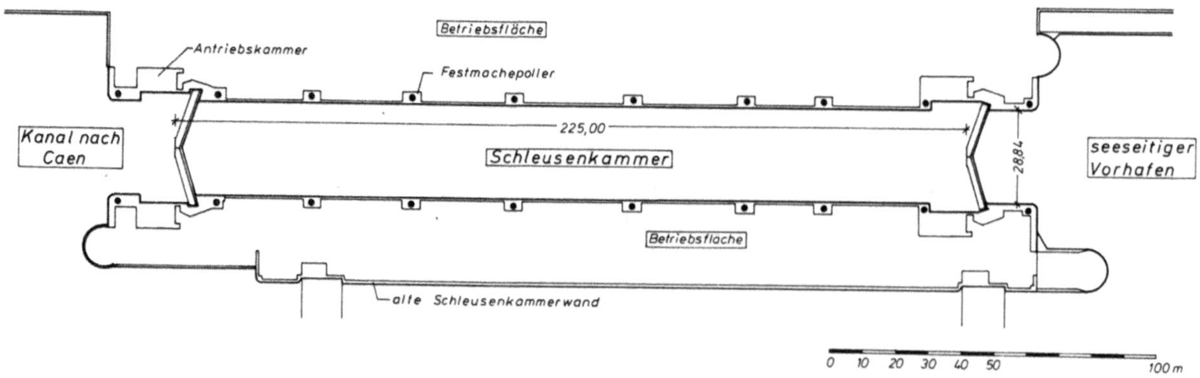

Abb. 11. Schleuse Oistreham. Nach [17]

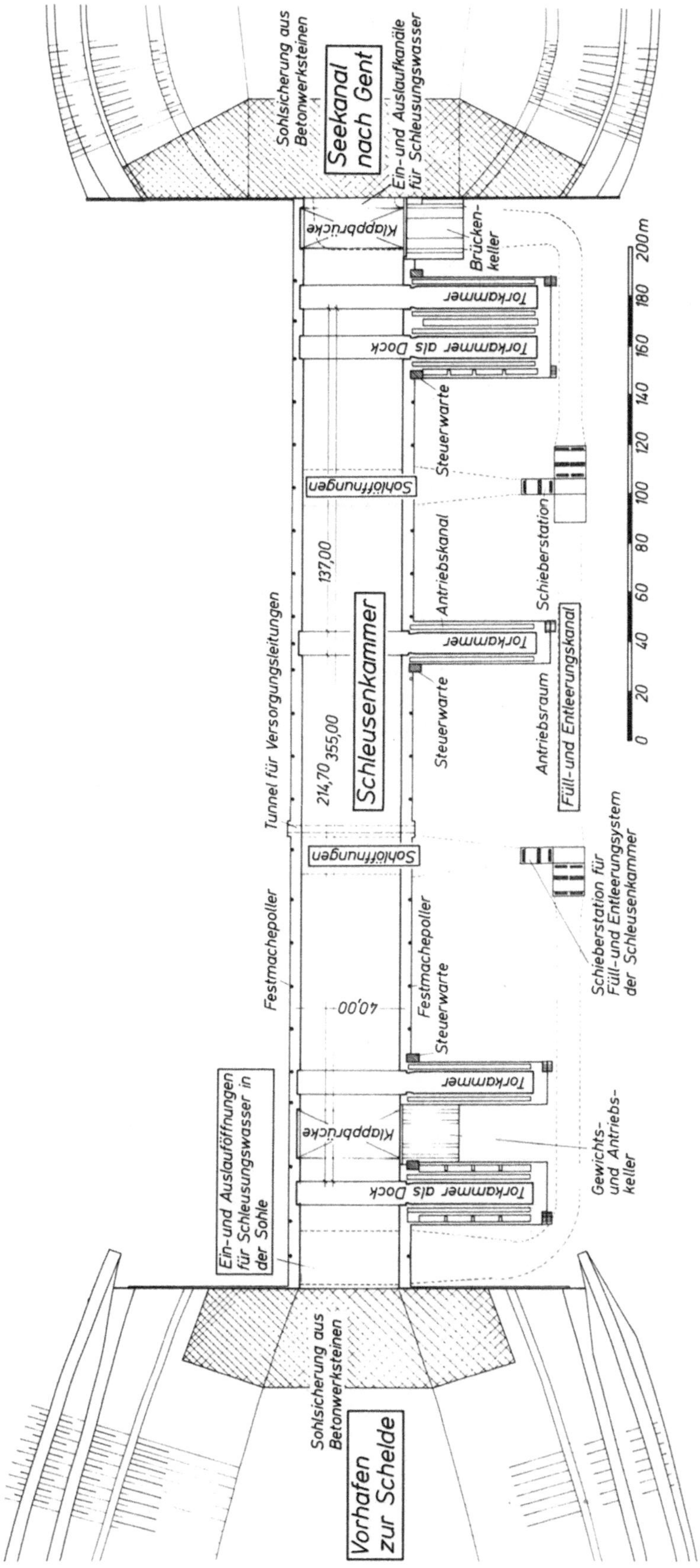

Abb. 12. Lageplan Seeschleuse Terneuzen. Nach Unterlagen Rijkswaterstaat; Utrecht

Abb. 12. Lageplan Seeschleuse Terneuzen. Nach Unterlagen Rijkswaterstaat; Utrecht

auf den Ausbau von Kanal und Schleuse für Schiffe bis zu einer Tragfähigkeit von 50 000 tdw. Die Schleusenanlage wurde von den Niederländern geplant und gebaut, jedoch bis auf einen geringen Anteil von der belgischen Regierung bezahlt, befindet sich aber im Eigentum der Niederländer.

Die neue Seeschleuse (Abb. 12) besitzt eine Länge von 355 m zwischen den äußeren Schiebetoren und ist mit einem Mittelhaupt ausgerüstet, welches die Schleusenkammer bei Bedarf in eine 214 m und eine 133 m lange Kammer teilt. Bei einer Durchfahrtbreite von 40 m ist sie mit 10,80 m Wassertiefe bei Niedrigwasser von Schiffen bis etwa 15 000 tdw und mit 14,80 m Wassertiefe bei Hochwasser von Schiffen bis etwa 65 000 tdw für einen Schleusungsvorgang zu befahren.

Zur Zeit wird die alte, aus dem Jahre 1907 stammende Westschleuse saniert und mit einem neuen Außenhaupt, welches vor das alte gesetzt wird, versehen. Die Schleusengruppe Terneuzen verfügt dann über zwei leistungsfähige Seeschleusen sowie über eine ebenfalls Ende der 60er Jahre gebaute Schleuse für die Schubschiffahrt von der Schelde zu den belgischen Binnenhäfen.

4.3 Neubau von Schleusen im Zuge von Hafenerweiterungen und -erschließungen

4.3.1 Zandvliet-Schleuse, Antwerpen [19]

Im Zusammenhang mit Hafenerweiterungen im Norden Antwerpens, die die Wettbewerbsfähigkeit des Hafens steigern und eine wasserseitige Erschließung von Industriegelände garantieren sollten, entstand in den Jahren 1962 – 1967 bei Zandvliet am rechten Scheldeufer die noch heute in ihrer Länge größte Schleuse der Welt (Abb. 13). Mit 500 m nutzbarer Länge zwischen den äußeren Schiebetoren, einer Durchfahrtbreite von 57 m und einer Wassertiefe von 13,50 m unter MTnw war die Schleuse ursprünglich zur gleichzeitigen Aufnahme von vier Schiffen mit je 30 000 tdw Tragfähigkeit gedacht. Mit den genannten Abmessungen ist es aber heute auch möglich, bei Niedrigwasser Schiffen bis zu 50 000 tdw und bei Hochwasser mit 17,50 m Wassertiefe über dem Drempel Schiffen bis etwa 150 000 tdw eine Schleusung zum Antwerpener Nordhafen zu garantieren.

Die Zandvliet-Schleuse wurde in ihrer Anlage so geplant, daß eine Zwillingsschleuse jederzeit gebaut werden kann. So sind gewisse Räumlichkeiten für Umspannstationen, Notstromaggregate und Bedienungsstände auf eine zweite Schleuse ausgerichtet. Zur Zeit werden die Planungsarbeiten für eine Erweiterung bei Zandvliet durchgeführt, mit einem Baubeginn ist jedoch nicht vor 1981 zu rechnen.

4.3.2 Schleuse Charles-de-Gaulle, Dunkerque

Mit dem Ausbau des Stahlwerkes des französischen Staatskonzerns USINOR in Dunkerque und der Umstellung der Schiffsgrößen auch in der Trockenfracht bis zu 125 000 tdw wurden neue Hafen- und Umschlaganlagen, eine Erweiterung des Bassin Maritime und der Bau einer neuen Seeschleuse erforderlich (Abb. 14). Die in den Jahren 1937 – 1938 gebaute Watier-Schleuse mit 280 m Länge und 40 m Einfahrtbreite genügte diesen neuen Schiffsabmessungen nicht; zudem liegt sie in einem ungünstigen Winkel zum Erreichen des Erzhafens für sehr große Schiffe.

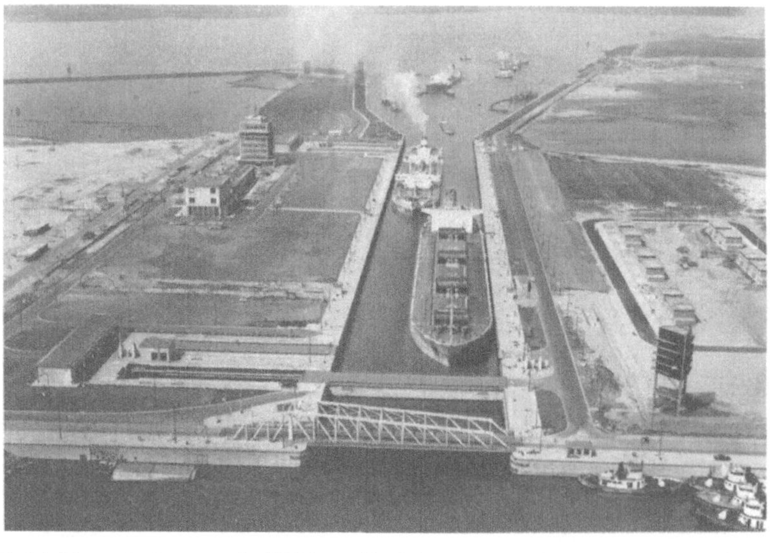

Abb. 13. Zandvliet-Schleuse Antwerpen. Luftbild von Stad Antwerpen; Havenbedrijf Nr. 70/455-280570 AE/F

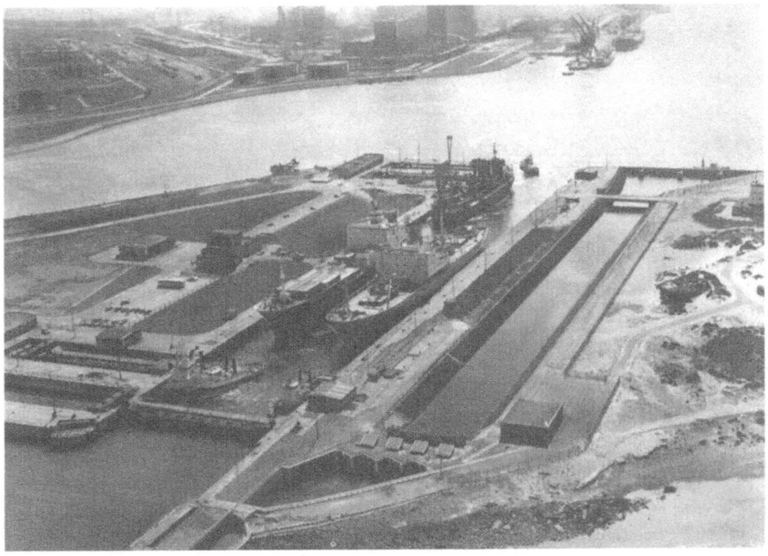

Abb. 14. Schleuse Charles-de-Gaulle, Dunkerque. Luftbild von Port Autonome Dunkerque

In den Jahren 1968 – 1972 gebaut, ist die Schleuse Charles-de-Gaulle mit 364 m Länge und 50 m Durchfahrtbreite in die untere Kategorie der Großschiffsschleusen einzuordnen. Eine Wassertiefe bei Niedrigwasser von 14,00 m und 19,00 m bei Hochwasser läßt die Schleusung von Schiffen bis 65 000 tdw bzw. 125 000 tdw Tragfähigkeit zu, wobei bei Hochwasser die Begrenzung der Schiffsgröße in der Breite der Schleuse liegt.

Nur schwer auf Abb. 14 erkennbar ist die Überwegungsmöglichkeit des Binnenhauptes mittels einer Klappbrücke. Zum Zeitpunkt der Aufnahme befand sich diese Brücke in Reparatur, da sie von einem einfahrenden Schiff havariert wurde.

Mit dem Ausbau des neuen Westhafens in Dunkerque in den nächsten Jahren soll der vorhandene Osthafen durch eine Schleusengruppe im Westen des Bassin Maritime einen 4. und 5. Zugang erhalten.

4.3.3 Schleuse Francois I., Le Havre [8]

Um weitere Industrieansiedlungen im Hafen von Le Havre zu ermöglichen, entschloß man sich 1962, eine auf inzwischen 12 000 ha angewachsene Fläche zwischen Seine und dem alten Canal du Tancarville hierfür nutzbar zu machen. Die sich bei einem Tidehub von ca. 8,00 m als sehr kostenträchtig erweisenden Uferbauwerke waren mit Veranlassung zu der Entscheidung, die Zufahrt zu diesem Gelände durch eine neue große Seeschleuse zu erschließen: die Schleuse Francois I. (Abb. 15).

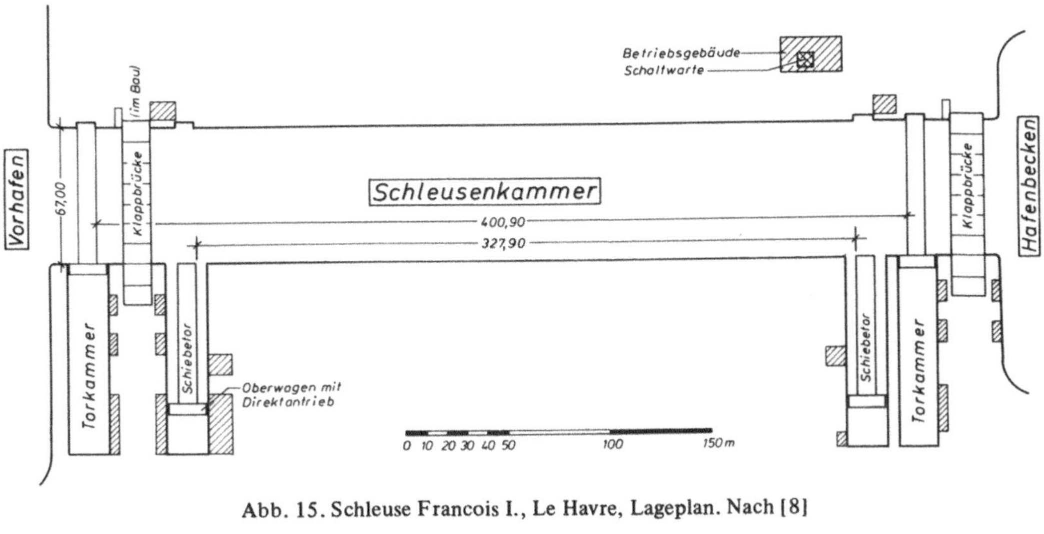

Abb. 15. Schleuse Francois I., Le Havre, Lageplan. Nach [8]

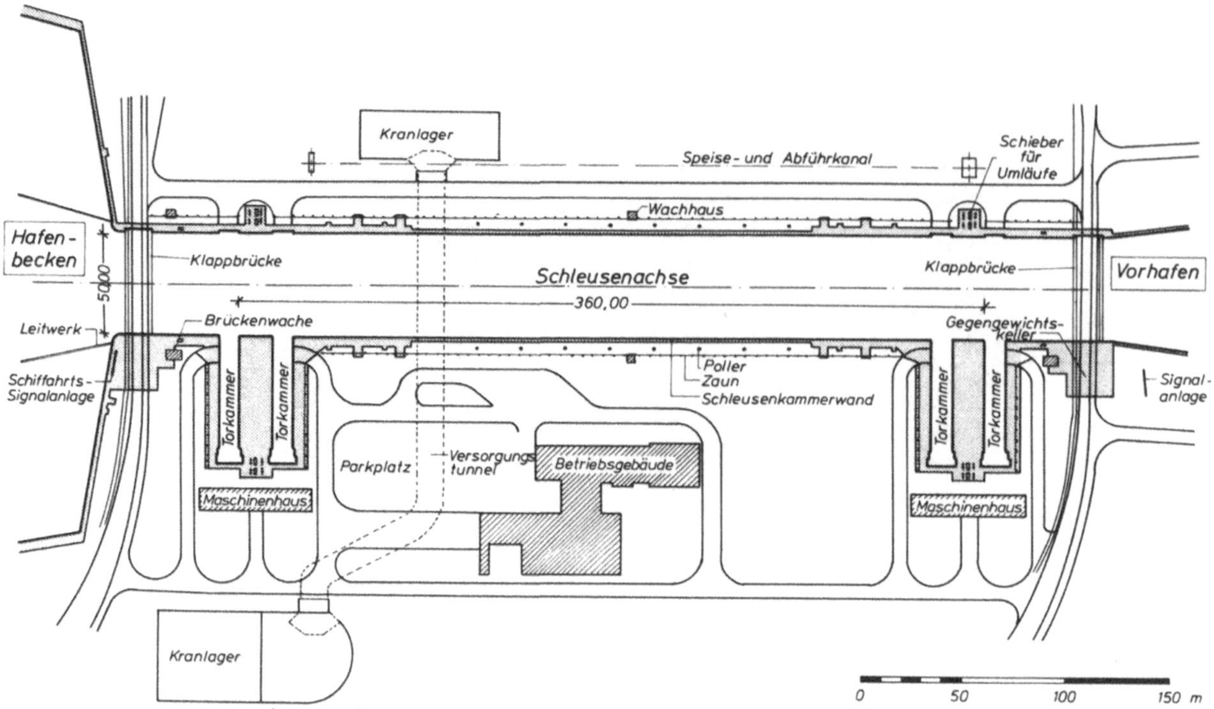

Abb. 16. Lageplan Seeschleuse Kallo bei Antwerpen. Nach De Jonghe, A: De Zeesluis te Kallo. Annale des Travaux Publics de Belgique (1975) Nr. 2

Mit 67 m Durchfahrtbreite bei einer nutzbaren Länge von 400 m und einer Wassertiefe von 22,80 m bei Hochwasser ist die Zufahrt zum dahinter liegenden Industriegelände für Schiffe bis 250 000 tdw Tragfähigkeit (ab etwa 315 m Schiffslänge jedoch nur bei Wassergleichstand zwischen Dock- und Tidehafen) möglich. Eine Wassertiefe von 14,50 m bei Niedrigwasser erlaubt noch das Schleusen von Schiffen bis etwa 65 000 tdw Tragfähigkeit.

Die Schleuse Francois I. in Le Havre kann bezüglich ihrer Durchfahrtskapazität für Schiffe und ihrer Breite die größte Schleuse der Welt genannt werden, bezüglich der Länge nimmt sie jedoch hinter der Zandvliet-Schleuse und demnächst hinter der noch zu beschreibenden Seeschleuse Zeebrügge den 3. Rang ein.

4.3.4 Kallo-Schleuse, Antwerpen [20]

Ebenfalls als Zugang zu neuem Industriegelände mit Tiefwasseranschluß ist die Schleuse Kallo am linken Scheldeufer in Antwerpen gedacht. Diese Schleuse, die inzwischen intern voll funktionsfähig ist (Abb. 16), kann jedoch noch nicht von Schiffen befahren werden, da sowohl der Zufahrtskanal als auch das Ziel für die Schiffe,

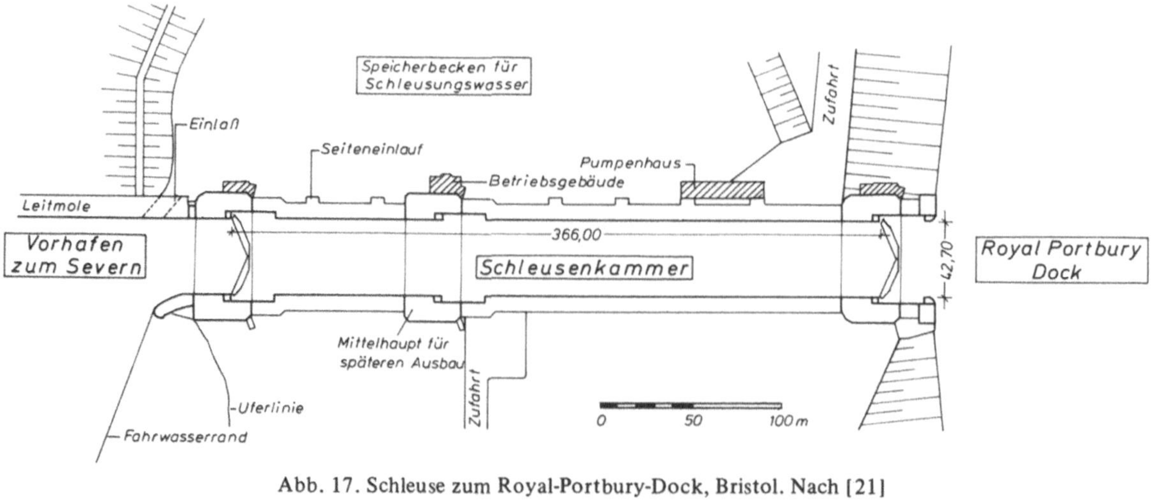

Abb. 17. Schleuse zum Royal-Portbury-Dock, Bristol. Nach [21]

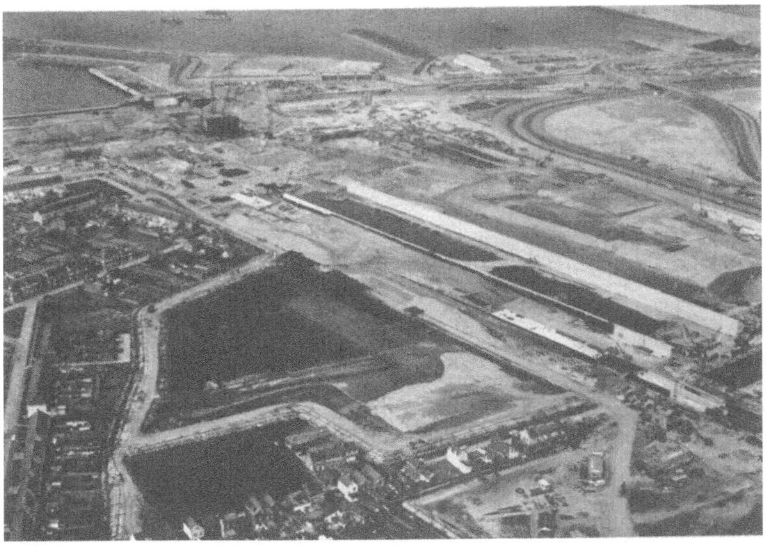

Abb. 18. Baufeld Schleuse Zeebrügge im April 1979. Luftbild von Ministerie van openbare Werken; Zeebrugge Nr. 492166 vom 19.4.1979

das hinter der Schleuse liegende Hafenbecken noch nicht fertiggestellt sind. In der Zukunft kann die Schleusenanlage Kallo mit 360 m Länge zwischen den beiden äußeren Toren, 50 m Einfahrtbreite, 12,25 m Wassertiefe bei MTnw und 18,10 m Wassertiefe bei MThw von Schiffen bis 40 000 tdw bzw. 125 000 tdw Tragfähigkeit für eine Schleusung genutzt werden. Mit einer Nutzung dieser Schleuse ist jedoch in den nächsten Jahren noch nicht zu rechnen.

4.3.5 Schleuse zum Royal-Portbury-Dock, Bristol [21]

Nachdem weitere Expansionen des Hafens Bristol auf dem rechten Ufer des Avon nicht mehr möglich wurden, entschied man sich Anfang der 70er Jahre, neues Hafengelände im Bereich der Ortschaft Portbury auf der linken Seite des Avon zu erschließen. Hier entstand bis 1976 das Royal-Portbury-Dock mit einer Wasserfläche von etwa 28 ha, das durch eine Zugangsschleuse vom Severn erreicht werden kann (Abb. 17). Die Schleuse wurde für Schiffe von 60 000 – 70 000 tdw Tragfähigkeit geplant, da größere Transportgefäße den Severn bis Bristol nicht befahren können. So entstand ein Bauwerk von 366 m nutzbarer Länge und 42,70 m lichter Durchfahrtbreite. Bei einem Tidehub von 12,20 m beträgt die Wassertiefe bei Niedrigwasser noch 5,50 m und bei Hochwasser 17,70 m.

Die Schleuse zum Royal-Portbury-Dock in Bristol ist die größte in Großbritannien und mit 24,50 m breiten und 18,13 m hohen Stemmtorflügeln die größte mit diesen Verschlußorganen gebaute.

4.3.6 Schleuse Zeebrügge [22]

Die zur Zeit größte Schleusenbaustelle Westeuropas befindet sich im Hafenerweiterungsgebiet von Zeebrügge. Der Hafen Zeebrügge wird mit einem Aufwand von ca. 7,0 Mrd. bF erweitert und erhält neben einem ausgedehnten Außenhafen einen Industriehafen mit angespanntem Wasserspiegel, der durch eine Seeschleuse zu erreichen sein wird und einen Verbindungskanal zum vorhandenen Boudewijn-Kanal nach Brügge bekommt. Die neue Schleuse (Abb. 18) ist in den Abmessungen der Zandvliet-Schleuse ähnlich und wird mit 500 m Länge zwischen den Toren, einer Durchfahrtbreite von 57,00 m und einer Wassertiefe unter MTnw von 15,00 m Schiffen bis 75 000 tdw und 19,50 m unter MThw Schiffen bis 175 000 tdw Tragfähigkeit den Zugang zum neuen Industriehafen gewährleisten. Die Fertigstellung der Schleuse ist für das Jahr 1982 vorgesehen. Sie ist dann, bezogen auf das Schleusenkammervolumen, die größte vorhandene Seeschleuse. Die Gesamtkosten für die Schleuse sind mit 2,5 Mrd. bF genannt worden.

4.4 Neubau von Schleusen zur Verbesserung tideoffener Häfen

Durch den zwingenden Ausbau von Hafenanlagen für größere Schiffe oder wegen zu geringer Wassertiefen vor den Ufermauern bei Niedrigwasser kommt es immer wieder vor, daß Ufermauern verstärkt und erneuert werden. Eine andere Möglichkeit, die Wassertiefe im Hafen zu erhöhen, ist es, den Wasserspiegel gegenüber dem mittleren Niedrigwasser anzuspannen. Möglich ist dieses jedoch nur mithilfe eines Schleusenbauwerkes.

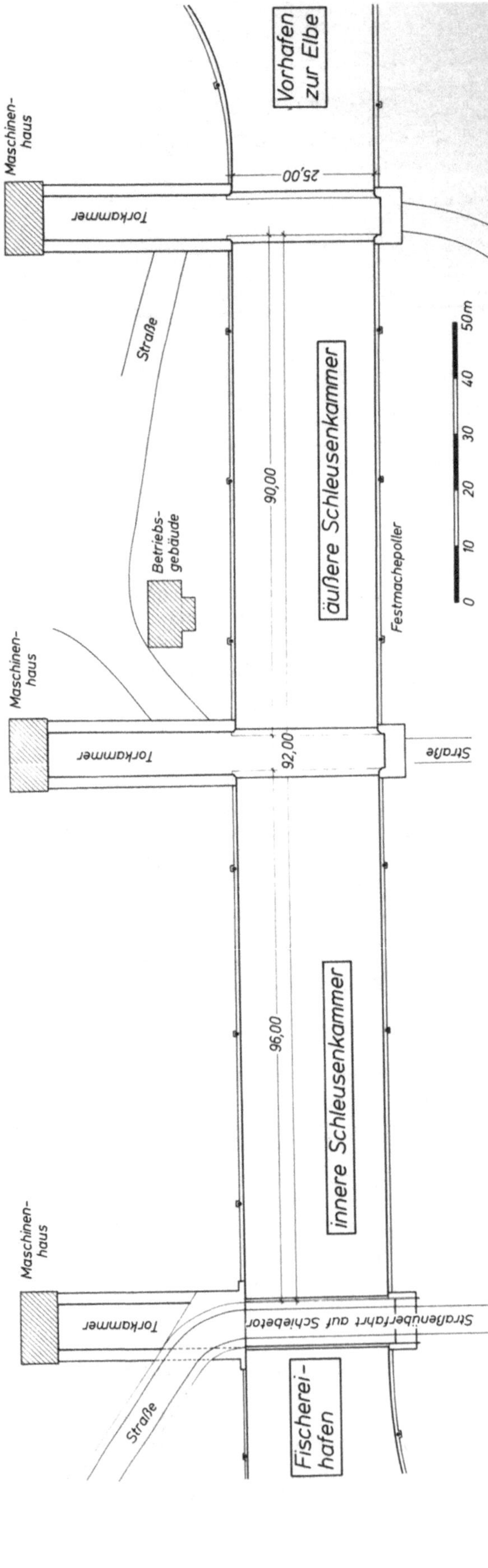

Abb. 19. Schleuse Cuxhaven. Nach Unterlagen Niedersächsisches Hafenamt Cuxhaven

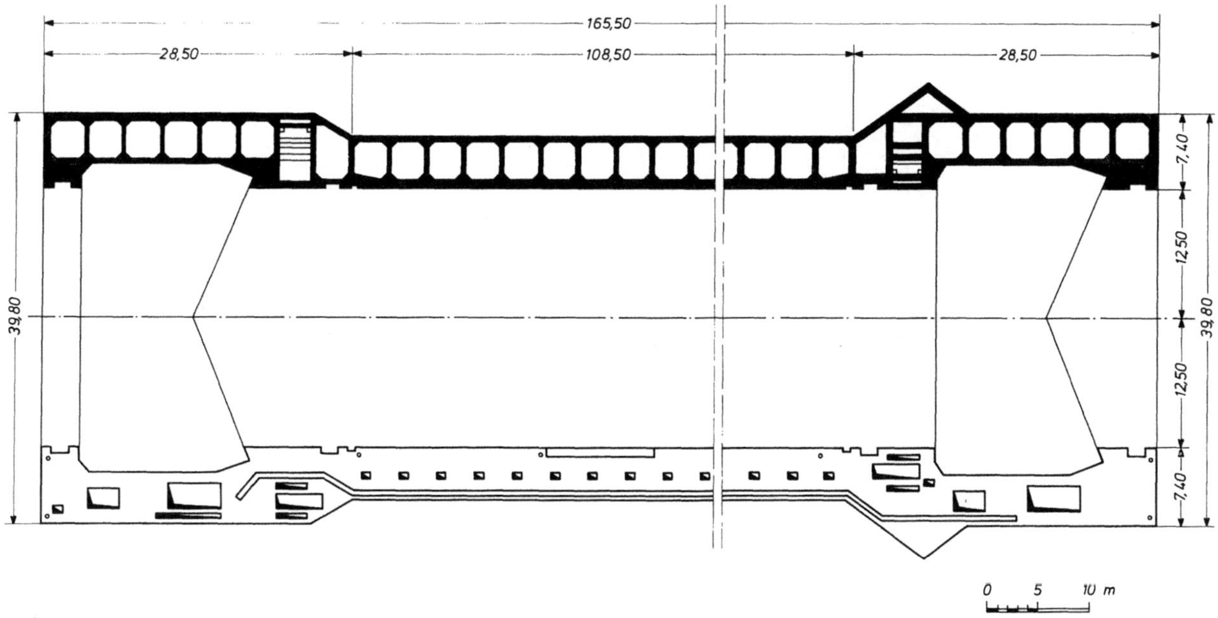

Abb. 20. Schleuse Boulogne. Nach [24]

4.4.1 Schleuse Cuxhaven [23]

Durch wachsende Abmessungen auch der Fischdampfer und der Fischfabrikschiffe bedingt, wurde 1961 bis 1964 eine Schleuse zum tideoffenen Fischereihafen Cuxhaven gebaut (Abb. 19). Kostenvergleiche brachten als Ergebnis, daß das Anspannen des Hafenwasserstandes auf etwa MThw durch den Bau einer Schleuse vergleichsweise günstiger als der Bau neuer und der Ausbau vorhandener Ufermauern wurde. So entstand eine Schleuse mit 192 m nutzbarer Länge, 25,00 m Breite und 12,40 m Wassertiefe bei MThw und 9,50 m Wassertiefe bei MTnw, die Fischdampfer bis 5 000 BRT aufnehmen kann. Für kleinere Fischereifahrzeuge wurde des schnelleren Schleusens wegen ein Mittelhaupt gebaut, welches die Schleuse in eine 90,00 m und etwa 96,00 m lange Kammer unterteilen kann. Mit den genannten Abmessungen ist die Schleuse Cuxhaven auch heute noch für die größten Fischdampfer zu befahren.

4.4.2 Schleuse Boulogne [24]

Aus dem gleichen Grunde wie in Cuxhaven entstand in Boulogne in nur zwei Jahren, 1968 und 1969, eine Spannbetonfertigteilschleuse (Abb. 20), die in einem neuen, noch trockenen Hafenbecken gebaut wurde. Dieses neue Hafenbecken, sowie ein davor liegendes vorhandenes, wurden nach dem Aufschwimmen, Verholen und Absenken der Schleuse an ihrem Bestimmungsort ein Dockhafen. Dadurch konnten beim vorhandenen Hafenteil Ufermauerverstärkungen entfallen bzw. beim neu zu erstellenden Hafenteil Ufermauern leichter dimensioniert werden. Die neuen Hafenanlagen sind durch die 141,50 m lange und 25 m breite Schleusenkammer bei 5,75 m Wassertiefe bezogen auf MTnw von Schiffen bis 1 500 tdw und bei Hochwasser von Schiffen bis 15 000 tdw Tragfähigkeit zu erreichen. Mit dem gewählten Bauverfahren fanden erstmalig vorgefertigte Großelemente aus Stahlbeton bzw. Spannbeton auch im Schleusenbau einen Einsatz.

4.5 Schleusenneubauten als Folge von Deichbaumaßnahmen

Der Vollständigkeit halber sei diese Erfordernis für Schleusenneubauten auch erwähnt. Insbesondere an der deutschen und an der niederländischen, aber auch an der dänischen Nordseeküste werden durch Vordeichungen oder Einpolderungen von Meeresbuchten oder kleinen Tideflüssen durch Sturmflutsperrwerke Schleusen, insbesondere für die Kleinschiffahrt und die Küstenschiffahrt, erforderlich. Es seien hier die Tatenberger Schleuse [25] (Abb. 21), die Schleuse im Eidersperrwerk [26] und die Schleuse Hooksiel (Abb. 22) genannt. Mit Durchfahrtbreiten unter 14 m und Kammerlängen unter 75 m sind sie um ein wesentliches Maß kleiner als die bisher beschriebenen Schleusen. Aber auch ihre Planung erfordert die gleichen grundsätzlichen Überlegungen wie die großer Seeschleusen.

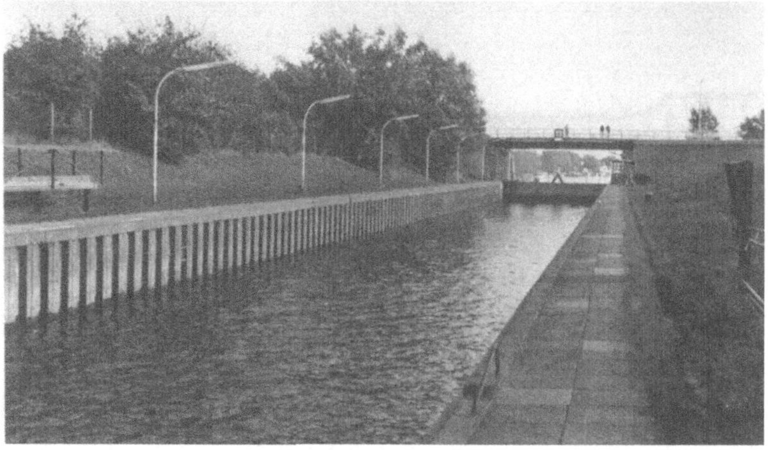

Abb. 21. Tatenberger Schleuse, Hamburg; vom Außenhaupt her

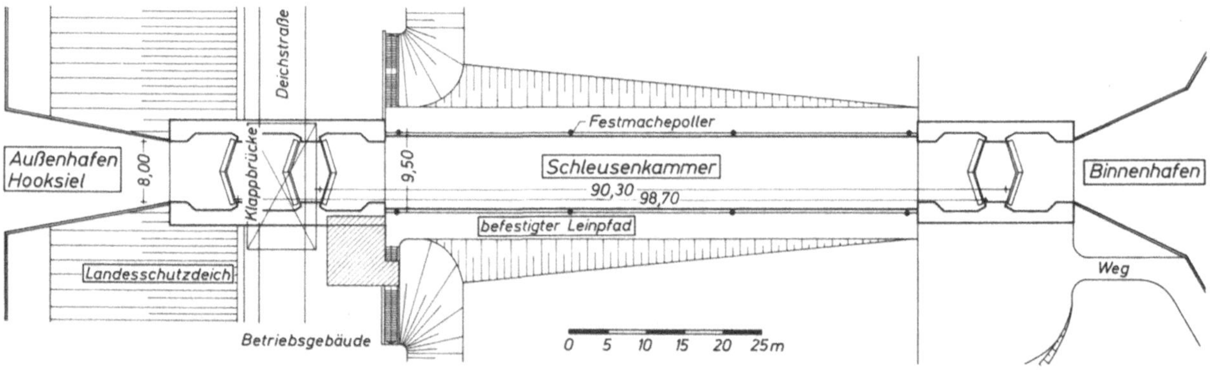

Abb. 22. Schleuse Hooksiel. Nach Unterlagen Wasserwirtschaftsamt Wilhelmshaven

5 Entwurfselemente für neuzeitliche Seeschleusen

Nach einem vorläufigen Stillstand der Größenentwicklung der Seeschiffe kann eine Analyse versucht werden, deren Ergebnis es ist, welche Schiffe mit welchen Abmessungen Dockhäfen auch in Zukunft annehmen werden. Bei immer häufiger vorkommenden Spezialschiffen wie Vollcontainer- und Ro-Ro-Schiffen mit sehr hohen Tagesbetriebskosten ist es fraglich, ob alle Schiffe, je nach Größe und Ladungsvolumen für den Bestimmungshafen und der tideabhängigen Schleusungsdauer von immerhin bis zu 2 x 45 Min. bei großen Schleusen, einen Dockhafen annehmen werden bzw. wie lange ein Dockhafen mit den durch Schleusungen erhöhten Umschlagkosten attraktiv für die Schiffsmakler ist. Aus diesen Überlegungen heraus resultiert die Entscheidung über Tide- oder Dockhafen und die eventuell folgende Wahl der Abmessungen einer Schleuse, der Verschlußorgane, der Vorhäfen und der Zufahrten.

5.1 Abmessungen der Schleusen

Die Abmessungen der Schleusen (Länge zwischen den Toren, Breite und Drempeltiefe unter MThw oder unter MTnw) sollen gewährleisten, daß möglichst alle, einen Dockhafen anlaufenden oder einen Seekanal durchfahrenden Schiffe ohne Gefahr geschleust werden können. Die Zwangspunkte setzen zunächst einmal die Ausbauzustände des Hafens oder des Kanals und die der Zufahrt, die aber nicht endgültig sein müssen.

Häufig muß man, insbesondere bei großem Tidehub, darauf verzichten, sämtliche für eine Schleusung infrage kommenden Schiffe bei jedem Wasserstand anzunehmen, da insbesondere bei Niedrigwasser und bei sehr großen Schiffen ein Befahren der Zufahrt nicht mehr möglich ist. Die Drempeltiefe der Schleusen ist daher mit dem vorhandenen oder geplanten Ausbau der Zufahrt unter MThw identisch. Ein Kriterium für die Wahl der Drempeltiefe von Schleusen zu kleineren Häfen seitlich von Großschiffahrtsstraßen bildet die mögliche Wassertiefe in den Hafenbecken. Diese, bezogen auf MTnw, ergibt die erforderliche Drempellage des Schleusenhauptes. So ist gewährleistet, daß die vom Hafen zugelassenen Schiffe jederzeit geschleust werden können.

Mit der Bestimmung der Drempeltiefe ist in der Regel auch eine Aussage über die Breite der Einfahrtsöffnung im Haupt getroffen. Sicherheitsmargen der Planer zwischen Schiffswand und Hauptschultern werden häufig bei der Annahme von Schiffen für den Hafen oder beim Bau von Schiffen in hafenseits gelegenen Werften in Hinsicht auf zu erzielende Umschläge oder Bauaufträge verspielt. Fast jede geplante Schleuse ist mit Sicherheit einmal „zu klein". Trotzdem fließt meist ein Freiraum von ca. 10% der Schiffsbreite des Bemessungsschiffes auf jeder Seite der Schiffswand und etwa 1,00 m unter dem Schiffsboden (Underkeel – Clearance) als Mindestabstand zum Betonkörper des Schleusenhauptes in die Planung ein. Daraus resultiert in Abhängigkeit von der Drempeltiefe unter MThw oder MTnw die Öffnungsbreite. Mit den Abmessungen der gängigen Regelschiffe nach [12] errechnet sich die Öffnungsweite W nach Abb. 23 zu:

$$W = 3{,}35\,(T + UC) - 5{,}25 \qquad (1)$$

T = Schiffstiefgang

UC = Underkeel – Clearance = 1,00 m (bei Freier Fahrt = 10% des Tiefgangs)

Eine Ausdehnung der Abhängigkeiten auf Schiffe über 250 000 tdw scheint nicht erforderlich, da diese Schiffe im Normalfall nur zwischen Anlegebrücken in Tiefwasserhäfen verkehren. Bei Reparaturen in dockhafenseitig gelegenen Werften sind sie ohne Ladung und haben damit wesentlich geringeren Tiefgang. Ein Durchfahren von Schleusen erfordert auch nicht eine so große Breite wie ein Festmachen in der Schleusenkammer.

Die Entscheidung, ob die Drempeltiefe von MThw oder MTnw gemessen wird, liegt letztlich beim Planer. Allgemein gültig ist jedoch, daß bei Schleusen mit geringer Durchfahrtweite im Hinblick auf die Freizügigkeit der Anlage die Drempeltiefe unter MTnw gemessen wird. Für große und größte Schiffseinheiten ist meist aus den Randbedingungen des Zufahrtkanals nur ein Einlaufen mit der Flut möglich, so daß hierfür die Drempeltiefe unter MThw ausschlaggebend ist.

Öffnungsweite und Drempeltiefe sind notwendige, aber nicht hinreichende Randbedingungen für die Festlegung der zugehörigen Länge der Schleusenkammer. Wesentlich bei der Wahl der Schleusenkammerlänge ist zunächst die zur Breite und zum Tiefgang gehörende Schiffslänge. Die Tatsache, daß Schiffe ab etwa 100 m Länge je nach Wind- und Strömungsverhältnissen nicht mehr ausschließlich mit eigener Kraft die Schleusungsmanöver vollziehen, läßt für Schiffe bis etwa 150 m Länge zwei Schlepper, darüber hinaus vier bzw. sechs Schlepper erforderlich werden. Somit wird für je eine Schlepperlänge vorn und achtern mit den dazugehörigen Leinen und einem Arbeitsfeld für die Schlepper eine Verlängerung der Schleusenkammer erforderlich. In Abhängigkeit von der Größe der festzumachenden Schiffe sind, oft gemäß Wasser- und Hafenpolizeilicher Verordnung, Schlepper mit vorgegebener Mindestantriebskraft einzusetzen. Je nach Schiffsgröße werden Schlepper von ca. 25 m, 30 m und 35 m Länge in die Ermittlung der Schleusenkammerlänge eingesetzt; hinzu kommt noch ein Arbeitsfeld von je 10 m. Dieses Arbeitsfeld ist bei Schleusen für Schiffe kleiner Abmessungen als ausreichende Zulage zur Schiffslänge zur Bestimmung der Schleusenkammerlänge anzusehen; eine Schlepperhilfe kann bei diesen Schiffen entfallen. Eine Verlängerung der Schleusenkammer durch Stoßschutzeinrichtungen ist im Bedarfsfalle zu berücksichtigen.

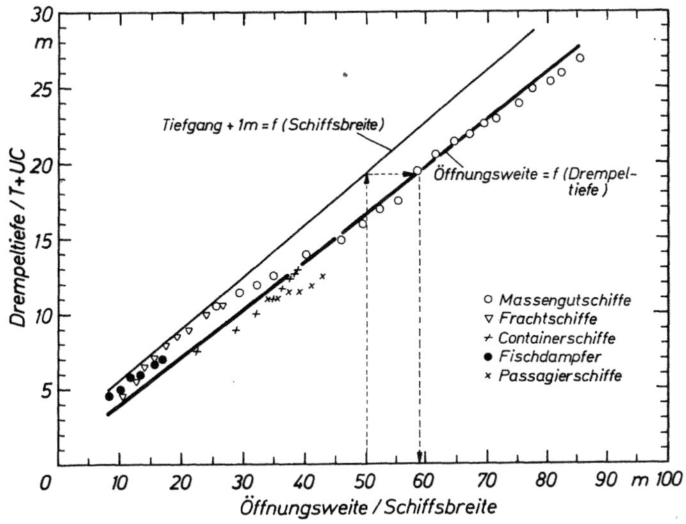

Abb. 23. Öffnungsweiten der Schleusenhäupter bei Vorgabe der Drempeltiefe bzw. der Schiffsbreite

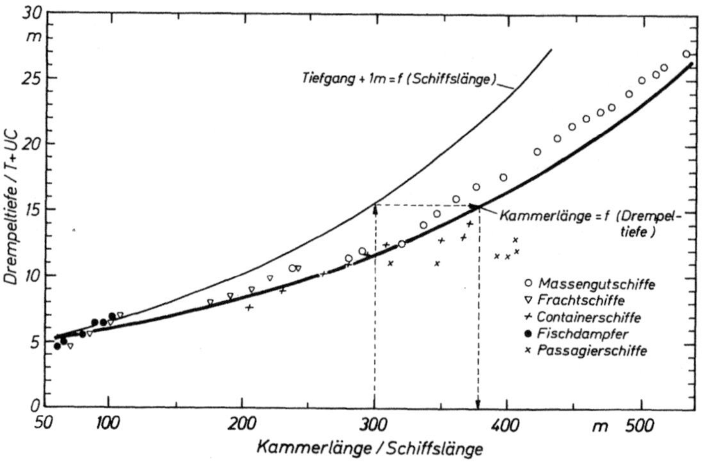

Abb. 24. Kammerlänge bei Vorgabe der Drempeltiefe bzw. der Schiffslänge

Trotz solcher Sicherheitsmaßnahmen muß jedoch der Schiffsführer bzw. der Lotse, insbesondere bei Schiffen, denen die Anforderung von Schlepperhilfe beim Schleusungsmanöver nicht zur Auflage gemacht wird, über diesen Einsatz selbst entscheiden. Für Ausnahmesituationen müssen die in dieser Arbeit gemachten Vorschläge zur allgemeinen Bestimmung der Schleusenkammergröße neu überdacht werden. Der immer häufiger werdende Einsatz von Bugstrahlrudern und Schwenkpropellern an den Transportgefäßen verbessert sehr stark deren Manövrierfähigkeit und läßt viele Schiffsführer die Schlepperhilfe ablehnen. Solange allerdings leicht dirigierbare Schiffe nicht die Norm sind, darf ihr Raumbedarf bei der Ermittlung der Schleusenkammerlänge nicht ausschlaggebend sein.

Die Kammerlänge wird allgemein bei Schiebetoren zwischen den beiden Innenseiten der äußeren Tore und bei Stemmtoren zwischen den Innen- und Außenseiten der den jeweiligen Wasserstand kehrenden Tore gemessen. Aufgrund der o.g. Schiffsabmessungen und der entsprechenden Arbeitsfelder ermittelt sich die Kammerlänge K_L nach Abb. 24 zu:

$$K_L = 300\,[\ln(T + UC) - 1{,}5] \qquad (2)$$

T = Tiefgang

UC = Underkeel – Clearance = 1,00 m

Eine nutzbare Kammerlänge von 95,00 m sollte bei allen Schleusenplanungen, in denen Binnenschiffsverkehr nicht auszuschließen ist, aufgrund der Abmessungen des selbstfahrenden 1350 t-Schiffes (l = 80 m, b = 9,50 m, t = 2,50 m) nicht unterschritten werden. Für Rheinmündungshäfen gelten die entsprechenden auf dem Rhein zugelassenen Schiffsgrößen.

Für Schleusen zu Fischerei- und Sportboothäfen wird für die Ermittlung der Kammerlänge nicht mehr das einzelne Schiff, sondern die Größe der in diesen Häfen beheimateten Flotten maßgebend. Aufgrund der aus strömungs- oder fangtechnischen Gründen zahlreich heimkehrenden oder ausfahrenden Schiffe werden hier zeitliche Überlegungen erforderlich, auf die aber nicht näher eingegangen wird.

Auch bei größeren Schleusenanlagen in Seeschiffskanälen oder in Zugängen zu stark frequentierten Dockhäfen kann die Anzahl der zu schleusenden Schiffe Auswirkungen auf die Länge und unter Umständen auch auf die Breite der Schleusenkammer haben. Die Schleusenanlagen Boudewijn und Zandvliet in Antwerpen wurden z. B. für die gleichzeitige Aufnahme von vier Schiffen von 10 000 tdw bzw. 30 000 tdw Tragfähigkeit geplant [16; 19]. Möglich ist auch eine Teilung der Schleusenkammer durch ein Mittelhaupt [18; 23], um kleineren Schiffen eine schnellere Schleusung zu ermöglichen und den Wasserverlust im Dockhafen zu verringern.

Die hier aufgezeigten Werte und Überlegungen zur Bemessung von Seeschleusen dürfen nicht bedenkenlos auf jede Planung übertragen werden, sie stellen aber in der ersten Planungsphase im Zusammenhang mit noch zu nennenden Baukosten eine wesentliche Entscheidungshilfe dar.

5.2 Wahl der Verschlußorgane

Beim Bau moderner Seeschleusen haben sich nach jahrzehntelanger Entwicklung zwei Arten von Verschlußorganen als die zweckmäßigsten herauskristallisiert: Das zweiflügelige Stemmtor und das nach dem Schubkarrenprinzip auf einem Ober- und Unterwagen fahrende Schiebetor. Die sich in älteren Schleusenanlagen noch in Betrieb befindlichen Segment-, Fächer- oder Sektortore sind bei neueren Anlagen nicht mehr eingesetzt worden. Hub- oder Senktore, wie sie bei Binnenschiffsschleusen häufig vorkommen, haben beim Seeschleusenbau keinen

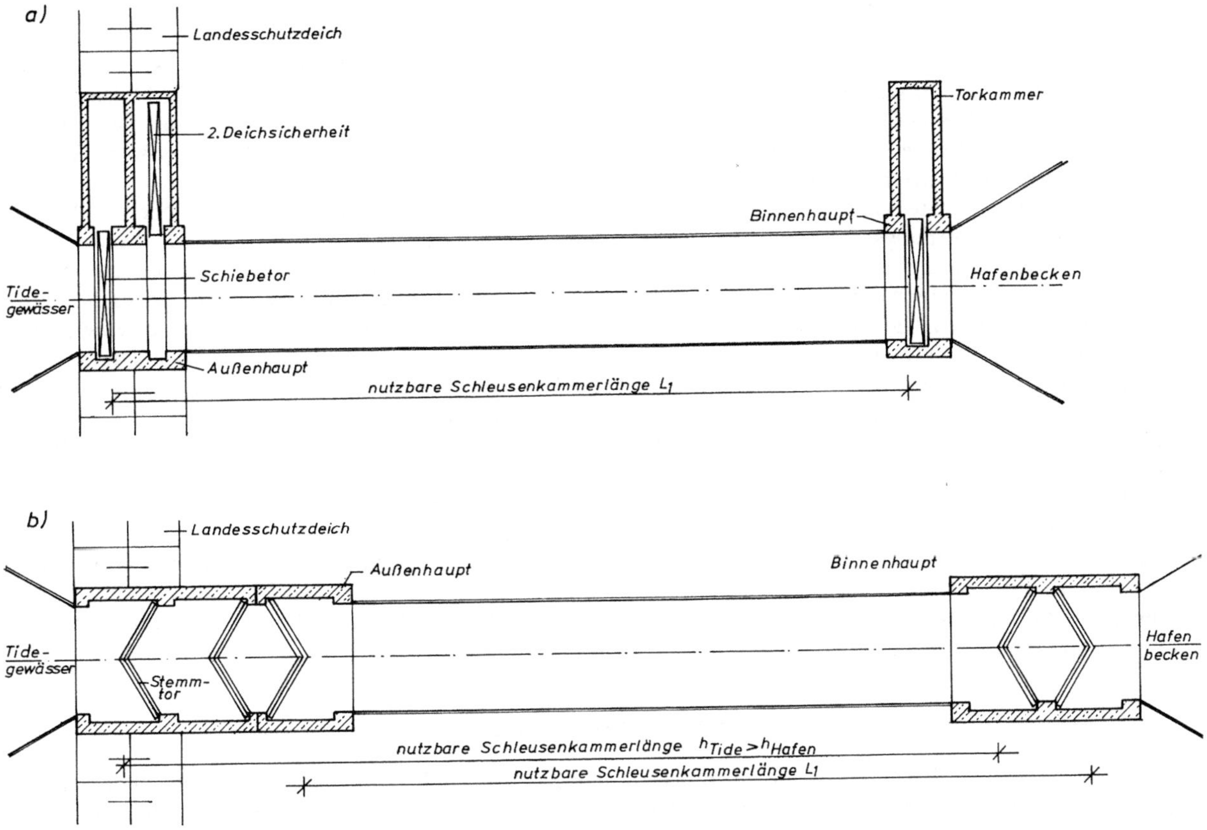

Abb. 25. Freizügige Kammerschleuse, a) mit Schiebetoren, b) mit Stemmtoren

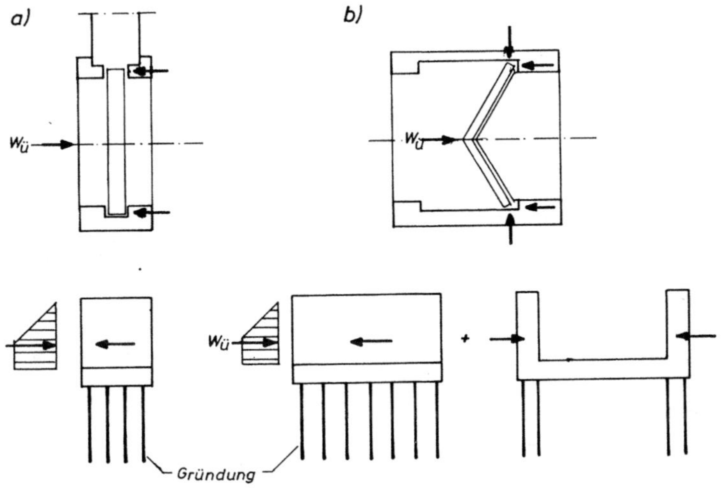

Abb. 26. Verlauf der Torkräfte a) beim Schiebetor, b) beim Stemmtor

Einsatz finden können, da durch die Schiffsaufbauten bzw. den Schiffstiefgang die Hubhöhen und die Senktiefen unvertretbar groß geworden wären.

Stemmtore finden ihren Einsatz im allgemeinen bei Schleusen mit Einfahrtweiten bis 30 m. Konstruktionen für Öffnungen bis 42,70 m stellen zur Zeit die größten bekannten Stemmtorabmessungen dar [21]. Der Einsatz von Stemmtoren bei kleinen Öffnungen ist nicht begrenzt. Anders sieht es bei Schiebetoren aus. Die geringste bekannte Öffnungsweite, bei der Schiebetore eingesetzt wurden, beträgt 12,00 m [25], und die größten Schiebetore wurden für 67,00 m Breite in Le Havre gebaut [8; 9; 27].

Bei sehr großen Seeschleusen fällt die Wahl aus technischen Randbedingungen meist auf Schiebetore. Schwieriger ist die Wahl bei Öffnungsweiten zwischen 15,00 m und 40,00 m. An Abb. 25 soll verdeutlicht werden, daß eine mit Stemmtoren ausgerüstete Schleuse um ein wesentliches Maß länger, aber nur halb so breit wie eine gleiche, allerdings mit Schiebetoren ausgerüstete Anlage ist. Bei in der Länge oder in der Breite eingeschränktem Planungsgelände kann eine leichte Entscheidung gefällt werden. Kostenmäßig ist keine oder nur eine geringe Differenz bei Schleusenhäuptern mit Schiebetoren gegenüber solchen mit Stemmtoren zu verzeichnen. Aus statischen und aus Gründen der Bauabwicklung scheidet unter Umständen der Einsatz von Stemmtoren aus, wenn das Haupt nicht als offener Trog ausgebildet werden kann. Dieses ist meist bei einer Umrüstung oder Erneuerung der Häupter unter Verkehr der Fall [13]. Der Drempel wird als Fertigteil ausgebildet und dient nur als untere Dichtkante und zur Aufnahme der Unterwagenfahrbahn. Statische Funktionen übernimmt er nicht. Die gelenkige Verbindung des Drempels mit den Schultern des Hauptes erlaubt keine Weiterleitung der Stemmkräfte, es sei denn, umfangreiche Pfahlbockkonstruktionen übernehmen diese. Die Weiterleitung der Torkräfte aus Wasserdruck in die Häupter bei Schiebe- und bei Stemmtoren zeigt Abb. 26. Moderne Schwimmkrane mit großen Tragfähigkeiten erlauben auch den Einsatz von Fertigteilstemmtorhäuptern mit geringen Verschlußweiten. Das bei zunehmender Öffnungsbreite stark anwachsende Gewicht sowie das sich biegeweicher gebende Element lassen jedoch die Einsatzmöglichkeit bei etwa 14 m Durchfahrtbreite enden [28].

5.3 Statische Bemessungsgrößen

Der Belastungsansatz hat auf die Dimensionierung der Bauteile und damit auf die Kosten einer Schleuse erheblichen Einfluß. Aufgabe und Ziel jeder Planung ist es, nicht nur ein standsicheres, sondern auch ein kostenmäßig zu vertretendes Bauwerk zu erstellen. Übertriebene Sicherheitsforderungen durch zu hohe Lastansätze lassen leicht ein Projekt scheitern. Maßgebend bei der Planung von Schleusen sind die zu kehrenden Wasserstände und die seitliche Belastung der Wände durch Erddruck und Verkehrslasten.

5.3.1 Wasserüberdruck und Auftrieb

Die hier behandelten Schleusen liegen alle im Einflußbereich der Tide, so daß die Normalbelastung der Verschlußorgane (normaler Betriebsfall) der aus dem Tidehub zwischen MThw und MTnw resultierende Wasserüberdruck ist. Das mittlere Tidehochwasser ist meist auch der Wasserstand des Hafenbeckens. Besondere Betriebsfälle sind das Kehren des Hafenwasserstandes gegen das niedrigste Tideniedrigwasser (NNTnw) sowie das Kehren des maßgeblichen Sturmflutbemessungswasserstandes gegen den Hafenwasserstand. Überlagert werden diese Wasserüberdrücke durch den Windeinfluß und durch Wellenangriff. Maßgebend für die Wellenbelastung ist die von der freien See einlaufende Wind- oder von einem vorbeifahrenden Schiff erzeugte Schwall- oder Sunkwelle.

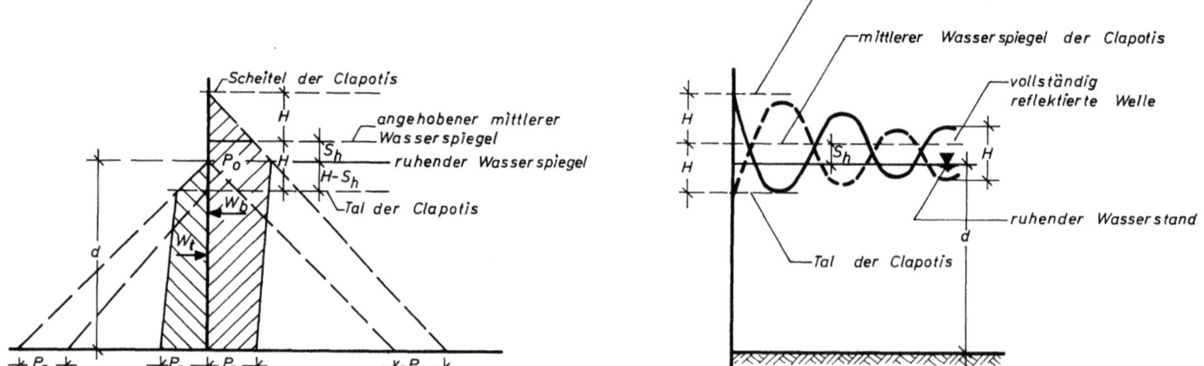

Abb. 27. Schleusentorbelastung infolge Wellenangriffs. Nach [30]

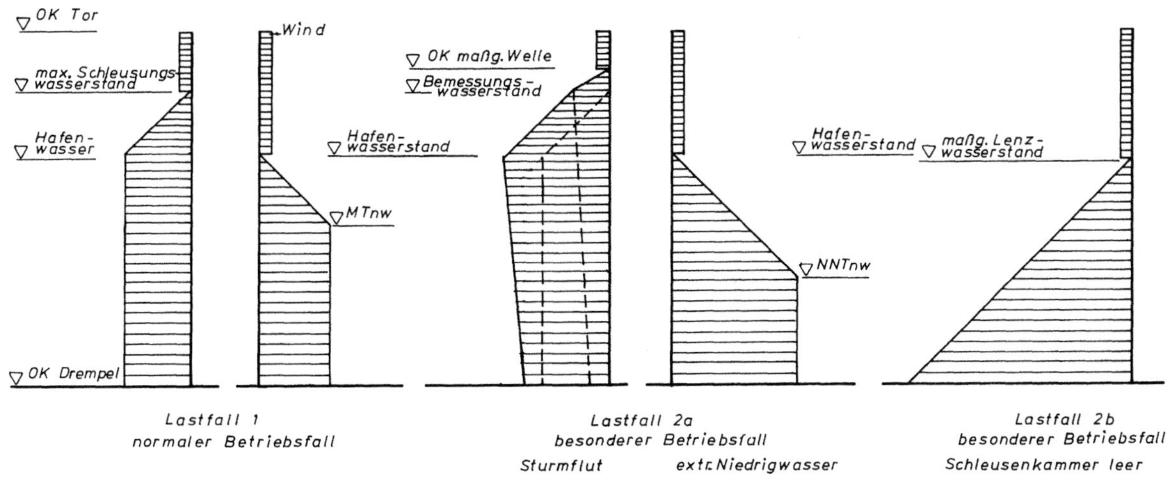

Abb. 28. Belastung der Schleusentore

Die Veränderung der Welle durch Diffraktion an den Molenköpfen und Leitwerken in den Vorhäfen kann analytisch nach [29] ermittelt werden, wird häufig jedoch in Modellversuchen in Wasserbauversuchsanstalten vorhergesagt. Da die auf das Verschlußorgan auftreffenden Wellen stets voll reflektiert werden, kann sich ein System stehender Wellen aufbauen; die ermittelten Bemessungswellen sind in ihrer Größe zu verdoppeln. Die Belastung des Schleusentores durch den Wellenschlag ermittelt sich zweckmäßigerweise nach [30] (Abb. 27). Bei der Zusammenstellung der endgültigen Belastungsfälle ist zu beachten, ob sich Kräfte aus Extremwasserständen, Wellenangriff und maßgebender Windrichtung überlagern.

Ein besonderer Betriebsfall ist bei Schleusen mit auftriebssicherer Sohle der Schleusenkammer der Wasserüberdruck bei gelenztem Zustand derselben. Danach zu bemessen ist ein Notverschluß oder das sich in Verschlußstellung befindliche Schleusentor. Eine Zusammenstellung der Torbelastungen gibt Abb. 28.

Die Auflager- bzw. Stemmdrücke der Schiebe- und Stemmtore aus den genannten Belastungen werden auf die Schultern der Schleusenhäupter übertragen. Die Reaktionskräfte werden vom Erd- und Wasserüberdruck hinter den Wänden der Häupter, die entgegengesetzt wirken, überlagert. Werden die im Stemmtor im wesentlichen vorhandenen Normalkräfte in die Schultern des Hauptes weitergeleitet, sind es beim ausschließlich auf Biegung beanspruchten Schiebetor neben der Auflagerkraft auch noch Reibungskräfte, die bei der Verformung des Tores in die Richtung der Erd- und Wasserüberdruckkomponente wirken (Abb. 29). Über die Größe dieser Kräfte ist nur

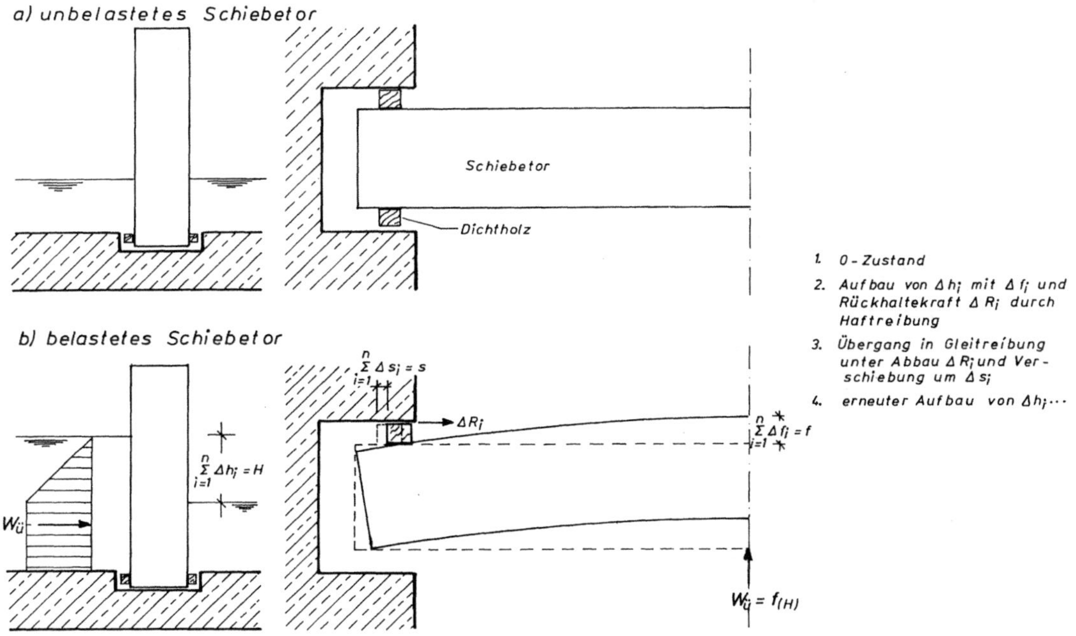

Abb. 29a u. b. Schleusenhauptbelastung durch Schiebetorverformung

schwer eine Aussage zu treffen, da die Gesamtverformung mit der zeitlichen Änderung des Wasserüberdrucks eintritt. Der ständige Übergang von der Haftreibung zur Gleitreibung (Knarren des Schiebetores beim Anstieg der Belastung) läßt viele Teilkräfte zur Gesamtkraft anwachsen. Für die Bemessung maßgebend wird die größte mögliche Teilkraft, die wesentlich von der Auflagerfläche der Dichtung, dem Reibungsbeiwert und der Steig- oder Sunkgeschwindigkeit des Wasserspiegels abhängig ist.

Für den Wasserüberdruck auf die Schultern der Häupter und die Schleusenkammerwände sind ebenfalls die Tidewasserstände maßgebend. Der anstehende Grundwasserstand folgt mit einer, je nach Durchlässigkeit des Bodens unterschiedlichen Verzögerung der Tide und wird etwa mit dem Tidehalbwasserstand angesetzt.

Eine zusätzliche Sicherheit der Schleusenbauwerke gegen Auftrieb ist bei den Häuptern wegen des sehr großen Eigengewichtes im Normalfall nicht erforderlich. Auftriebssichere, das heißt, wasserundurchlässige Schleusen- und Torkammerböden sind für den gelenzten Zustand bei einem Wasserüberdruck, bezogen auf ein mittleres erhöhtes Hochwasser, zu bemessen. Durchlässige Kammerböden müssen aufbruchsicher gegen einen Wasserüberdruck zwischen NNTnw und mittlerem Hafenwasserstand ausgeführt werden.

5.3.2 Erddruck und Flächenlasten neben den Schleusen- und Torkammerwänden

Für Spundwandbauteile kann der normale aktive Erddruck in die Berechnung eingehen, die nach dem Verfahren von Blum [12] durchgeführt wird. Dünnwandige, biegeweiche Ufermauern aus Stahlbeton können nach Untersuchungen von [26] ebenfalls für den aktiven Erddruck bemessen werden, wenn sie eine mögliche Ausbiegung von 1/1000 der Höhe zulassen. Bei Nichterfüllen dieses Kriteriums ist mit einem erhöhten Erddruck zu rechnen, der letztlich den Wert des Erdruhedrucks E_0 annimmt.

Ein Ansatz von erhöhten Flächenlasten, wie sie beim Bau von zum Umschlag bestimmten Ufereinfassungen zum Tragen kommen, ist im Randbereich der Schleusenhäupter und -kammern nicht erforderlich. Für leichte bis mittelschwere Versorgungs- und Feuerlöschfahrzeuge ist der Ansatz von 20 KN/m^2 ausreichend. In Teilbereichen, insbesondere zu beiden Seiten der Häupter und der Torkammern, werden oft Schwerlastplattformen geschaffen, die das Aufstellen von Autokranen ermöglichen, um eventuelle Reparaturen an den Toren durchführen zu können. Hierfür wird je nach Größe der Verschlußöffnung eine Flächenlast von 40 – 60 KN/m^2 angesetzt. Für große Reparaturen an kleineren Toren, bei denen diese mittels Schwimmkran ausgehoben und an Land gesetzt werden, ist im Schleusenbereich eine Reparaturposition mit entsprechenden Belastungspunkten bei der Bemessung der Uferwände vorzusehen.

6 Zielplanung

Nach den Überlegungen zur Wahl der Schleusenabmessungen, der Verschlußorgane und der späteren Nutzung der Schleusenbetriebsflächen wird im weiteren auf Details eingegangen, die letztlich die Funktion, die Betriebsbereitschaft und -sicherheit, aber auch die Lebensdauer einer Schleuse wesentlich beeinflussen. Wie schon im vorhergehenden Abschnitt aufgezeigt, wird es auch bei der Zielplanung einer Schleuse nicht immer leicht sein, sich für ein bestimmtes System oder eine Bauweise zu entscheiden. Eine allgemein gültige Regel hierzu wird es bei der Unzahl von Randbedingungen nicht geben. Aufgrund von Vor- und Nachteilen einzelner Konstruktionsmerkmale kann jedoch die Auswahl der Möglichkeiten beschränkt werden.

6.1 Ausbildung der Schleusenkammern

6.1.1 Schleusenkammerwände

In erster Linie unterliegen das Konzept und die Berechnung von Wänden für Schleusenkammern den gleichen Kriterien wie die von normalen Ufermauern [12]. Die einfachste Form des seitlichen Abschlusses ist die Böschung, je nach Bodenart und Befestigung 1 : 1 bis 1 : 3 geneigt und, um dem Wellenschlag aus den Schiffsbewegungen sowie dem Füll- und Entleerungsvorgang standzuhalten, mit einer Filtermatte versehen, auf die ein Deckwerk aus Schütt- oder Pflastersteinen aufgebracht und miteinander verklammert wird.

Um eine Führung der Schiffe in der Schleusenkammer und ein Vertäuen beim Schleusungsvorgang zu gewährleisten, wird in der Flucht des Böschungsfußes beidseitig eine Dalbenreihe mit Zugangsstegen erforderlich. Diese Form einer Schleusenkammer (Abb. 30) erfordert bei geringen Drempeltiefen sowie bei nicht übermäßig großem Tidehub geringste Erstellungskosten [31]. Bei höheren Böschungen setzt der Nachweis der Sicherheit gegen Böschungsbruch der Durchführbarkeit bald einen Riegel vor; die obere Breite der Schleusenkammer nimmt aber auch Dimensionen an, die die Entscheidung für eine senkrechte Uferwand leicht machen.

Als Uferbauwerk kommt zunächst die einfach rückwärtig verankerte Spundwand infrage, die in Verbindung mit Tragpfählen als gemischte Spundwand mit Widerstandsmomenten bis $W_x = 15\,000\ cm^3$ und als Kasten-

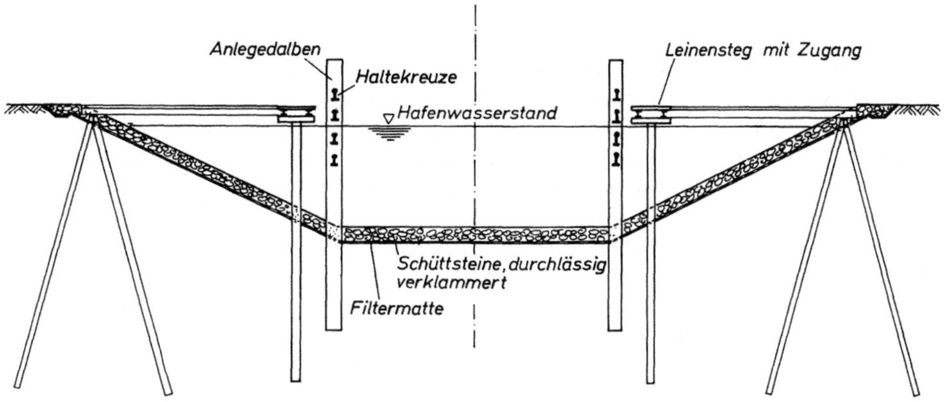

Abb. 30. Schleusenkammer mit seitlichen Böschungen

spund- oder Pfahlwand mit einem W_x bis zu 30000 cm³ bei einem Tidehub von 3,00 m – 4,00 m Geländesprünge bis 15,00 m herstellen hilft.

Der sehr hohe Stahlbedarf für Spundwände führte schon in der Anfangsphase der neuzeitlichen Uferbauwerksplanung unter Ausnutzung der Erddruckabschirmung zu gemischten Bauweisen, die eine vordere Spundwandschürze mit aufgesetzter, auf einem hohen Pfahlrost aufgelagerter Winkelstützmauer aufweisen. Beim Schleusenkammerbau in trockener Baugrube mit Grundwasserabsenkung oder bei Einsatz einer Unterwasserbetonsohle [7] können Vorrichtungen für ein unteres Auflager der Spundwände in Höhe der Kammersohle geschaffen werden. Dieses hat eine Reduzierung des Materialbedarfs der Spundwände zur Folge.

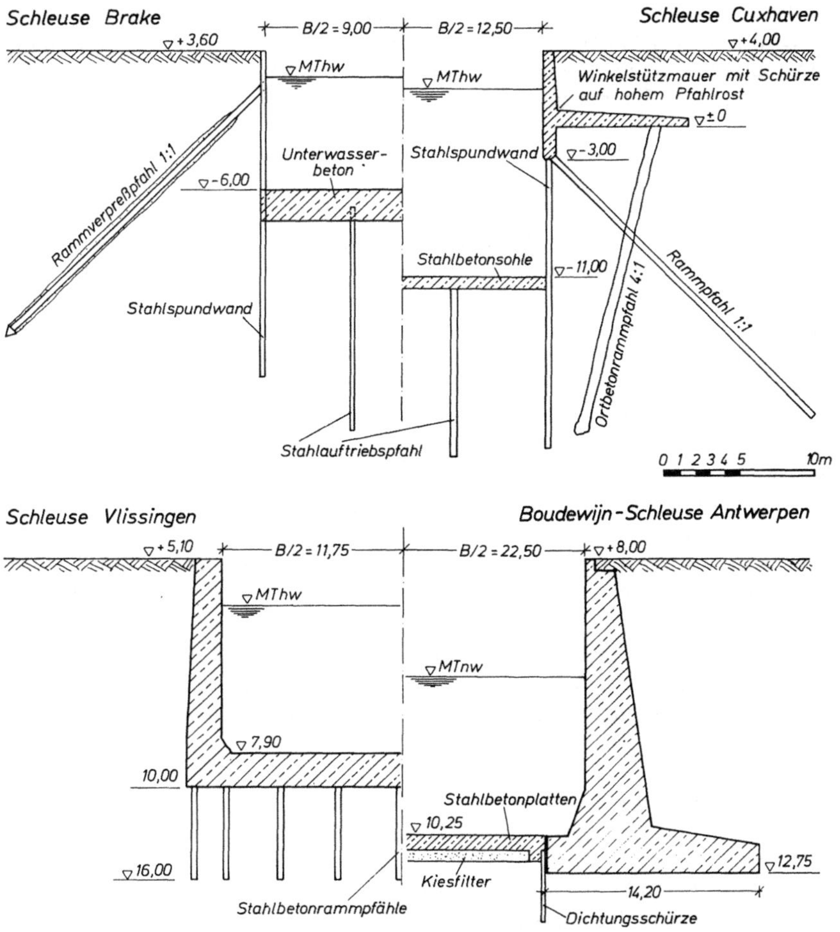

Abb. 31. Verschiedene Varianten von Schleusenkammerwänden. Nach [7; 23; 11; 16]

Vergleichbar mit dem Einsatz von Spundwänden ist eine Uferbauweise mittels Schlitz- oder Bohrpfahlwänden, die die Funktion der vorderen Schürze übernehmen und in ihrem Tragverhalten der vorgenannten Lösung ähnlich sind. Da bei Schlitz- oder Bohrpfahlwänden eine ebene Oberfläche im allgemeinen nicht erzielt werden kann, wird oft eine Vorsatzschale aus bewehrtem Spritzbeton vorgesehen. Denkbar ist auch der Einsatz von großformatigen mit Nut und Feder versehenen Stahlbetonfertigteilplatten, die in einen mit einer Bentonit-Zement-Suspension gefüllten Schlitz eingeführt und dann in das Pfahlrostbauwerk integriert werden [32]. Ebenfalls in Schlitzwandbauweise ist der Einsatz von Membrantragwerken großer Bauhöhe, wie sie in [33 und 34] beschrieben werden, möglich. Von Vorteil ist bei dieser Bauweise, daß eine zusätzliche Pfahlgründung für den Rost entfallen kann, da die Kräfte aus Wasserüberdruck und Erddruck letztlich durch ein Schwergewichtsbauwerk in den Untergrund übertragen werden.

Alle bisher genannten Bauweisen haben den Vorteil, daß der Bodenaushub für die spätere Schleusenkammer fast ausschließlich auf das Kammervolumen beschränkt bleibt. Daher kommen diese Möglichkeiten auch vorwiegend dort zum Einsatz, wo großflächige Baugruben nicht zugelassen sind.

Ganz andere Ufermauerkonstruktionen sind bei nahezu unbegrenzt zur Verfügung stehender Baufläche bei Neuplanungen von Hafen- und Schleusenanlagen möglich. Hier lassen großzügige Baugruben den Einsatz von Winkelstützmauern und offenen Rahmen zu. Erforderlich wird jedoch eine Grundwasserabsenkung, die eine trockene Baugrube garantiert und den wirtschaftlichen Einsatz modernster Schalungstechnologie bei der Herstellung der Wände aus Stahlbeton zuläßt. Eine Tiefgründung von Winkelstützmauern und offenen Rahmen ist möglich [26]. Die genannten Bauweisen, aber auch der Einsatz von Bohrpfahl- und Schlitzwänden erfordern allerdings ein „Baugelände", welches gegebenenfalls erst im Wasser (Bauinsel) geschaffen werden muß. Beim Schleusenbau in offenes Wasser hinein kommt nur der Einsatz von Spundwänden mit oberer Verankerung oder mit dem Aufsatz eines hohen Pfahlrostes zum Tragen. Möglich ist es auch, Fängedämme zur Baugrubenumschließung in das Bauwerk zu integrieren [17; 25]. Verschiedene Schleusenkammerquerschnitte werden in Abb. 31 gegenübergestellt.

Grundwasserentlastungsbrunnen hinter oder Abflußöffnungen in den Schleusenkammerwänden sind nicht angebracht. Der Ansatz eines abgeminderten Wasserüberdruckes hinter den Uferwänden der Kammer nach [12] wirkt sich zwar entlastend auf die Wand aus, der Grundwasserspiegel ist jedoch nicht in der Lage, dem Kammerwasserstand entsprechend schnell nachzueilen. Es empfiehlt sich daher, auf den Ansatz und den Einbau einer Grundwasserentlastungsanlage zu verzichten und stattdessen den aus dem mittleren Grundwasserspiegel und dem Kammerwasserstand resultierenden Wasserüberdruck anzusetzen.

6.1.2 Schleusenkammersohle

Die Sohle der Schleusenkammer wird durch das durch Toröffnungen, Grund- oder Seiteneinlässe eintretende, zum Schleusen benötigte Wasser sowie in noch größerem Maße durch das Schraubenwasser der zu schleusenden Schiffe, insbesondere der für Manöverhilfe zuständigen Schlepper, erheblich belastet. Eine Sicherung ist daher unumgänglich. Diese Sicherung kann in der einfachsten Form, wie auch eine Böschungssicherung, aus schweren Schüttsteinen auf einer Filtermatte bestehen. Eine Verklammerung der Schüttsteine zur Erhöhung des Widerstandes ist möglich, jedoch ist auf genügend große Wasserdurchtrittsöffnungen zum Ausgleich eines beim Absenken auftretenden Wasserüberdruckes zu achten. Statische Konsequenzen für die Uferwand sind nur insofern zu ziehen, als die Auflast aus den Schüttsteinen eine Erhöhung des Erdwiderstandes vor Bauwerken aus Spundwänden, Bohrpfählen oder Schlitzwänden mit sich bringt. Diese Sohlsicherung bietet sich insbesondere bei Schleusenkammererweiterungen in nasser Bauweise unter Betrieb an [15].

Ebenfalls in nasser Bauweise hat sich inzwischen das Herstellen von auftriebssicheren Sohlen von Schleusenkammern zwischen Spundwänden mittels bewehrtem Kolloidalbeton [35] oder unbewehrtem, jedoch mit Auftriebspfählen versehenem Unterwasserpumpbeton [7] bewährt. Dank moderner Betontechnologie können Festigkeiten eines B 25 – B 35 ohne Schwierigkeiten erzielt werden. Als wesentliche Vorteile bei dieser Bauweise sind zu nennen:

a) eine gegen Strömungsenergie unempfindliche Sohle
b) Trockenlegen der Schleusenkammer ohne Grundwasserabsenkung für Wartungsarbeiten
c) Verminderung des Bemessungsmomentes für die Schleusenkammerwände durch Schaffen eines unteren Auflagers.

Nur in trockener Baugrube lassen sich die Sohlen von Schleusenkammern mit großformatigen Betonplatten bis 100 m^2 Größe und 1 m Dicke auf einem abgestuften Kiesfilter befestigen [16; 36; 37]. Ein späteres Trockenlegen der Schleusenkammer ist, da diese Sohlen nicht auftriebssicher sind, nur unter dem Einsatz einer Grundwasserabsenkung möglich.

Ebenfalls nur in trockener Baugrube herstellbar, jedoch auftriebssicher, sind in die Wände integrierte Schleusenkammersohlen als Element eines offenen Stahlbetonrahmens [38]. Die Breitenabmessungen des Gesamtbauwerks reduzieren sich bei dieser Bauweise im Gegensatz zur Winkelstützmauer erheblich (Abb. 32).

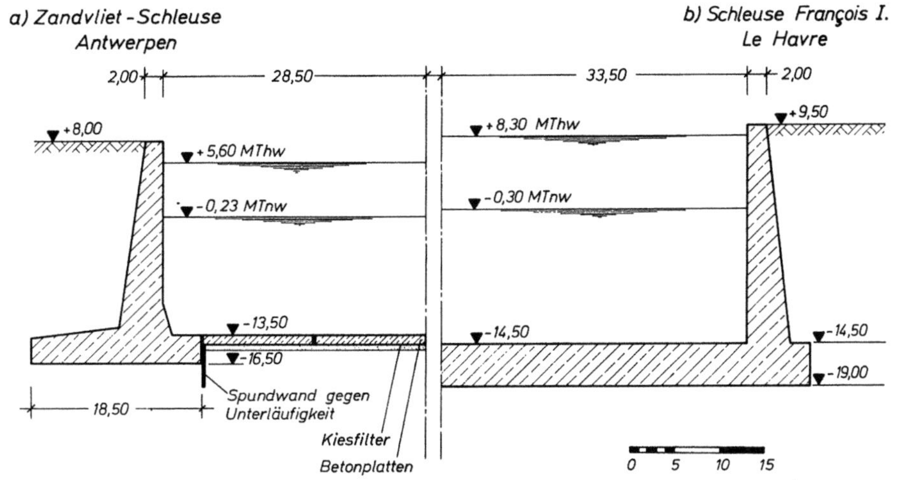

Abb. 32. Vergleiche zweier Schleusenkammerquerschnitte, a) Winkelstützmauer, b) offener Rahmen. Nach [36; 8]

Unter bestimmten Randbedingungen kann eine Schleusenkammer aus einem offenen Rahmen oder mit anderswie auftriebssicherer Sohle auch als Trockendock oder als spezielles Baudock für Schiffe genutzt werden, wie dieses beim Bau des Passagierschiffes „Normandie" in St. Nazaire der Fall war [1].

Zusammenfassend ist zum Entwurf und zum Bau der Schleusenkammern zu sagen, daß grundsätzlich alle Planungs- und Bemessungskriterien für Seeschiffsufermauern nach [12] gelten. Im westeuropäischen Küstenraum ist die schwere Stahlbetonwinkelstützmauer das vorherrschende Element (siehe Faltpläne in Einstecktasche am Schluß des Buches); in Deutschland ist die Spundwandbauweise, z. T. mit aufgesetzter Stahlbetonwinkelmauer auf hohem Pfahlrost, häufiger zum Einsatz gekommen. Auf dem Vormarsch befinden sich Schleusenkammern mit auftriebssicherer Sohle, die im Unterwasserbetonverfahren hergestellt wird. Die Vorteile, insbesondere der Fortfall umständlicher Beweissicherungsmaßnahmen bei Einsatz von großflächigen Grundwasserabsenkungen in eng bebauten Gebieten, sprechen für diese Bauweise.

6.2 Schleusenhäupter

6.2.1 Tiefbaulicher Teil und Gründung

Die Schleusenhäupter haben die Aufgabe, die Verschlußorgane der Schleuse aufzunehmen. Sie bilden das technisch wichtigste Bauteil der gesamten Anlage. Sie sind in ihrer Gestaltung im Grundriß in erster Linie von der Wahl der Verschlußorgane abhängig (Abb. 25). Eine weitere Abhängigkeit ist durch den Baugrund gegeben, der entweder eine Flachgründung direkt auf tragfähigem Boden zuläßt oder eine aufwendige Tiefgründung mittels Gründungspfählen, die tief in tragfähige Schichten einbinden müssen, erfordert. Durch den Einsatz von Senkkästen kann bei nicht allzu tief liegenden Gründungshorizonten ebenfalls eine „Flachgründung" vorgenommen werden. Für Tiefgründungen kamen bei früheren Schleusenbauwerken fast ausschließlich Holz- oder Stahlpfähle zum Tragen, die heute vielfach durch Großbohrpfähle [7; 24; 39; 40] abgelöst werden. Holzpfähle werden nicht mehr eingesetzt.

Werden die auf die Gründungsebene oder auf einen Pfahlrost aufzusetzenden Häupter bei Einsatz von Stemmtoren fast ausschließlich aus den in Abb. 26 dargelegten Gründen aus offenen Rahmen erstellt, so bietet sich bei Schiebetoren die Möglichkeit, die Schleusenhauptschultern als Scheiben [13] auf einer Pfahlgründung oder aber aus Spundwandkästen (Abb. 33) herzustellen. Der Drempel liegt dann gelenkig zwischen den Schultern und dient nur als Dichtkante und zur Aufnahme der Fahrbahn für den Unterwagen.

Die Erstellung der Schleusenhäupter geschieht im Normalfall in einer offenen Baugrube, die zwecks Aushubersparnis umspundet werden kann. Im Gegensatz zum Bau von Schleusenkammerwänden aus Spundwandprofilen ist hier die Nutzung der Umschließung für das spätere Bauwerk nicht möglich. Die Sohlen und Schultern der Häupter sind in der Regel von Versorgungskanälen und Schächten durchzogen, auch die Öffnungen für seitliche Umläufe befinden sich in der Hauptschulter; eine trockene Baugrube ist daher erste Voraussetzung für eine ordnungsgemäße Durchführung. Von den angesprochenen Möglichkeiten, offene und umspundete Baugrube mit Wasserhaltung, umspundete Baugrube mit Unterwasserbetondichtsohle und Senkkastengründung mit Abdichtung der späteren Durchfahrt sind die drei erstgenannten der Normalfall. Eine Variante der Dichtsohle ist der Einsatz von Injektionssohlen tief unter der Unterkante des späteren Bauwerkes zwischen einer umspundeten Baugrube [41], wie sie dem Verfasser zu dem unter [7] genannten Bauwerk angeboten wurde. Die Auftriebs-

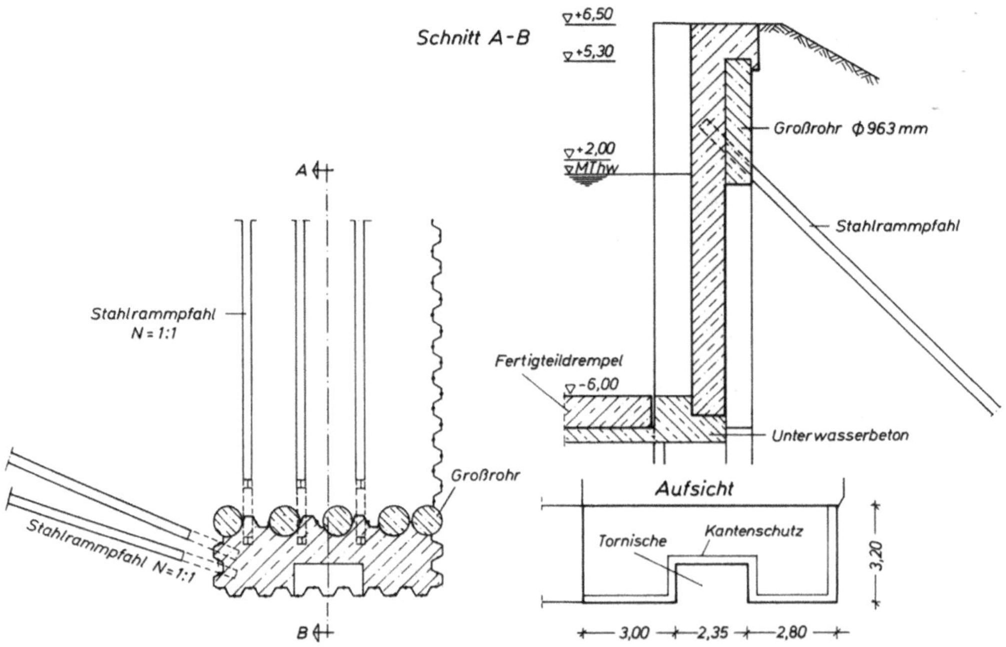

Abb. 33. Hauptschulter aus Spundwandkasten mit gelenkigem Drempelanschluß; Schleuse Papenburg. Nach Unterlagen Stadt Papenburg

sicherheit wird durch die verbleibende, entwässerte Erdauflast zwischen Injektionssohle und Unterkante Sohlplatte erzielt. Über den Einsatz bei Schleusenbaugruben liegen hier allerdings noch keine Erfahrungen vor, da diese Injektionssohlen je nach Drempellage mindestens 15 – 20 m unter O.K. Gelände angeordnet werden müssen.

Eine andere Möglichkeit zum Bau aufgehender Teile von Schleusenhäuptern ist durch den Einsatz von Fertigteilen gegeben. So wurde für die Verstärkung der Dockschleuse in Glückstadt auf einem Ponton ein offener Stahlbetonrahmen für ein Stemmtorpaar erstellt und zum Einbauort verholt. Der Ponton wurde geflutet, und das im Gewicht um den Auftrieb verminderte Stahlbetonfertigteil wurde mittels Schwimmkran auf eine vorher gerammte Pfahlbockkonstruktion abgesetzt [28]. Durch die endliche Tragkraft des heute bekannten Hebezeuges ist der Fertigteileinsatz aber bei Montagegewichten zwischen 2 000 t und 3 000 t beendet.

Auch die Herstellung von schwimmfähigen Häuptern oder ganzen Schleusen, die auf vorbereitete Gründungen abgesenkt werden können, ist möglich. Hierüber wird man sich in der Zukunft, insbesondere bei Vorhandensein nicht ausgelasteter großer Trocken- oder Schwimmdocks, aus Kostengründen noch öfter Gedanken machen müs-

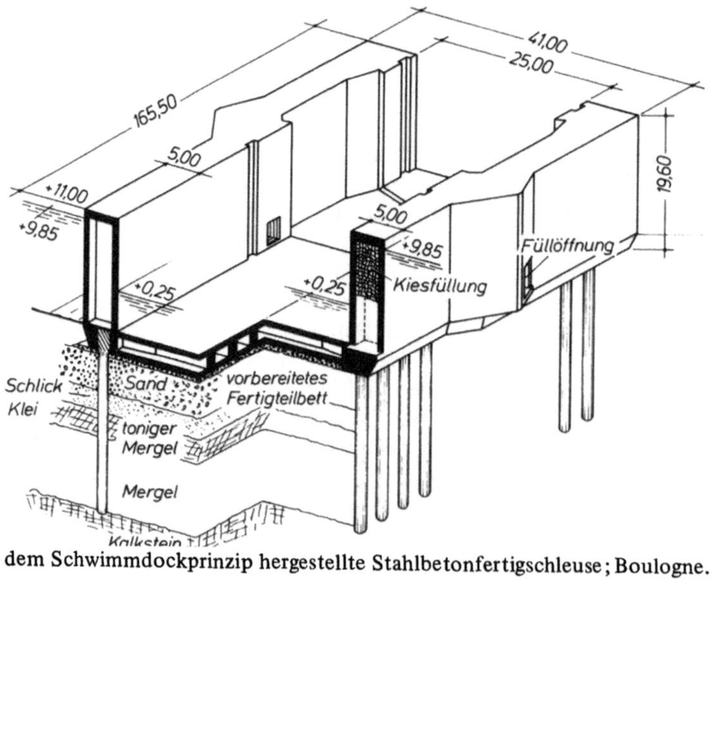

Abb. 34. Nach dem Schwimmdockprinzip hergestellte Stahlbetonfertigschleuse; Boulogne. Nach [40]

sen. Dieses Neuland wurde bereits 1968 in Boulogne beschritten, als bei Hafenerweiterungen ein vorhandenes Hafenbecken mit einer zu bauenden vorgeschalteten Kammerschleuse besser erschlossen werden sollte. Der große Tidehub von etwa 9,00 m sowie eine beengte Lage für eine Schleusenbaustelle vor Ort ließ die Planer zunächst das spätere Hafenbecken trockenlegen, um dann die gesamte Schleuse, einem Schwimmdock ähnlich, in diesem „Trockendock" herzustellen [24; 40]. Das 65 000 t schwere Spannbetonfertigteil wurde in der Sohle und in den Wänden mit Auftriebskammern versehen (Abb. 34). Nach dem Abschotten der Schleusendurchfahrt und dem Fluten der Baugrube schwamm das Fertigteil auf und konnte zum Bestimmungsort verholt werden. Die 165,50 m lange, 39,80 m breite und 19,60 m hohe Schleuse wurde nach dem Absenken auf ein vorbereitetes Bett mit Ortbetonpfählen, die durch die Auftriebszellen abgeteuft wurden, mit dem Untergrund verbunden.

Der Gedanke zum Bau eines gesamten Schleusenhauptes in nasser Baugrube wurde in die Planung für die noch nicht erstellte Seeschleuse Hamburg-Finkenwerder eingebracht [42]. Zur Erstellung des Drempels für eine Öffnungsweite von 57,00 m soll ein Stahlgerippefertigteil gebaut werden, welches Unterwagenfahrbahn und Anschlagkanten besitzt. Der gesamte, das Gerippe in der nassen Baugrube umgebende Bereich soll dann mit Unterwasserbeton verfüllt werden. Die Hauptschultern sollen separat auf ähnliche Weise erstellt werden, indem in eine vorgefertigte großvolumige Stahlform der im Trockenen erstellte Bewehrungskorb eingesetzt und dann einbetoniert wird. Anschlagkanten mit hohen Betonfestigkeiten könnten schon im Bewehrungskorb mit enthalten sein.

Die Idee, ein Schleusenhaupt bis zur Gebrauchsfertigkeit im Wasser zu erstellen, mag für den Ingenieur verlokkend sein. Die Notwendigkeit allerdings, schon während der Bauphase Änderungen geringen oder größeren Umfangs an den Häuptern vornehmen zu wollen oder zu müssen (z. B. zusätzliche Nischen für Poller, Leitern, Scheuerleisten, die in der Planung nicht oder nicht richtig angeordnet wurden u. ä.), läßt es aber weiterhin richtig und besser erscheinen, zumindest die Schultern im Trockenen zu bauen.

Der tiefbauliche Bereich des Schleusenhauptes stellt kostenmäßig den größten Anteil dieses Bauabschnittes dar. Von seinem Konzept hängt weitgehend die richtige Lastabtragung der Wasserdrücke aus den Verschlußorganen in den Untergrund ab. Das Schleusenhaupt mit den Schultern und der Sohle ist ein reines Massenbauteil mit Wand- und Sohlstärken von 3,00 m – 5,00 m Dicke. Eine Ausnahme bildet das schon beschriebene Haupt

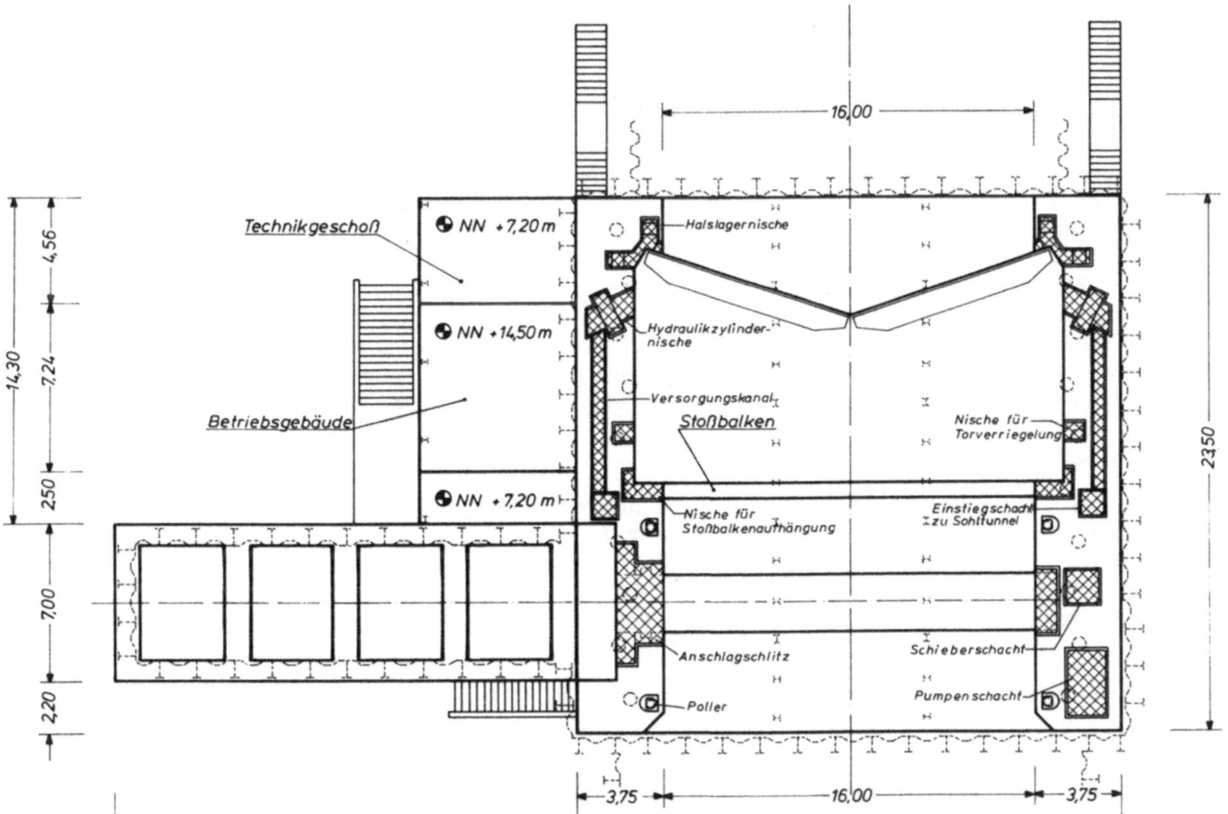

Abb. 35. Aussparungen in einem kombinierten Schiebe-Stemmtorhaupt; Brake. Nach [7]

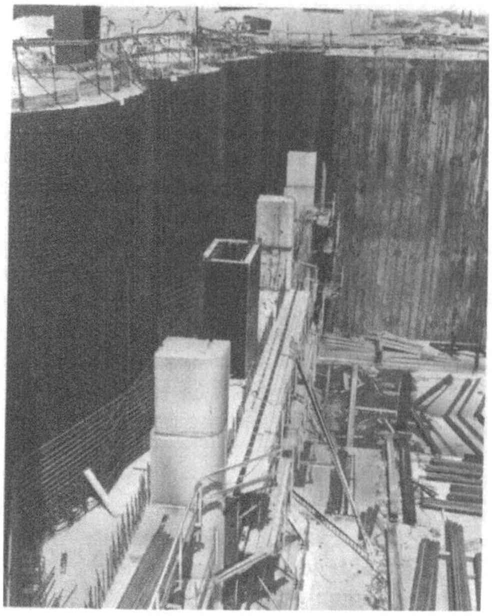

Abb. 36. Einbau von Granitanschlagkanten; Zeebrügge

mit Spundwandschultern und Schrägpfahlverankerung. Die Abmessungen resultieren meist nicht aus statischen, sondern aus konstruktiven Gedankengängen.

Das Schleusenhaupt dient zwar in erster Linie zur Kraftabtragung der Auflagerdrücke der Schleusentore, ist aber gleichzeitig Bindeglied zwischen den beiden Seiten einer Schleusenanlage, ggf. sogar zwischen zwei Regionen [18]. Hierdurch ergibt sich, daß Verbindungsrohre und Kanäle im Massivbauteil der Wände und der Sohle angeordnet werden müssen. Abstiegsschächte sollten Mindestmaße von 1,00 x 1,00 m und Verbindungstunnel in der Sohle eine Höhe von 1,00 m, besser 1,50 m, aufweisen. Optimal ist ein Niedergang vom Betriebsgebäude oder vom Maschinenhaus her. Anschlag- bzw. Stemmtornischen für die Verschlüsse in den Schultern sowie Anschlag- und Fahrbahnnischen in der Sohle, des weiteren Aussparungen für Leiter- und Pollereinbauten und Notverschlüsse vermindern den Bemessungsquerschnitt erheblich (Abb. 35). Abmessungen von 2,50 m für die Stärke der Sohle und 3,50 m für die Wände stellen die untere Grenze dar, um die genannten Aussparungen aufnehmen zu können.

Sämtliche Aussparungen und alle scharfen, stoßgefährdeten Kanten der Häupter sind zweckmäßigerweise mit stärkeren Stahlprofilen zu schützen. Diese Forderung gilt grundsätzlich für alle Betonbauteile im Zusammenhang mit den Schleusenhäuptern und der Schleusenkammer.

Abschließend sei noch auf den sehr häufigen Einsatz von Granit für die Ausbildung der Anschlagkanten an den Häuptern hingewiesen (Abb. 36). Als nicht korrosionsanfällig und daher in seiner Ebenflächigkeit gleichbleibend ist bei seiner Anwendung mit einer größeren Dichtigkeit der Schleusenverschlüsse zu rechnen.

6.2.2 Verschlußorgane

Im Gegensatz zum starren tiefbaulichen Teil des Schleusenhauptes stellen die Verschlußorgane mit ihren Antrieben den lebenden Teil der Schleusenanlage dar. Ist im Abschnitt 5.2 auf die Auswahlkriterien der beiden sich heute im Einsatz befindlichen Verschlüsse, Schiebetor und Stemmtor eingegangen worden, soll jetzt die Konstruktion mit ihren Antrieben und Dichtungen beschrieben werden. Notverschlüsse bei Seeschleusen mit Schiebetoren sind unüblich, da eine Wartung der Tore meist in der trockengelegten Torkammer stattfindet. Bei Schleusen mit Stemmtoren sind Notverschlüsse jedoch gebräuchlich.

6.2.2.1 Stemmtore

War früher das Stemmtor mit seinen Varianten als Fächer- und Segmenttor das einzige im Seeschleusenbau vorkommende Verschlußorgan, so ist es heute, insbesondere bei kleinen und mittleren Einfahrtöffnungen, eine bemerkenswerte Alternative zu den noch zu beschreibenden Schiebetoren.

Der für Stemmtore vormals eingesetzte Baustoff Holz findet heute fast keine Anwendung mehr [43]. Zum einen, weil dieser Baustoff knapp und teuer geworden ist (es kommen, wenn überhaupt, nur noch tropische Harthölzer zum Einsatz) zum anderen, weil die handwerklichen Fähigkeiten zum Bau solcher Tore nur noch begrenzt vorhanden sind. So bekam der Verfasser auf eine Stemmtorausschreibung im Jahre 1975 für 12 m Durchfahrt-

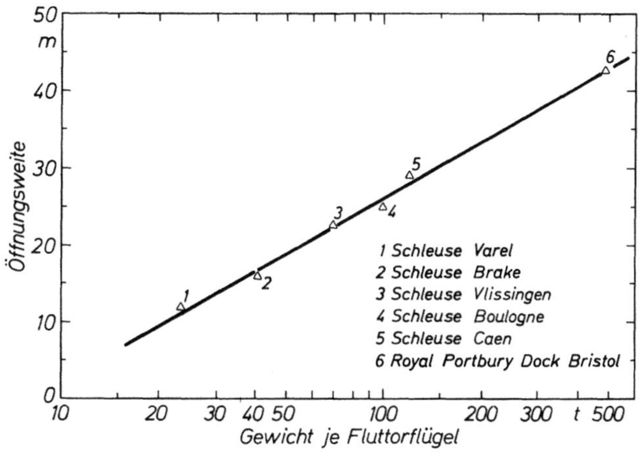

Abb. 37. Stemmtorflügelgewichte bei verschiedenen Öffnungsweiten

weite, die eine Alternativposition für eine Bongossikonstruktion beinhaltete, kein Angebot. Moderne Stemmtore werden daher fast ausschließlich aus Stahl gefertigt. In den Niederlanden werden allerdings auch heute noch häufiger Holzstemmtore in Schleusen eingebaut.

Die aus dem Stahlbau stammenden verfeinerten Berechnungsverfahren, u. a. der Einsatz der Methode der finiten Elemente, erlauben heute eine gleichmäßige Materialausnutzung bei höchster Lebensdauer und geringstem Materialeinsatz. Es können zudem Öffnungsweiten verschlossen werden, bei denen der Baustoff Holz nur noch unter großen Schwierigkeiten einsetzbar wäre.

Die tragenden Teile der Stemmtore sind entweder vertikal als Pfosten, in letzter Zeit aber ausschließlich horizontal als Riegel angeordnet und bestehen aus Vollwandträgern oder aus Hohlkästen. Überdeckt wird das Traggerippe durch die aus einer Blechhaut bestehende Stauwand, die in eine Berechnung des Tores als Trägerrost mit einfließt. Als Mindestblechstärke sollte für alle Konstruktionsteile 12 mm nicht unterschritten werden, um einer möglichen Korrosion wirksam entgegenzutreten. Die Torgewichte liegen je nach Verschlußbreite zwischen 24 t und 500 t und ermitteln sich etwa je Flügel zu (Abb. 37):

$$T_G = 8{,}25 \cdot e^{0{,}096\,W} \tag{3}$$

mit T_G = Torgewicht je Flügel
W = Öffnungsweite

Das Gesamtsystem wird neben der reinen Biegung aus Wasserüberdruck wesentlich durch die Normalkräfte aus der Stemmwirkung belastet. Zur Aussteifung und zur Aufnahme der Torsion erhalten die Riegelstemmtore Diagonalstäbe, oder aber die schon erwähnten Hohlkästen werden als Torsionskästen berechnet und ausgebildet. Jeder Kreuzungspunkt innerhalb eines Stahl- insbesondere Stahlwasserbauwerkes ist neuralgisch gegen Korrosion. Daher wird sich das Stemmtor mit Riegeln aus Hohlkästen bei inzwischen vervollkommneter Schweißtechnik in der Zukunft durchsetzen.

Die Aufhängung der Stemmtorflügel geschieht durch die Wendesäule, die am Fuß auf dem Spurzapfenlager und oben im Halslager gehalten wird (Abb. 38). Der im Beton des Hauptes eingebaute Spurzapfen ist soweit zu erhöhen, daß ein Herausspringen des sich in der Wendesäule befindlichen Tellers nicht schon bei kleinsten Hindernissen auf der Schleusensohle möglich wird.

Die Abtragung der Stemmkräfte erfolgt über Stemmknaggen, die an den Schlagsäulen und an den Wendesäulen angebracht sind und im gegenseitigen Anschlag ihr Gegenstück haben (Abb. 39), welches entweder aus im Beton befestigten Stahlplatten oder aus durchlaufendem Vorsatzmauerwerk aus Granitstein besteht. Gedichtet werden die Stemmtore durch Notengummis oder Vollgummis [44], die gemäß Abb. 39 eingebaut werden.

Der früher noch übliche und in [45] beschriebene mechanische Antrieb der Stemmtore ist weitgehend durch einen ölhydraulischen ersetzt worden (Abb. 38). Nachteilig ist hierbei allerdings der Einbau von Hydraulikaggregaten auf beiden Seiten der Hauptschulter in speziellen Maschinenräumen oder aber die sehr langen Hydraulikleitungen mit ihren Druckverlusten, die im Tunnel in der Schleusensohle vom zentralen Hydraulikstand zur gegenüberliegenden Seite geführt werden müssen.

Ölhydraulikleitungen sollten nach den Erfahrungen beim Bau der Sperrwerke an der deutschen Nordseeküste, deren Verschlußöffnungen fast ausschließlich hydraulisch bewegt und größtenteils durch Stemmtore gebildet werden, aus nichtrostendem Stahl hergestellt sein. Das ständig feuchte Klima im Bereich von Wasserbauwerken und die nicht gleichmäßige Zusammensetzung der Hydrauliköle fördern Korrosion und Elementbildung in einem Maße, daß verzinkte Rohrleitungen schon nach wenigen Jahren ausgewechselt werden mußten.

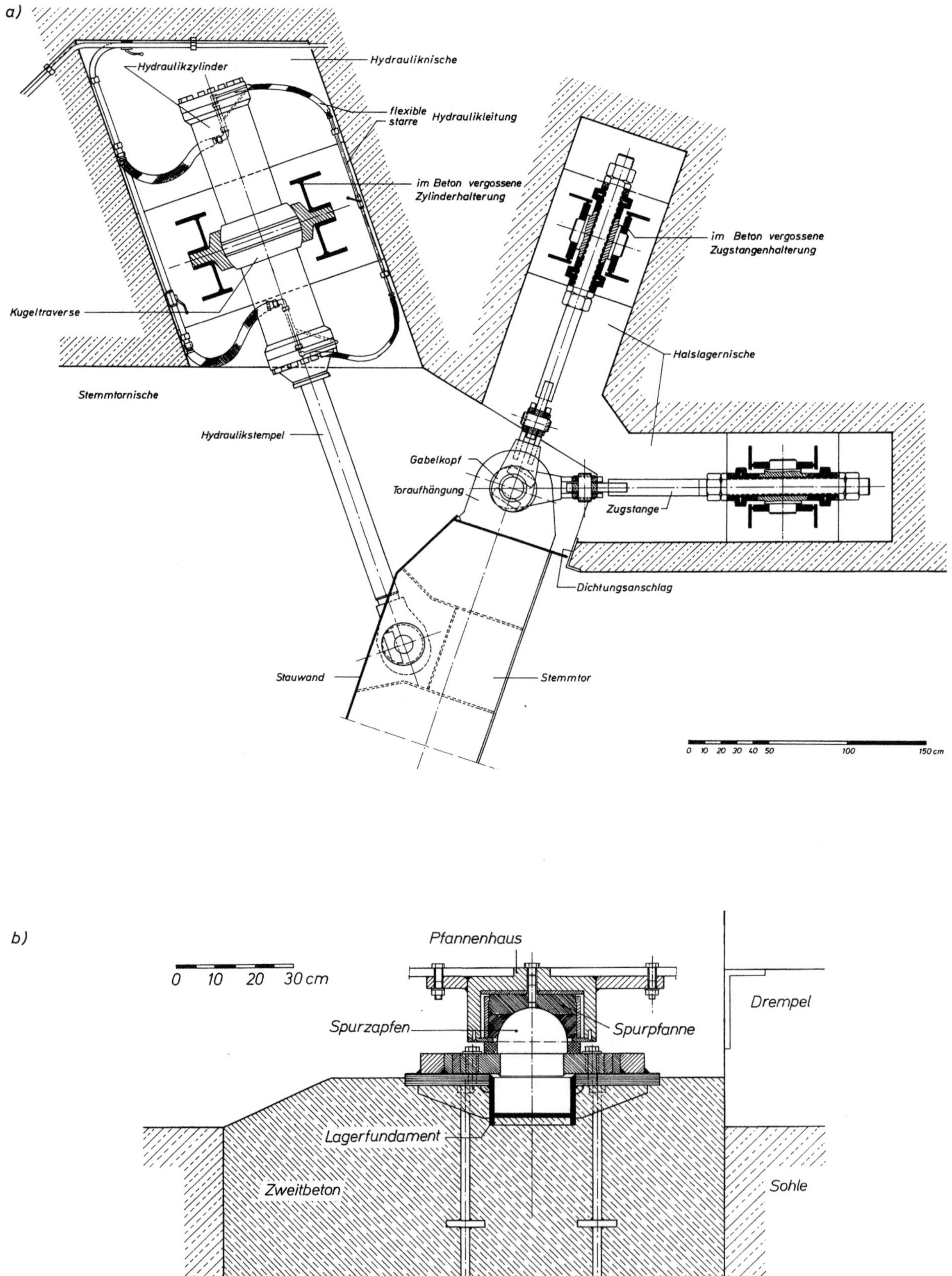

Abb. 38. a) Halslager- und Hydrauliknische mit Einbauten, b) Spurlager; Varel. Nach Werkzeichnung Nordd. Eisenbau; Sande

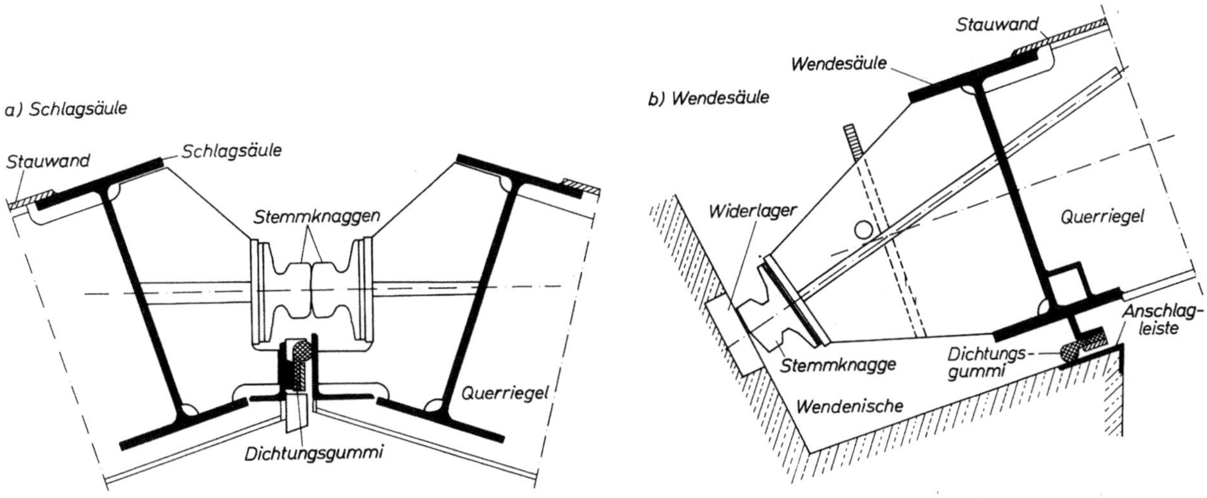

Abb. 39a u. b. Stemmknaggen mit Anschlag und Dichtung; Brake. Nach Werkzeichnung Krupp; Duisburg Rheinhausen

Erwähnenswert ist noch, daß Stemmtore in geöffnetem Zustand in ihrer Nische mit dem Betonteil der Häupter zu verankern sind, um nicht durch Schwall- oder Sunkwellen der durchlaufenden Schiffe aus ihrer Lage bewegt zu werden. Als Sicherheit gegen Schiffsstoß ist es unbedingt erforderlich, die horizontalen Riegel mit Reibehölzern zu belegen, auch sind an exponierten Stellen Druckübertragungspunkte zwischen Beton und Stemmtorstauwand anzuordnen, die einen Schiffsstoß aufnehmen oder dämpfen können.

6.2.2.2 Schiebetore

Im Gegensatz zu den Stemmtoren sind Schiebetore im Seeschleusenbau seit jeher aus Stahl gefertigt worden. Allerdings ging man nach dem II. Weltkrieg von der bis dahin üblichen aufgelösten genieteten Fachwerkkonstruktion auf die geschweißte Bauweise mit Vollwandträgern über (Abb. 40). Mehrere horizontal liegende Vollwand- oder Kastenträger, die in sich an den Seiten befindenden Torsionskästen eingespannt sind, bilden das Traggerippe

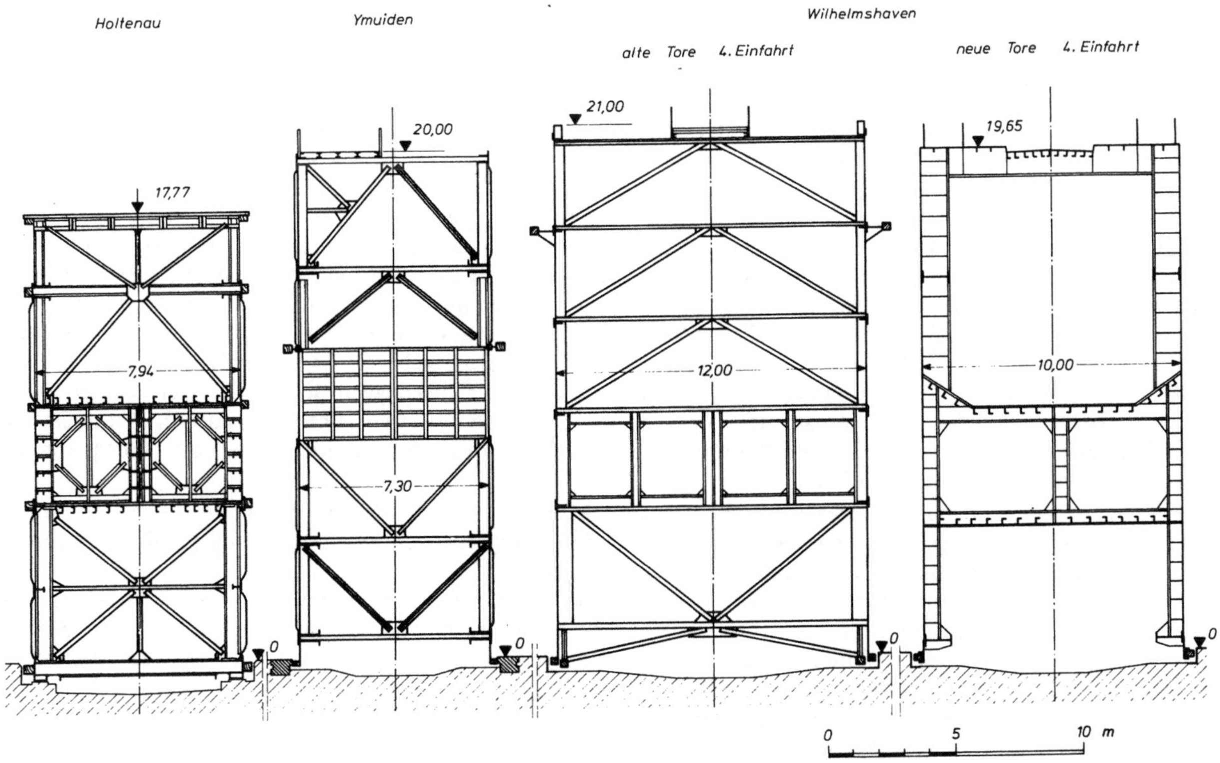

Abb. 40. Entwicklungsstadien der Schiebetore. Nach [46]

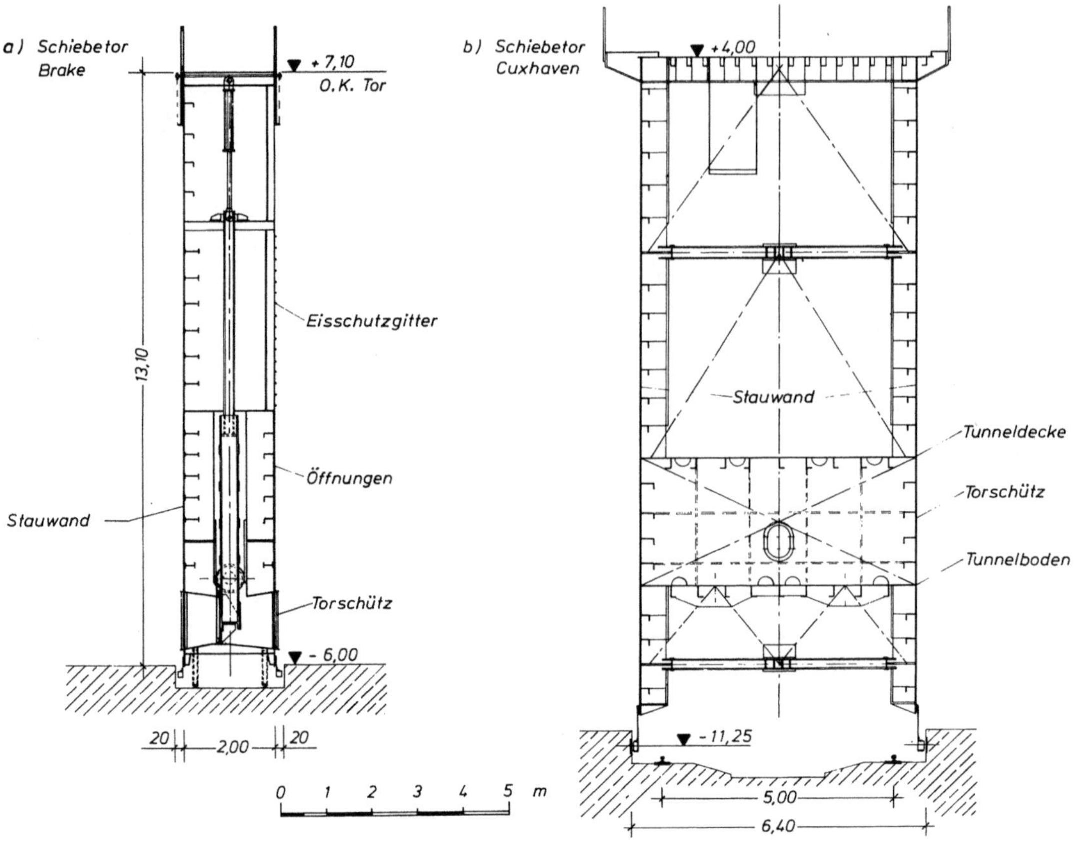

Abb. 41. Schiebetorquerschnitt, a) mit einseitiger Stauwand, b) mit doppelter Stauwand. Nach [7; 23]

des neuzeitlichen Schiebetores. Bei kleinen Verschlußweiten bilden eine Stauwand, ansonsten beidseitige Stauwände mit der zugehörigen Unterkonstruktion aus Profilstählen einen Trägerrost zur Aufnahme des Wasserüberdruckes (Abb. 41). Die Lage der Stauwände sollte auf der dem Sturmflutwasserstand zugekehrten Seite sein, wenn nicht von vornherein doppelte Stauwände vorgesehen sind. In Sonderfällen, wie in Abb. 25 a gezeigt, ist die Stauwand des Binnenhaupttores dem Hafenbecken zuzuwenden. Die Blechstärke der Stauwände sollte 10 mm, besser 12 mm, nicht unterschreiten, um leichten Schiffsstößen und der Korrosion besser standzuhalten. Bei Toren mit einseitigen Stauwänden ist die offene Seite mit Gittern abzudecken, um ein Eintreiben von Schwimmkörpern wie Kisten, Holz oder Eis in das Tortragwerk zu vermeiden.

Ein nicht außer acht zu lassendes Problem ist die Bewältigung des Auftriebs der Tore bei extremen Wasserstandsdifferenzen. Da bei Schleusentoren mit beidseitiger Stauwand der Zwischenraum zwischen den Stauwänden wassergefüllt ist, tritt der Lastfall der Sicherheit gegen Auftrieb nur bei Schleusentoren mit einseitiger Stauwand auf. So beträgt z. B. bei einem Schleusentor mit 16 m Verschlußbreite, 2 m Bauhöhe und einer Wasserstandsdifferenz von 10 m der Auftrieb 3 200 KN [7]. Er reduziert sich um das Torgewicht von 120 t auf 2 000 KN. Diese Kraft gilt es aufzunehmen; entweder durch Auftriebsknaggen an der Dichtleiste oder besser durch Ballast oder Fluträume innerhalb des Tores. Ist der Ballast in Form von Beton als statisch und nicht veränderlich anzusehen, gewährleisten Flutkammern gegebenenfalls eine Schwimmfähigkeit des Tores, die im Reparaturfall oft vonstatten sein kann.

Die Dichtung der Schiebetore gegen das Schleusenhaupt erfolgt über Dichtungshölzer, die auf einem Federblech mit Gummiunterlage umlaufend befestigt sind. Zur Erhöhung der Dichtigkeit wird häufig in das Dichtungsholz ein zusätzliches Gummihohlprofil eingelassen (Abb. 42).

Große Tore werden mit Auftriebskörpern versehen, um das auf die Fahrschienen drückende Gewicht und damit die den Schienenkopf belastende Hertz'sche Pressung zu reduzieren. Unter gewissen Voraussetzungen werden die Auftriebskörper so dimensioniert, daß beim Entleeren aller Körper eine Schwimmfähigkeit des Tores hergestellt wird, die das Anlaufen des aus der Verschlußstellung genommenen Tores in ein Trockendock ermöglicht [46]. Tore kleineren Gewichtes können ohne große Schwierigkeiten mittels Schwimm- oder Autokranen aus ihren Verschlußstellungen genommen werden. Abb. 43 gibt eine Übersicht über die Gewichte von Schiebetoren bei unterschiedlicher Größe der Verschlußöffnung. Das Torgewicht ermittelt sich etwa zu:

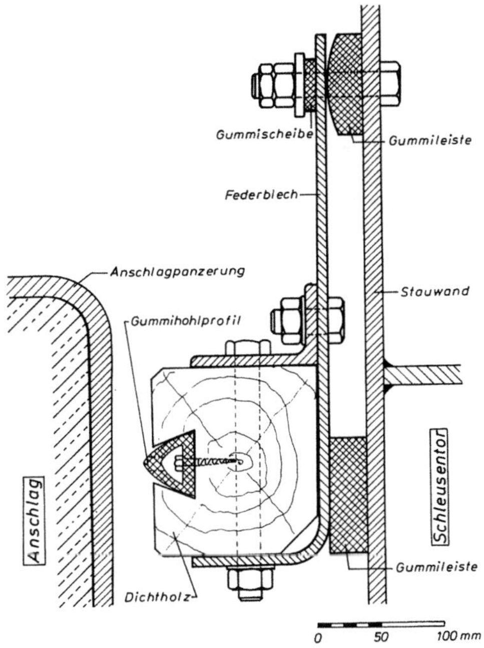

Abb. 42. Schiebetordichtung am Drempel

$$T_G = 0{,}25 \cdot W^{2{,}20} \tag{4}$$

mit T_G = Gewicht des Schiebetores
W = Öffnungsweite

Werden Schiebetore, aus welchen Gründen auch immer, schwimmfähig ausgebildet, so spielen Fragen der Schwimmstabilität beim Entwurf eine ausschlaggebende Rolle. Die Abmessungen des Tores können durch diese Forderung wesentlich beeinflußt werden. Nach [46] gewährt eine metazentrische Höhe zwischen 0,75 m und 1,80 m für den Schwimmzustand mit leeren Zellen eine ausreichende Stabilität. Kritisch sind meist die Aufschwimm- und Absenkvorgänge. Viele sich im Betrieb befindliche größere Schiebetore, die mit geleerten Ballastkästen absolut schwimmstabil sind, müssen während des Absenk- oder Aufschwimmvorgangs durch zusätzliche Auftriebskörper oder Schwimmkranhilfe im instabilen Bereich gehalten und geführt werden.

Eine Alternative zu den schwimmfähigen Schiebetoren, die in unmittelbarer Nähe der Schleusenanlage ein Dock für Wartungsarbeiten erfordern, ist die Ausbildung der ohnehin schon vorhandenen Torkammern als Trockendock. Über Torkammerausbildungen wird im folgenden noch berichtet. Erforderlich wird bei dieser Variante jedoch, will man ein voll funktionsfähiges Schleusenhaupt erhalten, der Bau eines zweiten Schleusentores mit eigener Torkammer, wie es in Frankreich und Belgien allgemein üblich ist (Abb. 12, 16).

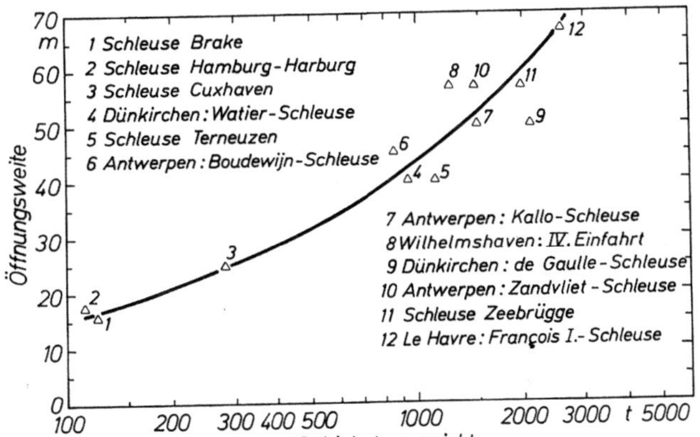

Abb. 43. Schiebetorgewichte bei verschiedenen Öffnungsweiten

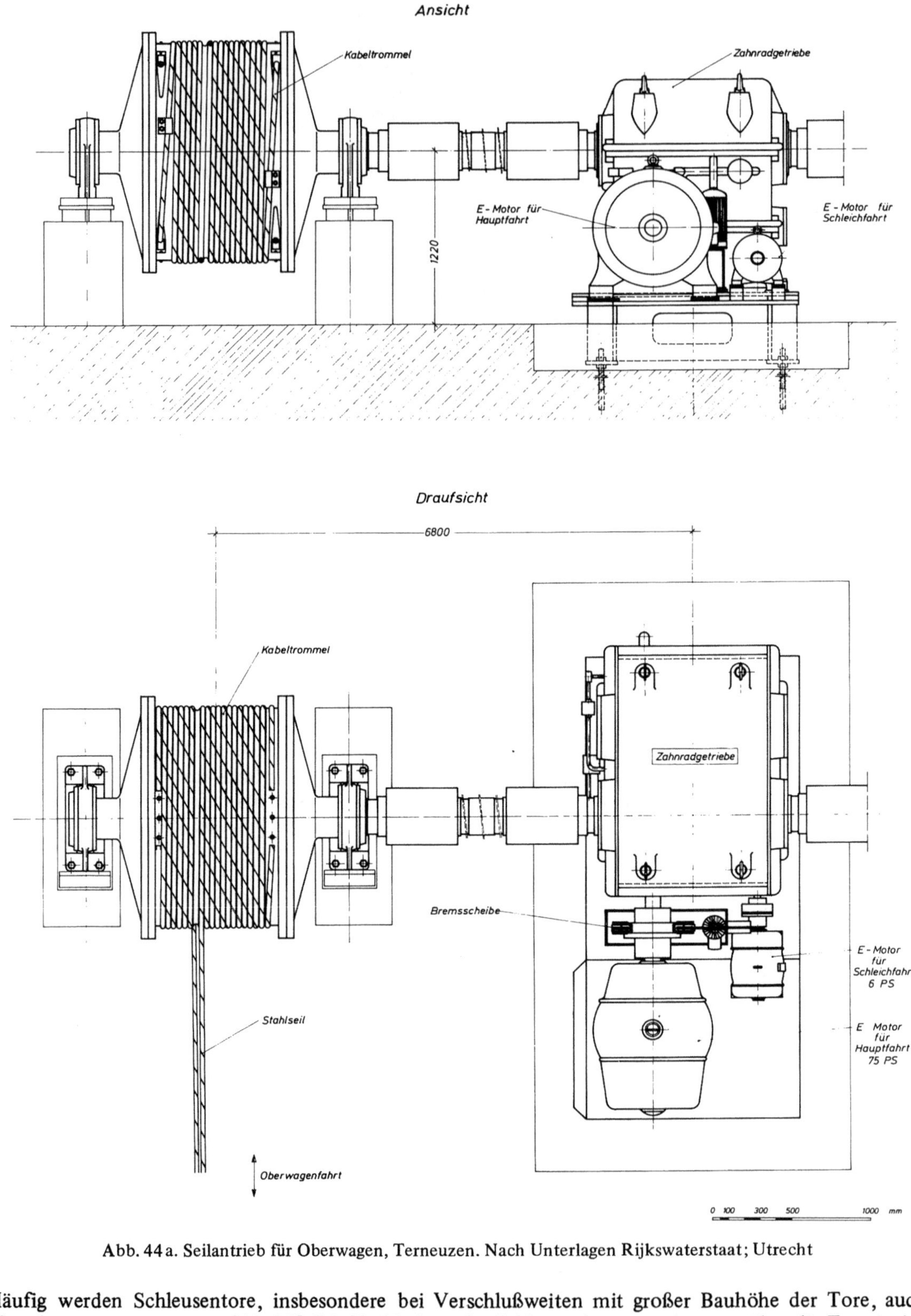

Abb. 44a. Seilantrieb für Oberwagen, Terneuzen. Nach Unterlagen Rijkswaterstaat; Utrecht

Häufig werden Schleusentore, insbesondere bei Verschlußweiten mit großer Bauhöhe der Tore, auch für Straßenüberwegungen genutzt [10; 23]. Die Verbindung der Schleusenkammerseiten nur über die Tore ist jedoch die Ausnahme; sie wird meist nur genutzt, wenn die normalerweise sich im Betrieb befindlichen Klappbrücken über die Schleusenkammer ausfallen.

Die im Binnenschiffsschleusenbau zum Einsatz kommenden, zweifach oben geführten und an einer Oberwagenbrücke aufgehängten Schiebetore sind im Seeschleusenbau nicht anwendbar, da die hohen Aufbauten der

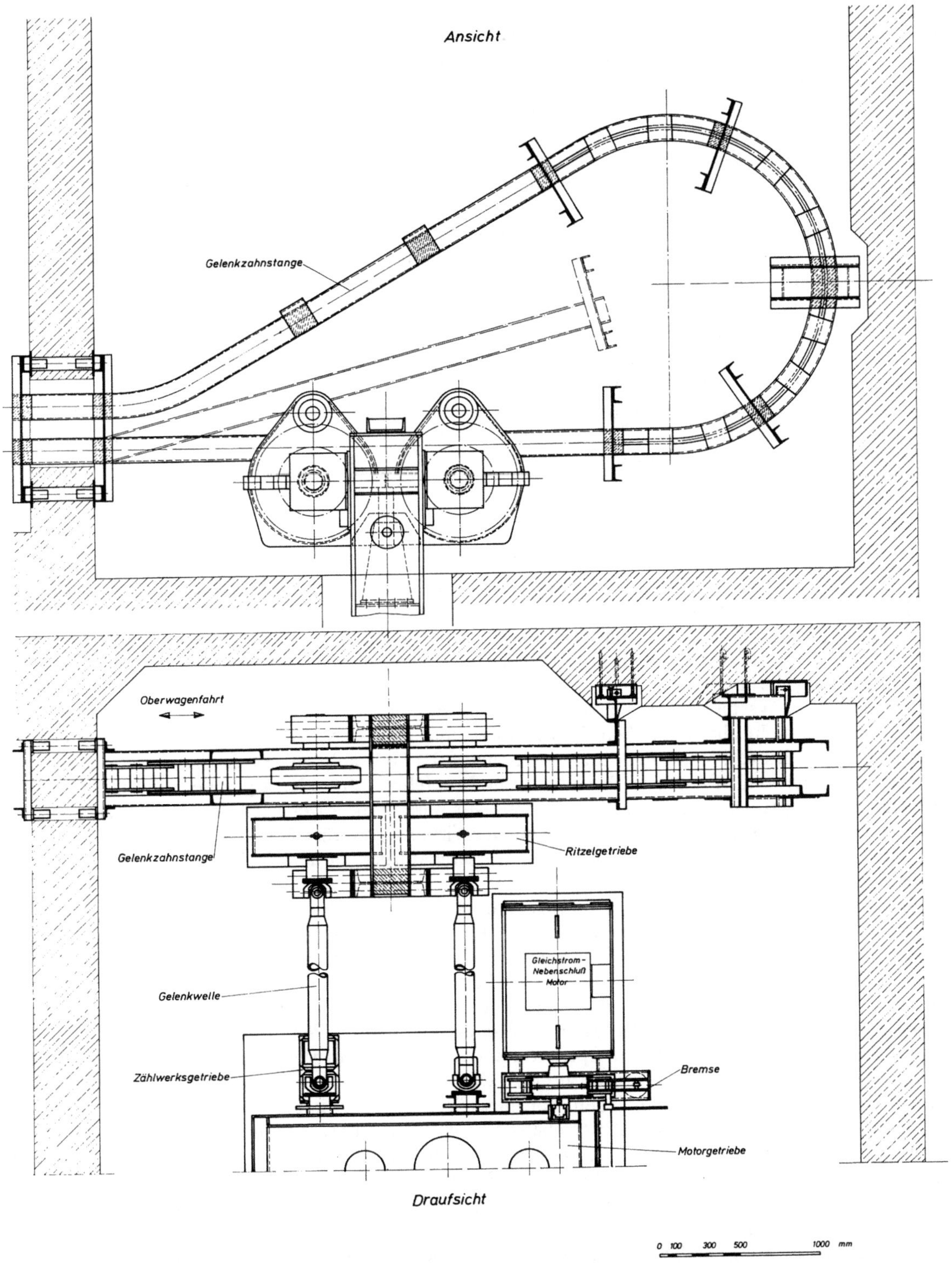

Abb. 44b. Gelenkzahnstangenantrieb für Oberwagen; Cuxhaven. Nach Werkzeichnung Krupp-Dingler; Rheinhausen-Zweibrücken

Seeschiffe eine große Durchfahrtshöhe erfordern, die nur mit unverhältnismäßig hohen Kosten erkauft werden kann. Schiebetore im Seeschleusenbau werden daher ausschließlich nach dem inzwischen bewährten Schubkarrenprinzip auf einem auf dem Drempel laufenden Unterwagen und einem in der Torkammer laufenden Oberwagen, der die Antriebsenergie auf das Tor überträgt, bewegt.

Bei dieser Art der Lagerung der Schiebetore ist jedoch ein Stabilitätsfall zu untersuchen, der meist vernachlässigt wird: die Sicherheit gegen Kippen während des Schließvorganges durch Wasserstandsdifferenzen zu beiden

Seiten des Tores. Während bei Schleusen am Ende eines durch Wellenbrecher geschützten Vorhafens eine unerwartet hohe Welle während des Schließvorganges selten auftritt (meist ist die Wirksamkeit des Wellenbrechers gut oder durch Betriebsanweisung wird bei bestimmten Windrichtungen und Geschwindigkeiten der Schleusenbetrieb eingestellt) kann es bei von einem Tidefluß abzweigenden Schleusen durch die oft in schneller Fahrt den Strom passierenden Schiffe und die daraus resultierenden Sunk- und Schwallwellen zu kritischen Situationen für die sich eventuell in Fahrt befindlichen Schleusentore kommen. Diese in großer Geschwindigkeit anlaufenden Einzelwellen sind in ihrer Größe von Schiffsform, Schiffsgeschwindigkeit und nicht zuletzt vom Verhältnis des benetzten Schiffsquerschnittes zum Flußquerschnitt abhängig und können nicht vom Schleusenpersonal vorhergesagt werden. Es empfiehlt sich daher, je nach auf dem Strom zugelassener Geschwindigkeit, Schiffsgröße und Flußquerschnitt einen Ansatz zur Berechnung der Kippstabilität des Tores beim Fahrvorgang zu bringen, der einen hydrostatischen Überdruck von 0,50 m – 1,00 m in Verbindung mit der Strömungsgeschwindigkeit am Kopf des Tores in Abhängigkeit vom Widerstandsbeiwert an dieser Stelle berücksichtigt.

Werden Modellversuche durchgeführt, so bietet es sich an, auch diesen Vorgang hydraulisch zu simulieren. Abhilfe gegen zu geringe Sicherheit beim Nachweis der Kippstabilität bei diesem Belastungsfall kann durch eine Verbreiterung der Unterwagenfahrbahn, durch zusätzliche Führungen des Oberwagens oder durch Ballast innerhalb des Tores über dem Unterwagen geschaffen werden.

Um ein Schlagen der Tore bei Wassergleichstand oder bei geringer Wasserstandsdifferenz zu vermeiden, haben sich Hydraulikpuffer bewährt, die das Tor nach dem Erreichen der Verschlußstellung in eine feste Lage pressen.

Als Antriebsquellen der Schiebetore dienen heute meist Elektro- oder Hydraulikmotoren, die

a) mittels umlaufenden Seilen [13; 18; 36] und
b) mittels umlaufenden Gelenkzahnstangen den Oberwagen führen [23; 46] oder
c) direkt auf dem Oberwagen fixiert sind [7 – 9].

Hat sich in Deutschland der Antrieb großer Schleusentore mittels Gelenkzahnstangen scheinbar durchgesetzt, so sind die bekannten neu gebauten Schleusen in Belgien (Boudewijn, Zandvliet, Kallo, Zeebrügge), in den Niederlanden (Terneuzen) und in Frankreich (Dunquerke) ausschließlich mit Seilantrieben ausgerüstet. Kleinere Schleusentore bis 26 m Breite sind auch in Deutschland mit Seilantrieben geplant und gebaut worden (Papenburg, Leer, Hamburg-Harburg) (Abb. 44).

Die Reparatur- und Wartungsfreundlichkeit der Seilantriebe scheint zunächst klar für ihren Einsatz zu sprechen. Demgegenüber steht aber die höhere Lebensdauer und die nahezu Null betragende Längung der Gelenkzahnstangenantriebe. Hinzu kommt die durch den Schlupf der Seile auf den Seilscheiben hervorgerufene Verzögerung beim Anfahren und Abbremsen der Tore. Eine Empfehlung für oder gegen den Einsatz von Seilen wie auch Gelenkzahnstangen kann nicht gegeben werden. Nur müssen die Eigenarten der Antriebselemente wie gesonderte Fahrnischen, große Umlenkkörper und geringer Wirkungsgrad für Gelenkzahnstangen, klare Seilführung, leichte Abdichtung der Maschinenhäuser gegenüber Wasserüberdruck zu den Torkammern und die o. g. Anmerkungen bei der Planung beachtet werden.

Wieder eingesetzt werden seit neuerer Zeit Schiebetore mit einem direkten Antrieb des Oberwagens [7 – 9]. Im Gegensatz zu früheren Entwicklungen wird der Oberwagen jetzt aber nicht elektromechanisch, sondern ölhydraulisch angetrieben. Von Vorteil ist der Direktantrieb des Oberwagens insofern, als daß aufwendige Maschinenhäuser, die oft städtebaulich störend wirken, entfallen können. Zu beachten ist bei direkt angetriebenen Schiebetoren, daß der Oberwagen und damit auch der Antrieb bei extremen Hochwasserständen überflutet wird. Elektromotoren auf dem Oberwagen sind daher hochzulegen. Durch die Weiterentwicklung der Hydraulikmotoren bieten diese sich nicht nur durch ihre Spritzwasser- und Überflutungsbeständigkeit, sondern auch aufgrund ihrer geringen Bauhöhe für den Direktantrieb auf dem Oberwagen, insbesondere bei kleinen Toren an (Abb. 45). Ein zentraler oder ein Hydraulikstand in jedem Tor muß allerdings installiert werden.

Unabhängig von der Antriebsweise der Schiebetore geschieht die Lagerung und die Führung nach dem schon bekannten Schubkarrenprinzip. Kleine Tore werden auf dem Drempel auf einem einachsigen zweirädrigen mit dem Tor über Kippstelzen verbundenen Unterwagen gelagert und auf Schienen geführt. Die Dimensionierung der Laufräder und der Schienen ist wesentlich vom Torgewicht abhängig. Zu hohe Pressungen führen schnell zu einer Verformung des Schienenkopfes und machen ein Auswechseln der Schienen erforderlich, wie es in [47] beschrieben ist. Besser ist es, die Schienen nicht einzubetonieren, sondern in Schienentragkörpern zu verlegen, wie es im Kranbau üblich ist [12]. Schiebetore größeren Gewichts werden auf einem zweiachsigen Unterwagen gelenkig aufgelagert (Abb. 46). Eine leichte Auswechselbarkeit des Unterwagens, insbesondere bei Toren, die nicht in der Torkammer gedockt werden können, wird immer gefordert. Bewährt haben sich seitliche Konsolen am Tor, unter die von Tauchern hydraulische Pressen angesetzt werden können, um den Unterwagen zu entlasten. Radbruchstützen im Bereich des Unterwagens sollen bei Achsbruch ein Absinken des Tores auf die Schienen gewährleisten und ein Zurückschleifen auf den Schienen in die Torkammer ermöglichen. Die Unterwagenwellen werden mit selbstschmierenden oder dauergeschmierten Lagern versehen, um den Wartungsaufwand möglichst gering zu halten. Taucherglocken, fest über dem Unterwagen im Tor installiert, können dazu beitragen, daß

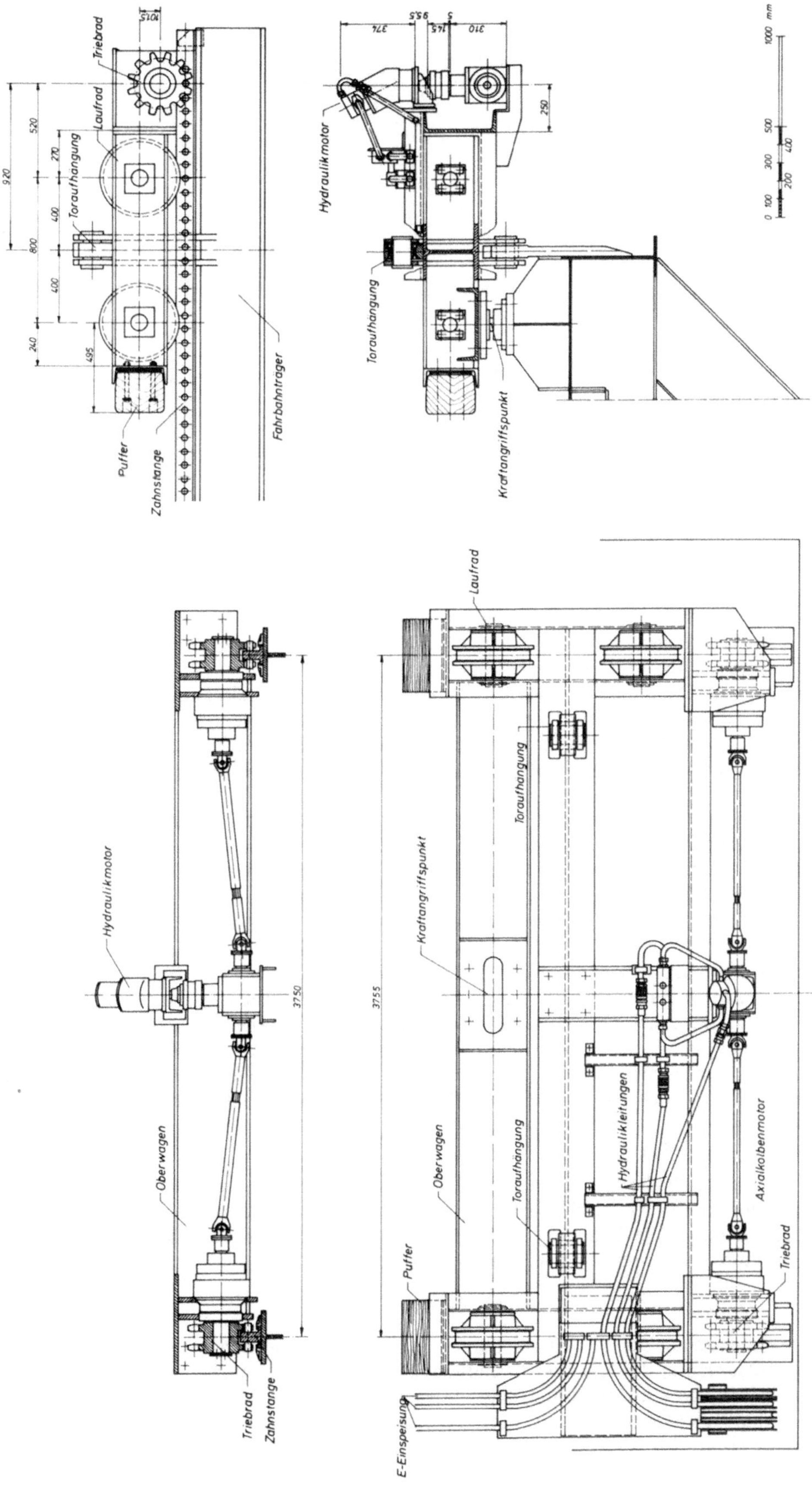

Abb. 45. Oberwagen eines Schiebetores mit Direktantrieb, Brake. Nach Werkzeichnung Krupp; Duisburg-Rheinhausen

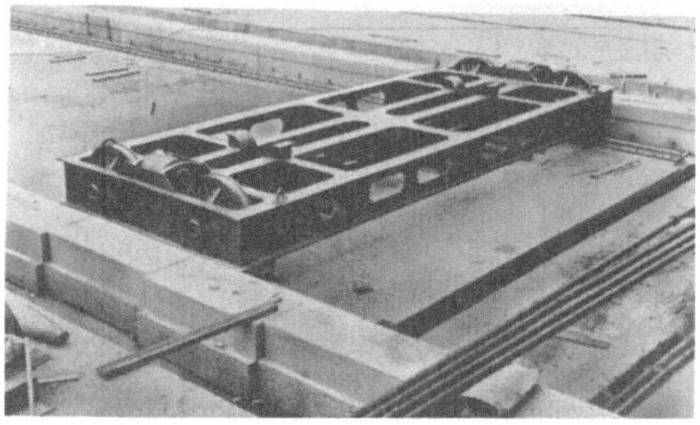

Abb. 46. Unterwagen, Zandvliet-Schleuse; Antwerpen. Foto von Stad Antwerpen; Havenbedrijf Nr. 65/876-220965 S/F

Wartungsarbeiten durchgeführt werden, ohne daß das Tor außer Betrieb genommen werden muß (Boudewijn-Schleuse, Schleuse Charles de Gaulle).

Eine obere Führung des Tores geschieht durch den auch auf Schienen laufenden Oberwagen. Ebenfalls gelenkig wird das Tor an ihm aufgehängt (Abb. 47). Eine gute Auswechselbarkeit auch des Oberwagens muß gefordert werden. Da er allerdings immer zugänglich und ein Abstützen des Tores auf die Fahrbahnen möglich ist, werden nicht so harte Forderungen wie beim Unterwagen gestellt. Wasserdichte Lager kommen zum Einsatz, wenn eine Überflutungsmöglichkeit des Oberwagens bei Sturmflutwasserständen besteht.

6.2.2.3 Antriebsaggregate

Bediente man sich bei früheren Schleusenbauten zum Schließen und Öffnen der Tore von Menschenhand oder von Pferdekraft angetriebener Haspeln und Winden und setzte sogar die Wasserkraft ein [4; 6; 48], sind heute für den Schiebetorantrieb bei neuen Anlagen nur noch Elektro- und Hydraulikmotoren im Einsatz. Stemmtore werden nahezu ausschließlich mittels Hydraulikstempeln bewegt.

Für die Antriebsaggregate sind separate Maschinenräume vonnöten, die beim direkt angetriebenen Schiebetor auf dem Oberwagen und bei Toren mit Seilen oder Gelenkzahnstangen in Maschinenhäusern vor Kopf der Torkammern installiert sind. Für Stemmtore sind Hydrauliknischen in der Hauptschulter ausreichend, zur Erzielung des notwendigen Öldrucks werden Hydraulik- und Maschinenräume erforderlich, die an die Schultern angehängt werden können.

Um die teilweise sehr schweren Schleusentore oder die durch Wasserdruck hochbelasteten Verschlüsse der Füllorgane aus ihrer Ruhestellung heraus zu bewegen, werden in der Regel mehrstufige Antriebe erforderlich. Bei Elektromotoren geschieht dieses in der einfachsten Form durch zwei verschieden große Motoren, wobei zunächst der erste (meist kleinere) mit der Schleichfahrt beginnt und dann der zweite Motor die Schnellfahrt übernimmt. Inzwischen ist es aber auch möglich, Elektromotoren so zu gestalten, daß mittels elektronischer Steuerung der Widerstände mit unterschiedlichen Drehzahlen gefahren werden kann [49]. Abbildung 48 zeigt die bei verschiedenen Geschwindigkeiten aufzubringenden Antriebskräfte bei der Fahrt eines 120 t schweren Schiebetores. Hydraulikmotoren können in ihrer Drehzahl leicht durch die Vergrößerung des Hydraulikdruckes bzw. durch Veränderung des Durchflußquerschnittes umgestellt werden und sind wesentlich leichter einzusetzen als Elektromotoren. Sie haben sich jedoch im Antrieb von Schiebetoren noch nicht durchsetzen können, stehen aber augenscheinlich vor dem Durchbruch [7 – 9]. Eine Übersicht über verschiedene Antriebsleistungen von Schiebetoren bei vorgegebenen Torgewichten zeigt Abb. 49. Die Antriebskraft A_K beträgt etwa:

$$A_K = 60\,(\ln T_G - 4{,}5) \qquad (5)$$

T_G = Torgewicht mit Ballast

Die Fahrgeschwindigkeiten der Schiebetore liegen zwischen 0,20 m/sec und 0,30 m/sec, die Kriechgeschwindigkeiten bei Anfahrt, Abbremsen und Notbetrieb betragen etwa 1/10 davon. Für Stemmtore gilt das Gesagte sinngemäß, jedoch ist, bedingt durch die Lagerung der Tore, der Anfangswiderstand wesentlich geringer. Die Gesamtschließzeit der Stemmtore überschreitet 2 bis 3 Minuten nur selten.

6.2.3 Füllorgane

Der Wasserstandsausgleich zwischen der Schleusenkammer und dem Hafenbecken- oder dem Außenwasserstand wird erforderlich, um das sich in der Kammer befindliche Schiff auf ein höheres oder niedrigeres Niveau zu bewegen. Da das Einschalten von Pumpen zum „Berg-Schleusen" sehr kostenträchtig ist, wird vom jeweils höheren Potential des Hafenbeckens oder des Außenwassers etwas abgeschöpft, um eine Schleusung durchführen zu können. Der Niveauausgleich geschieht durch Ein- und Ausläufe im Bereich der Schleusenhäupter oder der Schleusenkammer.

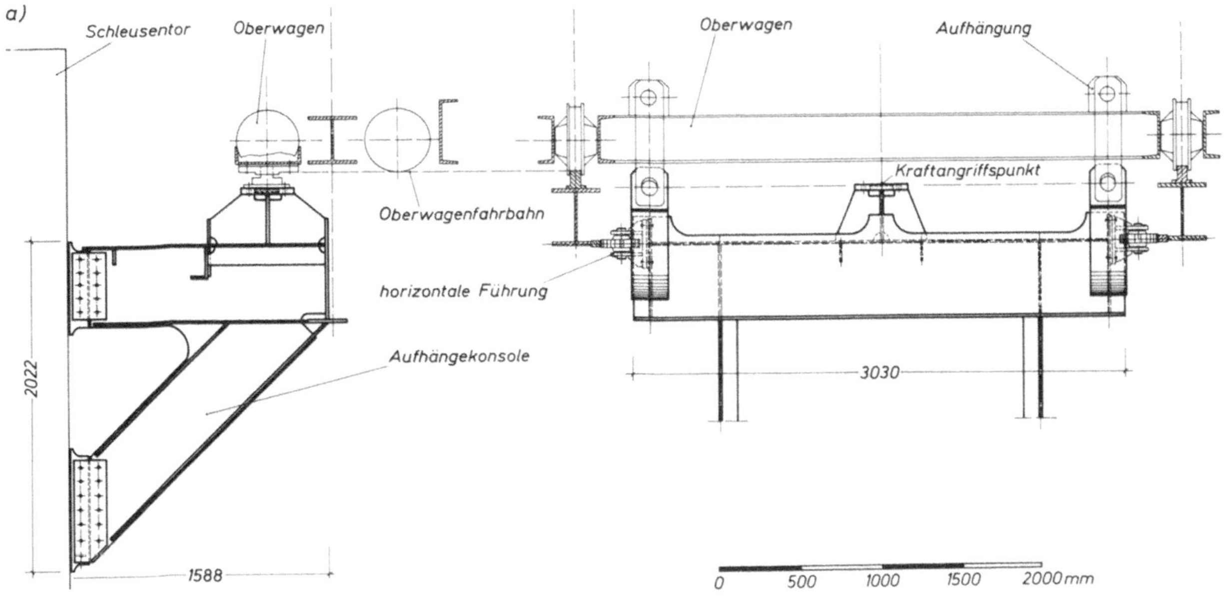

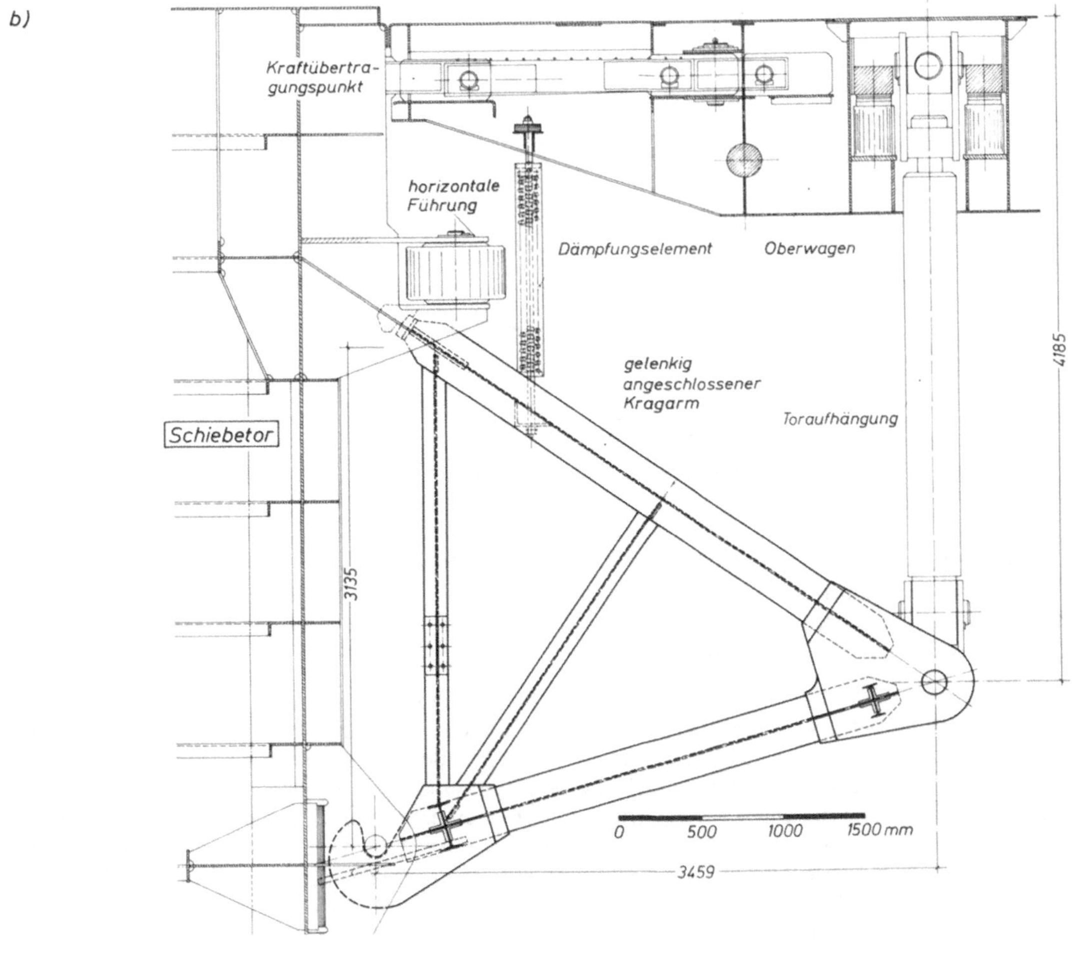

Abb. 47. a) Aufhängung eines kleinen Schiebetores am Oberwagen; Brake. Nach Werkzeichnung Krupp; Duisburg-Rheinhausen
b) Aufhängung eines großen Schiebetores am Oberwagen; Wilhelmshaven.
Nach Werkzeichnung Krupp-Dingler; Rheinhausen-Zweibrücken

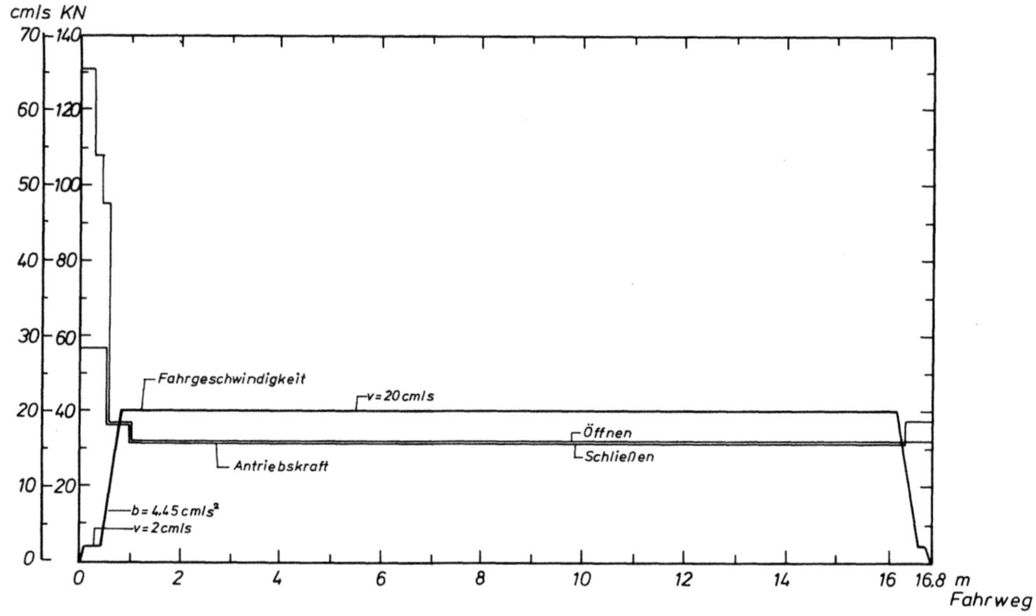

Abb. 48. Fahrdiagramm eines Schiebetores. Nach Maschinenbauberechnung Krupp; Duisburg-Rheinhausen

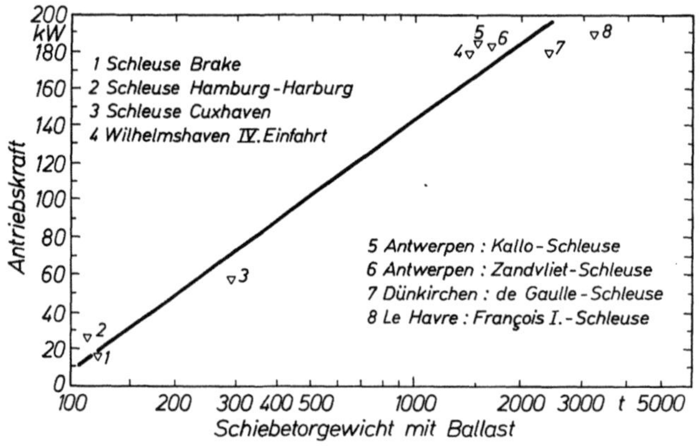

Abb. 49. Antriebskraft bei verschiedenen Schiebetorgewichten

Drei Varianten haben sich bei den bisher gebauten Schleusen bewährt:

a) seitliche Umläufe in den Häuptern
b) Durchlaßöffnungen in den Toren
c) Bodenein- und -ausläufe in der Schleusenkammersohle.

Wesentlich bei allen Füll- oder Entleerungsorganen von Schleusenkammern ist das schadlose Abführen des Schleusungswassers zum tiefer gelegenen Wasserspiegel. Nur dann kann verhindert werden, daß sich das in der Schleusenkammer festgemachte Schiff auf einer Schwall- oder Sunkwelle bewegt und die das Schiff festhaltenden Trossen bis zum Zerreißen belastet werden. Häufig werden hydraulische Modellversuche durchgeführt, um eine möglichst günstige Energieumwandlung zu bewirken, die zu keiner größeren Trossenkraft als 1/600 bis 1/1000 der Wasserverdrängung des Schiffes führt. Die Beschreibung eines Modellversuches mit den Ergebnissen der Messungen geschieht sehr ausführlich in [6]. Da ein Messen von Trossenkräften im Modell oft problematisch ist, meist stehen für den Modellmaßstab keine passenden Modellschiffe zur Verfügung, kann auf theoretischem Weg bei bekannter Änderung der Füllwassermenge bei Füllbeginn $\partial Q/\partial t$ eine maximale Schiffslängskraft F_l berechnet werden [50]

$$F_l = \frac{\rho \cdot \delta \cdot L \cdot B \cdot D \cdot \partial Q}{b \cdot (d_o - B \cdot D/b) \cdot \partial t} \qquad (6)$$

mit L = Schiffslänge
B = Schiffsbreite
D = Tiefgang des Schiffes
b = Schleusenbreite
d_o = Wassertiefe in der Schleuse bei Füllbeginn
$\partial Q/\partial t$ = zeitliche Änderung der Füllwassermenge bei Füllbeginn
ρ = Dichte der Flüssigkeit
δ = Blockkoeffizient (0,9).

Ein weiterer wesentlicher, gegen den Angriff des strömenden Schleusungswassers zu schützender Teil ist die Sohle der Schleusenkammer und des Vorhafens. Trotz intensiver Verwirbelung des aus den Füllorganen austretenden Wassers ist der Sohlangriff noch so groß, daß fast immer zusätzliche Sicherungsmaßnahmen gegen Kolkung getroffen werden müssen. Im Zusammenhang mit dem Schutz gegen den Angriff des Schraubenwassers der ein- und ausfahrenden Schiffe haben sich großformatige Betonplatten [16; 36] oder schwere Steinschüttungen im Einflußbereich der Kräfte bewährt. Dieser Bereich kann durch strömungstechnische Überlegungen grob abgeschätzt werden. Besser ist es, im Hinblick auf die Erstellungskosten bzw. auf spätere nach Inbetriebnahme der Schleuse wesentlich höhere Reparaturkosten, auch hier eine genaue Untersuchung im hydraulischen Modell vorzunehmen.

Für die Dimensionierung der Öffnungen der Füllorgane ist die vorgegebene Fülldauer der Schleusenkammer ganz wesentlich. Die Füll- bzw. die Entleerungszeit überschreitet bei kleinen Schleusen 10 Min. und bei großen Schleusen 20 Min. nur selten. Die Größe der Durchlaßöffnungen F im Vergleich zum Füllvolumen V bei größter mittlerer Wasserstandsdifferenz kann Abb. 50 entnommen werden. Sie errechnet sich zu:

$$F = 22(\ln V - 8{,}5) \quad (7)$$

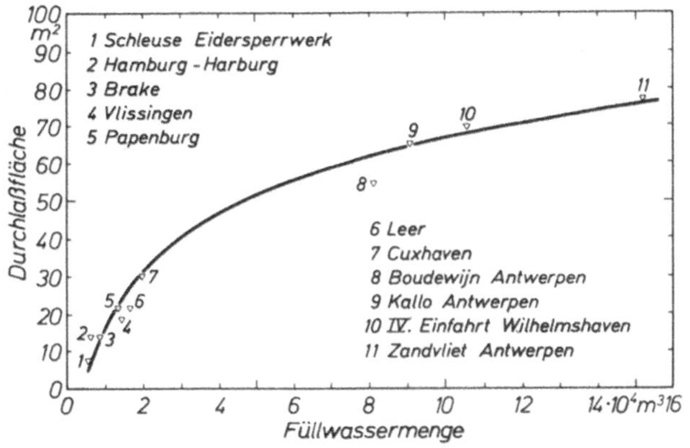

Abb. 50. Fläche der Durchlaßöffnungen bei gegebener Füllwassermenge

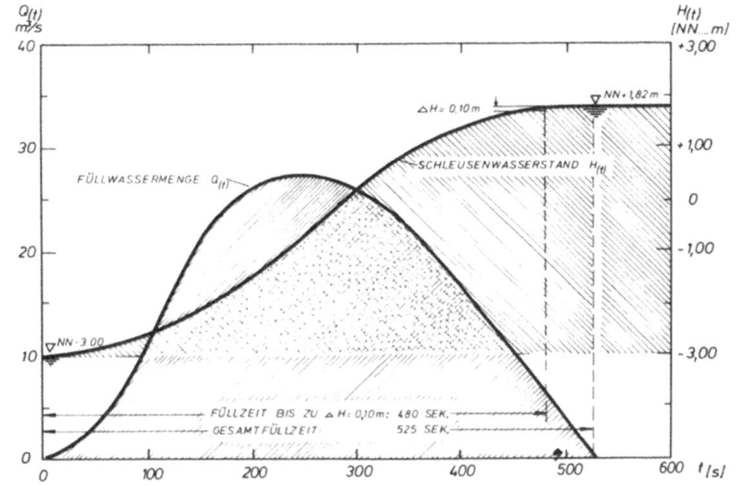

Abb. 51. Änderung der Durchflußmenge des Wasserstandes in der Zeit. Nach Gutachten Leichtweiß-Institut, Braunschweig

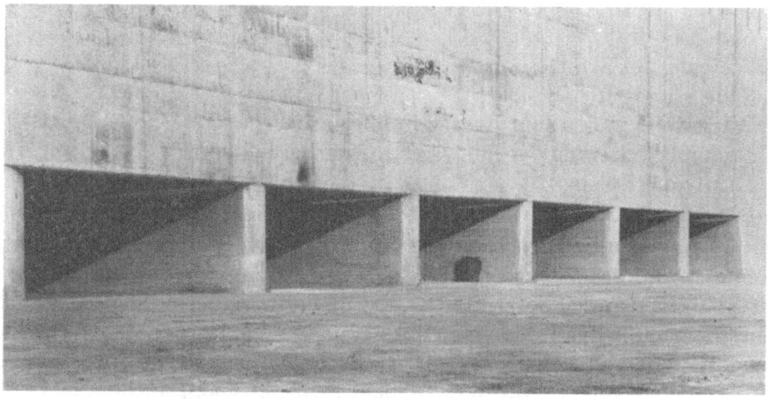

Abb. 52. Füllöffnungen im Schleusenhaupt; Zandvliet-Schleuse, Antwerpen.
Foto von Stad Antwerpen; Havenbedrijf Nr. 65/901-131065 S/F

Auf die genaue Berechnung der Füllzeit soll hier nicht näher eingegangen werden. Der instationäre Füllvorgang ist wesentlich abhängig von der Änderung der Füllwassermenge in der Zeit $\partial Q/\partial t$ und damit von der Öffnungsgeschwindigkeit der Verschlüsse der Füllorgane. Diese kann aber nicht im Hinblick auf eine wirtschaftliche Auslegung der Größe der Verschlußantriebe beliebig hoch sein. So ist es durchaus denkbar, daß mit vollständiger Freigabe der Füllöffnung gleichzeitig der Wasserstandsausgleich erfolgt. Durchflußmengen- und Wasserstandsänderung beim Füllvorgang durch Öffnungen in einem Schiebetor zeigt Abb. 51.

6.2.3.1 Seitliche Umläufe in den Häuptern

Seitliche Umläufe in den Schleusenhäuptern und ggf. Torkammern mit Auslaßöffnungen direkt in der Hauptschulter sind ausschließlich bei den modernen Seeschleusen in Belgien und Frankreich zu finden [8; 16; 36]. Der aus gegenüberliegenden Öffnungen, in Toskammern beruhigte, austretende Füllwasserstrom sorgt für ein gleichmäßiges und ruhiges Ansteigen des Schleusenkammerwasserstandes. Die Füllkanäle werden mit Roll- oder Segmentschützen, beidseitig dichtend, gegen das jeweilige Oberwasser verschlossen. Der Antrieb erfolgt mittels Hydraulikzylinder, Zahnstangen oder Gewindespindeln.

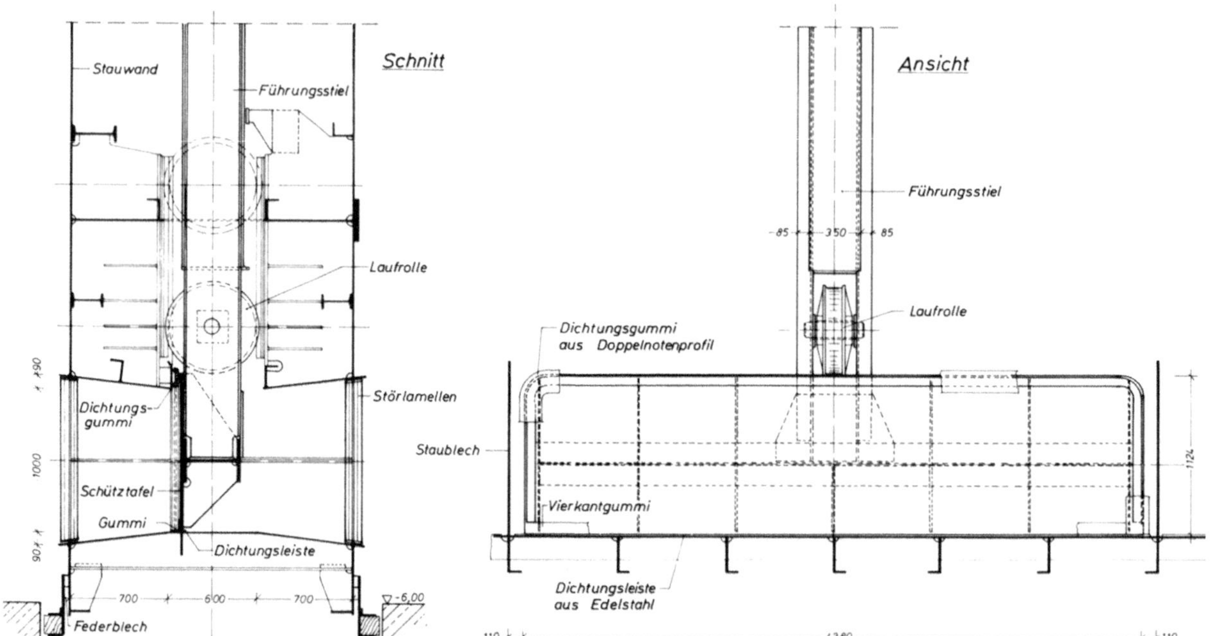

Abb. 53. Durchlaßöffnung mit Störlamellen und Rollschütz in einem Schiebetor; Brake.
Nach Werkzeichnung Krupp; Duisburg-Rheinhausen

Von Nachteil beim Füllvorgang durch seitliche Umläufe ist die zusätzliche Längung des Schleusenhauptes in Schleusenlängsachse durch die Anordnung der Ein- bzw. Auslauföffnungen zu beiden Seiten des Schleusentores und die durch den erforderlichen Füllquerschnitt in den Gründungsebenen von Haupt und Tor vergrößerten Abmessungen (Abb. 52). Umfangreiche, kostenträchtige Hohlkörpereinbauten in die Schalungen werfen neben den Mehrkosten für die Häupter die Frage auf, ob es nicht einfacher und sinnvoller ist, seitliche Umläufe durch Öffnungen in den Toren zu ersetzen.

6.2.3.2 Durchlaßöffnungen in den Toren

In der Zeit des herkömmlichen Stahlbaues mit aufwendigen Fachwerkkonstruktionen und Nietverbindungen war es fast unmöglich, stählerne Schleusentore mit Durchlaßöffnungen zu versehen. So wurden bis Anfang dieses Jahrhunderts nur hölzerne Tore mit Füllöffnungen versehen, wie sie schon in [4] dargestellt sind. Erst die moderne Stahlbautechnik mit Vollwandträgern und geschweißten Anschlüssen ließ es zu, daß in Schiebetoren und auch Stemmtoren Öffnungen in der Größe angeordnet werden konnten, die ein Füllen und Leeren der Schleusenkammer in vertretbarer Zeit ermöglichen.

So sind bei der Sanierung der III. Einfahrt in Wilhelmshaven erstmalig Schleusentore mit großflächigen Füllöffnungen zum Einsatz gekommen [6]. Die hier für den Verschluß gewählten fischbauchartigen Segmentverschlüsse haben sich zwar bewährt, jedoch erfordert die Energieumwandlung, die auf der Sohle der Schleusenkammer oder des Vorhafens stattfindet, zusätzliche Sicherungsmaßnahmen bzw. besondere Bauwerke in Form von Tosbecken. Beim Bau der IV. Einfahrt in Wilhelmshaven wurden die Tore einer der Doppelschleusen nach dem beschriebenen System, die Tore der anderen allerdings so ausgebildet, daß eine Energieumwandlung im Tor selbst stattfindet [46]. Im Durchflußquerschnitt angeordnete Störlamellen (Abb. 53) bei nahezu allen nach dem II. Weltkrieg in der BRD gebauten Schiebetoren von Seeschleusen zeigen eine befriedigende bis gute Energieumwandlung, die eine Alternative zu den schon beschriebenen seitlichen Umläufen darstellt.

Die Verschlüsse der Füllöffnungen werden meist durch Rollschütze gebildet, die entweder doppelt dichtend wirksam oder zweifach angeordnet sind. Vereinzelt wurden auch Segmentverschlüsse eingebaut, sie haben sich jedoch als nicht optimal herausgestellt, da die geringe Länge des Durchflußtunnels, insbesondere bei Schiebetoren mit geringer Bauhöhe, besondere Zwangspunkte für den Segmentantrieb schafft.

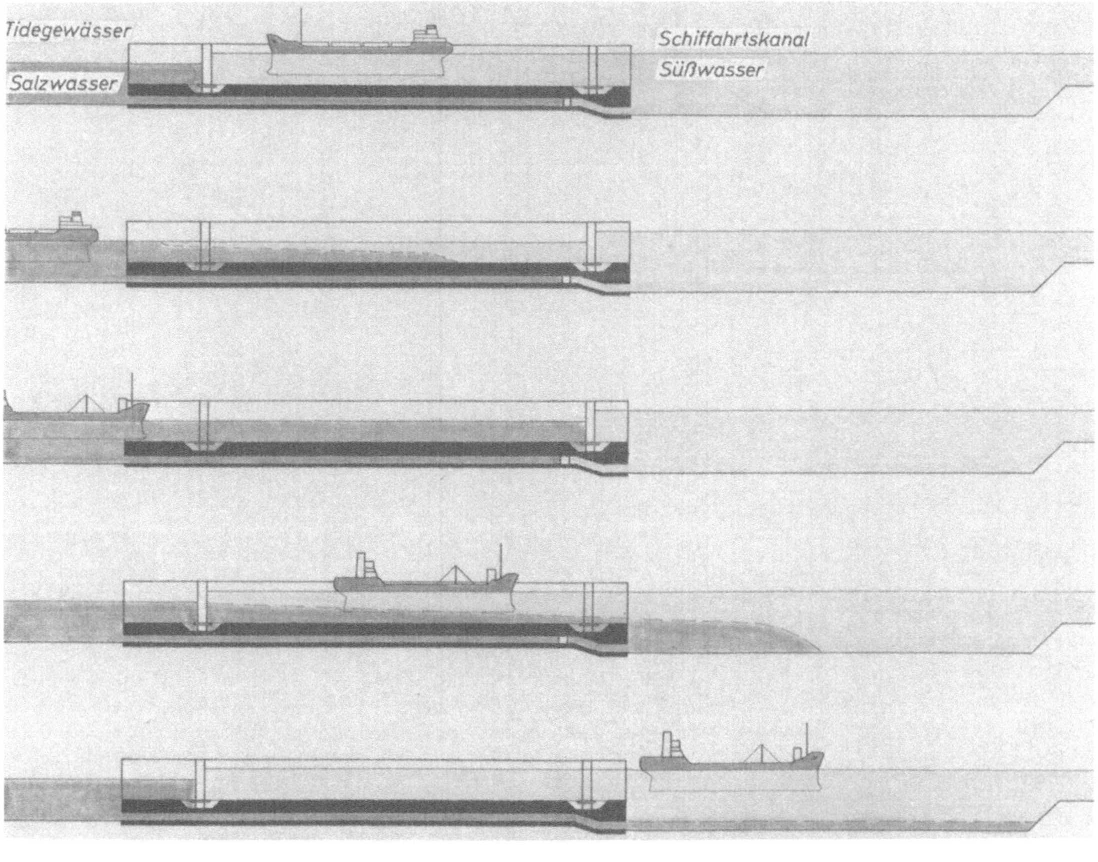

Abb. 54. Schleusungsvorgang in einer Schleuse mit Bodeneinläufen; Terneuzen. Nach Unterlagen Rijkswaterstaat; Utrecht

Bei Stemmtoren wird eine Energieumwandlung im Durchflußquerschnitt wegen der nicht zur Verfügung stehenden Tiefe des Durchflußtunnels schwierig. Es ist jedoch einfach, den Füllschwall auf die sich ohnehin in der Sohle des Hauptes befindlichen und hier für die Torbewegung des gegenseitigen Tores erforderlichen Sohlvertiefungen und Schwellen zu lenken, um dort die Energiedissipation vorzunehmen.

Zwingend zum Einsatz kommt das Füllen durch die Tore bei Schleusen mit im Nassen erstellten Schleusenhäuptern, wie sie schon mehrfach erwähnt oder in [42] beschrieben werden.

6.2.3.3 Füllöffnungen in der Sohle

Das Füllen der Schleusenkammer durch Öffnungen in der Sohle wird bei Binnenschiffsschleusen, um eine möglichst geringe Wellenunruhe in der Schleusenkammer zu erzeugen, sehr häufig angewandt, ist jedoch im Seeschleusenbau die Ausnahme. Zum Einsatz kommt dieses System bei Seeschleusen dort, wo es Probleme mit der Durchmischung von Salz- und Süßwasser gibt. In diesem Mischwasserbereich fallen aufgrund der wenig idealen Lebensbedingungen sowohl für Süßwasser- als auch für Meerwasserlebewesen übermäßig große Mengen von abgestorbenen Mikroorganismen an, die einen Schlickfall von bis zu 2,00 $m^3/m^2 \cdot$ Jahr hervorrufen können.

Verstärkt wurde dieses Problem beim Bau der neuen Schleuse in Terneuzen an der Westerschelde [18] durch übermäßig stark verschmutztes Süßwasser im Seeschiffskanal nach Gent. Eine Lösung wurde gefunden, indem man sich der unterschiedlichen Dichte des Salz- und Süßwassers bediente und Ein- und Auslauföffnungen in der Schleusensohle vorsah, durch die das schwere Meerwasser sowohl aus dem Vorhafen als auch aus einem speziell hinter dem Binnenhaupt angeordneten Meerwasserfang eindringen konnte (Abb. 54). Ein parallel zur Schleusenachse angeordneter Tunnel dient

a) zum Abführen von stark verschmutztem Wasser aus dem Seeschiffahrtsweg in die Westerschelde
b) zum Füllen der Schleusenkammer mit Kanalwasser bzw. mit dem am Binnenhaupt vorhandenen Seewasser
c) zum Entleeren der Schleusenkammer in den seeseitigen Vorhafen.

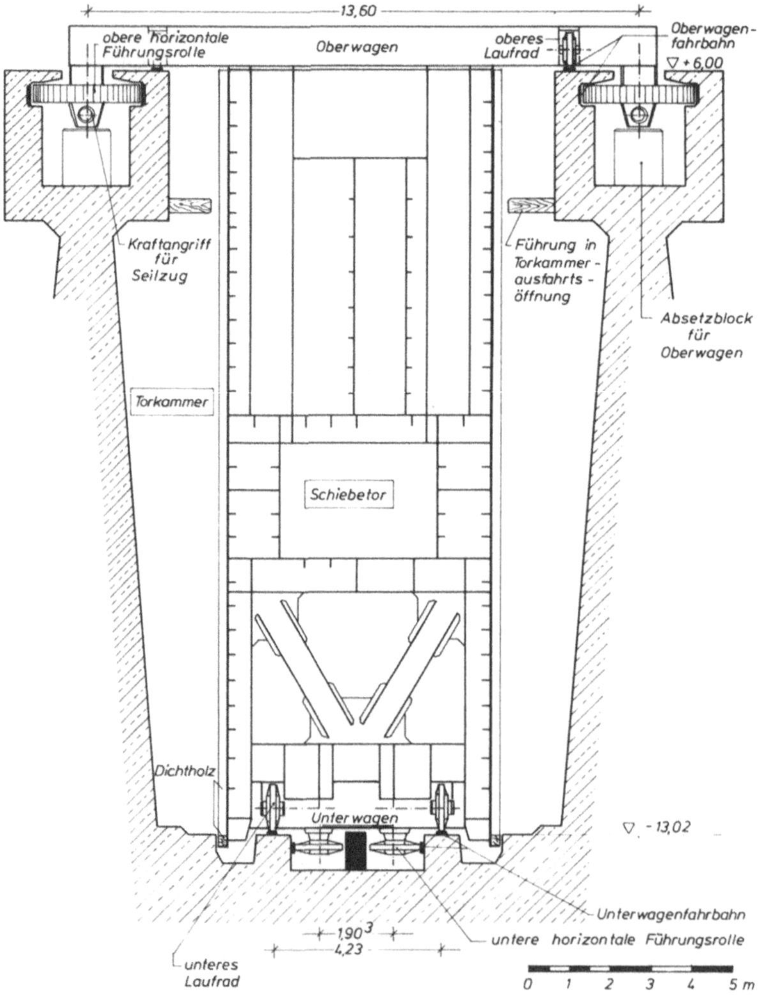

Abb. 55. Führungselemente am Schiebetor und in der Torkammer; Terneuzen

Durch eine Preßluftsperre im Ein- und Auslaufbereich vor den Häuptern wird einer Verwirbelung des Schleusenwassers mit dem Kanal- oder Seewasser entgegengewirkt, um einen Austausch des Schleusenwassers möglichst lange hinauszuzögern.

Möglich sind auch Füllsysteme mit seitlich angebrachten separaten Füll- und Entleerungsöffnungen für das Süßwasser [51]. Wesentlich bei allen Systemen mit Bodeneinläufen ist jedoch, daß das schwerere Meerwasser durch sie ein- und austritt. Über die Effektivität der Trennung von Meer- und Süßwasser mag man getrennter Meinung sein, fest steht, daß bei nahezu laminarem Einlauf des Füllwassers in die Schleusenkammer eine Durchmischung unterbleibt. Des weiteren ist die ruhige Wasserbewegung beim Ansteigen oder Abfallen des Wasserspiegels bei einem großflächigen Ein- bzw. Auslauf im Boden der Schleusenkammer positiv zu bewerten.

Nachteilig sind allerdings die erhöhten Erstellungskosten für Längs- und Querkanäle im Schleusenbereich neben und unter der Kammer mit ihren vielfältigen Absperrorganen. Daher wird das System der Bodenein- und -ausläufe nur in Sonderfällen angewandt.

6.2.4 Torkammern

Schleusen mit Schiebetoren als Verschlußorgane benötigen über die Kammer und die Häupter hinaus Aufnahmeräume für die Tore zur Freigabe der Durchfahrt. Vom Antriebs- und Lagerungsprinzip der Schiebetore her

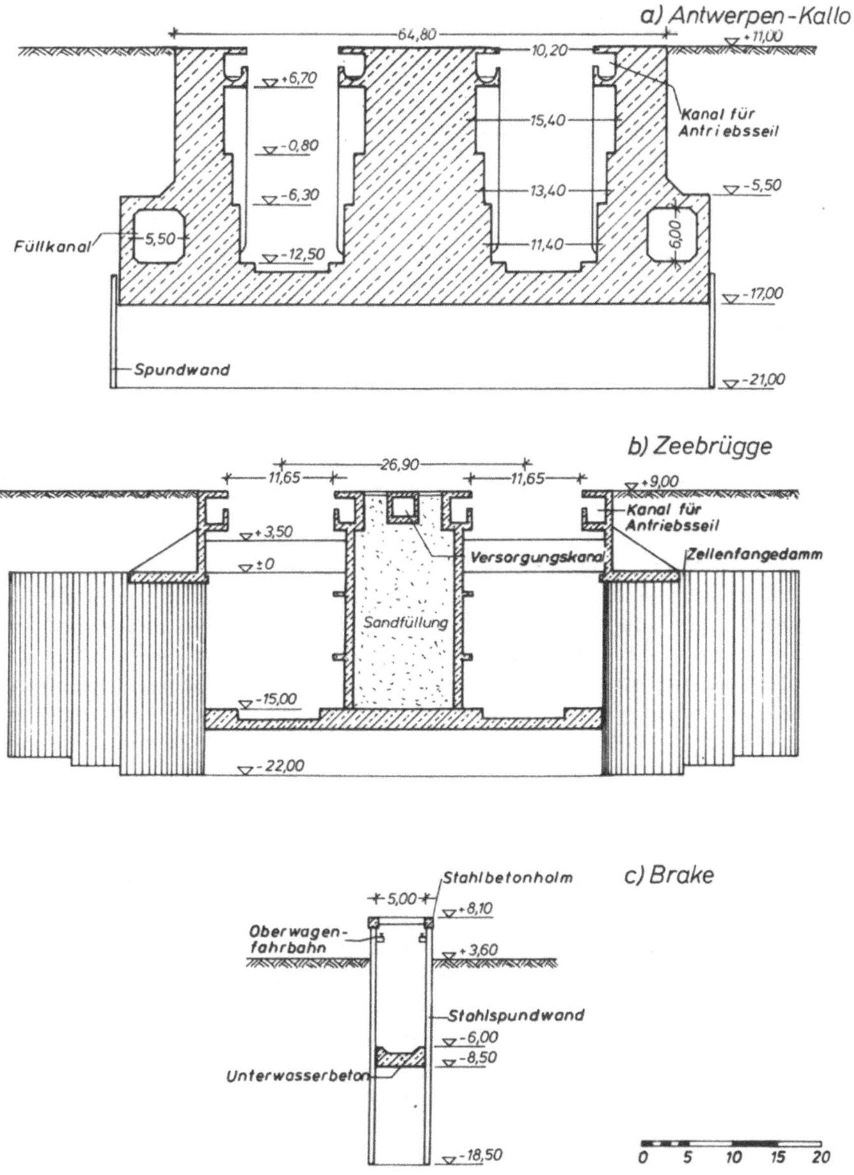

Abb. 56a–c. Verschiedene Torkammerquerschnitte. Nach [37; 22; 7]

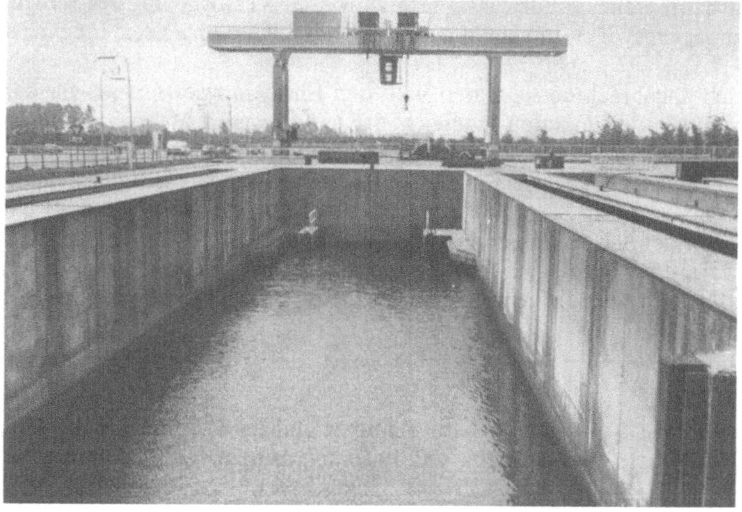

Abb. 57. Torkammer mit Portalkran; Terneuzen

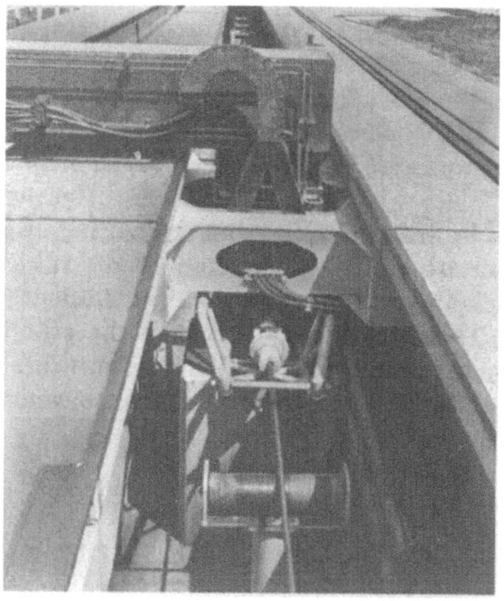

Abb. 58. Führungskanal für Oberwagen; Terneuzen

(Schubkarrenprinzip) und dem erforderlichen Einfahren des Tores in eine Torkammer werden auf der Sohle eine bzw. mehrere Schienen für die horizontale untere Führung des Tores notwendig. Die Antriebskräfte werden auf den Oberwagen übertragen, für den ebenfalls in der Torkammer eine Fahrbahn geschaffen werden muß (Abb. 55).

Damit ist die Hauptfunktion der Torkammer erklärt. Wurden jedoch früher Schiebetorreparaturen häufiger an Land auf einer Werft durchgeführt, sind heute solche Reparaturen fast immer in als Trockendock ausgebildeten Torkammern möglich. Die für die Dockausbildung erforderlichen Mehrkosten werden sehr leicht egalisiert, da bei Wartungs- und Reparaturarbeiten an den Toren ein aufwendiges Ausschwimmen und Verholen oder das Ausheben mittels Schwimm- oder Autokran entfällt.

Die Ausbildung solcher Torkammern geschieht allgemein durch offene Stahlbeton-U-Rahmen, am Kopf gegenseitig gestützte oder rückwärtig verankerte Spundwände mit einer festen Sohle als gegenseitiges unteres Auflager oder bei Torkammern großer Tiefe durch Zellenfangedämme (Abb. 56). Die am Kopf gegenseitig gestützte Torkammer aus Spundwänden [7] oder die Torkammer aus einem geschlossenen Stahlbetonrahmen [46] sollten die Ausnahme sein, es sei denn, wichtige Kostenüberlegungen oder strategische Gründe [10] erfordern den Einsatz einer der genannten Varianten.

Zu den Betriebseinrichtungen innerhalb der Torkammer ist zu bemerken, daß sie bei Ausbildung als Trockendock zweckmäßigerweise über einen sicheren Treppenniedergang, am besten an der Stirnseite, verfügen muß. Des weiteren ist ein Überlaufen der Torkammer mittels eines Portalkranes mit großer Hubkraft unbedingt zu empfehlen (Abb. 57). Ein großflächiger Pumpensumpf mit entsprechend dimensionierter Pumpe sorgt nach dem Einbau von Dammbalken oder -tafeln in die Verschlußöffnung der Torkammer für eine schnelle Wasserstandsdifferenz und damit für ein sofortiges Anpressen der Dichtungsgummis. Bei zu langsamem Absenken des Wasserspiegels besteht die Gefahr, daß die Dichtungen nahezu soviel Wasser durchlassen, wie die Pumpen fördern.

In Gebieten mit großem Schlickbefall haben sich Schlammpumpen, die in spezielle Schlickfänge eingeführt werden können, bewährt. Möglich ist auch ein Zulauf vom Haupt oder von der Schleusenkammer in die Torkammer, der für eine Spülung bei Niedrigwasser geöffnet werden kann. Ein Ablauf an der Stirn sorgt für die Abfuhr des dann sehr stark schlickhaltigen Wassers zum Tidefluß hin.

Die Größe der Torkammer sollte so beschaffen sein, daß das Auswechseln größerer Stahlbauelemente ohne Schwierigkeiten möglich ist. Ein weiteres Kriterium bildet die Zufuhrmenge von Frischluft bei Sandstrahl- und Konservierungsarbeiten an den Toren. Es sollte daher genügend Luftraum zur Verfügung stehen, um auf den Einsatz von Fremdluft bei diesen Arbeiten verzichten zu können.

Bei Schiebetorantrieben mittels Ketten oder Seilen hat es sich als zweckmäßig erwiesen, die Antriebselemente in einem separaten Kanal links und rechts des Oberwagens zu führen und den Oberwagen über diese Kanäle auskragen zu lassen, um Seile oder Ketten dort anzuschließen (Abb. 58). Dadurch kann ein über das Gelände hinausragendes Maschinenhaus am Ende der Torkammer entfallen (Abb. 59). Ein Maschinenkeller mit einer zur Torkammer hin wasserdichten Wand nimmt alle Antriebselemente auf, ohne überflutungsgefährdet zu sein. Ansonsten müßte das Maschinenhaus Umlenkrollen im Keller und die Antriebsaggregate auf Geländeniveau besitzen. Der Keller wird dann wegen erforderlicher Durchführungsöffnungen für Seile oder Ketten bei höheren Wasserständen überflutet.

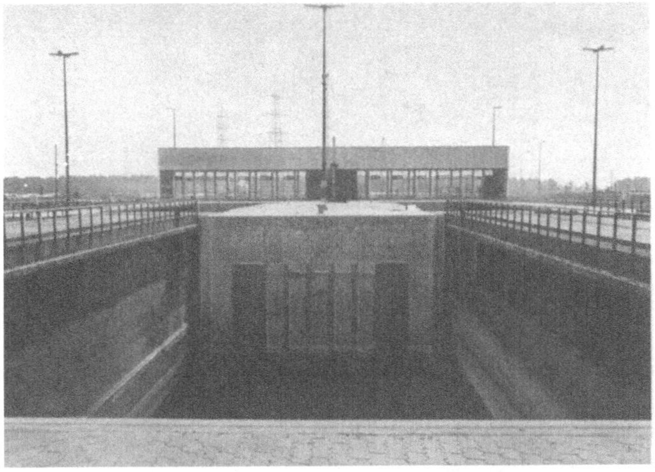

Abb. 59. Maschinenhaus; Antwerpen-Kallo

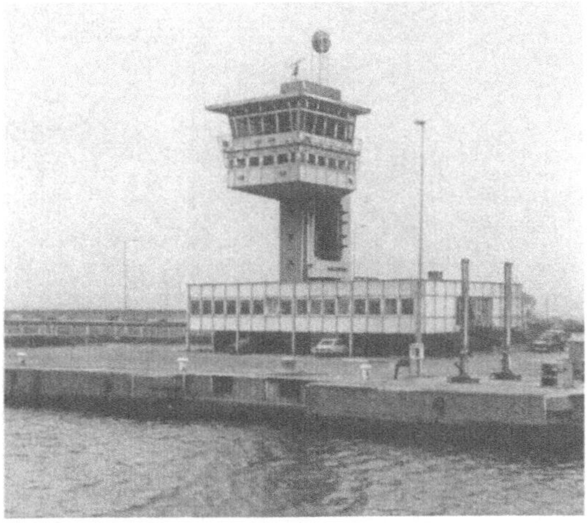

Abb. 60. Betriebsgebäude Schleuse Francois I., Le Havre

6.3 Betriebseinrichtungen der Schleuse

Wurden bisher die rein bau- und maschinenbautechnischen Elemente eines Seeschleusenbauwerkes beschrieben und erläutert, soll nun betrachtet werden, welche Konsequenzen und Einrichtungen für die Bedienung der Schleuse notwendig sind. Es sei schon jetzt darauf hingewiesen, daß es die optimal ausgerüstete Schleuse nicht geben wird, da die Betriebseinrichtungen einen Kompromiß zwischen den bautechnischen und maschinenbaulichen Erfordernissen auf der einen und den nautischen Anforderungen auf der anderen Seite darstellen.

6.3.1 Betriebsgebäude und Maschinenhäuser

Betriebsgebäude, in welcher Form auch immer, dienen in erster Linie dem Bedienungspersonal, um von hier aus auf Knopfdruck oder Hebelstellung das Öffnen und Schließen der Tore und Füllschütze einzuleiten. Alle weiteren Tätigkeiten, wie statistisches Aufnehmen von Schiffen, Ausfüllen von Listen u. ä., bedürfen keines festen Standpunktes und können an jeder Stelle des Schleusengeländes erfolgen. Die Zentralisierung aller Tätigkeiten bietet sich jedoch an, und so ergibt sich ein mehr oder weniger großes Betriebsgebäude als Zentrum der Schleuse.

Die einfachste Form sind Bedienungshäuschen jeweils dort, wo auch die Tore angetrieben werden. In ihnen stehen Schalttafeln, von denen aus die von hier einzusehenden Bewegungsvorgänge wie Torfahrt, Schützfahrt und Signalgebung ausgelöst werden können. Eine gegenseitige Sicherung der Schaltwarten am Binnen- und Außenhaupt ist allerdings vonnöten. Diese Form der Bedienung bildet aber bei den meisten Schleusen die Ausnahme. Sie wird aber regelmäßig für eine Notsteuerung vor Ort in als fest auf den Häuptern installierten kleinen Schaltkästen vorgesehen. Bei einer Inbetriebnahme dieser Kästen wird durch Schloßsicherung verhindert, daß weitere Funktionen für das jeweilige Haupt vom zentralen Steuerstand ausgelöst werden können.

Der zentrale Steuerstand befindet sich meist in höherer Ebene eines Betriebesgebäudes. Von ihm aus soll der gesamte Schleusenbereich eingesehen werden können. Dies erfolgt durch eine rundum oder zumindest dreiseitige Verglasung. Kritische Bereiche, wie etwa Anschlagnischen von Schleusentoren, sollten zusätzlich durch Fernsehkameras überwacht werden [52]. Abbildung 60 zeigt das Betriebsgebäude der Schleuse Francois I. in Le Havre als sehr gelungene Lösung.

Herz des zentralen Steuerstandes ist das Schaltpult, von dem aus alle wesentlichen Funktionen eines Schleusungsvorganges ausgelöst werden; des weiteren geben Anzeigen auf dem Schaltpult Aussage über Bewegungsvorgänge der Verschlußorgane und beweglicher Brücken, Wasserstände und meteorologischer Einzelheiten. Zu große Schaltstände werden leicht unübersichtlich (Abb. 61 a), zu kleine bewirken leicht einen falschen Knopfdruck (Abb. 61 b). Ein vollständiges Schaltpult in akzeptabler Größe zeigt Abb. 61 c. In der Schaltwarte sollten alle Informationen des Schleusenbereiches erfaßt und aufgezeichnet werden können. Es ist daher fast selbstverständlich, daß hier neben Telefon auch eine Funkverbindung zum Land und vor allem auch zu den Schiffen vorhanden ist. Für das Festmachepersonal auf dem Schleusengelände sind Wechselsprechanlagen zur Verständigung mit der Bedienung des Steuerstandes erforderlich.

Als sehr nützlich hat sich der Einsatz von sogenannten Installationsfußböden in Schalträumen erwiesen. Zum einen ist ein Auswechseln von Elektrokabeln und Versorgungsleitungen leicht und zum anderen ist die leicht elastische Lagerung des Fußbodens positiv auf das Befinden des Bedienungspersonals zu bewerten.

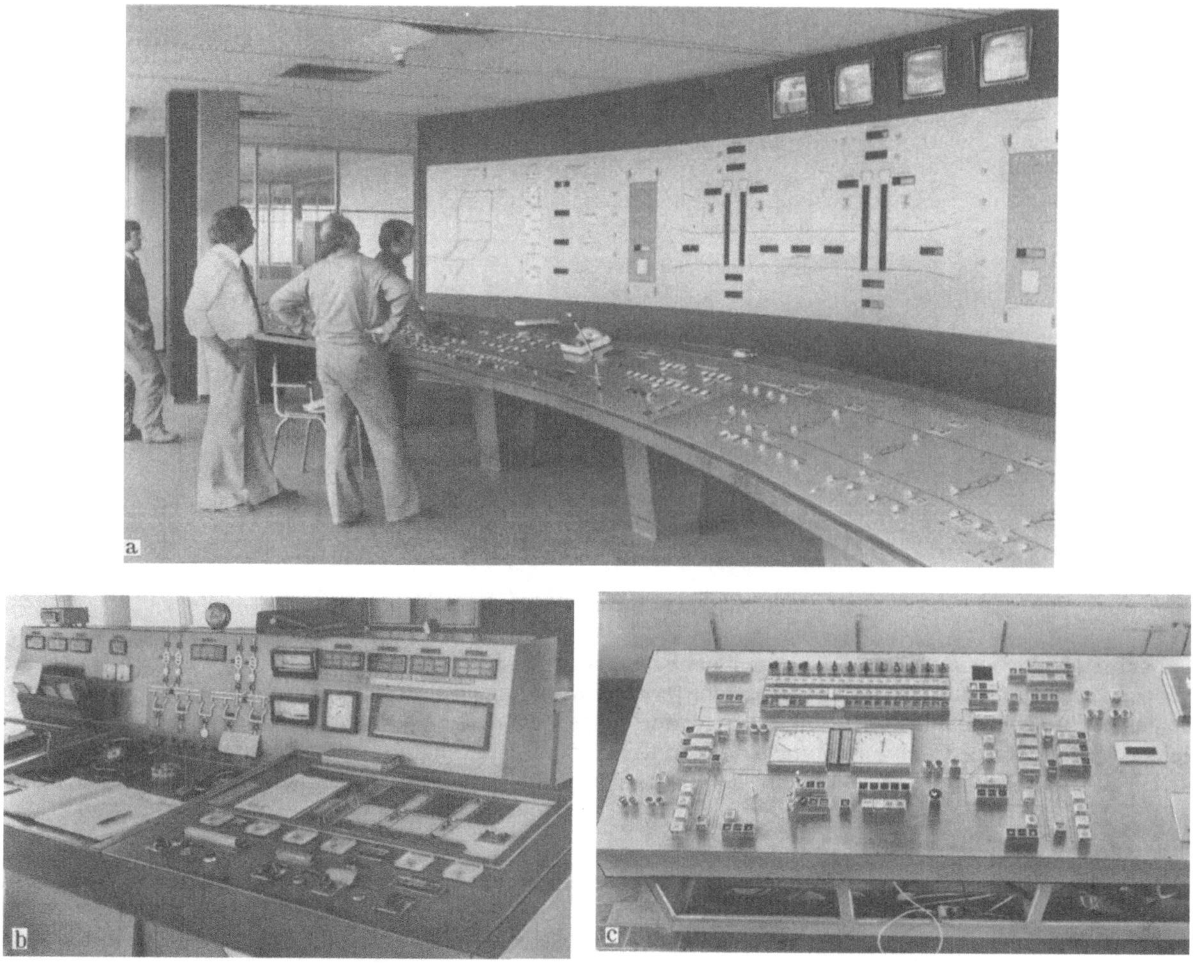

Abb. 61. a) Schaltpult: Antwerpen-Kallo, b) Schaltpult: Charles de Gaulle; Dunkerque, c) Schaltpult: Brake

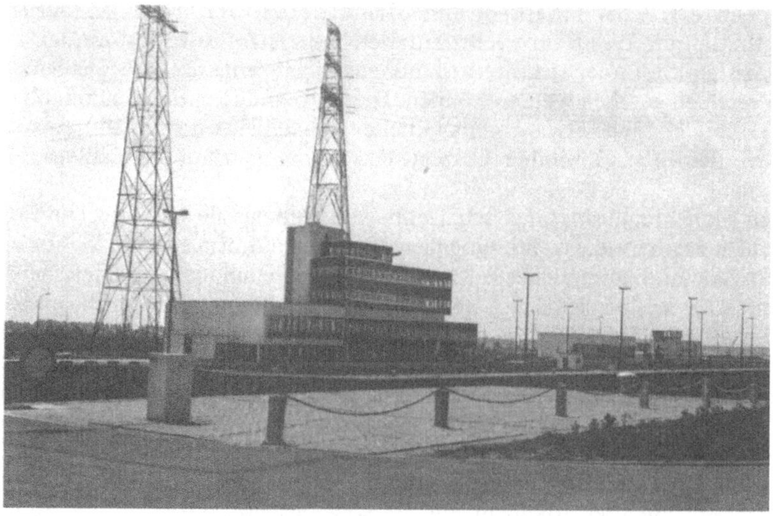

Abb. 62. Schleusenbetriebsgebäude Schleuse Kallo, Antwerpen

Weitere Baulichkeiten auf dem Schleusengelände sind die Maschinenhäuser, die Räume für Hoch- und Niederspannungsverteilung, Notstromaggregat und Antriebselemente für Tore und Füllverschlüsse enthalten. Bei Schiebetoren mit direktem Antrieb können Teile dieser Räume auf den Oberwagen ausgelagert werden [8; 9].

Über das Erfordernis weiterer Hochbauten mit Räumen für Hafenkapitän, Zoll, Lotsen, Makler u. ä. muß jeweils diskutiert werden. Die zentrale Unterbringung ist jedoch möglich. Abbildung 62 zeigt ein Schleusenbetriebsgebäude, bei dem alle Forderungen an den Raumbedarf erfüllt worden sind.

6.3.2 Ausrüstungselemente

Die im folgenden beschriebenen Anlageteile dienen dem nautischen Betrieb und dem maschinentechnischen Personal für einen Betrieb der Schleuse in Ausnahmesituationen.

6.3.2.1 Festmacheeinrichtungen

Zum ordnungsgemäßen Festmachen der Schiffe müssen genügend viel Poller in ausreichender Belastbarkeit vorhanden sein. Es hat sich gezeigt, daß ein Abstand von 20 m zwischen den an Land stehenden Pollern genügt. Je nach Schiffsgröße, nach der die Schleusenabmessungen ausgewählt wurden, sind 300 – 1000 KN Poller eingebaut worden, deren Abstand von der Ufermauer etwa 10% der Schleusenkammerbreite beträgt. Die Breite des seitlichen Leinstreifens ist abhängig vom zur Verfügung stehenden Platz, hat aber immer die Breite, einem Lkw die Zufahrt zur Schleusenkammer zu ermöglichen.

Über die Anordnung von Haltekreuzen in den Schleusenkammerwänden muß je nach Bedarf entschieden werden. Es ist jedoch sinnvoll, auch bei nur für Großschiffe konzipierten Schleusen Haltekreuze für 100 – 200 KN Belastung in ebenfalls 20 m seitlichem und 1,50 m vertikalem Abstand vorzusehen. Zum leichteren Belegen der Haltekreuze bietet es sich an, die Anordnung mit den erforderlichen Steigeleitern zu koordinieren.

6.3.2.2 Fenderungen

Da die Kollision eines in eine Schleuse einfahrenden Schiffes mit dem Schleusenbauwerk nicht auszuschließen ist und sogar relativ häufig vorkommt, werden schon in der Planung kritische Bereiche mit Fendern versehen. So haben sich auf senkrechter Achse stehende Rollenfender an den vier äußeren Ecken der Einfahrten gut bewährt, um Schiff und Schleusenhaupt vor Schaden zu schützen (Abb. 63).

In der Schleusenkammer selbst werden meist Schwimmfender unterschiedlichster Bauart eingesetzt, die mit Ketten und Gewichten an der Schleusenkammer gehalten werden (Abb. 64). Die Fenderelemente sollten jedoch miteinander verbunden werden, um ein Verdriften einzelner Schwimmfender, insbesondere durch den Einsatz von Voith-Schneider Propellern bei modernen Schleppern, zu verhindern. Beim Vorhandensein von Kleinschifffahrt sind die Fender mit Laufrosten und Festmacheösen zu versehen, um ein Anlegen und Schleusen von Sport- und Motorbooten zu ermöglichen.

Fest in der Höhe installierte Gummifender sind die Ausnahme, da beim Ein- und Auslaufen der Schiffe diese sehr oft an den starr befestigten Fendern extrem scheuern und sie sehr leicht abreißen.

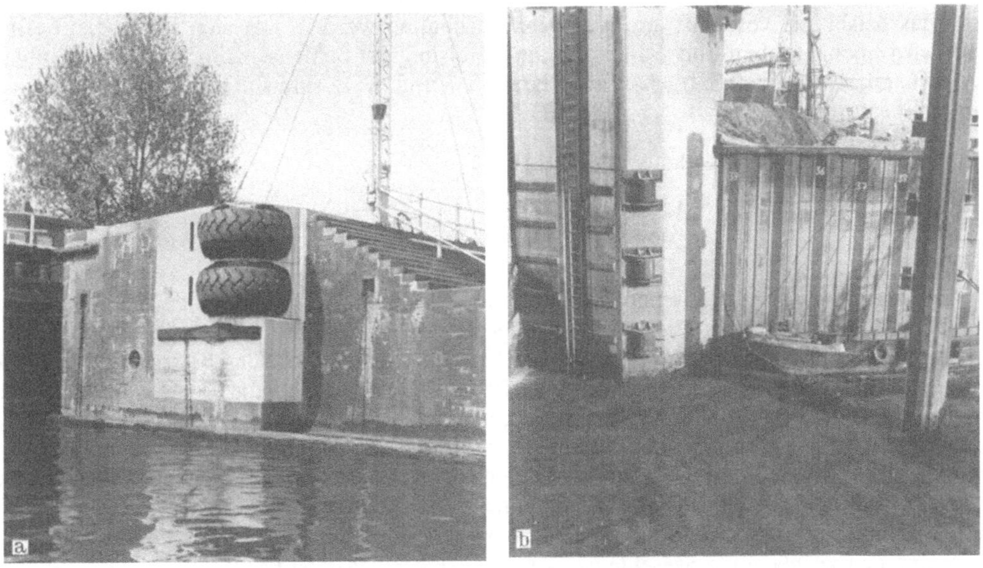

Abb. 63. a) Rollenfender: Schleuse Emden, b) Rollenfender; Schleuse Brake

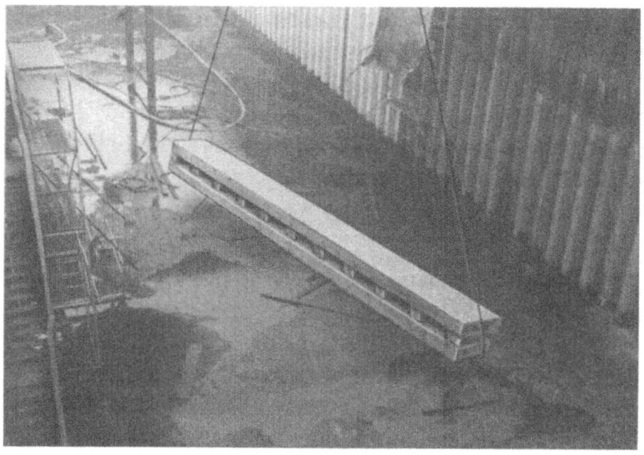

Abb. 64. Schwimmfender beim Einbau; Brake

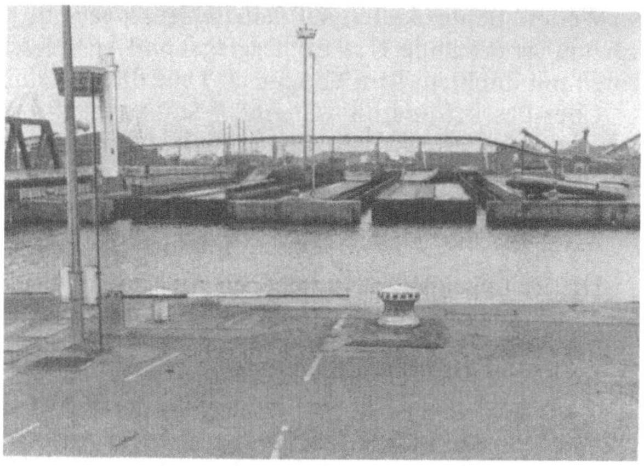

Abb. 65. Spillkopf am Binnenhaupt; Francois I., Le Havre

6.3.2.3 Verholeinrichtungen

Beim Ausfall von Antriebseinrichtungen von Schiebetoren muß trotzdem ein Verfahren des Tores in die Torkammer bzw. in die Verschlußstellung ermöglicht werden. Bei leichten Toren kann dieses mit Greifzügen, die zwischen Anschlagpunkten am Tor und auf dem Haupt angebracht werden, geschehen. Bei schweren Toren werden jedoch, je nach Torgewicht, unterschiedlich große Spillköpfe auf den Häuptern erforderlich, um die Tore zu bewegen (Abb. 65). Gegebenenfalls können diese Spillköpfe auch zum Verholen von Schiffen in oder aus der Schleusenkammer genutzt werden.

6.3.2.4 Sonstige Ausrüstung

Auf weitere Ausrüstungselemente wie Beleuchtung, Signalanlagen, Feuerlöschhydranten und Serviceeinrichtungen für Schiffe soll hier nicht näher eingegangen werden, da die Randbedingungen für diese Planung nicht allgemein erfaßt werden können. Die genannten Elemente müssen von Fall zu Fall erörtert und mit den Beteiligten abgestimmt werden. Einzelheiten zu weiteren Ausrüstungsdetails sind in [53] angegeben. Auch wenn diese Literaturstelle schon älteren Datums ist, gelten noch viele ihrer Beschreibungen.

Erwähnenswert ist noch, daß speziell bei Schleusen im Brackwasserbereich mit niedrigem Salzgehalt häufig Anstrengungen unternommen werden müssen, um im Winter einem Vereisen der Anlagen entgegenzuwirken. Eine Möglichkeit ist das Beheizen der Anschläge, um ein Anfrieren der Dichtungsgummis oder Hölzer zu verhindern. In die Anschlagpanzerung wird ein mit Öl gefüllter Heizkanal integriert, in den Heizstäbe eingelassen werden können, die bei Bedarf das Öl aufheizen. Möglich ist dieses jedoch nicht bei dem Einsatz von Granitstein für den Anschlag. Im Bereich um das Schleusentor herum, interessant bei Toren mit nur einseitiger Stauwand, kann das Eis durch das Ausblasen von Luft am Drempel ferngehalten werden. Das sich am Boden befindliche 4 °C warme Wasser wird hochgetrieben und verhindert die Vereisung der Schleusentore. Bei Schleusenbauwerken im reinen Seewasserbereich mit einem Salzgehalt zwischen 2,5 % und 3,5 % sind solche Einrichtungen nach Aussagen der Betreiber nicht erforderlich.

7 Kostenermittlung von Seeschleusen

Nach der Beschreibung der planerischen Grundlagen für den Entwurf von Seeschiffsschleusen soll nun abschließend auf die Baukosten solch einer Anlage eingegangen werden. Ein allgemein gültiges Rezept für die Kostenermittlung kann nicht gegeben werden, da die Unwägbarkeiten z. B. des Baugrundes oder meteorologischer Hintergründe (Sturmfluten u. ä.) nicht abzuschätzen sind. Auch sind die Kosten einer Schleuse, die auf einer extra herzurichtenden Bauinsel erstellt wird [54], nicht mit denen zu vergleichen, die auf dem festen Land oder in einem Baudock [24] gebaut wird. Da letztlich von der Lage der Baustelle die Gemeinkosten sehr stark abhängig sind und diese wiederum auf die Teilleistungen umgelegt werden, soll hier nicht versucht werden, eine Aussage etwa über die Kosten pro lfd m Schleusenkammerwand zu finden.

Wohl kann aufgrund einer Anzahl von Baukosten bereits fertiggestellter Schleusen ein Anhalt gefunden werden, wie hoch eine neu zu planende Seeschleuse etwa zu veranschlagen ist (Abb. 66). Die Kosten mehrerer vorgehend beschriebener Anlagen wurden mit den entsprechenden Teuerungsraten auf das Jahr 1979 hochgerechnet

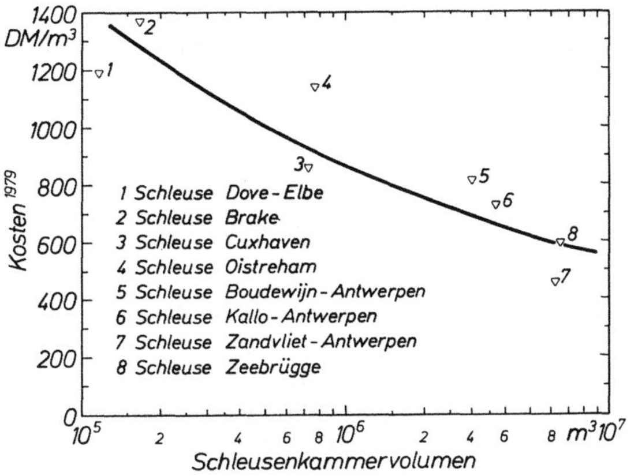

Abb. 66. Erstellungskosten je m³ Schleusenkammer bei ansteigendem Volumen

und mit dem aus Länge, Breite und Höhe resultierenden Volumen ins Verhältnis gesetzt und ergeben sich zu

$$K = T_i \cdot V_s \cdot K_v \text{ (DM)} \tag{8}$$

mit T_i = Teuerungsindex (1979 = 100 %)

V_s = Schleusenkammervolumen zwischen den äußersten Toren; OK Sohle – OK Gelände

K_v = Kosten je m³ Schleusenkammer

$$K_v = 10\,000 \cdot V_s^{-0{,}21} \text{ (DM/m}^3\text{)} \tag{9}$$

Aufgrund der in Abb. 37 und 43 getroffenen Aussage über die Torgewichte bei verschiedenen Durchfahrtweiten ist die Ermittlung der Stahlwasserbaukosten recht leicht möglich. Die Kosten für den Antrieb der Tore sowie für die elektrische und elektronische Ausrüstung der Schleuse sind bei kleinen Anlagen so groß wie die des reinen Stahlwasserbaus, betragen aber bei großen Schleusen nur noch 50 % davon.

Die Kosten für die Ausrüstungselemente der Seeschleusen, wie Steigeleitern, Poller, Haltekreuze, Schwimmfender u. ä., sind nahezu linear abhängig von der Größe der Anlage und können etwa mit 5 % der Gesamtbaukosten in Ansatz gebracht werden.

Betriebsgebäude und Maschinenhäuser als wesentliche auch nach der Inbetriebnahme der Schleuse noch sichtbare Elemente der Gesamtanlage sprengen vom Gebäudevolumen, aber auch von den Baukosten her nicht den allgemeinen Rahmen, wenngleich es Ausnahmen gibt. Sie beschränken sich kostenmäßig auf etwa 3 % der Anlagekosten. Letztlich ist eine Seeschleuse ein reines Zweckbauwerk, das in seiner Lebensdauer auf 100 – 150 Jahre beschränkt ist, und kein architektonisches Monument. Übermäßige Ansprüche an die Architektur sind daher nicht angebracht; das Bauwerk sollte allerdings auch nicht abstoßend wirken.

Weitere genaue Kostenermittlungen müssen nach Vorliegen der Planung mit den Randbedingungen des Entwurfs gemacht werden. Größere Abweichungen als ± 10 % von der in Abb. 66 gemachten Aussage sind allerdings unwahrscheinlich.

8 Zusammenfassung

Diese Arbeit entstand nach dem Ablegen des Zeitdruckes, dem ein planender Ingenieur beim Entwurf eines Bauwerkes unterliegt. In ihr wird versucht, Seeschleusenplanern ein Konzept zu geben, nach dem sie ihre Schleusen entwerfen, kalkulieren und ausschreiben können.

In einem geschichtlichen Rückblick wird die Entwicklung der Seeschleusen in den letzten 150 Jahren dargestellt, der mit einer Übersicht über die nach dem II. Weltkrieg in Westeuropa erbauten Seeschleusen abschließt.

Aufgrund von bekannten Normschiffsgrößen wird ein Verfahren entwickelt, nach dem Länge, Breite und Wassertiefe einer Seeschleuse ermittelt werden können. Verschiedene zu untersuchende Randbedingungen, wie Entwicklungslänge und -breite, erleichtern die Wahl zwischen den Schleusenverschlüssen. Zwangspunkte wie Bauen unter Betrieb oder der Verzicht auf Grundwasserabsenkung führen letztlich zur richtigen Wahl der Füllsysteme und der Gründungsart der Schleusenhäupter und -kammerwände.

In einem anderen Abschnitt werden Konstruktionselemente des modernen Stahlwasserbaus dargestellt, in einem weiteren Ausführungsvarianten von Schleusenhäuptern, Torkammern und Schleusenkammerwänden und -sohlen und deren Anwendungsmöglichkeiten.

Ausrüstungselemente von Seeschleusen werden beschrieben und deren Vor- und Nachteile gegenübergestellt. Abschließend wird ein Vorschlag zur annähernden Kostenermittlung von Schleusen aufgrund der Randbedingung des geforderten Schleusenkammervolumens gemacht, der für Vorkalkulationen eine hinreichend genaue Erstellungssumme des Seeschleusenbauwerks mit binnen- und seeseitigem Anschluß zum Ergebnis hat.

9 Schlußbemerkung

Abschließend möchte ich mich bei den Verwaltungen der Schleusenanlagen, die ich im Rahmen der Planung zu [7] und zum Erstellen dieser Studie besucht habe, für die Führung und die mir zur Verfügung gestellten Unterlagen bedanken. Ein Wort des Dankes aber auch an meine beiden Mitarbeiter Frau Jutta Niklas und Herrn Peter Hartmann, die mir bei der Anfertigung der vielen Darstellungen behilflich waren und nicht zuletzt an die Hafenbautechnische Gesellschaft e. V. und die ARGE Schleuse Brake für die Förderung dieser Arbeit.

Herrn Prof. Dr.-Ing. Ole Burkhardt danke ich für viele Anregungen und meiner Frau Brigitta für das Verständnis, das sie mir beim Anfertigen dieses Berichtes entgegenbrachte.

Schrifttum

1 Agatz, A.: Berechnung und konstruktive Gestaltung von Trockendocken und Seeschleusen. Jahrbuch der Hafenbautechnischen Gesellschaft 19 (1941/49).

2 Gille, B.: Ingenieure der Renaissance, Düsseldorf, Econ 1968.

3 Gibbs-Smith, Ch.: Die Erfindungen von Leonardo Da Vinci, Stuttgart, Belser 1978.

4 Franzius, L.: Handbuch der Ingenieurwissenschaften III. Wasserbau, III. Abt.: Wasserbau am Meere und in Strommündungen, Leipzig, Wilh. Engelmann 1884.

5 Le Nobel, J. C.: Modern Construction of Wing-Gates, Rijkswaterstaat Communications Nr. 5 (1964).

6 Gerdes, H.: Die Seeschleusen der III. Hafeneinfahrt in Wilhelmshaven. Jahrbuch der Hafenbautechnischen Gesellschaft 16 (1937).

7 Clasmeier, H. D.: Neue Schleuse zum Braker Binnenhafen. Hansa 116 (1979) Nr. 9.

8 Dubois J.; Bontron, G.; Roret, J.: Les Travaux de la Nouvelle Ecluse Maritime du Havre. Annales de l'Institut Technique du Bâtiment et des Travaux Publics. Nr. 299 (Nov. 1972).

9 La Nouvelle Ecluse Maritime du Port du Havre; Les 4 Portes Geantes; Le Pont Basculant, Schrift der Compagnie Française d'Enterprise Metalliques C. F. E. M. (1972).

10 Rehder, P.; Schwichow, F.; Schroeter, P.: Die 4. Hafeneinfahrt in Wilhelmshaven, Handbuch für Hafenbau und Umschlagtechnik Bd. X (1965).

11 Jitta, J.; Snip, J. G.: Het Ontwerp van het nieuwe Sluizencomplex te Vlissingen. De Ingenieur B. Bouw- en Waterbouwkunde 9.64. (1952) Nr. 25.

12 EAU 1975: Empfehlungen des Arbeitsausschusses für Ufereinfassungen. 5. Auflage 1975. Berlin, W. Ernst u. Sohn 1976.

13 Gramlich, W.; Wieslaug, H.: Neue Außenhaupt-Schleuse Hamburg-Harburg. Handbuch für Hafenbau und Umschlagtechnik. Bd. XXI (1976).

14 Umbau Schleuse Harburg. Druckschrift Strom- und Hafenbau, Hamburg 3/1978.

15 Schämann, D.: Seehafen Papenburg, Handbuch für Hafenbau und Umschlagtechnik Bd. XXI (1976).

16 Orth, F.: Eine neue Seeschleuse in Antwerpen (Belgien). Der Bauingenieur 31 (1956) Nr. 3.

17 Maisse, F.: Caen, Travaux d'amélioration et d'extension. Travaux 47 (1963) Nr. 347.

18 Jonker, L. A.; Barentsen, W. H.: De nieuwe Zeevaartssluis te Terneuzen. Papers 5. Internationaler Hafenkongreß Antwerpen 1968.

19 De Kesel, L.: Die Zandvlietschleuse im Rahmen des Zehnjahresplanes. Hinterland: Antwerpen – Anvers – Antwerp XVI (1967) 54.

20 Havenuitbredning op de linker Scheldeoever. Druckschriften von Dienst Pers en voorlichting, Ministerie van Openbare Werken, St. Niklas, Belgie 1976/78.

21 Irwin-Childs, F.; Sivewright, W. J.; Shaw, P. T.: The Royal Portbury-Dock, Bristol. Proc. Inst. Civ. Engineers, Part I (1978) 64, S. 63–82.

22 Fremont, J.; Berleur, E.: Zeebrugge – new sea lock. Papers 7. Internationaler Hafenkongreß Antwerpen 1978.

23 Lack, O.; Selmer, H.: Der Ausbau des Fischereihafens Cuxhaven. Jahrbuch der Hafenbautechnischen Gesellschaft 27./29. (1962/63).

24 Transformation du Bassin Loubet en bassin á flot. Expomat-Actualites (1971) Nr. 28.

25 Kreßner, B.; Siebert, B.; Laucht, H.: Abdämmung der Dove-Elbe. Der Bauingenieur 27 (1952) Nr. 9.

26 Cordes, F.: Eiderdamm Hundeknöll-Vollerwiek, II. Teil: Bau des Eidersperrwerkes. Die Bautechnik 48 (1971) Nr. 11.

27 Vanuxem, J.: L'ecluse maritime Francois I. au Havre (France) acier, stahl, steel (1974) 3.

28 Wöhlermann, B. S.: Neubau der Dockschleuse Glückstadt. Die Bautechnik 48 (1971) Nr. 6.

29 CERC: Shore Protection Manual. 3rd Edition 1977. US Army Coastal Engineering and Research Center, Department of the Army, Corps of Engineers, Washington D. C. 1977

30 Sainflou, G.: Essai sur le digues maritimes verticales. Annales Ponts et Chaussée Bd. IV (1928).

31 Boer, P.: Navigation/inlet lock for extracting sand intended for extending the Rotterdam Harbour area on the Maasvlakte. Papers 5. Internationaler Hafenkongreß Antwerpen 1968.

32 Scheuch, G.: Panosol-Schlitzwand, Tiefbau, Ingenieurbau, Straßenbau 15 (1973) Nr. 2.

33 Irwin-Childs, F.: Royal Portbury-Dock, Bristol. Papers 7. Internationaler Hafenkongreß Antwerpen 1978.

34 Irwin-Childs, F.; Knowles, A. S.; Fuchsberger, M.: Redcar Ore Terminal. Proceedings of the Institution of Civil Engineers, Part 1 (1975) 58 S. 125–146.
35 Brux, G.: Ersatzschleuse Feudenheim mit 1,50 m dicker Sohle aus bewehrtem Colcrete-Unterwasserbeton. Der Bauingenieur 48 (1973) Nr. 12.
36 Hakkeling, B.: De nieuwe Zeesluis „Zandvliet" nabij Antwerpen. Otar 49 (1964) Nr. 6.
37 De Jonghe, A.: De Zeesluis te Kallo en de Toegangsgeul. Het Ingenieursblad 43 (1974) Nr. 7.
38 Dubois, J.; Bonafous, P.: La nouvelle ecluse du Havre, Conception et methode de calcul. Papers 6. Internationaler Hafenkongreß Antwerpen 1974.
39 Petersen, K.; Göbel, J.: Bau des Deichsieles für den Speicherkoog Dittmarschen-Nord. Wasser und Boden 30 (1978) Nr. 12.
40 L'ecluse préfabrique du bassin Loubet au Port de Boulogne. Chantiers de France (1971) Nr. 41.
41 Büttner, J. H.: Herstellung von Injektionssohlen zur Abdichtung von Baugruben. Tiefbau, Ingenieurbau, Straßenbau 15 (1973) Nr. 5.
42 Höft, H. D.: Stufenweiser Bau einer Seeschiffsschleuse in nasser Baugrube. Papers 6. Internationaler Hafenkongreß Antwerpen 1974.
43 Meinhold, W.; Straube, Chr.: Konstruktive Entwicklung beim Bau von Stemmtoren für Schiffsschleusen, Wasserwirtschaft, Wassertechnik (1976) Nr. 4.
44 Büsching, F.: Ein Beitrag zum Dichtungsproblem an Stahlwasserbaukonstruktionen. Mitt. d. Leichtweiß-Inst. der TU Braunschweig Heft 41 (1974).
45 Laufer, M.; Schmaußer, G.: Ölhydraulische Antriebe im Stahlwasserbau. Der Bauingenieur 34 (1959) Nr. 11.
46 Schroeter, P.: Neuere Entwicklungen beim Bau großer Schiebetore am Beispiel der 4. Hafeneinfahrt Wilhelmshaven. Die Bautechnik 42 (1965) Nr. 10/11.
47 Wöltinger, O.: Gleiserneuerung bei den Schiebetoren der Seeschleusen Kiel-Holtenau. Handbuch für Hafenbau und Umschlagtechnik Bd. III (1957).
48 Gravert, O.: Erneuerung der Antriebe der Kaiserschleuse in Bremerhaven. Handbuch für Hafenbau und Umschlagtechnik Bd. III (1957).
49 Bamms, G.: Elektrische Antriebe für bewegliche Brücken und Schleusen. 6. Internationaler Hafenkongreß Antwerpen 1974
50 Labetoulle, J.: Influence de divers parametres sur les effects d'amarage pendant le remplissage d'un sas d'ecluse. 8th Congress Iahr 1959.
51 Blanchet, Ch.; Quentin, B.: Mardyck lock acts as Salt-Water-Barrier. Journal of the Waterways, Harbours and Coastal Engineering Division, Proceedings of the American Society of Civil Engineers Nov. 1972. WW 4.
52 Klein, H.-J.: Umstellung einer Sperrschleuse des Hamburger Hafens auf Einmannbetrieb unter Zuhilfenahme einer Fernsehanlage. Handbuch für Hafenbau und Umschlagtechnik Bd. IV 1959.
53 Preß, H.: Seewasserstraßen und Seehäfen. Berlin, W. Ernst u. Sohn, 1962.
54 Witte, H. H.: Das Projekt Dollarthafen. Hansa 114 (1977) Nr. 21.

Weiter benutztes Schrifttum:

Agatz, A.; Lackner, E.: Erfahrungen mit Grundbauwerken. Berlin, Springer 1977.
Bramme, W.: Auf Biegung beanspruchter Colcrete-Unterwasserbeton für eine Schleusensohle. Beton- und Stahlbetonbau (1974) Nr. 9.
Höft, H. D.; Homann, H.: Ein neues Sturmflutsperrwerk im Hamburger Hafen. Hansa 103 (1966) Nr. 13.
Lackner, E.: Entwurf und Ausführung von gegenüber dem Baugrund verankerten Trockendocken. Papers 6. Internationaler Hafenkongreß, Antwerpen 1974.
Liedtke, R.: Ausbesserungen von Schleusentorfahrbahnen in Kiel-Holtenau. Schiff und Hafen (1956) Nr. 6.
Schenck, W.: Seeschleuse Cuxhaven, bemerkenswerte Einzelheiten. Vortrag auf dem Betontag 1965. Berlin.
Wickert, G.; Schmaußer, G.: Stahlwasserbau, Berlin, Springer 1971.

Register

I. Verfasser- und Namenverzeichnis

II. Orts- und Gewässerverzeichnis

III. Sachverzeichnis

GPSR Compliance

The European Union's (EU) General Product Safety Regulation (GPSR) is a set of rules that requires consumer products to be safe and our obligations to ensure this.

If you have any concerns about our products, you can contact us on ProductSafety@springernature.com

In case Publisher is established outside the EU, the EU authorized representative is:

Springer Nature Customer Service Center GmbH
Europaplatz 3
69115 Heidelberg, Germany

Batch number: 10692445

Printed by Printforce, the Netherlands